国家卫生健康委员会“十三五”规划教材

科研人员核心能力提升导引丛书

供研究生及科研人员用

医学细胞生物学

Medical Cell Biology

第 **4** 版

主　审　杨　恬

主　编　安　威　周天华

副主编　李　丰　杨　霞　王杨淦

人民卫生出版社

·北　京·

图书在版编目（CIP）数据

医学细胞生物学 / 安威，周天华主编 .—4 版 .—北京：人民卫生出版社，2021.6

ISBN 978-7-117-31738-2

Ⅰ.①医… Ⅱ.①安… ②周… Ⅲ.①医学-细胞生物学-医学院校-教材 Ⅳ.①R329.2

中国版本图书馆 CIP 数据核字（2021）第 113863 号

医学细胞生物学

Yixue Xibao Shengwuxue

第 4 版

主　　编：安　威　周天华

出版发行：人民卫生出版社（中继线 010-59780011）

地　　址：北京市朝阳区潘家园南里 19 号

邮　　编：100021

E - mail：pmph @ pmph.com

购书热线：010-59787592　010-59787584　010-65264830

印　　刷：北京盛通印刷股份有限公司

经　　销：新华书店

开　　本：889 × 1194　1/16　　印张：28

字　　数：790 千字

版　　次：2011 年 7 月第 1 版　　2021 年 6 月第 4 版

印　　次：2021 年 8 月第 1 次印刷

标准书号：ISBN 978-7-117-31738-2

定　　价：139.00 元

编　　者（按姓氏笔画排序）

王向东　山东大学
王杨淦　武汉大学中南医院
王青青　浙江大学
邓　芳　陆军军医大学
白　云　北京大学
吕　品　河北医科大学
安　威　首都医科大学
李　丰　中国医科大学
杨　霞　中山大学中山医学院
周天华　浙江大学
赵文然　哈尔滨医科大学
莫显明　四川大学华西医院
徐　晨　重庆医科大学
董凌月　首都医科大学
谢　萍　首都医科大学

编写秘书　吴　媛　首都医科大学

主 编 简 介

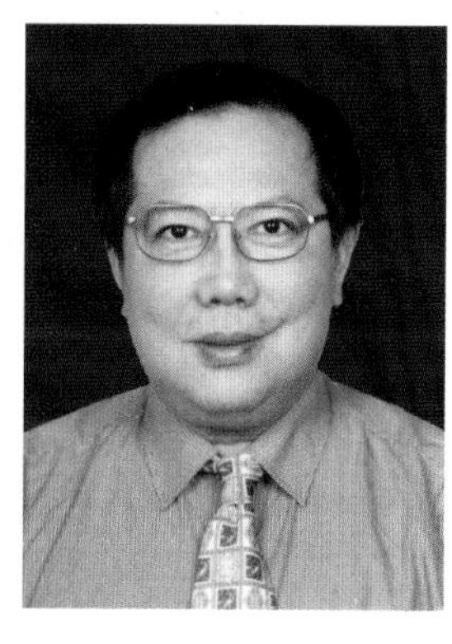

安威 博士生导师。现任首都医科大学基础医学院细胞生物学系主任，"肝脏保护与再生调节"北京市重点实验室主任。曾任中华医学会医学细胞生物学分会主任委员；中国解剖学会代秘书长，常务理事；中国细胞生物学会常务理事；教育部基础医学教学指导委员会委员，国务院学位委员会第七届学科评议组（基础医学组）成员；首都医科大学基础医学院前任院长（2004—2018）。

主编、参加编写国家级规划教材多部，担任"十二五规划教材"《医学细胞生物学》主编（第1~4版，北京大学医学出版社）和国家规划教材《医学细胞生物学》主编（研究生教材，第3版，人民卫生出版社）。2010年获北京市优秀教学名师称号。2016年被评为首都医科大学"我最喜爱的教师"。指导本科生获"全国大学生基础医学创新论坛暨实验设计大赛"一等奖3次。

主持国家自然科学基金课题10项，科技部"973"计划前期研究专项和"863"计划课题各1项；作为责任作者发表SCI论文70多篇，包括*Hepatology*、*PNAS*、*Cell Research*、*Cell Death and Differentiation*等高水平杂志。指导研究生52名。

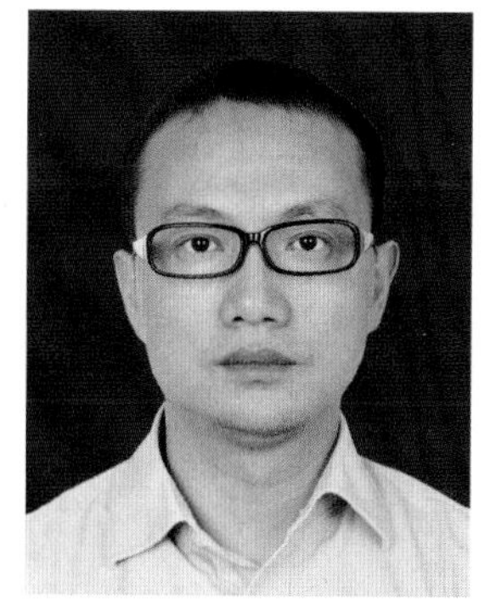

周天华 浙江大学求是特聘教授，博士生导师。现任浙江大学副校长、医学院党委书记、癌症研究院院长、医学院细胞生物学系主任，加拿大多伦多大学分子遗传学系兼任教授，中国细胞生物学会常务理事、医学细胞生物学分会会长。

主编、参加编写国家级规划教材多部，担任《细胞生物学》副主编（人民卫生出版社，国家卫生和计划生育委员会"十二五"规划教材）和《医学细胞生物学》共同主编（高等教育出版社）。

2016年获国家"万人计划"科技创新领军人才称号，2013年获教育部中青年科技创新领军人才称号，2011年获"国家杰出青年科学基金"。主持国家自然科学基金课题8项，科技部"973"计划课题和教育部与国家外专局"高等学校学科创新引智计划"项目各1项；在*Cell Research*、*Developmental Cell*、*Gastroenterology*、*PNAS*等国际学术杂志上发表论文60多篇；指导博士生和硕士生50多名。

副主编简介

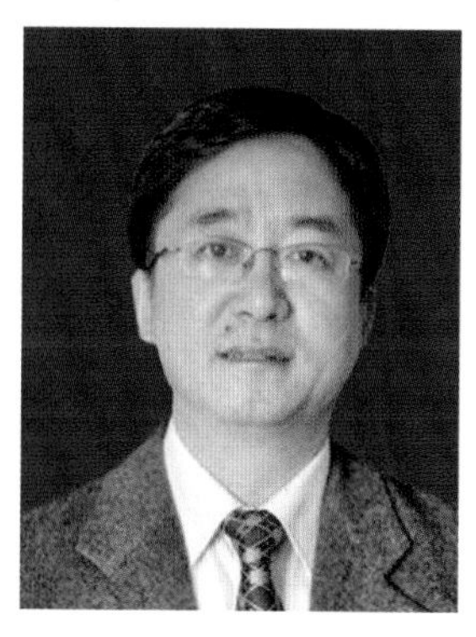

李丰 博士生导师，国务院政府特殊津贴专家。现任中国医科大学细胞生物学教研室主任，国家卫生健康委员会细胞生物学重点实验室暨教育部医学细胞生物学重点实验室副主任。现任中华医学会医学细胞生物学分会副主任委员兼秘书长，中国细胞生物学会医学细胞生物学分会副会长。

担任全国高等医药院校五年制规划教材《医学细胞生物学》副主编（第3、4版，人民卫生出版社），国家级研究生规划教材《医学细胞生物学》副主编（第4版，人民卫生出版社），参编多部国家级教材。2016年沈阳高校优秀教师，2018年辽宁高校“黄大年式教师团队”负责人。指导本科生3次获得“全国大学生基础医学创新论坛暨实验设计大赛”一等奖。

主持1项国家自然科学基金重大研究计划、8项国家自然科学基金面上项目、1项“863”计划子课题及多项省部级课题。在国际著名杂志 *Nature Cell Biology*、*Cancer Research*、*EMBO Reports*、*Oncogene*、*Nucleic Acids Research*、*Journal of Biological Chemistry* 等发表SCI论文50余篇。研究成果获2014年辽宁省科技进步奖二等奖及2015年中国抗癌协会科技奖一等奖。指导研究生58名，论文多次被评为辽宁省优秀博士、硕士论文。

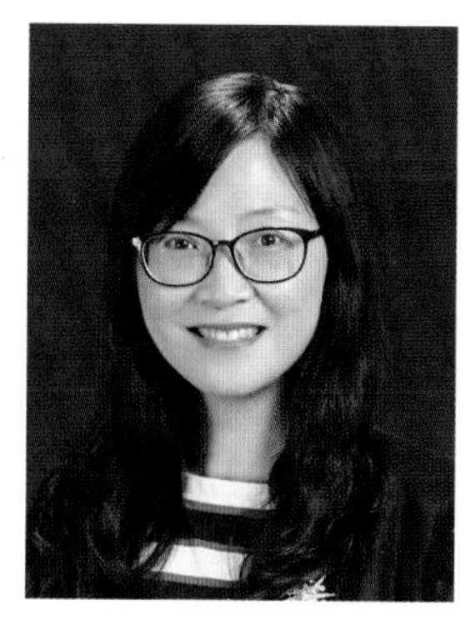

杨霞 教授，博士生导师。现任中山大学中山医学院生物化学与分子生物学教研室主任，中国生物化学与分子生物学会理事、中国生物化学与分子生物学会基础医学专业分会委员、中国生物化学与分子生物学会第八届脂质与脂蛋白专业委员会委员兼副秘书长、中国抗癌协会第一届肿瘤微环境专业委员会常务委员、广东省生物化学学会常务理事兼秘书长、广东省高校千百十人才省级培养对象。

主编、参加编写国家级规划教材多部，主编中国医药科技出版社全国高等教育五年制临床医学专业教材《生物化学与分子生物学》精编速览和同步习题集；副主编人民卫生出版社研究生国家级规划教材《医学细胞生物学》（第4版）、科学出版社《生物化学与分子生物学》（案例版）等。主持和参加的教改项目获广东省和中山大学等资助并获得中国学位与研究生教育学会、省级和校级教学成果奖。指导的本科生连续三届荣获“全国大学生基础医学创新论坛暨实验设计大赛”一等奖。

研究方向为病理性血管新生抑制和代谢调控，致力于K5、PEDF、KBP等内源性调控因子对恶性肿瘤的治疗作用、结构基础和分子机制研究。截至目前作为主持人已获得国家自然科学基金（5项）、教育部高等学校博士学科点专项科研基金等项目的资助。发表相关论文68篇，其中在 *PNAS*、*Diabetes*、*Journal of Biological Chemistry*、*Apoptosis* 等国际专业期刊上发表SCI论文60篇（第一作者2篇，通讯作者42篇）。获得教育部、广东省自然科学奖二等奖各1项；获得国家发明专利3项。

副主编简介

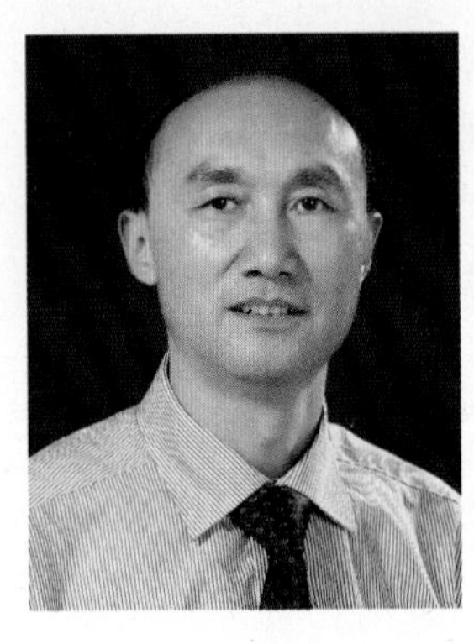

王杨淦　武汉大学中南医院心血管专业教授，主任医师，博士生导师。德国慕尼黑科技大学德国心脏中心和美国 EMORY 大学博士后，先后在美国得克萨斯大学达拉斯西南医学中心和美国 EMORY 大学工作 10 余年，主持多项美国国立卫生研究院课题（NIH R01 和 R21）及中国国家自然科学基金课题（面上项目和重点项目），担任 3 份 SCI 杂志编委，发表 SCI 论文 50 余篇，共计期刊影响因子 400 余分，包括 *Circulation*、*Circulation research*、*European Heart Journal* 等高影响因子杂志。回国后被授予湖北省楚天学者讲座教授，担任美国医学院教材 *MUSCLE* 编委（Elsevier publisher，2012），“十三五”全国医药院校临床医学专业英文规划教材《内科学》副主编，“十一五”国家级规划教材医学英文原版改编双语教材《诊断学》第 2 版副主编。

学会任职：湖北省医学会内科学分会副主任委员、中国医师学会心血管内科医师分会委员、中国中西医结合学会脑心同治专业委员会委员、冠心病组副组长、中华医学会心脏康复评估与控制学组委员。

全国高等学校医学研究生“国家级”规划教材
第三轮修订说明

进入新世纪，为了推动研究生教育的改革与发展，加强研究型创新人才培养，人民卫生出版社启动了医学研究生规划教材的组织编写工作，在多次大规模调研、论证的基础上，先后于 2002 年和 2008 年分两批完成了第一轮 50 余种医学研究生规划教材的编写与出版工作。

2014 年，全国高等学校第二轮医学研究生规划教材评审委员会及编写委员会在全面、系统分析第一轮研究生教材的基础上，对这套教材进行了系统规划，进一步确立了以“解决研究生科研和临床中实际遇到的问题”为立足点，以“回顾、现状、展望”为线索，以“培养和启发读者创新思维”为中心的教材编写原则，并成功推出了第二轮（共 70 种）研究生规划教材。

本套教材第三轮修订是在党的十九大精神引领下，对《国家中长期教育改革和发展规划纲要（2010—2020 年）》《国务院办公厅关于深化医教协同进一步推进医学教育改革与发展的意见》，以及《教育部办公厅关于进一步规范和加强研究生培养管理的通知》等文件精神的进一步贯彻与落实，也是在总结前两轮教材经验与教训的基础上，再次大规模调研、论证后的继承与发展。修订过程仍坚持以“培养和启发读者创新思维”为中心的编写原则，通过“整合”和“新增”对教材体系做了进一步完善，对编写思路的贯彻与落实采取了进一步的强化措施。

全国高等学校第三轮医学研究生“国家级”规划教材包括五个系列。①科研公共学科：主要围绕研究生科研中所需要的基本理论知识，以及从最初的科研设计到最终的论文发表的各个环节可能遇到的问题展开；②常用统计软件与技术：介绍了 SAS 统计软件、SPSS 统计软件、分子生物学实验技术、免疫学实验技术等常用的统计软件以及实验技术；③基础前沿与进展：主要包括了基础学科中进展相对活跃的学科；④临床基础与辅助学科：包括了专业学位研究生所需要进一步加强的相关学科内容；⑤临床学科：通过对疾病诊疗历史变迁的点评、当前诊疗中困惑、局限与不足的剖析，以及研究热点与发展趋势探讨，启发和培养临床诊疗中的创新思维。

该套教材中的科研公共学科、常用统计软件与技术学科适用于医学院校各专业的研究生及相应的科研工作者；基础前沿与进展学科主要适用于基础医学和临床医学的研究生及相应的科研工作者；临床基础与辅助学科和临床学科主要适用于专业学位研究生及相应学科的专科医师。

全国高等学校第三轮医学研究生“国家级”规划教材目录

1 医学哲学（第 2 版）
主　编　柯　杨　张大庆
副主编　赵明杰　段志光　边　林　唐文佩

2 医学科研方法学（第 3 版）
主　审　梁万年
主　编　刘　民　胡志斌
副主编　刘晓清　杨土保

3 医学统计学（第 5 版）
主　审　孙振球　徐勇勇
主　编　颜　艳　王　彤
副主编　刘红波　马　骏

4 医学实验动物学（第 3 版）
主　编　秦　川　谭　毅
副主编　孔　琪　郑志红　蔡卫斌　李洪涛　王靖宇

5 实验室生物安全（第 3 版）
主　编　叶冬青
副主编　孔　英　温旺荣

6 医学科研课题设计、申报与实施（第 3 版）
主　审　龚非力　李卓娅
主　编　李宗芳　郑　芳
副主编　吕志跃　李煌元　张爱华

7 医学实验技术原理与选择（第 3 版）
主　审　魏于全
主　编　向　荣
副主编　袁正宏　罗云萍

8 统计方法在医学科研中的应用（第 2 版）
主　编　李晓松
副主编　李　康　潘发明

9 医学科研论文撰写与发表（第 3 版）
主　审　张学军
主　编　吴忠均
副主编　马　伟　张晓明　杨家印

10 IBM SPSS 统计软件应用
主　编　陈平雁　安胜利
副主编　欧春泉　陈莉雅　王建明

11	SAS 统计软件应用（第 4 版）	主　编　贺　佳 副主编　尹　平　石武祥
12	医学分子生物学实验技术（第 4 版）	主　审　药立波 主　编　韩　骅　高国全 副主编　李冬民　喻　红
13	医学免疫学实验技术（第 3 版）	主　编　柳忠辉　吴雄文 副主编　王全兴　吴玉章　储以微　崔雪玲
14	组织病理技术（第 2 版）	主　编　步　宏 副主编　吴焕文
15	组织和细胞培养技术（第 4 版）	主　审　章静波 主　编　刘玉琴
16	组织化学与细胞化学技术（第 3 版）	主　编　李　和　周德山 副主编　周国民　肖　岚　刘佳梅　孔　力
17	医学分子生物学（第 3 版）	主　审　周春燕　冯作化 主　编　张晓伟　史岸冰 副主编　何凤田　刘　戟
18	医学免疫学（第 2 版）	主　编　曹雪涛 副主编　于益芝　熊思东
19	遗传和基因组医学	主　编　张　学 副主编　管敏鑫
20	基础与临床药理学（第 3 版）	主　编　杨宝峰 副主编　李　俊　董　志　杨宝学　郭秀丽
21	医学微生物学（第 2 版）	主　编　徐志凯　郭晓奎 副主编　江丽芳　范雄林
22	病理学（第 2 版）	主　编　来茂德　梁智勇 副主编　李一雷　田新霞　周　桥
23	医学细胞生物学（第 4 版）	主　审　杨　恬 主　编　安　威　周天华 副主编　李　丰　杨　霞　王杨淦
24	分子毒理学（第 2 版）	主　编　蒋义国　尹立红 副主编　骆文静　张正东　夏大静　姚　平
25	医学微生态学（第 2 版）	主　编　李兰娟
26	临床流行病学（第 5 版）	主　编　黄悦勤 副主编　刘爱忠　孙业桓
27	循证医学（第 2 版）	主　审　李幼平 主　编　孙　鑫　杨克虎

42	消化内科学（第3版）	主　审	樊代明　李兆申
		主　编	钱家鸣　张澍田
		副主编	田德安　房静远　李延青　杨　丽
43	心血管内科学（第3版）	主　审	胡大一
		主　编	韩雅玲　马长生
		副主编	王建安　方　全　华　伟　张抒扬
44	血液内科学（第3版）	主　编	黄晓军　黄　河　胡　豫
		副主编	邵宗鸿　吴德沛　周道斌
45	肾内科学（第3版）	主　审	谌贻璞
		主　编	余学清　赵明辉
		副主编	陈江华　李雪梅　蔡广研　刘章锁
46	内分泌内科学（第3版）	主　编	宁　光　邢小平
		副主编	王卫庆　童南伟　陈　刚
47	风湿免疫内科学（第3版）	主　审	陈顺乐
		主　编	曾小峰　邹和建
		副主编	古洁若　黄慈波
48	急诊医学（第3版）	主　审	黄子通
		主　编	于学忠　吕传柱
		副主编	陈玉国　刘　志　曹　钰
49	神经内科学（第3版）	主　编	刘　鸣　崔丽英　谢　鹏
		副主编	王拥军　张杰文　王玉平　陈晓春　吴　波
50	精神病学（第3版）	主　编	陆　林　马　辛
		副主编	施慎逊　许　毅　李　涛
51	感染病学（第3版）	主　编	李兰娟　李　刚
		副主编	王贵强　宁　琴　李用国
52	肿瘤学（第5版）	主　编	徐瑞华　陈国强
		副主编	林东昕　吕有勇　龚建平
53	老年医学（第3版）	主　审	张　建　范　利　华　琦
		主　编	刘晓红　陈　彪
		副主编	齐海梅　胡亦新　岳冀蓉
54	临床变态反应学	主　编	尹　佳
		副主编	洪建国　何韶衡　李　楠
55	危重症医学（第3版）	主　审	王　辰　席修明
		主　编	杜　斌　隆　云
		副主编	陈德昌　于凯江　詹庆元　许　媛

56 普通外科学（第3版）
主　编　赵玉沛
副主编　吴文铭　陈规划　刘颖斌　胡三元

57 骨科学（第3版）
主　审　陈安民
主　编　田　伟
副主编　翁习生　邵增务　郭　卫　贺西京

58 泌尿外科学（第3版）
主　审　郭应禄
主　编　金　杰　魏　强
副主编　王行环　刘继红　王　忠

59 胸心外科学（第2版）
主　编　胡盛寿
副主编　王　俊　庄　建　刘伦旭　董念国

60 神经外科学（第4版）
主　编　赵继宗
副主编　王　硕　张建宁　毛　颖

61 血管淋巴管外科学（第3版）
主　编　汪忠镐
副主编　王深明　陈　忠　谷涌泉　辛世杰

62 整形外科学
主　编　李青峰

63 小儿外科学（第3版）
主　审　王　果
主　编　冯杰雄　郑　珊
副主编　张潍平　夏慧敏

64 器官移植学（第2版）
主　审　陈　实
主　编　刘永锋　郑树森
副主编　陈忠华　朱继业　郭文治

65 临床肿瘤学（第2版）
主　编　赫　捷
副主编　毛友生　沈　铿　马　骏　于金明　吴一龙

66 麻醉学（第2版）
主　编　刘　进　熊利泽
副主编　黄宇光　邓小明　李文志

67 妇产科学（第3版）
主　审　曹泽毅
主　编　乔　杰　马　丁
副主编　朱　兰　王建六　杨慧霞　漆洪波　曹云霞

68 生殖医学
主　编　黄荷凤　陈子江
副主编　刘嘉茵　王雁玲　孙　斐　李　蓉

69 儿科学（第2版）
主　编　桂永浩　申昆玲
副主编　杜立中　罗小平

70 耳鼻咽喉头颈外科学（第3版）
主　审　韩德民
主　编　孔维佳　吴　皓
副主编　韩东一　倪　鑫　龚树生　李华伟

71	眼科学（第3版）	主　审	崔　浩　黎晓新
		主　编	王宁利　杨培增
		副主编	徐国兴　孙兴怀　王雨生　蒋　沁　刘　平　马建民
72	灾难医学（第2版）	主　审	王一镗
		主　编	刘中民
		副主编	田军章　周荣斌　王立祥
73	康复医学（第2版）	主　编	岳寿伟　黄晓琳
		副主编	毕　胜　杜　青
74	皮肤性病学（第2版）	主　编	张建中　晋红中
		副主编	高兴华　陆前进　陶　娟
75	创伤、烧伤与再生医学（第2版）	主　审	王正国　盛志勇
		主　编	付小兵
		副主编	黄跃生　蒋建新　程　飚　陈振兵
76	运动创伤学	主　编	敖英芳
		副主编	姜春岩　蒋　青　雷光华　唐康来
77	全科医学	主　审	祝墡珠
		主　编	王永晨　方力争
		副主编	方宁远　王留义
78	罕见病学	主　编	张抒扬　赵玉沛
		副主编	黄尚志　崔丽英　陈丽萌
79	临床医学示范案例分析	主　编	胡翊群　李海潮
		副主编	沈国芳　罗小平　余保平　吴国豪

全国高等学校第三轮医学研究生“国家级”规划教材评审委员会名单

吴文源　吴忠均　吴雄文　邹和建　宋尔卫　张大庆　张永学
张亚林　张抒扬　张建中　张绍祥　张晓伟　张澍田　陈　实
陈　彪　陈平雁　陈荣昌　陈顺乐　范　利　范先群　岳寿伟
金　杰　金征宇　周　晋　周天华　周春燕　周德山　郑　芳
郑　珊　赵旭东　赵明辉　胡　豫　胡大一　胡翊群　药立波
柳忠辉　祝墡珠　贺　佳　秦　川　敖英芳　晋红中　钱家鸣
徐志凯　徐勇勇　徐瑞华　高国全　郭启勇　郭晓奎　席修明
黄　河　黄子通　黄晓军　黄晓琳　黄悦勤　曹泽毅　龚非力
崔　浩　崔丽英　章静波　梁智勇　谌贻璞　隆　云　蒋义国
韩　骅　曾小峰　谢　鹏　谭　毅　熊利泽　黎晓新　颜　艳
魏　强

前 言

《医学细胞生物学》(第 4 版)由全国 13 所医学院校的 16 位专家教授历经 3 年,精心筹划,共同执笔完成。教材由 14 章组成,从细胞基础知识,到细胞研究技术常用方法与技术,再到细胞增殖、分化、凋亡等细胞特性,都作了详尽论述,基本囊括了细胞生物学近年来取得的重要成果、重大突破、发展趋势。值得一提的是,本教材意在强化医学研究生科学素质的培养,帮助同学们从细胞 / 分子层面理解健康与疾病,因此,在每章内容的最后都专辟一节,详细论述该章内容与医学的关系。

作为主编,坦率地讲,接到聘书之后,心情矛盾重重。一方面,我始终认为研究生们都已经是 postgraduate 了,这些整天泡在实验室的“学士后”们,还需要一本理论教材吗?如果真是需要,什么题材与风格的教材才能吸引他们的眼球?另一方面,在与研究生朝夕相处的过程中,我深深感到,由于学制所限,目前国内研究生们在大学阶段选修细胞生物学等生命科学课程偏少,导致他们进入论文研究阶段后,暴露出对细胞生物学最新知识和常用技术悟之薄浅。因此,研究生们的确需要一本像样的细胞生物学参考用书,它既要区别于本科教材的“导读”式风格,又要区别于学术专著的“导思”模式,而是要充分体现“即插即用”的实用性特点,帮助研究生们及时了解细胞生物相关的背景动态、快速掌握实用技术,真正成为摆放在 working-bench 旁的一本必备书。

在编写过程中,遇到世纪罕见的新型冠状病毒肺炎大流行,所有编委在这一特殊时期,始终把编写任务放在首位,克服诸多困难,保质保量,按时提交书稿。在此我深深感谢这些厥功甚伟的教授编委们。

安威
教授　医学博士
首都医科大学　细胞生物学系
2021 年 4 月

目　　录

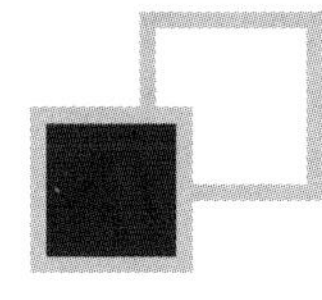

第一章　医学细胞生物学概论

摘要

细胞是生物体结构和功能的基本单位。细胞生物学以完整细胞的生命活动为着眼点，从分子、亚细胞、细胞和细胞社会的不同水平来阐述生命的这一基本单位的特性。细胞生物学迄今已有300多年的发展历史，经历了细胞的发现、细胞学说理论创立、细胞生物学形成和细胞与分子生物学整合等阶段，已经成为生命科学的重要分支。生命科学相关学科的新理论、新概念、新方法、新技术引入到细胞生物学，极大地促进了这一学科的发展。细胞生物学是医学院校基础医学、临床医学和预防医学等专业的基础课程，医学中许多疾病的发病机制和治疗都与细胞生物学理论密切相关，都可以用细胞生物学知识加以解释。因此，从细胞与分子层面研究疾病的发生、发展、诊断和治疗，已经成为医学发展的新动向、新亮点、新潮流和新方向。可以看出，细胞生物学与临床各学科相互交融从未像今天如此稠密；可以预测，医学细胞生物学一些重要理论和技术或将成为医生们临床上“治病救人”的必备本领。

第一节　细胞生物学的基本概念

如果从太空中鸟瞰地球，可以看见一个缓缓转动的、美丽的蓝色星体；如果近距离观察人类居住的地球，可以发现这是一个绚丽多彩的世界，万千生命在这里孕育繁衍，竞争共栖，生生不息；从肉眼看不见的各种微生物到体形巨大的植物和动物，数以百万计的物种构成了地球上生物的“大千世界”，即生命系统（biosystem）。但是，在地球形成后的若干亿年内，这个星球上并没有任何生命的征象，除了地壳变动、火山爆发、波涛骇浪、巨石陨落，红光烛地，声如雷鸣，整个地球一片荒凉沉寂。35亿年前，细胞（cell）出现，这是地球上生命发展史上一个开天辟地的变化，自此，细胞成为地球上组成生命的基本单元。到目前为止，地球上绝大多数生命体，从单细胞的细菌到多细胞的动物、植物和人类，都是由细胞组成的，细胞构成了地球生物多样性（biodiversity）的基础。只有类病毒（viroid）和病毒（virus）属于非细胞的生命体，它们依循另一方式进化发展，但其代谢和繁衍具有非自主特性，并不能独立于细胞组成的宿主之外。因此，从进化角度看，细胞是从分子到人类的整个进程中最重要的状态。

一、细胞具有共同起源和若干共性

细胞分为原核细胞（prokaryotic cell）和真核细胞（eukaryotic cell）两大类。原核细胞出现较早，最外层由质膜包围，细胞内有少数细胞器。但由于原核没有核膜，因此DNA是裸露的，其转录与翻译在同一区室（compartment）同时进行。因此，是否拥有细胞核成为区别原核细胞和真核细胞的核心。常见的原核细胞有细菌（bacteria）、蓝藻（cyanobacteria）和支原体（mycoplasma）。真核细胞是原核细胞经过10多亿年进化的产物。形态上，真核细胞具有核膜包被的细胞核，以及丰富的、功能特化的内膜系统（endomembrane system）。此外，真核细胞还含有丰富的细胞骨架系统。功能上，真核细胞基因转录与蛋白质合成/翻译的进程在时间和空间上被明显分隔，调节也更加精细。真核细胞构成真核生物系统，包括真菌、植物、动物以及人类。

基于物种全长的基因组DNA序列关联分析（Genome-wide association study，GWAS）更新了人们关于原核细胞和真核细胞分类归属的知识。在新绘制的生命树中，有三个主要的分支，它们代表了地球上所有拥有细胞的生物系统，其中原核生物在真核生物出现以前就已经分化形成了两类不同的群体：细菌（bacteria）和古细菌（archaea）。第三类是真核生物（eukaryote）。从分子水平的遗传信息处理机制看，古细菌和真核生物比较接近，而从代谢和能量转换特点看，古细菌与细菌比较接近。生命树的分类方式比依据外在表型或代谢特性的传统分类方法更好地确定了进化中真核生物的位置和亲属关系（图 1-1、表 1-1）。

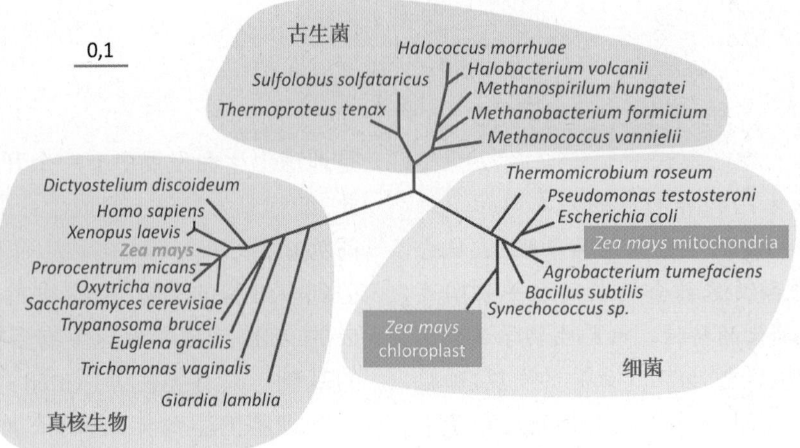

图 1-1 真核细胞的起源

表 1-1 真核生物的位置和亲属

特征	原核细胞	真核细胞		
	细菌类	细胞质	线粒体	叶绿体
遗传物质	裸露 DNA，大多呈环状 单染色体 存在质粒 一般不含内含子	DNA 与蛋白质（组蛋白）结合 胞核（双层核膜）中有多条染色体 断裂基因（带内含子）	环形裸露 DNA 单染色体 通常无内含子	环形裸露 DNA 单染色体 无内含子
增殖方式	二分裂	有丝分裂 & 减数分裂	二分裂	二分裂
核糖体（蛋白质合成场所）	游离型 70S 核糖体	80S 核糖体，游离于胞质或结合于内质网	游离型 70S 核糖体	游离型 70S 核糖体
细胞大小	1~10μm，有时可达 100μm	10~500μm，有时更小一些	1~10μm	1~10μm
膜脂质	带有醚键和甘油-3-P 的磷脂骨架（在蓝细菌中是糖脂）	带有醚脂和甘油-3-P 的磷脂骨架 非支链烃	带有醚脂和甘油-3-P 的磷脂骨架 非支链烃	带有醚脂和甘油-3-P 的磷脂和糖脂骨架 非支链烃
内膜系统（区室化）	非支链烃 大多数无，个别有，如蓝细菌中的类囊体、革兰氏阴性细菌的壁膜间隙	有（内质网、核膜、高尔基体等）	无 是双层膜系统（封闭）的一类细胞器	有（类囊体） 是双层膜系统（包裹）的一类细胞器
细胞骨架	有，但不能支撑细胞运动	有，且支撑细胞运动	无	无
代谢方式	化学合成/光合合成或异养型（呼吸/发酵）	厌氧型或无氧呼吸型	需氧型或有氧呼吸型	光合作用

地球上物种统一性(unity)的基础来自于细胞。所有的细胞都具有共同的进化起源前体——原始细胞(primordial cell),并表现出许多共同的特性,包括:均以相同的线性化学密码形式(DNA)存储遗传信息;都通过模板聚合方式复制这些遗传信息;都利用转录系统选择性地将遗传信息传递给一种共同的中间体(即RNA);都含有同样的核糖体,并以相同的方式在核糖体上将RNA翻译为蛋白质;都使用酶或蛋白质作催化剂促成机体的各种化学反应;都从环境中获得自由能并转换成化学能,以ATP作为能量单位进行储存和消耗;都利用含有离子泵、载运系统和通道的质膜系统进行跨膜的物质转运;都有自我增殖能力并具有运动特性等。细胞的这些共性形成于长期的物种生存演化的自然选择过程。

实际上,无论细胞的形态与功能如何,其核心活动就是遗传信息的保存、流动和显示:遗传信息主要存储处所是细胞核;信息存储形式是有序配置的核酸;遗传信息在细胞繁衍周期中进行复制;信息也能被提取(转录)并指导生成(翻译)蛋白质;蛋白质是直接执行细胞各类活动的生物大分子,是细胞功能的展现形式,它们来自于细胞核中整套遗传信息的选择性表达。

可以从信息的压缩、存储和读取原则等方面将细胞核与电脑磁盘的工作方式进行简单比较:电脑的信息存储介质——磁盘的磁粒子好比细胞核的核苷酸;信息的存储格式——磁极性变化好比细胞核DNA碱基序列;信息的空间改变——磁盘容量扩大如磁盘阵列或信息记录简化好比细胞核染色质的四级缠绕折叠;信息读取/展示方式——磁头的垂直径向高速搜寻及写/读好比细胞核DNA的解码及复制/转录。在此,CPU运算支持下的磁盘显示出的优点为:存储介质的永不停息的革新;巨型的磁盘阵列即几乎无限的外延能力;基于磁头转速的高记录密度和硬软件引导的新的信息压缩技术等。但磁盘自身的问题也非常突出,如高容量带来的寻轨(seeking)时间过长、机械易损性、摩擦问题和发热问题等。这些问题带来的最大烦恼是造成多个扇区的损坏,导致数据丢失灾难。虽然现在的最新操作系统为您创建的每个分区显示单独的条目,但这些分区仍然位于同一物理驱动器上。到目前为止,磁盘备份是解决由于硬盘损坏导致数据丢失的唯一办法。而细胞核中的遗传信息的拷贝与复制不存在完全丢失的烦恼。遗传信息高保真和稳定性的优点表现在:高兼容性(即使亿万年前就已灭绝的恐龙,照样可从其化石提取DNA进行精准的遗传信息鉴定分析);高稳定性(外力碰撞下也较少损伤,是真正的"软体"存储器);高通用性(任何生物细胞的密码通用);高速多位点读取(DNA的多位点同时转录,而硬盘磁头组的磁头数目有限);高拷贝存储(巨大数量的10^{13}体细胞/个体);高保真性(DNA复制的准确性和可修复性);高效率空间利用(细胞核直径仅约2μm)等。显然,经历了亿万年进化的细胞与现代高新科技产物电脑硬盘进行"PK",依然完胜,显示出细胞核信息处理具有稳定、精确、高效和易修复的特点(图1-2)。当然,计算机仍然有它无法比拟的优势,是帮助人类认识世界,改造自然的最有力工具。

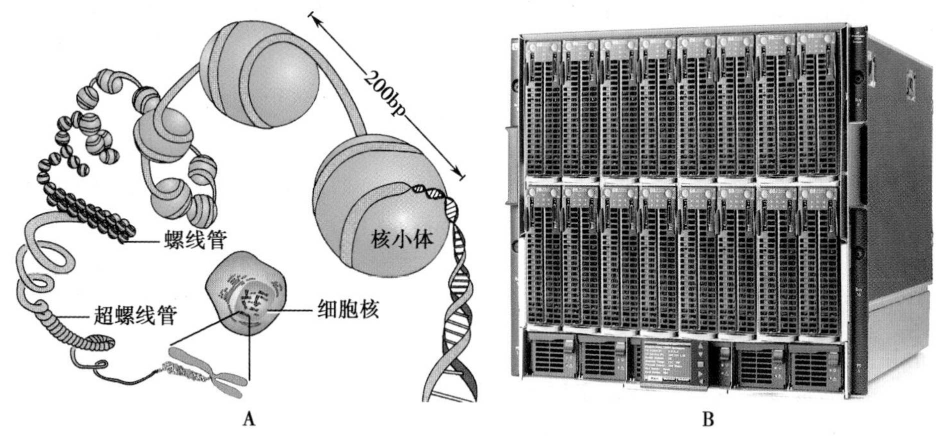

图1-2 两种信息存储及占用空间的方式

A. 细胞核内信息的存储方式及信息占用空间在染色体的多级螺旋化中高度压缩;B. 一个由许多磁盘组成的磁盘阵列柜,磁盘的信息存储空间向外扩展

二、细胞结构与功能是完美的动态平衡

所有的细胞都由水、无机盐、生物分子（蛋白质、糖类、核酸和脂类）和多种微量有机化合物组成，但这些化学物质并不是随机地或无序地堆砌，而是按照一定规律，分层次地组装成细胞内结构、细胞器（organelle）和单个细胞。对于高等动植物，某些形态像似、功能一致的细胞组成的体系称为组织（tissue）；多种组织组合到一起，形成体系称为器官（organ）；而多个器官加以组合，以执行机体的某种复杂功能活动，即称为系统（system），如循环系统、呼吸系统、消化系统等。这些组织、器官和系统能否正常发挥功能关键在于细胞的结构与功能，组装（assembly）的正确细胞和细胞器则是所有这一切的前提。细胞及细胞内部结构是由种类繁多的特定分子组装而成的，组装的细胞结构有些是固定的，如细胞膜、细胞核膜、线粒体等；但也有许多瞬时的，只是在细胞执行特定功能中的临时性结构，例如 DNA 转录起始复合物、RNA 加工时形成的剪接体（spliceosome）着丝粒和动粒、囊泡分泌、递质释放等。有人将细胞组装分为 5 级：第一级是细胞的小分子有机物形成，如碱基、氨基酸、葡萄糖等，它们是组成细胞的最基本构件（building block）；第二级是小分子组成生物大分子（macromolecules），如 DNA、RNA、蛋白质和多糖；第三级是生物大分子组装成细胞的高级结构（advanced structure），例如细胞膜、核糖体、染色体和微管微丝等；第四级是生物大分子组装成复杂的细胞器和胞内结构，例如细胞核、线粒体、内质网和高尔基体等；第五级由细胞器和细胞内其他结构组装成完整的细胞（entire cell）。目前关注较多的是生物大分子组装（macromolecular assembly）的机制。而与疾病相关的细胞与分子改变以及所引发的器官与系统功能紊乱是医学细胞生物学研究的重点。

这里需要指出的是：细胞的上述五级结构都不是一成不变的，相反是处于一种动态平衡（dynamic equilibrium）。以构成细胞一级结构的氨基酸和葡萄糖为例，处于生长状态的细胞，需要从外界环境中摄取的更多营养物质，以生成更多的 ATP 供细胞使用。反之，处于静止的细胞，营养物需求少，ATP 合成也较少。因此，组装细胞所需要的分子随细胞的状态而变；再如，作为细胞四级结构的细胞器，线粒体、内质网亦是处于一种动态平衡。有丝分裂期细胞中，线粒体、内质网生成增多；相反，凋亡细胞的线粒体和内质网均减少。

为了维持上述的动态平衡，细胞结构需要不断在组装（assembly）与去组装（disassembly）之间来回转换。第一，细胞结构的组装常常是自行发生的，称为自组装（self-assembly），这是生物学的一个中心原则。某些胞内结构组装的指导信息存储在亚基中，因为其纯化的亚基可以在合适的体内或体外条件下自发组装成最终的结构。例如，细菌核糖体包括 55 种不同的蛋白质分子和 3 种不同的 rRNA，在试管中的合适条件下，它们可以自发形成具有合成蛋白质功能的核糖体。细胞的微管主要由 α 微管蛋白（α-tubulin）和 β 微管蛋白（β-tubulin）组成，在特定条件下两种微管蛋白能够紧密地结合成二聚体，成为微管组装的前提。但是，某些复杂的结构如线粒体、纤毛和肌原纤维等不能发生自发组装，它们的部分装配信息来自特定的酶和蛋白质，这些因子行使模板功能并引导结构组装，但并不出现在最终的结构中。人们对细胞质膜的组装进行了深入研究，发现各种细胞膜的化学成分基本相同，主要由脂类、蛋白质和糖类组成，其中脂类排列成双分子层，构成膜的结构骨架。膜磷脂分子为两亲性（amphipathicity），头部（磷酸基团）亲水，有极性，尾部（碳氢化合物）疏水，无极性。将这种脂质分子置于水中，它们会发生自发性地聚集，使疏水尾部包埋在内，亲水头部暴露在外，与水接触，形成球状的分子团（micelle）或双分子层（bilayer）。脂双层是连续的，具有自行融合形成封闭性腔室的倾向，形成充满液体的小泡。而且，当脂双层受损伤时，通过磷脂分子的重新排布可以自动再封闭（图 1-3）。可以看出，细胞合成的某些生物大分子本身的化学特性是促使它们自组装成细胞结构的动因。第二，细胞结构也可以发生去组装（disassembly）。例如微管的解聚会影响到细胞内物质运输和细胞运动；核小体的解聚有利于染色质基因的转录。细胞内，组装与去组装过程常常同时发生，有时呈现动态平衡，以此维持和更新细胞的结构体系。例如，细胞骨架系统的微管组装

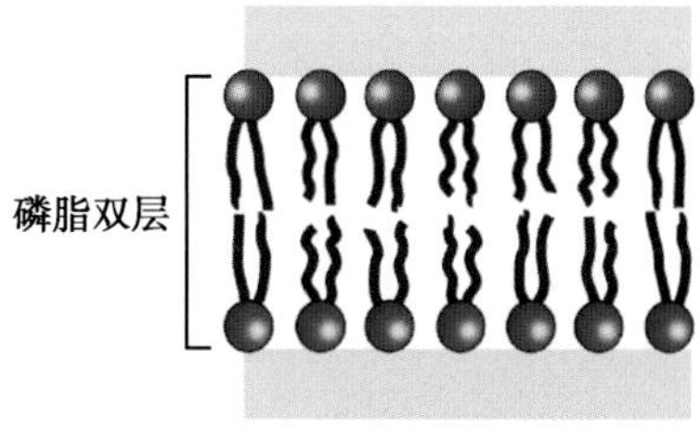

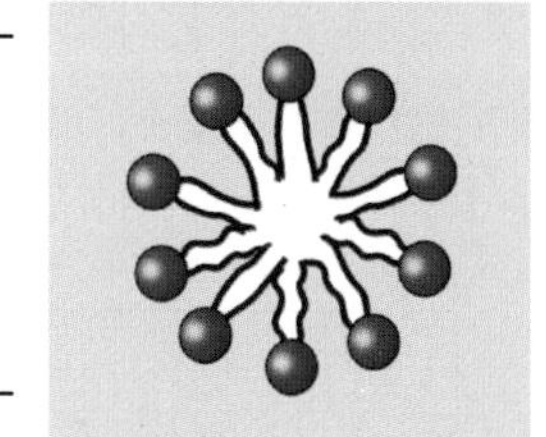

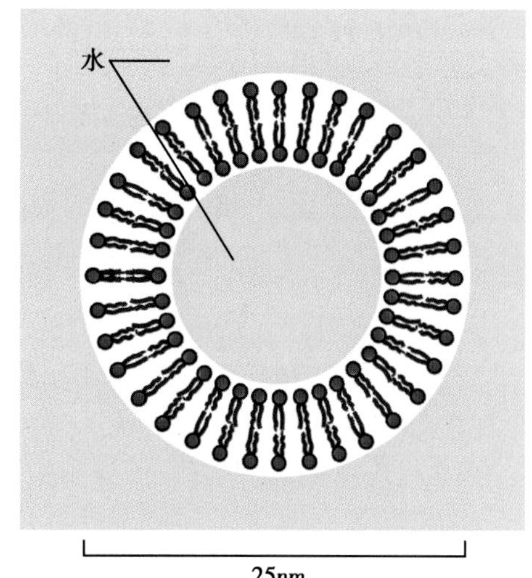

图 1-3　细胞膜分子的组装

（微管蛋白聚合）和去组装（微管蛋白解聚）常常处于动态平衡。因为参与组装的亚基之间通过能量较低的键连接，所以亚基的装配和解聚是一个可逆的过程，易于调控，也有利于避免结构形成过程中的错误。但并非所有生物大分子的组装都是可逆的，某些细胞结构在解聚成相应组分后不能自发组装。

微管组装是研究细胞组装的良好模型。细胞内单管微管大多呈网状或束状分布，不稳定，处于动态的组装与去组装的过程中；二联微管和三联微管则与其他蛋白质组装成相对稳定的细胞内“永久性”结构，如中心体、基体、鞭毛、纤毛等。在不同的细胞功能状态下，微管蛋白聚合或解聚，引起微管的组装或去组装，从而改变微管的形态和分布，影响细胞的形态改变、迁移运动和有丝分裂。微管组装的成核期，胞内高浓度的游离微管蛋白聚合速度大于解聚速度，新的异二聚体不断添加到微管正端，使微管延长。在接下来的平衡期内，随着胞质中的游离微管蛋白浓度下降，达到临界浓度，微管的组装与去组装速度相等，微管长度呈现相对恒定。1972 年 R Weisenberg 首次分离出微管蛋白，并在体外组装微管成功，随后的实验研究发现，在适当的条件下，微管能实现自我组装。胞质微管呈高度不稳定状态（instability），快速的组装与去组装同时存在，微管的组分处于不断的变化之中（图 1-4）。但有关微管聚合与解聚的实验都是在体外（即试管）完成，至今仍未在细胞内再现上述过程。

对于有丝分裂各时相的研究，使细胞生物学家更加了解细胞动态平衡的重要性。分裂中期时染色体凝集程度达到最大，可以展示某一物种所特有的染色体数目和形态，这对于肿瘤及遗传性疾病的分析和诊断具有一定的价值。中期时所有染色体的着丝粒均位于同一平面，染色体两侧的动粒（kinetochore）均面朝纺锤体的两极，每个动粒上可结合数十根微管，两个动粒上的微管长度相等。从细胞的侧面观察可见染色体呈辐射状排列，从极面观察，染色体集中排列成菊花状。两侧的动粒微管作用于染色体上的力量持平。在中期细胞中，由染色体和纺锤体构成临时结构——有丝分裂器（图 1-5），保证复制和包装后的染色单体能均匀地分配到子代细胞中。一旦有丝分裂结束，有丝分裂器结构随即消失。

目前人们对生物大分子组装成高度有序的细胞结构的原理和机制了解尚少，有关的组装假说主要包括：模板组装（template assembly），指有模板指导，在酶的催化下，合成与模板完全相同的新的分子。这是细胞内一种极其重要的组装方式，其代表是 DNA 和 RNA 的组装。自组装是指生物大分子不需要模板和酶催化，在分子伴侣的介导下，借助本身的力量自行组装成最终的细胞结构，例如细胞膜和纺锤体的组装。酶效应组装（enzymatic assembly）指相同的单体分子可在不同酶系的作用下，生成不同的产物，代表是葡萄糖组装成纤维素或淀粉。

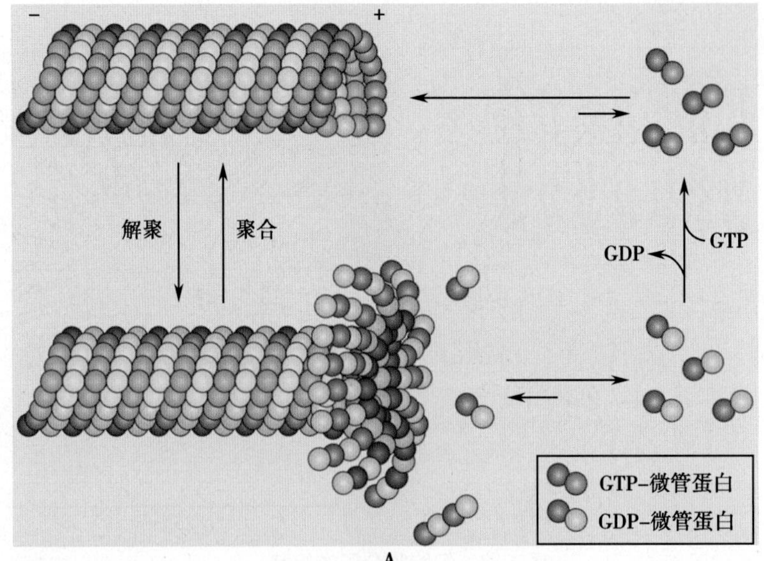

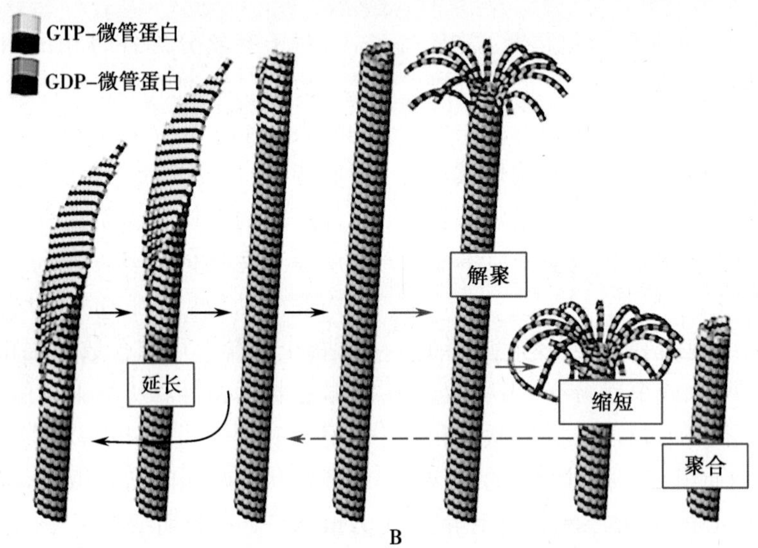

图 1-4 微管的组装动态过程和微管的不稳定性

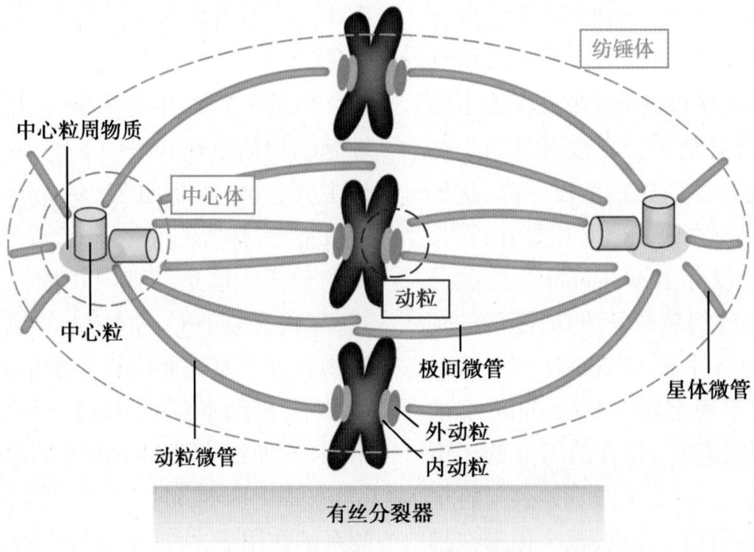

图 1-5 有丝分裂器的图示

研究表明，组装的调控主要有以下方式：①通过组装亚基的合成和降解进行调控，例如微管和红细胞膜的组装；②通过限制成核（nucleation）形成进行调控，例如微管和纺锤体组装；③通过改变环境状态进行调控，例如改变病毒组装中pH和离子浓度；④通过蛋白质分子的转录后修饰进行调控，例如特异性丝氨酸/苏氨酸残基的磷酸化（phosphorylation），或特定位点的赖氨酸类泛素化（SUMOylation）和乙酰化（acetylation）等，调节蛋白质－蛋白质之间的相互作用或蛋白质亚基之间的相互作用，改变组装进程；⑤通过附属蛋白的途径进行调控，例如改变促进蛋白折叠和组装反应的分子伴侣或支架蛋白数量等。

近年来，美国宾夕法尼亚大学V Percec和他的同事开发出了一种模拟细胞中发生的自组装过程的模型，这是首次用大尺度的超分子结构将其自身组装为细胞的巨大而复杂的结构。他们设计的模块可能成为设计分子电子学或光子学材料的纳米结构的前导，该模块控制光的方式与计算机芯片控制电子的方式相同。国内研究者ZH Zai采用非洲爪蟾卵提取物非细胞体系，以外源Lambda DNA诱导细胞核的体外组装，结果发现，核纤层蛋白（lamin）参与细胞核的体外组装过程，核内骨架的组装与核纤层的组装在时间上是有序的，核内骨架的组装可能为核纤层的装配提供了先决条件。

在细胞的生命活动中，细胞结构体系的组装是动态变化的过程、涉及广泛，是细胞生命活动的最重要的基础之一。显然，细胞结构体系的组装是细胞生物学研究的一个重要和独特的领域，因为这种细胞内事件不能单独从分子水平上进行诠释，细胞生物学研究的重点是提供组装的动力学理论和实验性结构装配/拆卸的技术平台。

需要指出的是，在细胞组装的基础上，组织、器官和系统水平的装配，也是细胞生物学研究非常重要的领域，例如细胞器之间的相互作用（像线粒体和与内质网），但在此方面的研究较少。

三、细胞是一个开放体系

细胞的边界是细胞膜，这种蛋白质和脂类镶嵌组成的质膜包裹着细胞和细胞核，形同一个物理屏障，不仅将胞质胞外环境隔离开来，而且也将遗传物质与胞质分开，这对于保护遗传信息的稳定尤为重要。细胞膜的另一个功能是胞内外物质和信息的选择性交流，它承担着物质出入、信息交换，以及与细胞外环境联络和识别等作用。在早期的教课书中，细胞膜常常被图示为双层的同心圆，这确实有利于初学者理解和记忆，但从现代细胞生物学的角度看，这种简单图示可能过度暗示了细胞被“盔甲”般的包裹，与外界完全隔绝，细胞内外的信息完全被“屏障”掉。事实上，细胞与胞外世界广泛通联，每时每刻都发生着大量和广泛的物质交流与信息交换，这些交流/交换不仅维持了细胞本身的生命活动，更使得细胞与细胞外环境以及其他细胞之间形成了相互作用、相互协调的依存关系，这就是细胞社会性（cell sociality）的完美诠释。细胞社会不只是细胞的简单集合体，它强调的是生物体内细胞之间建立了联络和连接的关系，使不同细胞能够发生协调性活动，最终构成一个统一的多细胞生物体。单细胞生物体的功能有限，随着进化，多细胞生物出现，突破了单细胞活动的既有方式，细胞的功能大幅度地扩展，细胞之间的协调和整合更加完善，细胞分化导致生物体内细胞分工更加明确，功能更加专一，出现了器官和系统，这样使机体能够更好地适应复杂的或变化的外部环境。

因此，从系统论的角度看，细胞的独特属性值得特别注意：一方面它是由界膜包围的，相对封闭的功能单位，能够自我调节和独立生存；另一方面它又是不断与外界进行物质、能量和信息交换的开放体系（open system）。一切生命现象，诸如生长、发育、增殖、分化、遗传、代谢、应激、运动、衰老和死亡等都在细胞的基本属性中得到体现。生命是生命系统整体的属性，生命常显示为高度分工和功能整合的细胞社会，生命活动是通过系统内的子系统之间的通信和相互作用来实现的，各子系统的活动固然有其相对独立性，但在相当程度上受到整体的调控，而整体的特性远大于部分之和。迄今为止，人们对细胞社会性的知识仍然非常有限，细胞社会学（cell sociology）是研究细胞社会性的科学，是细胞生物学发展中一个极其重要的领域，它是从系统论的观点出发，研究细胞和细胞群体中细胞间的社会行为，例如细胞间识别、通信、集合和相互作用等，以及整体和细胞群体对细胞的生长、分化和死亡等活动的调节控制。

因此，现代意义上的细胞生物学（cell biology）和以往的细胞学（cytology）不同，是一门研究细胞、分子及其生物学特性的科学，它不只局限于所谓的“细胞自身”结构，也不拘泥于分子生物学过度强调的“分子”功能，而以“完整细胞的生命活动”为着眼点，从分子、亚细胞、细胞和细胞社会的不同水平，用动态的和系统的观点来探索和阐述生命的这一基本单位的特性。

自然科学中多学科的相互渗透促进了细胞生物学的快速发展，在生命科学领域内的相关学科群中，细胞生物学与发育生物学（developmental biology）及分子生物学（molecular biology）的结构关系较近，内在联系密切，相互衔接和渗透最多。发育生物学着重研究细胞特化过程中性质的改变，分子生物学聚焦于从细胞组分纯化的大分子的结构和功能，它们分别从自己特有的研究路径对细胞进行研究，从不同的角度探索细胞的奥秘。其中，分子生物学的进步对细胞生物学的发展有重大的影响，最近50多年来，分子领域研究中发生的所有重大事件，例如DNA双螺旋模型的提出，基因序列分析的开展，DNA重组技术和酶分子活性定位，蛋白－蛋白相互作用，蛋白与细胞器相互作用，单细胞转录组学的引入，谱系追踪技术的开展等都推动了细胞生物学向更深层次迅速发展。

但是，并非所有的生命现象都可以从分子水平给以科学的解释，生物分子，包括重要的生物大分子的属性只有置于细胞体系中才能得到证实并表现出生理意义。分子和细胞的关系既是从属关系，又是相互依存的关系，分子必须被有序地构建及装配为细胞内组分并进入细胞内一定的功能体系中才能表现出生命现象，脱离了细胞这一生命的微环境，许多重要的大分子的性质就可能发生变化。同样，没有了分子，细胞将不复存在，生命也就失去了根基。与分子生物学专注于基因和重要生物大分子（尤其是核酸和蛋白质）的结构与功能不同，细胞生物学的研究集中在基因表达后，生物大分子的修饰、改造、细胞成分的组装和细胞内外信息的整合、分析和传递等领域。

近30年来，对生命活动的研究已经取得了令人瞩目的、飞速的进展，但仍然不能圆满地解释生命现象的许多细节，而且，希望应用现有知识推进生命过程的体外重现工作也遇到了相当的阻力，因此，从细胞生物学的“完整细胞的生命活动”的角度进行更深层次研究的需求非常突出。在后基因组时代，大量繁复和艰难的基因功能分析、调控机制等研究也将在细胞水平上展开。

细胞生物学是生命科学的重要支柱和核心课程之一。21世纪的细胞生物学是生命科学前沿的一个非常活跃的、具有良好发展前景和辐射影响的学科。细胞生物学在分子和整体之间、在形态和功能之间架起了桥梁，而且强力地渗透入其他生命学科并促进这些学科的发展，细胞生物学将在后基因组时代的生命科学中取得更大的发展空间并占有其他学科不可替代的地位。

第二节 细胞的基础知识

一、细胞的组成

（一）细胞的化学成分及其结构

总体说来，组成细胞的成为分为两大类，一类是水成分，约占细胞的70%。另一类是化学物质，占另外30%。化学物质包括有机物和无机物。细胞内无机物元素有氢、氧、氮、磷、硫、氯，以及金属离子如钙、镁、铁、钠、钾等。细胞内有机物组成实际上非常简单，最主要的是碳原子。碳之所以重要是两个碳原子可以形成稳定的共价键，借此生成侧链和外环，侧链和外环又可形成新的侧链与外环（表1-2）。理论上，以碳键为基础构成的有机物分子量可以无限大。碳原子还可与其他原子组合成其他有机基团，如甲基（-CH3），羧基（-COOH），羟基（-C=O）等。根据分子量大小，可将细胞有机物可以分为小分子物质（small molecule）和大分子物质（macromolecules）两类。一般说来，小分子物质是指分子量小于900Da，主要包括糖（sugar）、脂肪酸（fatty acids）、氨基酸（amino acids）和核苷（nucleotides）四类。除核苷外，其他3种生物小分子主要作为游离分子而主要存在于细胞质。这四类小分子物质各自聚合在一起，构成分子量更大的多糖（polysaccharides）及糖原（glycogen）、脂质（lipid）、核酸（nucleic acid）和蛋白质（protein）等生物大分子。生物大分子常常以单体或多聚体形式存在于细胞内，构成细胞基本结构，例如膜蛋白、核蛋白、脂蛋白、糖蛋白与糖脂等。蛋白质是细胞内最为特殊的一类生物大分子，它形态各异，功能复杂，既可作为酶单位，发挥作用，也可组成细胞特殊结构，例如，微管蛋白聚合形成微管，帮助细胞运动；肌球蛋白作为分子马达，帮助肌肉收缩；组蛋白缠绕 DNA，帮助塑造染色体（质）。

表 1-2　典型哺乳动物细胞的化学组成

成分	所占细胞的比例 /%
水	70
无机物（钠、钾、钙、镁、氯等）	1
小分子物质（有机物）	3
大分子物质，其中	
蛋白质	18
核酸	2
脂肪	4
碳水化合物	2

生物大分子的特性复杂多变，浩瀚神秘。以基因的组成单位——核苷酸为例，人类基因组（Human Genome Project，HGP）计划最终结果揭示人类基因的组成、种类与数目。人类基因组含约 2.5 万条基因，30 亿碱基对（base-pair，bp，由 ATCG 组成）。若将这些碱基逐一排列，印成一套书，或许要几十卷。相对人类基因组学，其他生物大分子的组学（omics，蛋白质组学 proteomics，糖组学 glycomics，脂质组学 lipidomics）研究则起步较晚。相应的专项组学研究（代谢组学 metabolomics，转录组学 transcriptomics）等则刚刚起步。已知蛋白质性质与功能很大程度上取决于一级结构（线性排列），倘若一种蛋白包含 200 个氨基酸，理论上，它的排列组合就有 20^{200} 种可能性。如果变换氨基酸排序，这个蛋白质又有多少种特性，恐怕是一个天文数字。核酸作为另一类生物大分子，其复杂程度也极度复杂。假设 1 条基因含有 10 000bp，理论上 ATGC 这 4 种碱基就有 $4^{10\,000}$ 种排列组合。而含有 10 000bp 的基因只不过是人类基因组中相对较短的一种，多数基因碱基含量都大于 10kb。可见，将人类细胞中遗传生物学信息比作浩瀚无比的宇宙毫不为过。然而，说宇宙魅力无穷，是指人类对其了解还非常浅薄。但对于生物学家而言，解析蛋白质与核酸两种生物大分子的复杂性的工作尚属起步，而面对如此浩瀚的数据，要找出它们与人类健康之关系，正是医生们未来的己任。因此，生物信息也可说是魅力无限。

参与细胞内结构组成的生物大分子主要有三种形态（表 1-3）：第一种结构是膜状，包括细胞质膜、内膜和核膜。细胞质膜（plasma membrane），通常称细胞膜，主要由蛋白质和脂质所构成，是细胞的界膜，细胞通过细胞膜与外界进行物质交换。细胞内膜（endoplasm membrane）也由蛋白质和脂质所构成。它们把细胞的胞质分成不同的区域，起相对隔离的作用，以保证细胞中的不同物质代谢过程互不干扰，有秩序进行。第二种结构是线（纤维）状。有些线状结构由蛋白质组成，如微管（由微管蛋白组成），微丝（由肌动蛋白组成）和中等纤维（也称中间丝，由角蛋白、结蛋白、波形纤维蛋白、神经元纤维蛋白、胶质纤维酸性蛋白等组成）。这些线状结构对细胞运动、形状和分裂起重要作用。另一些线状结构由核酸组成，如信使 RNA（mRNA）和核仁中的核糖体 RNA（rRNA），以及 DNA 和蛋白质构成的染色质，在遗传信息的复制和转录过程中进行着高度复杂的动态变化。第三种结构是颗粒状。位于线粒体内膜上和叶绿体类囊体膜上的基粒，以及核糖体（ribosome）都属于颗粒结构。前两者由蛋白质构成，可进行氧化磷酸化和光合磷酸化，后者则由 RNA 和蛋白质组成，是蛋白质合成的场所。

（二）细胞器

细胞质（cytoplasm）是一种介于细胞膜和核膜之间的非匀质半固态物质，包括基质、细胞骨架、多种颗粒物以及某些膜状结构。凡是在光镜和电镜下能够分辨出的具有一定形态特点、被单层或双层膜包绕、执行某些特定功能的结构，称为细胞器（organelles），如内质网、线粒体等。每种细胞的细胞器含量不同，表 1-4 所示人类成熟肝细胞含细胞器数量和所占比例。

表 1-3 细胞化学成分的基本结构及其与细胞功能的关系

基本结构	各种类型	亚显微结构部位	化学成分	主要功能
膜状	无孔	细胞膜、内膜、线粒体膜等	脂蛋白	物质转运和信号转导、物质代谢过程的区域化与秩序化
	有孔	核膜		
线状	可高度集缩（螺旋化或折曲）	染色质	脱氧核糖核蛋白	遗传信息的复制和转录
	不可高度压缩	微丝、微管、中间丝	蛋白质	原生质运动和支架、细胞分裂活动
颗粒状	有柄	线粒体基粒	蛋白质	氧化磷酸化
	无柄	核糖体	核糖核蛋白	蛋白质合成

表 1-4 典型肝细胞中某些组分所占的比例与数量

细胞区室	细胞器数量	所占细胞比例/%
细胞质	54	1
线粒体	1 700	22
高尔基体/内质网	15	1
细胞核	6	1
溶酶体	1	300

二、细胞形状与体积

作为组成生命体的细胞具有某些共性，但由于不同细胞的结构、功能和所处的环境不同，因此在形状可能会千差万别，如圆形、椭圆形、多角形、扁形、梭形、柱形，甚至呈现不规则形状等等。

单细胞生物往往是独立生活，即便是成群体存在，它们彼此也毫不相干。所以每种单细胞生物的形态相对固定，如细菌，有呈棒状的，称为杆菌；形如球状称为球菌；而弯曲样的则称为弧菌等等。单细胞动物或植物的形状就要更复杂一些，如草履虫呈鞋底状，眼虫带鞭毛呈梭形。高等生物是多细胞组成的有机体。功能相同的细胞群组合在一起，称为组织，如心肌组织基本上由具有收缩功能的心肌细胞构成；肝组织则由具有分泌功能的肝细胞组成。细胞的形状除了受本身的分化状态影响外，还与所执行的生理功能有关，如肌肉细胞呈长梭形，利于伸缩；红细胞为扁盘状，利于 O_2 和 CO_2 的气体交换；神经细胞具有很长的细胞突起，以便于传导神经冲动。由此可见，形态结构和功能的趋同性是细胞的一个重要特征。

细胞的体积（常说的大小）差别很大。最大的细胞，例如鸵鸟卵黄细胞直径可达 5cm；而最小细胞，例如支原体直径却只有 0.2μm。一般来说，原核生物细胞直径（1~10μm）小于真核生物细胞（10~100μm）；哺乳动物的细胞小于植物细胞。绝大多数哺乳动物细胞非常小，需要借助显微镜进行观察。

细胞体积的差异不仅见于不同个体之间。即便是同一个体，不同组织来源的细胞体积也会有差异，产生这种差异的原因在于细胞代谢活动及细胞功能。例如，代谢活跃的肌细胞一般比较粗大，而平滑肌细胞则比较纤细。高等动物的体细胞直径一般为 20~30μm。表 1-5 列出了几种细胞的体积。

表 1-5 细胞的体积

单位：μm

人卵细胞	变形虫	海胆卵	肝细胞	血红细胞	伤寒菌	流感菌	肺炎支原体
120	100	70	20	7	1.2	1.0	0.1

细胞的体积还受外界环境条件的影响。经常参加体育锻炼的人肌肉发达，其原因是肌纤维体积增粗。但不论物种的差异多大，细胞的体积通常在一个恒定的范围，尤其是同一器官和组织的细胞。大象与小鼠体表面积相差悬殊，但大象与小鼠相应器官与组织的细胞大小都无明显差异。即使是差别最大的神经细胞，它们的体积也只相差两倍左右。因此器官的大小主要决定于细胞的数量而与细胞的大小无关，这就是所谓的“细胞体积的守恒定律”。细胞体积的守恒主要受以下两个因素的影响。

1. 细胞的核与质之间有一定的比例关系，称为核 - 质比值，可用公式表示：NP=Vn/Vc−Vn。

该公式中，NP 为核质比值，Vn 和 Vc 分别代表细胞核和细胞的体积。通常细胞核的体积约占细胞总体积的 10%，即 Vn=1/10Vc，因此核质比值为 1/9，这是制约细胞最大体积的主要因素之一。在细胞分裂周期中，只有细胞大小达到一定值才能触发细胞分裂。因此有人将之称为细胞周期调控的体积检测点（size checkpoint）。

2. 细胞的“比面值”（或叫相对表面积），即单位体积所占有的表面积，可用公式表示：I=S/V。式中 I 为比面值，S 和 V 分别代表细胞表面积和体积。比面值与细胞内外物质的交换及细胞内物质交流有一定的关系。假设细胞是球状，则由 $S=4\pi R^2$，$V=4/3\pi R^3$，得 I=3/R。可以看出细胞直径越小，其比面值越大；反之，细胞越大，其比面值越小。例如，1 个直径为 0.1μm 的支原体 I=60；1 个直径为 1.0μm 的球菌 I=6。

细胞生命活动中，必须与周围环境不断进行物质交换，同时进入细胞内的物质在内部也有一个不断扩散传递的问题。细胞体积小，比面值就大，这对物质的迅速交换和转运是非常有利的。细胞增大，比面值减小，细胞与外界的物质交换就显得非常困难。为了克服这一困难，许多体积较大的细胞其质膜都向内陷入，使比面值增大；还有些细胞则在其表面形成许多突起（微绒毛和变形足），如小肠上皮细胞（1 500~3 000 根微绒毛 / 细胞），如是，它们比面值增加了近 20 倍，有利于吸收营养物质。

细胞体积的最小极限决定于其独立生活所需最基本成分占用的体积。根据推算，一个细胞体积的最小极限直径不可能小于 100nm，而现在发现的支原体细胞的直径已接近这个极限，并且支原体具备了一个细胞生存与增殖的最基本结构装置与机能，因此，支原体可谓是迄今发现的最小、最简单的细胞。

除病毒外，一切生命体均由细胞构成。单细胞生命体，例如细菌，只由 1 个细胞构成。多细胞生物体根据其复杂程度由数百乃至上万亿个细胞构成。但有些极低等的多细胞生物体，如盘藻，也仅由 4~8 个或几十个未分化的、类型相同的细胞组成。高等动（植）物有机体则由无数个功能与形态结构相同或不同的细胞组成。例如，人体内有 200 多种不同类型的细胞，虽然它们的形态结构与功能大相径庭，但是之间有着精细的分工与合作。成人个体大约含有 10^{14} 个细胞，刚出生的婴儿则有 10^{12} 个细胞。1g 哺乳动物肝脏或肾脏组织有 2.5 亿 ~3 亿个细胞。

三、原核细胞

在种类繁多、浩如烟海的细胞世界中，根据其进化地位、结构的复杂程度、遗传装置的类型与生命活动的方式，可以分为原核细胞与真核细胞两大类。

原核细胞（prokaryotic cell or prokaryotes）一词来自希腊文，*pro* 表示在什么之前，*karyon* 表示核（nucleus）。原核细胞是指一类无明显细胞核结构的单细胞生物，例如细菌（bacterium，复数 bacteria）和蓝藻（cyanobacteria）。它们的遗传物质集中存在于细胞的一个或几个区域中，而另一类原核生物支原体（mycoplasma）的遗传物质可均匀分布于整个细胞中，因此原核细胞主要包括细菌、蓝绿藻类和支原体。在地球这块土地上，原核细胞已生存约 35 亿年，比真核细胞生物早约 20 亿年。原核细胞的三个最基本特点是：①细胞内没有细胞核及核膜；②细胞内没有特定分化的复杂结构以及内膜系统；③遗传信息量相对较小，信息承载的染色质仅为简单的环状 DNA 分子。原核细胞的体积一般很小，直径 0.5~5.0μm。由原核细胞构成的生命体称为原核生物，而几乎所有的原核生物都是由单个原核细胞构成的。原核生物现在地球上的分布广度与对生态环境的适应性远比真核生物大得多。细菌作为原核细胞的典型代表之一，不仅为微生物学界，也为医学界所关注，故本书仅对细菌作简单介绍。

细菌依照细胞的形状，可分为三类：球状或椭圆状称为球菌，杆状或圆柱状称为杆菌，螺旋形或弧形称为螺旋菌。绝大多数的直径大小在 0.5~1.0μm 之间。细菌均没有典型的细胞核，取而代之的是类似核的区域，称为拟核或类核（nucleoid），为环状 DNA 分子的聚集地。核区四周是较浓密的胞质。除了核糖体外，没有类似真核细胞的细胞器。细菌细胞膜是典型的生物膜结构，但它具有多功能性（图 1-6）。细菌增殖以二分裂方式（binary fission）进行，即一个细菌细胞壁横向分裂，形成两个子代细胞。

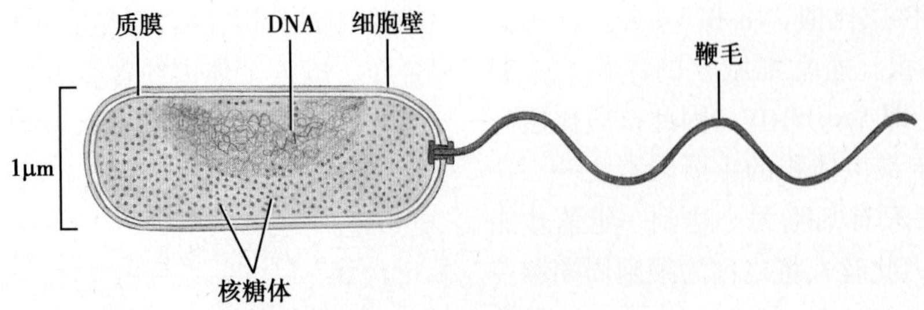

图 1-6 细菌模式图

（一）细菌的表面结构

1. 细胞膜（plasma membrane） 细菌细胞膜是由磷脂双分子层与镶嵌蛋白质构成的富有弹性的半透性膜。膜厚 8~10nm，外侧紧贴细胞壁。细菌细胞膜含有丰富的酶系，执行许多重要的代谢功能。细菌细胞膜的多功能性是区别于其他细胞膜的一个十分显著的特点，如细胞膜内侧含有电子传递与氧化磷酸化的酶系，具有执行真核细胞线粒体的部分功能。细胞膜内侧含有一些酶与核糖体共同执行合成向外分泌蛋白质的功能。

2. 细胞壁（cell wall） 细菌膜外的一层较厚、较坚韧并略具弹性的结构，称为细胞壁。所有细菌的细菌壁成分都是肽聚糖（peptidoglycan），肽聚糖是由乙酰氨基葡萄糖、乙酰胞壁酸与 4~5 个氨基酸短肽聚合而成的多层网状大分子结构。革兰氏阳性菌与阴性菌的细胞壁成分与结构差异很明显。革兰氏阳性菌细胞壁厚 20~80nm，含有多层肽聚糖以及丰富的壁酸（teichoic acids）；相反，革兰氏阴性菌细胞壁厚约 10nm，肽聚糖和壁酸均较少，但其他成分却比阳性菌复杂。青霉素抑制细菌生长的主要作用是通过抑制肽聚糖的合成而干扰细胞壁的形成。革兰氏阳性菌因细胞壁的肽聚糖含量极高，故对青霉素非常敏感，反之，革兰氏阴性菌由于胞壁肽聚糖含量极少，对青霉素不敏感。

3. 荚膜（capsule） 荚膜是某些细菌表面的特殊结构，是位于细胞壁表面的一层松散的黏液物质，荚膜的成分因不同菌种而异，主要是由葡萄糖与葡糖醛酸组成的聚合物，也有含多肽与脂质。荚膜对维持细胞的主要生命活动似无直接作用，但具有一定程度的保护作用，如保护细胞免受干燥的影响，保护病原菌免受细胞的吞噬。荚膜本身还可作为细胞的营养物质，在营养缺乏时能被细菌所利用。

4. 鞭毛（flagella）和菌毛（pili） 鞭毛是某些细菌的运动器官。细菌的鞭毛结构十分简单，乃由鞭毛蛋白（flagellin）为主的韧性蛋白质结构构成，直径约为 20nm，长度可达 20μm。鞭毛运动所需能量由跨膜形成的离子电化学势能（electrochemical gradient）提供。菌毛为细菌表面的附件，细菌间的遗传信息传递就是靠菌毛来实现的。

（二）细菌没有细胞核但拥有遗传物质

原核细胞没有细胞核和核膜。以细菌为例，细菌的遗传物质 DNA 呈环状，所组成的一条染色体通常位于胞质的一个区域，形态上不规则，称为拟核（nucleoid）。因很少与组蛋白结合，细菌 DNA 常为裸露。正常情况下，一个细菌内只有一个拟核。当细菌处在生长增殖状态时，由于 DNA 的复制次数与细菌分裂次数并不同步，故一个细菌内可见几套 DNA 分子同时存在，仿佛几个拟核。

在细菌细胞内除了上述的拟核及染色体 DNA 外，还存在染色体外 DNA，它们是可进行自主复制的遗传因子，称为质粒（plasmid）。质粒是裸露的环状 DNA 分子，可携带 2~200 条基因。细菌可以在没有质粒 DNA 的情况下正常生存，其代谢活动不受影响。因此，质粒 DNA 在遗传工程研究中很重要，常用作基因工程载体，可以将某些特定真核细胞基因连接到质粒上，导入大肠杆菌进行大量复制，可达到基因体外扩增的目的。

（三）细菌核糖体

每个细菌细胞含 5 000~50 000 个核糖体，大部分游离于细胞质中，仅有少部分附着在细胞膜内侧。核糖体与 mRNA 形成多聚核糖体。细菌核糖体的沉降系数为 70S，由 50S 大亚基和 30S

小亚基组成。大亚基含有 23S rRNA、5S rRNA 和 30 多种蛋白质；小亚基含有 16S rRNA 与 20 多种蛋白质。研究发现，30S 的小亚基对四环素和链霉素很敏感，50S 大亚基对红霉素和氯霉素很敏感。这结构与分子正是抗生素干扰多肽链翻译而达到抑菌作用的关键所在。

四、真核细胞

（一）真核细胞的基本结构体系

真核细胞（eukaryotic cell or eukaryote）的词义来自希腊语，*eu* 表示真正的，*karyon* 表示核，可以看出是否拥有细胞核是真核细胞与原核细胞之间的首要区别。此外，真核细胞拥有分化良好的细胞器与内膜系统；拥有特异蛋白组装的细胞骨架系统；以及线粒体为代表的有氧代谢体系，这些都是真核细胞的特点（图 1-7）。真核细胞比原核细胞进化程度高，目前认为它是由原核细胞进化而来，原始真核细胞在 12 亿 ~16 亿年前出现在地球上。细胞核的出现是细胞进化历程中的一个巨大飞跃。真核细胞区别于原核细胞的首要特点是拥有细胞核，99% 以上遗传信息集装在核内。功能上，核膜是细胞内的球形屏障，把细胞质与细胞核分开，形成两个相互独立区域（compartment），换言之如果将原核细胞比作“单居室”，则真核细胞类似于“一室一厅”。

真核细胞具有丰富的特化的内膜系统（endoplasmic membrane system），这是区别于原核细胞的第二个要点。真核细胞的第三个特点是具有完善的细胞骨架体系（包括微管、微丝和中间丝），用于支撑细胞结构，有助于细胞黏附、细胞转运和细胞通信等功能。真核细胞虽然结构复杂，但所拥有的三个特点是区别原核细胞的要素：①具有细胞核和复杂的遗传信息传递与表达系统；②具有特化的细胞内膜系统；③具有丰富的细胞骨架系统。

1. 生物膜系统　真核细胞内部存在由膜围绕的多种细胞器，细胞内膜与细胞质膜统称为生物膜（biomembrane）。生物膜具有共同的结构特征，具有各自高度专一的功能，以保证细胞生命活动的高度有序化和高度自控性。

细胞质膜（plasma membrane），也称细胞膜（cell membrane），构成细胞边界，使细胞具有一个相对稳定的内环境。细胞膜的主要功能是进行选择性的物质交换，并有能量转换、分子识别、黏附运动以及信号转导等作用。除细胞膜外，细胞内还有一些执行特殊功能的亚细胞结构，这些结构往往被单层或双层生物膜围绕，将这些亚细胞结构称为细胞器（organelle），包括线粒体、内质网、高尔基体、溶酶体等。近来，也有人将核糖体、纤毛、中心体等称为细胞器，但严格意义上讲，由于它们不具备膜结构，只能归属于生物大分子复合物（macromolecule complex）。

细胞质膜是细胞的天然屏障，对于保障细胞内生物活动有序进行非常重要。细胞膜表面具有的某些特定分子（如抗原）可作为标记，被免疫分子及其他细胞所识别，发挥信息传递作用。细胞膜表面还具有种类繁多的载体，帮助小分子物质（如糖、离子等）完成跨膜转运。同样，细胞膜

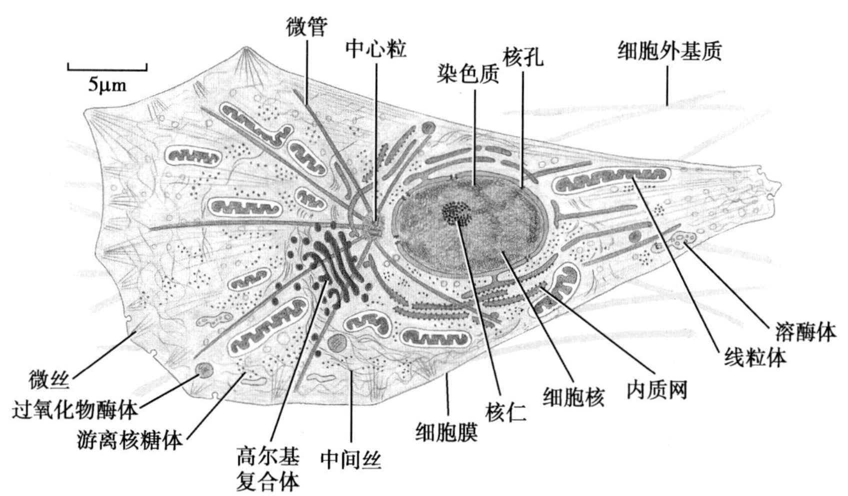

图 1-7　真核细胞模式图

也是物质进出细胞所必须跨越的首道屏障。欲进入细胞的营养物质或其他生物大分子，首先要被细胞膜内陷形成的小泡（vesicle，也称囊泡）所包裹，然后通过小泡运输至溶酶体。溶酶体含有许多水解酶，主要负责消化分解小泡内物质（或分子），再进一步转运到其他细胞器做进一步处理，这一过程称为胞吞作用（endocytosis）。细胞外大分子、颗粒物质、部分细胞碎片、甚至病毒与细菌均需通过这种方式才能进入细胞。相反，欲释放出细胞的物质（如激素、抗体、分泌性蛋白等），也要先被这种小泡所包裹，尔后在内质网和高尔基体修饰与分选，才能将其转运到胞外，这一过程称为胞吐作用（exocytosis）。由此可见，物质可通过跨膜转运进出细胞，也可借助小泡在细胞器之间进行物质传递，将这种借助囊泡进行物质转运的方式称为囊泡运输（vesicular transport）。

2. 遗传信息传递与表达系统 染色质（chromatin）由DNA和蛋白质（主要是组蛋白与少量酸性蛋白质）构成，DNA复制与RNA转录都是在染色质上进行。真核细胞的遗传信息的传递同样遵从“中心法则（The central dogma）”，即DNA-RNA-蛋白质。不同于原核细胞，真核细胞的转录和翻译过程主要分别在核内和胞质中进行。核小体是染色质和染色体的基本结构单位，在细胞分裂阶段染色质进一步折叠、压缩，从而组装成一种特殊线状结构——染色体（chromosome）。真核细胞的核糖体是由rRNA与数十种蛋白质构成的颗粒结构，其沉降分数为80S，由60S大亚基和40S小亚基组成。大亚基含有28S rRNA、5.8S rRNA和5S rRNA和40多种蛋白质组成；小亚基含有18S rRNA和30多种蛋白质。根据是否与内质网结合，核糖体可分为游离核糖体（free ribosome）和附着核糖体（membrane-bound ribosome）。核糖体的功能是参与细胞内蛋白质合成。值得一提的是，真核细胞基因转录和翻译与原核细胞相比，更为复杂，调节因素更多。除基因结构自身外，表观遗传方式对转录的调节也备受关注。所谓表观遗传学（epigenetics），是指在DNA序列不发生改变的情况下，生物体表型或基因型表达发生了稳定的可遗传变化，即亲代细胞在有丝分裂时，有能力把自己的一整套基因表达程序传递给子代细胞。表观遗传学修饰可以发生在DNA上，最常见是DNA甲基化；也可以发生组蛋白上，如组蛋白乙酰化（acetylation）、磷酸化（phosphorylation）、腺苷酸化（adenylation）、泛素化修饰（ubiquitination）等。表观遗传学的最典型例子就是在生物体发育过程中细胞命运的决定。在形态发生过程中，一个全能干细胞（totipotent stem cell，TSC）能够决定它最终能分化形成多少种多能干细胞（pluripotent stem cell，PSC）并进一步分化形成各种成熟细胞，很大程度上是通过各种表观遗传学修饰。

3. 细胞骨架系统 细胞骨架（cytoskeleton）系统是由一系列特异的结构蛋白质构成的网架系统，细胞骨架可分为细胞质骨架与核骨架，实际上它们又是互相联系的。胞质骨架主要由微丝（microfilaments）、微管（microtubules）与中间丝（intermediate filaments）等构成的网络体系。微丝的主要成分是肌动蛋白，直径5~7nm，其主要功能可能与胞质运动（细胞收缩、胞质分裂、变形运动等）有关，近年来研究显示，微丝还与信号传递有关。微管的直径较粗大些，其内外径分别为14nm和24nm。微管主要由微管蛋白与一些微管结合蛋白组成。除了对细胞结构起支撑作用外，微管主要为细胞内分子运输提供了完善的轨道系统。胞内大分子物质、颗粒物质和囊泡运输正是基于这些轨道系统才得以实现。中间丝的直径介于微管与微丝之间（直径约为10nm），故名。中间丝的组成比较复杂，可分为多种类型，其蛋白质成分的表达与细胞分化关系极为密切。

核骨架的研究在近几年内才有较快的发展，广义的核骨架应包括核纤层与核基质两个部分。核纤层的成分是核纤层蛋白，核基层的蛋白质成分则颇为复杂。现已发现，核骨架与基因表达、染色体构建与排布有关系。

（二）真核细胞与原核细胞具有本质之差

上述介绍的真核细胞三大特点，就是真核细胞有别于原核细胞最本质的差别所在（表1-6）。

1. 真核细胞具有核和核膜 真核细胞具有细胞核，细胞核被核膜所覆盖，后者将从胞质与核质彻底分开，使遗传信息储存、复制与转录过程局限在一个独立区域，即细胞核内进行。而执行这些信息，如蛋白质合成、能量代谢、物质转运等过程均在细胞质内进行。相反，原核细胞的DNA分子主要聚集在细胞质，周围没有核膜包围。因为不具备细胞核，因此原核细胞的遗传信息加工复制（如DNA合成，RNA转录）与信息的执行（如蛋白质合成）都在细胞质一个区域（compartment）内完成。

表1-6 原核细胞与真核细胞基本特征的比较

特征	原核细胞	真核细胞
细胞膜	有	有
核膜	无	有
染色体	由环状DNA分子构成单个染色体DNA与蛋白质不结合	多个染色体，染色体由线状DNA与蛋白质结合组成
核仁	无	有
线粒体	无	有
内质网	无	有
高尔基体	无	有
溶酶体	无	有
核糖体	70S（50S与30S大小亚基）	80S（60S和40S大小亚基）
核外DNA	细菌具有裸露的质粒DNA	主要是线粒体DNA、叶绿体DNA（植物）
细胞壁	主要成分为氨基糖和壁酸	动物细胞无细胞壁，植物细胞壁的主要成分为纤维素和果胶
细胞骨架	无	有（微管、微丝、中间丝）
细胞增殖方式	直接分裂（二分裂）	间接分裂（有丝分裂）

2. 真核细胞具有丰富的细胞内膜系统 真核细胞具有丰富的细胞内膜系统和所包绕的细胞器，如内质网、高尔基体、溶酶体、线粒体、过氧化物酶体等。细胞内膜的形成是细胞进化过程中的一次重大飞跃。相反，原核细胞就没有这些内膜系统，细胞膜只是靠内陷折叠，以及与各种酶或色素结合，才能最大程度地满足其功能。

3. 真核细胞具有形状迥异的骨架 细胞骨架包括微管、微丝和中间丝。这些网络状排布骨架系统负责维持细胞形态和结构。试想缺少这套骨架系统的细胞，仿佛一座没有钢筋的大厦。细胞骨架还具有轨道作用，保证细胞内物质（例如肌球蛋白、动力蛋白等）有序运输。此外，细胞骨架还具有平衡细胞内外物质运输、调节细胞分裂等功能。近年来认为，细胞核骨架对遗传基因的表达与调控也至关重要。

4. 丰富的遗传信息 过去曾认为，真核细胞的遗传信息量是原核细胞无法比拟的。现在知道，真核细胞基因组容量与原核细胞相比，实际上不相上下，但是前者所编码的基因数更加庞大，这主要归功于真核细胞具有更加复杂化的信息加工体系。真核细胞基因表达分为转录、转录后修饰，翻译、翻译后修饰等过程，整个过程为贯序发生，不可颠倒。而且同时，每个过程又都有严格调控，称为基因调节（gene regulation），其中在转录前发生的称为转录前调节，在转录后和翻译阶段发生的称为转录后调节。真核细胞基因调节非常复杂，往往存在时段性、多样性和特异性，所有这些都是原核细胞所不能比拟的。真核细胞分裂分为无丝分裂（amitosis）、有丝分裂（mitosis）、减数分裂（meiosis）三种。前两者区别在于是否存在染色质纺锤丝形成和染色体变化，而称为有丝分裂和无丝分裂。无丝分裂系由细胞核与细胞质直接分裂，又称间接分裂。而减数分裂是细胞分裂中发生了染色体数目减半的现象，故称减数分裂。原核细胞，如细菌是以二分裂（binary division）这种无性繁殖的方式增殖分裂，繁衍后代。细菌没有核膜，只有一个大型的环状DNA分子，细菌细胞分裂时，DNA分子附着在细胞膜上并复制为二，随着细胞膜的延长，复制而成的两个DNA分子彼此分开；同时，细胞中部的细胞膜和细胞壁向内生长，形成隔膜，将细胞质分成两半，形成两个子细胞，这个过程就被称为细菌的二分裂。

第三节 细胞生物学的历史、现状与展望

一、细胞生物学的建立始于细胞的发现

细胞生物学的建立始于细胞的发现。1604年，世界上第一台显微镜诞生，1665年，英国科学家Robert Hooke使用自制的显微镜第一次观察到

了植物细胞壁的结构，并提出了“细胞（cell）”这一术语。1677年荷兰科学家 Avon Leeuwenhoek 观察到了人和哺乳动物的精子、细菌以及纤毛虫。19世纪中叶，在前人和自己研究工作的基础上，德国科学家 MJ Schleiden、T Schwann 和 R Virchow 总结并提出了著名的“细胞学说（cell theory）”。完整的细胞学说包括三个要点：所有生物都是由细胞构成的；所有的生活细胞的结构都是类似的；所有的细胞都是来源于已有的细胞的分裂。

接下来的百余年中，由于技术手段的限制，研究者对细胞的研究主要局限在细胞和部分细胞器的形态结构观察和细胞化学成分分析方面，被称为“细胞学（cytology）”阶段。在这一时期中，人们利用实验细胞学技术获得了一些有意义的成果，例如研究了细胞受精和分裂，发现了中心体、高尔基体和线粒体等细胞器，并提出了原生质理论（protoplasm theory）。

20世纪30年代，以电子显微镜的发明和细胞的超微结构（ultrastructure）观察为契机，大量现代物理学和化学的新技术应用于细胞的结构功能探索中，使研究从单纯形态的细胞学时期发展到细胞生物学阶段，研究者使用高分辨率电镜先后观察了多种细胞及其亚细胞成分，收集了许多新的细胞微细结构资料，发现了细胞质中的重要的细胞骨架（cytoskeleton）网络，同时，人们通过超离心和X衍射等新方法对分离出的亚细胞组分和生物大分子进行分析，这样，细胞的结构形态和相应功能被更紧密地联系起来，研究也逐渐进入了更微观的水平。

20世纪50年代，英国科学家 JD Watson 和 F Crick 提出的 DNA 双螺旋结构模型和遗传信息传递的“中心法则（central dogma）”是细胞生物学向分子水平发展的一个标志。研究者发现，通过对生物大分子的系列研究，能够更深入地诠释细胞及生命活动的本质，人们逐渐认识到，细胞的各种生命活动与细胞内的大分子结构以及大分子之间的相互作用的关系非常密切，对细胞的研究必然要从细胞微细结构观察逐渐深入到生物大分子结构功能探索的水平，必须要从细胞、亚细胞、分子等多个层次来研究细胞的结构与功能，研究细胞中各种重要的生命现象。

二、细胞生物学研究近年来进展迅速

自20世纪60年代以来，细胞生物学研究取得了令人瞩目的进步，例如，对膜系统（质膜、内膜）、核糖体、细胞骨架和染色体等微细结构与功能的探索都取得了突破性成就，在基因组结构和基因表达与蛋白质合成方面也获得了重大的进展。继1960年 F Jacob 和 J Monod 提出蛋白质合成的操纵子（operon theory）学说后，1961年，P Mitchell 建立了线粒体氧化磷酸化偶联机制的化学渗透学说，1968年 M Nierenberg 阐明了遗传密码在蛋白质合成中的作用，这两项工作分别获得1978年和1968年诺贝尔奖。1969年 R Huebner 和 G Todaro 创立了癌基因学说，1970年 D Baltimore 发现反转录酶，1972年 SJ Singer 和 G Nicolson 提出生物膜的液态镶嵌模型。1976年 E Neher 和 B Sakman 发现了细胞质膜上的离子通道，获1991年诺贝尔奖，1977年 K Itakuru 首次将高等动物的生长激素释放抑制素（SRIF）基因引入大肠杆菌中表达，随后，C Nüsslein-Volhard 等阐明了同源异型基因在控制生物个体发育中的作用，并在1996年获诺贝尔奖。进入20世纪90年代以后，细胞生物学研究获得了更多的出色成果，1997年 Ian Wilmut 等用乳腺细胞同去除染色质的卵细胞融合，成功制成克隆羊，同年 K Luger 等用高分辨率 X 射线显示染色质和核小体核心组蛋白8聚体的原子水平的结构，1998年 J Thomson 和 J Gearhart 获得了具有无限增殖和多分化潜能的人类胚胎干细胞（human embryonic stem cell，hESC）。翌年，G Blobel 因创立细胞内蛋白质运输信号学说，阐明内质网蛋白质合成机制，获该年度诺贝尔奖。随后，H Robert Horvitz、S Brenner 和 JE Sulston 发现并描述了在器官发育和细胞凋亡过程中的关键基因和调节规律，共同获得2002年诺贝尔生理学或医学奖。2003年诺贝尔奖授予意大利学者 P Agre 和美国学者 R MacKinnon 发现了细胞膜水通道并在离子通道结构和机制的研究中做出了卓越的贡献。A Ciechanover、A Hershko 和 I Rose 因对细胞内泛素化（ubiquitylation）调节的蛋白质降解机制的研究获得2004年诺贝尔奖。R Kornberg 因揭示真核细胞转录的分子机制获得2006年诺贝尔化学奖，AZ Fire 和 CC Mello 因发现 RNA 干扰机制获得同年诺贝尔生理学或医学奖。2007 年度诺贝尔生理学或医学奖被授予 MR Capecchi、MJ Evans 和 O Smithies，以表彰他们对胚胎干细胞和哺乳动物 DNA 重组的一系列突破性研究所作的贡献。2008 年 O Shimomura、M Chalfie 和 RY Tsien（钱永健）因发现和研究绿色荧光蛋白（GFP）而分享该年的诺贝尔化学奖。2009 年，V Ramakrishnan、T Steitz 和 A Yonath 因在原子水平对核糖体的结构及功能的研究获得诺贝尔化学奖，EH Blackburn、CW Greide 和 JW Szostak 因发现细胞端粒和端粒酶保护染色体的机制而分享诺贝尔生理学或医学奖。2010 年，Robert G. Edwards 因其在体外受精技术研究领域中的卓越贡献而获得诺贝尔生理学或医学奖。2012 年诺贝尔生理学或医学奖被授予了英国学者戈登（J Gurdon）与日本学者山中伸弥（Shinya Yamanaka），以表彰他们对细胞核重编程以及诱导多能干细胞研究的杰出贡献。值得一提的是，Gurdon 教授生于 1932 年，发现诱导细胞分化的调控机制是在 1962 年，时年他 50 岁。而这一年，山中伸弥刚好出生。2012 年山中伸弥获诺贝尔奖时，刚好 50 岁，而 Gurdon 教授的开创性工作也正好始于 50 年前，两位隔代人因同一项伟大发现而荣获诺贝尔奖，只能说是一种“巧合”。2013 年诺贝尔生理学或医学奖授予了美国人 James E. Rothman，Randy W. Schekman 以及德国人 Thomas C. Südhof，以表彰他们在细胞囊泡转运及其机制研究中做出的伟大贡献。囊泡转运诠释了生物大分子作为胞内运送的“货物”如何进行包装，如何选择目的地，到达后又是如何卸载的。而作为“货物”的运送工具——囊泡（vesicles）犹如穿梭于细胞器之间或跨细胞膜运输的货船，携带“货物”在细胞内完成验货、分拣、装船、运送、到达、卸货等多道复杂程序。囊泡运输理论完美地解释了神经递质释放、神经信号传递、激素释放中的科学问题。2016 年诺贝尔奖授予日本学者大隅良典（Yoshinori Ohsumi）以表彰他发现细胞自噬（autophagy）理论。有人把细胞自噬形象地比喻成“自己吃自己，self-eating”。自噬概念最早在 20 世纪 60 年代提出，大隅等发现，即将废弃的细胞器或细胞组分首先要被自噬体膜“收入囊中”，然后才送入溶酶体被“蚕食”。蚕食后有“价值”的分子“变废为宝”再利用，因此，细胞自噬也可以被看成是一次“自我洗礼”。

素有“诺奖风向标”之称的拉斯克（Albert Lasker）临床医学研究奖将荣誉授予三名在治疗丙型肝炎重磅新药 Sofosbuvir（中文名索氟布韦）研发道路上起到关键性作用的科学家。Sofosbuvir 曾先后获得 FDA 颁发的突破性疗法认定与优先审评资格。学界著名期刊 *Cell* 在专文中曾提到 Sofosbuvir 是“这一代人在公共卫生领域取得的最重要成就之一”。这是人类历史上第一次用药物治疗丙型肝炎，挽救了无数人的生命，更重要的是，透过这一成果，人们似乎看到了征服乙型肝炎和艾滋病的一线曙光，因此，科学家们一致看好治疗丙型肝炎的这一成果有可能荣登 2019 年诺贝尔生理学或医学奖的舞台。然而，这次科学界似乎“押错了宝”。2019 年诺贝尔生理学或医学奖授予 William G. Kaelin、Sir Peter J. Ratcliffe 和 Gregg L. Semenza 等三人，以表彰他们发现了细胞如何感知并适应氧气变化的机制。感知细胞缺氧的明星分子缺氧诱导因子（hypoxia-induced factor，HIF）以及调节机制在被发现后的第 25 个年头，终于被科学界所重新认识，荣获科学殿堂的皇冠。氧气感受机制有着非常重要的生理意义，许多病理过程也受到影响。这一成果为抗击贫血、治疗癌症和其他疾病，为开发抑制或激活氧气调节的有效药物提供了无限灵感。2020 年诺贝尔化学奖授予法国人 Emmanuelle Charpentier 和美国人 Jennifer A Doudna，以表彰她们“发现 CRISPR/Cas9 这一新的基因编辑技术。”这也是诺贝尔化学奖首次被两位女性科学家分享。诺贝尔化学委员会主席 Claes Gustafsson 高度赞扬这项技术，认为“CRISPR/Cas9 这把基因剪刀蕴含着强大的力量，不仅能彻底改变基础科学的认识，还能推动创新作物的诞生，未来还将会为突破性的新医学疗法指明方向”。

此外，人类基因组计划（Human Genome Project，HGP）在 2003 年完成，这是各国科学家通力合作的辉煌的研究成果，是人类自然科学史上一个划时代的伟大成就。后基因组（蛋白质组）计划的即时启动，以及糖组学、脂质组学、转录组学等组学的兴起，孕育着生命科学的下一个春天不久将至。

目前细胞生物学的主要研究领域包括：细胞周期调控、细胞增殖与细胞分化的规律、染色体的结构和功能、细胞骨架和核基质对核酸代谢的调控、胞内蛋白质的分选和运输、细胞因子和细胞功能的关系、细胞外基质和细胞间信号联系、细胞结构体系的组装与去组装、细胞信号转导、细胞迁移、干细胞特性、细胞社会学、细胞与组织工程、细胞的衰老和死亡、受精与生殖研究等。

三、理论提升和技术进步是推动细胞生物学发展的动力

新理论的不断提出、完善和确立，对细胞生物学学科的进步起到了巨大的推动作用。很多理论最初来自于研究实践中的一些发现，这些发现逐渐累积并聚焦，经过演绎、归纳、推理，开始导出一些假说，有些假说在进一步的研究中被否定，但另外一些假说获得了更多、更直接的新实验结果的支持，并经历了质疑、反对和辩驳的重重考验，最终获得承认并上升为理论。新理论比前有同类命题增加了突破性的内容，显示了突出的创新价值，可能对该理论体系的发展具有重要贡献，或对此后的研究具有巨大的启发性意义。和其他生命科学一样，在细胞生物学理论发展的过程中，来自实践（实验）中的结果是理论的基础，概括和推论是理论的手段，明晰的概念是构造理论系统的主要素材。

回顾细胞生物学的发展历史，19世纪中叶提出的“细胞学说”极大地推进了人类对生命的认识，有力地证实了生物界的统一性和生命的共同起源原则，奠定了现代生物学发展的重要基石。20世纪50年代建立的DNA双螺旋结构模型和遗传信息传递的“中心法则”是细胞生物学向分子水平研究发展的一个标志。分子水平的细胞生物学研究（可称为分子细胞生物学或细胞分子生物学）集中于细胞的生命活动与亚细胞成分的生物分子变化的关系，形成了当代细胞生物学的一个新的方向和发展重点，将细胞生物学的研究引向一个更高的阶段。此外，操纵子学说、线粒体氧化磷酸化偶联机制的化学渗透学说、癌基因学说和生物膜的液态镶嵌模型等理论对当代细胞生物学的建立和发展均起到了巨大的推动性作用。

细胞生物学是一门重要的生命科学学科，生命科学的理论建立在严密的科学实验的基础上，因此，细胞生物学研究的技术和方法的进步以及实验工具的革新，尤其是具有突破意义的新技术新方法的建立，必然对学科的发展起到巨大的推动作用。例如，经典细胞学期间，欧洲染料工业的发展带动了细胞染色技术的进步，切片技术和显微镜技术也得到迅速的改革，这些帮助研究者获得了大量的新的研究结果，最终完善了细胞学说。实验细胞学时期，出现了显示DNA的特殊染色方法——Feulgen反应，开创了DNA的定性和定量分析研究。活体动物内分子的动态观察是细胞生物学研究中的一个难题，近年绿色荧光蛋白（green fluorescent protein，GFP）示踪胞内的特定蛋白质技术取得了巨大的进步。GFP基因易于导入到不同种类的细胞中并正常表达，产生的GFP对细胞的光毒性很弱，也不影响其他蛋白的空间构象和功能，因此，构建GFP基因与多种靶蛋白基因的融合基因表达载体，转染不同细胞，即可研究靶蛋白在活细胞内的位置及动态变化，也可以进行定量测定与分析。目前，GFP作为一个重要的报告分子，在细胞生物学研究中得到广泛的应用。近来，GFP家族作为细胞内标签快速地融入现代电脑成像技术和数据分析技术，研究者正借助GFP类蛋白发出的荧光信号来监测细胞内发生的各种事件，在GFP基础上建立的新方法系列能够从根本上改变生命科学的所有分支学科的实验研究潜能。目前，GFP被誉为“照亮细胞”的荧光蛋白，成为当代细胞生物学和生命科学研究中具有突破意义的新工具（图1-8）。

日本现代机器人之父大阪大学教授石黑浩曾经说过，“人类的进化有两种方式，一种是基因进化，还有一种是技术进化。”而在他看来，技术层面的进化比基因层面的进化要快很多。细胞示踪技术里程碑式的进步为医学乃至整个生命科学带来革命的飞跃。单细胞技术问世前，如果想了解一种群体细胞的迁移特性，常常要测定成千上万个细胞，计算它们总的迁移距离，再平均到每个细胞迁移。如是，大量地重复性工作得到的数据，往往掩盖了单个细胞的特点。而单细胞技术的开展，不仅把科学家从繁琐的重复工作中解脱出来，而且针对每一个细胞测定的结果，更加反映出事物的本质。这一技术被誉为“从百万到一个”的突破，采用荧光标记

技术和微流技术（microfluidic technology），在一个96孔培养板上可以同时分析1 700个骨髓来源的树突免疫细胞的全部转录组，测得细胞的分化潜能（图1-9）。这项技术用途极为广泛，例如用于肿瘤细胞的异质性分析（图1-10A），所带来的里程碑式突破，可以清楚地告诉医生，哪一类甚至哪一个肿瘤细胞是导致患者肿瘤转移的"罪魁祸首"（图1-10B）。

细胞生物学的研究技术可以被划分为不同的类别，其中，显微成像新技术使人类对生命的直观认识进入到超微结构和分子水平；分子示踪和组织化学技术能够对细胞组分进行详细的定性、定量和动态定位的研究；体外培养技术使细胞和器官在模拟体内环境的实验状况下生长，有利于探索生命的基本活动规律并获得大量的特定细胞；细胞功能基因组学技术使研究者能在分子层面进行操作、观察和研究。

在细胞生物学的科学研究中，技术和方法的使用是跨越学科界限的，研究生可以根据研究的具体目标和所处的研究条件来思考研究策略，选择模式生物，设计科学实验，选择最合适的方法组合和最佳的技术途径去达到研究目的。实践证明，昂贵的设备或者复杂的技术方法在研究中并不一定是最可靠的和绝对必要的，而设计巧妙的、简明的技术路线同样可以阐明重大的科学命题。在科学实验的实践过程中，研究生要注意不断地改进和革新所用的工具、方法和技术，使其更加实用和完善，要善于从其他学科领域引入并建立新的技术方法和技术途径，更要努力提出和创立新的技术思路或设想，以对科学的进步做出更多的贡献。

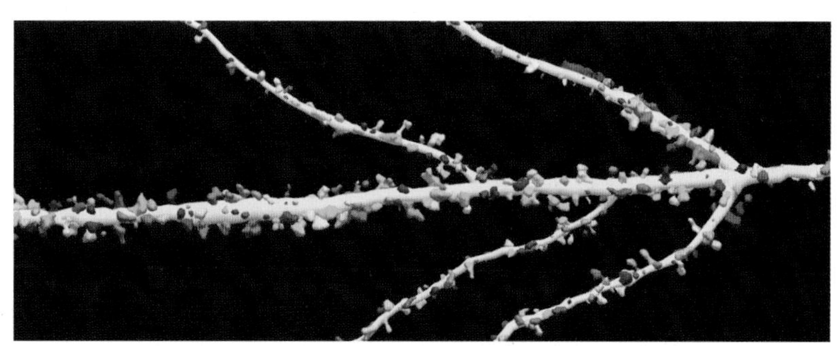

图1-8　利用GFP染色和共聚焦显微镜技术
Neurolucida 360可以3D再现脊髓神经元细胞

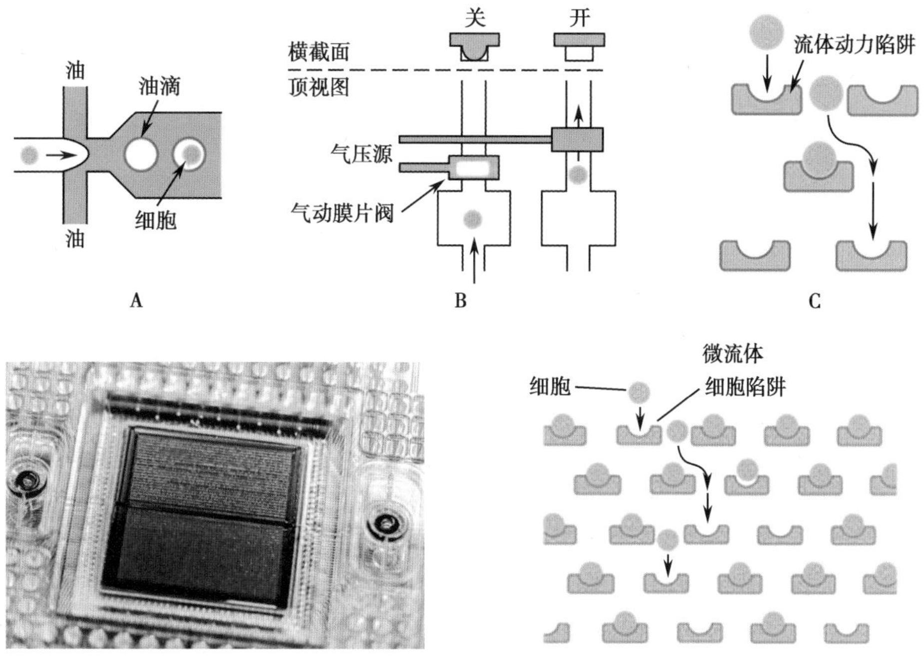

图1-9　单细胞测定技术图（上）和技术原理（下）

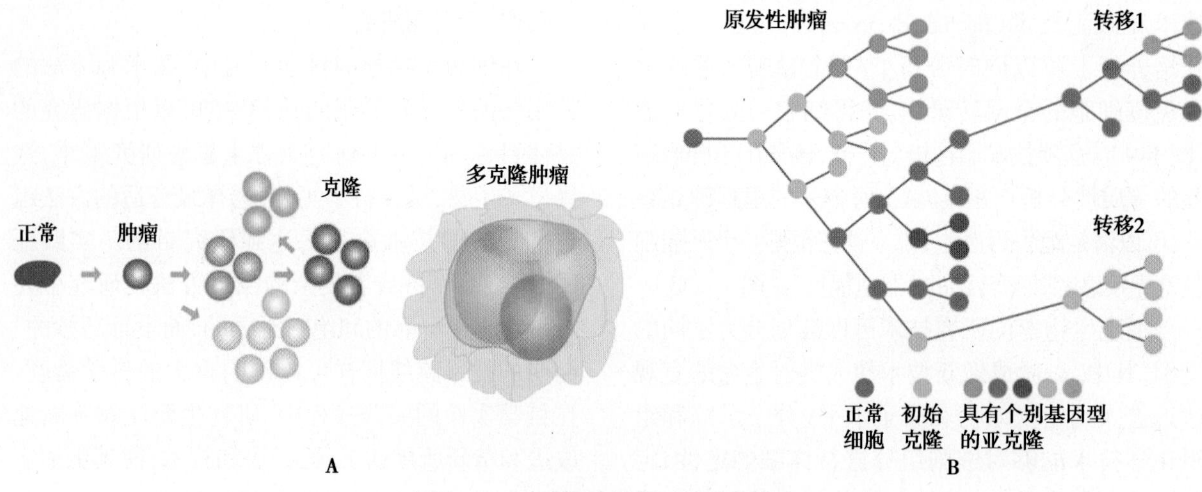

图 1-10 肿瘤细胞的异质性及其转移

目前，细胞生物学主要从两个不同的方向对目标展开研究：一个是聚焦目标细胞的表型特征及其在特殊情况下的改变，探索隐藏其后的分子机制；另一个是分析细胞内的关键基因和蛋白质大分子，阐明其对完整细胞功能的作用及其地位。

细胞生物学能够活跃于当代生命科学的学科之林并得到蓬勃、飞速的发展，表明它拥有明显的学科优势和学科特色；但是，细胞生物学也同其他学科一样，具有自身的弱势和局限性。目前看来，细胞生物学需要在以下层面取得更快及更显著的进步，例如：突破理论和技术的桎梏，摆脱过多专注于“单个细胞”的研究传统，将更多的目光投射到细胞之间的相互作用和相互关系，关注细胞的功能协同问题，更快地向细胞社会研究领域深入；不局限于定性描述的研究结果，更多地开展定量测定、定量评估等量化研究，向数学生物学的更理性的目标靠拢。

细胞的确是生命系统的一个特殊的、独立的基础单位，表现出强大的和复杂的自组织能力。虽然经历了长达 300 余年的研究，但人类对细胞尚缺乏深刻的科学认识。细胞是如何思考的？这应该是细胞生物学家研究的终极目标。

第四节 细胞生物学与医学科学

医学科学是以人体为研究对象，探索人类疾病的发生、发展的机制，并对疾病进行诊断、治疗和预防的一门综合学科。但是，在现代科学尤其是生命科学出现以前，医学主要是一门经验科学，其发展依赖于个人摸索和经验的代代相传，进步缓慢。细胞的发现奠定了细胞生物学以及现代生命科学的基础，这些学科的飞速进步和巨大成果极大地推动了医学的发展，人们对人体结构和功能的认识逐步深化细化，对许多疾病的发病机制和病理改变进程也有了全新的诠释，特别是 20 世纪初以来，细胞生物学研究成果进一步拓展了医学科学的视野，对许多疾病的发病机制、诊断技术、治疗方案和转归预后等提供了全新的思路。医学科学不断地吸收和运用生命科学学科，包括细胞生物学的新知识和新技术，以提高本学科的整体水平，并推动医学科学研究向前发展。医学院校开设的细胞生物学课程和开展的细胞生物学科学研究构成了基础医学和临床医学重要的基础。细胞生物学与医学实践紧密结合，不断地开辟新的研究领域，提出新的研究课题，努力探索人类生老病死的机制，研究疾病的发生、发展和转归的规律，力图为疾病的预防、诊断、治疗提供新的理论、思路和方案，为最终战胜疾病、保障人类健康做出贡献。

细胞生物学是基础医学的一门重要的课程，它和基础医学的其他学科，尤其是医学分子生物学、发育生物学、遗传学、生理学等学科的关系非常密切。对医学研究生来说，掌握细胞生物学的基本理论、基础知识和技能，了解细胞生物学的研究的新进展、新成果，不仅能为学好其他医学课程建立扎实的知识平台，而且能够拓展视野，为日后的科学研究奠定良好的基础。

细胞生物学也是临床医学的基础学科。因为细胞生物学是研究细胞生命活动规律的学科，细胞是人体结构和功能的基本单位，因此，医学的许多重要的病理现象都与细胞生物学密切相关，临床医学中使用了许多细胞病理学知识和技术对疾病进行诊断、判断转归和预后，其中细胞病理学诊断、超微病理、免疫细胞化学、原位杂交、核型分析和免疫细胞功能检测等使用非常广泛。2020 年初，肆虐全球的新型冠状病毒肺炎（新冠肺炎）引发全球公共卫生危机。正是由于基因测序技术，使得人类短时间获取到该病毒的基因序列，为制成 PCR 诊断试剂奠定了基础。试想，如果没有“新冠肺炎”基因诊断试剂盒，大规模地易感染群筛查和病例诊断将无从谈起。此外，细胞生物学技术和方法越来越多地应用在临床治疗工作中，例如干细胞移植、组织工程、肿瘤生物治疗等发展很快，细胞生物学理论的研究进展给许多疾病的治疗提供了新的思路。

除了与疾病有关的临床医学问题以外，医学细胞生物学的研究热点还延伸到老年医学、运动医学、法医学、再生医学和转化医学等更广泛的医学领域，例如，某些老年疾患伴随线粒体的氧化磷酸化能力下降；膝关节运动损伤的交叉韧带修复不全与细胞外基质中的基质金属蛋白酶（MMPs）关系密切；人类 DNA 的多态性研究在法医鉴定中具有重要的地位等。新近得到快速发展的细胞重编程和 iPS（induced-pluripotent stem cell）研究，使得人体干细胞研究进入了一个全新的时期，这不仅在细胞治疗方面展示了良好的潜在应用前景，而且给再生医学带来了巨大的推动力（图 1-11）。其实，从古希腊“医学之父”希波克拉底的时代起，科学家们就对单个细胞可以发育成拥有多种器官和亿万细胞的成体而感到震惊，这位古希腊医生认为母亲呼吸的湿气有助于婴儿的发育。现在我们深知，所谓“母亲呼吸的湿气”实际上是人类基因的携带者——DNA 最终协调细胞增殖和分化过程。如果想要解析何种基因指导细胞分化与发育的前提是充分解析每个“细胞”的工作状态，无疑这在单细胞技术问世之前，是一个堪比“阿波罗登月”般的复杂工程。而今天，单细胞研究已经不再只是纸上谈兵了，全球已经有许多实验室展开了单细胞研究。

现如今，科学家已经证明，基因就像管弦乐谱一样，指挥着铜乐、弦乐、打击乐器等奏出气势磅礴的交响乐章。当单个细胞中的基因开启时，我们可以通过技术组合揭示细胞是如何发挥其特殊的作用，从而以惊人的力量，逐个细胞，实时追踪生物和器官的发育。但问题是如何进行单细胞的有效标记与实时追踪？科学家能否做到像物流公司一样，将每个细胞作为“货物”进行“条形码”标记，将来无论这一细胞如何分化，分化后走向何方，其后代细胞如何进一步增殖分化等？这一切疑问随着谱系追踪技术（lineage tracing）的问世即刻迎刃而解。2019 年，美国哈佛大学的研究人员 Klein 和 Megason 分析了约 92 000 个斑马鱼细胞，收集了来自 7 个不同胚胎阶段的 mRNA 数据。他们对发育了 4 小时的胚胎开始检测，在受精后 24 小时（这是基本器官开始出现的时间点）结束。每个细胞的基因活动模式表明了它的发展方向，并最终揭示了它的身份。为了追踪细胞及其后代是如何随时间变化的，研究人员给一些单细胞鱼胚胎（single-cell fish embryo）植入了类似于条形码（barcode）的基因示踪剂（genetic tracers）。这些微小而独特的 DNA 片段被注入到胚胎的细胞质中。当细胞在不断成长的胚胎中反复分裂时，这些“条形码”会进入细胞核，并整合到染色体中。实验结束时，每个细胞谱系最终都会形成一个独特的条形码组合。将这些信息与基因活动特征（gene activity profiles）结合起来，研究小组能够通过时间来追踪细胞的命运，看看一个受精卵是如何产生各种特殊细胞的，如心脏细胞、神经细胞和皮肤细胞。这一轰动性的研究成果，当年被 *Science* 评为十大科技突破。科学家们将此技术看作“理解发育生物学基本问题的里程碑式重大成果”。

但干细胞要真正进入临床还有赖于细胞生物学理论和技术的进步，包括对干细胞增殖动力学（非对称分裂与对称分裂）的研究，对干细胞分化和去分化机制的详细阐释，以及干细胞体外培养体系的建立与优化等。

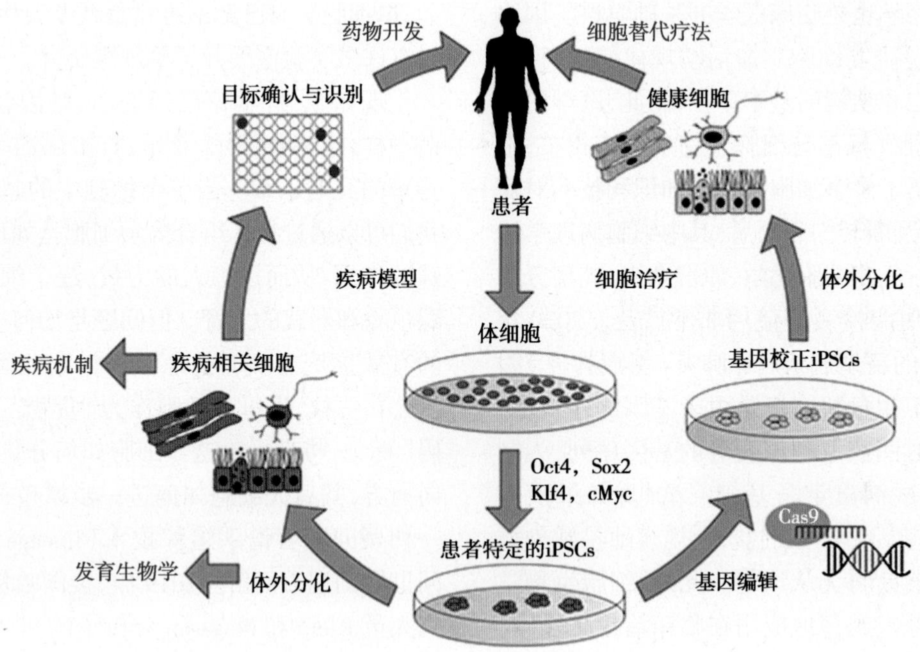

图 1-11 干细胞治疗技术的潜在临床应用

（安 威）

参 考 文 献

1. Lodish H, Berk A, Kaiser C, et al. Molecular Cell Biology. 7th ed. New York: WH Freeman and Company, 2013.
2. Alberts Bruce, Johnson Alexander, Lewis Julian, et al. Molecular biology of the cell. 5th ed. New York: Garland Science, 2008.
3. Robert Lanza, John Gearhart, Brigid Hogan, et al. Essentials of stem cell biology. Amsterdam: Elsevier Academic Press, 2006.
4. Steven R Goodman. Medical cell biology. 3rd ed. Amsterdam: Elsevier Academic Press, 2008.
5. Karp G. Cell and Molecular Biology. 6th ed. New York: John Wiley and Sons Inc, 2011.

第二章　医学细胞生物学研究的基本策略与应用

摘要

细胞生物学理论体系是基于对细胞形态、组成与功能等方面实验观察以及分子生物学理论的创立和技术方法应用而发展而来的。分子生物学理论的创立为人们研究细胞的结构、功能与生命活动提供了理论和技术支持，也是细胞生物学发展成熟的标志。医学细胞生物学侧重于细胞的结构、功能及生命活动的改变与疾病的发病机制。现代细胞生物学技术为医学细胞生物学研究提供了良好手段与策略。概括地讲，医学细胞生物学研究的基本策略包括：以不同层次的形态学观察为基础，结合各种分子示踪技术的研究策略；以生物大分子分析为主导，结合各种分子生物学技术的研究策略；以功能分析为目的，结合各种细胞特征分析技术的研究策略。随着现代生命科学技术与方法的发展，一些全面系统性的研究策略，如基因组学、蛋白质组学、转录组学等应用于细胞生物学研究，使人们对细胞生物学过程的认识由过去简单的线性模式，发展到了现在复杂的调控网络，这样能从细胞层面全面地理解生命体结构和生命现象。从生命医学角度来讲，细胞生物学为疾病发生发展的研究提供了新的理念和研究方法，并能为疾病的诊断与治疗等临床应用提供指导。

第一节　细胞生物学研究的基本策略

细胞是生命的基本单位，细胞形态结构的改变反映出细胞生命活动的状况，用显微镜观察细胞形态是最早应用于细胞生物学研究的手段。至今，以形态学为基础的研究方法依然是细胞生物学特别是医学细胞生物学研究的重要手段。现在开展的形态学观察与早期的单纯的显微镜观察不同，它通过结合许多现代物理、化学以及生命科学的研究方法，使形态学观察能深入到分子水平，并能对分子与细胞进行活体和动态地观察。不仅如此，由于分子生物学的迅速发展，从分子水平来认识细胞以及细胞的一些生物学过程，已经成为细胞生物学研究的一个重要组成部分。一些分子生物学研究方法与策略应用于细胞生物学的研究，加深了研究者对细胞与分子之间相互作用的理解。此外，细胞分选技术的发展，促进了对各种细胞的特征与功能的认识，对研究细胞的动态变化过程提供了帮助。本节将从研究工具与策略的角度，以若干新近优秀研究为例，分析和介绍细胞生物学研究的基本策略。

一、细胞生物学研究中两类最基本的技术和方法

这一节我们主要探讨细胞生物学研究的基本策略，即显微镜观察与细胞培养技术，这两类研究方法与技术是细胞生物学赖以生存的最基本实验方法。

1. 依据显微镜分辨率可在不同层面上对细胞的结构进行观察

（1）普通光学显微镜：光学显微镜（light microscope）的问世，让人们认识到细胞的一些基本结构，如细胞膜、细胞核以及某些细胞器等。借助于显微镜观察的结果和他人的数据分析，德国植物学家 M.J. Schleiden 和动物学家 T. Schwann 提出了细胞学说（cell theory），指出一切生物都是由细胞组成的，细胞是生物形态和功能活动的基本单位；后来德国病理学家 R. Virchow 补充了细胞学说，提出一切细胞只能源于已经存在的细胞。

为了提高普通光镜的效果，人们对显微镜进行了改良，如使用相差显微镜（phase-contrast

microscope),可使活细胞内各种结构之间呈现清晰可见的明暗对比。在相差显微镜的基础上,使用倒置相差显微镜技术结合显微电影摄影技术(microcinematography)或电视录像(video recording)方法,可拍摄或动态观察细胞的运动或动态变化。

(2)超分辨率光学显微镜:一般情况下,光学显微镜因其光的性质和波长的限制很难超出分辨率的极限,又称为Abbe限度(Abbe limit)。但是,人们近几年在理论和技术上有了很大的突破。有人在应用新的光学原理(如非线性光学原理)发光/示踪分子和信号分析技术上,建立起能突破Abbe限度的超分辨率显微技术(super-resolution microscopy),使光学显微镜的分辨率到30~50nm。

超分辨率显微技术利用可见光(380~740nm),在非接触、无损伤的情况下观察活细胞的内部结构,并可进行三维重构,得到立体画面。

(3)荧光显微镜:普通光镜所观察到的是样品对投射光(可见光)不同吸收程度后所形成的画面。荧光显微镜(fluorescence microscope)是在普通光学显微镜的基础上发展而来的。所不同的是,荧光显微镜利用不同波长的紫外光作为激发光,观察样品的特异荧光发出及其位点。激发光照射后被检样品发出特异的荧光,经滤光片过滤后,荧光在目镜中可形成一个图像(image)。换而言之,荧光显微镜是对单一波长的荧光束集合后所形成的画面,因此图像反差大,清晰度高,且呈现鲜亮的彩色。通常荧光显微镜所见到的图像是样品中的荧光分子(如绿色荧光蛋白-GFP)或带荧光素标记抗体与结合抗原分子后,被激发所发出一定波长的荧光集合所呈现的画面。

(4)共聚焦激光扫描显微镜:共聚集显微镜是在荧光显微镜的基础上发展而来的。荧光显微镜都是采用短波长的紫外光作为激发光,大大提高了分辨率。但当所观察的荧光标本(切片)薄厚不均,传统荧光显微镜一个难以克服的缺点就显露无疑。样品在被激发光照射后,在不同的层面上的荧光点都产生荧光,这些有可能相互干扰,因此,图像会变得模糊不清。激光共聚焦显微镜(laser confocal microscope),采用共轭聚焦原理和装置,并利用计算机对所观察的对象进行数字图像处理观察、分析和输出。其特点是可以对样品进行断层扫描和成像,物镜的焦点也是激光聚焦点,因此称为共聚焦。只有共聚焦的荧光发出光才能通过共聚焦针孔,经过放大处理后供我们肉眼识别,并为高清摄像所记录,而其他干扰光会被滤掉而不进入检测器。

共聚焦扫描显微镜(confocal laser scanning microscope,CISM)用单激光光源对样品不同平面扫描,产生一系列二维图像,这些图像信息经过计算机重建,就可得到完整的三维图像。结合免疫球蛋白的荧光标记技术,CISM可广泛应用于分子在细胞内的定位检测,也常用于两个分子的细胞共定位。

(5)电子显微镜:普通光学显微镜,因其使用的是可见光,因此,按照理论计算其最大分辨率为0.5μm,处于这一分辨率范围内的线粒体中心体、细胞核均可被观察到,利用光学显微镜可以观察到的细胞结构也被称为显微结构(microscopic structure)。然而,细胞内大多结构无法借助普通光学显微镜进行观测。

1945年,德国西门子公司制造出世界第一台电子显微镜(electron microscope,EM),它的问世使人们可在超微水平进行观察,更使细微观察细胞结构成为可能。电子显微镜的成像原理是用高压电子束替代光镜中的可见光来照射样品,电子透过和吸收的情况可形成图像(image)。高压电子束的波长很低(10万电子伏特加速的电子的波长约0.004nm),理论上讲EM的分辨率可达到0.002nm,实际上因多种原因所限,分辨率不超过0.1nm,但这比光学显微镜的分辨率提升了数千倍。用电子显微镜所观察到的结构称为亚显微镜结构(submicroscopic structure)或超微结构(ultrastructure)。电子显微镜问世后,人们可对细胞内一些光镜观察不到的细胞器甚至是大分子蛋白进行精确观测,如内质网、溶酶体、细胞骨架、囊泡、过氧化物酶体等。此外,还可以对某些细胞器如线粒体、高尔基体、内质网进行动态分析。

电子显微镜分为透射电子显微镜(transmission electron microscope,TEM)和扫描电子显微镜(scanning electron microscope,SEM)。两种EM构

造不同，用途不一。

1）扫描隧道显微镜（scanning tunneling microscope，STM）：简称扫描电镜，是利用量子力学的隧道贯穿理论设计所制造。它使用一个直径为原子尺度的精密探针在被观察的标本表面进行扫描，探针不接触样品表面并与样品表面保持一个大约1nm的间隙，在探针尖和样品间施加一定电压，就会产生隧道效应，即在两者之间出现一个观测表面形态变化的隧道电流。恒定探针与表面高度的扫描（恒高方式），同步记录隧道电流变化，可获得所观察样品表面的原子水平的微观信息；恒定隧道电流扫描（恒流方式），可记录探针尖与样品表面距离变化被同步记录，样品表面的形貌特征可被重构出来。

扫描电子显微镜的优势在于其分辨率高（0.1~0.2nm），可在大气和液体等非真空状况下工作，主要用于观察大分子的三维结构。

2）透射电子显微镜（transmission electron microscope，TEM）：简称透射电镜，TEM与光学显微镜的成像原理基本一样，所不同的是透射电子显微镜使用电子束作光源，用电磁场作透镜。另外，由于电子束的穿透力很弱，因此用于透射电镜观察的标本须制成厚度约50nm左右的超薄切片（ultra-thin section）。这种切片需要用超薄切片机（ultramicrotome）制作。电子显微镜的放大倍数最高可达近百万倍，由照明系统、成像系统、真空系统、记录系统、电源系统5部分构成，如果细分的话：主体部分是电子透镜和显像记录系统，有置于真空中的电子枪、聚光镜、物样室、物镜、衍射镜、中间镜、投影镜、荧光屏和照相机。透射电子显微镜主要用于组织/细胞内部的结构观察。

3）原子力显微镜（atomic force microscope，AFM）：是在扫描隧道显微镜的基础上发展起来的。与STM相比，AFM的突出优点在于其不需所检样品具有导电性，它通过分析探针尖与样品间的作用力来获取所观察表面的微观信息。

4）冷冻电子显微镜：关于冷冻电子显微镜，在本章基于分子生物学技术的研究策略中涉及到蛋白质三维结构的预测与分析的内容里有更多介绍。

随着技术的更新和发展，新的显微镜不断出现，已经存在的显微镜也在更新换代。研究者不可能学会所有的显微镜操作，但需要了解这些显微镜的特点和应用的空间，以便他们将来在研究过程中用以解决实际问题。高端的显微镜往往会由更专业的人员来操作，按照实验所需，提供更加符合现代显微镜适用的样品，便于操作人员检测则是我们日常科研工作需要掌握的。

2. 细胞培养技术是研究细胞的生理或生命活动的基础

（1）细胞培养技术：1909年R. Harrison建立了组织培养（tissue culture）技术，这个技术实际上就是我们今天所用到的细胞培养（cell culture）。细胞培养是在给予细胞营养（相对稳定pH值的培养基）生长因子（血清）及适宜环境（如温度为37℃、相对湿度为100%、二氧化碳分压为5%）的条件下，在无菌培养箱中让细胞生长的过程。细胞培养按照细胞是否贴壁分为：悬浮培养（suspension culture）和贴壁培养（attachment culture）；按照培养细胞来源不同可分为原代培养（primary culture）和传代培养（passage culture）。原代细胞是指来自器官/组织直接分离所获取的细胞，在一定的代次内进行体外培养。绝大多数商品化的细胞系（cell line）都是将原代细胞进行改造，以使其在体外能够永久生存，即永生化的细胞系（immortalized cell line）。从细胞系里得到的单克隆细胞成为细胞株（cell strain）。

（2）体外培养细胞的优点：细胞培养优势在于，人们可以在离体情况下观察细胞的生理活动，并且在可控的条件下研究某种特殊因素对细胞活动的改变。因为在体内，细胞的形态、结构与功能受多种复杂因素的影响，很难观察某个单一因子（分子）对细胞生理活动的影响。

（3）细胞培养技术的应用：现代细胞生物学、生物医学研究中，涉及表象和机制得实验都依赖于细胞培养技术，如细胞周期、细胞凋亡、细胞增殖、干细胞与成球实验（stem cell and sphere formation assay）等。肿瘤细胞研究中经常用的上皮－间质转化（epithelial-mesenchymal transition，EMT）检查，肿瘤细胞转移所涉及的划痕实验（wound-healing assay）和穿孔实验（transwell assay）等都离不开细胞培养技术。

（4）细胞培养技术在医学研究中的开发前景

1）诱导性多能干细胞培养基的研发：从理论上讲，诱导性多能干细胞（induced pluripotent stem cells，iPS）有着巨大的应用潜力，实验证明，iPS 能代替传统的骨髓移植，衰老细胞的替代治疗等。但 iPS 培养基价格昂贵，且 iPS 细胞培养成活率较低。人们围绕着这些需求在做大量的探索，包括寻求诱导 iPS 细胞的新方法及培养 iPS 的新型培养基等。

2）寻找细胞外基质的替代品：细胞培养技术新技术的发展方向集中在寻找细胞易于附着的细胞外基质类似物或替代品。近几年，三维细胞培养（three-dimensional cell culture，3D-CC）技术有了很大的发展。3D-CC 技术模拟体内的微环境，为人类早日将单层培养的细胞方法过渡到动物实验提供了良好的开端。3D-CC 的关键是细胞生长支架（scaffold），有人用人工脉管取代细胞外基质生长支架，在完全可控制的生长条件下，肾干细胞能分化产生结构完整的肾小管。因此，细胞生长支架的探索是 3D-CC 研究的一个非常重要的课题。

上面介绍了显微镜技术和细胞培养技术，这两种重要且基本的技术也是我们细胞生物学基本研究策略中不可缺少的技术。

二、基于分子示踪技术的研究策略

医学细胞生物学研究的一个重要方面是揭示人体各种细胞在生理和病理过程中的生命活动规律，因此对不同的生理与病理状况下的细胞进行形态学的观察，一直是医学细胞生物学研究的一个重要方面。从简单的形态学观察，到基于多种分子示踪技术显示细胞（分子）的时空分布等特征；再到形态学与分子影像学结合过渡，使得形态学观察逐渐深入到分子层面，揭示靶分子在组织或细胞中的定位。诸如此类的分子定位研究，为理解靶分子的生物学功能以及所参与的生物学过程提供了重要帮助。

（一）原位杂交

原位杂交（*in-situ* hybridization，iSH）是指将已知核酸序列（常为一段短序列）加以标记，使之成为探针（probe），将后者与细胞或组织切片中未知的核酸序列进行杂交，基于此，可以发现基因中标的特定核酸靶序列（targeted sequences），并进一步精确定位和定量的过程。原位杂交可以在细胞标本或组织标本上进行，以检测表达的基因在组织器官中的时空分布（spatial and temporal distribution）。这种基因时空分布的信息能为基因的生物学功能研究提供很重要的线索。例如，美国贝勒（Baylor）医学院 Sophia Tsai 实验室（1999）为研究孤核受体（orphan nuclear receptor，COUP-TFII）的生物学功能，首先应用 iSH 检测了 COUP-TFII 在小鼠胚胎发育过程中的表达分布，发现 COUP-TFII 主要表达在不同发育阶段的器官间充质（mesenchyme）而不是上皮细胞中。基于这种分布特点，他们推测 COUP-TFII 可能影响间充质与上皮细胞间的相互作用，继而调控器官的发育过程。于是，通过建立 COUP-TFII 的基因敲除小鼠模型，他们观察到 COUP-TFII 在器官发育中的这种作用。探究某些（个）基因在组织中的分布信息，往往成为基因功能研究的一个切入点，因此，当研究某个基因的功能时，需要首先通过 iSH 来观察确定该基因在组织中的分布情况，然后依据这些信息进一步推测该基因可能的功能，再利用各种不同的研究方法来证实这些假设的功能。原位杂交也常应用于对病理标本中一些疾病相关基因表达的分析，特别是用于分析某些基因在疾病中的作用，而利用常规的免疫组织化学方法往往难以检测相关蛋白质表达。通过与正常组织进行比较，可以发现其表达的异常，这种异常可能用于发病机制的分析。

在原位杂交技术的基础上，以荧光标记取代核素标记，并进一步发展成了荧光原位杂交（fluorescence *in-situ* hybridization，FISH）技术。FISH 是将 DNA（或 RNA）探针用特殊的核苷酸分子标记，然后将探针直接与固定纤维素膜上的细胞、细胞核、染色体或是 DNA 进行杂交，再用与荧光素分子偶联的单克隆抗体与探针分子特异性结合，检测 DNA 探针在染色体或 DNA 序列中的定性、定位和相对定量分析。FISH 技术主要用于已知基因或 DNA 序列在染色体中的定位，也可用于未克隆基因或遗传标记及染色体畸变的研究。目前，FISH 技术已进一步发展到了多色 FISH 多基因位点同时检测。从基因检测发展到基因组、染色体、活细胞中转录产物 mRNAs 原位检测以及组织水平的核酸检测，并且在今后的研究中还有可能应用到整个生物体的检测，另外，可通过比较基因组杂交（comparative genomic hybridization，CGH）检测染色体区域的缺失和重复。

（二）免疫组织化学

免疫组织化学（immuno-histochemistry，IHC）是应用免疫学基本原理——抗原抗体反应，即抗原与抗体特异性结合的原理，通过化学反应使标记抗体的显色剂（荧光素、酶、金属离子、放射性核素）显色来进行组织细胞内的多肽和蛋白质定位及定量的研究方法。免疫组织化学技术按照标志物的种类可分为免疫荧光法、免疫酶法、免疫铁蛋白法、免疫金法及放射免疫自显影法等。分析样本可以是石蜡切片（病理组织切片和组织芯片）冰冻切片、组织印片、细胞爬片和细胞涂片等。免疫组织化学是一种极为常用的分子示踪技术与形态学观察相结合的分析手段，主要用于分析蛋白质或多肽在组织或细胞中的分布。蛋白质在组织与细胞中的分布特征常常是了解这种蛋白质功能的一个重要线索。例如，哈佛大学麻省总医院 Raul Mostoslavsky（2006）等在研究 SirT6 的功能时，先用 IHC 技术分析了 SirT6 在细胞内的定位，发现其绝大多数位于细胞核内，并进一步证明 SirT6 与染色质结合在一起。根据这种定位的信息，他们推测 SirT6 可能与染色质的结构或功能有关，进一步研究发现 SirT6 具有保持染色质稳定的功能，如果突变，将导致基因组不稳定以及衰老。

免疫组织化学技术也可以通过测量阳性细胞的染色强弱或阳性细胞所占的百分数来进行半定量分析。这种半定量分析手段常应用于对疾病过程中若干因子的相关性分析。例如，Kang X（2010）等在研究缺氧导致低氧诱导因子 -1α（HIF-1α）发生 SUMO（small ubiquitin-like modifier，小泛素化样修饰物）化修饰时，鉴定了一个在缺氧条件下特异性地促进 HIF-1α 发生 SUMO 化（SUMOylation）修饰过程的 E3 连接酶 PIASy。PIASy 通过促进 HIF-1α 的 SUMO 化，使 HIF-1α 蛋白不稳定和失活，导致血管内皮生长因子（vascular endothelial growth factor，VEGF）产生减少和血管内皮成管能力（angiogenesis）下降。为验证这种调控机制在肿瘤发生过程中的意义，他们用 IHC 技术分析了结肠癌组织标本中 PIASy 表达与血管密度的相关性，由于 PIASy 主要表达在结肠癌组织的间充质中，因此他们将间充质中 PIASy 阳性细胞的密度作为 PIASy 表达数量的指标，用血管内皮细胞标志物抗 CD31 抗体阳性代表血管的密度。经过半定量的统计分析，发现 PIASy 的表达与肿瘤血管的密度呈显著的负相关（图 2-1），并由此确定了 PIASy 是肿瘤血管形成的一个负调控因子。

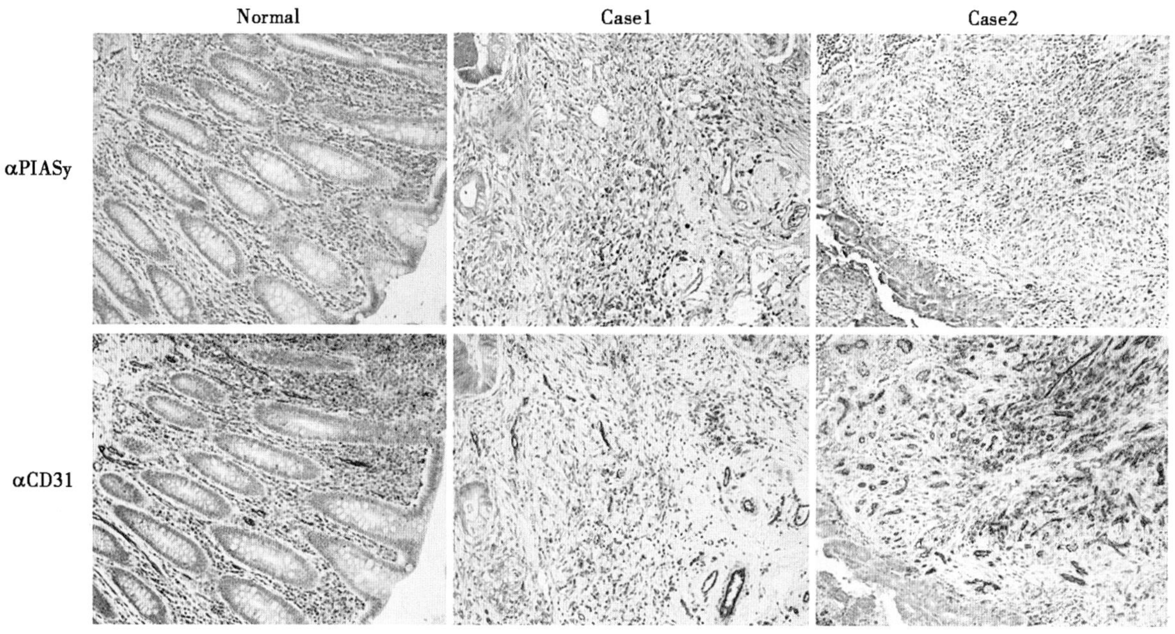

图 2-1 结肠癌中 PIASy（PIASy）表达与血管（CD31）的密度的相关性
（引自：Kang X，et al. 2010）

iSH 检测的靶分子是 RNA 或 DNA，而 IHC 技术检测的靶分子是蛋白质。从使用角度来讲，IHC 较 iSH 技术相对容易操作。在早期，因为一些针对基因表达的产物蛋白质没有特异性抗体可供使用，因此，检测基因表达往往只能使用 iSH 技术，但随着针对各种蛋白质，包括针对翻译后修饰的蛋白质抗体生产的发展，IHC 应用越来越广泛。尽管如此，在一些情况下，iSH 技术的使用依然有它的优势。例如，检测 miRNA 的表达，针对早期胚胎基因表达的整体（whole mount）分析时，iSH 技术还是首选方法。

（三）分子影像学

分子影像学（molecular imaging）技术是指在活体状态下通过影像学手段对特定分子在组织、细胞和亚细胞水平的变化及其生物学行为进行定性和定量观察的手段。分子影像学技术应用高特异性的分子探针标记所研究的靶标，通过分子影像技术，将靶标放大，并由高灵敏度和高分辨率图像的探测系统来检测，再通过一系列的图像后处理技术，显示出活体组织中的分子和细胞水平上的生物学过程。与上述 iSH 与 IHC 技术最大的区别在于：分子影像学技术针对活体检测，并且可以动态监测检测对象的变化。例如，Kang JS（2008）等探讨 SNPH 对神经元轴突中线粒体运动的调控作用时，他们用培养的海马神经元，共转 染 DsRed-mito 和 GFP-SNPH。DsRed-mito 可将线粒体标记成红色，GFP-SNPH 也在线粒体中表达，可将线粒体标记成绿色，随后用带有活细胞定时成像（live cell time-lapse imaging）功能的激光共聚焦显微镜记录培养皿中的海马神经元轴突中线粒体的运动（图 2-2）。他们发现只被 DsRed-mito 标记的线粒体在轴突中作双向移动，而标记有 GFP-SNPH 的线粒体则保持不动，这表明 SNPH 能抑制线粒体在轴突中的运动。通过这种分子标记与影像技术的结合，能直观地观察到分子的作用与细胞的若干生物学过程。

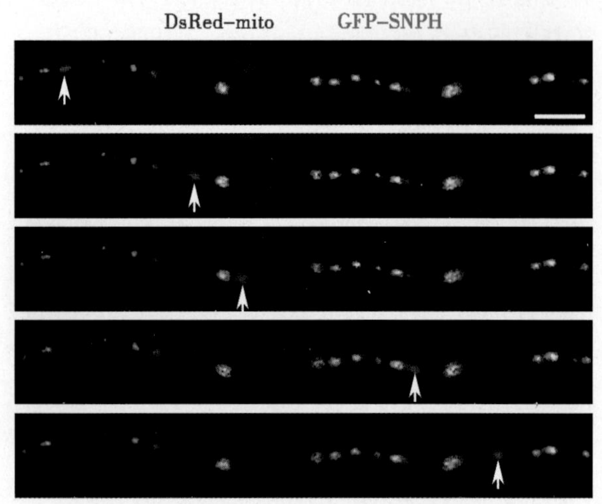

图 2-2 GFP-SNPH 负调控线粒体移动
GFP-SNPH（黄色）负调控线粒体（红色，箭头所指）沿神经轴突移动
（引自：Kang JS，et al. 2008）

分子影像学技术在肿瘤实验研究特别是小鼠的肿瘤移植瘤模型（tumor xenograft model）中应用十分广泛。它通过用 GFP 或荧光素酶（luciferase）来标记肿瘤细胞，将标记好的肿瘤细胞接种到小鼠体内，然后定期地使用小鼠活体成像系统来观察这些肿瘤细胞在体内的生长、侵袭和转移等过程。例如，Chou J 等（2013）研究 GATA3 与乳腺癌转移的关系时，发现 GATA3 作为一个特异地决定乳腺管状上皮细胞命运的调控因子，在乳腺癌细胞中表达缺失，并且与乳腺癌患者预后差相关，因此，他们推测，GATA3 是一个肿瘤转移抑制因子。为证明 GATA3 抑制肿瘤转移的作用，他们选择内源性 GATA3 低表达并且具有高转移特性的乳腺癌细胞系（4T1 和 MDA-MB-231），将 GATA3 编码基因导入这种细胞，使其高表达，通过这种肿瘤转移模型来观察 GATA3 对肿瘤细胞转移的作用。为方便在活体中观察，将这些细胞系稳定转染并表达荧光素酶报告基因，使用定量的生物发光成像技术（quantitative bioluminescence imaging）来监测肿瘤生长与转移的动态过程。通过这种成像技术，研究者清楚地发现，高表达 GATA3 后可以降低乳腺癌细胞的转移能力（图 2-3）。这种生物发光成像技术特别适用于对体内（不是皮下）肿瘤模型的观察、肿瘤的转移研究，以及对肿瘤形成的早期观察等。

医学临床诊断中所应用的影像诊断（X 线、CT、MR、超声波等）主要显示疾病过程中解剖学结构的改变，与这些技术相比，分子影像学探查的是疾病过程中细胞和分子水平的异常，因此，能在尚无组织学或结构改变的疾病前期检出异常。分子影像技术作为一种活体探测方法，其优势在于可以连续、快速、远距离、无损伤地获得分子细胞

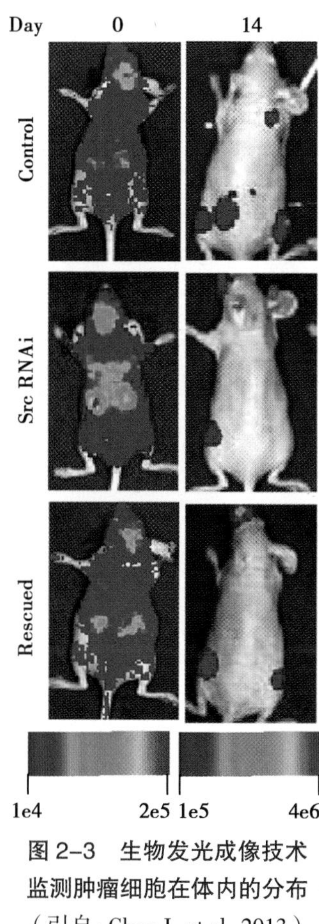

图 2-3　生物发光成像技术监测肿瘤细胞在体内的分布
（引自：Chou J, et al, 2013）

的三维图像，可以揭示病变的早期生物学特征。这种用于临床诊断的方法同样可以应用到实验研究中。例如，Ceccarini G（2009）等为研究瘦素（leptin）在体内的分布，将 leptin 标记上 ^{18}F-FBA 或 ^{68}Ga-DOTA 作为正电子放射（positron-emitting）示踪物，然后将其注射到小鼠或大鼠体内，然后用 PET 进行全身扫描。经图像分析，他们发现 leptin 主要被肾小管上皮细胞表面一种称为 megalin 的脂蛋白受体相关蛋白（lipoprotein receptor-related protein，即 gp330/LRP2）所摄取。除此以外，还有 15% 标记的 leptin 分布在骨髓中，并进一步证实了这部分 leptin 具有调控免疫的功能。

很显然，分子影像学的发展是生物学和影像学技术结合的结果。生物学和影像学理论与技术的发展为建立新的分子影像学技术提供了可能，并且为观察一些分子在生物学过程中的活性变化提供了帮助。例如，Macurek L（2008）等为了观察 PLK1（Polo-like kinase 1）激酶活性在细胞周期中被激活的准确时相，采用了一种新的分子影像学技术，即荧光共振能量转移（fluorescence resonance energy transfer，FRET）。FRET 是指两个荧光发色基团在足够靠近时，当供体分子吸收一定频率的光子后被激发到更高的电子能态，在该电子回到基态前，通过偶极子相互作用，实现了能量向邻近的受体分子转移（即发生能量共振转移）。由于这是一种非辐射能量跃迁，是通过分子间的电偶极相互作用，将供体激发态能量转移到受体激发态的过程，使供体荧光强度降低，而受体可以发射更强于本身的特征荧光（敏化荧光），也可以不发荧光（荧光淬灭），同时也伴随着荧光寿命的相应缩短或延长，因此，可以利用这一原理来研究蛋白质与蛋白质的相互作用。Macurek L 等在实验中发现，在 PLK1 激酶磷酸化底物的结构域插入一种基于 FRET 的生物传感器（FRET-based biosensor）的连接子（linker），该连接子区域包含 1 个对 PLK1 特异性的底物结构域，以及 1 个磷酸化识别的结构域，而连接子的两端是 GFP 的衍生物 CFP 与 YFP。因此，当 PLK1 被激活时，底物结构域被磷酸化，由于 FRET 的生物传感器中识别结构域与底物结构域相互结合，使得 PLK1 内部折叠，从而导致两个荧光蛋白相互靠近发生能量迁移，用荧光显微镜可实时记录其这一荧光变化的过程。他们利用这一技术，观察到了在细胞进入分裂前 PLK1 被激活，并证实这种激活对细胞周期发生是必需的（图 2-4）。

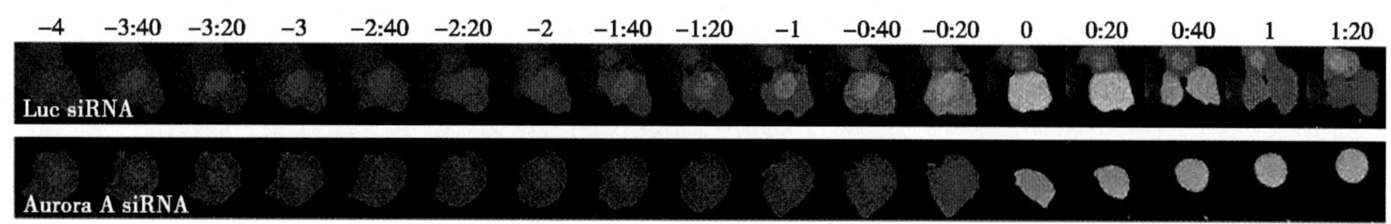

图 2-4　FRET 技术的应用

（四）离子探针标记技术可用于观察重要功能离子的动态变化

细胞内的某些离子与细胞的功能紧密相关，如钙离子与细胞很多生化反应密切相关，与细胞内一些激素或神经递质的分泌密切相关，与肌肉的收缩也密切相关。钙离子对细胞的生理活动有如此大的影响，怎样才能准确地观察钙离子的动态变化呢？人们已经发明了多种离子探针来示踪细胞内钙离子的相对含量。所谓的离子探针就是人工合成的有机化合物跟特定的离子结合后发出一定波长的荧光，荧光的强度可用通过成像被检测，其荧光强度的高低间接反映离子的相对含量。图 2-5 是离子探针在实际中运用的一个很好的实例，细胞中的钙离子与钙离子探针结合后发出绿色荧光，其发光强度可被记录，并可进行分析。

（五）绿色荧光蛋白用于细胞中某个蛋白分子的定位

绿色荧光蛋白（green fluorescent protein，简称 GFP）由约 238 个氨基酸组成，从蓝光到紫外光波长都能使其激发，发出绿色荧光。在维多利亚水母中发现的野生型绿色荧光蛋白，分别在 395nm 和 475nm 波长处被激发，尔后发射波长的峰点在 509nm，在可见光谱中处于绿光偏蓝的位置。后来对 GFP 编码基因进行改造，使其产生了一种更稳定、发光更强的荧光，即 EGFP，后者广泛用于基因工程和细胞生物学研究。很多蛋白跟 EGFP 形成的融合蛋白，即保持原蛋白的构象和功能，具有 EGFP 发光的特点；因此，可用于细胞内分子的定位。构建 EGFP 融合蛋白时，可以考虑将 EGFP 放在重组蛋白的 C 端，也可以放在 N 端，都能发出绿色荧光，但是要避开示踪蛋白的活性结构域，例如，示踪蛋白的生物活性在 N 端，则最好将 EGFP 插入到蛋白的 C 端。细胞中 EGFP 发出荧光的位置即为融合蛋白的定位。图 2-6 是 EGFP 融合蛋白示踪的实例。实验使用了 FLAG-TrkB-GFP 融合蛋白，TrkB 是神经细胞的膜受体。研究

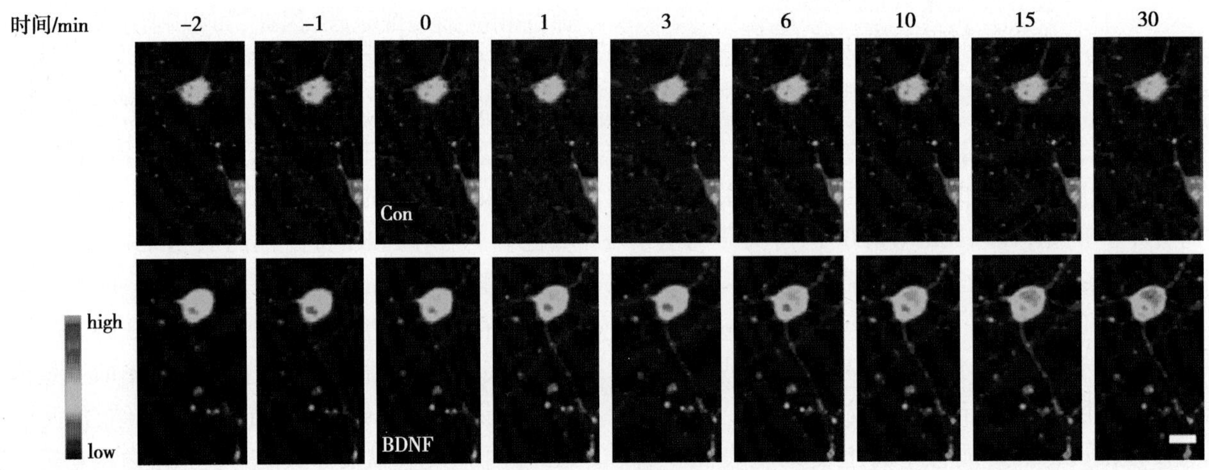

图 2-5 钙离子探针技术

神经元细胞性 BDNF 处理后，细胞内钙离子浓度升高的动态情况。实验用的钙离子探针是 Fluo4-AM［山东大学基础医学院细胞与神经生物学系陈哲宇教授提供图片］

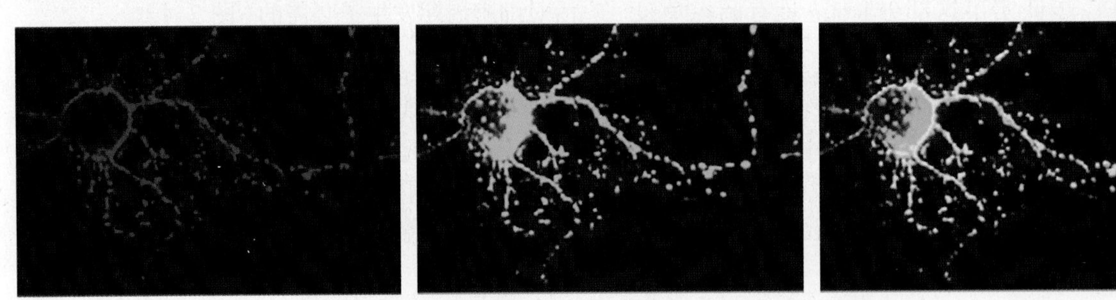

图 2-6 GFP 融合蛋白示踪某个蛋白质在细胞中的表达与定位

［山东大学基础医学院细胞与神经生物学系陈哲宇教授提供图片］

人员巧妙地构建了全长 TrkB 表达载体，并在其 N 端插入一个带 FLAG-tag 的标签（N-FLAG-tag），在 C 端插入一个带 GFP 的标签（C-GFP-tag），导入海马神经元后，用 anti-FLAG 的单抗及标有红色荧光的二抗去示踪细胞表面的 TrkB，用 anti-GFP（绿色荧光）显示细胞质中所有过表达的 TrkB 分子。用药物处理细胞后，可显示 TrkB 分子从细胞质到细胞表面的动态变化。

三、基于分子生物学技术的研究策略

分子生物学是基于中心法则研究生物信息从 DNA 到 RNA 再到蛋白质的调控过程规律的学科。基因的表达分为转录（transcription）和翻译（translation）两个关键的阶段。因此，基因的表达分为 RNA 和蛋白两个层面。细胞的生物活性也是有多个基因的产物（蛋白质）有序协调而实现的。因此，基因的表达状况对细胞的功能是密不可分的。研究细胞的功能和生命活动离不开分子生物学这个强大的技术与工具。

（一）改变细胞内某个基因表达可以研究其在细胞中的生理功能

改变基因在细胞中表达的方法　在细胞改变细胞内基因表达的方法有两种相反的途径：即让某个基因过表达或让某个基因不表达或低表达。理想的研究策略是用过表达及低表达正反两种方法来分析此基因的生物功能。

（1）在细胞中过表达某个基因的途径：用分子克隆的方法把某个基因的表达单位（一般指调控真核细胞基因表达的启动子、基因的 cDNA 序列加 polyA 序列）克隆于质粒载体或病毒载体。图 2-7 所示基因表达载体，从多克隆位点（multi-cloning sites，MCS）把 cDNA 插入，如是在启动子（promoter）区域后，形成一个新的基因表达框，即 Promoter-cDNA（在 MCS 位点）-polyA。把这个重组质粒载体导入细胞中，就可以让目的基因的 cDNA 转录并翻译成蛋白，在细胞内发挥其功能。常规讲，一个表达质粒由 4 个部分组成：①复制原点，用于扩大质粒的数量；②大肠杆菌抗性基因的表达单位，如氨苄青霉素或卡那霉素的抗性基因，用于有效筛选携带抗性基因质粒的细菌克隆；③启动子，往往都是借助某病毒的启动子（如 RVS40），用于启动插入基因的表达；④多克隆位点（MCS），含有多个限制性酶切位点序列，有利用于把外源 cDNA 或 shRNA 序列链接于此。另外，有的质粒带有一个表达真核细胞的抗性基因（如 hyg、neo、zero）或 GFP 的表达单位，用于筛选或监测质粒在细胞内的表达情况。

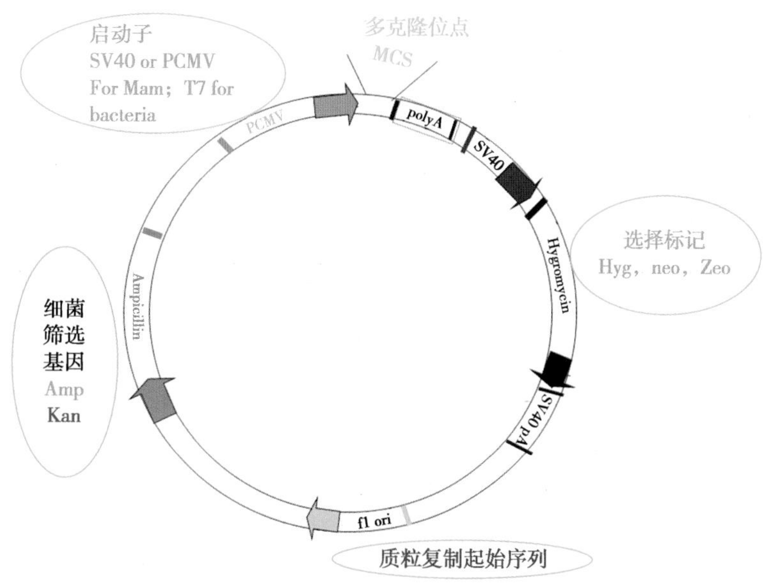

图 2-7　蛋白表达质粒的基因图谱

通常一个表达质粒由 4 个部分组成。①复制原点，用于扩大质粒的数量；②大肠杆菌抗性基因的表达单位，如表达抗氨苄青霉素或卡那霉素的基因用于带质粒细菌克隆的筛选；③启动子，往往都是一些细胞相应病毒的启动子；④多克隆位点，用于把外源 cDNA 或 shRNA 序列插入的位点。另外，有的质粒设计一个表达真核细胞抗性基因（如 hyg，neo，zero）或 GFP 的表达单位，用于筛选或监测质粒在细胞内的情况

（2）在细胞中低表达某个基因的方式

1）使用 RNA 干扰技术敲低（knockdown）某个基因的表达：RNA 干扰（RNA interference，RNAi）基因表达的原理是将一段短 RNA 序列片段（一般为短于 22~25bp）导入细胞内，用于干扰片段的核苷酸序列可结合靶向 mRNA，细胞内的酶体系识别被 RNAi 结合的 mRNA 复合体，并切断此 mRNA，致使合成蛋白减慢甚至中断，最终导致蛋白表达降低。

由于 RNAi 技术普遍使用 22~25bp 的核苷酸序列，其可合成一个小的 RNA 分子，因此，也称为 siRNA（small or short interfering RNA）分子或 shRNA（small heparin RNA）分子，通过转染技术把它们导入细胞，以干扰靶向基因的表达。也可把 shRNA 插入表达质粒或病毒载体质粒，通过质粒或病毒来表达 shRNA，最后干扰靶向基因的蛋白表达。图 2-8 显示：启动子 U6 与多克隆位点插入的 shRNA 组成的是 shRNA 表达单位。

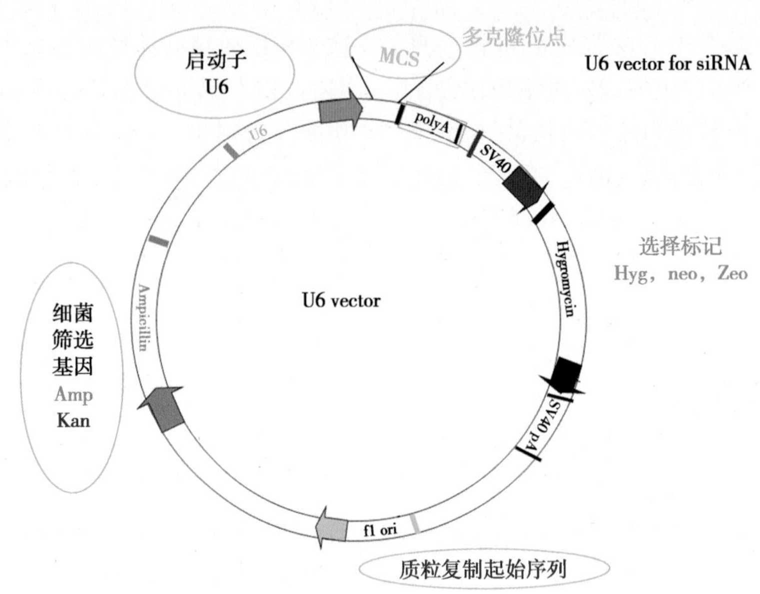

图 2-8 表达 U6-shRNA（或 U6-siRNA）的质粒图谱

此质粒图谱与图 2-7 相似，但此质粒所用的启动子多为 U6，多克隆位点可插入 shRNA 序列

2）采用 CRISPR/Cas9 技术完全阻止靶基因表达：诚然，RNAi 是干扰基因表达的有效手段，但由于种种原因，这一技术难以从根本上抑制靶基因的表达，即 RNAi 不能 100% 地消除靶基因表达。为彻底去除靶基因表达，或使其表达降到零背景，人们开发出更为先进的基因表达干扰技术（如 CRISPR/Cas9 系统），这一新技术可以对细胞染色体 DNA 进行精准的基因剪辑，以完全去除某个基因表达的序列。因此，以 CRISPR/Cas9 系统为代表的这一技术也称基因编辑（gene editing）。

CRISPR/Cas9 技术的基本原理：CRISPR（clustered regularly interspaced short palindromic repeats）是含有靶向基因序列并带有一个特殊发卡结构（hairpin structure）的 RNA，可与靶向 DNA 的单链进行互补结合；Cas9 原本是细菌中存在的一个酶，特异地识别发卡结构 RNA 与 DNA 结合的复合体，并精准地将这段 DNA 切除。利用这一原理，可以精确设计含有 CRISPR/Cas9 基因编辑体系的载体，导入细胞后可将靶基因序列定点切除，而剔除靶基因的断端可被细胞内的修复酶重新连接，而不影响其他基因的存在与功能。请详见图 2-9。

理论上，通过 CRISPR/Cas9 基因编辑技术可以把细胞内任一一对等位基因完全剔除。目前有关 CRISPR 靶向序列的设计、合成、干扰以及效果鉴定等均已商业化。这个方法可用于建立一个基因表达缺陷的细胞株，也大量用于创建基因敲除的转基因动物。

3）用 DNA 同源重组的方法敲除细胞内靶基因单拷贝的序列，使等位基因的一个拷贝终止表达（基因打靶法）：美国犹他大学的 Mario Capecchi 教授因创立了 DNA 同源重组，可以将生殖细胞内特定的等位基因进行靶向删除（也称基

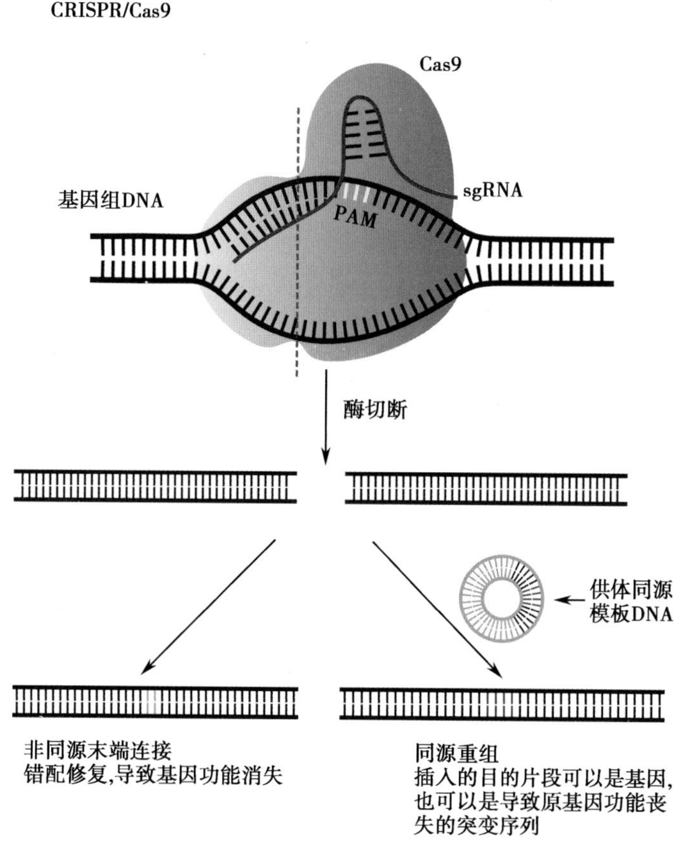

图 2-9 CRISPR/Cas9 基因编辑的基本原理

因打靶),再利用正负筛选方法,将阳性细胞克隆进行囊胚注射,再将囊胚植入假孕大鼠子宫内。出生的后代鼠的靶基因被剔除,即基因敲除(gene knockout),这一开创性的成就获得了 2007 年的诺贝尔生理学或医学奖。基因敲除的基本原理:针对染色体靶向区域某一 DNA 序列作为靶向序列(原则上是靶基因上游区的一个外显子),设计构建含有同源序列的 DNA 载体(即打靶载体),载体 3' 端和 5' 端两个臂的序列与靶向序列完全一致。在这两个臂中间插入一个表达药物抗性的基因(Neo,一种新霉素耐药基因)供后续筛选。如是,除 Neo 基因外,打靶载体前臂(3' 端)和后臂(5' 端)的序列与靶向序列完全相同,即可以认为是同源序列。当打靶载体与染色体靶向序列发生同源重组(homologous recombination)时,外源的 Neo 基因也"被整合"到宿主细胞染色体,此时,如果用 G418(一种新霉素类似物)筛选,因有 Neo 基因整合,细胞可以存活;相反,那些未发生 Neo 基因整合的细胞,则被杀死。G418 筛选被称为正性筛选(positive selection)。但是,打靶质粒载体除了以同源重组的方式整合到靶细胞染色体 DNA,还可能以随机插入(random insertion)的方式整合到染色体 DNA,这种情况下,因存在 Neo 的表达,发生随机整合的细胞亦可抵抗 G418 而存活。为了区分同源重组和随机插入事件,Capecchi 在打靶载体序列的 3' 端设计并装载了一个可表达胸苷激酶(thymidine kinase,TK)的基因(图 2-10 中的第一行)。如果打靶载体与染色体靶向序列发生同源重组,TK 基因正好游离在载体的 3' 端之外,因此不会被整合到宿主细胞基因组 DNA。由于 TK 基因以随机插入的方式整合到宿主细胞 DNA(图 2-10 中的最后一行)。当使用 Ganciclovir(GCV,甘昔洛韦)筛选时,GCV 可被 TK 特异性活化产生细胞毒,而杀死细胞,如是,携带 TK 基因的细胞,相当于在其基因组中埋设一个"定时炸弹",可被 GCV 所引爆,故 TK 基因也常被称为"自杀基因(suicide gene)"。用 G418 和 GCV 筛选的最终结果是,发生同源重组

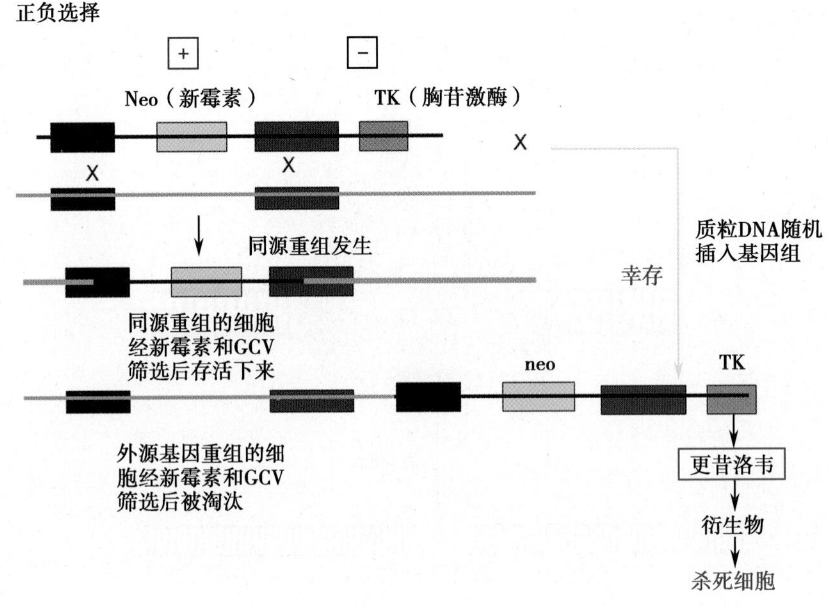

图 2-10 基因敲除的原理及正负筛选

基因打靶技术的本质是 DNA 的同源重组。DNA 同源重组的正负筛选法的基本原理：设计的外源载体 DNA（打靶载体）有两个与染色体 DNA（靶向序列）有两个同源的臂，中间有一个表达药物抗性的基因（Neo），当打靶载体整合到染色体基因组时，由于 Neo 的存在，此时，如果用 G418 筛选，细胞可以存活，未携带 Neo 的细胞（即未中靶细胞）会被杀死。但是，打靶载体除了以同源重组方式进入染色体 DNA，还会以随机插入的方式进入染色体 DNA。由于存在 Neo 基因表达，因此发生随机整合的细胞也可抵抗 G418。为了有效区别同源重组和随机插入事件，Capecchi 在打靶载体的 3′ 端设计了一个可表达 TK 的基因（图中的第一行），TK 基因编码是一个胸苷激酶，可特异性活化 Ganciclovir 产生细胞毒，杀死细胞。因此，携带 TK 基因的细胞在打靶成功后会被淘汰（图中的最后一行）。用 G418 和 GCV 正负筛选法，可以淘发生汰随机整合到宿主基因组的细胞，并保留同源重组的打靶成功的细胞

的细胞因有 Neo 基因的整合，可以对抗 G418 而存活；相反，发生随机整合的细胞可耐受 G418 正性筛选，但会在 GCV 筛选（即负性筛选，negative selection）中被杀死而淘汰。因此，Mario Capecchi 用 G418 和 GCV 两种药物可淘汰随机插入并保留下同源重组打靶成功的细胞，这就是正负筛选法。图 2-10 显示用同源重组的方法建立单拷贝基因被敲除的细胞的方法。

基于同源重组的基因打靶技术（gene targeting）主要用于胚胎干细胞的单拷贝基因敲除，目的是构建基因敲除（早期称基因剔除）或基因表达缺失的生殖细胞，将其导入假孕的动物子宫后，以期获得基因缺失的动物后代。不建议用此方法去改变体细胞内某基因表达的水平。

（二）外源基因导入细胞的策略

1. 质粒的转染与基于病毒的感染是外源基因导入最常用的方法

（1）转染（transfection）：可用脂质体（lipofectin or lipofectamine）介导，电打孔（electroporation）和显微注射的方法将外源基因导入目的细胞。最常用、最容易掌握的方法是脂质体介导的转染。这些方法在一些权威的实验讲义及试剂公司的说明书上都有详细的介绍。

（2）感染（virus-mediated infection）：可以把某个基因的 cDNA 或 shRNA 插入到基因工程改造过的慢病毒（lentivirus）或腺病毒（adenovirus）（即病毒载体）中，通过病毒的生物感染，让 cDNA 或 shRNA 在宿主细胞中表达，从而达到过表达或低表达某个基因蛋白表达的目的。实验室所用的慢病毒是 RNA 病毒，可用于稳转细胞株的构建，也可用于瞬时表达。实验室所用的腺病毒是 DNA 病毒，可用于瞬时表达。构建病毒载体时，可选择携带 EGFP 报告基因的病毒，其优点在于能很好地监测病毒感染的效率。

实验室所使用的病毒都是在野生型病毒的基础上改良而来的，这些病毒的基因组中缺少了必要的病毒包装蛋白，因此，病毒可以感染细胞，其遗传物质也可以复制，但不能被包装出完整的病

毒颗粒。由于病毒颗粒只能借助于特定的包装细胞(package cell)方能产生，因此，这些病毒载体感染非包装细胞后，不会发生感染。正是如此，病毒载体感染的危险性大为降低。

2. 用报告基因(reporter gene)分析法检查某个蛋白或某些蛋白对基因启动子转录活性(transactivation)影响

(1) Luciferase 分析的原理：Luciferase(荧光素酶编码基因)是最常用的一种报告基因，它首先在南美洲地区的一种萤火虫体内被发现，可催化底物 luciferin 产生一种波长为 560nm 的荧光，基于这一体系的基因分析策略称为报告基因分析(reporter gene assay)。实验中，需将目的基因的启动子序列克隆到含 Luciferase 的 cDNA 载体的上游。转染细胞后，启动子一旦被识别，即可使 Luciferase 表达，催化底物发出荧光，通过测定荧光强度可间接反映启动子活性。现在商品化的荧光分光光度仪可检测单位时间内 Luciferase 催化底物作用所产生的瞬时荧光(即 time-lapse)(图 2-11)。

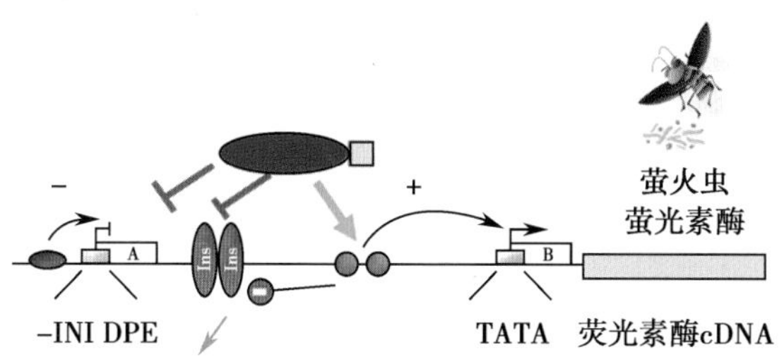

沉默子(红色，silencer)：转录抑制
隔离子(红色，insulator)：具有阻止增强子活性的作用
增强子(墨绿，enhancer)：增强启动子的活性
启动子(粉红色，promoter)：转录所必需的，尤其是TATA Box

图 2-11　Luciferase 分析的基本原理

一个真核生物基因的转录调控区可包括沉默子(负调控元件)、隔离子(负调控元件)、增强子(正调控元件)和启动子。启动子开放对基因转录是最关键的。如果一个蛋白或两个蛋白的复合体能够解除负调控元件，提高增强子的活性，那么启动子就会活化，并转录形成大量的 mRNA，后者指导蛋白翻译。因此，在基因的转录调控区的下游如果插入一个编码萤火虫酶的 cDNA，就可翻译形成产物蛋白——萤光素酶(Luciferase)。在底物(萤光素)存在的条件下，可使该底物发出波长为 560nm 的荧光，用一种荧光检测仪可以检测单位时间内的光的量，光的强度或单位时间的量可间接反映细胞中此转录调控区转录活性的情况

经典的真核生物基因转录调控元件包括：沉默子(负调控元件)、隔离子(负调控元件)、增强子(正调控元件)和启动子。启动子开放对基因的转录最为关键。如果转录因子(也称反式用因子，*trans*-acting factor)与启动子序列(也称顺式作用元件，*cis*-acting element)相结合，就会启动目的基因表达，即 mRNA 转录，并指导相应蛋白在细胞中翻译与合成。因此，如果在基因的转录调控区下游插入一个萤火虫酶的 cDNA，给予其蛋白产物(萤火虫酶)适当底物(萤火虫素)，就会发出波长为 560nm 的光，用一种特殊的仪器可以检测单位时间内的光的量，光的强度或单位时间的量可间接反映细胞中此转录调控区转录活性的情况。

(2) Luciferase 分析可用于下面的研究：

1) 验证基因启动子调控区的有效区域：如图 2-12 所示，PCR 方法将某一基因启动子区域的 DNA 片段连续截短(sequential deletion)，制备启动子全长或截短的片段，分别装载在 Luciferase 报告基因的上游，观察在长短不一启动子作用下，Luciferase 的表达效率，可以精确分析启动子调控区的转录活性。

2) 检查单个蛋白对基因启动子的影响或检查两个蛋白对启动子转录活性的协同效应。如图 2-13，某个蛋白的表达对一种基因启动子的转录活性的影响，两个不同蛋白同时表达对同一个基因启动子转录活性的协同效应。

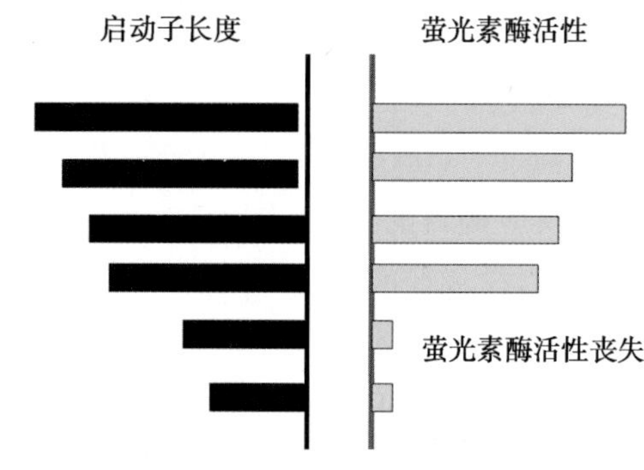

图 2-12　经连续截短实验检测基因启动子活性

截短启动子的调控区，检查 Luciferase 活性以确定启动子发挥活性的区域。构建含不同长度的启动子 DNA 序列，插入 Luciferase reporter vector，制备系列报告基因质粒。分别转入细胞内，检测 Luciferase 活性，确定启动子调控区序列中不同区段对转录活性的影响

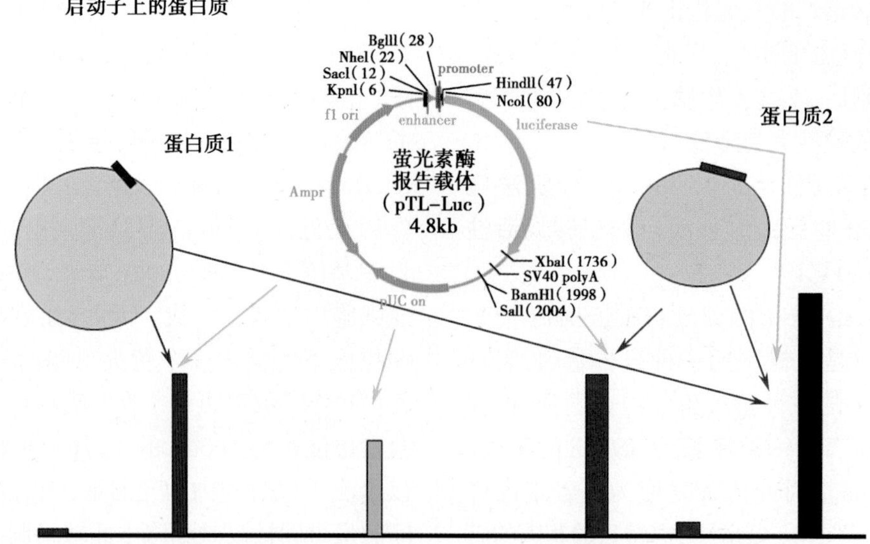

图 2-13 单个蛋白或两个蛋白的表达对某个基因转录活性的影响

两个蛋白的表达载体与某个基因的报告基因质粒共同转染到细胞中，都会提高 Luciferase 的活性，也就是提高了报告基因的转录活性。两个蛋白的表达载体与报告基因的质粒共同转染到细胞后，其 Luciferase 的活性比单个蛋白的强，说明两个蛋白对增强报告基因转录活性有协同效应

（三）蛋白质之间相互作用的分析方法

1. 使用免疫共沉淀方法检测两个蛋白的相互作用（protein-protein interaction） 在细胞裂解液中加入针对目的蛋白（如图 2-14 红色球形蛋白）的特异抗体，此抗体可与目的蛋白结合。已知，抗体的恒定区（constant region，C 区）可与 Protein A 和 Protein G 可结合，再将结合抗体的 Protein A 和 Protein G 交联并固相到葡聚糖凝胶（sepharose），形成 Protein A/G/L 琼脂糖凝胶（Protein A/G/L Sepharose），这种凝胶颗粒因质量较大，可用低速离心加以沉。因此，在上述的细胞裂解液中加入 Protein A/G/L 琼脂糖凝胶颗粒，在室温（或 4℃层析柜中）旋转混合 1 小时（或 4 小时），通过离心（3 000 次 /min）就可以把与抗体发生特异反应的目的蛋白（图中红色球形蛋白）沉降到管底，经缓冲液洗 3 次，就可以用 Western blot 分析其存在及相对含量，这一过程称为免疫沉淀法（immunoprecipitation，IP）。在这个过程中，如果另一个蛋白（如图 2-14 中绿色矩形蛋白）跟特异抗体识别的蛋白（图 2-14 红色球形蛋白）发生物理结合，那么，在上述 IP 过程中，绿色矩形蛋白也被沉淀下来，这种间接的免疫沉淀称为免疫共沉淀（co-immunoprecipitation，Co-IP）。IP 以及 Co-IP 实验是鉴定两个蛋白分子是否存在物理结合的最简单、最可行的方法。

还有一个类似的实验，即 GST Pull-Down 实验。基于谷胱甘肽 -S- 转移酶（glutathione-S-transferase，GST）能与谷胱甘肽（Glutathione，GSH）结合，将 GSH 固定于琼脂糖制成 GSH- 琼脂糖胶珠（agarose beads）。把已知蛋白 P_1 与 GST 融合表达，获得 GST-P_1，能与 GSH- 琼脂糖胶珠结合，若环境中存在与 P_1 蛋白有物理结合的蛋白 P_x，则会形成“琼脂糖胶珠 -GSH-GST-P_1-P_x”复合物，与 P_1 蛋白互作的蛋白 P_x 即可被分离并检测。

2. 荧光共振能量转移可实时观察细胞内蛋白与蛋白的相互作用 20 世纪 50 年代，荧光共振能量转移（fluorescence resonance energy transfer，FRET）理论被首次提出，依据该理论可以测定 1.0~6.0nm 距离内分子间的相互作用。后来，人们将 1.0~6.0nm 的距离称为光学尺。20 世纪 80 年代，FRET 技术被成功运用到蛋白质结构的研究中。FRET 基本原理：两个分别标有不同荧光的蛋白分子（分别称为 D 和 A，即 donor 和 acceptor），当它们分子间距离大于 6.0nm 时（即不存在相互作用），在各自受到紫外光照射时所发出的荧光可以被分别检测到。但当它们分子间距离小于 6nm 时（即存在相互作用），则 D 蛋白被激发后所产生的荧光又可以激发 A 蛋白，使后者的荧光增强，同时，D 蛋白发射光不再能被检测，这就是荧光共振能量转移（图 2-15）。

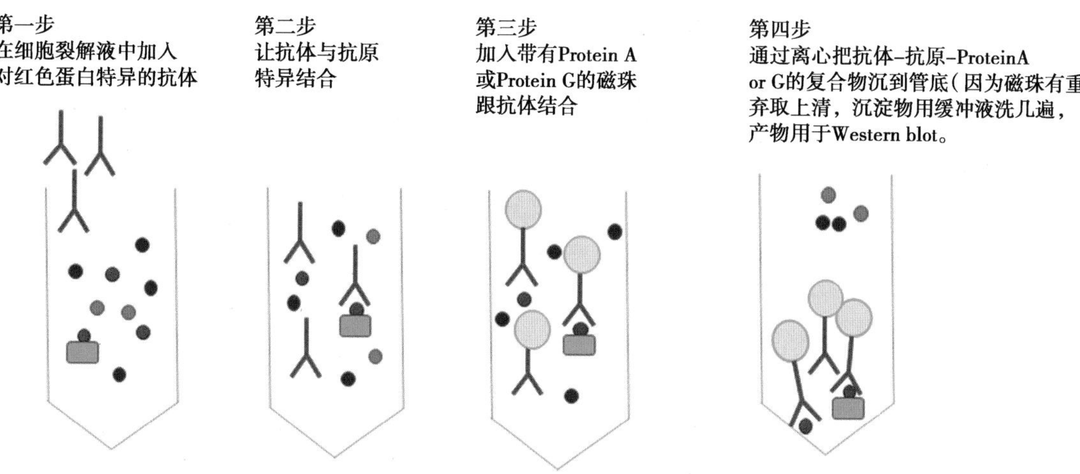

图 2-14　免疫共沉淀实验的基本原理

细胞裂解液经图中 4 步操作，可把抗体 - 目的蛋白复合物以及该复合物相结合的其他蛋白浓集于管底。产物可用于 Western blot 分析，若绿色标记的抗体与红色蛋白相结合，则说明两种蛋白之间可能存在相互作用

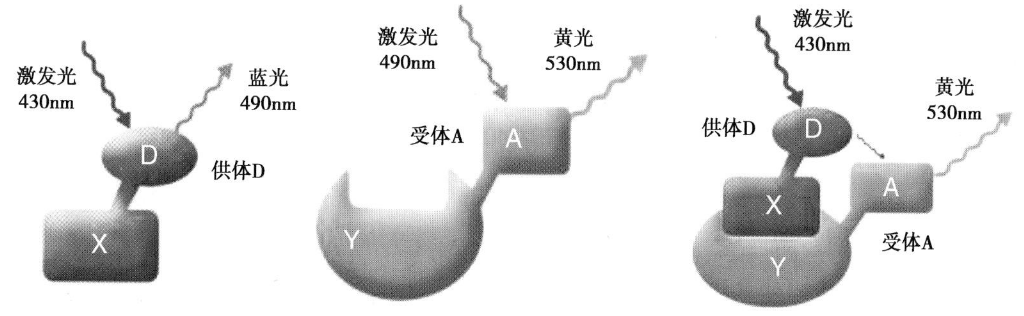

图 2-15　荧光共振能量转移的原理

当两个蛋白未发生相互作用时，用激发光照射两个蛋白，可以得到两种不同颜色的荧光(左)；当两个蛋白相互作用时，D 蛋白被照射所发出的荧光可以激发 A 蛋白，使后者发射荧光增强(右)。同时，D 蛋白发射的荧光因为能量转移，而不再能被测得

3. 酵母双杂交用于筛选相互作用的蛋白质　酵母双杂交(yeast two-hybridization)技术基本原理：酵母内的报告基因能否表达在很大程度上依赖于转录因子的结合，而转录因子需要 DNA 结合结构域(DNA binding domain, DB)和转录激活结构域(activation domain, AD)两个独立蛋白相互作用来实现。报告基因是编码半乳糖苷酶的 β-LacZ，该酶可以让 X-gal(5- 溴 -4- 氯 -3- 吲哚 -β-D- 吡喃半乳糖苷)呈蓝色。将目标蛋白作为诱饵蛋白(Protein B，B 表示 bait，)与报告基因启动子序列相融合，制备成融合蛋白；将被检测的蛋白作为猎物蛋白(Protein P，P 代表 prey)与转录激活结构域做成融合蛋白。如果 Protein B 跟 Protein P 有物理结合，便使得 BD 和 AD 结合，这种结合可使报告基因的转录活化，结果产生大量的报告基因(酶)，在底物存在的情况下就会呈现蓝色(图 2-16)。

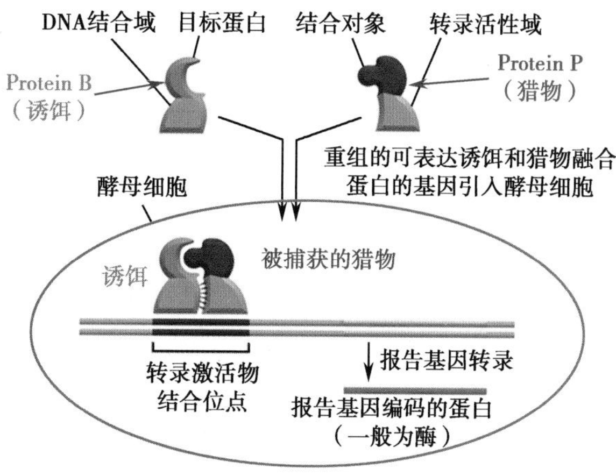

图 2-16　酵母双杂交

用酵母双杂交法鉴定两个蛋白间的相互作用。把目标蛋白及结合对象分别做成融合蛋白，转入酵母细胞。如果目标蛋白和结合对象有相互作用，就会把融合蛋白拉在一起，成为有活性的基因转录的调节蛋白，促进报告基因的转录，其产物可通过酶的反应显色来检查转录活性

（四）分析DNA序列与蛋白质之间的相互作用

染色质免疫沉淀技术（chromatin immunoprecipitation，ChIP）是研究DNA与蛋白质相互作用的主要方法之一，通过该方法，可在体内（*in vitro*）检测与特异蛋白质结合的DNA片段。ChIP技术的最大优点是在活细胞条件下（即生理状况下）观察蛋白质与DNA的物理结合，避免体外环境因素的干扰。ChIP的原理：在提取细胞染色质后，先用甲醛把染色质DNA与蛋白质进行交联（cross-link），用适度能量的超声波把染色质DNA打断成500~1 000bp的片段，然后用目的蛋白（通常为转录因子）的特异抗体去沉淀交联的蛋白-DNA复合体，产物经过去交联和DNA纯化步骤，对DNA片段进行序列分析或PCR扩增。图2-17是ChIP实验的基本过程及相关的机制。

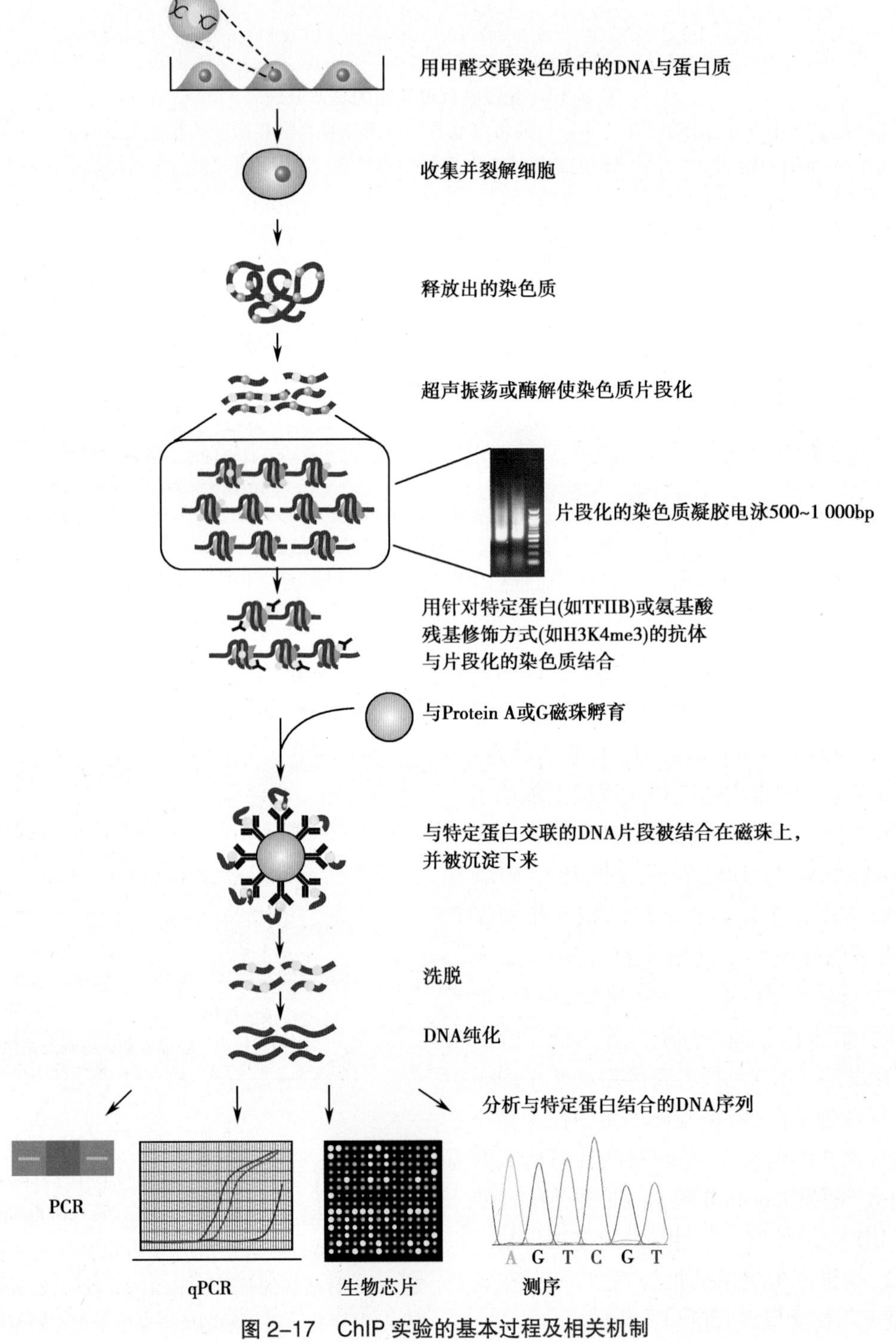

图2-17 ChIP实验的基本过程及相关机制

这个实验可以解决某个蛋白是否与某个DNA的片段或序列有特异的物理结合。

（五）分析染色质基因的修饰与表达

1. DNA的修饰与基因的表达　DNA的修饰主要是甲基化修饰。通常来讲，高度甲基化的DNA转录水平会受到限制或导致基因表达关闭。

2. 染色质的重构或染色质形成螺旋、超螺旋也会导致基因转录的关闭。

3. 染色质组蛋白乙酰化可导致基因转录水平的提升。

4. 染色质DNA甲基化（methylation）、染色质相关蛋白质的磷酸化（phosphorylation）、SUMO化（SUMOylation）等修饰导致基因表达程度的改变。

上述这些DNA或染色质的修改可改变基因表达的改变，这些变化都属于表观遗传的改变。这些变化都能通过质谱或特异的抗体来进行分析。

基因的启动子区，甲基化程度的高低决定着基因转录活性的高低。在不同细胞，甲基化的作用好像基因转录活化的开关。如在人类红细胞发育中，与珠蛋白合成相关的DNA几乎都没有甲基化，而在其他不合成珠蛋白的细胞中，相关蛋白的DNA都已甲基化。

（六）蛋白质修饰与蛋白的活性

基因的产物是蛋白质，蛋白质能否发挥其功能不仅取决于其是否形成了三维结构，还取决于是否发生化学修饰及化学修饰的位点情况。如周期蛋白激酶K1（CDK1）Thr14或Tyr15的磷酸化修饰可抑制其活性，而Thr161磷酸化则可活化其活性。

除了磷酸化修饰，蛋白质的乙酰化和泛素化修饰也能影响其活性。这些修饰可以通过特异的抗体来检查或通过质谱的方法来确定。

组蛋白乙酰基化，减弱组蛋白与DNA的紧密结合能力，促进基因转录。组蛋白的乙酰化依赖于组蛋白乙酰转移酶（histone acetyltransferase，HAT），不同的HAT对不同的DNA调控区有不同的结合，产生不同的调节效应。组蛋白去乙酰化后的效应跟组蛋白乙酰化相反，承担组蛋白去乙酰化的酶是HDAC（histone deacetylase），HDAC有多种类型，对DNA调控区有一定的特异性。组蛋白乙酰转移酶（HAT）及组蛋白去乙酰化的酶（HDAC）调节组蛋白和转录因子的乙酰化水平，两者的平衡在控制细胞生命活动中发挥着重要作用。

（七）转基因动物

目前用于医学研究的转基因动物多为小鼠。转基因动物分为一般转基因动物、基因敲除动物（knock-out animal，KO animal）和基因敲入动物（knock-in animal，KI animal）。基因敲除动物还有全身敲除的（conventional KO，简称KO）和条件敲除的（conditional KO，简称CKO）。

转基因小鼠制作的大致流程是：在小鼠的胚胎干细胞移出体外后，对其转基因处理，让其高表达或低表达某个基因。再植入囊胚后，子代小鼠的基因型因此发生改变。基因敲除（KO）小鼠是删去小鼠关键的外显子或整个基因使小鼠不再表达该基因的小鼠。基因敲入（KI）是在动物的某个特定基因位点引入突变或外源基因，或将报告基因通过同源重组的方法引入该特定基因的特殊位点。KI动物可通过报告基因来示踪特定基因的活化程度。

人为地改变动物中某个基因的表达（包括高表达，敲低，敲除），观察此转基因动物生长发育、行为、代谢等方面的改变，将有利于我们深入了解该基因在体状况的生物功能。

1. 转基因动物的构建　一般转基因动物的构建包括5大步骤。第一步，选雌性动物，促排卵，与雄性动物交配产生受精卵，并取出受精卵供转基因。第二步，外源基因的构建，可以过表达产生蛋白也可以产生小干扰RNA以干扰某个基因的表达。第三步，通过转基因的方法让受精卵携带外源基因。第四步，把携带外源基因的受精卵转入代孕母亲的子宫中发育成小鼠。第五步，新小鼠经过检查，传代获得稳定品系，进行分析，然后可以用于研究（图2-18）。

2. 基因敲除（KO）动物的构建　与KI动物相比，基因敲除动物技术更加成熟，使用更为广泛，敲除基因的品系动物更为齐全。KO动物目前已经逐步成为实验生物学领域研究所使用的主要模式动物（图2-19）。

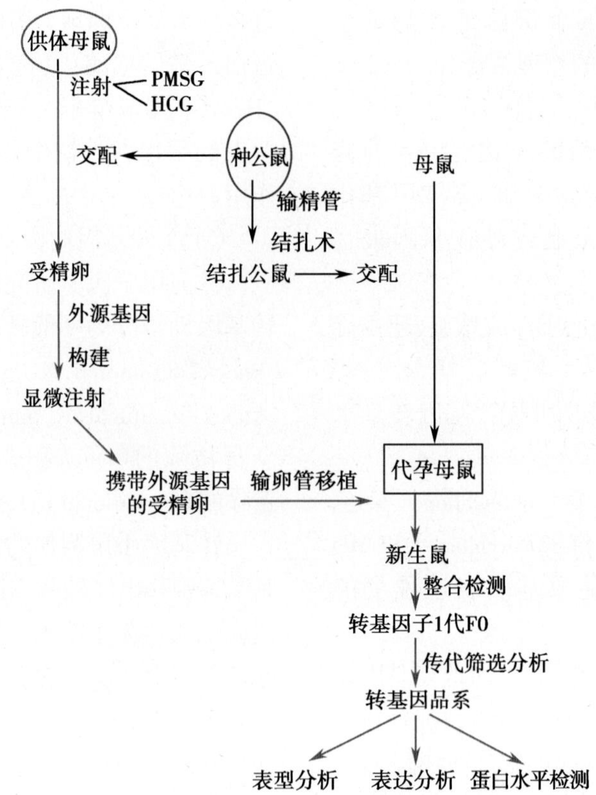

图 2-18 转基因动物的构建

转基因动物的制备的主要步骤按图中的红色箭头进行。(1)选用供卵的雌性鼠，给予促排卵药后，与雄性种鼠交配，获取受精卵。(2)构建外源表达基因载体。(3)通过转基因的方式获取携带外源基因的受精卵。(4)通过一些方式，把携带外源基因的受精卵移入受体鼠(代孕鼠)的子宫内发育成小鼠。(5)对小鼠传代，选出稳定表达的转基因品系

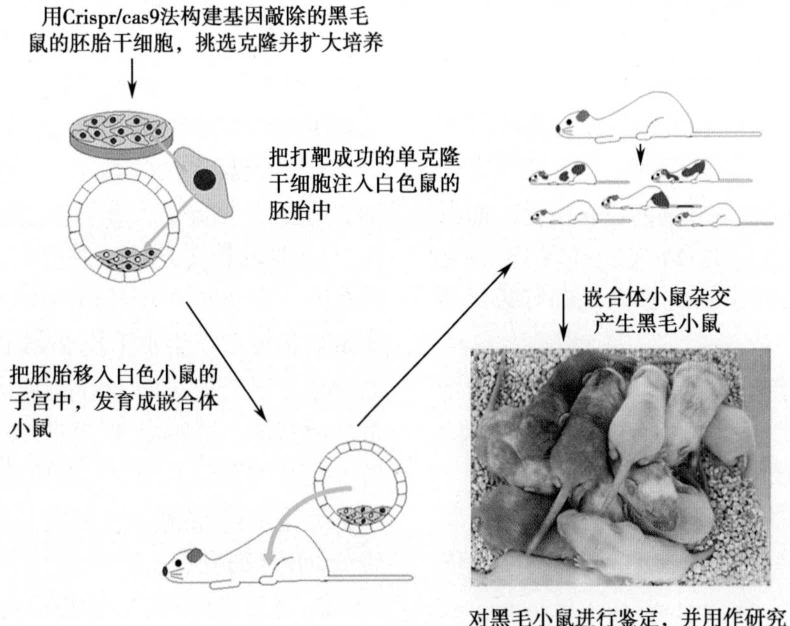

图 2-19 基因敲除动物的构建原理和步骤

(1)在培养黑毛色鼠的胚胎干细胞的基础上，用 Crispr/cas9 法敲除胚胎干细胞中某个特异的基因片段(如毛色基因)，选取单克隆进行大量增殖培养。(2)基因敲除的胚胎干细胞克隆经大量扩增后，用纤维注射的方法移入到多个白色鼠的胚泡中，再把这些嵌合体的胚胎移入受体母鼠(代孕母亲)，产生大量的嵌合体小鼠(杂色)。(3)选择嵌合体小鼠进行交配，进一步选择基因敲除小鼠基因型，进行鉴定，并传代

原理：①用基因打靶法（DNA同源重组法）或Crispr/Cas9的方法，对取自一种肤色的小鼠胚胎干细胞（embryo stem cells，ESCs）中的靶基因加以剔除（deletion），并筛选基因敲除的阳性细胞克隆，进行倍增。②通过显微注射的方法把打靶成功的ESC细胞（单克隆）注入另一个肤色的小鼠胚胎中，等待囊胚形成。③把上述的囊胚转移到受体代孕母鼠（foster mother）的子宫中，进行发育。④在F1代中寻找嵌合体（杂合子）小鼠，并进行子一代间交配，寻找与提供胚胎干细胞同种肤色的小鼠。⑤得到F2代小鼠，鉴定纯合子小鼠，再令其进一步交配，并筛选鉴定等位基因敲除（纯合子）小鼠。⑥用分子生物学法鉴定小鼠并进行实验。

（八）蛋白质生物化学技术在细胞生物学研究中的应用

1. 蛋白质的分离纯化 在细胞生物学研究中，除了分子生物学技术外，传统的生化技术亦大有用武之地，特别是一些蛋白质分离技术在用于分离参与信号转导或某些生物学过程中的蛋白质时十分有用。常使用的蛋白质分离方法包括层析法和分子筛。层析法（chromatography）是利用混合物中各组分理化性质的差异，在相互接触的两相（固定相与流动相）之间的分布不同而进行分离。主要有离子交换层析、凝胶层析、吸附层析及亲和层析等，其中凝胶层析（gel chromatography）是最常用的蛋白质分离纯化方法。凝胶层析法又称分子筛过滤法（gel filtration），将待分离的蛋白质混合溶液上样到分离柱（内预装不同孔径的交联葡聚糖，Sephadex）顶部，利用自然重力（或用蠕动泵加压），使其通过过滤柱。由于葡聚糖是一种多孔性的不带表面电荷的物质，分子量大的物质不能进入凝胶孔内，而在凝胶外部的空间向下运动，因其经历的途径较短，所以先通过分子筛而流出。而小分子蛋白质或多肽则进入凝胶颗粒，在凝胶颗粒中运动受到一定的阻碍，离开一个凝胶颗粒后紧接着进入下个颗粒，因此，途径较长，在柱中保留时间较长，后流出凝胶柱。如是，就可以按蛋白质分子量的大小，先后流出凝胶柱的顺序，达到分离的目的。

要分离参与某一信号通路或生物学过程的蛋白质，建立一个在分离各组分中监测该蛋白质活性是否存在的方法是非常关键的。例如，王晓东（1996）的实验室在分离参与细胞凋亡调控的蛋白质因子时，用细胞凋亡途径中的一些已知蛋白质的某些特征性变化作为读出器来监测蛋白质的分离过程。他们使用此策略分离到了多个参与细胞凋亡调控的蛋白质，例如，他们在研究细胞色素c时，就选择了胱天蛋白酶3（caspase-3）激活作为监测分离过程中各组分中是否存在凋亡调控因子的方法。他们从20L的HeLa细胞匀浆中，分离出了具有激活caspase-3的S-100细胞裂解组分，然后再经过不同的层析分离方法进行分离纯化，在此过程中，对每一个收集的组分均用caspase-3来监测，收集能激活caspase-3的组分进行下一轮层析的分离，直到收集能激活caspase-3的组分中只有一个蛋白质为止。通过多达6轮的层析分离，最后他们发现了cytochrome C能激活caspase-3。王晓东实验室使用类似的策略，相继分离出来参与细胞凋亡调控过程的蛋白质Apaf-1、Smac、Bid等。另一成功的例子是Zhang Yi（2002）实验室在分离组蛋白3的甲基化修饰酶时，也应用了类似的策略。他们在前期研究中发现，有一个细胞裂解的组分具有催化组蛋白3甲基化的活性，因此，他们采用了系列层析的分离策略，同样对每一组分用组蛋白3甲基化来监测，收集具有使组蛋白3甲基化的组分进行下一轮分离，直到分离到了一个具有催化组蛋白3甲基化的500kDa的蛋白质复合体为止。通过Mass鉴定这个复合体是PcG，并进一步发现了PcG催化组蛋白3甲基化的位点是K27（图2-20）。

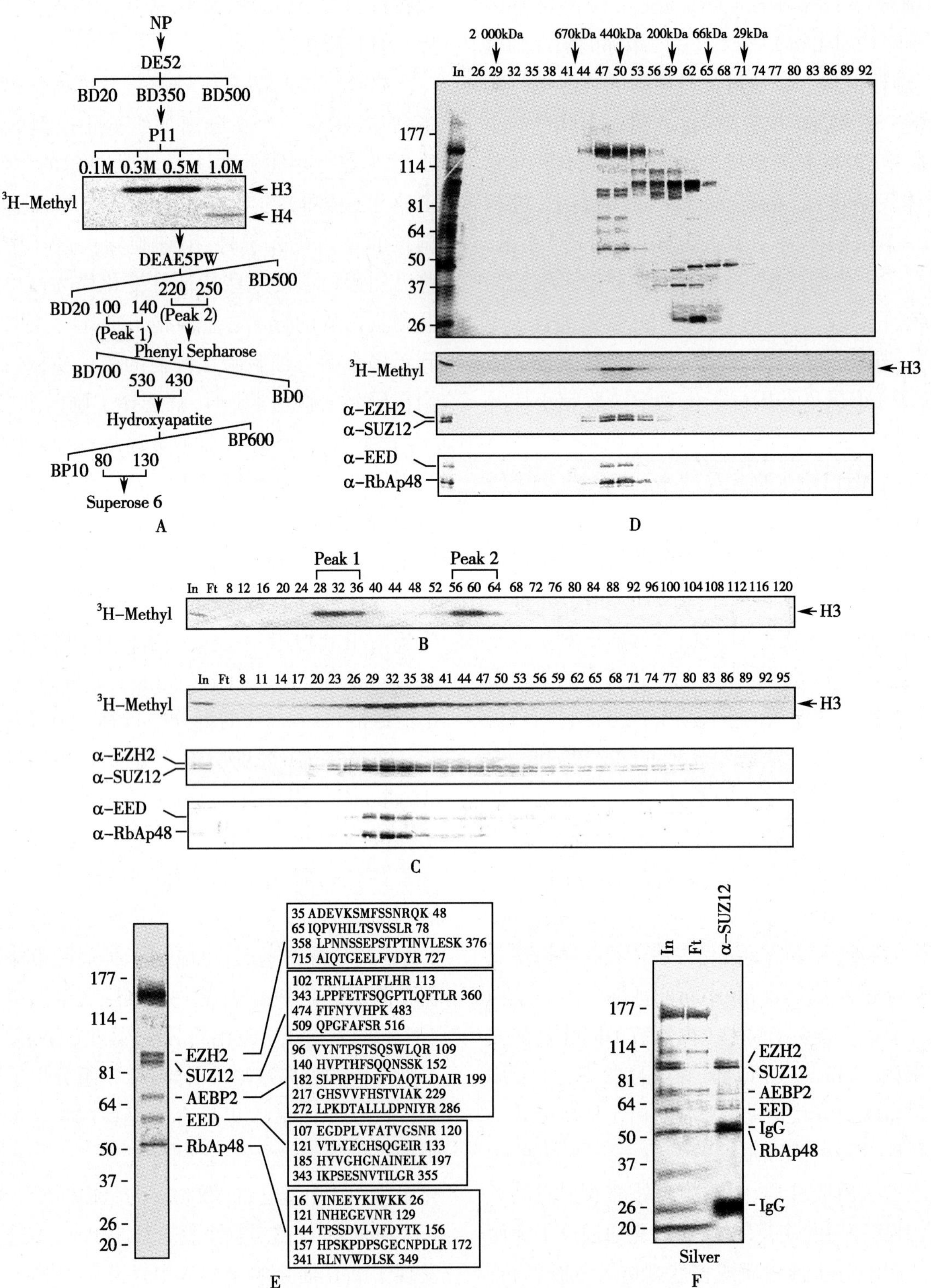

图 2-20　采用蛋白纯化策略鉴定组蛋白 3 特异甲基化酶复合体

2. 蛋白质三维结构的预测与分析 蛋白质的三维结构解读可用核磁、晶体和冷冻电镜的方法根据不同的需要进行分析。图 2-21 显示不同的方法用于不同情况的蛋白质的三维结构分析。

（1）蛋白质的晶体结构：蛋白质是由氨基酸组成的多肽。氨基酸的序列（一级结构）决定了蛋白的性质和蛋白的空间结构。蛋白的空间结构是指蛋白中各个基团的空间取向。了解蛋白质的空间结构，可以帮助人们推测蛋白的一些功能及蛋白可能与其他大分子（核酸与蛋白）结合的情况。因此，有关功能蛋白空间结构的研究是现代生物学研究的热点。

蛋白质晶体结构是由相同的蛋白质分子或蛋白质分子复合物在空间中有序排列，这些有序的排列便构成有规则的三维阵列。蛋白晶体的优势在于蛋白分子通过在晶格中的有序排列，将单个分子的衍射值叠加，最终获得足以测量的衍射强度，其中晶格起到放大器的作用。

因此，蛋白晶体结构解析的基本原理：蛋白质形成晶体后，蛋白大分子的排列呈现有序性。每个基团在三维空间的定位都平行排列，衍射可呈叠加效应，因此，可以通过软件把每个基团的空间情况记录下来，把不同基团的连接整合起来，对整个分子的所有基团的空间位置关系与排列有一个全面的掌握，用计算机可推算出空间结构图。

过去研究蛋白质的三维结构主要靠制作蛋白晶体，然后对晶体进行 X 光衍射，衍射的数据经过软件分析，得到蛋白的空间结构图像及参数。现在，因冷冻电镜的发明，蛋白质三维结构的研究进入了新的时代。

（2）冷冻电镜法研究蛋白质的三维结构：对经超低温（-185℃）特殊处理得到的生物样品在带有超低温装置的电子显微镜下进行多角度拍照，得到一系列的电镜图片。再经傅里叶变换（Fourier transform）等处理，结合三维重构技术可展现出生物大分子或复合物三维结构的电子密度图。

电镜三维重构技术（electron microscope three-dimensional reconstruction technique）是电子显微术、电子衍射与计算机图像处理相结合的融合技术，适用于分析难以形成三维晶体的膜蛋白、病毒和蛋白质 - 核酸复合物等各种大分子复合体的三维结构。

1968 年，D. DeRosier 和 A. Klug 提出了电镜三维重构的想法，而冷冻电镜技术（cryo-electron microscopy，Cryo-ME）则由 Taylor K 和 Glaeser RM 在 1974 年首次创建。三维冷冻电镜技术主要是将样品保存在液氮或液氦温度下利用透射电子显微镜进行二维成像，再经过对二维投影图像的分析进行三维重构。

自 20 世纪 70 年代，Taylor K 和 Glaeser RM 创立了冷冻电子显微术，经过近 30 多年的发展与改进，该技术已经成为研究生物大分子结构与功能的最有潜力的技术方法。近几年来，冷冻

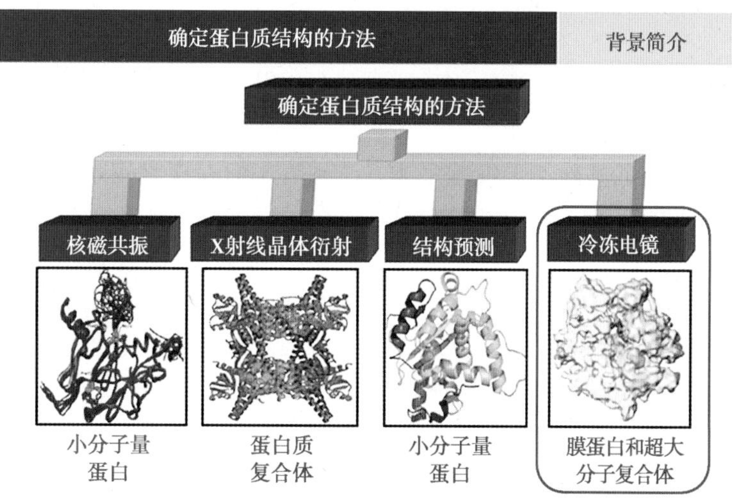

图 2-21　各种分析蛋白质三维结构的方法
（图来自中国科学院计算机研究所）

电镜的发展在研究大分子结构上的分辨率已达到 1~1.5nm。虽然其分辨率不如 X 射线晶体法，但它具有许多晶体解析所不能进行的研究，如：可以对均一的（如膜蛋白的二维晶体、二十面体对称的病毒等对称结构）和不均一的（如核糖体等）样品用不同的方法进行三维结构重构，可以对生物大分子及其复合物或亚细胞结构进行测定，使小到蛋白质大到真核细胞的三维结构得以确定。

总结冷冻电镜的优点：①应用的范围广，分子可大可小，也可以是大分子复合物，分子可以具有二维晶体的结构，也可以是非晶体的结构。②样品更接近生理状态，生物样品经瞬速冷冻的方法进行固定，避免了因化学固定、染色、金属镀膜等程序对样品的损伤及构象的影响，样品更接近原始的状况。③由于快速冷冻可以捕捉到反应过程的瞬时状态，从而易于进行时序分辨层面上的研究，可寻找生物化学反应的中间体的形成过程，有助于酶或蛋白质的动力学及功能的研究。

四、基于干细胞应用及分析技术的研究策略

机体中存在着各种类型的细胞，它们有序地组成各种组织与器官，分别担负不同的功能。虽然不同类型的细胞形态功能差异甚大，但都来自同一个受精卵，经分化而形成。研究某种细胞的生理功能或病理情况下的变化，以及细胞分化过程和调控机制是细胞生物学的重要研究领域。在这些研究中，常常会遇到如何识别与鉴定不同分化阶段和不同分化细胞谱系（cell lineage）细胞的问题，而基于各种细胞特征的分析技术与手段则为鉴定不同的细胞提供了基础。干细胞最本质的特性就是具有自我更新和一定程度的分化潜能。

（一）诱导多能干细胞及应用前景

2006 年日本京都大学（Kyoto University）的山中伸弥（Shinya Yamanaka）教授利用转基因技术让体细胞表达四种转录因子（Oct3/4、Sox2、c-myc 和 Klf4），使得体细胞转变成为多能的干细胞。美国威斯康星麦迪逊大学（University of Wisconsin-Madison）的 Junying Yu、James Thomson 用不同的转录因子组合（Oct4、Sox2、Nanog 和 Lin28）转染给体细胞，也使体细胞转变成为多能的干细胞。2012 年，Yamanaka 与英国发育生物学家约翰·格登（John Gurdon）因在细胞核重新编程研究领域的杰出贡献而获得诺贝尔生理学或医学奖。Yamanaka 的成就打破了干细胞研究的禁区，即“已经分化的体细胞不可能逆转成为干细胞”。Yamanaka 巧妙地利用了组合转染转录因子，使体细胞重新编程，回到诱导多能干细胞（induced pluripotent stem cells，iPS）状态。iPS 细胞的发现为将来人们做细胞或组织替补治疗奠定了理论基础。例如，现在的骨髓移植需要寻找配型的骨髓源，移植后需要用药防止组织排异；但患者如能用其本身的体细胞来诱导成 iPS，再诱导成骨髓干细胞，就避免了这些问题（图 2-22）。

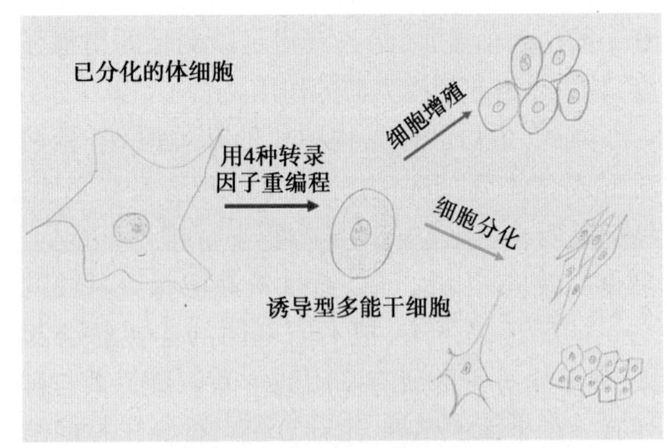

图 2-22 iPS 细胞的诱导及应用

用 Yamanaka 的四种转录因子或其他转录因子的组合在体细胞中过表达以促使其重编程转变成多能干细胞（诱导型多能干细胞，即 iPS 细胞）。一部分 iPS 细胞可以用于增殖，另一部分可用于在不同环境中的分化并做替补治疗

人们在探索用不同的方法诱导 iPS 细胞，也在探索怎样提高 iPS 细胞的制备效率和寻找获取安全的 iPS 细胞的途径，当然，很多人在探索把 iPS 细胞的研究成果应用于临床。iPS 细胞的制备和应用是一个新的技术革命，它一定会为人类的健康和一些目前难以治疗的疾病提供一个全新而且富有成效的途径。因此，iPS 细胞具有理论和应用前景。

（二）针对干细胞分化的研究策略

在开展干细胞分化研究时，常常需要对具有

某种分化特征的细胞进行鉴定或分选。细胞的鉴定或分选一般采用两种方法：第一种是利用该细胞的分子标志进行免疫荧光染色，并采用流式细胞仪进行分析。例如，Kozar K（2004）等对 cyclin $D1^{-/-}$、$D2^{-/-}$、$D3^{-/-}$ 小鼠进行分析时，发现这种 D 型 *cyclin* 基因的缺失导致小鼠胚胎致死，其中胚胎表现有明显贫血。除红细胞系细胞少外，对胚肝中其他血细胞系的前体细胞的克隆数分析表明，D 型 *cyclin* 的缺失亦导致了其他血细胞系的细胞显著减少，由此推测 D 型 *cyclin* 的缺失可能导致了造血干细胞功能的缺失。为确定造血干细胞的功能是否确有缺失，他们进行了胚肝造血细胞的移植实验，即将胚胎肝细胞移植到致死性剂量辐射处理过的受体小鼠骨髓中，然后用进行流式细胞技术分析捐献鼠（donor）与接受鼠（recipient）体内各种血细胞特征性分子标志物的遗传背景。结果证实，这些来自捐献鼠体内的多种血细胞系细胞生成出现障碍。在此基础上，他们进一步推测 D 型 *cyclin* 缺失导致这一品系小鼠体内造血干细胞是由于数量少，且不能扩增与分化，从而导致了所有的血细胞系生成缺失。为证实这种推测，他们根据造血干细胞和各种血细胞系前体细胞的细胞膜上标志物，用流式细胞仪对孕期 14.5 天（E14.5）的胚胎肝脏中造血干细胞和各种血细胞系前体细胞进行了分析。结果发现，D 型 *cyclin* 缺失动物的胚胎肝脏中有造血干细胞存在，但数量是野生型动物胚肝的 10/57，而各种血细胞系的前体细胞数量减少更为显著，为 1/46~1/12。不仅造血干细胞的数量减少，D 型 *cyclin* 缺失小鼠的造血干细胞和前体细胞的扩增能力亦显著下降，其主要原因是 D 型 *cyclin* 的缺失导致了这些细胞的 S 与 G_2/M 期细胞显著减少。这种利用细胞的标志物通过流式细胞仪进行干细胞分化分析的策略主要适用于一些对其分化过程有较好了解的干细胞或前体细胞，例如造血干细胞和免疫细胞。但随着发育生物学的发展，越来越多的各种组织器官的前体细胞，特别是一些肿瘤的前体细胞被鉴定，其分子表面的标志物被发现并作为细胞特征的认定，这已在肿瘤生物学研究中被广泛应用。

第二种策略是根据细胞分化过程中程序化基因表达的特征，选择只在某一分化阶段或某一种分化的细胞中表达的基因，构建一个由其启动子来驱动的 GFP 或其他报告基因表达的系统，利用该系统来追踪（tracing）细胞的分化阶段或分化的谱系，即谱系追踪（lineage tracing）。这一技术在包括心血管在内的许多器官（系统）干细胞定向分化研究中被广泛应用。例如，Christoforou N（2008）等为研究心血管前体细胞（cardiovascular progenitor）的分化，选择 Nkx2-5 作为这种细胞的分子标志。他们构建了一个表达有 Nkx2-5 增强子驱动的 GFP 的胚胎干细胞（ES）细胞系，让此 ES 细胞在体外分化成类胚体（embryoid body，EB）。由于 Nkx2-5 在心脏发育的最早期开始表达，因此在培养 ES 细胞开始分化的第 6 天，通过分选 GFP 阳性细胞便可得到心血管前体细胞。在显微镜下，这种阳性细胞表现出自发的收缩功能。不仅如此，通过进一步分化，这种细胞可变为成熟的心肌细胞，并且在改变培养条件后，还可分化成内皮细胞、血管平滑肌细胞。对于这些细胞的鉴定，都是选择它们所特有的标志物进行免疫组织化学来识别的。

（三）肿瘤干细胞研究的常用策略

肿瘤干细胞是肿瘤中一群具有自我更新能力并能产生异质性肿瘤细胞的细胞。这群细胞虽然数目少，但在肿瘤的发生、发展、复发和转移中起着重要作用，因此，肿瘤干细胞是肿瘤细胞生物学研究的一个热点。对于肿瘤干细胞的研究，主要有两方面：一是确定肿瘤干细胞的标志物，即通过对某群肿瘤细胞进行功能性分析确定为肿瘤干细胞后，再确定其分子标志；二是研究肿瘤干细胞的生物学特征和致病特征，常用方法包括使用流式细胞仪进行肿瘤细胞分选，并对分选出的肿瘤细胞进行肿瘤干细胞的某些特性分析，包括球囊培养实验和致瘤实验等。

这里以乳腺癌肿瘤干细胞的研究为例，对肿瘤干细胞的基本研究策略作一简介。Al-Hajj M（2003）等将乳腺癌患者标本中的肿瘤细胞用各种细胞膜标志分子包括 CD44、CD24 和 B38.1 等进行分选后接种到 NOD/SCID 小鼠中进行成瘤能力检测，结果发现以 $CD44^+CD24^-$/low 为标志的乳腺癌细胞成瘤能力极强，只要接种 200 个细胞就可以在小鼠中形成肿瘤，因此将 $CD44^+CD24^-$/

low 定为乳腺癌干细胞的标志物。Dario Ponti 等进一步对 $CD44^{+}CD24^{-}$/low 肿瘤细胞的干细胞特性进行分析，证实这种细胞在体外培养时能形成球囊，具有自我更新（self-renewing）等干细胞或前体细胞等活性，同时亦具有很强的成瘤能力。Ginestier C 等人研究发现，ALDH1 可以作为正常乳腺干细胞和乳腺肿瘤干细胞的标志物。乙醛脱氢酶 1（ALDH1）是细胞中一个具有催化作用的酶，利用该酶催化底物产生荧光，通过检测荧光强度可反映 ALDH1 的表达活性，基于这一技术开发出了相应的荧光学检测试剂盒 ALDEFLUOR® Kit，已广泛用于乳腺肿瘤干细胞筛选。ALDH1 作为乳腺肿瘤干细胞的标志物，为在乳腺肿瘤病理组织原位鉴定乳腺肿瘤干细胞提供了方便。此外，和正常的干细胞一样，乳腺肿瘤干细胞能够将特定的细胞染料（如 Hochest）泵出细胞外，因此在流式细胞分选时出现一类染色阴性的侧群细胞（side-population cell，SP 细胞）。Side-population 实验可作为乳腺肿瘤干细胞筛选的手段。

干细胞最本质的特性就是具有自我更新和不对称分裂的能力。成球实验（sphere formation assay）是目前检测分选出的细胞是否具有干细胞特性的一个重要实验。将分选出来的细胞进行体外成球实验，单个的细胞能够形成一群具有不同分化特性的细胞球（团），以此说明分选出来的细胞具有不对称分化的能力。将细胞球（团）收集后消化成单个的细胞后再进行成球培养，如果仍然能形成球（团），说明自组织分离出的原代细胞具有自我更新的能力。肿瘤干细胞功能上最直接的证据就是生成肿瘤的能力，将分选出来的少量细胞和未分选的乳腺肿瘤细胞注射入免疫缺陷小鼠的乳腺脂肪垫，来观察肿瘤形成能力，比较两者在小鼠乳腺中肿瘤生成的能力是目前证明乳腺肿瘤干细胞特性的最有说服力的实验。

第二节 各种组学研究策略在细胞生物学研究中的应用

现代生命科学特别是分子生物学技术和理论的快速发展，大大提升了细胞生物学研究的深度，分子生物学与细胞生物学的融合丰富了人们从分子水平去认识细胞形态与功能的手段，强化了对某些生物学过程发生与发展的理解。不仅如此，由于各种系统性的研究策略如基因组学（genomics）、转录组学（transcriptomics）、蛋白质组学（proteomics）等的发展，使人们对细胞的生物学过程的认识由过去的简单线性思维发展到了现在的复杂调控网络，从全局上较系统地理解细胞生物学过程特别是调控过程。

一、基因组学在细胞生物学研究中的应用

基因组学（genomics）是研究基因组染色体或染色体 DNA 的数量，及基因组内所有 DNA 序列的学科。

人类基因组计划（human genome project，HGP）是由美国科学家于 1985 年率先提出，于 1990 年正式启动并于 2001 年完成的一项大型国际合作研究计划，其主要任务是将人体 23 对染色体 DNA 全部 3×10^{9} 个碱基对（base pairs，bp）进行序列分析，对大约 25 000 个基因进行染色体定位，构建人类基因组遗传图谱和物理图谱。

现在人类的基因组测序已经完成。由于技术的改进和发展，个体化的基因组测序已经成为可能。利用人类基因组测序的数据，根据不同的软件和已经确定的蛋白质信息，科学家可以推测未知的蛋白，推测染色体调控区的属性，推测 LncRNA、siRNA 可能形成的区域。甚至还可以把某些遗传疾病发生的易感区定位到染色体的特殊序列上。借助这些信息，医生们可以推断某些突变对细胞功能的影响，如罹患癌症的患者为何会出现某个癌基因高表达，可以分析该基因上游的调控序列的改变。有朝一日，基因芯片将替代现在日常的生化检验，成为判定疾病发生发展的重要依据。

二、转录组学在细胞生物学研究中的应用

转录组即一个活细胞所能转录出来的所有 mRNA 的总和，包括能翻译成蛋白质的 mRNA、微小 RNA（microRNA）和其他非编码 RNA（non-coding RNA，ncRNA）。研究细胞中转录组的发生和变化

规律的科学就称为转录组学(transcriptomics)。与基因组不同的是,转录组的定义中包含了时间和空间的限定,即认为同一细胞在不同的生长时期以及不同的生理病理情况下,其基因表达情况是不完全相同的。同一种组织或细胞表达几乎相同的一套特征性基因以区别于其他组织或细胞,但在生理和病理情况下,细胞与组织的基因表达谱将随之变化,这些变化既可作为线索,从中去探究生理和病理发生的分子机制,也可作为生物标志物(biomarker),去识别不同的生理或病理的状况。

转录组谱可以提供一定条件下某特定基因在某一种细胞或组织中表达的信息。这种基因表达的时空信息,可作为线索帮助研究者探讨该基因的功能。例如,有研究提示,去甲基化蛋白都包含一个特殊结构域,即 Jumonji C(JmjC)结构域,因此有理由相信,含有这类结构域的蛋白有很大可能性就是组蛋白去甲基化酶(JmjC domain-containing histone demethylase, JHDM)。Santa FD(2007)等研究巨噬细胞在炎症过程中激活的调控机制。巨噬细胞从血液的单核细胞移行到炎症局部,激活变成巨噬细胞的过程实际上也是一个细胞的分化过程,Santa FD 等希望研究这一过程中表观遗传学机制对巨噬细胞激活调控的可能性。在前期工作的基础上,他们研究聚焦在 JmjC 结构域的蛋白质,这类蛋白质具有位点特异性的去组蛋白甲基化酶活性。他们首先对用 LPS 处理的 Raw264.7 的 30 个 JmjC 蛋白的基因表达进行了实时定量 PCR 分析,得到了这类基因在 LPS 激活的巨噬细胞中的表达谱,发现 Jmjd3 的表达有非常特异性的显著增加。正是从这一特定的表达谱出发,他们进一步分析发现 Jmjd3(JmjC 家族蛋白之一)是组蛋白 3K27 位点三甲基化的特异性去甲基化酶,它结合到 PcG 的靶基因上,调控其区域组蛋白 3K27 的甲基化水平和基因的表达,而这一过程正是 LPS 等炎症刺激因素所诱导的结果。他们的这一研究结果揭示了通过表观遗传学调控炎症反应的一种新机制,并且为理解慢性炎症过程中巨噬细胞分化异常提供了新的分子基础。

由于每种细胞与组织均有其特征性的基因表达谱,并且在不同的生理和病理条件下会表现出某些规律及特征性变化,因此通过这种基因表达谱的分子标签,可以辨别细胞的表型归属,也可以用于疾病的诊断。例如,在阿尔茨海默病(Alzheimer's disease, AD)中,出现神经原纤维缠结的大脑神经元基因表达谱就有别于正常神经元,当病理形态学上尚未出现纤维缠结时,这种表达谱的差异即可以作为分子标志直接对该病进行诊断。转录组的研究应用于临床的另一个例子是可以将表面上看似相同的病症分为多个亚型,尤其是对原发性恶性肿瘤,通过转录组差异表达谱的建立,可以详细描绘出患者的生存期以及对药物的反应等。

目前用于转录组数据获得和分析的方法主要有基于杂交技术的芯片技术,包括 cDNA 芯片和寡聚核苷酸芯片,基于序列分析的基因表达系列分析 SAGE(serial analysis of gene expression, SAGE)和大规模平行信号测序系统 MPSS(massively parallel signature sequencing)。现在也有一些用于特定的生物学过程和特定基因家族的芯片,这样可以较为准确和针对性的获得某一组基因的表达谱。由于检测的基因数量大大减少,因此亦可以用实时 PCR 等方法获得这些特定基因的表达谱。现在的 mRNA 芯片技术可让人们通过软件来考察细胞代谢途径的改变,细胞内信号途径的改变,细胞内与分化相关基因表达的改变,细胞内参与调控细胞周期的基因表达的改变等。

微小 RNA(microRNA, miRNA)作为一种新的基因表达调控分子,已成为生命科学与医学研究的一个热点。miRNA 通过调控一些基因的表达,参与到了几乎所有的生理和病理过程。在这个过程中,miRNA 其自身的表达和生成过程亦受到精确的调控,因此,分析在特定的生理与病理条件下 miRNA 的表达谱,将提供非常重要的线索,去寻找参与这些生理或病理过程中的 miRNA,并可进一步分析这些 miRNA 的作用和分子机制。miRNA 表达谱的分析普遍的方法包括寡核苷酸微阵列和 MPEA(microfluidic primer extension assay)方法。随着测序技术的发展,对于 miRNA 表达谱的研究还可以采用 deep sequencing 技术,对表达的 miRNA 进行定量测序分析。通过上述方法得到 miRNA 表达谱后,可以对一些变化显著的 miRNA 进一步进行分析，从而明确在特定的生理或病理过程中，miRNA 调控的作用与分子机制。例如，Joan Massague 实验室（2008）试图寻找参与乳腺癌转移调控的 miRNA。他们建立了从 MDA-MB-231 乳腺癌细胞系衍变成的具有向骨或肺高转移能力的细胞株，通过分析这些细胞株与父本细胞的 miRNA 表达谱的差异，他们发现了 miR-126 参与肿瘤的生长与增殖，而 miR-335 抑制转移肿瘤细胞的侵袭。进一步分析发现 miR-335 调控转录因子 SOX4 和一种称为细胞黏合素 C（tenascin C，为星状细胞所分泌）的细胞外基质表达，从而影响到一系列肿瘤转移相关基因的表达。分析乳腺癌肿瘤患者标本发现，这两种 miRNA 在复发时表达下降，并且与肿瘤转移相关。因此通过这些分析，明确了这两种 miRNA 是乳腺癌的肿瘤转移抑制 miRNA。

在 ncRNA 中，除了 miRNA 外，还有一些 RNA 的核苷酸长度超过 200bp，称为长链非编码 RNA（long non-coding RNA，lncRNA）。这些 lncRNA 在基因表达中，对 mRNA 的转录或稳定性都可能产生影响，对蛋白的翻译也可能产生影响。由于 lncRNA 选择性地改变一些基因的表达，因此，可以影响细胞的功能，包括细胞的分裂、分化、代谢等。

三、蛋白质组学在细胞生物学研究中的应用

蛋白质组学（proteomics）指一种细胞乃至一种生物所表达的全部蛋白质，是大规模地研究蛋白质的特征，包括蛋白质的表达水平、翻译后的修饰、蛋白与蛋白相互作用等，由此获得蛋白质水平上的关于疾病发生、细胞代谢等过程的整体而全面的认识。蛋白质组与基因组的最大差别是，它随着组织不同，甚至环境状态的不同而改变。在转录时，一个基因可以有多种 mRNA 的剪接体，并且，同一蛋白还通过修饰可以形成多种形式，因此，一个蛋白质组并非一个基因组的直接产物，蛋白质组中蛋白质的数目有时可以超过基因组的数目。蛋白质组研究延伸了蛋白质（多肽）谱和基因产物图谱技术，将这些基因产物图谱进一步通过图像分析、质谱技术、氨基酸组分分析，测定其蛋白质种类及表达水平。

蛋白质是细胞生命活动的执行者。在生理或病理条件下，蛋白质本身的存在形式和活动规律将发生变化，如翻译后修饰、蛋白质间相互作用以及蛋白质构象等问题。蛋白质的可变性和多样性导致了蛋白质研究技术比核酸技术要复杂和困难得多。由于生命现象的发生常涉及到多个蛋白质，这些蛋白质的参与往往交织成网络，也可平行发生，或呈级联因果，并且在执行生理功能时，蛋白质的表现是多样的、动态的，并不像基因组那样基本固定不变，因此要对生命的复杂活动有全面和深入的认识，必然要在整体、动态、网络的水平上对蛋白质进行研究。正是由于这些特点，在某一特定细胞的生物学过程中，如果能比较全面的分析此过程中相关蛋白质的作用与变化规律，对正确理解这一过程具有很大的帮助。例如，转录共抑制因子 CtBP 能被转录因子招募到 DNA，但并不了解它如何抑制基因表达及其他功能。Shi Y（2003）等为理解这一过程，采用了分离纯化 CtBP 复合体的策略。他们先建立了 Flag 和 HA 双标签的 CtBP 稳定转染的 HeLa 细胞，将核提取物经过抗 Flag 和抗 HA 两个层析柱分离纯化，共得到了 20 多个多肽。质谱鉴定表明，这 20 多个多肽主要包括了 4 大类蛋白质：DNA 结合蛋白、组蛋白修饰蛋白、含染色质结构域（chromodomain）的蛋白质和 CoREST 共抑制因子等。研究者进一步用甘油梯度沉淀（glycerol-gradient sedimentation）方法证实，上述大多数多肽都与 CtBP1 在同一个组分中。经凝胶过滤（gel-filtration）进一步证实 CtBP1 形成了一个 1.3×10^6~1.5×10^6 大小的复合体，该复合体中包含了能结合到靶基因启动子上的因子和能进行染色质改造的因子。通过对这些复合体的功能与活性分析，Shi Y 等提出了 CtBP 复合体的作用模型，即先由 DNA 结合的抑制因子锚定 CtBP 复合体到靶基因的启动子上，然后复合体中的去乙酰化酶（HDAC）帮助组蛋白去乙酰化，并且组蛋白甲基化酶进一步使组蛋白 3K9 甲基化，随后，HPC2 和 CDYL 结合的 K9 甲基化位点，形成局部抑制性染色体结构，使得一个激活的染色质区域改变为抑制性，以此抑制基因的表达。

第三节　医学细胞生物学研究的特点

一、医学细胞生物学重在研究细胞结构－功能改变与疾病的关联

医学细胞生物学作为细胞生物学的一个重要分支，所要探讨的主要是与医学相关的细胞生物学问题，这些问题往往是疾病发生发展的基础，对这些问题的了解有可能为疾病的诊断与治疗提供基础和思路。在进行医学细胞生物学研究时，从问题的提出到研究的最后转归，主要围绕着疾病来进行。一些临床诊断和分析的技术也常常被应用于细胞生物学的研究中。

二、以疾病为导向医学细胞生物学旨在研究疾病发生、发展的机制

以疾病为导向，所强调的是作为医学细胞生物学研究的问题要与疾病有关。在医学实践过程中，许多问题都成为细胞生物学的研究课题，特别是对疾病的病理标本进行观察，可以发现很多细胞基本生命活动改变的现象，例如细胞增殖、凋亡、移行与侵入的变化，如果结合免疫组织化学染色，还可以发现细胞分化和分子表达谱等方面的异常。探寻这些变化的原因，阐明这些变化对疾病发生发展的意义等问题，正是医学细胞生物学工作者的责任。

以所观察到的疾病过程中的变化为切入点，建立以细胞或动物模型为基础的研究系统，探讨这些变化之下所包含问题的分子基础，最后回到疾病预防和治疗实践中，验证所发现的分子机制是否符合疾病的发生与发展过程。这样的研究策略，是研究疾病过程中的分子机制的常见模式。例如，DeNardo DG（2009）等在研究乳腺癌时，通过对人乳腺癌标本进行仔细观察，发现在肿瘤组织中均有巨噬细胞、T 和 B 淋巴细胞浸润，并且与乳腺癌的发展呈正相关。他们在 PyMT 乳腺癌小鼠模型中亦观察到了类似的现象。由于获得性免疫对天然免疫有关键性的调控作用，因此，该研究组推测 T 或 B 细胞能调控巨噬细胞在肿瘤发展中的作用。为证实这一推测，他们用 PyMT 小鼠与 $RAG1^{-/-}$（T 和 B 细胞缺失）或选择性缺失 T 或 B 细胞的小鼠杂交，然后再比较观察肿瘤在这些小鼠中的形成情况，发现 $CD4^+$ T 淋巴细胞对于肿瘤的转移是必需的。同时，他们还发现 $CD4^+$ T 淋巴细胞并不调控巨噬细胞等细胞在肿瘤中的浸润，但调控巨噬细胞在肿瘤中的生物学功能。分离这种 $CD4^+$ T 细胞并分析其分子标志，他们发现这种 T 细胞主要是 Th2 细胞。这种 T 细胞通过分泌某些细胞因子来调控肿瘤巨噬细胞的功能，继而影响到肿瘤细胞的转移。

三、医学细胞生物学利用已获得分子/细胞信息建立疾病模型，预测疾病转归

还有另一种类型的研究策略，即通过细胞或分子水平的研究，发现了某种细胞的生物学过程可能与疾病有关，因此需要用疾病标本或动物的疾病模型来进一步验证。例如，Bartkova J（2006）等在研究癌基因诱导的细胞衰老机制时，发现 DNA 复制与 DNA 双链断裂检查点（double-strand break，DSB checkpoint）机制均参与了癌基因诱导的细胞衰老过程。他们首先对不同的癌基因诱导的细胞衰老模型进行了分析，用 *Mos* 等癌基因转染 MRC5 成纤维细胞，由于 *Mos* 癌基因能诱导 p16 和 DNA DSB 检测点反应，因此细胞表现出显著的衰老现象。当沉默 ATM 时，则 *Mos* 诱导的细胞衰老消失，由此证明 DNA DSB 检测点异常参与 *Mos* 诱导的细胞衰老，而与 p16 无关。同时，他们还在这一系统中，发现了 RPA（replication protein A）灶（foci），表明有复制的单链 DNA 存在。同时，这种 foci 和 DNA 损伤的标志分子 H2AX 磷酸化位点是重叠的。研究者还进一步用 DNA 梳（combing）技术证实，当终止正在进行的 DNA 复制时能导致 DNA DSB 发生，从而确立了 DNA 复制在癌基因诱导的细胞衰老过程中的作用。这些发现指导该研究组进一步探讨与肿瘤发生的相关性，并选择了几种肿瘤来进行分析。例如，分析结肠腺瘤与腺癌标本中 HP1（代表细胞衰老标志）-H2AX（代表 DNA DSB）和 p16 染色，他们发现 HP1 与 -H2AX 显著相关，但与 p16 不显著，说明在肿瘤发生过程

中,细胞衰老的发生与 DNA DSB 有关。研究者再进一步用肿瘤细胞小鼠移植瘤模型来观察,采用干扰 siRNA 的策略,发现用 ATM 沉默的肿瘤细胞 PDVC57 建立的移植瘤中细胞衰老的数量显著减少,所形成的肿瘤生长显著增加,从而证实在癌基因诱导的肿瘤细胞衰老过程中 DNA DSB 机制具有关键的作用。

四、医学细胞生物学依托整体、细胞、分子等多层面研究手段,全方位去研究疾病的内在规律

生命科学包括细胞生物学研究的趋势是围绕一个问题运用多个领域的理论和技术来进行研究。这种整合性研究策略在医学细胞生物学研究中尤为突出,因为要解决医学相关问题,必须从分子、细胞、动物模型等多层面和多角度去认识和理解,也需要应用多种手段来开展研究。例如,在肿瘤晚期,多达 80% 的患者会出现恶病质(cachexia),表现为肌肉进行性萎缩和机体脂肪丧失,30% 的肿瘤患者死亡被认为与恶病质有关,但缺乏实验证据。如果事实如此,逆转恶病质将是肿瘤患者治疗的一个目标。Zhou X(2010)等对此问题展开了研究。他们首先建立了一个肿瘤移植瘤小鼠模型,荷瘤小鼠表现有体重下降和死亡等恶病质症状。然后他们应用了一种 Activin 2 型受体(ActRⅡB)的拮抗剂 ActRⅡB 给小鼠注射。ActRⅡB 介导了 TGF 家族成员如 myostatin 和 activin(激活素)等信号途径,是一个重要的肌肉生长的负调控信号通路。ActRⅡB 注射后能显著逆转荷瘤小鼠的体重下降,并明显延长存活时间。他们进一步分析荷瘤小鼠的其他指标,发现 ActRⅡB 能显著逆转肌肉和心脏萎缩,但不影响肿瘤的生长。进一步的分子水平研究发现,ActRⅡB 能够降低荷瘤小鼠肌肉中参与蛋白质降解的相关蛋白表达,并增加卫星细胞(satellite cell)的生长和肌纤维的大小。此研究结果解释了 ActRⅡB 对恶病质的治疗作用。以上整个课题来自于临床观察,通过对小鼠模型进行的一系列分析,证明了 ActRⅡB 介导的信号通路在恶病质的发生发展过程中有十分重要的作用。

小结:

第一节 细胞生物学研究的基本策略,包括:1. 显微镜与细胞培养技术。2. 分子示踪技术的有关策略,其中涉及的技术有:分子原位杂交技术、免疫组织化学技术、分子影响技术、离子探针应用技术、GFP 融合蛋白定位技术,这些技术重在研究分子在细胞中的定位。3. 分子生物学技术策略,所涉及的内容有:(1)用改变细胞中基因表达的方法研究该基因在细胞中的生理功能;(2)转基因的方法与途径;(3)分析蛋白质之间的相互作用;(4)分析蛋白质与 DNA 序列的物理结合(或相互作用);(5)分析染色质的修饰与基因表达的关系;(6)分析蛋白质化学修饰与蛋白质活性的关系;(7)利用转基因动物观察某个基因在体内的生物功能;(8)蛋白质的生物化学技术在细胞生物学中的应用(尤其是蛋白质三维结构的分析)。4. 基于干细胞应用与分析技术的策略:包括:IPS 细胞的应用、肿瘤干细胞的研究等。

第二节 各种组学研究策略在细胞生物学研究中的应用,包括:基因组学、转录组学、蛋白组学的应用。

第三节 医学细胞生物学研究的特点,包括:1. 重点研究细胞的结构功能的改变与疾病的关联。2. 以疾病为导向,研究疾病的发生发展的机制。3. 用基因缺陷的动物模型来研究或预测某个基因可能导致的疾病。4. 从分子、细胞及动物模型多层次、多角度去全面研究疾病的规律。

(王向东)

参 考 文 献

1. Ceccarini G, Flavell RR, Butelman ER, et al. PET imaging of leptin biodistribution and metabolism in rodents and primates. Cell Metabolism, 2009, 10(2): 148–159.
2. Cheng J, Kang X, Zhang S, et al. SUMO–specific protease 1 is essential for stabilization of HIF1 during hypoxia. Cell, 2007, 131(3): 584–595.
3. Pereira FA, Qiu Y, Zhou G, et al. The orphan nuclear receptor COUP–TFII is required for angiogenesis and heart development. Genes Development, 1999, 13(8): 1037–1049.
4. Liu X, Kim CN, Yang J, et al. Induction of apoptotic program in cell–free extracts: requirement for dATP and cytochrome c. Cell, 1996, 86(1): 147–157.
5. Cao R, Wang L, Wang H, et al. Role of histone H3 lysine 27 methylation in polycomb–group silencing. Science, 2002, 298(5595): 1039–1043.
6. Kang JS, Tian JH, Pan PY, et al. Docking of axonal mitochondria by syntaphilin controls their mobility and affects short–term facilitation. Cell, 2008, 132(1): 137–148.
7. Macurek L, Lindqvist A, Lim A, et al. Polo–like kinase–1 is activated by aurora A to promote checkpoint recovery. Nature, 2008, 455(7209): 119–123.
8. Shi Y, Sawada JI, Sui G, et al. Coordinated histone modifications mediated by a CtBP co–repressor complex. Nature, 2003, 422(6933): 735–738.
9. Chou J, Lin JH, Brenot A, et al. GATA3 suppresses metastasis and modulates the tumour microenvironment by regulating microRNA–29b expression. Nature Cell Biology, 2013, 15(2): 201–213.
10. Schmitz MH, Held M, Janssens V, et al. Live–cell imaging RNAi screen identifies PP2A–B55 and importin–1 as key mitotic exit regulators in human cells. Nature Cell Biology, 2010, 12(9): 886–893.

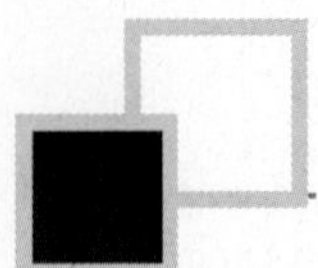

第三章 细胞膜

摘要

细胞膜是包围在细胞质周围的一层薄膜，以脂质双分子层作为基本骨架，因其内部的疏水性而对大多数极性和水溶性分子基本不通透。细胞膜的这一特性有重要的功能意义，正因为这种屏障作用，细胞内的物质与外界环境才得以分隔开来，细胞才能在稳定的内环境中完成各种生命活动。但是，细胞需要摄取营养物质，运输中间代谢产物，排泄代谢废物，也要调节细胞内外离子浓度，维持某些物质在细胞器内外的浓度梯度，因此必须有特殊的机制把水溶性的、带电的小分子和离子运送进/出细胞膜或细胞器。除了可以自由通过脂双层的物质以外，大部分分子及离子需要在膜蛋白的帮助下通过细胞膜，而大分子以及颗粒物质则以胞吞与胞吐的形式进出细胞。

细胞膜不仅有着物质运输的功能，还参与信号转导、细胞识别等，是细胞完成正常生命活动的重要结构。当细胞膜发生改变时，细胞的活动就会受到影响。临床上许多疾病在分子层面都与膜运输蛋白的基因变异有关，其中与单糖、氨基酸和水吸收相关的变异多表现为代谢异常，而与离子转运相关的异常则主要表现为神经、骨骼肌和心脏病变。在本章节中，我们将学习细胞膜的基本化学组成、分子结构、物质进出细胞膜的方式及调控，并介绍临床上典型的细胞膜相关疾病。学习细胞膜的相关知识，也有助于我们理解细胞中其他的膜性细胞器，如高尔基体、线粒体、内质网等。它们与细胞膜在结构与功能上有着许多共性，有时还可以相互转化，从而共同完成细胞的基本生命活动。

第一节 细胞膜的基本结构及组成成分

一、细胞质膜的结构模型

1663年Robert Hooke借助光学显微镜观察到了细胞，但由于分辨率的限制，在之后的几百年内人们一直没有观察到细胞质膜。之后随着技术的不断发展，人们对细胞膜的认识也随之加深，并根据当时的发现提出了几种细胞膜的结构模型，如片层结构模型和单位膜模型（图3-1），其中最为合理并被普遍接受的结构模型为流动镶嵌模型（fluid mosaic model）。

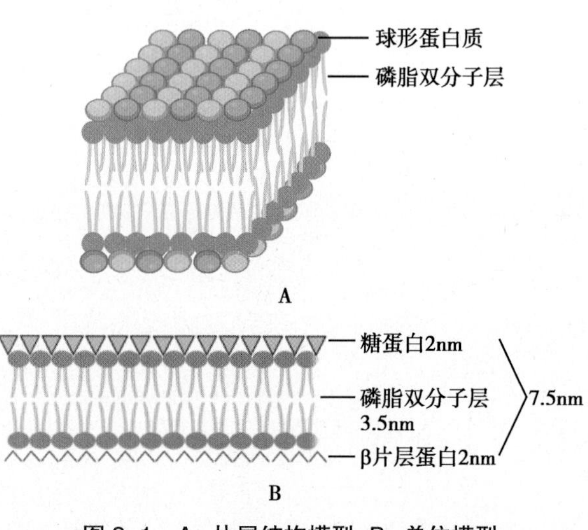

图3-1 A. 片层结构模型；B. 单位模型

（一）流动镶嵌模型

将红绿免疫荧光分别标记的人细胞与小鼠细胞进行融合，一段时间后，会发现两种荧光在融合的细胞膜上均匀分布，从而证明了细胞膜的流动性。此外，冷冻蚀刻技术显示膜中有蛋白质颗粒的存在。SJ Singer和G Nicolson根据这一系列发现，于1972年提出了“流动镶嵌模型”（图3–2），该模型认为磷脂双分子层为细胞膜的基本骨架，具有晶体分子的有序性以及液体的流动性，蛋白质分子以镶嵌、附着等形式与脂双层结合，是一种动态的不对称的流动性结构，这很好地解释了生物膜的功能特点。Singer与Nicolson因提出细胞膜流动镶嵌模型获1972年诺贝尔生理学或医学奖。

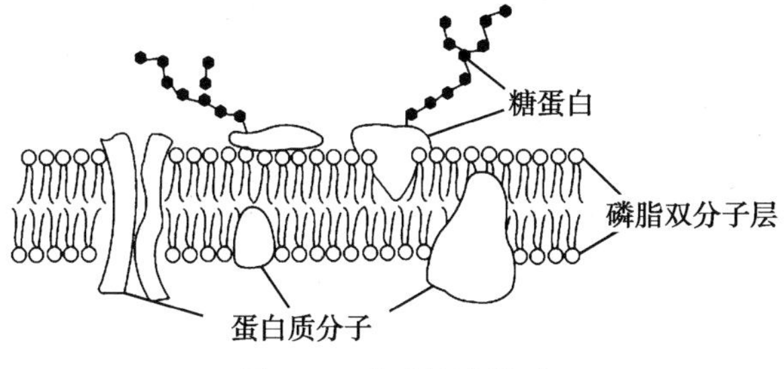

图3–2 流动镶嵌模型

（二）脂筏模型

细胞膜的脂双层是一个二维流体，但并不完全均匀，其中的一些蛋白质可以形成相对稳定的脂相。近年来不断有发现提示细胞膜上有一些富含胆固醇和鞘磷脂的微区（micro domain），其中聚集一些特定的蛋白质，可以执行某些特定生物学功能。这些区域比膜的其他部分厚，更有秩序且少流动性，周围则是流动性较高的液态区。据此，Simons于1988年提出脂筏模型（lipid raft model），该模型认为在细胞质膜上，有着由胆固醇和鞘磷脂（而非甘油磷脂）富集的相对有序的区域，其上载有行使特定功能的蛋白质，如同“脂筏”一样。另有发现表明，脂筏除了存在于细胞质膜，也存在于高尔基体膜上，因此脂阀可能是由高尔基体合成的，并最终转移到细胞膜上。

脂筏分布于细胞质膜的内外两层，但内层与外层脂筏结构与组成均有很大差异，目前比较清楚的一种脂筏结构为“质膜微囊”（caveolae）或胞膜窖。质膜微囊为哺乳动物细胞上的一种内陷如瓶状的小孔结构，陷窝蛋白（caveolin）为其标志蛋白。质膜微囊参与许多细胞生命活动，例如细胞内吞、胆固醇转运、细胞膜组装、信号转导和肿瘤生成，并参与许多致病性细菌和病毒的内吞过程。研究表明，脂筏功能的紊乱与许多疾病有所关联，如动脉粥样硬化、癌症、阿尔茨海默病均与质膜微囊及其内含的陷窝蛋白变化有关，此外，脂筏内包含的其他蛋白质数量与质量改变也可能与细胞病变有密切关联，这些都是值得探索的问题。

医学实例：脂筏与动脉粥样硬化

脂筏是质膜上富含胆固醇和鞘脂的微区，它充当一个功能平台，涉及胆固醇代谢、转运和免疫与炎症反应期间的信号转导。而高胆固醇血症和炎症是动脉粥样硬化形成的两个关键因素。脂筏的胆固醇及其氧化物含量影响炎症信号转导，从而调节动脉粥样硬化的发生与进展。

目前已知当低密度脂蛋白（low density lipoprotein，LDL）过量涌入超出了细胞对胆固醇的外运能力时泡沫细胞形成，成为早期动脉粥样硬化的标志。与LDL不同，高密度脂蛋白（high density lipoprotein，HDL）通过促使胆固醇外流保护动脉免受胆固醇负荷和免疫细胞浸润。当血浆LDL浓度高而HDL浓度低时，循环的外周血单核细胞（peripheral blood monocyte，PBMC）通过清道夫受体摄取LDL来富集胆固醇。富含胆固醇的单核细胞更容易黏附在受损的内皮上，并继续迁移到动脉内膜并变成巨噬细胞。清道夫受体摄取脂蛋白后，胆固醇酯（cholesteryl ester，CE）在溶酶体水解成游离胆固醇（free cholesterol，FC），FC主要有三个分流途径：一是渗入脂筏后参与其装配；二是分流到内质网，在胆固醇酰基转移酶（acyltransferase，ACAT）作用下再酯化成CE并储存在细胞质脂滴中。但CE的储存是可逆的，因为中性胆固醇酯水解酶（nCEH）可在需要时将CE重新转化为FC；三是可通过ATP结合盒转运蛋白A1（ATP-binding cassette transporter A1，ABCA1）将过量FC从脂筏转运到载脂蛋白A-I（apoA-I）和载脂蛋白E（apoE），形成血浆可溶性含脂质颗粒，送至肝脏清除。如果FC流入率过高以至于过量的FC不能被内质网酯化或流出细胞外，那么脂筏平台就不能正常地分解，使得免疫细胞活化而引起慢性炎症（图3–3）。

研究表明，细胞表面的粒细胞－巨噬细胞集落刺激因子β亚基（GM-CSFβ）和白介素-3（IL-3）受体水平会因为细胞胆固醇浓度增加而增加。已知IL-3和GM-CSF有助于白细胞增殖、分化和存活，并共同作用于β-链亚基受体CD131，而CD131定位于脂筏。IL-3结合于CD131可导致白细胞过度增殖和形成与动

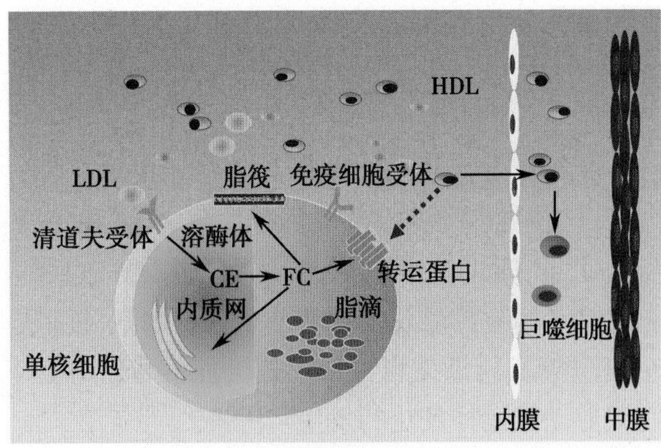

图 3-3 单核细胞诱导形成泡沫细胞

脉粥样硬化相关联的细胞因子风暴，GM-CSF 结合 CD131，导致 p38 促丝裂原活化蛋白激酶（mitogen-activated protein kinase，MAPK）活化，激活相关细胞因子的基因表达。同时 T 细胞参与动脉粥样硬化的动态过程，并随炎症程度的变化而变化。几种类型的辅助 T（helper T cell，Th）细胞参与炎症过程，促炎性 Th1 应答的特征在于产生 γ 干扰素（IFN-γ）和肿瘤坏死因子 -β（TNF-β），而抗炎性 Th2 应答产生白介素 -4（IL-4）和白介素 -10（IL-10）。Th1 和 Th2 之间的反应平衡对维持免疫耐受性至关重要，其在很大程度上受调节 T 细胞（Tregs）控制，而 Treg 的形成，稳定性和功能受到脂筏的调节。

在动脉粥样硬化发展过程中，脂筏平台对受体信号转导和免疫细胞活化至关重要。通过研究细胞如何调节脂筏的形成、组成和分解，可能为动脉粥样硬化的机制研究提供新的方向。

二、细胞质膜的化学组成

不同细胞的细胞膜化学组成基本相同，主要为脂类、蛋白质和糖类。脂类排列成双分子层构成细胞膜的基本骨架，蛋白质与脂类结合，赋予细胞膜重要的生物学功能，糖类与膜外表面的蛋白质或脂质共价结合形成糖脂和糖蛋白。除此之外还有少量的水分、无机盐和金属离子等也参与细胞膜的构成。

（一）膜脂

膜脂（membrane lipid）是细胞膜的基本组成成分，约占膜总成分的 50%。动物细胞的细胞膜上约有 10^9 个脂分子，即在每平方微米质膜上约有 5×10^6 个脂分子。根据质谱分析，典型的真核细胞的细胞膜可能有 500~2 000 种不同的脂质，不同脂质之间的区别主要体现在脂质的头部基团，烃链长度以及不饱和程度的组合变化上。膜脂主要有三种类型：磷脂、胆固醇和糖脂。

1. 磷脂 磷脂（phospholipid）是细胞膜内最多的脂质成分，根据组成结构可以分为两类：甘油磷脂（phosphoglycerides）和鞘磷脂（sphingomyelin）。

甘油磷脂主要在内质网合成，是构成膜脂的基本成分，占整个膜脂的 50% 以上。甘油磷脂主要包括磷脂酰胆碱（phosphatidylcholine，PC）、磷脂酰乙醇胺（phosphatidylethanolamine，PE）、磷脂酰丝氨酸（phosphatidylserine，PS）和磷脂酰肌醇（phosphatidylinostial，PI）。甘油磷脂除了组成细胞膜的基本结构以外，其中的某些成分（如 PI）还在细胞信号转导中发挥重要作用。甘油磷脂分子以甘油为骨架，甘油分子的 1、2 位羟基分别与脂肪酸形成酯键，3 位羟基与磷酸基团形成酯键，其脂肪酸链长短不一，多数链由 14~24 个碳原子组成，甘油磷脂两条脂肪酸链的一条为饱和脂肪酸，另一条则为含 1~2 个双键的不饱和脂肪酸。不饱和脂肪酸中的双键在烃链中产生约 30° 角的弯曲，对膜的流动性有一定的作用。甘油磷脂的磷酸基团分别与胆碱、乙醇胺、丝氨酸或肌醇结合形成上述四种类型的磷脂分子（图 3-4）。这些亲水的小基团与带负电的磷酸基团形成高度水溶性的结构域，被称为亲水头（hydrophilic head）。而尾部的脂肪酸链则为疏水的结构，称疏水尾（hydrophobic tail）。亲水头的空间占位可影响脂双层的曲度，比如与 PC 比较，PE 更倾向于形成曲面膜。甘油磷脂分子同时具有亲水头和疏水尾，因此被称为两亲性分子或兼性分子（amphipathic molecule）。甘油磷脂的形状以及两亲性使得其可以在水溶液中自发形成双层膜。

鞘磷脂（sphingolipids）均为鞘氨醇的衍生物，是细胞膜上唯一不以甘油为骨架的磷脂，主要在高尔基体合成。鞘磷脂一般在细胞膜中含量较少，但神经元细胞膜中含有较多的鞘磷脂。鞘磷脂由一条烃链和一条与鞘氨醇的氨基共价结合的长链脂肪酸组成，有一个基于磷酸基团的极性头部，分子结构与甘油磷脂非常相似，因此可以与甘油磷脂共同组成生物膜，但鞘磷脂形成的脂双层

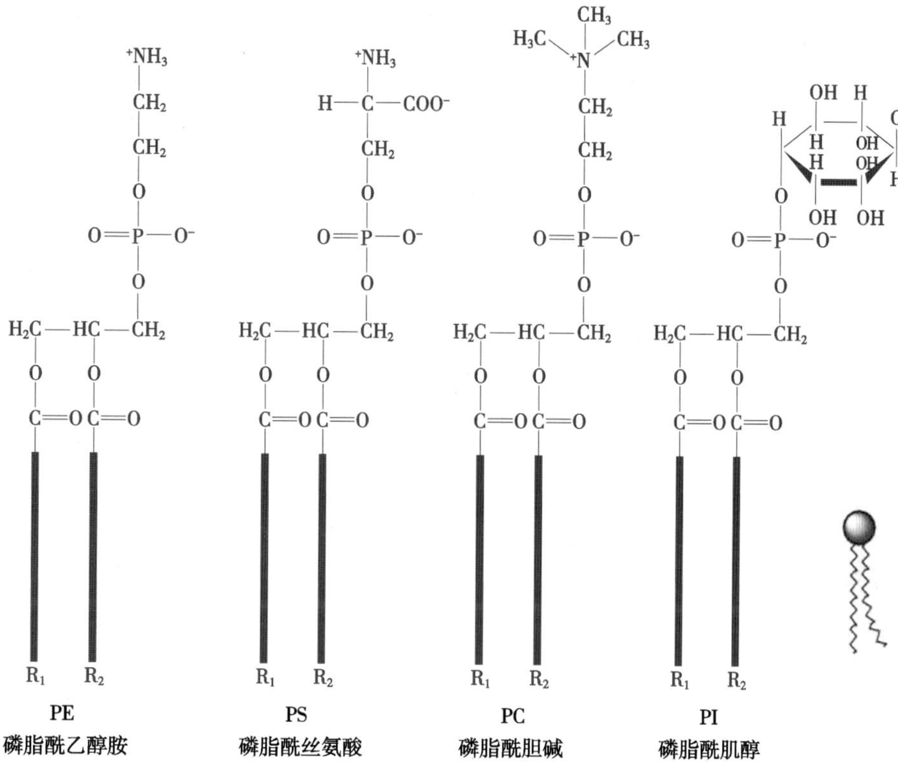

图 3-4 四种类型的磷脂分子结构

的厚度通常更厚。除此之外，鞘磷脂及其代谢产物还参与各种细胞活动，如细胞增殖、分化和凋亡等。

2. 胆固醇 胆固醇（cholesterol）是一类含有4个闭环的碳氢化合物，其亲水头部为羟基，与相邻磷脂分子的极性头部靠近，中间的固醇环结构固定于相邻磷脂分子的烃链上，其尾部则为一条疏水烃链。胆固醇是一种分子刚性很强的两性化合物，其疏水性很强以至于不能直接形成双层膜结构，只能插入脂双层的磷脂分子之间，参与生物膜的形成。胆固醇与甘油磷脂相互作用会增加磷脂分子的有序性及脂双层的厚度。在多数的细胞中，50%~90%的胆固醇存在于细胞质膜和相关的囊泡膜上。胆固醇的合成是在动物细胞的胞质和内质网完成的，但动物体内胆固醇多数来自于食物，只有少部分由自身合成。它在调节膜的流动性、增加膜的稳定性以及降低水溶性物质的通透性等方面都起着重要作用。同时，它也是脂筏的基本结构成分。实验证明，破坏胆固醇合成关键环节的中国仓鼠卵巢细胞株（M19），由于胆固醇无法合成，体外培养时细胞会很快解体。缺乏胆固醇还可能导致细胞分裂的抑制。不同细胞的细胞膜上脂质含量不同，种类组成也多种多样，如哺乳动物的细胞膜上富含胆固醇，细菌的细胞膜则缺乏胆固醇，但某些细菌的细胞膜上有甘油酯等中性脂质（表3-1）以及有细胞壁加强细胞的机械强度。不同类型的脂质分子具有不同的头部基团和脂肪酸链，这赋予了生物膜不同的特性。

表 3-1 不同细胞生物膜的脂类组成及其所占百分比

脂类	人红细胞膜/%	人髓鞘/%	牛心线粒体/%	大肠埃希菌/%
磷脂酸	1.5	0.5	0	0
磷脂酰胆碱（PC）	19	10	39	0
磷脂酰乙醇胺（PE）	18	20	27	65
磷酸甘油酯	0	0	0	18
磷脂酰丝氨酸（PS）	8.5	8.5	8.5	0
心磷脂	0	0	22.5	12
神经鞘磷脂（ASM）	17.5	8.5	0	0
糖脂	10	26	0	0
胆固醇	25	26	3	0

3. 糖脂　糖脂（glycolipids）由脂类以及与其共价结合的寡糖构成，动物细胞膜的糖脂几乎都是鞘氨醇的衍生物，结构类似鞘磷脂，被称为鞘糖脂（glycosphingolipid）。糖脂也是两性分子，它的极性头部由一个糖分子或寡糖链与鞘氨醇共价结合形成。糖脂在原核和真核细胞的细胞质膜上普遍存在，目前已发现40余种糖脂，它们之间的主要区别在于其极性头部构成的不同。在动物细胞中，最简单的糖脂是脑苷类，只有1个葡萄糖或半乳糖残基与鞘氨醇连接，较复杂的神经节苷脂（ganglioside）可含多达7个糖残基，其中含有不同数目的唾液酸。不同的细胞中所含糖脂的种类不同，如神经细胞含有神经节苷脂，人红细胞表面含有ABO血型糖脂等，它们均具有重要的生物学功能。

在所有细胞中，糖脂均位于质膜的外侧表面，糖基暴露于细胞表面，虽然含量仅占膜脂的5%，但绝大多数为细胞外基质以及细胞黏附分子，在细胞识别、信号转导和细胞连接等方面发挥重要作用。

膜脂构成细胞膜的结构骨架。膜脂都是两亲性分子，这使得它们在水溶液中会自动形成脂双层（lipid bilayer）结构。当这些脂质分子被水环境包围时，它们就自发地聚集起来，两层的亲水头部分别伸向不同方向水侧，把疏水的尾部夹在头部中间，为了避免双分子层两端疏水尾部与水接触，游离端往往自动封闭，从而形成稳定的中空结构，称为脂质体（liposome）。根据这一特性可以人工制备脂质体，制备材料可以是单一或混合的磷脂，在其中嵌入不同的膜蛋白，可以作为人工生物膜来研究膜脂与膜蛋白及其生物学性质。在临床上，脂质体制剂被作为生物活性分子的载体，在药物递送和基因治疗等研究方面被广泛应用。脂质体可以包封生物分子或亲水性药物，并穿过细胞的脂质双层结构，这增加了分子或药物的胞内运输和溶解性。脂质体还可以保护药物的完整性使其免受组织和细胞内多种活跃的降解机制的影响，同时因为其低免疫原性和低毒性，脂质体比病毒载体更为安全。如果将相应的抗体构建到脂质体膜上，脂质体可以选择性地结合到靶细胞膜表面，使药物能够定向作用于靶细胞。当前，将脂质体作为主要的纳米载体（脂质体、纳米颗粒、树枝状大分子、碳纳米管等）显示出诱人的前景并应用于多种医学研究领域，包括抗癌、抗真菌和抗炎药物以及治疗性基因递送。许多临床产品，如阿霉素（adriamycin）脂质体、两性霉素B（amphotericin B）脂质体注射剂等已经成为脂质体在临床应用的代表，通过将药物包封在脂质体中增强药剂的药代动力学和药效学，进而改善治疗效果。同时，脂质体也可用作基因递送的纳米载体，使脂质体-DNA复合物成为基因治疗最有前途的工具之一。

（二）膜蛋白

生物膜所含的蛋白叫膜蛋白（membrane protein），是生物膜功能的主要承担者。动物细胞膜蛋白的种类繁多。酵母基因组中约13%的基因负责编码膜蛋白，多细胞有机体膜蛋白的种类则更多一些。膜蛋白决定了生物膜的特性和其不同的生物学功能，同时膜蛋白也是许多小分子药物结合的靶点。不同类型的细胞以及细胞不同部位的生物膜上膜蛋白的含量与种类都有很大的区别，如线粒体内膜含有电子传递链，氧化磷酸化相关蛋白，故膜蛋白含量达76%，而在主要起绝缘作用的神经细胞髓鞘质膜中，膜蛋白含量仅占18%。

根据膜蛋白分离的难易程度及其与脂质分子的结合方式，膜蛋白可分为3种基本类型：膜外蛋白（extrinsic membrane protein）、膜内蛋白（intrinsic membrane protein）和脂锚定膜蛋白（lipid-anchored protein）。

1. 膜外蛋白　膜外蛋白为水溶性蛋白质，与膜表面的膜蛋白分子或膜脂分子结合比较松散，一般不插入细胞膜，只要改变溶液的离子强度甚至提高温度就可以将其从膜上分离下来。一些膜外蛋白通过共价键与脂类分子头部结合从而间接与膜结合，一些则通过暴露于蛋白质表面的α螺旋的疏水面与脂双层的胞质面单层相互作用而与膜结合。这些膜外在蛋白并非一直固定于膜表面，有时因功能的需要，也可以从膜上释放出去或者被募集到膜上。

2. 脂锚定蛋白　膜锚定蛋白是一种本身并没有进入膜内，而是以共价键与脂质、脂酰链或异戊烯基团相结合，并通过它们的疏水部分插入到膜内的蛋白质。膜的内外两侧均有膜锚定蛋白的存在，其与脂质分子的结合方式主要有两种，一种方式是位于细胞膜内面的膜锚定蛋白直接与脂类分子中的脂肪酸链或异戊二烯基形成共价键而被锚定在脂双层上的，如 Src 和 Ras 蛋白就是通过这种方式锚定在细胞膜上，这种锚定方式往往提示细胞的恶性转化；另一种方式为位于细胞质膜外表面的蛋白质，通过寡糖链共价连接到磷脂酰肌醇（PI）分子上，形成“蛋白质 – 糖 – 磷脂”复合物，又称糖基磷脂酰肌醇锚定蛋白（glycosylphosphatidylinositol-linked protein，GPI）。肌醇同时与长度不等的寡糖链相结合，最后寡糖末端的磷酸己醇胺与蛋白质共价相连，从而有效地将蛋白质结合到质膜上。这种锚定方式与跨膜蛋白相比活动性更大，有利于与胞外的信号分子结合和反应。

3. **膜内在蛋白** 膜内在蛋白与膜结合较紧密，只有用去垢剂处理使膜崩解后才可分离出来。膜内在蛋白占整个膜蛋白的 70%~80%，据估计在人类基因中，1/4~1/3 基因编码的蛋白质为膜内在蛋白。

目前所了解的内在膜蛋白均为跨膜蛋白（transmembrane protein），跨膜蛋白在结构上可分为胞质外结构域（extracellular domain）、跨膜结构域（transmemebrane domain）和胞质内结构域（cytoplasmic domain）3 个组成部分。根据跨膜蛋白跨膜域跨膜的次数可以分为单次跨膜（single pass）、多次跨膜（multi pass）和多亚基跨膜（multi-subunits）蛋白 3 种类型。膜内在蛋白与膜结合的主要方式有：①跨膜结构域与膜脂分子的疏水端相互作用，这是膜内在蛋白最重要的结合方式。②跨膜结构域两端携带正电荷的氨基酸残基，如精氨酸、赖氨酸等与磷脂分子带负电的极性头部形成离子键，或带负电的氨基酸残基通过 Ca^{2+}、Mg^{2+} 等阳离子与带负电的磷脂极性头部相互作用。③膜蛋白通过自身在细胞质内部的半胱氨酸残基与脂肪酸分子共价结合，后者可以插入脂双层中，间接加强膜蛋白与脂双层的结合力。

大多数膜内在蛋白的跨模结构域都是 α 螺旋构象，跨膜结构域含有 20 个左右的疏水氨基酸残基并形成 α 螺旋，其外部疏水侧链通过范德华力与脂双层分子的脂肪酸链相互作用，这样的构象可以形成较多的氢键从而形成稳定性高的结构。多次跨膜蛋白（multi-pass transmembrane protein）具有几个跨膜的 α 螺旋区。如最普遍存在的介导细胞膜 G- 蛋白偶联受体（G-protein coupling receptor，GPCR）信号通路的细胞表面蛋白就是一类 7 次跨膜的膜蛋白。GPCR 跨膜结构 α 螺旋的方向，有的与膜面垂直，有的则与膜面呈一定的角度，因此，这一 α 螺旋的长度也各有差异。也有些跨膜蛋白以 β 片层（β-pleated sheet）构象跨膜，其会多次穿过质膜并形成桶状结构（β-barrel）与膜相结合。

为了研究膜蛋白的结构、功能和性质，需要将其从细胞上分离纯化。而要分离内在蛋白，就需要使用去垢剂来干扰跨膜蛋白的疏水作用同时破坏脂双层。去垢剂（detergent）是一端亲水、另一端疏水的两性小分子，是分离与研究膜蛋白的常用试剂。作为一种表面活性物质，去垢剂可以插入膜脂，与膜脂或膜蛋白的跨膜结构域等疏水部位结合，形成可溶性的微粒。少量的去垢剂能以单分子状态溶解于水中，当达到一定浓度时，去垢剂分子可在水中形成微团（micelle），此时去垢剂的浓度称为微团临界浓度（critical micelle concentration，CMC）。CMC 是各种去垢剂的特征和功能的重要参数。去垢剂可以分为阴离子、阳离子和中性去垢剂等多种类型。十二烷基磺酸钠（SDS）是一种常用的阴离子型去垢剂，具有一个带电荷的基团。细胞膜水解后形成的长链脂肪酸及细胞中的蛋白等疏水性较强的物质与 SDS 结合，从而使其与膜分离，高浓度的 SDS 还可以破坏蛋白质中的离子键和氢键等非共价键，甚至改变蛋白质亲水部分的构象，并按一定的比例和蛋白质分子结合成复合物，使蛋白质带负电荷的量远远超过其本身原有的电荷，掩盖了各种蛋白分子间天然的电荷差异。这一特性常用于蛋白质成分分析的 SDS- 凝胶电泳（gel electrophoresis）。中性去垢剂也称非离子去垢剂，可使细胞膜崩解，但对蛋白质的作用比较温和，它不仅用于膜蛋白的分离与纯化，也用于除去细胞的膜系统，以便对细胞骨架蛋白和其他蛋白质进行研究。

第二节 细胞质膜的生物学特性

一、膜的流动性

膜的流动性（fluidity）是细胞膜的基本特性之一，也是细胞进行生命活动的必需条件。当膜的流动性受到限制时，物质的转运和酶的功能也会受到影响。膜的流动性主要依靠膜脂的流动性和膜蛋白的运动性来维持。

（一）膜脂的流动性

膜脂是由两亲性的分子组成，胞质内外的水环境使得脂质分子无法从脂双层内溢出，因此膜脂的流动性主要指脂分子的侧向运动。膜脂分子在脂单层平面可以前后左右运动以及彼此换位，但分子的长轴之间基本平行且排列保持一定的方向。脂双层的组分既有固体分子排列的有序性，又有液体的流动性，这种介于晶态与液态之间的状态，称为液晶态（liquid-crystal state）。

脂质双分子层的流动性取决于其组成和温度，这在合成脂质双分子层的研究中很容易得到证明。由单一类型磷脂人工合成的双层膜，在特定温度下由液态变为凝胶态。这种状态的变化被称为相变（phase transition）。相变温度的高低取决于脂类分子排列的紧密程度，当脂肪酸链较短或有双键时，相变发生的温度较低。这是因为脂肪酸链的尾端之间有相互作用的趋势，这无论在同一层或不同的脂质单层中都会发生。此外，脂肪酸链的长短也是影响膜流动性的重要因素。短链脂肪酸降低了这种相互作用的趋势，使得脂双层不易凝结，有利于膜的流动。而长链脂肪酸的双键处容易发生扭转，这使得磷脂分子疏水尾部之间的范德华力受到干扰，从而降低了膜的流动性。膜的流动性也受相变温度的影响。细胞膜磷脂分子相变温度越低，细胞膜磷脂分子流动性就越大；反之，相变温度越高，细胞膜磷脂分子的流动性也就越小。温度随环境变化而变化的细菌、酵母菌和其他生物可以调节其膜脂的脂肪酸组成，以保持相对恒定的流动性。例如，当温度下降时，这些生物体的细胞合成的脂肪酸具有更多的顺式双键，从而避免了由于温度下降而导致的膜流动性下降。

在动物细胞中，胆固醇对膜的流动性也起着重要的双重调节作用。胆固醇插入双分子层，其羟基靠近磷脂的极性头基团，因此其刚性的固醇环与靠近极性头基团的烃链区域相互作用并部分固定。胆固醇通过降低磷脂分子链上这部分 CH_2 基团的运动性，使脂质双分子层在该区域不易变形。细胞膜上富含胆固醇的脂筏区域的流动性远低于周围的区域，这种结构有利于蛋白质变构，形成有效的构象。胆固醇分子既有与磷脂疏水的尾部相结合使其更为有序、相互作用增强及限制其运动的作用，也有将磷脂分子隔开使其更易流动的功能。其最终效应取决于胆固醇在脂膜中的相对含量以及上述两种作用的综合效果。通常胆固醇是起到防止膜脂由液相变为固相以保证膜脂处于流动状态的作用。在细胞质膜脂双层的内外两侧的膜脂中，细胞外侧膜脂的胆固醇含量往往高于内侧，因此内侧膜脂的流动性更弱。

（二）膜蛋白的运动性

分布在脂质二维流体中的膜蛋白并非是固定不动的，膜蛋白可以做侧向扩散以及旋转运动，这种运动性相较于脂质，速度较低，并且并非全部的膜蛋白都可以自由运动。

证明膜蛋白运动性的一个著名实验是荧光抗体免疫标记实验。用不同颜色的荧光素分别标记小鼠成纤维细胞的特异性抗体和人成纤维细胞的特异性抗体，并让其与细胞上的抗原结合。用人工的方法将两种细胞进行融合，融合刚开始时，杂交细胞一边发出绿色荧光另一边则发出红色荧光，但培养约 0.5 小时后两种荧光均匀分布在细胞膜上，这个实验为膜蛋白可以在脂双层中自由运动提供了直接的证据。膜蛋白在脂双层中的运动是自发的热运动，用药物抑制细胞能量转换、蛋白质合成等代谢途径，对膜蛋白运动没有影响，但是如果降低温度，则膜蛋白的扩散速率可降低至原来的 1/20~1/10。膜蛋白的运动性受到许多因素的影响。膜蛋白聚集成聚合物时，运动性会降低；某些膜蛋白会与细胞膜下的骨架结构结合，从而限制了膜蛋白的运动；膜蛋白周围的膜脂流动性也会相应影响到膜蛋白的运动。

膜蛋白的运动速率可以通过光漂白后荧光

素复原(fluorescence recovery after photobleaching, FRAP)测定(图 3-5)。用荧光素标记某一膜蛋白后,再利用激光将一个微区的结合有荧光素的膜蛋白进行漂白,当其他区域未被漂白的膜蛋白自由扩散至这一微区后,荧光会恢复。通过荧光恢复的速度可以计算膜蛋白的横向移动速率。但这种方法只能检测较大区域内大量分子的运动,而无法追踪单个的蛋白质分子,若要研究单个蛋白质分子的运动速率,可以用单粒子跟踪技术通过将抗体与荧光染料偶联,并通过视频显微镜跟踪它们的运动。利用单粒子跟踪,可以记录单个膜蛋白分子随时间的运动路径。

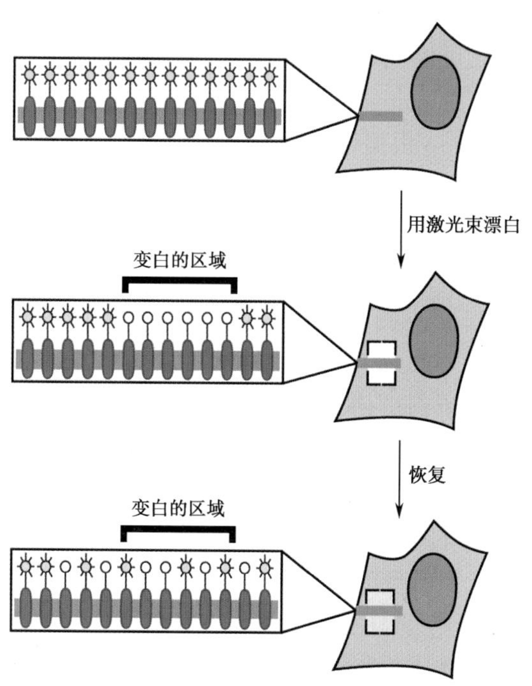

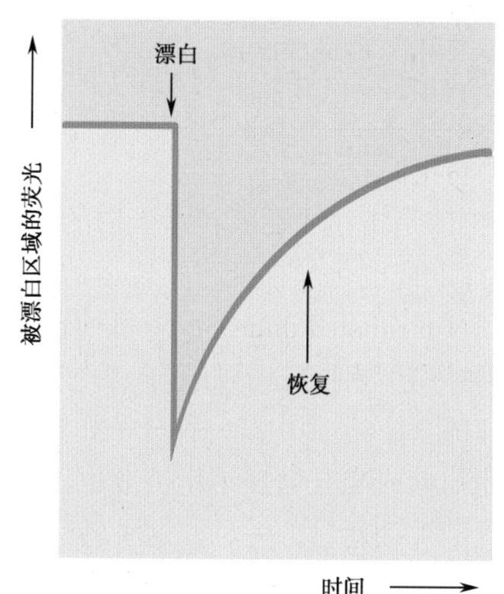

图 3-5 荧光漂白恢复示意图

膜的流动性对于细胞的生命活动有着重要的生理意义,如物质转运、信息转导等都以膜的流动性作为前提条件。倘若膜的流动性被降低到一定水平,转运过程、酶的活性以及代谢过程都会受到影响,甚至完全中止。

二、膜的不对称性

膜的不对称性(membrane asymmetry)指的是细胞膜中各种成分的分布是不均匀的,包括种类和数量上都有很大差异,这种不对称性与膜的功能有关。

(一)膜脂的不对称性

膜脂的不对称性是指同一种脂质分子在膜的脂双层中呈不均匀分布。实验证明,许多生物膜脂双层的内外两个单层的脂质组成和比例有很大的差异。例如,在人红细胞膜中,鞘磷脂和磷脂酰胆碱主要分布在外单层(outer leaflet),而内单层(inner leaflet)主要含有磷脂酰乙醇胺、磷脂酰丝氨酸以及磷脂酰肌醇。由于带负电荷的磷脂酰丝氨酸主要位于内单分子层中,因此两单分子层之间的电荷有显著差异。蛋白激酶 C 被细胞外信号激活后,会与胞膜表面磷脂酰丝氨酸富集的区域结合,并在这种带负电的磷脂辅助下发挥作用。

膜脂质不对称性对于某些组织细胞膜保持其特有功能非常重要。例如,小肠吸收上皮细胞具有极性,其朝向肠腔的游离面(即顶面,apical surface)质膜中的鞘磷脂比例较基底面(basal surface)质膜中的高,可能是由于鞘氨醇之间广泛形成的氢键可以增加膜的稳定性从而耐受更多的刺激。

膜脂分布的不对称性的生物学意义尚未完全清楚。有人推测可能与膜蛋白的不对称性分布有关。细胞对特定的脂质的头部基团进行修饰来创造膜蛋白在膜上的结合位点。磷脂酰肌醇(phosphatidylinositol, PI)就是一个例子,它是一种微小的磷脂,主要集中在细胞膜的胞质单层。各种脂质激酶可以在肌醇环上不同的位置添加磷酸基团,从而形成蛋白质的结合位点,将特定的蛋白质从胞质中募集到细胞膜上。其中一种重要的脂质激酶是磷脂肌醇 3- 激酶(PI3K),它在细胞外信号的作用下被激活,并将特定的细胞内信号蛋白募集到细胞膜的胞质表面。类似的脂质激酶使磷酸酰肌醇在细胞内膜中磷酸化，从而帮助募集参加物质转运的膜蛋白。膜脂的不对称性对某些细胞过程很重要，例如，在培养的细胞分裂过程中，在分裂沟处发现了短暂的磷脂酰乙醇胺暴露以及细胞表面的鞘磷脂的完全丧失，而当细胞表面的磷脂酰乙醇胺被人工去除或生物合成发生突变时，细胞分裂会在分裂后期停止，这些结果表明磷脂酰乙醇胺局部暴露的调控对细胞周期的进展至关重要。类似的还有磷脂酰丝氨酸（phosphatidylserine，PS），当细胞凋亡时，PS会从质膜侧外翻暴露到细胞膜的外表侧，作为凋亡细胞的重要标记，也可以作为识别信号介导巨噬细胞的吞噬作用，缺少相应PS受体的巨噬细胞不能有效吞噬凋亡细胞。

（二）膜蛋白的不对称性

所有的膜蛋白，无论是外在膜蛋白还是内在膜蛋白，在质膜上都呈不对称分布。与膜脂不同，膜蛋白的不对称性是指每种膜蛋白分子在质膜上都具有明确的方向性。这种不对称性是绝对的，即没有任何一种膜蛋白既分布在膜内层，又分布于膜外层，例如细胞表面的受体、膜上载体蛋白等，都是按一定的取向传递信号和转运物质。利用冷冻蚀刻技术可以清楚地看到膜蛋白在脂双层内外两层之间的分布差异。

膜蛋白的不对称性与膜内外不同的生物学功能有着密不可分的关系，在膜蛋白合成到转运到细胞膜的过程中，其结构始终保持不变，也不会如脂质一样发生反转运动。膜蛋白的不对称性是生物膜完成在时间和空间上复杂而有序的各种生理功能的保证。

第三节　小分子物质的跨膜运输

细胞膜是细胞与细胞外环境之间的一层具有选择透过性的屏障，物质从膜的一侧向另一侧的运送过程称作“跨膜转运”或“跨膜运输”（transmembrane transport）。营养物质进入细胞或者代谢废物的排除都需要借助跨膜转运才能通过细胞膜这层屏障，因此物质的跨膜运输对于细胞正常的生理活动具有重要的意义。

一、小分子跨膜运输的类型

全身各种细胞从血液中摄取营养物质并在细胞内代谢，完成生物能量的合成，这些过程包含各种小分子物质跨越质膜和内膜的多个步骤，由于膜的基本骨架是脂双层，其固有的疏水性质对于大多数极性和水溶性分子的透过构成了一道屏障，可以经膜自由扩散的只有极少数脂溶性、非极性或不带电的小分子，而离子、极性分子如无机离子、单糖、氨基酸、核苷酸等的跨膜转运便需要细胞膜上的膜转运蛋白参与。这些介导了物质跨膜转运的膜蛋白被称为膜转运蛋白（membrane transport protein）。根据跨膜转运是否需要能量供应，可以将小分子物质跨膜转运分为主动运输（active transport）以及被动运输（passive transport）；根据转运时是否需要膜转运蛋白的参与，被动运输又可以分为简单扩散和易化扩散。

（一）简单扩散

小分子物质从高浓度一侧直接通过细胞膜向低浓度一侧自由运动的过程，称为简单扩散（simple diffusion）。这种跨膜运输方式既不需要膜转运蛋白的协助，也不需要消耗能量，其跨膜的动力为该物质在膜两侧的浓度梯度或电化学梯度。以简单扩散方式跨膜的小分子有两类：①疏水的（脂溶性的）小分子，如氧、氮、苯等；②分子量较低的不带电的极性小分子，如水（分子量为18）、乙醇（分子量为46）等。跨膜的速率取决于该物质的脂溶性以及分子大小，一般来说脂溶性愈强、分子量愈小的分子扩散愈快，但即使是分子量不大的水分子，因为扩散速度太慢，真正大量的跨膜转运也不是通过单纯扩散的形式实现的（图3-6）。

（二）易化扩散

易化扩散是指物质在膜转运蛋白的帮助下，顺着浓度梯度或电化学梯度跨膜转运的方式，也称协助扩散（facilitated diffusion）。每种转运蛋白只运送某一特定类别的分子如离子、糖或氨基酸，并且常常只针对该类别中某一种分子如钠离子或钙离子、葡萄糖或半乳糖。易化扩散也不需要消耗能量，属于被动运输的一种。这种转运方式是非脂溶性的、极性的小分子以及离子跨膜转运的方式之一。

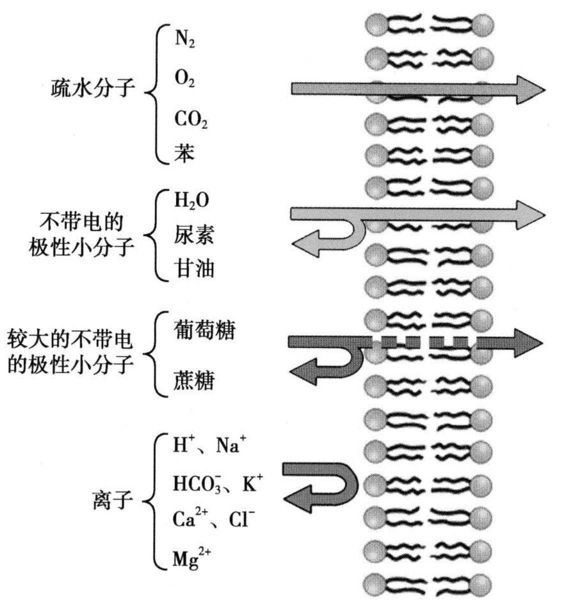

图 3-6 人工脂双层对小分子的通透性

根据膜转运蛋白的不同，易化扩散可以分为经通道易化扩散以及经载体易化扩散两种。经载体易化扩散需要载体蛋白的协助才能完成，是许多营养物质（如葡萄糖、氨基酸、核苷酸等）跨膜转运的方式。载体蛋白与其转运的物质之间有高度的结构特异性，但对两种结构类似的物质都有转运能力时，一种物质会竞争载体的结合位点从而降低其对另一种物质的转运能力。由于载体的数量和转运速率有限，当被转运的底物浓度增加到一定限度时，物质的扩散速率不再随底物浓度增大而增大，这种现象称为饱和（saturation）。

经通道易化扩散一般是带电离子的跨膜运输方式。通道蛋白对离子具有一定的选择性，但这种特异性没有载体蛋白高，一般每种通道只对一种或几种离子有较高的通透性。通道蛋白有着开放和关闭两种状态，通道开放时对应的物质可以经孔道顺浓度梯度扩散跨膜，而关闭时通道内没有物质通过，但也有通道一直处于开放状态，如神经纤维膜中的钾漏通道。经通道易化扩散的转运速率很快，每秒可达 10^6~10^8 个，且一直随离子浓度增加而线性增加，不存在饱和现象，因此可以保证离子快速通过细胞膜。

（三）主动运输

物质在膜转运蛋白的帮助下，逆着浓度梯度或电化学梯度进行跨膜转运的方式，称为主动运输，绝大多数参与主动运输的膜转运蛋白为载体蛋白。主动运输需要消耗能量，能量可以直接由 ATP 水解提供，也可以由离子跨膜电化学梯度提供，并且在动物细胞中，这种电化学梯度一般由 Na^+ 来提供。前者被称为原发性主动运输（primary active transport），而由于后者依赖的电化学梯度来源于直接由 ATP 水解供能的离子主动运输，因此也被称作为继发性主动运输（secondary active transport）。

介导原发性主动运输的转运蛋白被称为 ATP 驱动泵（ATP-driven pump），又被称为转运 ATP 酶（transport ATPase），它们将 ATP 水解成 ADP 和磷酸，同时将末端高能磷酸键释放的能量用于小分子的跨膜主动转运。ATP 驱动泵可分成四大类型，即 P 型离子泵、V 型质子泵、F 型质子泵和 ABC 超家族（图 3-7）。它们之间除了结构和转运原理的不同，在组织分布和所运物质的性质上也有明显的特征（表 3-2）。

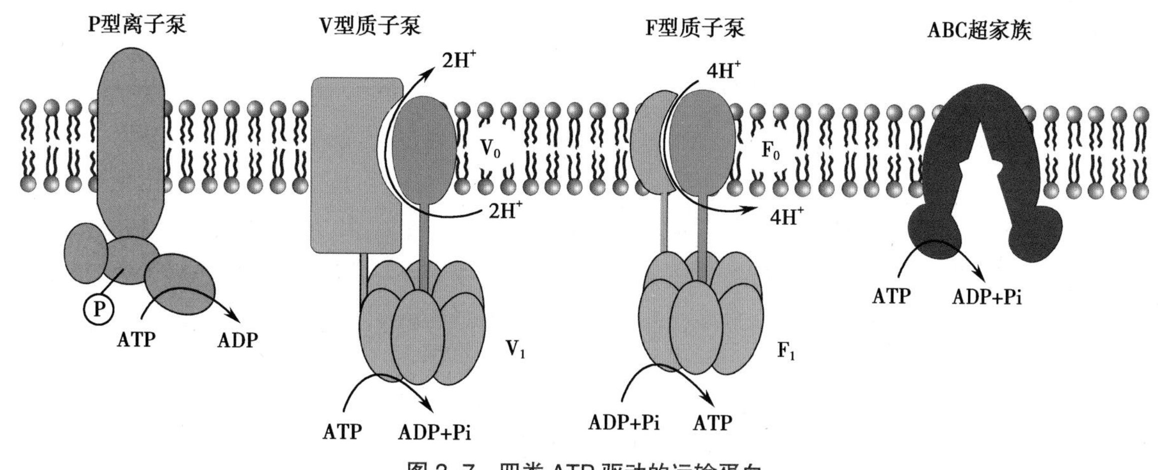

图 3-7 四类 ATP 驱动的运输蛋白

表 3-2 四种类型的 ATP 驱动泵结构、分布、转运原理和对象上具有不同特征

	P 型离子泵	V 型质子泵	F 型质子泵	ABC 超家族
结构特点	蛋白复合物，有两个催化亚基 α，其胞质侧结构域在转运过程中发生磷酸化（"P"字的由来）；可以有两个调节亚基 β	复杂的蛋白复合物，有多个不同的跨膜亚基和基质亚基。V0 组分埋于脂双层中，含 1 个 a 亚基、1 个 b 亚基和 6 个 c 亚基；V1 组分位于溶酶体或内体腔中，含亚基 A 和 B 各 3 个；还有若干其他亚基。转运过程中不发生磷酸化	复杂的蛋白复合物，与 V 型质子泵一样，有多个不同的跨膜亚基和基质亚基。F0 组分埋于脂双层中，含 1 个亚基 a、2 个亚基 b 和 10 个亚基 c；F1 组分位于线粒体基质腔中，含亚基 α 和 β 各 3 个；还有若干其他亚基	单个蛋白质，含两个跨膜结构域（各由 6 个跨膜片段组成）和两个细胞质膜侧 ATP 结合结构域（ABC）。转运过程中不发生磷酸化
转运原理	水解 ATP 而主动转运离子。ATP 和离子同时结合到催化亚基胞质侧，ATP 被水解，转运蛋白被磷酸化；磷酸化启动构象改变，离子在非胞质侧被释放，并可能在该侧结合另一种离子，转运蛋白恢复去磷酸化状态	水解 ATP 而主动转运质子。V1 组分结合 ATP 并将其水解，同时将质子经其跨膜螺旋转运到 F0 组分的半通道；质子的影响改变了 F0 组分的构象，使得质子被单方向地运到囊泡腔内	与 V 型质子泵相反，一般并不用于主动转运质子，而是利用质子梯度的能量来合成 ATP。所以主要被叫做"ATP 合成酶"。质子从 F0 组分的半通道流入基质腔时，F1 组分 β 亚基发生构象变化，催化 ADP 和 Pi 合成 ATP	ATP 结合到 ABC，触发跨膜结构域构象变化，所运分子在膜的一侧结合、又在另一侧解离
分布	各种细胞质膜或肌浆网膜；植物、细菌、真菌质膜	溶酶体、内体、分泌小泡等细胞器膜；破骨细胞和一些肾小管上皮细胞膜；植物、酵母、一些真菌的液泡膜	线粒体内膜、细菌质膜	各种细胞质膜或细胞器膜
转运对象	各种离子（Na^+、K^+、Ca^{2+}、H^+）	质子（H^+）	质子（H^+）	各种小分子（单糖、氨基酸、脂肪酸、磷脂、胆固醇、胆汁酸、脂溶性药物等）；部分多肽甚至蛋白质
功能	建立和维持各种离子特殊的跨膜梯度	在动物细胞，维持溶酶体和其他酸性囊泡内部低 pH 值	实现氧化 - 磷酸化偶联，为细胞提供化学能源	转运特殊物质，分泌、防护

1. P 型离子泵 P 型离子泵是一类能发生可逆磷酸化和去磷酸化的转运体分子，正是这种磷酸化 - 去磷酸化循环引发转运体蛋白构象变化，交替地与被转运物质结合和释放（图 3-8）。ATP 泵的两种状态分别以磷酸基团的存在与缺如为标志，这样一类离子泵被统称为"P 型转运 ATP 酶"（P 指 phosphorylation，即磷酸化），由结构和功能相关的蛋白家族组成，一般都是含两个催化亚基和两个调控亚基的四聚体，主要泵运离子，所以又称作"P 型离子泵"。所有 P 型离子泵都有保守序列（天冬 - 赖 - 苏 - 甘 - 苏，DKTGT-motif），并以天冬氨酸（D）残基作为磷酸化的位点，催化亚基有相同的分子量和结构。这些提示，转运不同离子的家族成员在进化上起源于同一分子。

最早发现的这类离子泵是对 Na^+ 进行主动运输的转运体。因为该转运体逆着极高的电化学梯度将 Na^+ 运出细胞，而将 K^+ 运入细胞，所以称

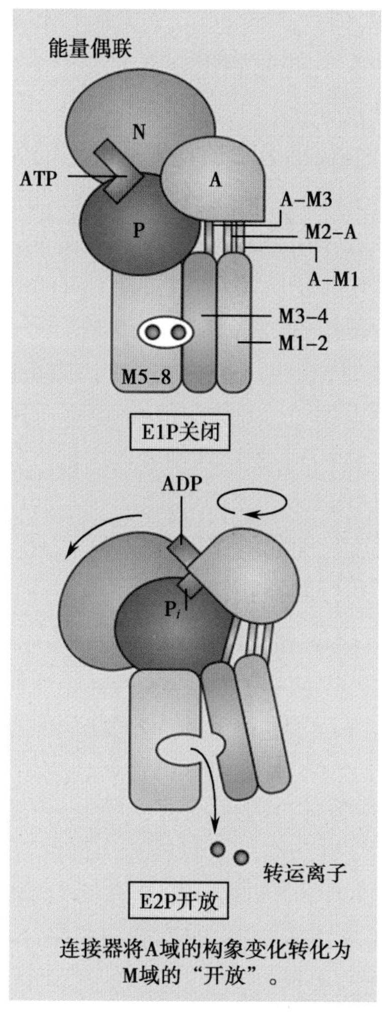

图 3–8 P 型离子泵结构及工作模式

之为 Na^+–K^+ 泵。又因为它自身是一种 ATP 水解酶，可以通过水解 ATP 获取能量，故称之为 Na^+–K^+–ATP 酶。大多数细胞的细胞内 Na^+ 浓度低于细胞外 10~20 倍，K^+ 浓度则是细胞内高于细胞外 20~30 倍，这样一种特定的离子梯度对于细胞的许多活动至关重要，其维持正是依靠 Na^+–K^+ 泵（sodium-potassium pump）的作用。一般动物细胞能量需要的 1/3 耗费于该泵，在神经元中，这种消耗可达 2/3，可见该蛋白对细胞生存的重要性。

Na^+–K^+–ATP 酶是由两个大亚基和两个小亚基相联组成的，大亚基为多次跨膜的催化蛋白（约 1 000 个氨基酸残基），小亚基为糖蛋白。糖蛋白的作用可能是帮助催化亚基合成时正确折叠，但不参与转运离子的过程。在催化亚基的胞质面有 Na^+ 和 ATP 的结合位点，胞外有 K^+ 的结合位点，整个分子能可逆地磷酸化和去磷酸化，转运过程依赖的正是这种自动的磷酸化 – 去磷酸化循环。催化亚基磷酸化是由于在胞质面 ATP 水解成 ADP，其末端磷酸基团在 Na^+ 存在时就转移至催化亚基的一个精氨酸残基上。这种依赖 Na^+ 的磷酸化引发了 ATP 酶的构象变化，导致 Na^+ 被运送出细胞，随即又发生了依赖 K^+ 的去磷酸化，即在细胞外表面有 K^+ 存在时，亚基上的磷酸基水解脱落，结果 K^+ 被运送入细胞，这时亚基又恢复原来的构象。由此可以解释为什么 Na^+、K^+ 转运与 ATP 水解紧密偶联，并且这种转运和水解的条件是 Na^+ 和 ATP 存在于细胞内、K^+ 存在于细胞外。一些药物如乌本苷（一种箭毒苷）和地高辛在 Na^+–K^+–ATP 酶的胞外结构域有结合位点，它们能对 ATP 酶发生特异性的抑制（图 3–9）。

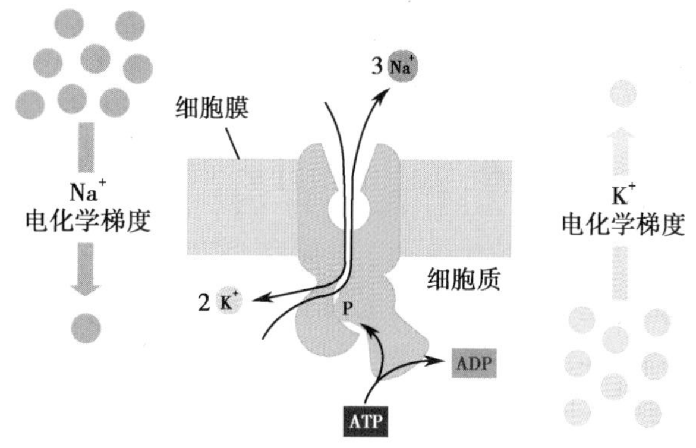

图 3–9 Na^+–K^+–ATP 酶运输模式图

Na^+–K^+–ATP 酶每水解 1 分子 ATP，同时泵出 3 个 Na^+，泵入 2 个 K^+。产生的直接效应是细胞外高钠、细胞内高钾的特殊离子梯度。其间接效应有：

（1）调节细胞容积：细胞质膜上存在水孔蛋白，是易化水的跨膜转运的通道蛋白，经此水通道，水可以顺着自己的梯度进出细胞，这一过程就叫做"渗透"。因细胞内有固有阴离子，又有为平衡固有阴离子而伴随存在的许多阳离子，它们共同形成一个渗透压，要把水"拉"进细胞；与之对抗的是细胞外渗透压，这主要由 Na^+、Cl^- 等无机离子造成。但细胞外高钠使 Na^+ 有顺其梯度流入细胞的倾向。唯有 Na^+–K^+–ATP 酶把流入的 Na^+ 不断泵出，才维持了膜内外渗透压的平衡。红细胞膜富含水通道，对水快速通透，会很快在低渗溶液中胀破或在高渗溶液中皱缩。因此，红细胞容积的维持高度依赖 Na^+–K^+–ATP 酶。用乌本苷处理红细胞，造成 Na^+ 胞内堆积，水跟随流入，红细胞将很快肿胀破裂。不过大多数其他细胞的容积保持不像红细胞那样对渗透压敏感和对 Na^+-K^+ 泵依赖,这可能因为大多数细胞的胞质是凝胶状的,对渗透压变化造成的容积变化有一定的缓冲作用。

(2)保证偶联转运体的主动转运:Na^+ 梯度中储存的能量使某些转运体蛋白可以同向转运或逆向转运的形式,主动把氨基酸和葡萄糖运入细胞,把 Ca^{2+}、H^+、Cl^- 等离子运出细胞。

(3)参与形成膜电位:膜电位是指膜两侧由于正离子和负离子数目不对等导致的电压差。正常动物细胞都存在膜内相对膜外 -60mV 的电位差,其形成有多种因素。由于 Na^+-K^+-ATP 酶每泵出 3 个 Na^+ 只泵入 2 个 K^+,这一离子泵也是"产电的",结果造成细胞内负外正的电位差,这一效应对静息膜电位的形成有 10% 的作用(静息膜电位形成的主要因素是 K^+ 通道)。

2. V型质子泵和F型质子泵 V型质子泵也是一种转运 ATP 酶,位于多种细胞内膜上,称作"V型转运 ATP 酶"或简称"V型 ATP 酶",V指的是囊泡(vacuole 或 vesicle)。溶酶体、内体(endosome)突触小泡、分泌颗粒、植物液泡之类细胞器内部的 pH 值较低,就是因为在这些细胞器的膜上存在着 V 型质子泵,其功能是保障特殊细胞器内部的酸性环境和细胞器功能。后来发现这种 V 型质子泵也可分布在一些细胞的质膜上,如肾小管上皮细胞、破骨细胞、巨噬细胞和中性粒细胞等,分别与肾小管中尿液的酸化、骨基质的酸化和吸收、吞噬细胞内部 pH 值的稳定有关。这种转运蛋白在结构上完全不同于 P 型转运 ATP 酶。它们是一种涡轮状的结构,由很多个复杂的蛋白亚基构成。它们在正常情况下是逆向工作的,即不是水解 ATP 用来转运 H^+ 离子,而是 H^+ 跨膜梯度驱动使 ADP 磷酸化合成 ATP,因此名为"ATP 合成酶(ATP synthase)"。这种通过 H^+ 的转运合成 ATP 的酶分布于线粒体内膜、细菌质膜和叶绿体类囊体的膜。众所周知,线粒体内膜的 ATP 合成酶是哺乳动物细胞能量的制造者,在此可见,ATP 合成酶一个亚基实际上是一个顺着 H^+ 跨膜梯度转运 H^+ 的转运体蛋白,H^+ 梯度蕴含的能量驱动了另一个亚基合成 ATP。H^+ 跨膜梯度的形成则源于线粒体内膜的电子传递过程。

尽管正常情况下 V 型转运 ATP 酶的功能是合成 ATP,但这一酶也可以反向工作,即像 P 型转运 ATP 酶在正常情况下一样,水解 ATP,转运 H^+。这种反向工作的 V 型转运 ATP 酶位于溶酶体、内体、突触小泡和植物细胞液泡的膜上,所泵运的离子全部是氢离子或称质子,因此被叫作"V型质子泵",作用是使这些细胞器内部酸化。V 型质子泵运作时是所谓"产电的"(electrogenic),即发生膜两侧电荷的净移动,因为在质子被泵至细胞器囊腔时,产生了腔内正、细胞质负的电位趋势。这种电位差的增大将阻止更多质子的运入,所以,V 型质子泵要达到细胞器内部酸化效果,细胞器必须伴随发生等量的阴离子(如 Cl^-)运入。与 Na^+ 浓度梯度起的作用相似,这种 H^+ 的浓度梯度是溶质跨细胞器膜转运的动力。

有些转运体蛋白顺着 H^+ 跨膜梯度转运 H^+ 的同时,负责合成 ATP,这类转运体称作"F型质子泵",与 V 型质子泵的结构十分类似,但发挥的作用却相反。F 型质子泵主要存在于植物类囊体膜、动物线粒体内膜和细菌质膜上。在哺乳动物细胞最主要和著名的这种转运体蛋白就是线粒体内膜的 ATP 合成酶(F0F1 复合体),尽管正常情况下它并不转运质子,而是利用质子顺电化学梯度通过细胞膜所释放的能量合成 ATP。因此,F 型质子泵主要功能并非为转运质子,而是通过氧化 - 磷酸化偶联为细胞提供化学能源。

3. ABC 转运蛋白超家族 ABC 超家族是一类可以结合 ATP 酶的转运蛋白超家族,如此命名是因为每一成员都含两个高度保守的 ATP 结合匣(ATP-binding cassette,ABC),即 ATP 结合结构域。典型的 ABC 转运蛋白由 4 个结构域组成:两个是高度疏水结构域,其中各自含 6 个跨膜片段,形成转运通道;另两个是 ATP 结合催化结构域,或称结合匣,位于细胞膜的胞质面。ATP 结合引发两个 ATP 结合结构域发生二聚体化,而 ATP 水解造成它们解聚。在膜的胞质面发生的这种结构变化传递至跨膜片段,驱动了构象变换循环,使底物结合位点相继暴露于膜的两侧。这样,ABC 转运蛋白利用了 ATP 的结合和水解,最终将分子转运过膜。ABC 超家族包含几百种不同的转运蛋白,分布于从细菌到人类的各种生物中。在真核细胞发现的第一个 ABC 转运蛋白,即著名的多药耐药蛋白(multidrug resistance protein,MDR),

该蛋白在多种肿瘤细胞上呈高表达，可将多种进入细胞的脂溶性药物泵出细胞，使肿瘤细胞对肿瘤化疗药物产生抵抗，是肿瘤化疗失败的主要原因。研究表明，有多达40%的人类癌症可以发生固有的或获得性的多药耐药，这成为抗癌治疗的一大障碍。

与前3种ATP驱动泵只能转运离子不同，ABC超家族所转运的物质种类繁多，包含氨基酸、糖、胆固醇、胆汁酸、磷脂和外源的毒素和药物，甚至一些肽类和蛋白质，在临床上的意义十分令人瞩目。例如，肝、肾和肠是机体清除代谢废物和进入体内的天然毒素的脏器，其上皮细胞常常高表达各种ABC转运蛋白，以将外源的和代谢过程中产生的毒素排入胆汁、肠液和尿液。

二、转运体介导的跨膜运输

小分子物质跨膜运输许多都需要膜转运蛋白的参与。根据膜转运蛋白介导转运的形式不同，将它们分为两类：一类是转运体（transporter），另一类为通道蛋白（channel protein）。转运体也曾叫作载体（carrier）或通透酶（permease），能与所转运的物质专一结合，经自身构象改变而运送该物质通过膜。通道则形成贯穿脂双层的充水孔道，受控打开时能让特异性物质经过（图3-10）。转运体介导的小分子跨膜转运是上皮细胞为机体吸收营养、分泌小分子的功能基础，也是各种细胞摄取营养物质和排出小分子代谢物的方式，因此是细胞重要的生理活动。

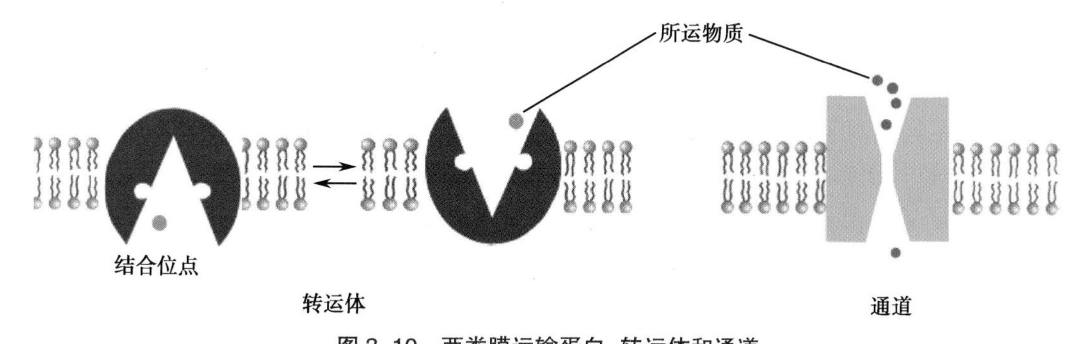

图3-10　两类膜运输蛋白：转运体和通道

（一）转运体介导跨膜转运的原理

转运体是作为膜转运蛋白的一类跨膜蛋白，通过被动转运或主动转运方式将物质（主要是小分子）转运过生物膜。转运体介导转运的原理是：转运体蛋白经历了一个构象变化，先后交替地把所运物质结合的位点暴露于膜的两侧，从而完成转运。在转运体蛋白处于A状态时，结合位点暴露于膜外侧，被转运的物质X便结合上去，当构象转变为B状态时，结合位点暴露于膜内侧，物质X则被卸载下来，这样物质X就从膜外到了膜内，运送的方式类似“自卸”货车（图3-11）。由于转运体构象变化是随机的、可逆的，当物质X的电化学梯度是膜外高膜内低时，结合至A状态转运体的分子X必然多于结合至B状态的，从而物质X得以顺其梯度从膜外进入膜内。

转运体转运小分子的过程与酶-底物反应有许多相类似。首先，每种转运体只能转运一种分子，不论对其有单个或多个特异性结合位点。

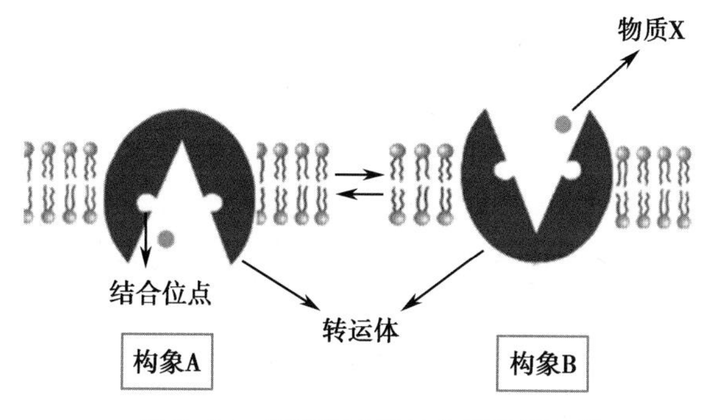

图3-11　转运体介导的物质转运过程

转运体饱和时，意味着所有结合位点被占满，此时转运速率为最大，被叫作V_{max}，该速率对某种转运体是具特征性的，并反映转运体蛋白在两种构象之间变换的速率。其次，每种转运体对其所运物质有一特征性的结合常数，即转运速率为其最大值的50%时所运物质的浓度Km。显然，Km愈小，该转运体对所运物质的亲和力愈高。第三，类似于酶反应，所运物质与转运体的结合可被竞争性抑制物特异性地阻断（竞争同一位点并且被或不被转运体转运），也可被非竞争性抑制物阻断（在转运体的别处结合并特异性地改变转运体的构象）。转运体蛋白介导转运与酶 - 底物反应的不同之处在于，转运体蛋白并不对所转运分子作共价修饰，也就是说物质不受改变地从膜的一侧被送到另一侧。

有些转运体只运送一种物质，称为单一转运（uniport），另一些转运体则进行共转运（cotransport）或偶联转运（coupled-transport），即两种物质的转运同时发生，或一种物质转运依赖于另一种物质的帮助，这两种物质的转运方向可以相同，称为同向转运（symport）；相反则称为对向转运（antiport）。进行共转运的转运体蛋白又叫偶联转运体或共转运体（cotransporter），它们对一种物质进行主动转运时，依赖另一种物质的电化学梯度所贮存的能量。

（二）单一转运体介导的跨膜转运

单一转运体的转运对象是葡萄糖、其他单糖、氨基酸和其他亲水小分子，每种转运体蛋白特异地转运某一种分子或一类密切关联的分子；绝大多数单一转运体所介导的跨膜转运为易化扩散。其中最典型和重要的单一转运体为下面介绍的葡萄糖转运体家族（glucose transporters，GLUTs）。

葡萄糖是真核细胞最基本和最稳定的能量来源。了解最多的单一转运体就是葡萄糖转运体（蛋白）家族。分布于红细胞质膜上的 GLUT1 是第一个被发现的家族成员，后来被证明普遍存在于哺乳动物绝大多数细胞，因为细胞都需要通过它从血液或细胞外液摄取葡萄糖作为基本能量来源。血糖和细胞外液糖浓度一般高于细胞内部，因此 GLUT1 通常造成葡萄糖从细胞外向细胞内的净流入，当然在葡萄糖浓度差相反的情况下 GLUT1 或其他 GLUT 也可以操作从内向外的转运，例如，在进食后小肠上皮细胞底侧部质膜上 GLUT2 转运体将细胞内葡萄糖运出到肠壁组织间液。将葡萄糖从血管运入全身组织依赖于小血管的内皮细胞膜上大量存在的 GLUT1。像所有转运体一样，蛋白构象变化是转运的基础：糖结合位点在 A 状态向细胞外开放，而在 B 状态则向细胞质开放。除葡萄糖外，结构相似的异构体甘露糖和半乳糖也可被 GLUT1 转运，但是它们对 GLUT1 的亲和力要低得多，转运速率也就低得多。

人类基因组编码的葡萄糖单一转运体蛋白有一个家族，成员有 14 个，即 14 种异构体，名为 GLUT1~GLUT14，序号代表的是分子被克隆的先后。每个分子的氨基酸序列有很大的同源性，在结构上都同样形成 12 个跨膜 α 螺旋，这说明它们在进化上起源于一个转运蛋白编码基因。从生化证据获知，跨膜 α 螺旋主要由疏水氨基酸组成，但有些部位的确含有亲水氨基酸，如丝氨酸、苏氨酸、天冬氨酸、谷氨酰胺，其侧链可以与葡萄糖的羟基形成氢键。各种异构体与葡萄糖的亲和力和转运容量有很大不同。根据分子序列和结构来看，GLUT 的 *N*- 糖基化修饰是保持与葡萄糖高亲和力所必需的，并且，分子中某个胞外袢环结构的长度可能与反映亲和力的常数 Km 呈负相关性，而某个胞内袢环结构的氨基酸序列可能影响不同异构体的转运动力学。

GLUTs 家族成员的差别主要在于组织分布的特异性、糖种类的特异性、转运的动力学特性以及调控。正是这种差异，既保障了不同的体细胞独立调控葡萄糖转运，又维持了同一时刻血糖浓度的稳定。家族的第一类异构体 GLUT1~4 均为专一转运葡萄糖的转运体。GLUT3 分布于脑内神经元细胞，在轴突和树突膜上特别丰富，因而得名“神经元葡萄糖转运体”。该转运体对葡萄糖有特别高的亲和力（低 Km）和转运容量，其亲和力高于 GLUT1、GLUT2 和 GLUT4，其转运容量可高出 GLUT1 和 GLUT4 至少 5 倍。考虑到脑脊液中的糖浓度（1~2mmol/L）要比血糖（5~6mmol/L）低很多，并且脑内的神经胶质细胞和内皮细胞所含的 GLUT 为 GLUT1，数目与神经元的 GLUT3 相当，GLUT3 特有的高亲和力和高转运容量保障神经元即使在血糖水平略低时也能以较高速率从细胞外液摄入葡萄糖，从而确保神经元的能量供应和大脑功能。GLUT2 主要分布于肝脏和胰岛 β 细胞，对葡萄糖的亲和力低于 GLUT1，即 GLUT2 在较高血糖浓度时转运速率增加，而 GLUT1 则在较低血糖浓度时转运速率就增加，但在较高血糖浓度时会因转运体结合位点趋于饱和，转运速度不再增加。结果，当进食之后血糖从基础水平升至餐后水平时，肝脏和胰岛 β 细胞运入葡萄糖的速率翻了一倍，而红细胞和表达 GLUT1 的普通细胞的葡萄糖摄入速率只有略微增加（图 3–12）。肝脏摄入的糖作为糖原储存起来以备饥饿时分解使用，而胰岛 β 细胞因糖浓度的升高触发了胰岛素的分泌，胰岛素调控肌肉和脂肪细胞增加糖摄取和代谢，同时抑制肝脏的糖生成，从而降低了血糖。位于小肠上皮细胞底部和侧部质膜上的葡萄糖转运体也是 GLUT2，因其对葡萄糖亲和力较低，只在进食后葡萄糖被大量摄入细胞时开始运作，将葡萄糖顺其浓度梯度运出细胞进入肠壁的组织间液。GLUT4 主要在肌肉和脂肪细胞表达，属于“胰岛素敏感的葡萄糖转运体”，它们应答胰岛素的调控而增加葡萄糖摄入，降低血糖。胰岛素对这些细胞的调控表现在胰岛素促进 GLUT4 膜蛋白以囊泡转运的途径从细胞质移到质膜上，从而使膜上有更多的 GLUT4，加速葡萄糖摄取。假如没有胰岛素，GLUT4 只位于细胞胞质，而不出现在质膜表面。因此，这一调控是胰岛素降低血糖的主要机制，其缺陷或异常是成人糖尿病，亦即 2 型糖尿病的病因之一，临床表现为持续的高血糖。

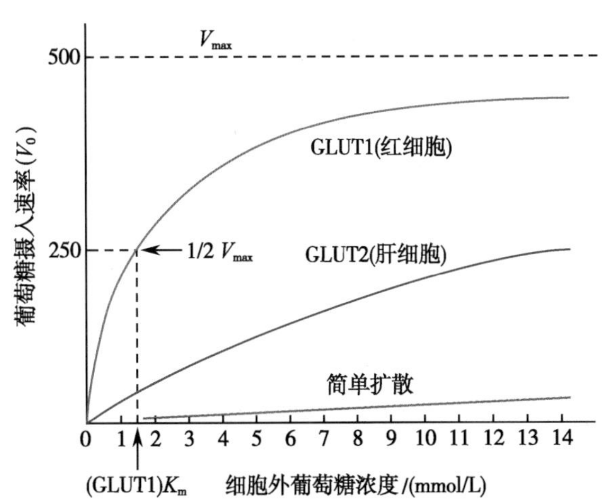

图 3–12 GLUT1 和 GLUT2 的运输速率与血糖浓度的关系

（三）共转运体介导的跨膜转运

在共转运中，转运体利用一种物质（典型的是无机离子）的电化学梯度中贮存的能量来主动转运另一种物质（典型的是单糖和氨基酸）。在动物细胞质膜上，Na^+ 往往也通过共转运方式被送入细胞，Na^+ 外高内低的跨膜电化学梯度为第二种物质的主动转运提供大量能量，这种方式被称为继发性的主动转运。

1. Na^+– 葡萄糖和 Na^+– 氨基酸偶联转运体 在小肠和肾小管上皮细胞膜上存在多种利用 Na^+ 梯度的同向转运系统，各自负责运送一组特异糖类或氨基酸进入细胞。在转运过程中，所运物质和 Na^+ 结合于转运体蛋白的不同位点上，Na^+ 顺其电化学梯度进入细胞，而糖或氨基酸在某种意义上可以说被一起“拽”了进来。Na^+ 的电化学梯度愈大，所运物质进入的速率也就愈大，如果管腔液中 Na^+ 的浓度降低，糖或氨基酸的进入就会减少。以 Na^+ 梯度驱动的葡萄糖转运体的工作原理为例，转运体在 A 和 B 两种构象状态间变换：蛋白结构在 A 状态向细胞外开放，而在 B 状态则向细胞质开放。Na^+ 和葡萄糖在转运体上的结合是协同的，即其中一个的结合诱发转运体构象改变，大大增加对另一个的亲和力。因为 Na^+ 的细胞外液浓度很高，葡萄糖也就很容易在 A 状态结合于转运体，这样，Na^+ 和葡萄糖两者经转运体状态的 A → B 变换进入细胞，比经 B → A 变换离开细胞要容易发生，所以总的结果是 Na^+ 和葡萄糖的净入。值得注意的是，由于两者结合有协同作用，缺一种则另一种无法结合上转运体，因而只有两者俱备的情形下，转运体才会在两种构象之间的变换。据计算，当有 2 个 Na^+ 流入对应于 1 个葡萄糖流入时，造成的胞内葡萄糖浓度可以高出胞外 3 万倍。这提示，即使肠和肾小管管腔内只有极低浓度的葡萄糖，上皮细胞也能通过该偶联转运体将其运入细胞而不致被丢弃。

负责 2 个 Na^+ 和 1 个葡萄糖偶联的转运体蛋白含有 14 个跨膜 α 螺旋。利用分子生物学手段截短肽链使其仅含 C 端 5 个跨膜 α 螺旋时，该转运体可以不依赖 Na^+ 而完成葡萄糖的被动转运，说明这部分的功能相当于单一转运体，而 N 端部分（包括 1~9 个跨膜 α 螺旋）是 Na^+ 偶联转运葡萄糖所必需的。由于科学家尚未从哺乳动物细胞获得这种 2 个 Na^+–1 个葡萄糖的偶联转运体的三维结构，只能从细菌的 2 个 Na^+–1 个亮氨酸偶联转运体的结构中得到一些线索，发现两者的偶联转运发生在钠离子直接结合到亮氨酸的羰基上之后，两者的结合位点位于转运体的跨膜片段中间，并且在转运过程中两者都被“关”在转运体蛋白中不能自由分离，这说明偶联转运可能依赖两种物质的直接相互作用。这些研究证据为解释钠 – 葡萄糖和钠 – 氨基酸同向偶联转运体的工作原理提供了分子机制（图 3–13）。

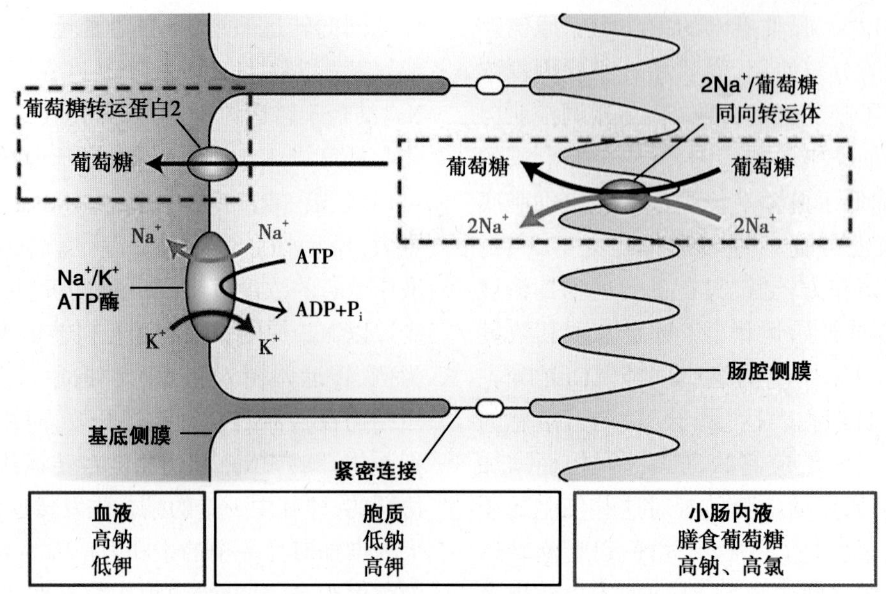

图 3-13 小肠上皮 Na^+– 葡萄糖同向转运体模式图

2. Cl^-–HCO_3^- 逆向转运体 一种不依赖 Na^+ 的 Cl^-–HCO_3^- 转运体，在细胞内碳酸根离子（HCO_3^-）升高的情况下，将 HCO_3^- 运出细胞，同时将细胞外的氯离子（Cl^-）运入，从而介导细胞输出 HCO_3^- 和二氧化碳，或配合一些细胞外酸化的活动。由于这种转运体将两种阴离子逆向转运，也被称为阴离子交换蛋白（anion exchanger）。

胃腔中盐酸（HCl）浓度为 0.1mol/L，可对饮食中的细菌起到杀菌作用，对蛋白质起到变性作用，并为需要酸性 pH 值的胃蛋白酶提供合适环境。盐酸是由胃上皮层的壁细胞（parietal cells）分泌到胃腔的，这些细胞因此又叫作泌酸细胞，它们邻近胃腔的顶部质膜含有 H^+–K^+ 泵，把 H^+ 运出细胞，即泌入胃腔。但是，由于细胞内 $[H^+]\times[OH^-]$ 为常数，如果壁细胞单纯运出 H^+，细胞内的 OH^- 浓度就会上升，细胞质变得过于碱性。为此，壁细胞底侧部质膜上与 Cl^-–HCO_3^- 偶联的逆向转运体，在胞质 pH 值升高时被激活，此时“多余的”OH^- 与从血液中扩散进入的 CO_2 结合成为 HCO_3^-，HCO_3^- 将顺其梯度离开细胞，同时 Cl^- 被运入。壁细胞底侧部质膜上与 Cl^-–HCO_3^- 偶联的反向转运体就这样配合了 H^+–K^+ 泵运出 H^+ 的活动。

在红细胞膜上含量特别丰富的 Band3 蛋白，就是这种不依赖 Na^+ 的 Cl^-–HCO_3^- 转运体，将红细胞中携带的 CO_2 以 HCO_3^- 形式从胞质迅速排出至血液，实现了血液通过肺毛细血管时的气体交换。

近年发现，破骨细胞膜上这种 Cl^-–HCO_3^- 转运体也可以分泌细胞外质子，以酸化与骨质交界处的基质。破骨细胞泌酸活动是骨吸收和骨重建的必要条件。破骨细胞在泌酸过程中还必须保持自身细胞内 pH 值的稳定。在此过程中，膜上多种转运蛋白包括 H^+ 泵、Cl^-–HCO_3^- 偶联的逆向转运体、Na^+–H^+ 偶联的逆向转运体共同协调，从而完成两方面的任务。

三、离子通道介导的转运及其调控

通道（channels）是指一类形成孔道的跨膜蛋白，在某些因素作用下开放，允许所运物质顺着自身电化学梯度快速跨越生物膜。通道转运的主要对象是离子（主要是 Na^+、K^+、Ca^{2+}、Cl^- 等），所以这些转运蛋白又叫离子通道（ion channels）。近年来发现某些细胞水分子转运也有类似离子通道，故称水通道（water channel）。离子通道介导各种离子的转运，是造成膜两侧一定的电位差，从而赋予细胞电性质的物质基础。人类细胞离子通道蛋白家族成员有 400 多个，目前已知的各种离子通道约有 400 种。离子通道在神经元、肌细胞、内分泌细胞和卵细胞等所谓电兴奋细胞有特别重要的意义，它们应答并介导了各种电信号，是神经冲动传导、肌肉收缩、蛋白质分泌的物质基础。

（一）通道介导转运的特点

通道是通过形成贯跨膜层的孔道来完成转

运的，但通道不是简单的充水孔道，对离子通道而言，两者主要的区别在于两点，一是离子通道对离子的大小、带电性具有选择性。通道孔径必须足够狭小，同时通过的离子大小和带电状况必须相适合，而且要把所带的水分子“丢弃”，才能与孔道的壁密切接触而通过通道的最狭窄处；该狭窄处因而叫做选择性滤器（selective filter），可限制离子通过速率。二是离子通道并非持续开放，而是“门控的（gated）”。通道在外界刺激（通常是电的或化学的刺激）下短暂开放，然后关闭。每一种离子通道受控的刺激或信号类型可以是不同的，最常见的门控信号是电压，即膜两侧电位差的改变；或机械牵张力；或配体结合。与通道结合的配体可以是细胞外的，常见的是神经递质，也可以是细胞内的，比如离子通道本身或 GTP 结合蛋白（简称 G 蛋白）。根据离子通道门控机制的不同，可以将其分为三大类：电压门控型、配体门控型和机械门控型。机械门控型离子通道目前仍未完全研究清楚，因此下文主要讨论电压门控型离子通道以及配体门控型离子通道。

“门控”实际上类似一个触电，触发后可使通道蛋白构象发生改变，导致通道开与关。在膜上特异性刺激控制下，闸门短暂地开放，随即很快关闭。随着刺激时间延长，大多数开放的通道会进入“失敏”或“失活”状态，不再开放，直至刺激停止。考虑到通道的门控性质和被动转运特点，必须认识到，当各种细胞内外信号使得通道打开时，离子或水的流向和流速取决于它们自己当时的跨膜电化学梯度，通道转运的生物学效应也与此密切关联。

（二）通道的选择性

与转运体对被转运物质的选择性类似，离子通道对从其中通过的离子同样具有选择性，但这种选择性较转运体要低很多。原则上，一种离子通道只对一种离子具有较高的通透能力，而对其他离子的通透性很小或不通透，这种特性被称为通道的离子选择性（ion selectivity）。根据通道对离子的选择性，可以将其分为 Na^+ 通道、K^+ 通道、Cl^- 通道等。通道对离子选择性来自很多因素，如通道口径、蛋白构象、内壁的带电状况等。细菌 K^+ 通道蛋白的 X 线晶体图像显示，K^+ 通道由 4 条相同的跨膜亚基形成（图 3-14），图中仅显示其中 2 个亚基。带负电的氨基酸集中于通道的胞质面入口处，排斥阴离子，赋予通道对阳离子的选择性。通道在脂双层内部膨起形成一个前庭，有利于 K^+ 进入。将两个跨膜螺旋相连接的那段肽链形成一个短的 α 螺旋（孔道螺旋）和一个向通道较宽部位的突起（选择环），这些环构成一个选择性滤器（selective filter，SF）。肽链骨架上的羧基氧原子排布于其表面，成为滤器的内壁，并作为 K^+ 的一过性结合位点。通过滤器的 K^+ 必须丢弃它所结合的所有水分子，并与排布于滤器表面的羧基氧发生作用。K^+ 的脱水需耗费能量，羧基氧可以作为水分子的替身与其结合，从而补充能耗。与此相反，Na^+ 就不能进入这个滤器，因为钾通道转运的单一性以及 Na^+ 分子较小，羧基氧的位置距其太远，不能提供能耗平衡。这样，易于通过 K^+ 通道的就主要是 K^+ 而非 Na^+。有些通道同时对两种离子具有通透性，如 Na^+/K^+ 离子通道。这种离子通道与 KcsA 钾离子通道高度同源，但失去了对 Na^+ 和 K^+ 的选择性，研究发现这可能与其 SF 具有两种不同的构象有关，一种构象对 K^+ 亲和力高，而另一种则对 Na^+ 亲和力高，故而 Na^+ 和 K^+ 均可以通过 Na^+/K^+ 通道跨膜运输。

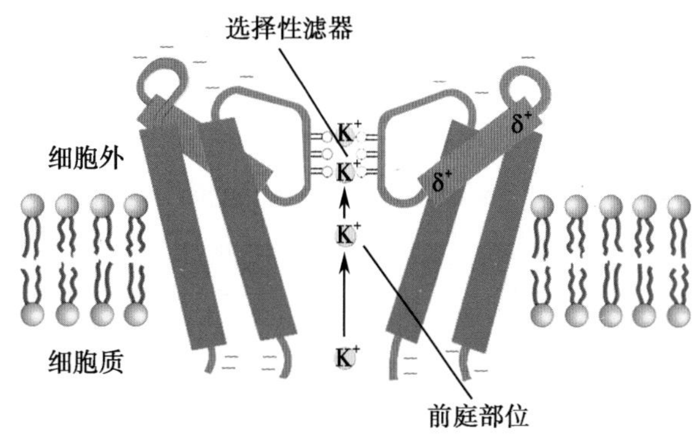

图 3-14 细菌 K^+ 通道结构与功能

（三）电压门控离子通道

电压门控通道（voltage-gated ion channel）受膜电位的调控。当膜两侧电位差改变时，离子通道蛋白内的电位感受区会发生移动，从而改变通道蛋白的构象，引起通道的开放。这类通道对于细胞生命活动意义重大，例如其中电压门控型 K^+ 通道和 Na^+ 通道，是膜动作电位形成的基础。

1. 电压门控型 Na^+ 通道 存在于神经肌肉

细胞即电兴奋性细胞质膜上的 Na^+ 通道（sodium channel）是一种电压门控通道，它们在动作电位（action potential）的形成过程中起决定性作用。动作电位是由膜部分去极化（depolarization）即膜内电位负值减小启动的。起初，引起部分去极化的刺激使静息状态的膜上电场发生轻微改变，电压门控的 Na^+ 通道对电场变化高度敏感，随即发生构象变化，从稳定的关闭状态变成开放状态，使小量 Na^+ 进入细胞。当膜内电位继续升高达到阈值时（threshold），Na^+ 通道迅速开放，大量的 Na^+ 瞬间涌入细胞，造成膜电位进一步去极化，直至 -70mV 的静息膜电位转变成 +50mV 的 Na^+ 平衡电位。去极化过程时间极短，约 1ms，因此每个 Na^+ 通道开放后就有同样强大的传送能力，每秒钟可让 8 000 个 Na^+ 通过，随后很快自动转变为失活状态。这时因下述 K^+ 通道开放介导的 K^+ 外流，膜电位开始恢复到原有负值电位。这种自动失活机制使 Na^+ 通道开放后一段时间内无法再次开放，也就是说，从电压刺激到膜电位回复，每一个 Na^+ 通道经历开放 - 失活 - 关闭三种构象变化的循环。

2. 电压门控型 K^+ 通道 动作电位发生后，随着离子通道关闭，膜电位恢复其静息电位的过程叫做复极化（repolarization）。神经元膜上存在电压门控的 K^+ 通道，它的开放对动作电位复极化有重要作用。这些通道的开放造成 K^+ 外流，很快压倒了一过性 Na^+ 内流带来的电位变化，将膜电位带回到 K^+ 平衡电位。这一 K^+ 通道的开放发生在 Na^+ 通道失活完成之前，它像 Na^+ 通道一样能感受电压的变化，但其动力学改变较为缓慢，因此被称为“延迟 K^+ 通道”。

K^+ 通道也像 Na^+ 通道一样会发生失活。该通道蛋白的突变研究显示，该蛋白分子 N 端的 20 个氨基酸是发生快速失活所必需的，此区域的改变导致失活动力学的改变，此区域如果完全被去除，失活就不再发生。但是将这种去除 N 端的分子的胞质面暴露于一个小的合成多肽，失活的功能就能重建。这一发现提示，K^+ 通道蛋白分子亚基的 N 端就像一个“绳球”，在通道开启后能堵塞胞质面的通道口，从而使通道失活。Na^+ 通道失活的机制也与此相似，只不过所涉及的分子片段有所不同。

（四）配体门控离子通道

配体门控离子通道（ligand-gated ion channel），顾名思义，即通道蛋白受到膜外或膜内的相应配体调控，这类通道蛋白既有通道的功能，还兼有受体功能。在神经元突触中，这种配体为神经递质。对于分布于神经突触的递质门控离子通道而言，各种通道蛋白不同之处在于两点。第一，作为受体，它们对各自的配体，即从突触前膜释放的递质，有特异的结合位点；第二，作为通道，它们对允许通过的离子种类有选择性。这两点就决定了突触后膜的反应性质。兴奋性神经递质打开阳离子通道，引起 Na^+ 内流，造成突触后膜去极化，达到一定的阈值后引发动作电位。相反，抑制性神经递质打开 Cl^- 通道（Cl^- 内流）或 K^+ 通道（K^+ 外流），造成突触后膜超极化，从而抑制了突触后细胞的兴奋性。

1. 乙酰胆碱受体离子通道 乙酰胆碱受体（acetylcholine receptor, AChR）是一种递质门控的阳离子通道，大量分布于骨骼肌细胞神经肌接头处。神经肌肉接头（neuromuscular junctions）是运动神经元和骨骼肌之间的一种特化的化学突触，即突触前为神经元，突触后为肌细胞。AChR 在此处神经末梢释放的神经递质乙酰胆碱作用下一过性地开放，将细胞外的化学信号快速转化为电信号，实现了神经对肌肉的支配，即神经兴奋触发肌肉收缩，因此，这一称为兴奋 - 收缩偶联的过程是由乙酰胆碱受体介导的。

AChR 蛋白是一个由五条肽链组成的糖蛋白五聚体，肽链中的两条属一种，其余属另三种，分别由四个基因编码。这四个基因高度同源，提示它们源于同一祖先。每条肽链折叠成四个 α 螺旋穿越膜层。五聚体中两条相同肽链各有一个乙酰胆碱结合位点，当两个乙酰胆碱分子结合上五聚体时，就引发了其构象变化，通道打开，直至神经肌接头处的乙酰胆碱酯酶将乙酰胆碱水解，乙酰胆碱浓度下降。一旦乙酰胆碱与其受体（五聚体）解离，受体构象恢复至原来状态，通道关闭。如果神经兴奋过度，乙酰胆碱作用持续，受体将发生失活。

AChR 5 个亚基排成环状，形成穿越脂双层的含水通道，其两端略膨出成前庭。肽链中含大量极性氨基酸的那段 α 螺旋参与构成了含水孔道的内壁，通道两端开口处成簇的负电性氨基酸使阴离子受到排斥，而阳离子只要直径小于 0.65nm 就可通过。一般可通过的阳离子是 Na^+、K^+ 和 Ca^{2+}，对这三种离子的选择主要取决于这些离子各自的电化学梯度。当膜处于静息电位时，K^+ 流入细胞的驱动力近乎为 0，相反，Na^+ 很高的电化学梯度都作用于同一方向驱动离子进入细胞；虽然 Ca^{2+} 的电化学梯度也如 Na^+ 的一样，但它在神经肌接头处的细胞外浓度与 Na^+ 相比无足轻重，所以，AChR 通道开放导致一次 Na^+ 的大量内流，最高速率约每个通道每毫秒 30 000 个离子。这一 Na^+ 内流引起肌细胞膜的去极化，引发后续多种离子通道依次激活开放，最终造成肌肉收缩。

在这个神经冲动刺激肌肉收缩的过程中，从起初神经元内的 Ca^{2+} 浓度突然升高，到最后因肌细胞质内 Ca^{2+} 浓度的突然升高引发肌丝的收缩，其间至少有 5 组门控的离子通道在短短数个毫秒的时间内依次激活，从而实现了兴奋 - 收缩偶联（图 3-15），从中可见门控离子通道对电兴奋细胞的重要性。

2. G 蛋白门控离子通道　G 蛋白门控通道是一类特殊的配体门控通道，其直接的门控配体是细胞内的 G 蛋白。G 蛋白（G protein）即鸟苷酸结合蛋白，是 G 蛋白偶联受体联系胞内信号通路的关键膜蛋白。G 蛋白与通道蛋白结合是由 G 蛋白偶联受体（G-protein coupling receptor，GPCR）活化所触发的，而 GPCR 活化又主要是被神经递质结合引起的。

早在 20 世纪 20 年代人们就发现迷走神经通过释放乙酰胆碱作用于心肌细胞表面的 M2 毒蕈碱受体降低心率。M2 受体是一种 GPCR，后来的研究表明，GPCR 一旦被乙酰胆碱结合，受体胞内一侧的 G 蛋白异三聚体解离，Gα 激活并与 GTP 结合，形成 GTP-Gα，而 Gβγ 激活内向整流 K^+ 通道，造成其开放，引起 K^+ 外流。这使得膜静息电位负值增大，即处于超极化状态，导致去极化速率减慢。因此，这一 K^+ 通道被叫做"G 蛋白门控的内向整流 K^+ 通道"（G-protein-gated inward rectifier K1 channels），简称 GIRK。这一过程发生在心房起搏细胞就导致起搏频率减慢，是迷走神经降低心率的本质。GIRK 也表达在中枢神经系统的神经元膜上，其活化造成膜静息电位超极化，介导突触后的慢速抑制性电流，使乙酰胆碱、多巴胺、5- 羟色胺和 γ- 氨基丁酸即 GABA 等多种神经递质可以通过 GPCR 调控神经的电兴奋性。

GIRK 又叫 Kir3，哺乳动物细胞有 4 种：GIRK1~4，也叫 Kir3.1~3.4。GIRK1 主要在肾、心、脑表达，GIRK2 和 GIRK3 主要在脑内，GIRK4 主要在胰腺、其次在心、胎盘、肺表达。GIRK 的同源或异源四聚体构成通道，每个亚基有两个跨膜 α 螺旋构成跨膜结构域，长达 2/3 的序列位于亲水的、伸向细胞内的 N 端和 C 端的胞内结构域。免疫共沉淀和突变实验显示，每个亚基的胞内结构域有 2~3 个分散的区段可与 Gβγ 相互作用，但是，在 G 蛋白调控通道开放时，通道的这么多位点如何接纳 Gβγ 却一直不清楚。GIRK 的开放也受到膜上的磷脂酰肌醇 4，5 二磷酸（phosphatidylinositol 4，5 bisphosphate，PIP2）水平的调控，在 PIP2 存在时 GIRK 通过的电流增大，GIRK 亚基的 N 端和 C 端也被发现有 PIP2 结合

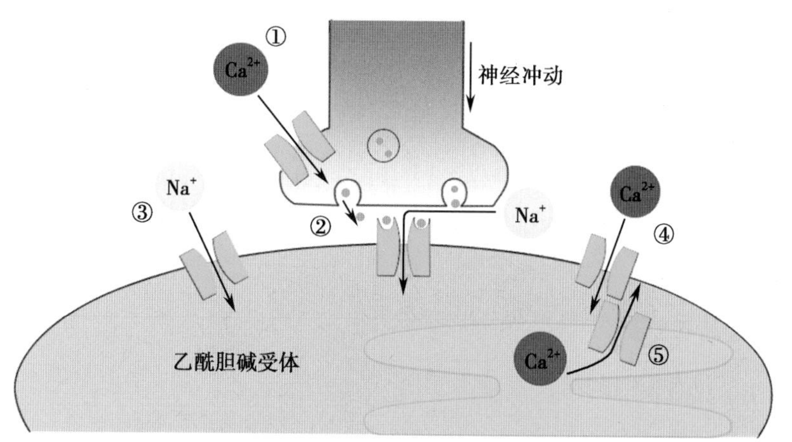

图 3-15　神经肌接头的乙酰胆碱受体及其相关离子通道的激活

位点，而且，通道与 PIP2 结合又被 Na^+、胞内 pH 值、花生四烯酸和 G 蛋白调控。通道上这些与细胞内调控分子的作用位点，对内向整流的电压依赖也是必需的。

几十年来人们大量采用电生理和多种生化及分子细胞生物学技术探究 G 蛋白亚基 Gβγ 与 GIRK 四聚体的直接相互作用是如何活化 GIRK 的，以及膜上 PIP2 和细胞内的 Na^+ 究竟在其中扮演什么角色。一项针对小鼠 GIRK 通道的结构生物学研究在原子水平证明了 GIRK 通道被 Gβγ 亚基和其他分子共同调控的机制。将纯化蛋白重构于脂质小泡上考察其通道行为发现，Gβγ 亚基、膜脂 PIP2 和细胞内的 Na^+ 都能部分活化 GIRK2，但是三者同时存在则活化程度最大。共结晶的结构显示，通道四聚体的每个亚基都与 Gβ 和 Gγ 亚基结合，也各自与 PIP2 和 Na^+ 结合。GIRK2 单体分别与 Gβ 和 Gγ 有结合面，非常小，仅为 700Å^2（Å=1 × 10^{-10}m），并有一定重叠，使 Gβγ 无法同时与多个作用面结合，由此保证信号事件的单一性。该研究比较了三种结合 PIP2 的 GIRK2 的晶体结构构象，一种是正常 GIRK2，一种是与 Gβγ 形成复合物的 GIRK2，第三种是持续活化的突变体 GIRK2。比较前两种的构象可发现，在 Gβγ 结合时，GIRK2 的胞内结构域相对于跨膜结构域有一个 4° 的旋转，胞质面的内螺旋门开口变宽，就像相机镜头孔径打开一样。然而这一孔径还是太小，不足以让一个水化的 K^+ 通过。Gβγ 究竟如何对通道实施门控，在比较了第三种始终开放的突变体之后获得了答案：胞内结构域相对于跨膜结构域的旋转更加剧烈，内螺旋门开口进一步变宽，允许水化的 K^+ 通过。根据这些观察，研究者提出了 Gβγ 门控 GIRK2 的模型：GPCR 被配体激活后，G 蛋白异三聚体解离，Gβγ 移到 GIRK2 的胞内结构域处与之结合，诱导一种“预开放”状态，GIRK2 胞内结构域发生相对于跨膜结构域的旋转，造成内螺旋门开放，虽然尚不能通透 K^+；“预开放”状态使通道蛋白进入高能状态，蛋白频繁改变构象直至成为开放状态，导致钾电流产生（图 3-16）。GIRK1 的行为基本上与此相同，因此就解释了在脑内和心脏分别占优势的 GIRK1/GIRK2 和 GIRK1/GIRK4 与 Gβγ 形成复合体的工作机制。这一晶体结构研究说明 GIRK 通道受到多配体的门控，其中 Gβγ 结合于跨膜结构域诱导通道的预开放构象；PIP2 也结合于跨膜结构域，可能通过促进跨膜结构域与胞内结构域相互作用而易化通道开放；钠离子则结合于胞内结构域在通道开放时经历构象变化的位置，因而其结合应在热动力学上与通道开放相偶联，从而成为通道的调控者。

（五）非门控通道

尽管大部分离子通道都存在“门控”的开放和关闭机制，但也有少部分的通道不需要接受信号刺激来打开，始终是开放的，这一类离子通道被称为非门控通道（non-gated channel），如钾漏通道。

K^+ 通透的通道存在于所有动物细胞质膜上，而且不需要特异刺激即可打开，因而也被叫做 K^+ 漏通道（K^+ leak channels）。电压门控通道开放依赖于膜电位的改变。细胞膜未受刺激时，存在于细胞膜内外两侧的外正内负的电位差，是一切

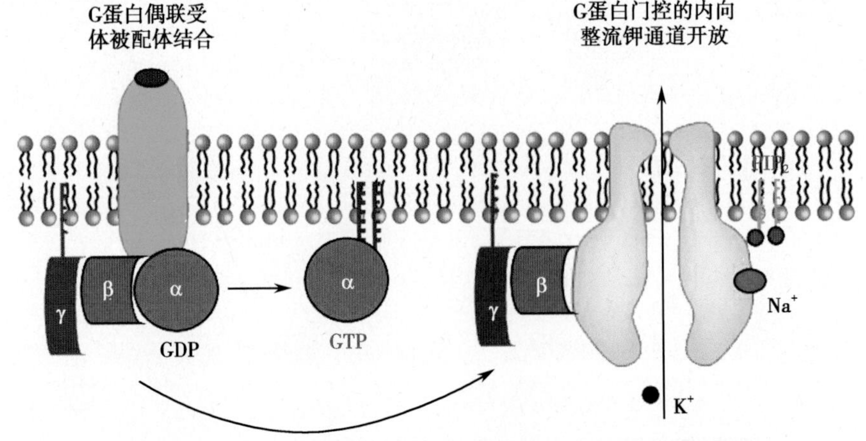

图 3-16 G 蛋白门控的内向整流钾通道（GIRK）的活化机制

生物电产生和变化的基础，这种电位称为静息电位。膜电位是由膜两侧的电荷差异形成的，这种差异可以由泵主动转运造成，也可以由离子的被动扩散造成。对于典型的动物细胞质膜，被动的离子移动是生成膜电位的主要力量，其中，K^+ 的电化学梯度是决定膜电位形成的关键因素。由于 Na^+ 泵作用，细胞内 Na^+ 是低浓度的，为平衡细胞内固有阴离子所需要的阳离子就只能是 K^+。K^+ 的浓度梯度驱使其逸出，但固有阴离子造成的电梯度又吸引其留在细胞内，当这两种力量平衡时，K^+ 停止流动，这时的膜电位就等于静息膜电位（-70~60mV），因为此时没有膜内外离子的净流动。这种膜内为负电位的状态叫做极化（polarization）。细胞膜上 K^+ 漏通道为 K^+ 自由穿越质膜提供了途径，使它们能被固有阴离子吸引入细胞，然后在 Na^+-K^+ 泵的作用下维持在细胞内的高浓度。

四、水通道介导的跨膜运输

如果用半透膜分隔溶液，水倾向于从溶质浓度低的地方流向浓度高的地方，这叫作“渗透”；这其实相当于水的“扩散”，即水分子自身从“浓度高”的地方流向“浓度低”的地方。细胞膜脂质双层对水通透性较低，但是大多数细胞因为质膜上有水通道（water channel）而能够让水快速渗透、进出细胞。每秒钟有千百万个水分子通过水通道。水所跨越的“膜”既可以是质膜，也可以是整个上皮细胞层。例如，红细胞放在高渗溶液中会因为水迅速流出而皱缩，放在低渗溶液中则会因为水迅速流入而胀裂溶血。肾小管的集合管上皮层对水的快速通透造成原尿的水分大量地从管腔被重吸收至组织间液。如果没有这种重吸收，尿液无法浓缩，以致于一个人每天排出的“原尿”可多达数升。

（一）水孔蛋白

水在跨越红细胞膜流动和在肾集合管被上皮层的主细胞（principle cells）重吸收时是非常快速的，不可能单凭简单扩散实现。膜上转运水的通道蛋白称作水孔蛋白（aquaporin，AQP）。1990年，第一个水孔蛋白被 P Agre 发现。后来研究证实，像转运葡萄糖的转运体蛋白 GLUTs 家族一样，哺乳动物细胞的水孔蛋白也有一个家族，其中AQP1 在红细胞有丰富的表达，AQP2 分布在肾集合管上皮主细胞，AQP0 分布于眼晶体，AQP4 分布于脑内胶质细胞和脑室管膜细胞，AQP54 分布于腺体、肺和眼角膜。蛙卵母细胞和卵的膜上因为没有水孔蛋白而对水不通透，因而可以被置于低渗的池塘水中不会破裂。这个现象是导致 Agre 等研究者发现水孔蛋白的线索之一。

与离子通道相反，水通道面临的问题是如何只让水分子快速通过而不让各种离子和质子通过。水孔蛋白的晶体结构揭示了它的转运原理和对水分子的选择性。水孔蛋白是由 4 个相同亚基构成的，每个亚基的肽链含 3 对 α 螺旋，围成一个让水分子通过的通道。把 3 对 α 螺旋依次连接的亲水环向通道中央弯曲，形成对水的选择性滤器，其上天冬氨酸残基的侧链与所运的水分子形成氢键，加上 0.28nm 的狭小孔径只比水分子尺度略大，造成对水分子通透而对离子和质子不通透。

（二）水通道的调控机制

抗利尿激素（antidiuretic hormone）也称血管升压素（arginine vasopressin），简称 AVP，是肾集合管上皮主细胞对水重吸收的主要调控分子。主细胞底侧部质膜上存在着 AVP 的受体 V2，是一种 G 蛋白偶联受体。当 AVP 与受体 V2 结合时，受体的胞内结构域触发一系列级联反应，包括 G 蛋白活化、其亚基 Gα 活化腺苷酸环化酶（AC），AC 催化第二信使 cAMP 大量产生。cAMP 引起短期和长期两方面的效应：一方面 cAMP 激活胞质中的 PKA，PKA 对位于细胞内小泡膜上 AQP2 进行磷酸化修饰，从而促进 AQP2 插入顶部质膜，很快使顶部质膜处的水通道数量增加；而抑制 AVP 可以导致顶部质膜 AQP2 被内吞进入胞质的溶酶体降解途径；另一方面，cAMP 引起细胞核内 AQP2 基因上 cAMP 反应元件 CRE 的应答，导致 AQP2 基因表达的长期上调，更多的 AQP2 被合成出来。AVP 就是通过两方面作用，实现了对肾脏重吸收水的调控。进入细胞的水随后再被位于底侧部质膜的 AQP3 和 AQP4 运入组织间液继而进入毛细血管（图 3-17）。在人干渴或脱水时，机体大量分泌 AVP 促进肾脏对水的重吸收，尿液浓缩，尿量减少；畅饮啤酒后排尿频繁是因为酒精可暂时抑制 AVP 的分泌，造成肾脏对水重吸收减少，尿液稀释，尿量增加。

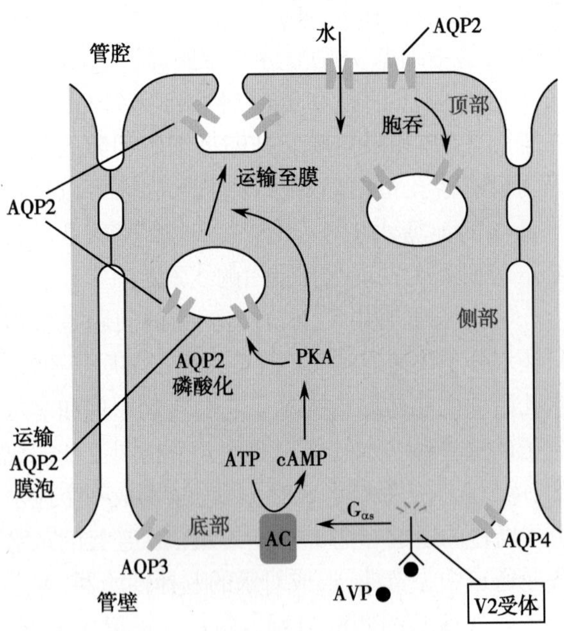

图 3-17 肾集合管主细胞质膜上的水通道及其调控

第四节 大分子和颗粒物质的跨膜转运

上述的主动运输及被动运输都是小分子跨膜转运的途径，不能用于转运多糖、蛋白质等大分子物质。而当需要转运这些大分子乃至大的颗粒时，细胞是将它们包裹在脂双层组成的包膜（即囊泡）中来完成运输过程的。这种大分子进、出细胞的过程分别称为胞吞作用（endocytosis）和胞吐作用（exocytosis）。胞吞作用和胞吐作用是真核生物大量使用的运输机制，在运输过程中涉及生物膜的内陷、凸出、断裂、融合等步骤，需要消耗能量。

一、胞吞作用

胞吞作用一般发生在细胞从外界摄取营养物质或者特殊细胞吞噬细菌、病毒时。其大多有这样的特征：细胞质膜内陷，形成一个囊袋将目标颗粒包围，随后内陷的囊袋脱离细胞膜，形成囊泡，也叫内吞泡（endocytic vesicle），并将包裹在囊泡中的物质送入细胞。胞吞作用可以分为三种类型：吞噬作用（phagocytosis）、胞饮作用（pinocytosis）和受体介导的胞吞作用（receptor-mediated endocytosis）。

（一）吞噬作用

吞噬作用是几类特殊类型的细胞吞噬较大的颗粒物质如细菌、细胞碎片乃至完整的细胞时所完成的运输过程。原生生物用吞噬作用来摄取食物，并在细胞质内消化吸收，这种补充营养的方式叫吞噬营养（phagotrophy）。在动物体内，具有吞噬功能的细胞大多为免疫细胞，如单核细胞、巨噬细胞以及中性粒细胞等，它们可以吞噬并杀死感染性的微生物，清除有害的外来物质以及受损的细胞，从而抵抗微生物的入侵，为机体提供防御保护。

以中性粒细胞为例：当中性粒细胞识别到细菌细胞或其他外来物时，其表面糖蛋白受体增多并逐渐黏附在异物表面。随后中性粒细胞伸出伪足（pseudopod），将异物包裹，从而形成囊泡，也称为吞噬体（phagosome）。在肌动蛋白丝的驱动下，吞噬体进入细胞并与溶酶体融合，将内部的异物降解成小分子，细胞吸收其中的营养成分，并将其余的物质作为代谢废物排出。但这种靠免疫细胞自身去识别外界物质的吞噬方法效率十分低下，在人体内，吞噬细胞往往是通过其表面的 Fc 受体或 C3b 受体与包绕细菌细胞的抗体或补体（主要是 IgG 和 C3b）结合，从而加强吞噬细胞识别以及黏附的能力。

（二）胞饮作用

胞饮作用是细胞主动摄取细胞外液的过程，几乎所有的真核细胞都会通过胞饮作用来摄取细胞外液中的水以及营养物质。细胞进行胞饮作用时，质膜内陷入细胞，并将细胞外液包裹在内形成胞饮体（pinosome）。进入细胞后，胞饮体与溶酶体融合，将胞饮体内的物质降解。胞饮作用是一个非特异性的过程，它会将细胞外液以及可溶性物质一并摄入胞内，这个过程是连续不断进行的固有内吞作用，因为摄入的是液体，也称为液相内吞（fluid-phase endocytosis）。持续的胞饮作用在补充细胞液体成分的同时也会消耗细胞的质膜，而细胞可以通过对应的胞吐作用来维持自身平衡。

（三）受体介导的胞吞作用

受体介导的胞吞作用是一类具有选择性的胞吞作用，是细胞在受体的介导下从细胞外液中高效摄取特定大分子的过程。在这个过程中，大分子与细胞质膜上对应的受体蛋白结合，然后膜内陷形成囊泡，将大分子以大分子－受体复合物的形式带入细胞。与非特异性的胞饮作用相比，这种选择性浓缩的机制（selective concentrating mechanism）可以高效地摄入特定物质而避免将过多的细胞外液送入细胞。在动物细胞中，许多激素、生长因子等都是在各自的受体介导下，以这种形式进入细胞。这些受体集中在质膜的特定区域，称为有被小窝或膜窦（coated pits），且一般有网格蛋白（clathrin）覆盖，约占整个质膜面积的2%，下面我们将介绍目前较为清楚的几种由受体介导的胞吞作用：

1. 网格蛋白依赖的胞吞作用 网格蛋白依赖的胞吞作用需要3个关键蛋白：网格蛋白、衔接蛋白（adaptin）以及发动蛋白（dynamin）。网格蛋白是由3个二聚体构成的三角蛋白复合体，每个二聚体都含有一条重链和一条轻链。网格蛋白覆盖在有被小窝的胞质侧，将特定的膜蛋白受体富集于有被小窝，同时牵拉质膜向胞内凹陷。网格蛋白本身不能识别受体，需要衔接蛋白来特异性识别跨膜受体的尾部肽信号，并将网格蛋白与配体－受体复合物结合起来。因此，当大分子与受体结合后，衔接蛋白特异性识别受体，并与网格蛋白连接，网格蛋白牵拉使质膜内陷，此时发动蛋白在内陷的有被小窝的颈部形成环，并改变构象以使颈部缢缩，使有被小窝脱离质膜形成有被小泡（coated vesicle）。有被小泡形成后网格蛋白很快就脱离下来重新回到质膜，参与新的胞吞作用。脱去包被的小泡与内体（endosome）融合，在内体中配体与受体分离，受体重新循环到细胞膜上，而配体则在内体与溶酶体融合时被水解释放到细胞内。以低密度脂蛋白（low-density lipoprotein，LDL）为例，LDL在细胞膜上与受体结合后，通过胞吞作用形成有被小泡进入细胞，LDL受体被分离并返回细胞膜，而LDL则最终在溶酶体中被水解为胆固醇和脂肪酸被细胞利用。

内体参与大分子的运输、分选以及降解，在胞吞作用中起关键作用。早期内体（early endosome）是管泡状的结构，主要分布在细胞质内靠近质膜的位置。当早期内体捕获到胞吞囊泡后，会沿着微管运动并逐渐靠近高尔基体和细胞核，在此过程中，早期内体的管状结构部分出芽形成囊泡并逐渐缩小，内体膜内陷形成多个囊泡，称为多囊泡体（multivesicular body，MVB）或晚期内体（late endosome），这个过程也被称为内体的成熟过程。早期内体中偏酸的环境会使受体与配体分离，受体随着脱落的小管囊泡重新循环到细胞膜上，而配体则被留在晚期内体中。晚期内体彼此相互融合，并在其膜上的V型质子泵作用下进一步酸化，最终与溶酶体结合，将体内的大分子配体降解。

2. 胞膜窖依赖的胞吞作用 并非所有的胞吞泡的形成都需要网格蛋白的参与，胞膜窖依赖的胞吞作用也是研究较多的一种胞吞作用。胞膜窖主要在质膜的脂筏区域形成，因在电镜下可以观察到具有细颈瓶状的质膜内陷而得名，在平滑肌细胞、Ⅰ型肺泡细胞、成纤维细胞、脂肪细胞和内皮细胞中含量丰富。小窝蛋白是胞膜窖的特征性蛋白，目前检测到的有caveolin-1、caveolin-2和caveolin-3三种，小窝蛋白排列在胞膜窖的胞质侧，有一个疏水环插入到质膜中固定。与有被小窝不同，胞膜窖通常是静态的结构，不会轻易形成囊泡，但在诱导下可以通过动力蛋白的收缩作用从质膜上脱落，与内体融合。这个过程同样是具有选择性的过程，对象可以是叶酸这样的小分子，也可以是白蛋白、碱性磷酸酶乃至病毒、细菌的胞体。

（四）巨胞吞

巨胞吞（bulk endocytosis）是一种特殊类型的胞吞作用。实验表明，在强烈刺激下，蛙的神经－肌肉接头处的神经细胞内会出现内体样的结构，这些结构比普通的胞吞泡要大得多；而在抑制胞吞作用时，刺激后可以观察到细胞膜出现大片的内凹，而无内体样结构形成，提示这些内体样结构是胞吞作用形成的。巨胞吞的诱发来源于强去极化刺激所引发的大量Ca^{2+}内流，且不需要网格蛋白介导，但其具体的机制和生理意义尚不明确。

二、胞吐作用

胞吐作用是细胞将自身合成的物质以及未被分解的物质以分泌泡的形式排到胞外的过程。胞吐作用可以利用分泌泡上的脂质及其膜蛋白对细胞质膜进行补充，从而平衡胞吞作用产生的质膜消耗。胞吐作用的对象一般是分泌细胞产生的可溶性蛋白如激素、酶，以及物质在溶酶体中降解产生的废物。胞吐作用分为两类：组成型胞吐途径和调节型胞吐途径。

（一）组成型胞吐途径

组成型胞吐途径（constitutive exocytosis pathway）是普遍存在于动物细胞中的胞吐作用。分泌蛋白在高尔基体内经过修饰后，至少有 3 种不同的去向，即运送到溶酶体内、储存在分泌囊泡内以及立即被送往细胞膜。将离开高尔基体的蛋白以分泌泡的形式直接送往细胞膜排出细胞的胞吐作用，称为组成型胞吐途径。这种胞吐途径连续不断地在细胞中发生，不需要特定信号来触发，因此也被称为默认途径（default pathway）。组成型胞吐途径可以更新质膜的膜蛋白和膜脂、形成细胞外基质以及介导信号传递。

（二）调节型胞吐途径

调节型胞吐途径（regulated exocytosis pathway）是指细胞在受到特定信号刺激后，胞内的分泌囊泡才移动到细胞质膜上，并将储存的物质释放到细胞外的胞吐过程，主要存在于如胰腺 β 细胞、神经内分泌细胞这类可以分泌激素、神经递质、酶类的特化的分泌细胞中。分泌蛋白合成后，进入反面高尔基网络结构（trans-Golgi network，TGN），TGN 出芽形成分泌囊泡将分泌蛋白储存起来，这些囊泡在成熟过程中相互融合，内容物逐渐浓缩，在电镜下可以看到这类囊泡中有一个不透明的致密核心，因此也称为致密核心囊泡（dense core vesicle），在细胞受到胞外信号刺激后，囊泡与质膜结合，一次性分泌大量的分泌蛋白到细胞外。这种分泌方式满足了分泌细胞在机体需要时快速分泌的需求。

（三）不同类型的胞吐模式

胞吐作用发生时，分泌泡与质膜的融合主要有 3 种形式，分别是完全融合（full-collapse fusion）、融合即走（kiss-and-run）以及复合胞吐（compound exocytosis）。

1. 完全融合 完全融合是最经典的胞吐模式，囊泡与质膜接触融合后，囊泡膜会完全塌陷并融合进质膜，融合孔（fusion pore）迅速扩张从而将内容物快速释放到胞外。这种胞吐模式在进行快速分泌的同时，还将囊泡上含有的膜脂及蛋白补充到质膜上，并增大了细胞膜的面积。

2. 融合即走 融合即走指的是囊泡与质膜接触融合后，仅通过一个直径很小的融合孔释放出囊泡内的小分子物质，融合孔存在时间很短，有时可以检测到持续几毫秒到数秒的融合孔不规则开放和关闭，即融合孔闪烁（flickering）。融合孔关闭后，囊泡与质膜分离，并重新循环到细胞质中，在此过程中，囊泡的形状、膜以及蛋白都不发生改变，仅释放出一部分的小分子内容物。这种胞吐方式参与神经元和神经内分泌细胞中突触囊泡以及致密核心囊泡的分泌，但其具体的作用机制尚不明确。

3. 复合胞吐 复合胞吐是一种特殊类型的胞吐，囊泡与细胞膜融合的同时，也会与其他囊泡相互融合。大多数时候，复合胞吐表现为第一个囊泡先与质膜发生融合，而后其他的囊泡与这个结构尚未完全改变的囊泡发生融合，逐渐塌陷并融入质膜。而在部分细胞中，这些囊泡也可能先融合成一个大的囊泡再与质膜接触完成胞吐。实验证明，对带状突触细胞进行刺激后可以观测到细胞中出现大的囊泡结构，并且这些囊泡与普通囊泡一样连接在微丝上，提示可能是由囊泡 - 囊泡相互融合形成的。复合胞吐被认为是一种增加细胞分泌效率的有效机制，在体内多种分泌细胞中起作用，例如发生在神经元细胞中以增强突触传导强度。

三、胞吞、胞吐作用和疾病

（一）胞吞作用与疾病

在人类疾病状态下，胞吞过程经常被破坏。由于许多核心内吞蛋白和关键适配体（adaptor proteins）发挥至关重要的作用，这些蛋白一般来讲不太容易发生突变而引发疾病。大多数情况下，突变可能发生在其他旁观（bystander）蛋白、辅助蛋白或运载“货物”蛋白。例如，LDL 受体适配器蛋白 ARH 突变，导致 LDL 与 LDL 受体结合不稳定，以及 LDL 配体 - 受体复合物的内化过程受阻，引发常染色体隐性遗传的高胆固醇血症。另外，caveolin-3 突变见于多种肌病和肌营养不良。

除了内吞蛋白的突变外，某些神经退行性疾病也可能由内吞过程缺陷引起。研究显示，神经退行性病变常伴有细胞内吞异常，例如内吞蛋白在细胞中聚集增多。肌萎缩性侧索硬化症（ALS）是一种致命性的神经退行性疾病。最近研究报道，ALS患者Ataxin 2（ATXN2）基因中的中等长度多聚谷氨酰胺（polyQ）扩增（27-33 Qs）为偶发ALS的遗传危险因素。虽然ATXN2的正常功能尚不清楚，但它可能抑制EGFR内化，并与内啡肽A1和A3结合，提示ATXN2在内吞的调节中发挥重要作用。

（二）胞吐作用与疾病

胞吐作用是细胞生命活动的重要组成部分，对细胞发挥相应的功能起着关键作用。当胞吐作用障碍时，会诱发各种疾病。例如2型糖尿病是由胰腺β细胞的胰岛素分泌和外周血葡萄糖摄取障碍的组合缺陷引起的。胰岛素分泌和葡萄糖摄取这两个过程均受胞吐蛋白调节，如SNARE、Sec1/Munc18（SM）和双C2结构域蛋白B等。越来越多的证据表明，这些胞吐蛋白的缺陷与糖尿病的发生密切相关。近期研究证明，恢复和/或提高β细胞胞吐蛋白水平可以维持功能性β细胞的数量，增加胰岛素的敏感性。新的证据还表明，提高胞吐蛋白STX4和DOC2B水平有益于预防衰老、糖尿病和癌症的发生。另外，某些疾病的发生可能与胞吐作用增强有关，例如Weibel-Palade小体胞吐作用是内皮细胞促进血管炎症的一种机制。Weibel-Palade小体是内皮细胞颗粒，包含血管性血友病因子（von Willebrand factor，vWF）和P-选择素。多种促炎激动剂触发Weibel-Palade小体通过内皮细胞胞吐作用，将vWF释放到管腔中，促进血小板黏附和聚集，并将P-选择素转移到管腔表面，触发白细胞聚集，引起血管炎症和血栓形成。

四、胞吞作用与胞吐作用的耦联

胞吞作用在摄取大分子的同时，会造成质膜的消耗，同时摄入细胞中的细胞外液也会增加细胞的内容物。以巨噬细胞为例，在连续不断的胞饮作用下，巨噬细胞每分钟会消耗3%的质膜，若不进行补充，半小时后巨噬细胞就会将质膜消耗殆尽。但细胞在持续的胞饮过程中，可以保持其表面积和体积不发生大的变化，这意味着胞吞作用所消耗的膜以及摄入的液体，会有相反的胞吐作用进行平衡。胞吞作用和胞吐作用是相互联系的过程，并且有多种分子机制调控它们的耦联。

（一）胞吞和胞吐模式的匹配

胞吞胞吐的耦联根据模式的不同可以分为三类：网格蛋白介导的胞吞与完全融合胞吐相匹配、融合即走以及复合胞吐与巨胞吞相匹配。利用膜片钳技术可以测量细胞膜电容的变化情况，从而间接反映膜面积的变化。在细胞贴附记录模式中测量到的网格蛋白介导的胞吞所产生的膜电容减小幅度与完全融合胞吐中产生的膜电容增加幅度是一致的，同时，在冷冻蚀刻电镜下发现，胞吞囊泡与胞吐的分泌泡大小相似，类似的情况也可以在复合胞吐以及巨胞吞中测量到。而在融合即走中，胞吐时与质膜融合的囊泡和融合孔关闭后回到胞质中的囊泡的大小、结构基本一致。在细胞整体水平上，胞吐作用发生后的几秒到几分钟内，细胞会将胞吐出的囊泡膜以及膜蛋白重新回收，这也被称为代偿性胞吞作用（compensatory endocytosis）。胞吞与胞吐之间紧密耦联，从而保证胞吞作用可以持续进行，且细胞形态和体积不发生改变，这种动态平衡的过程同时也使膜脂成分得到更新，对维持细胞的正常生命活动是必要的。

（二）胞吞和胞吐的耦联机制

胞吞与胞吐的耦联受多种分子机制调控，以保证他们在时间和空间上的紧密联系。已知可以调控胞吞胞吐耦联的分子很多，包括Ca^{2+}、突触结合蛋白（synaptotagmin，Syt）、磷脂酰肌醇4，5-双磷酸（phosphatidylinositol 4，5-bisphosphate，PIP2）、细胞骨架蛋白、SNARE复合体等，其中Ca^{2+}是最早被发现的调控分子。

在调节型的胞吐过程中，Ca^{2+}内流导致胞内Ca^{2+}浓度上升，分泌囊泡上的Ca^{2+}感受器Syt与Ca^{2+}结合，感受器的C2B环状结构可以定位于细胞质膜内侧的PIP2上并插入脂双层中，从而使囊泡与质膜接触融合。Ca^{2+}内流也可以调控胞吞作用，实验表明，减少细胞外的Ca^{2+}浓度或者用钙离子螯合剂BAPTA处理神经突触细胞时，内吞的速率大幅降低，且这种作用与胞吐作用增强无关，证明 Ca^{2+} 内流也可以调控胞吞作用。研究表明，钙调蛋白（calmodulin）在 Ca^{2+} 内流时可以与 Ca^{2+} 结合，并激活下游的钙调磷酸酶（calcineurin），对胞吞作用进行调节。使用抑制剂抑制钙调蛋白以及钙调磷酸酶时，快速和慢速的内吞作用都被阻断，证明钙调蛋白以及钙调磷酸酶在调节胞吞作用中起着重要作用。

第五节 细胞膜与相关疾病

细胞膜是维持细胞内环境稳定、多种生命活动、细胞与细胞外环境协调一致的重要结构。只有细胞的结构和功能正常，细胞才能进行物质转运、代谢、能量转化信息传递和运动等基本功能活动。许多严重的遗传性疾病与膜转运功能异常有关。下面介绍几种与转运蛋白、通道蛋白和膜受体异常相关的疾病。

一、膜转运蛋白异常与相关疾病

转运体蛋白介导多种物质跨膜转运，对细胞存活和功能至关重要，其结构和功能的异常必然导致疾病。有些膜相关性疾病是由遗传性的单基因突变所致，发生突变的基因可以是编码转运蛋白本身，也可以是它们的调控者，因此膜转运蛋白相关疾病具有典型的遗传病特点；有的膜相关性疾病与基因突变无关，而是膜蛋白基因表达和活性异常所致，例如基因的多态性，这些基因表达异常引发的疾病常不具有遗传病特点。在研究中，验证某一特定转运体蛋白在细胞和机体中的功能异常是否与疾病有关常常采用基因沉默细胞和基因敲除实验加以证明。但需注意的是，基因敲除条件下细胞和小鼠显示的表型与真正的人类疾病之间有怎样的关联必须加以细心分析。

临床上，GLUT1 突变可为常染色体显性遗传，也可以是常染色体隐性遗传，偶见散发性发病。突变造成不同程度的 GLUT1 表达不足，主要表现为智力障碍、癫痫发作和发育迟缓等，称为 GLUT1 缺乏综合征或 GLUT1 综合征。不同位点的突变对 GLUT1 不足的程度有不同影响，有些突变携带者没有症状。

囊性纤维化（cystic fibrosis，CF）是白种人高发的致命性先天性疾病，病理特点是覆盖于呼吸道、消化道、消化腺管道和汗腺表面的上皮层分泌异常黏稠的黏液，导致各种脏器功能异常和衰竭，如黏液栓造成肺气道阻塞和继发反复细菌感染。1989 年从患者组织克隆了相关基因，编码的蛋白叫做“囊性纤维化跨膜调控蛋白（cystic fibrosis transmembrane regulator，CFTR）”。从核苷酸序列来看可知 CFTR 是一个 ABC 转运蛋白，但从命名来看可知，当时研究者对它的确切功能并不清楚，直至将其重构在脂质体后才认识到它编码的是一个 Cl^- 转运体。CFTR 蛋白位于上皮细胞顶部质膜，当时所知其功能是负责 Cl^- 内流。CFTR 突变导致 CF 患者细胞不能从各种管腔液重吸收 Cl^-，症状之一是汗液中盐分增高，患儿出汗为“咸汗”，通过亲吻患儿额头很容易确定，成为 CF 诊断依据。后续研究显示 CFTR 功能十分复杂，除了转运 Cl^-，还能转运 HCO_3^-、抑制 Na^+ 通道和激活 Cl^-/HCO^- 交换。CF 患者的这些离子转运缺陷，使得伴随渗透压改变与水的流动发生异常，导致上皮表面黏液中液体减少和黏稠度增高。绝大多数 CFTR 基因突变形式是点突变，造成胞内结构域 508 位点的苯丙氨酸缺失（ΔF508）。突变的 CFTR 失去对调控信号的反应性，甚至 CFTR 蛋白不能被定向转运到质膜，造成 Cl^- 等转运障碍。

CF 是最典型也是研究得最为透彻的由 ABC 转运蛋白基因突变导致遗传性疾病的例子。其他实例还包括：位于全身细胞膜的 ABCA1 异常，影响胆固醇和磷脂出胞和相关高密度脂蛋白入胞，引发的遗传性疾病称为 Tangiers 病，表现为血液胆固醇水平升高。位于各种细胞的过氧化物酶体膜上的 ABCD1 异常，影响该转运蛋白参与“极长链脂肪酸（very long chain fatty acid，VLCFA）”的转运和氧化，其相关疾病为肾上腺脑白质发育不良症（adrenoleukodystrophy，ADL），为 X 染色体遗传病，患者血液中 VLCFA 浓度升高，醛固酮水平低下，神经元变性和脱髓鞘。位于肝和肠上皮细胞的 ABCD5/8 异常，影响肠道上皮细胞将食物中的植物性固醇泵出到肠腔，进而影响肝脏胆固醇代谢，其相关疾病为食物类固醇血症（β-sitosterolemia），表现为高胆固醇血症，为常染色体隐性遗传，十分罕见。

与多药耐药相关的 ABC 转运蛋白 MDR1 和 ABCG2 在多种肿瘤细胞膜上出现表达水平的上调；多种肿瘤细胞出现 V 型质子泵表达位置的改变，即表达于质膜表面，它们的活动都与肿瘤恶性行为相关，是临床治疗的靶点。

二、离子通道蛋白异常与相关疾病

离子通道由多种亚基组成，编码这些蛋白质的基因可发生突变，导致一系列遗传性疾病。除了通道蛋白本身的异常，其调控蛋白的先天性或后天性异常也可以引起疾病。临床上各种离子通道蛋白的异常与许多疾病相关。

1. 长 QT 综合征（long QT syndrome，LQTS）是一种常染色体的遗传性疾病，可以有显性和隐性两种遗传方式，临床多为显性遗传。其临床特点是心电图 QT 间期延长，易出现心源性晕厥、猝死、心律失常等。LQTS 主要的病理机制是心肌细胞离子通道功能紊乱导致的动作电位时程（action potential duration，APD）延长，主要为 K^+ 和 Na^+ 通道异常，涉及 I_{Na}、I_{Kr} 以及 I_{Ks} 电流。I_{Na} 是心肌快速去极化期主要的离子流，主要通过 $Na_v1.5$ 产生，这是一个电压门控的钠离子通道，由 SCNA5 基因编码，并受对应 β 亚基和陷窝蛋白的调控。SCNA5 基因突变可以引起离子通道门控区域 ID3-4 连接区域的功能紊乱，从而导致离子通道变构速度、快失活速度变慢，通道开放时间延长，动作电位时程延长，引起心律失常。除通道本身外，β 亚基和陷窝蛋白的突变也可以调控 Na^+ 通道开放时间延长以及晚期再开放，导致 APD 延长。而 I_{Kr} 以及 I_{Ks} 是重要的复极化电流，当基因突变导致电流减小时便会引起 APD 延长。例如 KCNH2 编码的 Herg 通道产生大部分的 IKr 电流，其 N 端的 PAS 结构域可以与形成孔域的跨膜螺旋相互作用，从而稳定了通道的开放模式。Herg 为 C 型失活方式，其 -COOH 端空间结构较为坚韧，这样通道失活时外口结构重排更容易，也就更容易失活和再生。这些结构特点是其缓慢失活和失活后快速恢复的基础。基因突变使得这些结构被破坏，导致通道功能受损与生理学特性改变，从而降低了 I_{Kr}。人群中多见的亚型为 LQT1 亚型，这一类疾病是由于 $K_v7.1$ 通道本身突变以及胞内的信号转导途径受阻使 IKs 减小而引起，主要涉及的基因为 KCNQ1 和 KCNE1。其他亚型的相关基因及离子通道见表 3-3。

表 3-3 LQT 各亚型涉及的基因、蛋白和离子电流

LQT 亚型	涉及基因	涉及蛋白	涉及的离子电流变化
LQT1	KCNQ1	KCNQ1（$K_V7.1$）	I_{Ks} 减小
LQT2	KCNH2	Herg（$K_V11.1$）	I_{Kr} 减小
LQT3	SNC5A	$Na_v1.5$	I_{Na} 增大
LQT4	ANK2	锚定蛋白 B（Ankyrin-B）	涉及多个通道
LQT5	KCNE1	KCNE1	I_{Ks} 减小
LQT6	KCNE2	KCNE2	I_{Kr} 减小
LQT7	KCNJ2	Kir2.1	I_K1 减小
LQT8	CACNA1C	$Ca_V1.2$	I_{Ca} 增大
LQT9	CAV3	陷窝蛋白 3	I_{Na} 增大
LQT10	SCN4B	$Na_V1.5β4$	I_{Na} 增大
LQT11	AKAP9	AKAP9	I_{Ks} 减小
LQT12	SNTA1	α 1-Syntrophin	I_{Na} 增大
LQT13	KCNJ5	$K_{ir}3.4$	I_{KACh} 减小
LQT14	CALM1	钙调蛋白	涉及多个通道
LQT15	CALM1	钙调蛋白	涉及多个通道

2. 缺血性脑卒中（ischemic stroke）是指由于脑的供血动脉（颈动脉和椎动脉）狭窄或闭塞、脑供血不足导致的脑组织坏死的总称。在缺血性脑卒中病程中，一个关键的加重因素是脑水肿（cerebral edema）的存在。脑水肿后颅内压升高并进一步损伤脑组织，同时早期水肿可促进脑梗死形成。大量研究表明，水通道蛋白（AQP）介导的水转运调节在脑水肿的病理学中起着重要作用，AQP 被认为参与了脑脊液循环，钾缓冲和间质液的吸收。目前已在大脑中鉴定出七种 AQP 亚型，包括 AQP1、AQP3、AQP4、AQP5、AQP8、AQP9 和 AQP12。其中 AQP4 的表达在脑卒中导致的脑水肿期间发生了明显改变。已知水从血液通过完整的血脑屏障（blood brain barrier，BBB）进入大脑需穿过三层细胞膜。其中，管腔和基底内皮细胞膜缺乏 AQP4，但血管周围的星形胶质细胞（astroglia）足突膜含有 AQP4。水通

过简单扩散穿过内皮细胞,而主要通过AQP4通道穿过星形胶质细胞足突。因此,预期血管周围的星形胶质细胞中AQP4的抑制或下调可以抵抗来自血液的大量水分进入细胞内。与此同时,脑缺血后1小时内,处于损伤脑组织中心区域和边缘区域中的星形胶质细胞末端的AQP4表达增加,而在缺血后48小时,处在损伤边缘的星形胶质细胞表现为全细胞APQ4表达增加,两者都与脑水肿峰值一致。多项研究表明,缺失AQP4的小鼠在脑缺血后1小时的脑半球水肿减轻,同时梗死体积减少伴神经功能改善,因此,脑水肿可通过调节AQP4的表达而被减轻,这意味着AQP的选择性调节可以作为治疗脑缺血后脑水肿的新策略(表3-4)。

表3-4 各种离子通道的基因异常及其相关疾病

遗传性疾病或异常	通道	基因	临床表现
家族性偏瘫性偏头痛(familial hemiplegic migraine)	钙	CACNL1A4	偏头痛
2型发作性共济失调(episodic ataxia type-2)	钙	CACNL1A4	共济失调(动作平衡和协调障碍)
低血钾性周期性瘫痪(hypokalemic periodic paralysis)	钙	CACNL1A3	周期性肌强直和瘫痪
1型发作性共济失调(episodic ataxia type-1)	钾	KCNA1	共济失调
癫痫	钾	KCNQ2	良性家族性新生儿惊厥
非综合征型显性耳聋	钾	KCNQ4	耳聋
长QT综合征	钾 钠	HERG, KCNQ1 SCN5A	眩晕;猝死
低血钾性周期性瘫痪	钠	SCN4A	周期性肌强直和瘫痪
Liddle综合征	钠	B-ENaC	高血压
重症肌无力(myasthenia gravis)	钠	nAChR	肌力减弱
Dent's病	氯	CLNCN5	肾结石
先天性肌强直(myotonia congenita)	氯	CLC-1	周期性肌强直
4型Batter's综合征	氯	CLC-Kb	肾功能障碍、耳聋
遗传性肾性糖尿病	水	AQP2	多尿、尿渗透压降低
家族性白内障	水	AQP0(MIP)	眼白内障
充血性心力衰竭	水	AQP2	呼吸困难、乏力、水肿
帕金森病	水	APQ4	认知障碍、震颤、运动迟缓
缺血性脑卒中	水	APQ4	偏瘫、感觉意识障碍

三、膜受体异常与疾病

膜受体(membrane receptor)不仅参与细胞的信号转导,还可以调控物质的选择性跨膜运输。膜受体异常可能会导致物质运输障碍,造成被转运物质的积蓄,导致疾病的发生。例如,家族性高胆固醇血症(familial hypercholesterolemia,FH)以低密度脂蛋白(LDL)胆固醇异常升高为特征,可达正常人的4~6倍。该病主要是由于低密度脂蛋白胆固醇分解代谢的关键基因纯合或杂合突变。目前已知有4种基因功能性突变可导致FH,即前蛋白转化酶枯草杆菌蛋白酶9、LDL受体、LDL受体衔接蛋白1(LDLRAP1)和载脂蛋白B,以LDL受体基因突变最为多见。近来研究较多的是前蛋白转化酶枯草杆菌蛋白酶9(proprotein convertase subtilisin/kexin type 9,PCSK9)。PCSK9属于前蛋白转化酶家族成员,是肝脏产生的丝氨酸蛋白酶,其功能是与肝细胞的LDL受体结合并使其降解,从而抑制LDL受体途径。PCSK9基因功能获得性突变会导致患者出现严重的高胆固醇血症,而通过抑制PCSK9,或沉默PCSK9编码基因,可以使血清胆固醇水平下降。近年来,临床上已经将 PCSK9 抑制剂用于 HF 患者的治疗,通过与他汀类药物以及依折麦布联用,进一步降低 FH 患者的血清胆固醇水平,使血清 LDL 下降达标,减少患者发生心血管事件的风险。

四、细胞膜与癌变

癌细胞是由体内正常细胞发生癌变而形成的。从理论上来说,正常细胞和癌细胞之间无论在结构和功能方面都会有差别。近年来,随着对质膜研究的深入,已经发现了癌细胞许多表型变化及其相随的恶性行为均与细胞表面的结构、理化性质和功能的改变有密切关系,因此有人将癌症称为膜的分子病。这部分内容在后面的章节中会涉及到。

(王杨淦)

参考文献

1. 翟中和,王喜忠,丁明孝. 细胞生物学. 北京:高等教育出版社,2007.
2. 易静,汤雪明. 医学细胞生物学. 上海:上海科学技术出版社,2009.
3. 杨恬. 医学细胞生物学. 北京:人民卫生出版社,2014.
4. 左伋,刘艳平. 细胞生物学. 北京:人民卫生出版社,2015.
5. Alberts B, Johonson A, Lewis J, et al. Molecular biology of the cell. 6th ed. New York: Garland Science, 2014.
6. Doherty GJ, McMahon HT.Mechanisms of endocytosis. Annual review of biochemistry, 2009, 78: 857-902.
7. Mobius W. Recycling compartments and the internal vesicles of multivesicular bodies harbor most of the cholesterol found in the endocytic pathway. Traffic, 2003, 4(4): 222-231.
8. Polo S, Fiore P P. Endocytosis conducts the cell signaling orchestra. Cell, 2006, 124(5): 897-900.
9. Ikeda M, Kihara A, Igarashi Y. Lipid asymmetry of the eukaryotic plasma membrane: functions and related enzymes. Biol Pharm Bull, 2006, 29(8): 1542-1546.

第四章　细胞的内膜系统

摘要

真核细胞内部的膜结构将细胞分隔成不同的功能区室，如细胞核、内质网、高尔基体、溶酶体、内体、各种运输囊泡等；这些区室共同构成了内膜系统，执行各自特定的功能，但又彼此联系。内膜系统的出现是细胞在漫长的进化过程中内部结构与功能不断复杂和完善的结果，是真核细胞区别于原核细胞的标志。内膜系统承担着真核细胞几乎所有的合成与分解活动，特别是蛋白质的合成、分选、转运、分泌与降解。蛋白质赋予了真核细胞内部每个区室特定的结构与功能属性。本章将围绕内膜系统的结构、功能及分子机制、与人类健康与疾病的关系进行讨论。由于过氧化物酶体的发生与内质网相关，因此也将此结构纳入本章予以讨论。

第一节　内　质　网

内质网（endoplasmic reticulum，ER）是真细胞特有的细胞内膜结构之一（图 4-1、图 4-2）。从进化的角度看，ER 可能来源于原核细胞的质膜，即质膜经过扩大、内陷后，与原来的质膜脱离，形成细胞内膜系统。ER 的形成扩大了质膜的面积（ER 的面积约为质膜面积的 30 倍），使其可以完成细胞的复杂功能（如蛋白质和脂类合成）。此外，ER 具有与胞质不同的内部区室（即 ER 腔），这为蛋白质加工、修饰、分选等环节提供了重要的质量保证。同时，ER 是细胞分泌活动的起点。

细胞合成的蛋白质约 1/3 会进入 ER 腔或插入 ER 膜。ER 是由扁平或管状膜囊（cisternae）构成的三维网状（reticulum）结构，几乎充满从核膜到质膜的细胞内空间。ER 在细胞内呈网状分布，这一特性源于 ER 与微管的结合，微管马达蛋白（motor protein）沿微管的运动牵引 ER 膜向细胞质膜方向伸展，这使得 ER 可以在很大的范围内协调细胞的各种生命活动。ER 合成的蛋白占细胞合成的总蛋白的 30%~50%，其中大部分蛋白持续不断地离开 ER 进入高尔基复合体（Gogil complex，简称高尔基体），再经高尔基体分选后转运到细胞的其他结构或分泌到细胞外。

本节将重点讨论 ER 的蛋白质合成功能，对其他功能如 ER 参与的脂类合成与代谢、与线粒体相关的 ER 膜等也将予以简要描述。

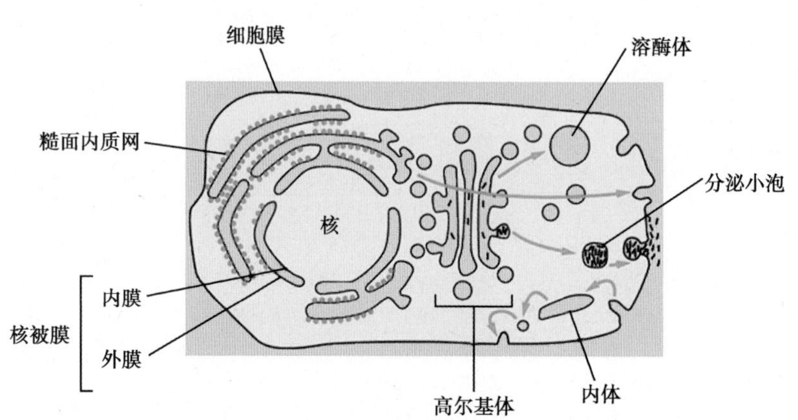

图 4-1　内质网的形态结构及其相邻位置示意图

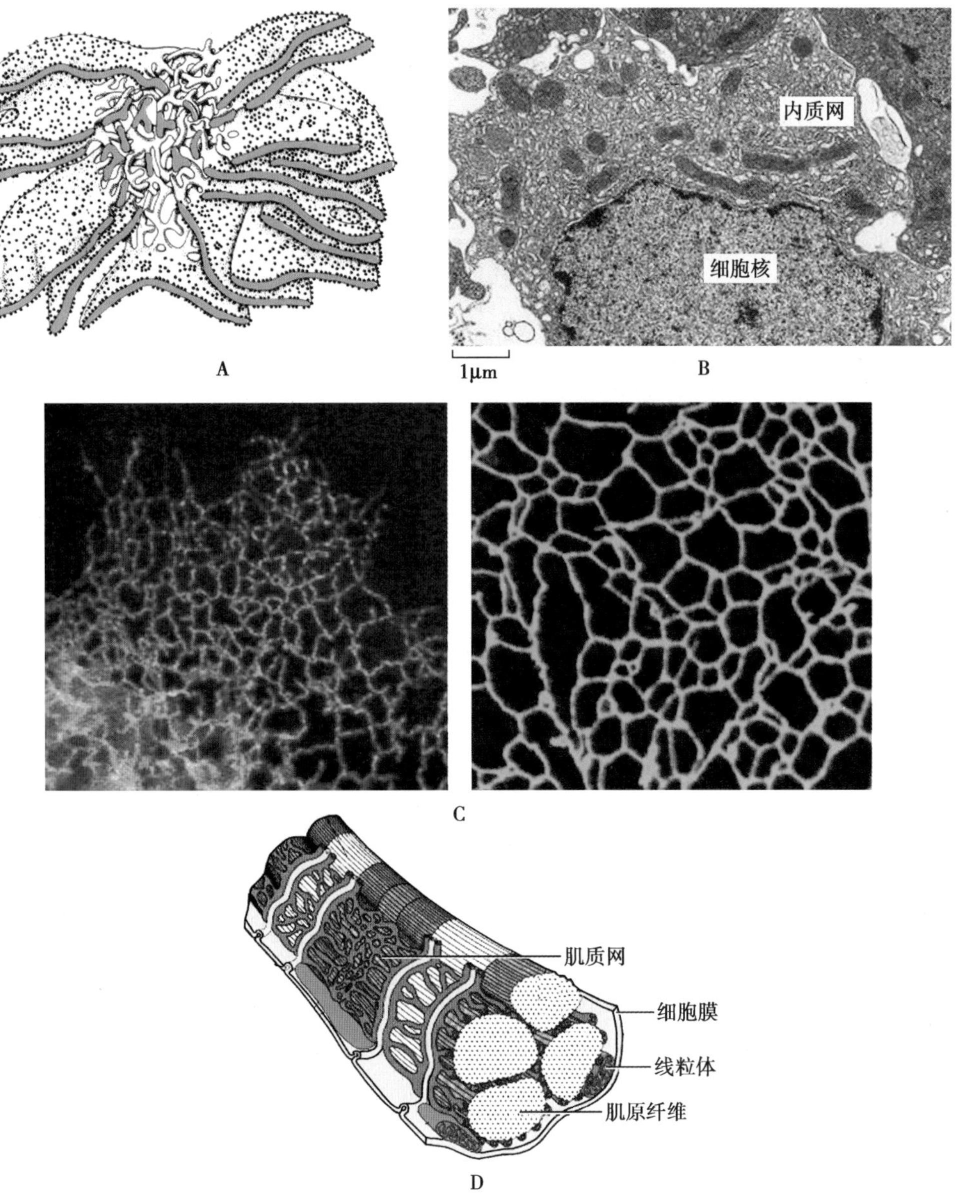

图 4-2　内质网的形态结构

一、内质网结构与功能概述

内质网是细胞质内由膜组成的一系列片状的囊腔和管状的腔，彼此相通形成一个隔离于细胞基质的管道系统，为细胞的重要细胞器。根据表面是否附着核糖体，ER 分为两种，表面有核糖体附着的称为粗面 ER（rough ER），表面无核糖体附着的称为滑面 ER（smooth ER）（图 4-3、图 4-4）。粗面 ER 由扁囊状膜结构组成，其功能主要与蛋白质的合成、折叠和降解有关；滑面 ER 由管状膜结构组成，其功能与解毒（如肝细胞）、甾体激素合成（如内分泌腺细胞）、钙离子贮存和释放有关。ER 中发挥解毒功能的是 p450 家族蛋白，这是一类含血红素的膜蛋白，分布在滑面 ER。ER 面向高尔基体的某些区域呈管状或囊泡状、缺乏核糖体，这一区域称为 ER 输出区（ER export domains）。细胞内粗面 ER 与滑面 ER 的数量与细胞功能有关。外分泌腺细胞和活化的 B 淋巴细胞需要合成、贮存、分泌大量的蛋白质，这类细胞富含粗面 ER。某些内分泌腺细胞需要不断合成甾体激素，因而滑面 ER 含量丰富；肌细胞的 ER 称为肌浆网（sarcoplasmic reticulum），是特化的滑面内质网，存储大量的 Ca^{2+}，参与肌肉收缩。肌肉收缩时需要肌浆网释放大量的 Ca^{2+}，因此，肌细胞含丰富的滑面 ER。

合成蛋白质和脂质是 ER 的主要功能。蛋白

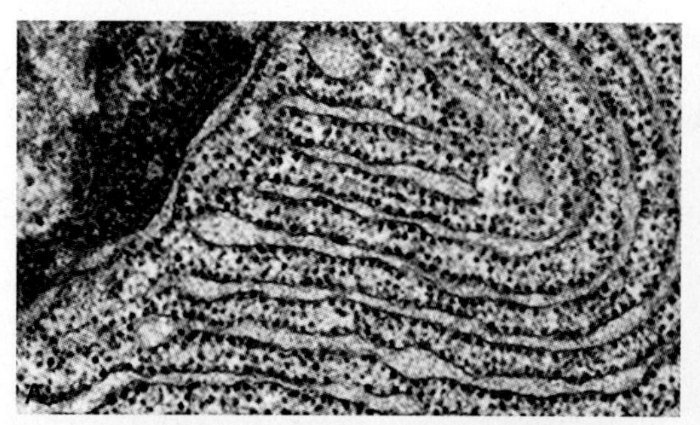
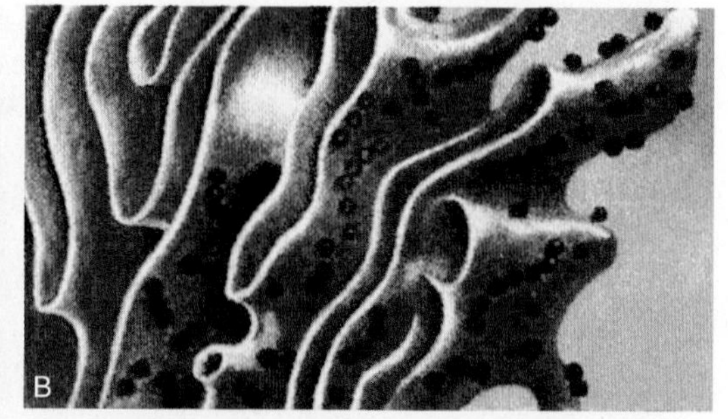

图 4-3 粗面 ER 的形态结构

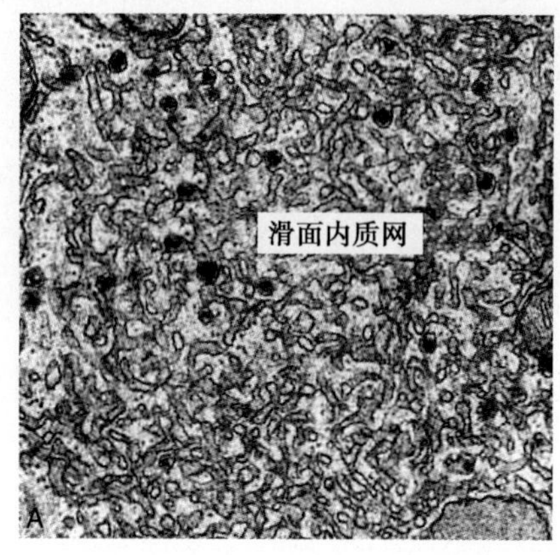

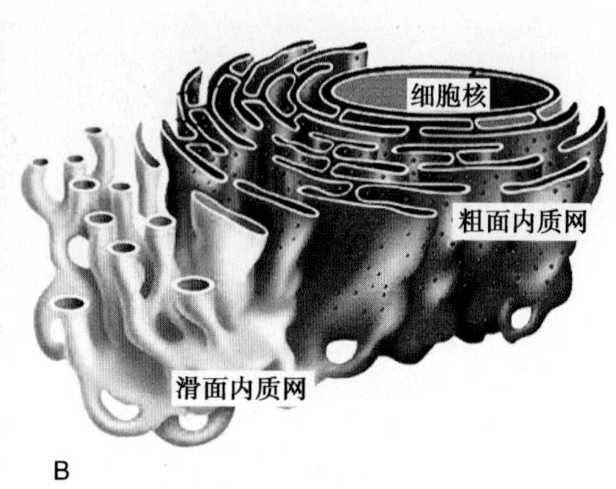

图 4-4 滑面 ER 的形态结构

质和脂类是构成膜结构（包括细胞膜、ER、高尔基体、核膜、内体、溶酶体、运输囊泡等）的基本成分。细胞所有的分泌蛋白（即释放到细胞外的蛋白）均由 ER 合成；此外，ER 还合成构成线粒体和过氧化物酶体膜的脂类。ER 的另一功能为解毒作用，使甾体化合物、致癌物、脂溶性药物成为水溶物质，使之更容易排出；解毒过程依赖 ER 膜的电子传递链，其中的关键酶为细胞色素 p450 家族。

ER 腔内蛋白质浓度很高（约为 200mg/ml），富含参与蛋白质折叠与修饰的酶。ER 腔内的氧化环境有利于二硫键的形成，从而有利于蛋白质在细胞外环境中保持稳定。ER 转运的蛋白质包括可溶性蛋白和膜蛋白，这些蛋白质离开 ER 后被运往高尔基体、溶酶体、内体、细胞膜或细胞外。ER 对新生的蛋白质有严格的质量控制，以保证蛋白质折叠成天然的构象。折叠错误的蛋白被分子伴侣（chaperon）识别并重新进行折叠，或被反向运输到细胞质（cytosol），被蛋白酶体（proteasome）降解。折叠错误的蛋白在 ER 内的过度聚集会引发未折叠蛋白反应（unfolded protein response，UPR），这一反应是由细胞内外环境的变化引起的，严重的 UPR 可诱导细胞凋亡。

二、新生肽链与内质网膜的结合与转位

在原核细胞中，膜蛋白及分泌蛋白的合成是由细胞膜完成的。多细胞生物则有复杂的内膜系统，使得细胞内的生物合成功能进一步特化。粗面 ER 的主要功能为合成膜蛋白及分泌蛋白，这些蛋白最终可能定位在细胞的不同膜结构或分泌到细胞外，然而，新生肽链合成的第一步则是向 ER 转位（translocation），即新生肽链从翻译的起始部位（胞质）向 ER 膜的转移。新生肽链向 ER 的转位过程包括两种：①转位与蛋白质的合成同时进行，即共翻译转位（cotranslational translocation）；②转位发生在蛋白质的合成之后，即翻译后转位（post-translational translocation）。蛋白质向 ER 转位的同时，确定了蛋白质与脂双层结合的方向；在新生蛋白随囊泡向细胞其他部位转运过程中，蛋白与膜的关系保持不变。

蛋白质穿过 ER 膜这一过程必需解决的问题是：①ER 如何识别即将转位的肽链；②新生肽链与 ER 膜特异结合；③新生肽链经 ER 膜转位至 ER 腔，同时不会导致 ER 腔内分子漏出。

（一）信号序列

信号序列（signal sequence），又称信号肽（signal

peptide），是向ER转位的可溶性蛋白或膜蛋白所含的一段短肽序列，由疏水氨基酸构成，位于可溶性蛋白N端或跨膜蛋白的内部，这段序列引导新生肽链转位入ER腔，以完成蛋白质合成。1999年，分子细胞生物学领域的先驱、出生于德国的美国科学家G Blobel教授荣获诺贝尔生理学或医学奖，他的开创性贡献是发现了信号序列及其对蛋白质分选机制的研究。

蛋白质N端的信号序列一般含15~35个氨基酸，其核心序列由8个（或8个以上）非极性氨基酸构成；穿膜序列为一段16~25个疏水氨基酸残基。疏水性是信号序列的共同特征，而在氨基酸序列上则没有同源性。

（二）信号识别颗粒

新生肽链在向粗面ER转位过程的早期涉及两个重要分子：①信号识别颗粒（signal recognition particle，SRP），为蛋白质与RNA的复合体，其功能是识别并结合信号序列；②SRP受体（SRP receptor），为粗面ER的膜蛋白，可与SRP特异结合。哺乳动物的SRP含6个肽链及一个RNA分子（图4-5）；SRP及其受体的氨基酸序列在真核细胞中高度同源，表明与之相关的肽链转位机制

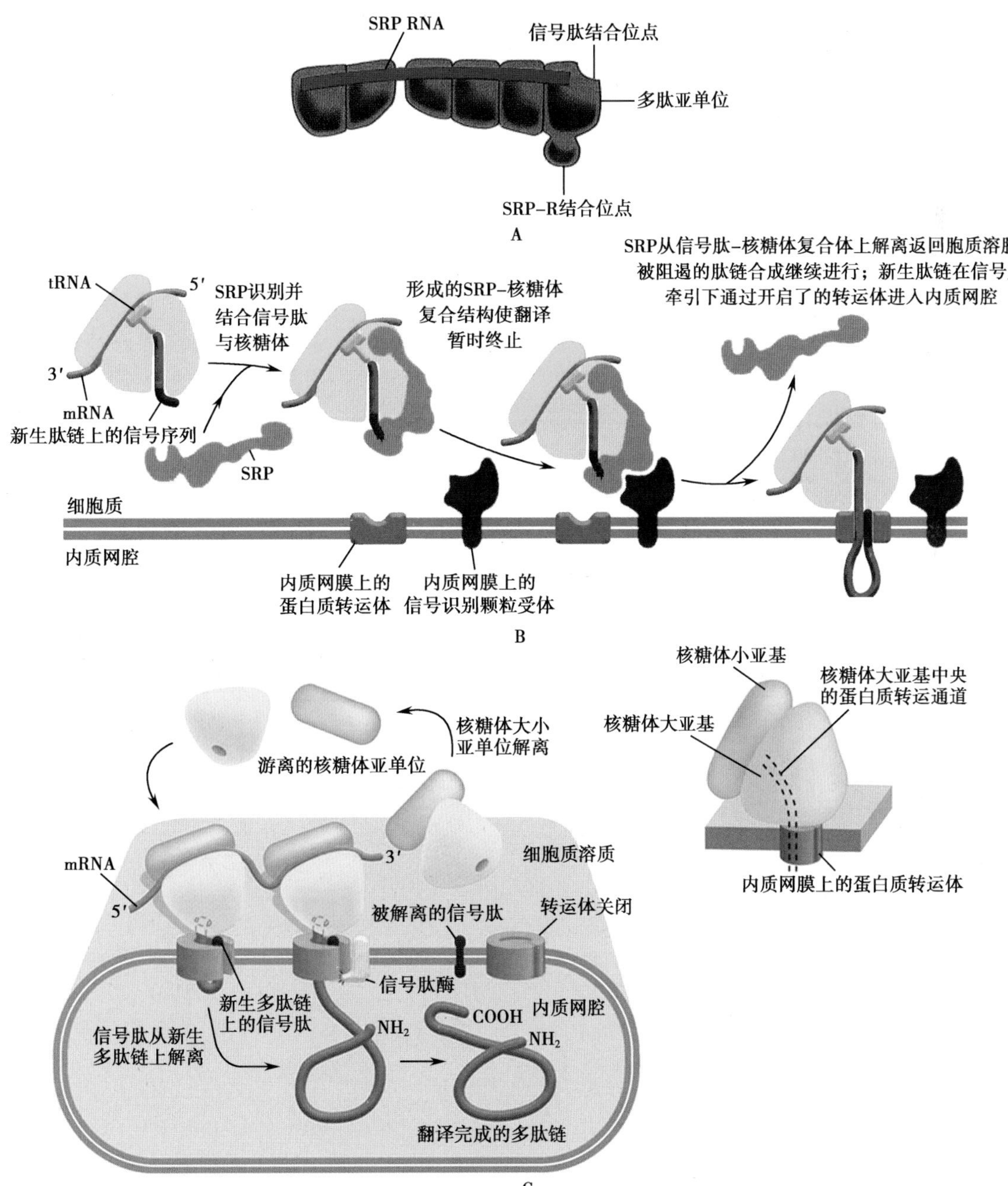

图4-5　信号序列介导核糖体附着于ER与新生肽链的转位

在进化上是保守的。

（三）共翻译转位

共翻译转位（cotranslational translocation）是指肽链的合成与肽链向ER的转位过程同时发生，即一边翻译，一边转位，因此称共翻译转位。肽链的合成起始于胞质，当位于肽链的N端信号序列（或跨膜蛋白的第一段疏水序列）出现后，SRP（图4-5）即与之结合，于是翻译暂停。随后，SRP与SRP受体结合，使核糖体、新生肽链和SRP作为复合体结合到ER上。ER膜有一种供新生肽链通过的蛋白质通道，称为转位子（translocon）。SRP和SRP受体均为GTP酶，一旦SRP与SRP受体结合，SRP即释放信号序列，信号序列则与转位子结合，肽链的翻译重新开始，并向ER腔转位。关于GTP如何水解使SRP与其受体分离，详见SRP"返回胞质"（"新生肽链进入ER的分子机制"）。

转位子是ER膜上供新生肽链通过的蛋白质通道，其核心是Sec61三聚体蛋白复合物（Sec61 complex）（图4-6、图4-7），由10次跨膜的α肽链和2个单次跨膜肽链β和γ构成。Sec61在进化上保守，它与核糖体-新生肽链复合物有高亲合力。与Sec61同源的细菌转位子蛋白为SecY、SecE、SecG（分别对应人的Sec61的α、β、γ肽链）。对Sec61的结构分析表明，每个Sec61复合物都是一独立的蛋白质转位通道。此外，有些辅助因子促进信号序列与Sec61复合物的结合，如TRAM（translocating chain-associating membrane protein）和转位子结合蛋白（translocon-associated protein，TRAP）（translocon-associated protein）。Sec61与核糖体结合后，新生肽链即被插入Sec61转位子通道，并随着肽链的延伸通过转位子进入ER腔（图4-5、图4-7）。新生肽链的转位通常伴随着肽链的修饰，如*N*-连接的糖基化，因此，参与蛋白质糖基化修饰的寡糖转移酶（oligosaccharyltransferase，OST）也分布在转位子附近（图4-6）。

（四）翻译后转位

翻译后转位（post-translational translocation）多见于真菌（如酵母）。由于肽链的合成已经完成，翻译后转位过程没有核糖体、SRP及其受体的参与。在胞质分子伴侣的作用下，含有特定信号序列的、即将进入ER的蛋白在胞质中保持未折叠状态；随后，分子伴侣引导新生肽链与ER膜的四聚体蛋白质复合体Sec62/63结合。与共翻译转位相似，信号序列与Sec61通道结合，使新生肽链进入ER。由于蛋白质的合成已经完成，翻译后转位需要消耗细胞的代谢能以驱动蛋白质进入ER腔，这一过程与ER腔内的分子伴侣Bip有关。Bip为HSP70（heat shock protein 70）家族成员，具有ATP酶活性；在Bip的作用下，新生蛋白被"拽进"ER腔：Bip反复结合与水解ATP，导致

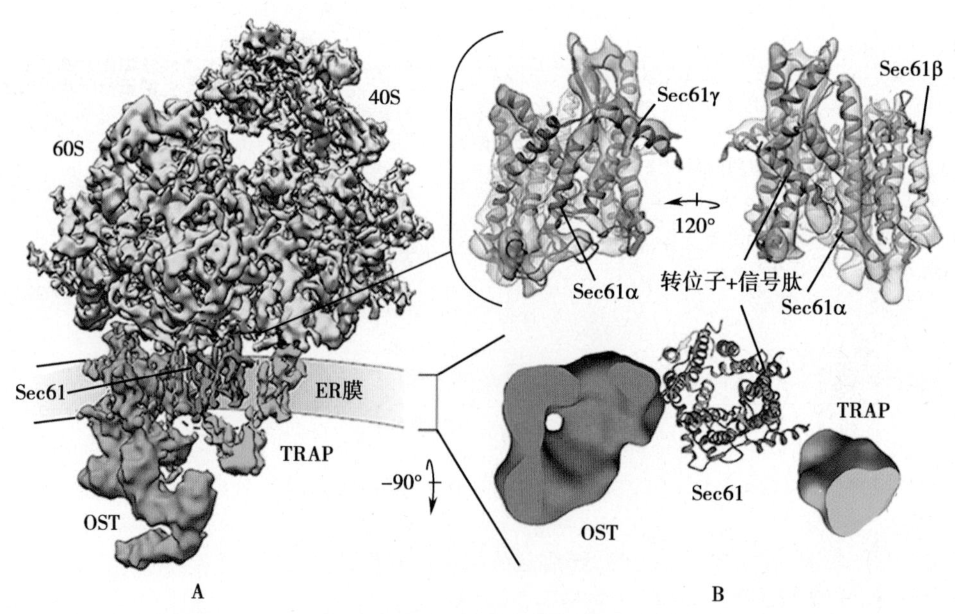

图4-6 Sec61转位子的结构及与相关ER膜蛋白的关系

A. Sec61转位子的结构示意图，OST：寡糖转移酶，TRAP：转位子结合蛋白；B. Sec61转位子及与其结合的核糖体

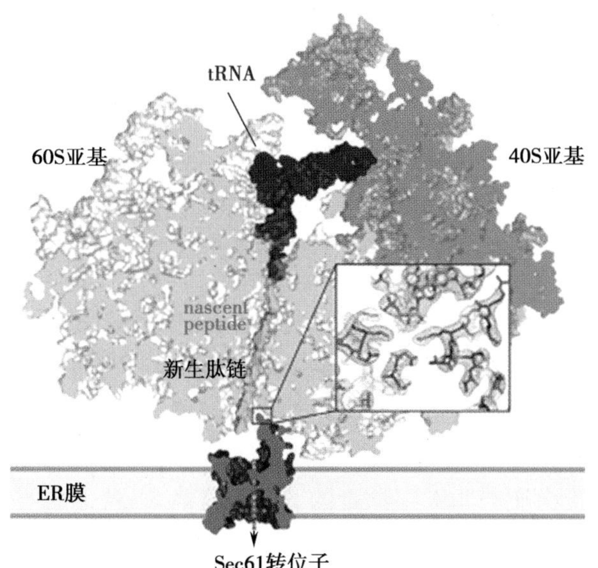

图 4-7 结合核糖体及新生肽链的 Sec61 转位子

其与底物蛋白(新生肽链)的结合 - 分离惯序进行。因此,在翻译后转位过程中,Bip 的作用类似于齿轮的"啮合和脱离"。

不论是共翻译转位还是翻译后转位,都必须通过 Sec61 蛋白复合体构成的转位子通道。在转位之前,转位子为关闭状态,信号序列与转位子的结合使其开放,这就保证了转位的特异性,即通过转位子进入 ER 的蛋白必须首先与转位子结合;同时,也维持了 ER 膜的通透屏障作用。在共翻译转位时,转位子与核糖体及信号序列的结合使其开放,蛋白质的合成过程则提供了蛋白质转位所需的能量;翻译后转位则还需要 Sec62/Sec63 蛋白复合体的参与。在 ER 膜的胞质面,Sec62/Sec63 蛋白复合体协助信号序列与转位子的结合,在 ER 的腔面则募集 Bip;Bip 与新生肽链的结合与释放驱动了蛋白质的转位。

三、新生肽链进入内质网腔

(一)SRP 与 SRP 受体的结合引导新生肽链到内质网膜

SRP 在蛋白质的合成与转位中发挥重要作用。SRP 是由 6 个肽链和 1 个小 RNA 分子构成的复合体(图 4-5),其中的肽链 p54(称为 SRP54;54 指该肽链的分子量为 54kDa)与 RNA 分子的组合是 SRP 的核心。p54 通过其疏水结构域结合信号序列,与信号序列的结合导致翻译的延伸暂停,这可能是 SRP 妨碍了延伸因子 eEF2 与核糖体的结合;翻译暂停为核糖体与 ER 转位子的结合提供了时间,同时保证肽链向 ER 转位之前不会过长。

SRP 与其受体的结合引导核糖体 - 新生肽链复合体与 ER 膜转位子结合,这一过程受 GTP 酶的调控。SRP 及其受体均为 Ras 样小 GTP 酶(Ras-like GTPase),但与 Ras 家族不同的是,无需鸟苷酸交换因子(guanine nudeotide exchange factor, GEF)参与调控 SRP 及其受体的 GTP 循环,这可能是由于 SRP 及其受体均在结合 GTP 与 GDP 之间自由变化。SRP 与其受体结合后,二者的 GTP 酶活性被彼此激活,因而不需要 GTP 酶激活蛋白(GTP ase-activating protein, GAP)促进二者的 GTP 酶活性。随着 GTP 水解,SRP 与其受体的构象发生改变,导致二者的亲合力下降并脱离核糖体 - 新生肽链复合体,于是 SRP 返回细胞质。游离的 SRP 则再结合其他新生肽链的信号序列。SRP 的释放只发生在核糖体与转位子结合之后,因此保证了转位子的开放发生在与核糖体结合之后。

(二)Sec61 复合物是引导新生肽链转位的蛋白质通道

转位子(translocon)是分布在 ER 膜的蛋白复合体,结构类似面包圈,由 3 或 4 个 Sec61 复合体构成(图 4-6、图 4-7),每个 Sec61 复合体是由 3 个跨膜蛋白构成的异三聚体(αβγ)。共翻译转位及翻译后转位均由 Sec61 转位子介导。细菌中与 Sec61 复合体的 3 个肽链对应的同源蛋白为 SecY、SecE、SecG,构成 SecY 复合体。从晶体结构上看,每个 SecY 复合体内部均有一"沙漏"形状的通道,"沙漏"的两个漏斗口分别面向膜的两侧。转位子内部的通道是一动态结构,只在肽链通过时才开放。

根据 Sec 复合体的结构推测,单一 Sec61 复合体即可作为新生肽链穿过 ER 膜的通道。既然这样,为什么一个转位子含几个完全相同的 Sec61 复制体呢?可能的原因是,核糖体体积较大,一个核糖体虽然结合一个转位子,但其中只有一个 Sec61 复合体是活化的;此外,寡聚体的形成有助于募集与转位子结合的蛋白,如寡糖转移酶。

（三）信号序列与转位子结合

信号序列与Sec61复合体的结合使转位子开放。信号序列与Sec61的第2、7段跨膜α螺旋结合，在Sec61形成的转位通道中形成袢环，新生肽链的N端暴露在ER膜胞质面。通常认为，Sec61对信号序列的识别主要取决于信号序列本身。然而，不同类型的细胞对特定信号序列的识别效率是不同的。因此，在转位子附近或与转位子结合的蛋白（如Sec62、Sec63、TRAP）可能影响转位子对信号序列的识别。

（四）新生肽链进入内质网腔或插入内质网膜

1. 可溶性蛋白进入ER腔（图4-5） 可溶性分泌蛋白或可溶性的内膜系统驻留蛋白（resident protein）以共翻译转位方式完全进入ER腔。当肽链延伸至约150个氨基酸时，ER膜的信号肽酶将信号肽切除。信号肽被切除后，肽链随着翻译的进行穿过转位子，进入ER腔。

2. 跨膜蛋白插入ER膜（图4-8） 跨膜蛋白的合成也同样利用Sec61转位通道。在跨膜蛋白的转位过程中，多肽链的某些区域穿过ER膜（即插入脂双层），而另一些区域则不穿过，即留在胞质内。根据跨膜蛋白与脂质双层结合的方式，可分为Ⅰ型、Ⅱ型单次跨膜蛋白及多次跨膜蛋白。蛋白质与脂双层结合的方向一旦确立，在蛋白质的囊泡运输过程及蛋白质最终定位的膜结构中保持不变。

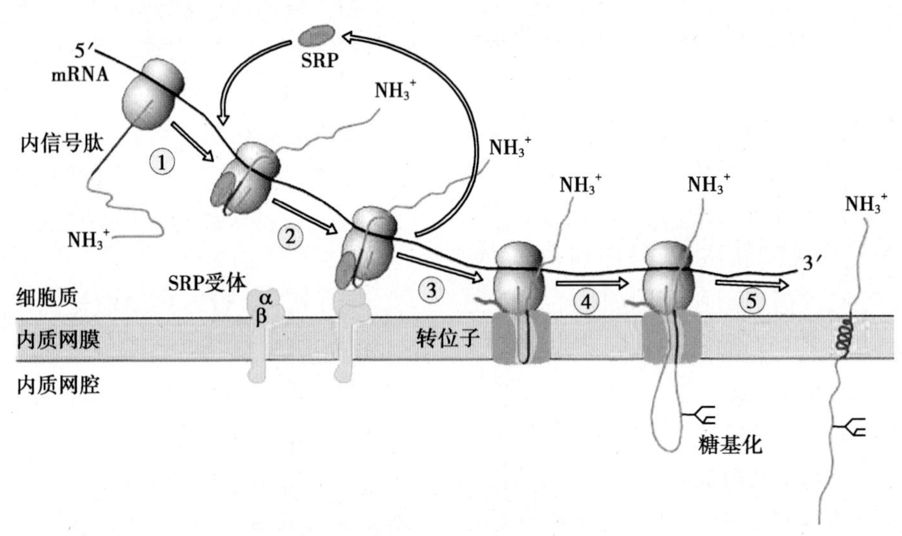

图4-8 跨膜蛋白向ER的转位

与可溶性蛋白转位模式类似，Ⅰ型单次跨膜蛋白的转位开始于N端的信号序列与转位子结合。与可溶性蛋白不同的是，Ⅰ型跨膜蛋白含有终止转位序列（stop-transfer sequence），这一序列通常是肽链的跨膜区，其功能是在肽链完全进入ER之前使转位终止。当信号肽（又称起始转位信号，start-transfer sequence）被信号肽酶切除后，转位子侧向开放，将多肽链释放到ER膜。这样，肽链的N端位于ER腔内，C端位于胞质，而穿膜区则留在ER膜脂中间。

某些Ⅰ型膜蛋白称为GPI-锚定蛋白（glycosylphosphatidylinositol-anchored protein），而GPI-锚定蛋白形成于ER腔中，因此，在ER腔必定存在某种蛋白酶，负责将这类进入ER囊腔的Ⅰ型膜蛋白的穿膜区切掉，并将（ER腔内）肽链新生成的C端连接到ER膜中的糖脂分子糖基磷脂酰肌醇（glycosylphosphatidylinositol，GPI）上。很多细胞的表面蛋白质以此方式与细胞膜连接。当细胞膜中特定的磷脂酶活化时，可以水解蛋白质与GPI的连接键并释放蛋白质到细胞外基质。

Ⅱ型单次跨膜蛋白利用一穿膜结构域作为内部信号序列（internal signal sequence）。蛋白质合成时，内部信号序列一出现，SRP即与其结合并引导新生肽链－核糖体复合体到ER膜上。作为起始转位信号，内部信号序列与转位子结合，启动肽链转位。肽链合成结束时，转位子侧向开放，释放新生肽链（仍保留内部信号肽）到ER脂双层中。

多次跨膜蛋白（如离子通道和载体）含多个终止转位序列。在蛋白质合成的终产物中，这些序列均保留（不被信号肽酶切除）。第一个信号序列与ER膜结合需要SRP，此后，蛋白质的多个疏水区交替作为终止转位序列和起始转位序列，最终使转位子结合肽链的多个跨膜区，成为多次跨膜蛋白。

3. 尾部锚定蛋白与ER膜结合 尽管多数内在膜蛋白与ER膜结合需要Sec61转位子的参与，但有一类内在膜蛋白不需要Sec61转位子，这类蛋白质称为C尾部锚定蛋白（C-tail-anchored protein）。这类蛋白质仅以一段靠近C端的疏水区与磷脂双层结合，N端的功能区完全留在细胞质中。

尾部锚定蛋白缺乏N端信号序列，其跨膜区（由一段疏水氨基酸构成）又靠近肽链的C端，因此，当这段疏水序列出现时，肽链的合成已接近完成，故尾部锚定蛋白不结合SRP（因为SRP只结合正在延伸的肽链中的信号序列，此时肽链结合着核糖体）。这类蛋白穿过ER膜的机制尚未完全阐明，可能需要胞质中特定蛋白的协助并消耗代谢能（ATP），但没有Sec61转位子的参与。肽链仅以一段很短的C端穿过ER膜，跨膜结构域的两侧（或一侧）有少数带正电荷的氨基酸。尾部锚定蛋白参与膜泡生成与运输等功能。例如，SNARE蛋白家族中的syntaxins参与囊泡膜与靶膜的融合；Bcl-2和Bax调控细胞凋亡；细胞色素b5参与脂代谢。

4. 脂锚定蛋白与ER胞质面结合 很多脂锚定蛋白（包括N-Ras和H-Ras GTP酶）锚定在ER脂双层的胞质面（仅结合面向胞质面的磷脂单层）。这类蛋白与ER膜的结合与蛋白C端序列（cys-ala-ala-X，CAAX，"X"代表任意氨基酸）的翻译后修饰有关。这一过程的第一步是异戊烯化（prenylation），由可溶的异戊烯转移酶将一个farnesyl或geranylgeranyl脂基团连接到CAAX的半胱氨酸残基上，然后由ER膜上的prenyl-CAAX蛋白酶将AAX残基切掉，生成以prenyl-半胱氨酸残基为C端的蛋白质，经过修饰后的半胱氨酸再被ER膜上的一类甲基转移酶（prenylcysteine carboxyl methyltransferase，pcCMT）识别并修饰。经修饰后，蛋白的C端成为疏水性基团，锚定在ER膜的胞质面，并随囊泡到达其最终定位的膜结构。

四、蛋白质在内质网腔的折叠与组装

新生肽链（可溶性或跨膜蛋白）一旦进入ER腔，将与腔内数量众多的ER蛋白相互作用，这些蛋白质的功能包括切去信号肽、为新生肽链加上寡糖链、催化二硫键的合成以引导蛋白质的折叠或形成寡聚体。ER内有很多驻留蛋白能辅助新生肽链的折叠或蛋白寡聚体的形成，这些蛋白统称为分子伴侣（molecular chaperone）。例如，Bip/GRP78（binding immunoglobulin protein/glucose regulated protein 78）通过识别肽链的疏水区与未折叠蛋白结合，这样可以防止正在合成的新生肽链疏水区的相互聚集，并促进新生肽链的折叠。寡糖转移酶（oligosaccharyl transferase）也参与新生肽链的折叠与组装，其功能是将某一个核心寡糖转移到新生肽链特定氨基酸残基（一般为天冬酰氨）的羟基上。而蛋白质二硫键异构酶（protein disulfide isomerase，PDI）则催化半胱氨酸残基之间形成二硫键（S-S）。这些分子伴侣（Bip、寡糖转移酶、PDI等）的作用是辅助蛋白质折叠，但并不影响蛋白质的最终构象。分子伴侣均为ER的驻留蛋白，这些蛋白在ER的驻留取决于其肽链C端所含的KDEL（lys-asp-glu-leu）序列。如果KEDL序列缺失或突变，这些蛋白则被运输到高尔基体，并最终分泌到细胞外。相反，如果将KDEL序列连接到分泌蛋白的C端，则这些蛋白质就会驻留在ER，而不会被分泌到细胞外。

（一）*N*-连接的糖基化

糖基化（glycosylation）对于新合成蛋白的折叠有重要意义。ER合成的蛋白（可溶性蛋白或膜蛋白）多数为糖蛋白，即含有共价连接的寡糖链。ER中的糖基化与肽链的翻译同时进行，即在肽链的天冬酰氨侧链的$-NH_2$上共价连接一核心寡糖链，故称为*N*-连接的糖基化（*N*-linked glycosylation）。由于寡糖链为极性分子，糖基化可提高新生肽链的可溶性，减少肽链彼此聚集的机会，并促进肽链的正确折叠，只有正确折叠的蛋白才能离开ER。糖蛋白中寡糖链的进一步修饰则发生在蛋白以囊泡的形式离开 ER 之后，即囊泡运输的分泌途径。因此分泌蛋白拥有种类丰富的寡糖链，这是分泌蛋白在细胞外发挥功能所必需的。

N- 连接的糖基化过程图 4-9 所示，首先合成一个含 14 个单糖（3 个葡萄糖、9 个甘露糖、2 个 *N*- 乙酰葡糖胺）的前体作为核心寡糖（Glc_3Man_9-$GlcNAc_2$）。这一寡糖前体的生成是在 ER 膜上进行的，需要将单糖逐个加到 ER 膜上的多萜醇（dolichol phosphate）（一种长链不饱和异戊烯醇分子），这一过程分别在 ER 的胞质面和腔面进行，其中糖脂分子的翻转机制不清。然后，在寡糖转移酶的作用下，寡糖前体被转移到新生肽链 Asn-X-Ser/Thr 序列的天冬酰氨（Asn）的 $-NH_2$ 上，其中 X 代表除脯氨酸之外的任意氨基酸。

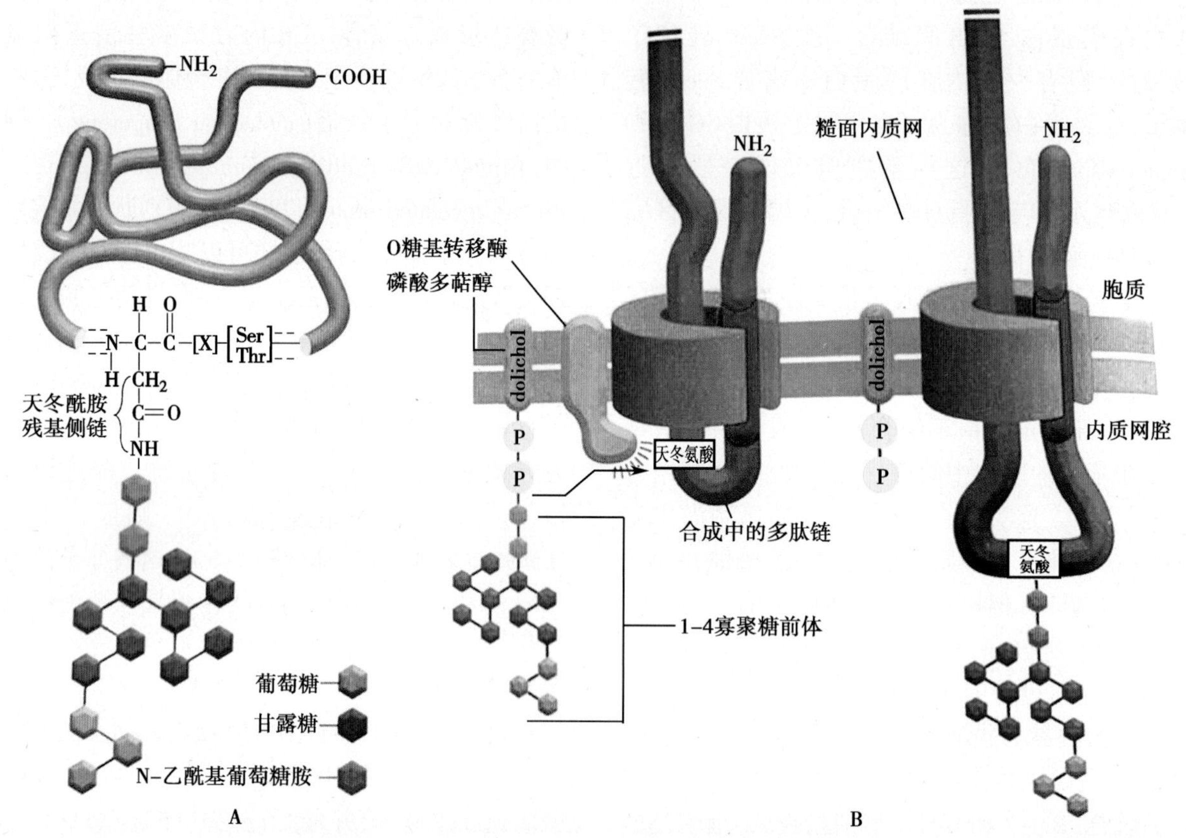

图 4-9　蛋白质在 ER 中进行 *N*- 连接的糖基化修饰

（二）钙联蛋白 / 钙网蛋白循环

核心寡糖链一旦加到肽链上，糖蛋白的修饰也随即开始，以协助蛋白的正确折叠。钙联蛋白（calnexin）/ 钙网蛋白（calreticulin）循环（图 4-10）开始于糖苷酶Ⅰ/Ⅱ（glycosidase Ⅰ/Ⅱ）对糖蛋白的核心寡糖链末端 2 个葡萄糖残基的水解。糖苷酶作用的结果是糖蛋白的寡糖链末端只保留一个葡萄糖分子。这种末端含有单个葡萄糖分子的糖蛋白（膜蛋白或可溶性蛋白）则与钙联蛋白或钙网蛋白结合。钙联蛋白与钙网蛋白均为钙结合蛋白，含单一肽链，其功能类似植物凝集素（结合糖类的植物蛋白）。钙联蛋白为Ⅰ型 ER 跨膜蛋白，而可溶性的钙网蛋白分布于 ER 内。与钙联蛋白或钙网蛋白的结合一方面可防止肽链聚集成不可溶的复合体，同时又暴露了与 ERp57（一种二硫键氧化还原酶）的结合位点。这样，ERp57 与钙联蛋白或钙网蛋白形成复合物，并与糖蛋白特异结合，催化蛋白折叠过程中肽链内部二硫键的形成或断裂。当葡糖苷酶Ⅱ（glucosidase Ⅱ）将核心寡糖的最后一个葡萄糖残基去除后，新生的糖蛋白则与钙联蛋白 /ERp57 分离。此时，如果新生蛋白没有被糖蛋白葡糖转移酶（glycoprotein glucosyltransferase）识别并结合，新生蛋白则以囊泡（vesicle）的形式离开 ER。

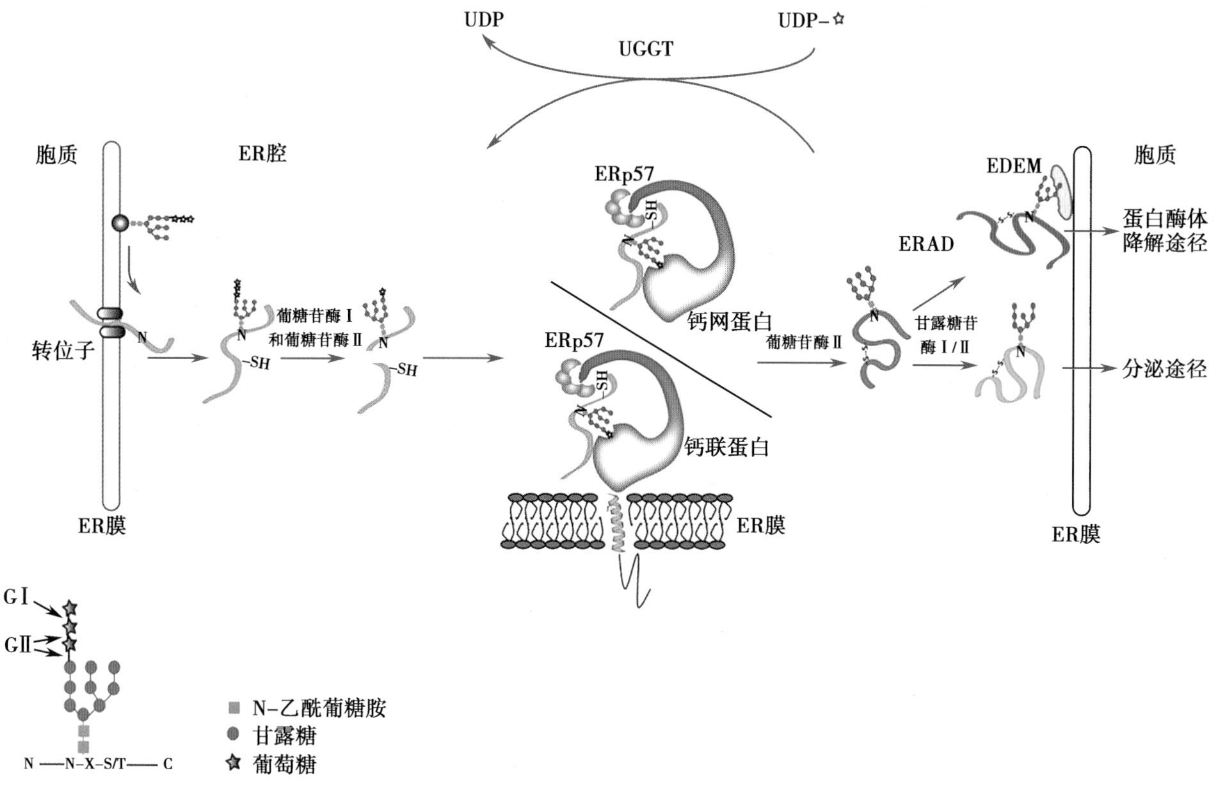

图 4-10　*N*- 连接的糖基化在蛋白质折叠中的作用

五、折叠错误的蛋白被运出内质网后降解

在ER合成蛋白质的过程中，尽管有分子伴侣的协助，但仍然有相当一部分蛋白不能折叠成正确的三维构象（即错误折叠）。对于某些蛋白来说，错误折叠的概率可能高达80%。错误折叠的蛋白会被运回胞质降解，这一反向运输过程（蛋白质从ER返回胞质）利用的通道可能仍然是Sec61复合体。然而，错误折叠的蛋白已经失去了ER信号序列，转位子（Sec61复合体）识别这些蛋白的机制还未阐明。

一旦错误折叠蛋白被运出ER，蛋白的寡糖链则被切除。在位于ER膜上的泛素结合酶（ubiquitin-conjugating enzyme，E2）的作用下，去除寡糖链的蛋白被快速泛素化（ubiquitination），随后被蛋白酶体（proteasome）降解。

（一）内质网的未折叠蛋白反应

蛋白质的正确折叠，即获得正确的三维构象是蛋白质发挥功能的前提。蛋白质的折叠是由多肽链的氨基酸序列决定的，但也极易受细胞内部及环境因素的影响。ER对错误折叠的蛋白质有严密的监控机制，即通过分子伴侣识别折叠错误的蛋白，使其滞留在ER。如果这些蛋白最终不能形成正确的构象，则会被运出ER，在蛋白酶体内降解。

错误折叠的蛋白质在ER的过度聚集会引发未折叠蛋白反应（unfolded protein response，UPR），即细胞增强ER处理错误折叠蛋白的能力的反应。这一反应包括：抑制细胞内总蛋白的合成，以减轻ER处理未折叠蛋白的压力；合成ER的分子伴侣以促进蛋白质的折叠；合成参与ER蛋白质降解的酶类，以便降解聚集在ER的未折叠蛋白；增加ER的面积。

如果ER中出现了错误折叠蛋白质的聚集，UPR信号怎样传入细胞核、从而使细胞合成新的蛋白质（如分子伴侣）以应对这些异常情况？参与UPR的信号通路包括三个分支，均涉及ER膜上蛋白激酶的活化（图4-11）。

UPR普遍存在于从酵母到哺乳动物的真核细胞中，是细胞应对变化的内外境（如感染、各种因素导致的应激状态或代谢异常）时用以维持蛋白质稳态（protein homeostasis）的反应。蛋白质的稳态是指蛋白质在合成、折叠与组装、运输及降解之间的平衡。

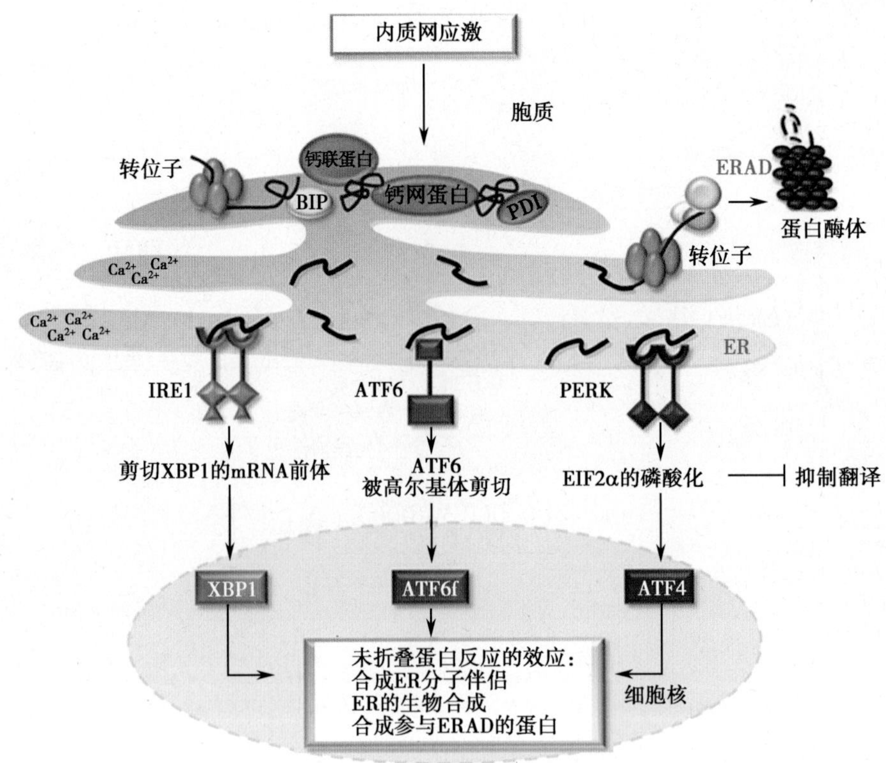

图 4-11 ER 的未折叠蛋白反应信号通路

UPR 信号通路主要包括三个，分别受三个关键 ER 跨膜蛋白的调控：IRE1（inositol requiring enzyme 1）、PERK/PEK（PKR-like endoplasmic reticulum kinase/pancreatic eIF2a kinase）和 ATF6（activating transcription factor 6）。这三种 ER 膜蛋白相当于应激感受器，在各种应激条件下调控含 bZIP（basic leucine zipper）结构域的转录因子，从而促进与 ER 功能相关的基因表达。这样，细胞可以调节 ER 的功能，促进蛋白质的折叠。

ER 腔内聚集的未折叠蛋白通过不同的机制激活 ATF6、IRE1 和 PERK。在正常细胞中，游离的 Bip 抑制 UPR 信号通路：Bip 与 ATF6 的结合使后者滞留在 ER，Bip 与 IRE1 和 PERK 的结合则抑制这些蛋白形成二聚体。当未折叠蛋白在 ER 内聚集时，Bip 则与未折叠蛋白结合，从而释放 IRE1、PERK 和 ATF6。

与 Bip 分离后，ATF6 由囊泡运往高尔基体，被高尔基体的 S1P 和 S2P 蛋白酶水解，活化的 ATF6 被释放到胞质，之后进入细胞核，作为转录调节因子激活相关基因（包括 *XBP1*）的转录。

与 Bip 分离后，IRE1 和 PERK 分别形成二聚体。二聚体的形成激活了 IRE1 胞质结构域的核酸内切酶活性，使其可以切除 *XBP1* mRNA 中的一段内含子序列。剪切后的 *XBP1* 开始翻译，并发挥其转录因子作用，促进 ER 功能。PERK 蛋白激酶因形成二聚体而活化，从而磷酸化 eIF2（eukaryotic translation initiation factor 2）。eIF2 的磷酸化抑制了细胞内多数 mRNA 的翻译，导致蛋白质的合成速度下降，从而减少 ER 内总的蛋白载量。与此同时，某些蛋白质的合成则得到增强，这些蛋白质均有利于应激条件下细胞的存活或增强 ER 的功能。

除了应对 ER 的未折叠蛋白，UPR 还参与细胞分化。例如，在 B 淋巴细胞向浆细胞分化时，IRE1 被活化，使 ER 的面积扩大，以适应细胞合成免疫球蛋白的需要。同时，PERK 也被激活，同样促进 B 淋巴细胞的分化与存活。过度的 UPR 则诱导细胞凋亡。

（二）蛋白质折叠异常与疾病

ER 保证蛋白质正确折叠的机制称为蛋白质质量控制（protein quality control）。正确的折叠是蛋白质发挥正常功能的基础，正因如此，蛋白质的折叠异常与很多疾病相关。下面简要讨论几种典型的与蛋白质的折叠异常有关的疾病。

囊性纤维化(cystic fibrosis)是常见的常染色体隐性遗传病,主要表现为呼吸道阻塞和通气障碍,累及多器官系统,多发于欧美白种人。约70%的囊性纤维化的病因是编码CFTR(cystic fibrosis transmembrane regulator)蛋白的基因出现508位点苯丙氨酸的缺失(ΔF508)。CFTR是一种分布在质膜的氯离子通道蛋白,调节氯离子和NaCl的转运,ΔF508导致肺泡上皮氯离子转运发生障碍,黏液不能及时排出而阻塞肺泡和小气道。苯丙氨酸的缺失改变了CFTR的构象,因此被蛋白质质量控制系统识别并降解,最终导致肺泡上皮细胞膜CFTR的缺失。实际上,如果ΔF508的CFTR能以囊泡的形式离开ER并转运到细胞膜,该蛋白至少能发挥氯离子通道的部分功能。

α1-抗胰蛋白酶(α1-antitrypsin)基因突变所致的肺气肿也与蛋白质错误折叠有关。α1-抗胰蛋白酶由肝细胞合成并释放到细胞外(血液循环),其功能是抑制细胞外的蛋白酶(如中性粒细胞产生的弹性蛋白酶)活性,使组织免受蛋白酶的破坏。由于该基因突变,α1-抗胰蛋白酶不能在ER中正确折叠,因此被肝细胞降解。由于血液循环中缺乏α1-抗胰蛋白酶,因此肺组织中的弹性蛋白酶得以活化,从而破坏肺组织,导致肺水肿。更为严重的是,折叠异常的蛋白可能聚集成不可溶的蛋白复合体,从而逃避ER的降解作用,导致肝细胞的应激反应及肝功能衰竭。

ER发生的UPR如果过于剧烈,也会损伤组织和细胞。例如,先天性甲状腺功能低下征,由于错误折叠的甲状腺球蛋白(甲状腺素的前体)不能被运出,在ER内聚集,于是引起UPR。于此同时,血液循环中甲状腺素缺乏的信息则反馈性到甲状腺腺体细胞,于是细胞生成更多的甲状腺球蛋白,导致更多的异常甲状腺球蛋白在ER内聚集,从而加重了UPR。

胶原蛋白的异常则导致成骨不全(osteogenesis imperfecta)。成骨不全的主要病因是Ⅰ型胶原的基因突变,从而导致胶原蛋白的折叠、翻译后修饰、分泌等异常。如果突变的前胶原分子在细胞内被降解,导致细胞外基质完全不存在胶原分子,这样的突变将是致死性的。轻度的成骨不全则是由于成骨细胞合成的有缺陷的前胶原分子仍能分泌到细胞外并用于骨的生成,尽管生成的骨组织是脆弱的。同样,包括阿尔茨海默病(Alzheimer's disease)在内的神经系统疾病也存在ER的蛋白质质量控制异常。

六、滑面内质网与脂类的合成、代谢与运输

细胞中主要的脂类分子(或脂类的前体分子)的合成均在内质网膜上进行,这些脂类分子包括甘油磷脂、胆固醇和神经酰胺(ceramide,以神经酰胺为骨架的一类磷脂)。脂类分子的合成是在滑面ER膜的胞质面进行的,参与脂类分子合成的酶为ER膜蛋白,其酶活性位点也分布在ER膜的胞质面,因此新生成的脂类分子均插入ER膜脂双层的胞质小叶。ER膜对称性生长则依赖磷脂促翻转酶(phospholipid scramblase)将脂类分子从脂双层一侧翻到另一侧。现以磷脂的合成为例予以简要描述。

磷脂酰胆碱的合成开始于滑面ER脂双层的胞质面(图4-12)。底物分子包括脂肪酸链、磷酸甘油和胆碱均来自胞质,参与磷脂合成的酶包括乙酰转移酶(acetyl transferase)、磷酸酶及胆碱磷酸转移酶。首先,乙酰转移酶将两个脂肪酸链加到磷酸甘油上,生成磷脂酸(phosphatidic acid),因其脂溶特性,故生成后即插入ER膜,导致ER面积扩大。之后经磷酸酯酶和胆碱磷脂转移酶的作用,生成磷脂分子的头部,因此决定了磷脂分子的化学性质。其他磷脂分子如磷脂酰乙醇胺、磷脂酰肌醇和磷脂酰丝氨酸都以这种方式合成。

滑面ER的另一重要功能是合成胆固醇。细胞通过两种机制维持胆固醇水平:合成胆固醇或吸收细胞外的脂蛋白(内含胆固醇酯)。胆固醇的合成开始于胞质,完成于ER膜,其中HMG-CoA还原酶(3-hydroxy-3methylglutaryl-acetyl coenzyme A reductase)是参与胆固醇合成的关键酶,为ER膜整合蛋白。尽管胆固醇是在ER合成的,但胆固醇并不驻留在ER,合成的胆固醇分子以囊泡形式快速运出ER,分布到细胞分泌途径的膜结构,并最终到达细胞膜。细胞通过调控参与胆固醇合成的酶,从而影响胆固醇的合成。

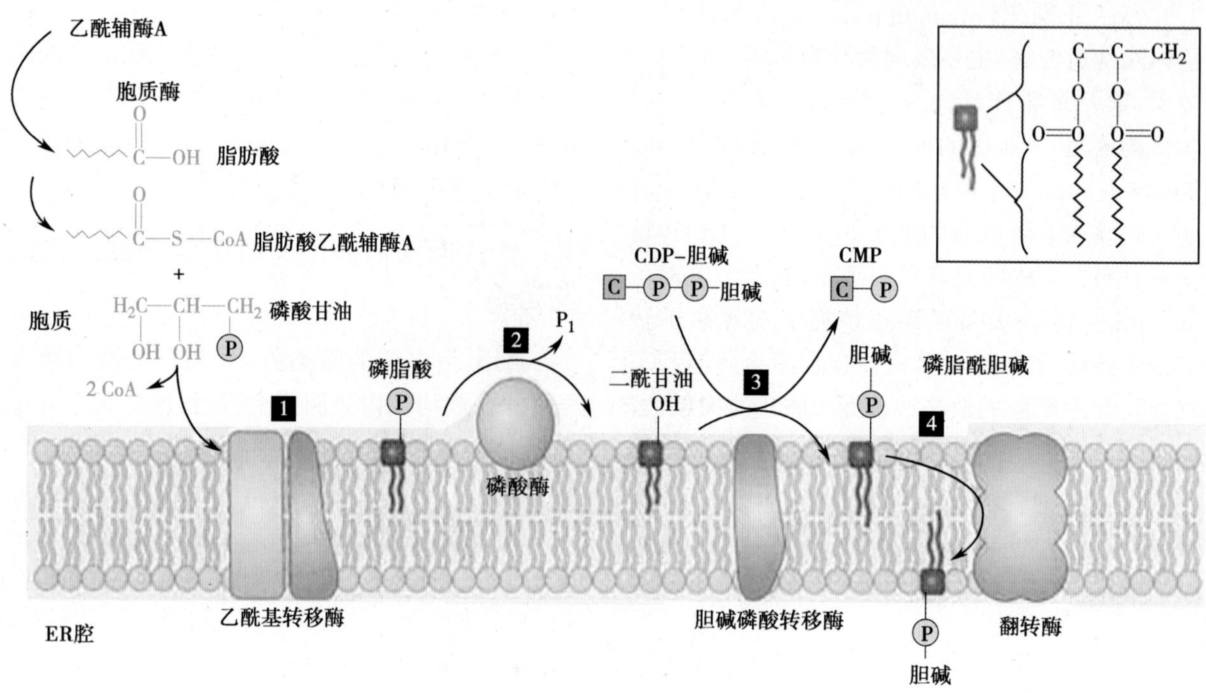

图 4-12 滑面 ER 合成的磷脂分子

ER、高尔基体、内体、溶酶体、核膜及囊泡构成了细胞的内膜系统，在细胞中穿梭的囊泡则使这些细胞器与质膜在结构、功能和发生上相互关联起来。囊泡在运输蛋白质（膜蛋白及可溶性蛋白）的同时，也将脂类分子从一个细胞器（或质膜）运送到另一个细胞器（或质膜），因此形成了膜脂的交换和流动。然而，线粒体、植物细胞的液泡（也可能包括过氧化物酶体）与内膜系统之间没有囊泡的往来，因此，需要有其他机制转运蛋白质和脂类分子，以满足这些细胞器的生长需要。绝大多数线粒体蛋白是在胞质合成并转运到线粒体的（详见“线粒体”一章），而线粒体所需的脂类分子则来源于 ER。但是，在 ER 与线粒体之间转运磷脂的不是囊泡，而是磷脂转运蛋白（phospholipid transfer proteins）。

ER 与线粒体之间的磷脂转运发生在这两种细胞器的接触点，即与线粒体结合的 ER 膜（mitochondria-associated ER membrance，MAM）。磷脂转运蛋白是胞质的可溶性蛋白，被募集到 ER 与线粒体的接触点后，可结合特定的磷脂分子，介导磷脂分子在 ER 与线粒体之间的交换；交换的结果是将特定的磷脂（如磷脂酰肌醇）从含量丰富的膜结构如 ER（磷脂酰肌醇的合成场所）转运到含量较少的膜结构（如线粒体）。

七、与线粒体结合的内质网膜

ER 是内膜系统中含量最丰富的细胞器，它几乎与细胞的所有结构都有直接的联系。ER 能与线粒体形成临时的直接接触，二者发生直接接触的特定区域称为线粒体结合的 ER 膜（mitochondria-associated ER membranes，MAM），也称线粒体相关膜（图 4-13）。早在 20 世纪 50 年代，电镜观察就发现了 MAM 的存在。由于这种接触或相互作用力足够强，研究者可以将接触部位分离出来进行体外分析。也有学者提出用 MAM 描述经分离方法获得的、与线粒体接触 ER 的局部，而用线粒体-ER 接触（mitochondria-ER contact）描述与 MAM 相对应的、细胞内的超微结构。

MAM 的特点是靠近线粒体但属于 ER 膜，且不与线粒体融合。电镜观察发现，ER 膜与线粒体外膜之间仍存在 10~30nm 的间隙。利用蛋白质组学技术，已从小鼠肝细胞中 MAM 区域鉴定出 1 000 多种蛋白，其中包括磷脂转运蛋白。然而，哪些蛋白真正参与了 ER 与线粒体之间的联系，发挥何种作用，如何调控 MAM 信号通路等问题，目前仍未知。此外，MAM 对 ER、线粒体、细胞膜乃至细胞整体功能的影响仍有待进一步阐明。但可以肯定的是，作为细胞器之间相互作用的代表，MAM 可使 ER 与线粒体之间多种功能协调一致，如磷脂交换、Ca^{2+} 稳态、细胞凋亡、细胞自噬（autophagy）、线粒体动态平衡等。MAM 的异常与多种疾病相关，特别是神经退行性变（neurodegenerative diseases）。

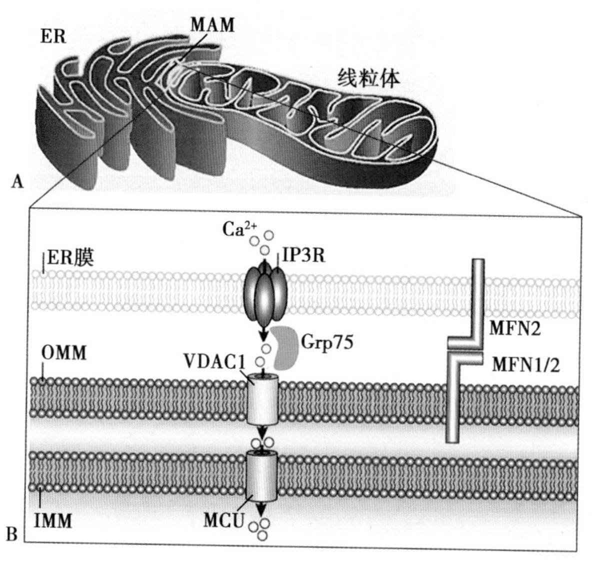

图 4-13　与线粒体结合的 ER 膜

第二节　高 尔 基 体

一、高尔基体的形态结构

（一）高尔基体是有极性的膜性细胞器

高尔基体，又称高尔基复合体（Golgi complex），是由一系列平行排列的扁平膜囊及周围大小不等的囊泡构成的（图 4-14、图 4-15）。高尔基体的特征是有极性，即包括顺面膜囊（cis-face cisternae）（又称生成面）、中间（middle）膜囊和反面膜囊（trans-face cisternae）（又称成熟面）。分布于膜囊周围的囊泡大小不等：来自 ER 的运输囊泡在高尔基体顺面彼此融合成管网状，称为顺面高尔基网（cis-Golgi network，CGN）；与此对应，分布在高尔基体反面的管网则称为反面高尔基网（trans-Golgi network）。

（二）高尔基体是一种动态结构

高尔基体的动态特征体现在两个方面

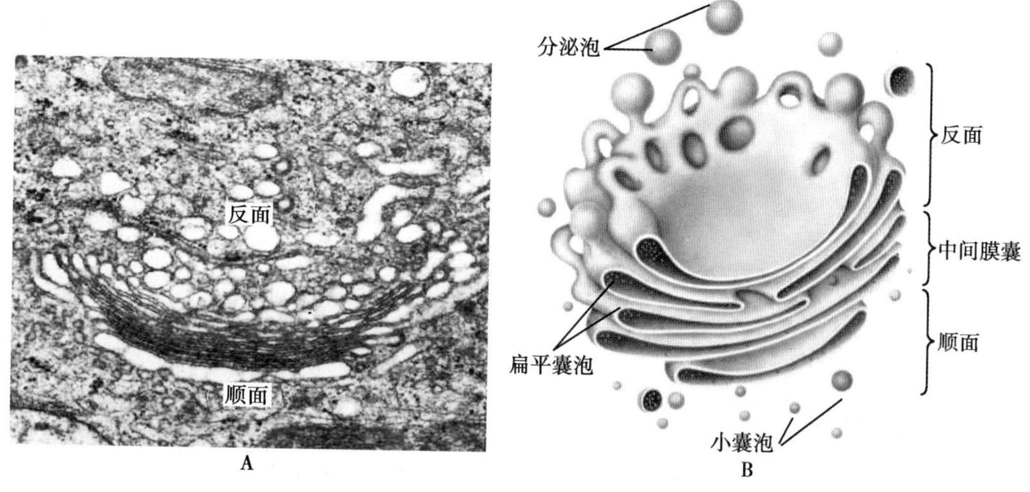

图 4-14　高尔基体的结构

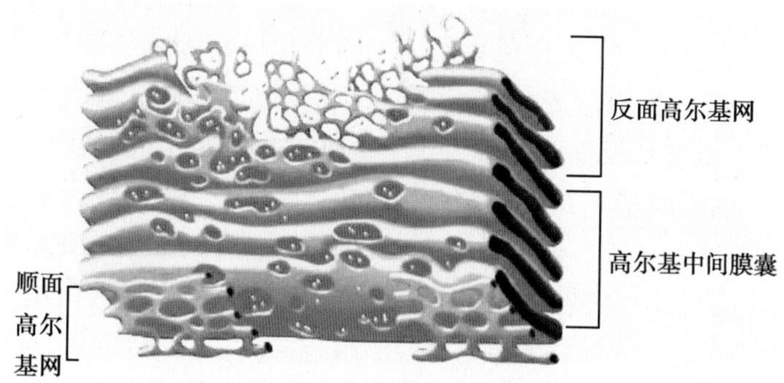

图 4-15　高尔基体的极性

(图 4-16)。一种观点为囊泡运输模式(vesicular transport model),认为高尔基体膜囊之间存在两个方向的囊泡运输:①正向运输,囊泡从顺面(cis-face)进入,与中间膜囊融合,再出芽与反面(trans-face)膜囊融合,最终从反面高尔基网出高尔基体;②反向运输,也称囊泡逆向运输,沿着反面膜囊 - 中间膜囊 - 顺面膜囊,从顺面高尔基网出高尔基体(图 4-16A)。另外一种观点认为,构成高尔基体的膜囊本身处在运动之中(图 4-16B),即来自 ER 的运输囊泡相互融合,形成顺面高尔基网;顺面高尔基网成熟为顺面高尔基囊,后者不断演化成为中间膜囊、反面膜囊、反面高尔基网,最终生成运输囊泡。这一模式即膜囊成熟模式(cisternal maturation model)。同时,这一模式也认为,在膜囊成熟过程中,反向运输(从高尔基体反面到顺面的运输)囊泡将高尔基体的驻留蛋白(主要是膜蛋白)送回到其发挥功能的前一级膜囊。

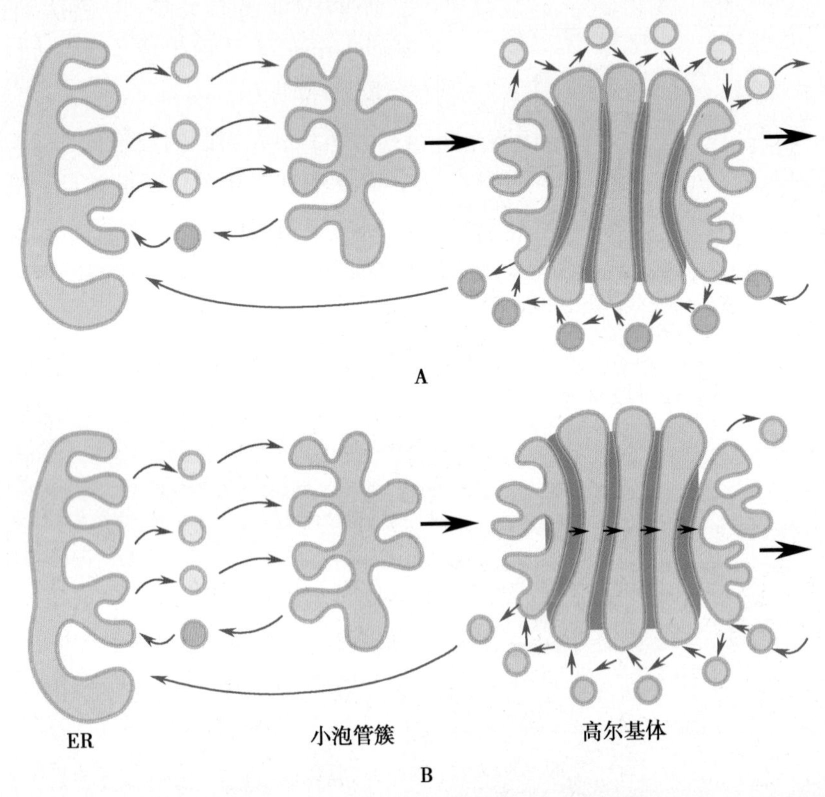

图 4-16 高尔基体的形成及内部运输机制

高尔基体的动态特征还体现在,组成高尔基体的蛋白和脂类分子均在囊膜之间连续不断地运动。例如,ER 合成的分泌蛋白、溶酶体酶、SNAREs 以及膜整合蛋白,均以囊泡形式不断离开 ER,进入高尔基体。来自 ER 的新合成的分泌蛋白进入高尔基体后,经过顺面膜囊、高尔基中间层叠堆(Golgi stack),最终从反面膜囊离开,运向质膜。此外,定位于细胞质基质并与高尔基体结合的膜周边蛋白包括 Arf1(ADP-ribosylation factor 1)、高尔基基质(matrix)蛋白、coatomer、Rab GTP 酶、绳套蛋白(tethering protein)和鸟苷酸交换因子(guanine nucleotide exchange factor, GEF)等,这些蛋白质不断往返于高尔基体与细胞质之间。可见,在高尔基体内不存在稳定不动的蛋白质。

由于高尔基体的动态特征,使其对细胞功能的变化极其敏感。例如,微管解聚会使位于中心粒周围的高尔基体重新分布到 ER 输出结构域(ER export domain)附近。此外,如果细胞的囊泡转运受到干扰,也会影响到高尔基体。布雷非德菌素 A(brefeldin A, BFA,为青霉菌产生的一种抗生素)是一种可逆性蛋白质转运抑制剂。BFA 能阻止 Arf1 与 GTP 结合,从而抑制 Arf1 的活化,故 Arf1 不能从细胞质基质中募集效应蛋白,导致正向的囊泡运输受到抑制。受 BFA 作用的细胞，只需几分钟，即可见高尔基体的跨膜蛋白逆向转运回 ER，并驻留在 ER 输出区附近，高尔基体则很快消失。去除 BFA 后，高尔基体则重新分布到中心体周围。

真核细胞进入有丝分裂时，高尔基体消失，间期时又重新出现。高尔基体的这种变化受周期蛋白依赖激酶（cyclin-dependent kinase，CDK）的调控。有丝分裂时，在 CDK1 的作用下，高尔基基质蛋白（及其他相关蛋白）发生磷酸化，使得高尔基体解体成囊泡，分散在整个胞质，而不是聚集在 ER 输出区附近。

二、高尔基体的功能

高尔基体的功能主要体现在：首先，它是蛋白质的分选场所及中转站；是生物大分子的加工和修饰场所；参与某些脂类的合成。

（一）高尔基体是蛋白质的分选场所

高尔基体的重要功能是参与细胞内蛋白质的分选。分选后的蛋白质被运送到不同的目的地，包括运送到质膜、分泌到细胞外、运送到内体 / 溶酶体或返回 ER。对大多数蛋白而言，高尔基体不是转运的最终目的地，而是中转站；蛋白质的正确分选则决定了正确转运。

管网状结构是具有分选功能细胞器的共同特征，如分布在 ER 与高尔基体之间的由管状或囊泡构成的结构，即囊管簇（vesicular tubular clusters，VTC）顺面高尔基网、反面高尔基网、早期内体（early endosome）等。

顺面高尔基网的功能是将 ER 驻留蛋白（ER resident proteins）分选出来，并以 COPⅠ 囊泡将其运回 ER（图 4-17、图 4-32）。此外，顺面高尔基网的另一重要功能是对溶酶体酶进行磷酸化修饰，使酶蛋白加上分选标志甘露糖 -6- 磷酸（mannose-6-phosphate，M6P），以便反面高尔基网能将溶酶体分选出来。

可溶性 ER 驻留蛋白的特征是 C 端含 KDEL 序列，而顺面高尔基网则有 KDEL 受体，可特异性识别并结合含 KDEL 的 ER 驻留蛋白，生成 COPⅠ 囊泡，将 ER 驻留蛋白转运回 ER。

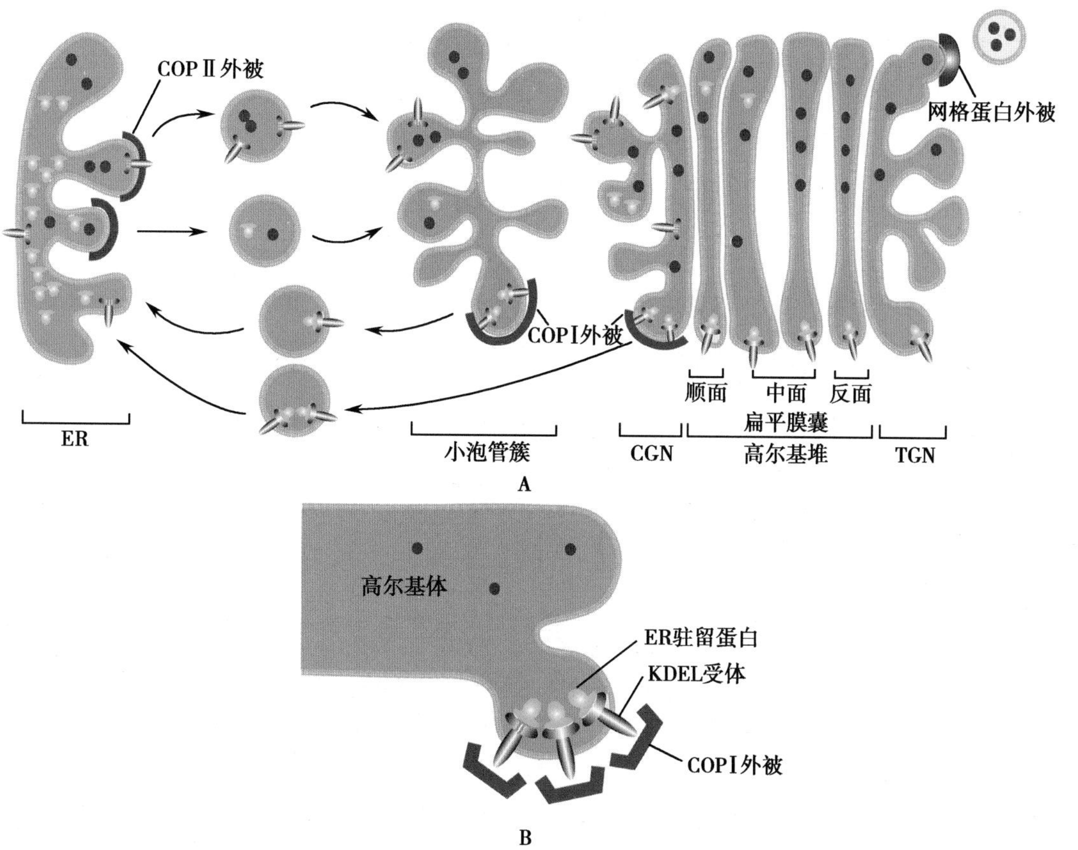

图 4-17　高尔基体对可溶性 ER 驻留蛋白的分选及 KDEL 受体循环

反面高尔基网含 M6P 受体，能识别并结合带有 M6P 标志的溶酶体水解酶前体；M6P 受体的胞质结构域则结合网格蛋白（clathrin）/ 接头蛋白（adapter, AP）。网格蛋白 -AP1 包被的组装促进 M6P 受体的聚集，并从反面高尔基网出芽生成网格蛋白包被囊泡（clathrin-coated vesicle）。某些溶酶体膜蛋白也被分选进网格蛋白包被囊泡，原因是这些膜蛋白的胞质结构域含酪氨酸分选基序。这些来自反面高尔基网的网格蛋白包被囊泡（含溶酶体酶和溶酶体膜蛋白）脱包被后与内体融合，成熟为溶酶体（图 4-18）。

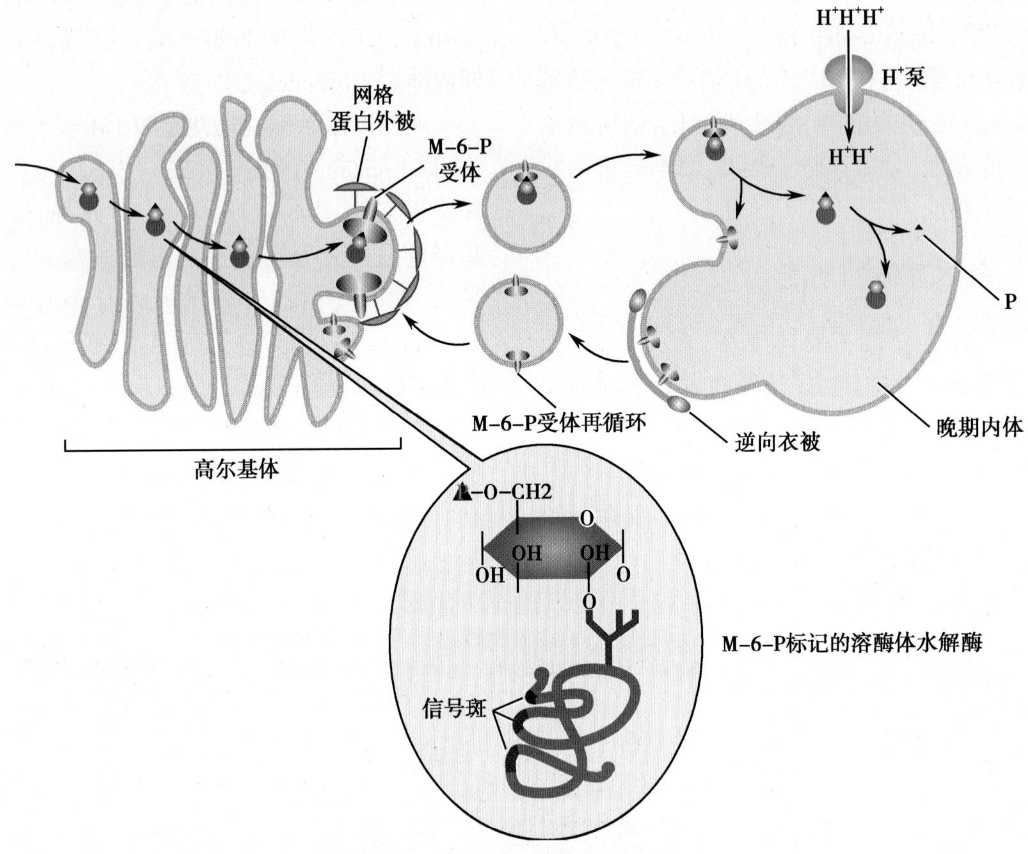

图 4-18 溶酶体水解酶的分选与转运

高尔基体对分泌蛋白的分选机制目前未知。分泌蛋白同样以囊泡形式离开高尔基体反面，这些囊泡可直接与质膜融合，将货物释放到细胞外空间，这种分泌形式称为组成性分泌（constitutive secretion）或连续性分泌（图 4-19）。组成性分泌是从反面高尔基网到细胞膜的稳定管状囊泡流动。哺乳动物细胞中，驱动蛋白（kinesin）沿微管的运动驱动管状囊泡向质膜移动。"货物"分子（如组胺、神经递质）也可以贮存在分泌泡或分泌颗粒，当细胞收到信号（如过敏原）时，分泌颗粒与质膜融合，释放"货物"分子到细胞外空间；这种分泌形式称为调节性分泌（regulated secretion）（又称非连续分泌）。目前仍不清楚的是，该途径运输到细胞膜或细胞外的蛋白质拥有哪些分选标志。

（二）高尔基体对糖蛋白的加工和修饰

ER 合成的膜蛋白和分泌蛋白，多数含单个或多个糖链。ER 对新生蛋白质的糖基化修饰称为 N- 连接糖基化（N-linked glycosylation）。然而，N- 连接糖基化只是开始于 ER，修饰的最后完成则发生在高尔基体。另一种糖基化过程，即 O- 连接糖基化（O-linked glycosylation），则全部在高尔基体完成。蛋白质和脂类经糖基化修饰成为糖蛋白和糖脂，是细胞表面的主要成分。此外，糖蛋白和糖脂还参与细胞的多种生物学功能，如细胞之间或细胞与细胞外基质之间的连接、细胞黏附、细胞迁移等。

N- 连接寡糖链的加工过程（图 4-19）包括：

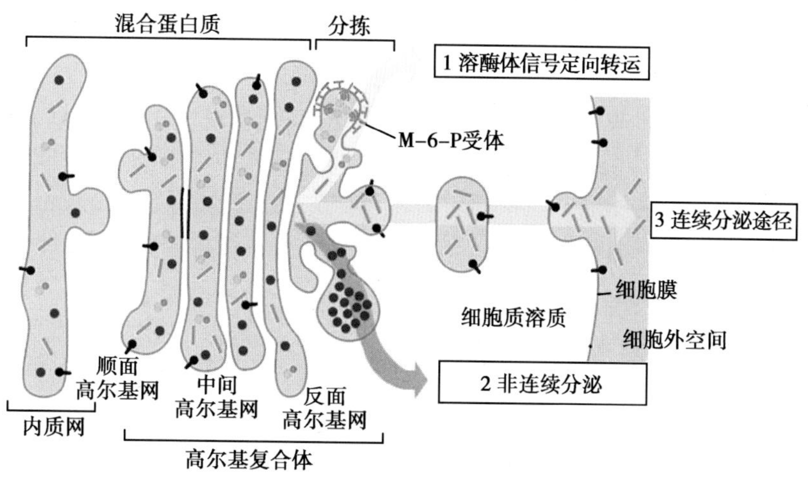

图 4-19　经高尔基体分选形成的运输囊泡有三种可能的转运方向

①ER 对糖蛋白的 N- 连接寡糖链的剪切；②高尔基体按一定的顺序对 N- 连接寡糖链的加工和修饰。

首先，随着新生肽链向 ER 腔的转位，ER 的糖基转移酶将一分枝寡糖链（含 3 个葡萄糖、9 个甘露糖、2 个 *N*- 乙酰葡糖胺分子，以下简写为 $Glc_3Man_9(GlcNAc)_2$）连接到新生肽链特定序列（Asn-X-Ser 或 Asn-X-Thr）中天冬酰胺（asparagine，Asn）侧链的 $-NH_2$ 上。随后，ER 对 N- 连接寡糖链进行修饰，主要是在糖苷酶的作用下切除寡糖链末端的 3 个葡萄糖和 1 个甘露糖残基。因此，糖蛋白离开 ER 时，其 N- 连接寡糖链的组成为 $Man\ 8(GlcNAc)_2$。糖蛋白进入高尔基体后，高尔基体不同膜囊中所含的酶按以下顺序对 N- 连接寡糖进行加工和修饰（图 4-20）。

修饰的第一步是切去 3 个甘露糖残基，在高尔基体顺面膜囊完成；随着膜囊的成熟

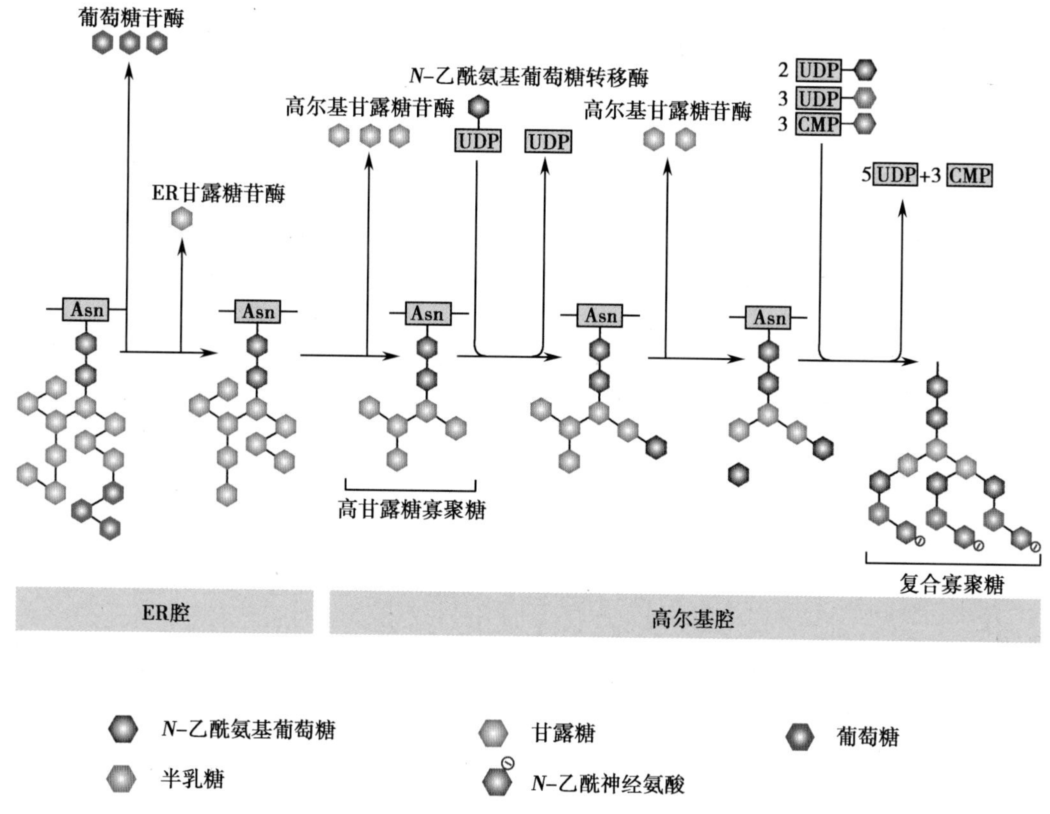

图 4-20　N- 连接寡糖在 ER 和高尔基体的加工过程

糖蛋白进入中间膜囊，在这里寡糖链又被切掉2个甘露糖残基，并加上3个*N*-乙酰葡糖胺（*N*-acetylglucosamine，GlcNAc）和1个果糖。糖蛋白进入高尔基体反面膜囊后，再加上半乳糖和*N*-乙酰神经氨酸（*N*-acetylneuraminic acid）。至此，高尔基体完成了对N-连接寡糖的修饰和加工。

在高尔基体内，有200多种酶参与糖蛋白与糖脂的生物合成，其中有两类酶蛋白，即葡糖转移酶（glycosyltransferase）和糖苷酶（glycosidase）参与寡糖链的加工与修饰。葡糖转移酶的作用是将特定的单糖残基加到寡糖链上，而糖苷酶的作用则是将特定的单糖从寡糖链中切除。这两种酶均为Ⅱ型跨膜蛋白，拥有一个较短的胞质结构域（位于细胞质基质）、跨膜结构域和位于腔内的催化结构域。参与寡糖加工与修饰的分子还包括膜转运蛋白、单糖供体分子、焦磷酸酶等。首先，膜转运蛋白将细胞质基质中（与核苷酸连接）的单糖分子如UDP-*N*-乙酰葡糖胺（UDP-*N*-acetylglucosamine）、UDP-半乳糖（UDP-galactose）、CMP-N-唾液酸（CMP-N-acetylneuraminic acid）转运到高尔基体腔内，然后，在葡糖转移酶的作用下将单糖逐一加到寡糖链上。葡糖转移酶对于单糖供体和寡糖受体是有选择性的，例如，半乳糖转移酶只能将半乳糖（从UDP-半乳糖中）连接到寡糖链中的*N*-乙酰半乳糖胺（*N*-acetylgalactosamine）的第3个碳原子上。糖苷酶的作用则是在加上新的单糖之前从核心寡糖中切掉此单糖，主要的糖苷酶包括甘露糖苷酶Ⅰ和Ⅱ，其功能为在加上*N*-乙酰葡糖胺之前切掉*N*-连接寡糖中的若干甘露糖残基。

由于寡糖合成时没有模板，因此，与多肽和核酸相比，寡糖链中单糖的组成更富于多样性。经过高尔基体的加工和修饰，成熟的寡糖可分为两类：高甘露糖寡糖（high mannose oligosaccharide，即寡糖链中甘露糖含量较高）和复合型寡糖。

高尔基体的另一功能是对蛋白质进行O-连接糖基化修饰。在这一过程中，高尔基体的糖基转移酶将寡糖链加到蛋白质（如蛋白聚糖的核心肽链）的丝氨酸、苏氨酸或酪氨酸残基侧链的羟基（-OH）上（图4-21）。对于胶原蛋白，寡糖链则共价连接羟赖氨酸与羟脯氨酸。

O-连接糖基化修饰常见于蛋白聚糖（proteoglycan）。蛋白聚糖（详见“细胞外基质”一章）为高度糖基化的蛋白质，存在于分泌颗粒和细胞外基质中。蛋白聚糖含一条多肽链，又称核心蛋白（core protein），该蛋白共价连接着一个或多个氨基聚糖（glycosaminoglycan，GAG）链（详见“细胞外基质”一章）。GAG与核心蛋白共价连接的位置是核心蛋白中的丝氨酸残基。核心蛋白由附着在粗面ER的核糖体合成并进入ER腔；在高尔基体中，GAG装配到核心蛋白从而形成蛋白聚糖分子。首先，在糖基转移酶的作用下，1个木糖（xylose）分子结合到核心蛋白丝氨酸残基的羟基（-OH）上，之后按顺序加上2个半乳糖（galactose）和1个葡糖醛酸（glucuronic acid），由此形成起连接作用的“四糖链”（即木糖-半乳糖-半乳糖-葡糖醛酸）；GAG的合成起始于与核心蛋白连接的四糖链，即由糖基转移酶将

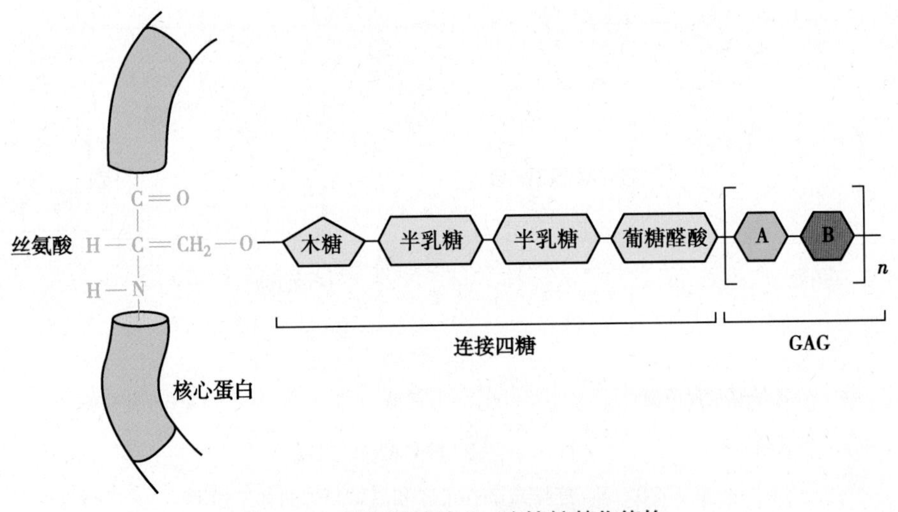

图4-21 蛋白聚糖的O-连接糖基化修饰

单糖分子逐一加上去，形成分子量巨大的GAG分子。

溶酶体酶所含寡糖链的磷酸化发生在高尔基体顺面膜囊，这一修饰生成了M6P。如前所述，M6P是溶酶体酶的分选信号，使溶酶体酶可以与高尔基复合反面囊膜的M6P受体结合，从而被分选出来。溶酶体酶所含的N-连接寡糖在ER中经历的加工与其他糖蛋白相似，即由ER的糖苷酶切去葡萄糖和若干甘露糖，然后酶蛋白以囊泡的形式进入高尔基体；在高尔基体内，酶蛋白被加上M6P分选标志。在这一修饰过程中，起主要作用的是高尔基体的*N*-乙酰葡糖胺磷酸转移酶［*N*-acetylglucosamine（GlcNAc）phosphotransferase］，它识别溶酶体酶蛋白特定的氨基酸序列，并同时结合酶蛋白和*N*-乙酰葡糖胺（UDP-GlcNAc），将磷酸基团转移到溶酶体酶蛋白所含寡糖链的甘露糖残基上（图4-22），生成M6P。

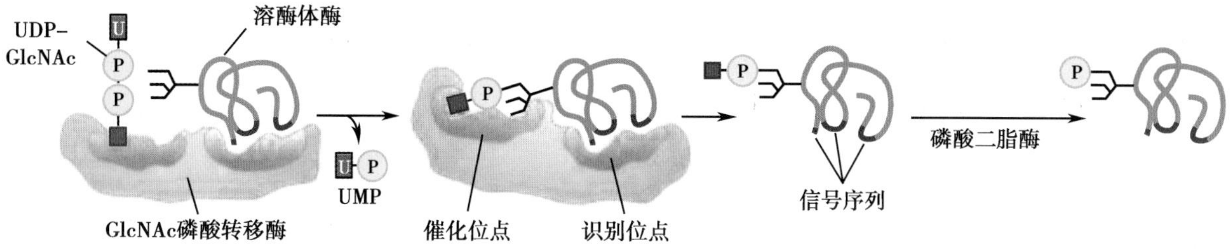

图4-22　溶酶体酶的磷酸化修饰

黏脂贮积症Ⅱ型（mucolipidosis type Ⅱ，又称I-cell disease）是一种严重的溶酶体贮积病，原因是溶酶体酶的磷酸化障碍，生成的溶酶体酶不含M6P分选标志，导致溶酶体酶被分泌到细胞外；由于缺乏溶酶体酶，各种不能被消化的物质则贮存在溶酶体中。溶酶体内含大量未被消化的物质而异常肿大，最终导致细胞死亡及组织功能异常。

（三）高尔基体对蛋白质前体的水解作用

某些蛋白质，特别是肽类激素（如胰岛素）的成熟需要高尔基体进行水解以切去前体分子的部分肽链。高尔基体对蛋白质的水解还会影响蛋白质的最终构象和活性，因此，参与这一过程的酶的缺陷会导致多种疾病。

（四）高尔基体合成的鞘磷脂

鞘磷脂（sphingolipid）是由高尔基体合成的。鞘磷脂包括神经鞘磷脂（sphingomyelin）和鞘糖脂（glycosphingolipid），后者又包括葡糖苷酰鞘氨醇（glucosylceramide）和半乳糖苷酰基鞘胺醇（galactosylceramide）。鞘磷脂参与高尔基体膜、转运囊泡膜和溶酶体膜的分选。如前所述，鞘磷脂与胆固醇的亲合力高，同时是分子间氢键的供体，与甘油磷脂相比，鞘磷脂含饱和脂肪酸链，因而更趋向于紧密排列。鞘磷脂与胆固醇的紧密排列使脂双层形成较厚的微区（microdomain）。在细胞的分泌途径中，从高尔基体到细胞膜，鞘磷脂与胆固醇的含量逐渐升高，与此相对应，这一途径中脂双层的厚度也逐渐增大。这对于分泌途径中蛋白质的分选可能至关重要，因为膜蛋白趋向于结合与其跨膜区的厚度相适应的脂双层。

鞘磷脂的骨架成分为神经氨醇（ceramide），由ER合成，运输到高尔基体后，经过修饰生成葡糖基神经氨醇及鞘磷脂。鞘磷脂在高尔基体中形成脂筏（lipid raft），这一过程源于磷脂分子的侧向移动和相互作用，因而是自发完成的。由于脂筏的存在，使得GPI-锚定蛋白及跨膜结构域较长的膜蛋白富集于细胞膜。脂筏的形成有利于蛋白质的分选，而脂筏中的重要成分——鞘磷脂的合成是在高尔基体完成的，因此可以认为，这是高尔基体作为蛋白质分选站的分子机制之一。

第三节　溶　酶　体

溶酶体（lysosome）是细胞的主要消化器官（图4-23），内含60多种水解酶，包括蛋白酶、脂酶、磷脂酶、糖苷酶、核酸酶。新合成的溶酶体酶蛋白经过高尔基体时，酶蛋白的寡糖链被修饰，加上了M6P标签，这是溶酶体酶的分选标志。高尔基体反面的M6P受体识别、分选出溶酶体酶，出芽生成运输囊泡并与内体或溶酶体融合。

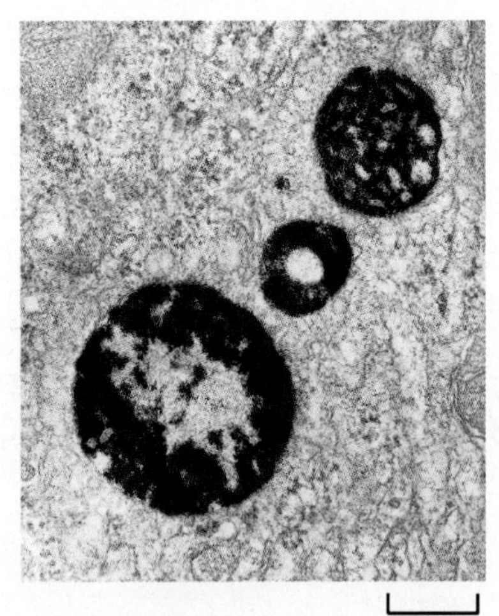

图 4-23 溶酶体形态的透射电镜照片

溶酶体腔的酸性环境（pH 4~5）是溶酶体酶发挥生物学活性（即水解功能）的必要条件，同时酸性环境也有利于蛋白质的变性。溶酶体由于含高度糖基化的膜蛋白，因而能抵抗其自身所含的水解酶的破坏。酸性环境的维持主要源于溶酶体的 V 型 ATP 酶（vacuolar ATPase），它是一类质子泵，由多个蛋白亚基构成，通过水解 ATP 向溶酶体腔内主动运输 H^+。在溶酶体腔内，蛋白质、脂类、糖类、核酸被相应的水解酶降解，降解产物以主动或被动的方式运出溶酶体，进入胞质，被重新用于合成新的生物大分子。

溶酶体功能正常与否对细胞来说至关重要。溶酶体贮积病的发病机制充分证明，溶酶体功能一旦紊乱，后果极其严重。目前已知的溶酶体贮积病至少有 30 多种，原因大多是由于缺乏单一或多种溶酶体酶，导致不能消化的物质在溶酶体贮积（因此称为"贮积病"），最终导致细胞死亡。近年研究提示，溶酶体功能异常与阿尔茨海默病、帕金森病（Parkinson disease）、额颞叶退行性变（frontotemporal lobar degeneration）、肿瘤等疾病密切相关。

溶酶体降解的底物来源包括细胞内和细胞外（图 4-24）。一方面，细胞以胞吞形式摄入细胞外物质（见本章第五节：囊泡转运），运送到溶酶体降解。与此同时，溶酶体还降解消化细胞自身成分，包括衰老的细胞器和大分子，这一过程称为细胞自噬。细胞自噬对于细胞维持内环境稳态、细胞的防御功能等均有重要意义（详见"细胞衰老与死亡"一章）。

一、溶酶体的生成与成熟

溶酶体的生成是由 ER、高尔基体、内体共同参与完成的。这一过程复杂而有序，包括酶蛋白的合成与修饰、蛋白质的分选和运输及囊泡转运等，主要分为以下几个阶段（图 4-18）。

1. 酶蛋白在 ER 的合成及 N- 糖基化 溶酶体水解酶由 ER 合成，以共翻译形式进入 ER 腔，

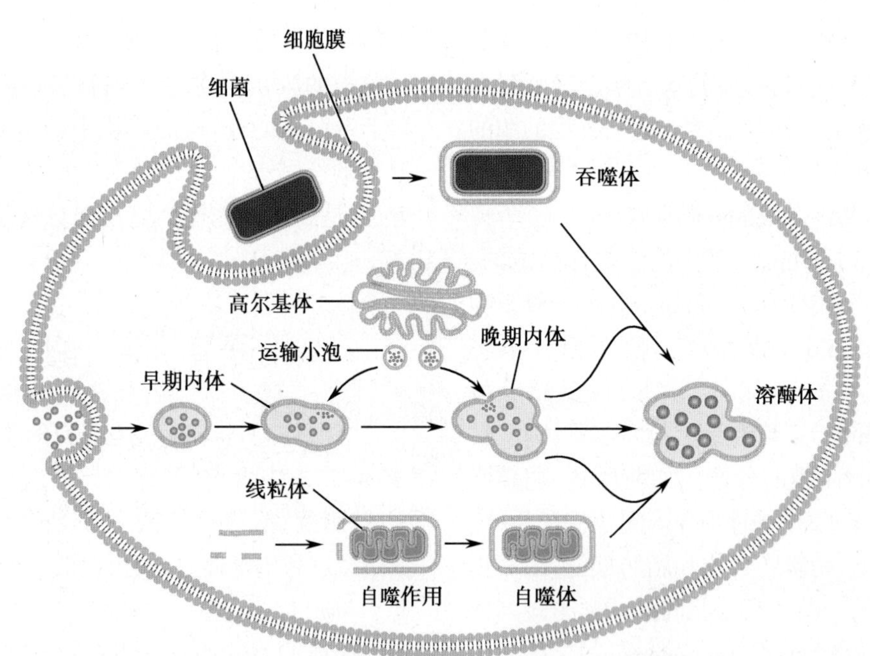

图 4-24 溶酶体降解来自细胞内和细胞外的物质

经过 N- 连接糖基化修饰，生成糖蛋白；之后，酶蛋白被包装进 COPⅡ囊泡，离开 ER 转运至高尔基体形成面。

2. 酶蛋白在高尔基体的加工 在高尔基体形成面囊腔内酶的作用下，溶酶体酶蛋白寡糖链的甘露糖残基被磷酸化，生成甘露糖 -6- 磷酸（M6P），这是溶酶体酶的分选标志。参与 M6P 生成的酶包括两种，即 N- 乙酰葡糖胺磷酸转移酶（N-Acetylglucosamine phosphotransferase，GlcNAc-PTS）和磷酸糖苷酶。

3. 酶蛋白的分选与转运 当带有 M6P 标志的溶酶体酶前体到达高尔基体成熟面时，被 M6P 受体识别、结合，并触发高尔基体局部出芽，生成网格蛋白包被囊泡。

4. 内体性溶酶体的生成与成熟 从高尔基体成熟面出芽生成的、含溶酶体酶的网格蛋白包被囊泡脱去包被成为无被囊泡，与胞质中的晚期内体融合，形成内体性溶酶体（endolysosome）。

内体（endosome）是与细胞的内吞作用有关的一系列膜性结构（见本章第六节）。晚期内体分布在细胞核附近，由早期内体演化而来，可不断接收来自高尔基体的、含溶酶体酶前体的运输囊泡。由于晚期内体膜的质子泵（即 V-ATP 酶）的作用，腔内的 pH 值下降到 6 以下；在此酸性环境中，溶酶体酶前体与 M6P 受体分离，并通过去磷酸化成为成熟的水解酶；同时，膜上的 M6P 受体则出芽生成运输囊泡，返回高尔基体成熟面，重新参与溶酶体酶蛋白的分选（图 4-18）。

溶酶体酶蛋白依赖 M6P 的分选机制是目前了解最清楚的蛋白分选途径之一。如果缺乏生成 M6P 标志的酶（如 N-acetylglucosamine-1-phosphotransferase，GlcNAc 磷酸转移酶），则会导致溶酶体酶的分选障碍，进而导致溶酶体内缺乏水解酶，因而不能消化来自细胞内外的脂类、蛋白质、多糖等，这类或其他影响溶酶体消化功能的异常所致的疾病统称为溶酶体贮积病（lysosomal storage disease，LSD）。目前已知的 LSD 有 30 多种，其中黏脂贮积症Ⅱ型（mucolipidosis typeⅡ）是由于编码 GlcNAc 磷酸转移酶的基因突变所致。虽然黏脂贮积症Ⅱ型患者的所有细胞和组织均缺乏 GlcNAc 磷酸转移酶，但是受影响最严重的是成纤维细胞和间叶细胞。相反，在一些细胞如肝细胞、白细胞和 Kupffer 细胞的溶酶体中，溶酶体水解酶的含量几乎正常。这些证据表明，除 M6P 分选途径以外，还有其他机制参与溶酶体酶的分选。

二、溶酶体是细胞代谢活动的调控中心

溶酶体是 20 世纪 50 年代由 Christian De Duve 发现的，由于溶酶体包含多种水解酶，因此，当时认为这一细胞器是细胞的“自杀装置”。到目前为止，虽然对溶酶体功能的认识仍不全面，但可以肯定的是，溶酶体的功能不仅仅限于消化来自细胞内外的物质。其他教科书对溶酶体的消化或与消化相关的功能均有详细阐述，故不在此重复。这里只简要讨论溶酶体如何调控细胞代谢活动。

精确地调控代谢活动并维持细胞内的稳态，需要细胞整合内外环境信号，协调合成和分解代谢途径。在这方面，溶酶体的重要性在于它是调控细胞代谢信号通路的关键蛋白激酶 mTORC1（mechanistic target of rapamycin complex 1）的活性所必需的。mTORC1 的主要功能是作为细胞的营养感受器，它受细胞生长和增殖信号的影响，并感受细胞内的营养条件如氨基酸、葡萄糖、胆固醇的水平。在营养充分时，mTORC1 活化并定位在溶酶体，磷酸化并激活蛋白激酶 p70S6K、4E-BP1，从而促进核糖体的生成及蛋白质的合成，同时抑制细胞自噬。相反，如果细胞的内外环境不利于细胞生长（如在饥饿条件下），mTORC1 的活性则受到抑制，不能被募集到溶酶体表面，因而蛋白质的合成、细胞的生长和增殖活动被抑制，细胞自噬则被激活。溶酶体对 mTORC1 的募集是 mTORC1 活化的条件。

将 mTORC1 募集到溶酶体的蛋白为 Rag GTP 酶二聚体 RagA/B。当细胞或溶酶体的氨基酸充足时，RagA/B 被募集到溶酶体表面的蛋白质复合体上，该复合体又称 Regulator，有 GEF 活性；Regulator 激活 RagA/B，后者募集并激活 mTORC1（图 4-25）。氨基酸则通过溶酶体的 V-ATP 酶调控 Regulator 的活性。

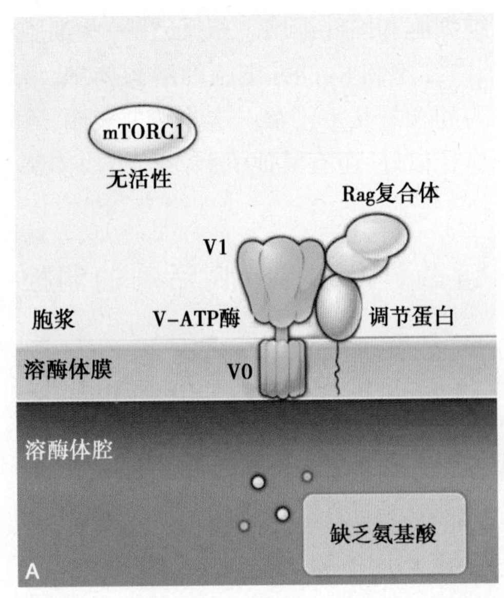

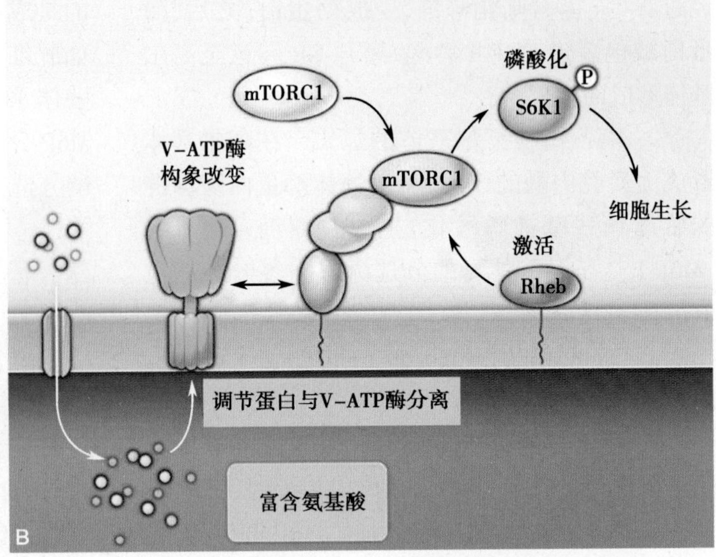

图 4-25 溶酶体与 mTORC1 的活化

第四节 过氧化物酶体

过氧化物酶体(peroxisome)是普遍存在于真核细胞的、由单层单位膜构成的细胞器,内含 40 多种酶,参与包括长链脂肪酸的 β- 氧化在内的多种代谢反应。过氧化物酶体缺陷与多种遗传性疾病有关。本节将介绍过氧化物酶体的功能特征及过氧化物酶体生成缺陷的机制。

一、过氧化物酶体的结构与功能特征

在电镜下,过氧化物酶体可呈现多种形态,如圆形、卵圆形、半月形,直径 0.2~1.7μm(图 4-26)。过氧化物酶体内常含有高电子密度、排列规则的晶格结构,这一特点使其区别于溶酶体。过氧化物酶体所含的酶中约 40% 为过氧化酶(催化过氧化氢生成水和氧气)。因此,过氧化物酶体的主要功能为清除细胞代谢产生的过氧化氢及其他有毒物质;该结构的另一重要功能是参与脂肪酸的 β-氧化,生成乙酰辅酶 A;后者进入胞质后参与生物合成反应,或向细胞直接供能。

近年研究发现,在诸如细胞的抗病毒防御机制、ROS 的产生、脂肪酸的氧化等方面,过氧化物酶体与线粒体之间存在密切的联系。

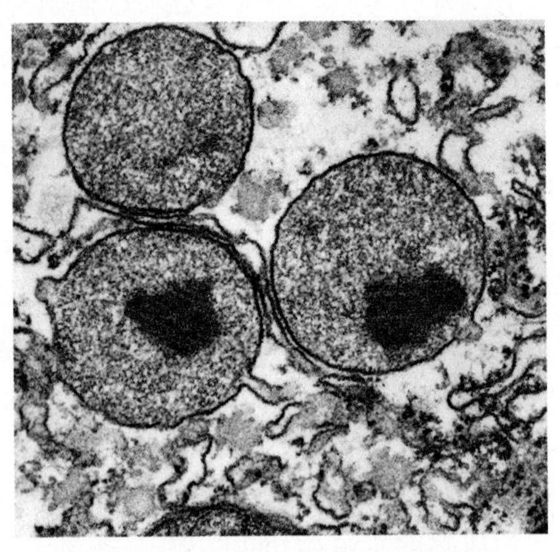

图 4-26 过氧化物酶体电镜图

二、过氧化物酶体的生成缺陷及机制

目前,关于过氧化物酶体的生物发生尚不明确。有证据表明,过氧化物酶体的发生与线粒体相似,是由原来的过氧化物酶体分裂而来;分裂产生的子代细胞器经过进一步装配,形成成熟的过氧化物酶体。过氧化物酶体的基质蛋白、膜蛋白均由胞质游离核糖体合成;蛋白质合成后向过氧化物酶体转运的机制仍不明确;这些蛋白质含有引导其向过氧化物酶体转位的分选信号序列或前导肽(leader peptide)。

有证据表明,peroxins(PEX,或称 peroxisomal/peroxisome biogenesis factors)在过氧化物酶体的生物发生中起重要作用。真核细胞含 14 个 *PEX* 基因,编码多个 PEX 蛋白;其中 PEX1、PEX6 和

PEX26 编码的蛋白质构成 peroxisomal AAA-ATP 酶复合体中的亚单位。研究发现，很多氧化物酶体生成缺陷性疾病与构成 AAA-ATP 酶的基因缺陷有关。

第五节　囊泡转运

细胞内的物质转运是指新合成的蛋白或脂质分子从一个细胞器运输到另一细胞器（或细胞膜）的过程，这一过程主要由囊泡（vesicle）介导。囊泡为一类膜性细胞器，大小不等，形态呈囊泡或管状。囊泡转运的“货物”主要有蛋白质、脂质等大分子，这些物质只有被包裹进不同的囊泡，才能进行有序运输。细胞内的囊泡往返于膜性细胞器之间，因此，细胞器是囊泡运输的起点、中转站和终点，而囊泡相当于“货车”。将囊泡在细胞器（或细胞器与细胞膜）之间的运输称为囊泡转运（vesicle transport）。

囊泡是内膜系统不可或缺的组成成分，是细胞内物质定向运输的载体。目前了解最清楚的、参与细胞物质转运的囊泡主要有三种类型，每一类型的囊泡生成、运输及融合的方式各不相同。囊泡转运使细胞器之间功能协调更加通畅，也使细胞内外物质交换和信息交换井然有序。囊泡转运的异常影响细胞的多种功能，严重时可影响细胞存活。从这个角度看，囊泡转运的重要性并不亚于细胞其他的任何一种功能。

本节将重点讨论囊泡的类型、来源及囊泡的生成、运输与融合机制。

一、囊泡的类型

细胞内的囊泡有多种，不同类型的囊泡介导不同的物质转运过程（图 4-27、图 4-28）。据报道，细胞内的囊泡种类可能多达 10 种，目前了解较清楚的囊泡为三种：网格蛋白包被囊泡（clathrin-coated vesicle）、COPⅡ包被囊泡（COPⅡ-coated vesicle）和 COPⅠ包被囊泡（COPⅠ-coated vesicle）。这里将分别介绍由这三类包被蛋白（coated protein）参与形成的囊泡。在囊泡转运过程中，包被蛋白的主要作用是介导囊泡的形成及选择运输的物质（又称“货物”）。

（一）网格蛋白包被囊泡产生于高尔基体及细胞膜

网格蛋白包被囊泡的生成部位包括反面高尔基网和细胞膜（图 4-27）。由高尔基体产生的囊泡，介导从高尔基体向溶酶体或质膜的物质转运。产生于质膜的网格蛋白包被囊泡则是细胞的内吞形式之一，囊泡转运的终点是内吞物质的消化场所，即溶酶体。

网格蛋白包被囊泡的直径为 50~100nm。囊泡的结构有以下特点：①囊泡的外被由网格蛋白所包被；②网格蛋白包被与囊泡脂膜之间有大量的衔接蛋白（adaptor protein，AP）。

网格蛋白是一种蛋白复合物，由 3 条重链和 3 条轻链组成。重链与轻链组成二聚体，3 个二聚体以一定角度聚合形成三腿蛋白（triskelion）（图 4-28）。

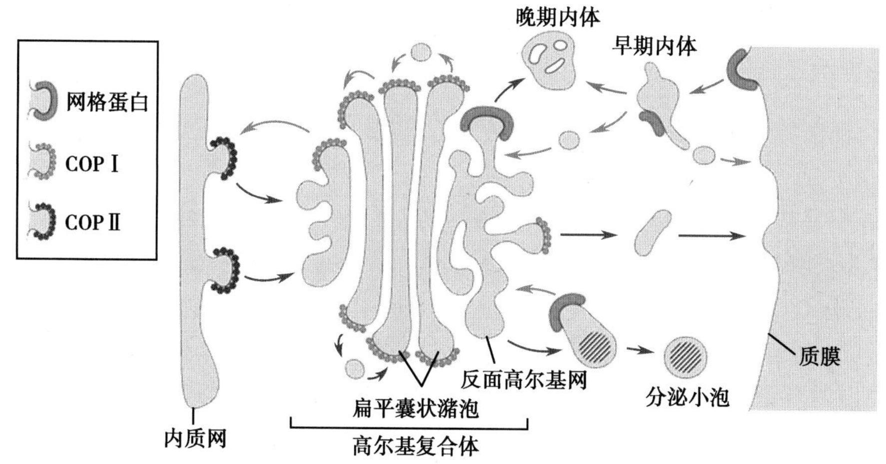

图 4-27　网格蛋白包被囊泡的产生与转运方向

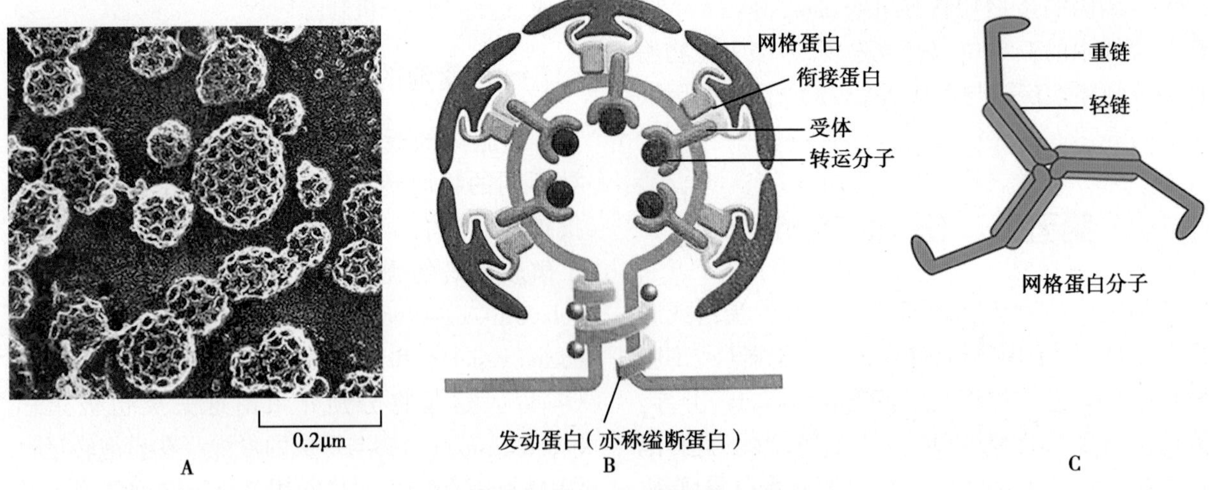

图 4-28 网格蛋白包被囊泡的结构特征

A. 网格蛋白包被囊泡形态特征（电镜照片）；B. 网格蛋白包被囊泡的结构特征；C. 网格蛋白分子示意图

衔接蛋白是囊泡包被的组成成分，介于网格蛋白与囊泡膜之间，其功能是一方面连接网格蛋白与配体－受体复合物，同时也相当于囊泡的内层包被（图 4-29）。目前已知的衔接蛋白有 5 种（AP1~AP5），它们选择性地结合不同的配体－受体复合物，参与转运囊泡的形成。例如，AP1 参与高尔基体反面网格蛋白包被囊泡的生成，AP2 则参与细胞内吞形成的网格蛋白包被囊泡的组装。

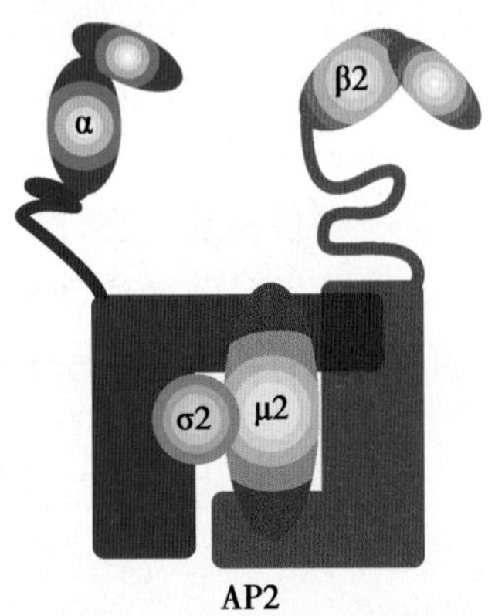

图 4-29 衔接蛋白（adaptor protein）结构模式图

除网格蛋白和衔接蛋白之外，网格蛋白包被囊泡的生成还需要动力蛋白（dynamin）的参与。动力蛋白由 900 个氨基酸组成，是胞质中的一类 GTP 酶，可结合并水解 GTP。在网格蛋白囊泡生成时，动力蛋白结合 GTP，并在供体膜出芽处的囊泡颈部聚合，形成一个溢索环结构；随着 GTP 的水解，动力蛋白溢索环逐渐向中心收紧，直至囊泡的溢断。一旦囊泡与供体膜分开，网格蛋白包被便立即解体（脱包被）成无被囊泡，开始囊泡转运。

（二）COPⅡ包被囊泡介导从 ER 到高尔基体的物质转运

COPⅡ包被囊泡（COPⅡ-coated protein）产生于粗面 ER，因覆盖包被蛋白 COPⅡ而得名。COPⅡ包被含几种亚基，包括 Sar1、Sec23/24 复合物、Sec13/31 复合物。其中 Sar1 为小分子 GTP 结合蛋白，其活性状态决定了 COPⅡ包被的组装与去组装。Sar1 结合 GDP 时，为失活状态，存在于胞质中；当结合 GTP 时，Sar1 被活化并与 ER 膜结合，于是引发 COPⅡ包被成分（Sec23/24 复合物、Sec13/31 复合物）在 ER 膜上的组装。同样，囊泡一脱离供体膜，包被即解体，生成无被囊泡，并开始囊泡转运（图 4-30）。

COPⅡ包被囊泡介导从 ER 到高尔基体的物质转运（图 4-31）。向细胞中加入 COPⅡ包被拮抗蛋白，可以有效阻止转运囊泡从 ER 出芽，表明 COPⅡ包被囊泡的生成开始于 ER。用绿荧光蛋白（green fluorescence protein，GFP）标记示踪技术可以观察 COPⅡ包被囊泡的转运途径。COPⅡ包被囊泡离开 ER 后，沿微管向高尔基体转运；在转运途中，若干囊泡彼此融合，形成"ER-高尔基体中间区室"结构（ER-to-Golgi intermediate compartment），并继续向高尔基体转运，最终到达高尔基体顺面，与高尔基体囊膜融合。COPⅡ包被囊泡与靶膜融合之前需脱去包被，这一过程由 Sar1 介导。Sar1 水解与之结合的 GTP，生成 Sar1-GDP，于是引发囊泡包被的去组装。

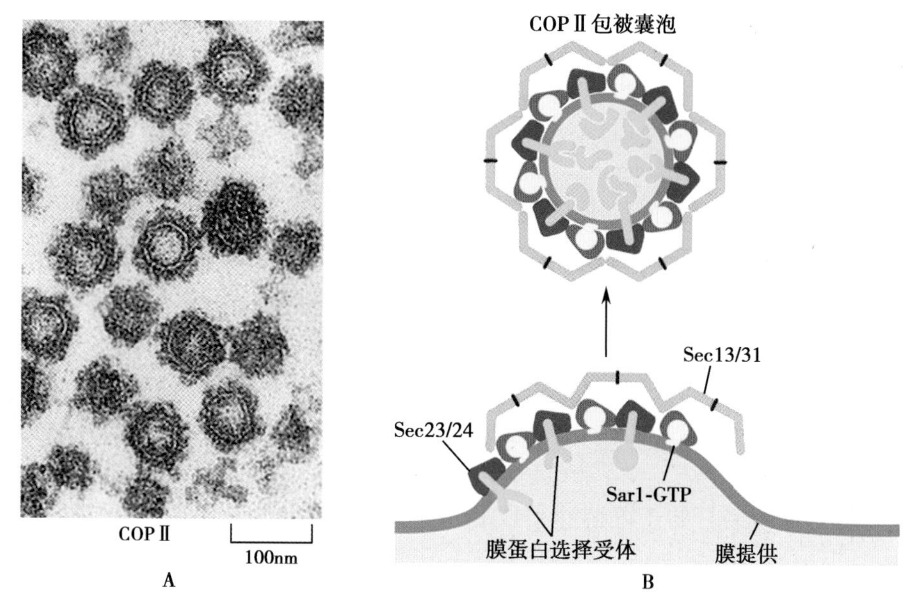

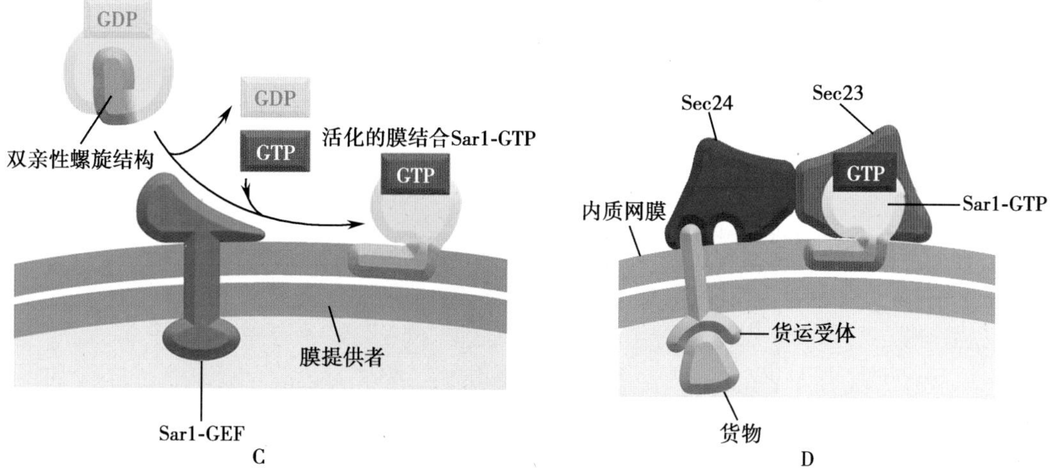

图 4-30　COP Ⅱ包被囊泡的结构与组装

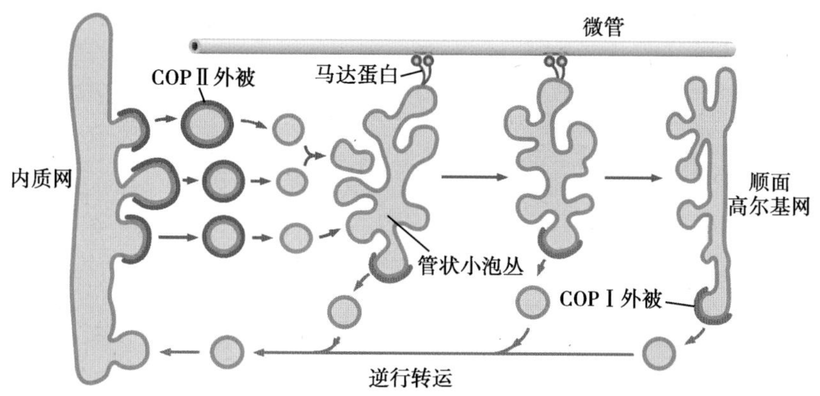

图 4-31　COP Ⅱ包被囊泡的介导从 ER 到高尔基体的物质转运

（三）COPⅠ包被囊泡回收ER的逃逸蛋白

COPⅠ包被囊泡（COPⅠ-coated protein）生成于高尔基体、ER与高尔基体的过渡结构（vesicular tubular carrier，VTC）（图4-32），其功能是捕捉并回收从ER逃逸的蛋白质，将其运回ER，即逆行转运（retrograde transport）。此外，COPⅠ囊泡还介导高尔基囊膜之间的ER蛋白分选及逆向运输。COPⅠ囊泡逆向转运的重要性在于维持VTC及高尔基体在分子组成和功能上有别于ER。与COPⅡ包被囊泡相似，COPⅠ包被复合体也组装成网格状（即COPⅠ包被），并募集特定的蛋白质，最终出芽并与高尔基体膜分离，生成COPⅠ包被囊泡。

COPⅠ包被囊泡的组装开始于可溶性小GTP酶（small GTPase）Arf1与膜的结合。与膜结合后，Arf1募集包被蛋白复合体（coatomer complex），再募集胞质中的Arf1-GAP（GTPase activating protein）。Arf1、包被蛋白复合体、Arf1-GAP构成了COPⅠ包被的基本结构单位。与COPⅡ包被相似，COPⅠ包被组装成篮子样网格，最终生成COPⅠ包被囊泡。未聚合到COPⅠ网格包被时，Arf1-GAP处于未活化状态；COPⅠ包被的组装会自发地激活Arf1-GAP，因此激活Arf1的GTP酶活性，于是Arf1水解GTP，触发COPⅠ包被囊泡的解体。

二、囊泡转运过程

（一）囊泡转运是细胞内物质定向运输的基本途径

囊泡转运是细胞内物质运输、细胞内外物质交换的基本途径。这一过程的特点是，随着囊泡的生成，蛋白质、脂类等“批量”地被包裹进囊泡，并随着囊泡的转运进入细胞质（如胞吞）、靶细胞器或分泌到细胞外（如胞吐）。

囊泡转运的方向包括顺行转运（anterograde transport）和逆行转运（retrograde transport）。顺行转运负责将新生蛋白质及脂类分子运输到细胞特定的位置或细胞外，转运方向为从ER到高

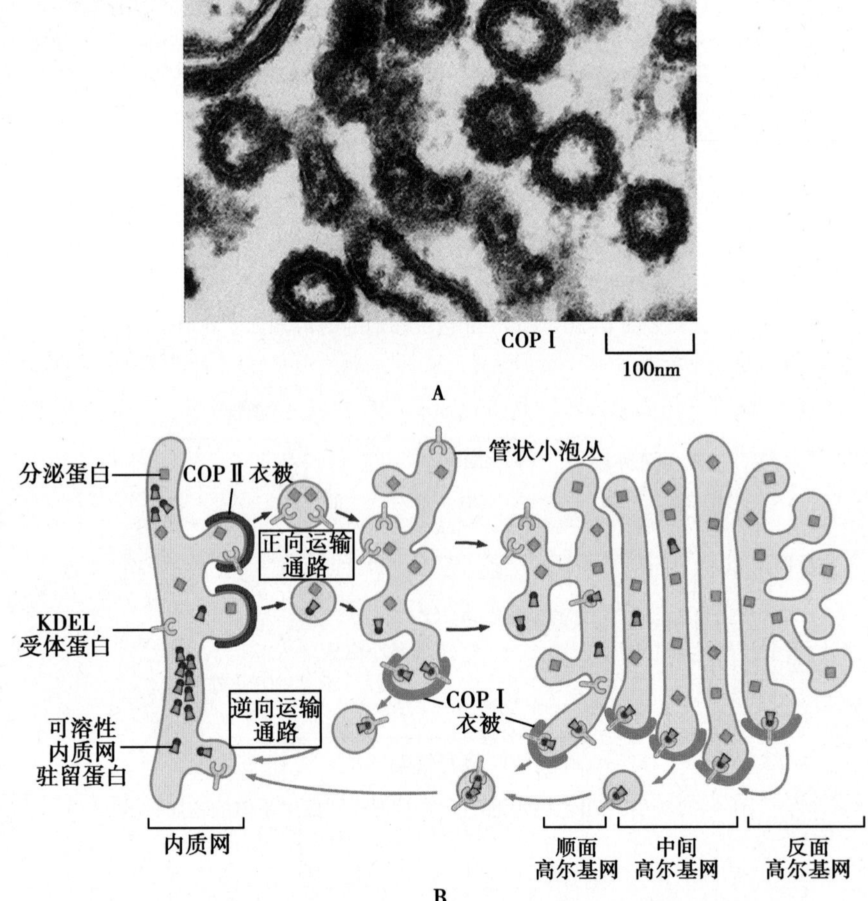

图4-32 COPⅠ包被囊泡的形态及其在高尔基体及ER之间的转运

尔基体、再到细胞膜,或者从ER到高尔基体再到内体和溶酶体。逆行转运则负责回收逃逸到高尔基体的ER驻留蛋白,转运方向为从高尔基体到ER。

以出胞方向为例,囊泡转运的“货物”主要有两类:一类是囊膜相关蛋白和脂类,如受体、离子通道蛋白或膜转运蛋白。另一类是分泌出胞的物质,如神经递质、激素、蛋白聚糖、细胞因子,个别核酸分子(miRNA,lncRNA)等。

囊泡转运过程大致可分为三个阶段:囊泡的生成、囊泡的运输、囊泡与靶膜(细胞器膜或质膜)的融合。由于囊泡转运是定向的,同时,囊泡还拥有较大的体积(从几十纳米到几百纳米不等),因此认为,囊泡在细胞内的运输不是简单扩散。细胞骨架中的微管和微丝为囊泡的定向转运提供了“轨道”,囊泡转运的驱动力则来自马达蛋白(motor proteins),如驱动蛋白(kinesin)动力蛋白(dynein)和肌球蛋白(myosin)(详细内容见“细胞骨架”一章)。以下将重点讨论囊泡的生成与融合过程。

(二)GTP酶介导囊泡的形成与组装

囊泡形成过程的共同特征是利用小GTP酶(samll GTPase)引导囊泡包被蛋白的组装。

1. Sar-GTP介导COPⅡ囊泡的组装 关于囊泡组装的分子机制,目前最清楚的是COPⅡ包被囊泡(以下简称COPⅡ囊泡)的组装(图4-30、图4-31)。

在ER输出区(ER export site),COPⅡ囊泡包被的组装起始于Sar1与GTP的结合(Sar1为一种Ras-like GTP酶)。同其他小GTP酶一样,Sar1与GDP和GTP之间交替结合是由一种称为Sec12的鸟苷酸交换因子(guanine nucleotide exchange factor,GEF)介导的。Sec12为ER特异的膜整合蛋白,只定位在ER膜,因此Sar1的活化,即Sar1被Sec12募集至ER膜并进而结合GTP(生成Sar1-GTP)只发生在ER。Sar1与GTP的结合使其暴露N端的兼性α螺旋结构,并插入ER膜。而后,与ER膜结合的Sar1-GTP募集Sec23-24异二聚体,形成Sec23/24-Sar1复合物,与被转运的“货物”一道,形成“出芽前复合物”(prebudding complex);随后,Sec23/24-Sar1再募集Sec13-Sec31异二聚体,构成囊泡的外层包被,最终形成COPⅡ囊泡。

在与高尔基体顺面膜囊融合之前,COPⅡ囊泡脱去包被。这一过程需要Sar1-GTP的水解,生成Sar-GDP。Sar1对GTP的水解同样需要GTP酶激活蛋白(GTPase-activating protein,GAP)的介导,生成的Sar-GDP则会减弱与Sec23/24的相互作用,于是COPⅡ包被解体。

除了介导ER与高尔基体之间的物质转运,COPⅡ囊泡还可能参与ER相关的降解(ER-associated degradation,ERAD)机制。

2. Arf-GTP介导COPⅠ囊泡的组装 COPⅠ由7个亚单位构成:α-COP、β'-COP、ε-COP、β-COP、δ-COP、γ-COP和ζ-COP。在哺乳动物细胞中,这些亚单位在胞质中分别聚合成两种蛋白质复合体,即复合物B和复合体F(类似于网格蛋白与衔接蛋白),再分别被募集到细胞器膜上,组装成COPⅠ包被(图4-33)。

COPⅠ囊泡的组装需要小GTP酶(small GTPase),即ADP核糖基化因子(ADP-ribosylation factor,Arf)的介导;而Arf的活性又受Arf的鸟苷酸交换因子(Arf-GEF)和Arf的GTP酶激活蛋白(Arf-GAP)的调节。

目前已知哺乳动物的Arf家族包括6个成员(Arf1~6),其功能为介导胞质蛋白与膜的结合,促进囊泡的生成,其中Arf1的功能较为明确。

COPⅠ囊泡的组装开始于高尔基体顺面和反面膜囊的GEFs对Arf1的募集及激活,生成Arf1-GTP(图4-34)。与GTP的结合使Arf1暴露其N端的酰胺化(myristoylated)兼性α螺旋结构,使α螺旋插入脂双层。活化的Arf1则募集COPⅠ包被蛋白并触发囊泡的组装。Arf1对GTP的水解则需要GAPs的作用,生成的Arf1-GDP则与高尔基体膜分离。

此外,Arf1还募集衔接蛋白(AP-1、AP-3和AP-4)及多种效应蛋白如磷脂酶D(phospholiase D)和细胞骨架等。Arf1还参与高尔基体反面膜囊生成的网格蛋白包被囊泡的组装;然而,Arf1在网格蛋白包被囊泡生成中的作用还有待阐明。

GEFs在特定膜结构中的分布决定了Arf活化的位置,因此也决定了囊泡在膜结构中生成的位置。

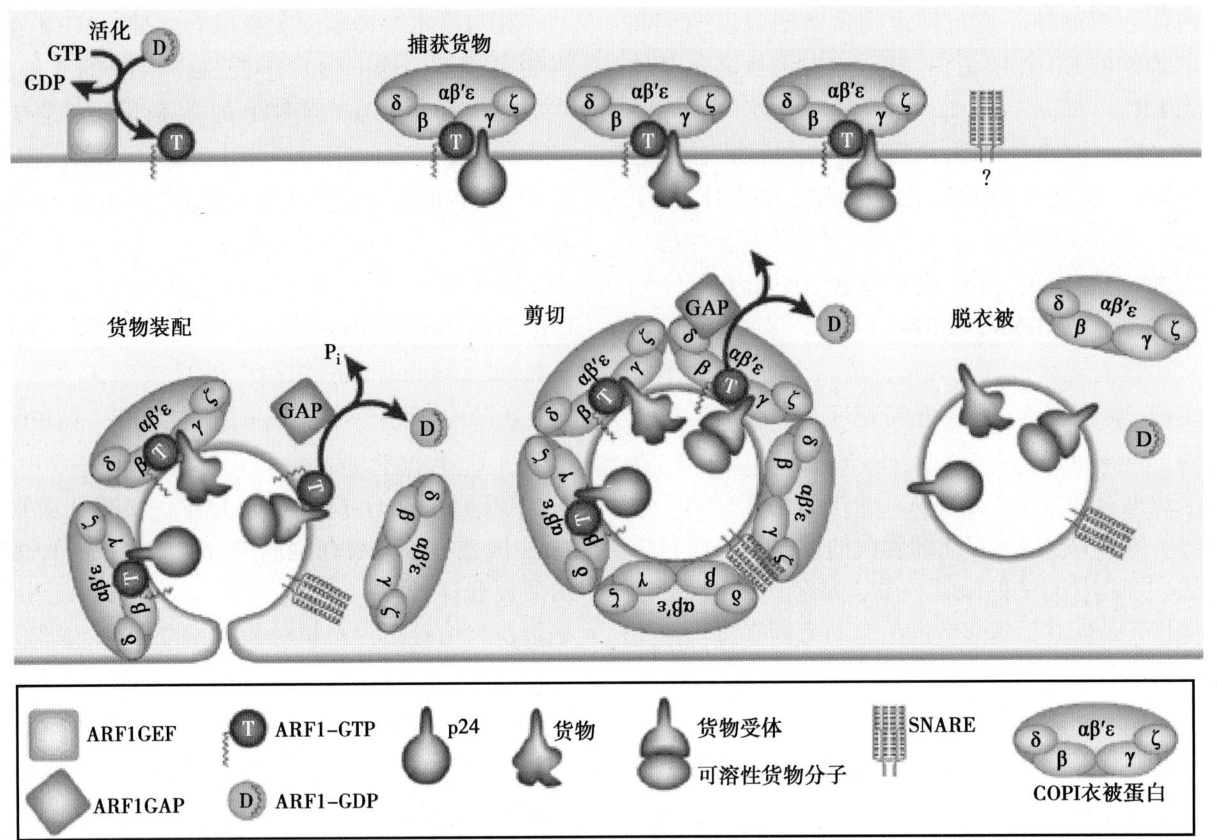

图 4-33 COPⅠ囊泡的组装

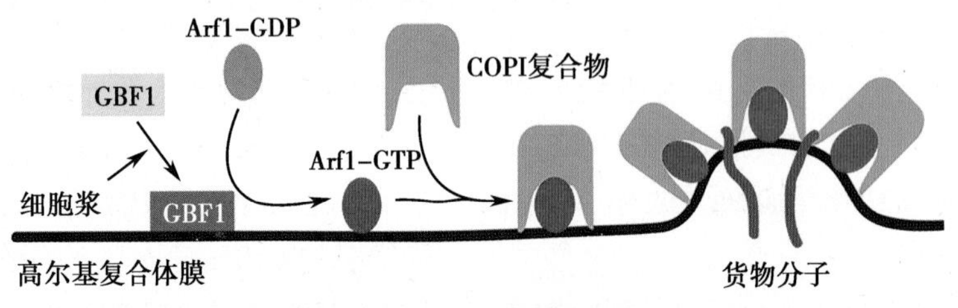

图 4-34 Arf1-GTP 酶在高尔基体膜与胞质之间的循环

静息状态的 Arf1 结合 GDP，位于细胞质基质中 Arf1 被 GEF（GBF1）激活，生成 Arf1-GTP，后者与高尔基体膜结合，并募集 COPI、包被蛋白。GBF1：Golgi-specific brefeldin A-resistance guanine nucleotide exchange factor 1

（三）Rab 是调控囊泡转运的重要 GTP 酶

Rab（Ras-associated binding proteins）是小 GTP 酶家族中成员最多的一类，目前已知人的 Rab 家族含 60 多个成员。与其他 GTP 酶一样，Rab 在 Rab-GTP 与 Rab-GDP 之间循环（称为 Rab 的 GTP 循环）决定着 Rab 与细胞内靶膜可逆性结合，即 Rab-GTP 与膜结合，而 Rab-GDP 与膜分离（图 4-35）。Rab 活性同样受 GEFs 和 GAPs 的调控。

与内膜结合的前提是 Rab 的 C- 末端半胱氨酸的异戊烯化（prenylation），即在香叶酰基转移酶（geranylgeranyltransferase，GGT）的作用下，疏水的 geranylgeranyl 基团与 Rab 的 C- 末端半胱氨酸共价相连。异戊酰化后，Rab 便能够与内膜结合；而 Rab 的活化则需要膜蛋白 GEF 的作用。在 GEF 的作用下，GTP 取代与 Rab 结合的 GDP，使 Rab 活化，即成为 Rab-GTP。活化的 Rab 则与不同效应蛋白相互作用，从而影响囊泡转运过程中对“货物”的选择、囊泡出芽与生成、囊泡运输、囊泡与靶膜的锚定与融合等。最后，Rab 与 GAP 相互作用使其水解 GTP，成为无活性的 Rab-GDP，随后与胞质中的分子伴侣 GDI（GDP dissociation inhibitor）结合，成为胞质中异戊烯化的、无活性

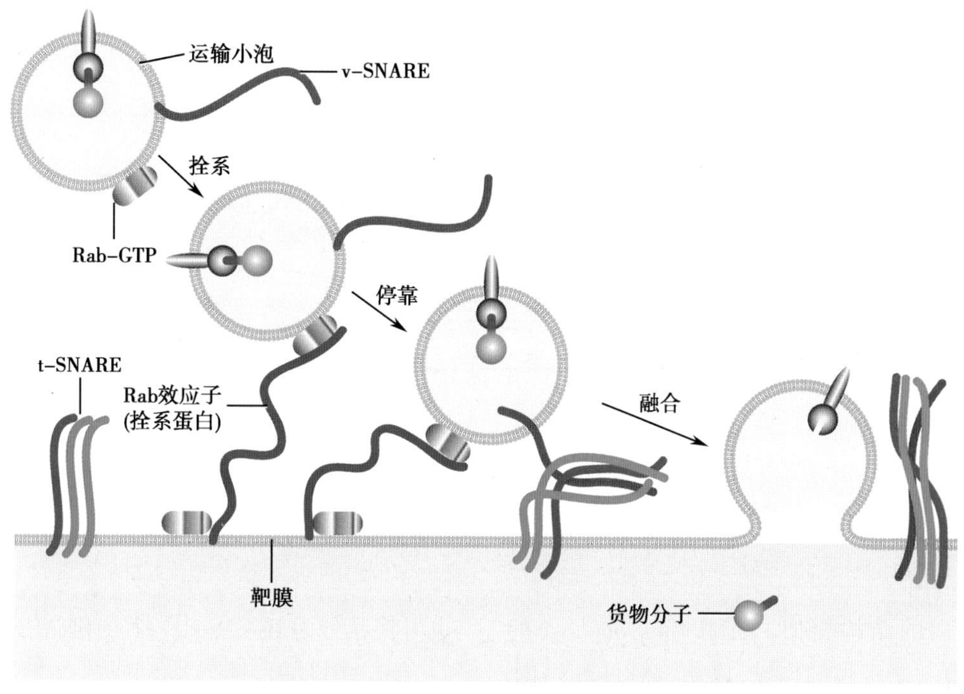

图 4-35 Rab-GTP 酶引导运输囊泡锚定到靶膜

的 Rab-GDP(图 4-36)。GDI 与 Rab 的结合使 Rab 维持在无活性状态,同时 Rab-GDP 与特定靶膜结合也与 GDI 有关,但机制不清。总之,不同的 Rab 在膜结构中的分布影响囊泡转运的全过程,然而,Rab 蛋白与靶膜结合的确切机制还有待阐明。

(四) SNARE 蛋白家族介导囊泡与靶膜的融合

囊泡与靶膜的融合是囊泡将"货物"释放到靶细胞器或细胞外空间的必要条件。在这一过程中,起关键作用的是 SNARE(soluble N-ethylmaleimide-sensitive factor attachment protein receptors)蛋白复合物。

SNARE 蛋白复合物在囊泡与靶膜融合过程中的作用与其结构特征有关。现以 SNARE 家族中的 VAMP(vesicle-associated membrane protein)syntaxin 1 和 SNAP25 为例做简要说明。

VAMP、syntaxin 1 和 SNAP25 的发现源于对牛脑的研究,这 3 种蛋白为神经递质分泌所必需。VAMP 分布在转运神经递质的分泌泡表面,syntaxin 1 和 SNAP25(synaptosomal-associated protein,分子量为 25kDa)位于突触前膜(图 4-37)。与多数

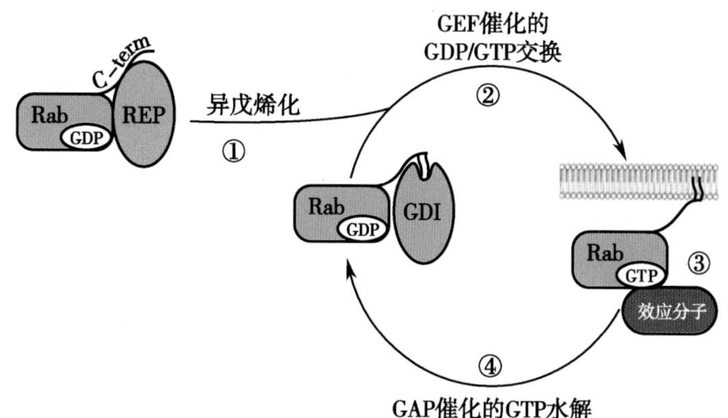

图 4-36 Rab 在细胞质与膜结构之间的循环

REP: Rab escort protein

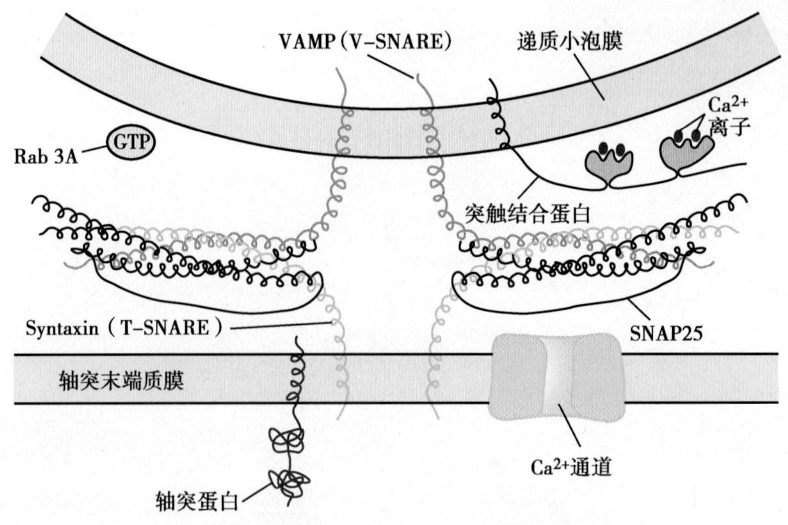

图 4-37 膜融合过程中 SNARE 复合物的形成

深黄色：V-SNARE；蓝色、黑色：T-SNARE

SNARE 蛋白的结构相似，VAMP 和 syntaxin 1 的 C 端均含有一个穿膜结构域，该结构域使 SNARE 蛋白锚定在膜上；在邻近 C 端的位置则含一个由 60~70 个氨基酸残基组成的 SNARE 区域，该区域能形成 α 螺旋，介导 SNARE 蛋白之间的聚合并形成蛋白复合体。SNAP25 不是典型的 SNARE 家族成员，它含 2 个 SNARE 结构域，而 C 端缺乏与膜结合的结构域；SNAP25 与突触前膜的结合是由共价连接到其 C 端半胱氨酸残基的脂肪酸链——棕榈酰基团(palmitoyl group)介导的。

囊泡与靶膜的融合是一个复杂过程，需要上述 VAMP、syntaxin 1 和 SNAP25 三种蛋白的协调作用。如图 4-37 所示，分布在运输囊泡的 VAMP 蛋白(深黄色)称为 v-SNARE(v 表示 vesicle)；分布在神经细胞膜(即突触前膜)上的 syntaxin 蛋白(蓝色)称为 t-SNARE(t 表示 target)。由于 VAMP 蛋白(深黄色)与 syntaxin 蛋白(蓝色)之间没有结合位点，因此必须由 SNAP25(黑色)作为中介，才能形成融合蛋白复合物。结构上，SNARE 蛋白复合体包括 4 条螺旋，其中 1 条 α 螺旋来自 v-SNARE(即 VAMP)，另外 3 条来自 t-SNARE 的寡聚体(即 syntaxin 和 SNAP25)。SNARE 蛋白复合体的形成依赖于 v-SNARE 中的 1 个精氨酸(arginine，R)与来自 t-SNARE 的 3 个谷氨酰胺(glutamine，Q)之间的相互作用。根据 SNARE 蛋白的这一特征，即其关键位置的精氨酸或谷氨酰胺残基的相互作用决定膜的融合，也可将其分为 R-SNARE 或 Q-SNARE。

SNARE 复合体的形成使两个单位膜彼此靠近并融合，并提供了膜融合所需的自由能。研究表明，2~3 个 SNARE 复合物的形成就足以导致囊泡与靶膜的融合；此外，囊泡与靶膜融合还需要其他辅助蛋白参与，以便在时间和空间上调控 SNARE 蛋白复合物的形成。多数 SNARE 蛋白家族成员的 N 端含有调控 SNARE 聚合的结构域。SNARE 蛋白是某些细菌毒素作用的靶分子，如肉毒杆菌和破伤风杆菌毒素均为特异性降解 SNARE 的蛋白酶，可以阻止含神经递质的分泌泡与突触前膜融合，从而影响神经递质释放。

第六节 内吞与内体系统

细胞摄入小分子(如氨基酸和单糖)及离子时，需要膜转运蛋白(载体或通道)的介导，而摄入大分子或颗粒物质时则需要质膜将大分子物质包裹，形成囊泡，囊泡脱离质膜进入胞内，这一过程称为内吞或胞吞(endocytosis)。内吞的功能包括为细胞提供营养、防御作用(如粒细胞吞入细菌)维持细胞自身的稳态等。某些病毒、细菌、原虫能利用内吞途径进入细胞。

内吞的形式有多种(图 4-38)，区别在于细胞摄入大分子(称为货物)的方式、摄入货物的种类及最终目的地。为此，可分为吞噬(phagocytosis)、巨吞饮(macropinocytosis)、网格蛋白介导的内吞

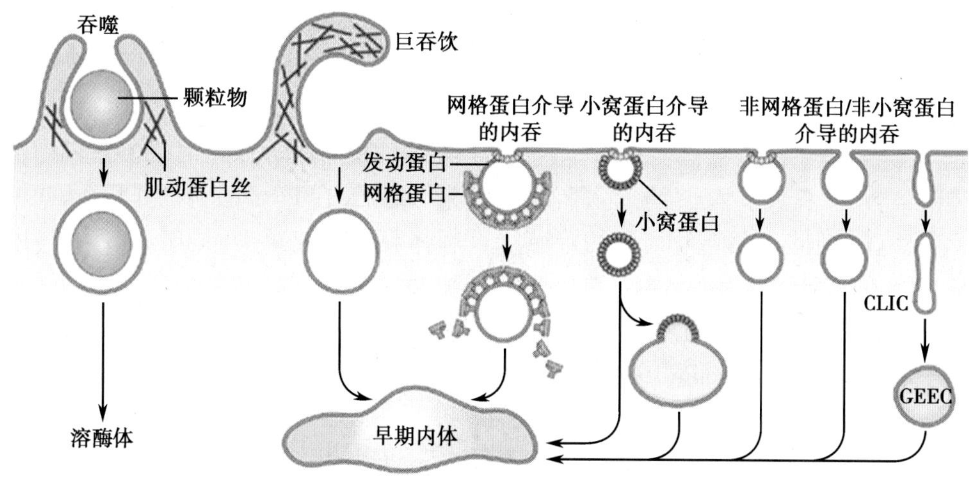

图 4-38　细胞主要的内吞形式

GEEC: glycosylphosphatidylinositol (GPI)-anchored protein-enriched early endocytic compartment; CLIC: crescent-shaped tubular clathrin-independent carrier

(clathrin-mediated endocytosis)、依赖小窝的内吞(caveolae-dependent endocytosis)和非网格蛋白/非小窝依赖的内吞(nonclathrin-noncaveolae endocytosis)等五种类型。

如果内吞泡的生成由网格蛋白介导,称为网格蛋白介导的内吞,又称受体介导的内吞(receptor-mediated endocytosis)。这一过程是特异的,需要细胞表面受体识别并结合特定的配体,最终导致质膜内陷,形成网格蛋白包被囊泡。

吞噬活动通常发生在特定的细胞,如巨噬细胞、中性粒细胞、树突状细胞等。被吞噬的物质可能是被病原体感染的细胞、死亡的细胞、细菌或含包膜的病毒。吞噬活动同样需要细胞表面受体选择性地与配体结合。除了网格蛋白介导的内吞和吞噬以外,其他内吞形式缺乏选择性。

发生吞饮(也称为巨吞饮)时,细胞膜向外伸展,无选择地批量摄入细胞外液体;小窝介导或非小窝/非网格蛋白介导的内吞形式则需要配体分子与脂筏结合。

网格蛋白介导的内吞形成的囊泡进入细胞后,或者彼此融合,或者与其他膜结构融合,由此产生的膜结构称为内体膜系统(endosomal membrane system)(简称内体系统),其中包括早期内体(early endosome)、循环内体(recycling endosome)、多泡体(multivesicular body)、晚期内体(late endosome)。在对内吞物质的分选、加工和降解等方面,内体系统的每种结构均有独特的作用;同时,不同形式的内体之间、内体与质膜之间存在复杂的、受严格调控的联系。内体系统调控细胞的很多生理活动,包括营养物质的吸收、信号转导、免疫监视、抗原提呈等。本节将讨论主要的内吞方式及其分子机制、内体系统的形成过程。

一、吞噬

吞噬(phagocytosis)是细胞吞入大颗粒如细菌、异物、死亡细胞等(图 4-39)。这一过程需要细胞利用微丝的组装使质膜向外凸出、包裹颗粒物质。

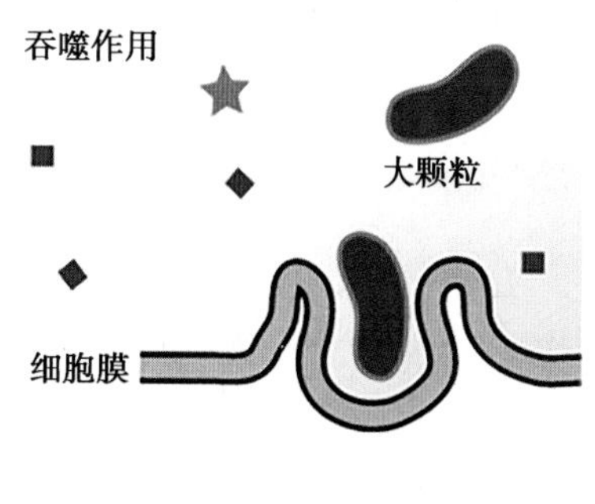

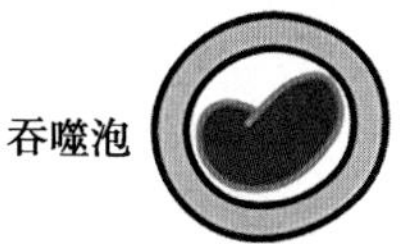

图 4-39　细胞的吞噬功能

某些细胞如巨噬细胞、树突状细胞和中性粒细胞是特化的吞噬细胞。组织中如果有细菌或原虫感染,这些病原体会吸引血液循环中的吞噬细胞向感染部位迁移,吞噬病原体并引发炎症及免疫反应。吞噬的发生包括四个步骤:接触、吞入、吞噬体与溶酶体融合、降解。吞噬过程的每一阶段都受到严密调控。参与吞噬调控的因素包括：细胞表面受体、磷脂、Rho GTP 酶家族介导的信号转导等。

（一）接触

"接触"指吞噬细胞与被吞噬物之间的接触，这一过程取决于吞噬细胞对被吞入颗粒物的识别，因此，吞噬是特异的、有选择的内吞活动。脊椎动物利用称为"调理素"（opsonin）的蛋白质标记细菌及其他异物（图 4-40），以利于吞噬细胞的吞噬活动。调理素包括抗体和补体；抗体可以结合细菌上的外来抗原，形成免疫复合物；补体可以结合受感染的细胞或死亡细胞。吞噬细胞通过细胞表面受体识别并结合标记了抗体或补体的颗粒物。

（二）吞入

吞噬细胞表面受体如 Fc 受体与外来颗粒物表面的抗体结合后，将细胞表面的局部信号传递到质膜的胞质面，这些信号引发附近的微丝向颗粒物所在的质膜位置聚集。微丝的聚合使质膜向外凸出并包裹颗粒物，形成杯状膜突起，称为吞噬杯（phagocytic cup）（图 4-40）。

在吞噬杯中，磷脂酰肌醇-3 激酶（phosphatidylinositol 3-kinases，PI3K）的活化使磷脂酰肌醇（phosphatidylinositol，PI）磷酸化，生成 PI（3，4，5）P_3（PIP_3）。PIP_3 募集并激活效应分子，即含 PH 结构域的 GEFs，后者激活 GTP 酶（如 Rac1、Arf6、Cdc42）；这些 GTP 酶的活化引发微丝聚合和质膜向外凸出，形成吞噬杯。吞噬杯融合后形成吞噬体（phagosome），此时 PI3K 的作用也随之结束。之后，在 PI 磷酸酶的作用下，PIP_3 含量在吞噬体膜中迅速减少；同时，PI（4，5）P_2 的含量增加，后者也促进微丝的聚合，从而使吞噬体与质膜分离。

（三）吞噬体与溶酶体融合

吞噬体形成后，其周围的微丝解体，吞噬体在马达蛋白的引导下沿微管提供的轨道向细胞内部移动，最终与溶酶体融合，这时称为吞噬性溶酶体（phagolysosome）（图 4-24、图 4-40）。这一过程称为定向成熟（directed maturation）。

刚刚脱离质膜的吞噬体不能直接与溶酶体融合。吞噬体的成熟必须经历与内体系统（早期内体、晚期内体、溶酶体）的一系列融合反应，于是，吞噬体中所含的质膜成分被内体成分取代，并获得与溶酶体选择性融合所需的蛋白如 SNAREs。

在吞噬体的成熟过程中，GTP 酶 Rab 的调控作用至关重要。吞噬体先招募 Rab5，随后被 Rab7 取代；Rab5 促进吞噬体与早期内体的融合，Rab7 则促进吞噬体与晚期内体/溶酶体的融合。除 Rab 之外，起关键作用的分子事件还包括磷脂酰肌醇的磷酸化，而相关机制还有待阐明（图 4-41）。

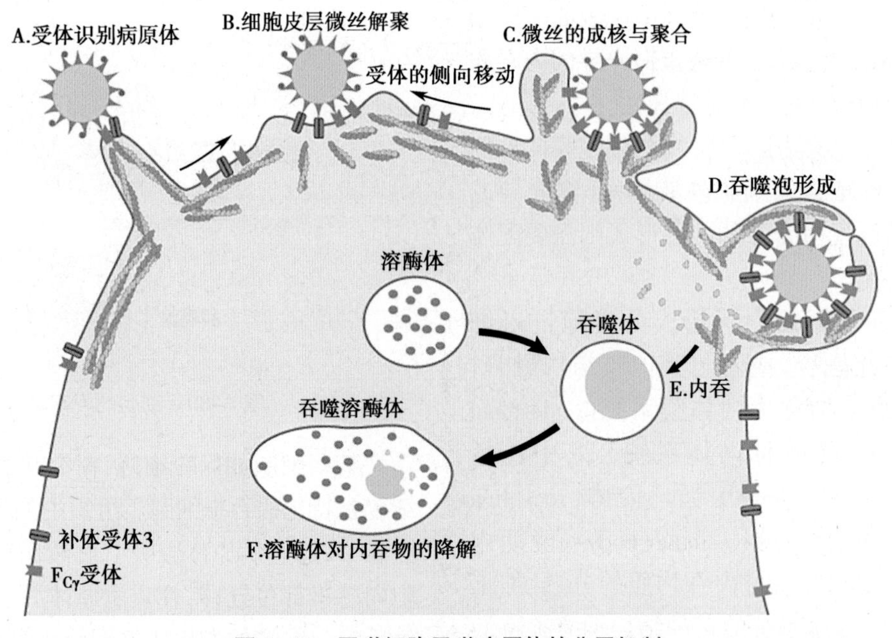

图 4-40 巨噬细胞吞噬病原体的分子机制

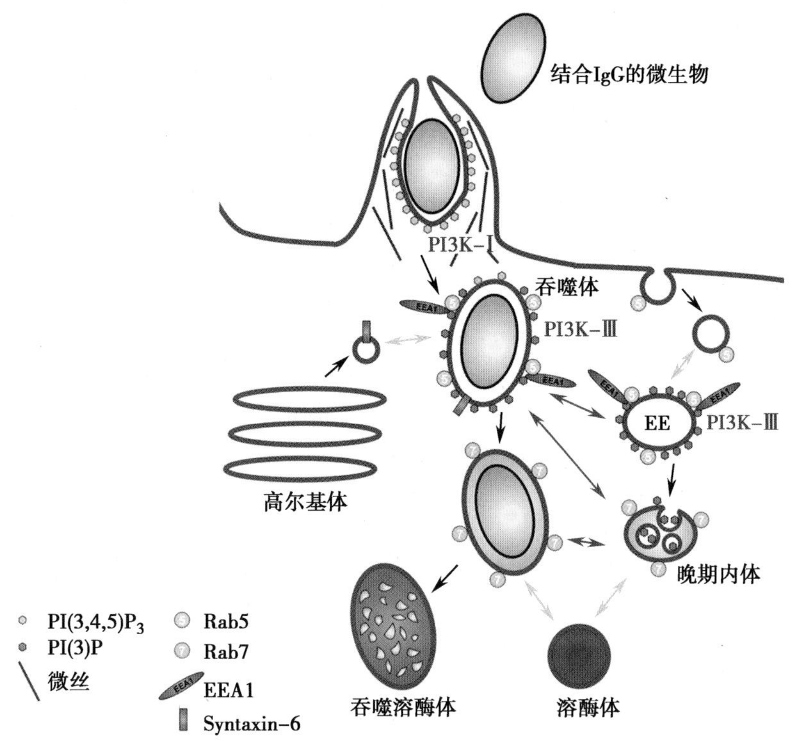

图 4-41 吞噬过程中 PI3K 促进微丝的聚合

巨噬细胞通过其表面的 Fc 受体与 IgG- 病原体结合，导致受体胞质结构域的磷酸化；磷酸化的受体招募 PI3K（class I PI3K），后者磷酸化 PI，生成 PIP_3；PIP_3 募集并激活效应分子，引发微丝聚合、形成吞噬杯。吞噬体形成后，Rab5 招募Ⅲ型 PI3K，后者催化 PI（3）P 的生成；EEA1 通过结合 PI（3）P 和 Rab5 也被招募到吞噬体膜上。EEA1：early endosome antigen 1；EE：early endosome

（四）吞入颗粒的命运——降解

随着吞噬体的成熟，在 V-ATP 酶的作用下，吞噬体内不断酸化，即成为吞噬溶酶体（此时，腔内 pH 为 4.5~5.0）。于是，被吞入的物质被溶酶体酶降解为构成这些物质的小分子：氨基酸、单糖、核苷酸及小分子脂类。这些小分子物质被溶酶体膜的转运蛋白转运到细胞质，重新参与生物大分子的合成。不能被降解的物质则滞留在溶酶体，此时的溶酶体称为残余小体（residual body）。

导致吞噬物降解的因素包括：①溶酶体腔的酸性水解酶则可直接降解被吞噬的细菌；②吞噬溶酶体膜中含还原状态的 NADPH 氧化酶（NADPH oxidase），使吞噬溶酶体内可产生大量活性氧；③一种称为防御素（defensin）的动物细胞内源性抗菌肽可以结合并破坏被吞噬细菌的细胞膜。

结核菌除了抑制吞噬体的成熟，还抑制溶酶体的酸化，因此抵抗溶酶体水解酶的降解作用。

二、巨吞饮

巨吞饮可发生在多种细胞，是细胞非选择性地摄取细胞外液体及其中的可溶性分子、营养物质及抗原的过程；这一过程的特点是细胞膜表面形成杯状的褶皱（ruffle），褶皱融合并脱离质膜后形成较大的内吞泡：直径通常大于 0.2μm，可达 1~2μm。细胞表面褶皱的形成依赖微丝的聚合，因此，影响微丝聚合或解聚的因素如 Ras GTP 酶超家族成员（Rac、Cdc42、Rab5 等）、PI、PIP_2、PIP_3、PI3K、磷脂磷酸酶等均影响巨吞饮。

巨噬细胞和树突状细胞有活跃的巨吞饮作用，是这类细胞捕获外来抗原的主要途径。对某些特定细胞来说，巨吞饮为细胞分泌活动所必需，如甲状腺细胞通过巨吞饮摄取细胞外液中的甲状腺球蛋白，经水解后生成甲状腺激素，再释放到细胞外。细胞迁移时，巨吞饮可以协助调节细胞的运动方向，因此，巨吞饮与肿瘤转移有关。巨吞饮同样可被某些细菌或病毒利用，作为病原体进入细胞的途径。

三、小窝介导的内吞

小窝是质膜的杯状内陷，直径约50nm（图4–42）。小窝形成于脂筏，即富含胆固醇、多种信号分子和膜转运蛋白的质膜微区。小窝最常见于内皮细胞，约占细胞质膜面积的10%；小窝在内皮细胞中的穿梭是血清蛋白（如抗体）及营养物质从血液循环进入组织的重要方式。其他细胞的小窝不在细胞内穿梭，但酪氨酸的磷酸化可以诱导小窝的内化，如SV40病毒（simian virus 40）就是通过激活信号通路，随小窝的内化进入细胞。

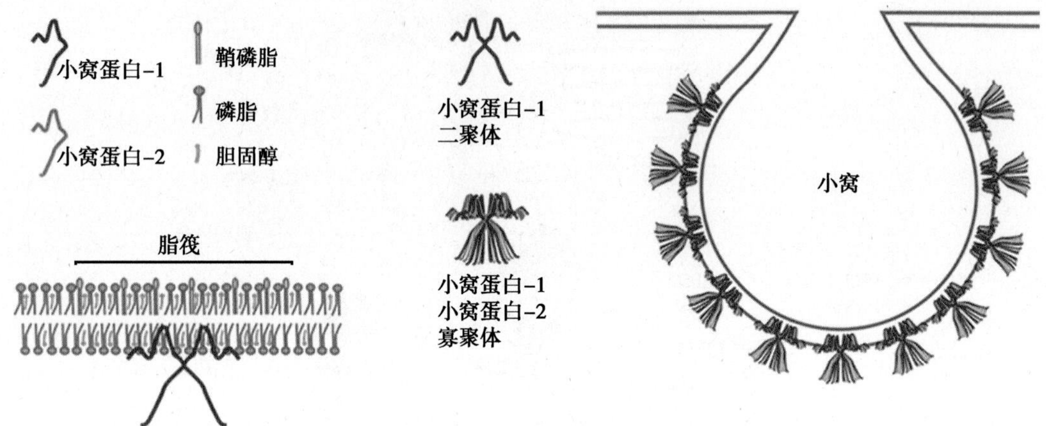

图4–42 小窝及小窝蛋白

小窝产生于质膜上富含胆固醇的微区，这一微区的稳定存在与小窝蛋白（caveolin）有关。小窝蛋白以环形结构插入质膜的内小叶（inner leaflet），并以1∶1的比例与胆固醇分子紧密结合。此外，小窝蛋白彼此结合，在内陷质膜的胞质面形成条纹状包被（图4–42）。小窝蛋白包被可能决定了生成小窝的质膜的稳定性、小窝的形状及大小。小窝蛋白只是固定在小窝中的，并不发生侧向扩散。胆固醇对小窝的形成同样重要；如果去除胆固醇，小窝变浅，小窝蛋白则可以扩散。小窝的内化需要肌动蛋白丝的组装与去组装及GTP酶动力蛋白的作用。小窝内化形成的运输囊泡（直径约60nm）可与内体融合，或彼此融合，此时仍然保留小窝蛋白包被。小窝的存在使内皮细胞能连续不断地从血液循环中摄取营养物质，缺乏小窝蛋白Ⅰ的小鼠不能结合并摄取白蛋白，然而小鼠的表型却基本正常（除某些组织有细胞异常增殖或小血管扩张），表明有其他途径可以补偿小窝的作用。

四、网格蛋白介导的内吞

细胞表面受体与配体结合后，在细胞膜的胞质面募集衔接蛋白及网格蛋白，使质膜向胞质凹陷形成有被小窝（coated pit）；有被小窝脱离质膜出芽形成网格蛋白包被囊泡（clathrin–coated vesicle）（图4–29）。这种内吞形式称为网格蛋白介导的内吞（或受体介导的内吞）。网格蛋白介导的内吞可以使细胞有选择地摄取细胞外营养如胆固醇和铁，或清除细胞表面受体，或回收分泌神经递质后的突触囊泡膜。此外，网格蛋白包被囊泡还参与高尔基体反面运输囊泡的出芽。网格蛋白包被囊泡从开始生成到出芽的时间约为1分钟，这使得细胞可以快速地、有选择地摄入细胞外物质及表面受体，而不聚集在有被小窝的细胞表面受体进入细胞的速度则慢得多。

五、非网格蛋白/非小窝蛋白介导的内吞

当网格蛋白的功能受到破坏时，细胞仍能持续地摄取某些膜蛋白和脂类分子。以这种内吞方式进入细胞的膜蛋白如主要组织相容性抗原Ⅰ（major histocom–patibility complex class Ⅰ，MHCⅠ）缺乏结合网格蛋白的序列（图4–38）。

细胞以非网格蛋白 / 非小窝蛋白依赖的内吞形式(clathrin/caveolin-independent endocytosis)摄入细胞膜蛋白时,效率较低,但是,这种内吞仍然能以2~3 小时的速度介导膜蛋白的更新。

非网格蛋白 / 非小窝蛋白介导的胞吞机制不清。以这种方式进入细胞的膜蛋白存在于脂筏,即质膜中富含胆固醇、糖鞘磷脂、GPI 锚定脂类和特定蛋白质的微区。这种内吞方式可能使脂筏成分在细胞膜与内膜之间进行循环。由于鞘磷脂是分泌途径膜系统的重要组成成分,非网格蛋白 / 非小窝蛋白介导的胞吞可能将鞘磷脂重新提供给细胞的分泌途径。这种胞吞形式的另一功能可能有利于内皮细胞膜成分的不均一分布:面向顶部(apical,通常为脏器的管腔面)的质膜富含脂筏,基底面则缺乏脂筏。

某些细菌毒素,如霍乱毒素(cholera toxin)和志贺毒素(Shiga toxin),以非网格蛋白 / 非小窝蛋白介导的胞吞方式进入细胞。志贺毒素进入细胞后,毒素的 A 亚基被运送至高尔基体,之后进入 ER,再从 ER 进入胞质;毒素与核糖体结合,抑制蛋白质合成。此外,有些非网格蛋白介导的内吞需要配体介导,有的则与膜脂的组成有关,有的依赖动力蛋白(dynamin),有的不依赖动力蛋白。

六、内体与内吞途径

内体(endosome)是内膜系统的重要组成成分。网格蛋白介导的内吞泡首先与内体融合,意味着内体是摄入“货物”的首个接待站。与细胞分泌途径的高尔基体反面类似,内体是细胞内吞途径(endocytic pathway)的主要分选场所。与其分选功能相适应,内体形态多样,由一系列囊泡状、管状、多泡体等结构组成。

内体可分为四种,即早期内体(early endosome)、循环内体(recycling endosome)、多泡体(multivesicular body)和晚期内体(late endosome)(图 4-43);这些内体在形态结构、胞质中所处的位置、所含内吞“货物”的多少、腔内的 pH 值、拥有的膜标志蛋白等方面均有很明显的差别。不同的内体之间的关系复杂,每种内体都是高度动态的细胞器。因此,内体系统是细胞对内吞物进行分选过程中产生的,是动态变化的膜结构体系。其中,每种膜结构都是持续变化的内体系统的一个特定阶段。值得一提的是,每种内体对所载“货物”不同,受体及脂类分子也不同,分选机制更是迥然不一。以下将重点讨论内体的产生、功能及其相互联系。

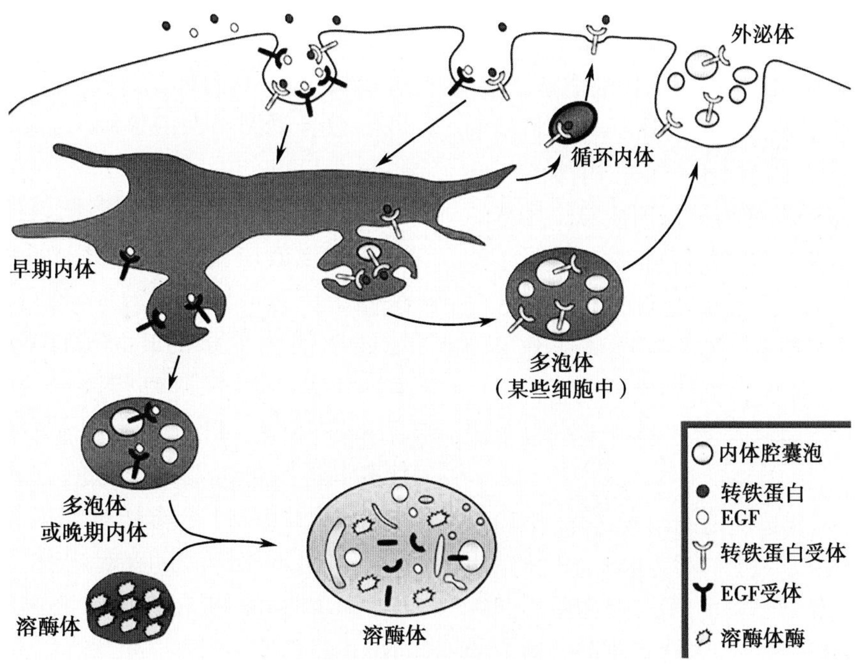

图 4-43　内体系统:细胞内吞途径的分选站

（一）早期内体

网格蛋白囊泡脱包被后首先与早期内体融合。每分钟约有2%的质膜通过内吞形式进入细胞，而每分钟通过细胞膜受体介导进入细胞的营养分子的受体数量超过质膜总受体的20%。因此，进入早期内体的绝大数是质膜的蛋白与脂质分子。令人惊奇的是，这些蛋白质和脂质分子的绝大多数又很快脱离早期内体，并重新回到细胞膜，这归功于早期内体的分选功能。

早期内体分选蛋白质和脂类的能力取决于以下几种因素：①早期内体膜的特点是可以快速融合、分离、伸展出管状结构，后者脱离早期内体并与质膜融合。②早期内体的形态特征有助于对蛋白质与脂类的分选。可溶性配体通常集中在容积较大的早期内体的泡体部位，而受体（均为跨膜蛋白）则易集中在膜面积较大的管状区。早期内体的管状区脱离内体后，可以直接将其成分送回质膜，也可先形成循环内体，再返回质膜；早期内体的管状区甚至可以与高尔基体反面膜囊融合。管状区域的去向取决于其脱离早期内体的时间。早期内体的囊泡区则直接成熟为多泡体、晚期内体，最终与溶酶体融合。③早期内体膜的V-ATP酶（V-ATPase）有助于其分选功能。在V-ATP酶的作用下，内体腔的pH值从早期内体的6.5逐渐下降到晚期内体的5.0。很多配体与分选受体的结合对pH值很敏感，当pH值达到配体-受体结合的临界值时，配体与受体分离，配体被释放到内体腔；随着内体的成熟，配体随内体的囊泡部被运送到溶酶体。与此不同的是，受体是膜蛋白，并趋向于分布在内体的管状结构，之后直接或经循环内体返回质膜。④影响早期内体分选功能的因素还包括跨膜蛋白（例如受体）的聚集。以Fc受体为例，单体的Fc受体很快从内体返回质膜；如果Fc受体结合了细胞表面的抗原-抗体复合物，则发生交联，这时，受体则与抗原-抗体复合物一同被运至溶酶体降解。

除了以上影响分选功能的因素之外，早期内体膜由不同组分构成的特定区域也有助于该结构与内吞体的融合、管状结构的形成、膜向腔内凹陷形成内体的腔内囊泡等。早期内体不同区域膜的组成成分的相对稳定是在动态中维持的，例如，活化的PI3K在早期内体的局部催化肌醇磷脂PI的磷酸化，生成PI3P，后者募集EEA1、Rab5及其效应蛋白，这些分子共同影响早期内体膜的行为特征（图4-44）。

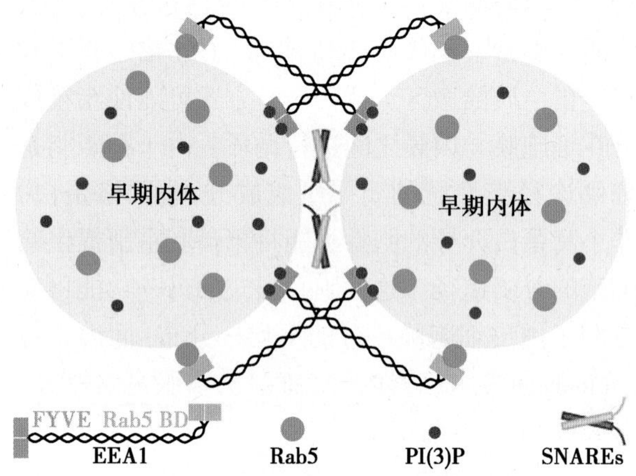

图4-44 Rab5促进早期内体的融合

PI（3）P：phosphtidylinositol 3-phosphate

EEA1是分布在早期内体膜上的拴系蛋白（tethering protein）。EEA1同源二聚体的两端有结合Rab5的结构域（Rab5 binding domain）结合PI3P的FYVE结构域。这样，EEA1可以结合两个含有Rab5的早期内体膜，或者一个内吞泡（endocytic vesicle）和一个早期内体；Rab5则可募集SNARE（如syntaxin 13和NSF），这些因素作用的共同结果是促进早期内体之间或早期内体与内吞囊泡之间的融合。PI3K的抑制剂wortmannin可以阻断早期内体的融合，因为EEA1要通过PI3P被募集到早期内体膜上，而抑制了PI3K则阻断了PI3P的生成。

Rab5的效应蛋白与早期内体的结合，以及存在于该效应蛋白复合物中的Rab5鸟苷酸交换因子产生的正反馈效应，使得早期内体的特定区域活化更多的Rab5 GTP酶，这一正反馈效应正是产生并维持早期内体的特定区域内含有Rab5-EEA1-PI3P的原因。内体膜系统的其他Rab蛋白也可能以类似的方式发挥作用，其中Rab4和Rab11分布于早期内体或循环内体，Rab7和Rab9分布于晚期内体。与Rab5不同的是，其他Rab蛋白在同一膜结构上发挥作用（图4-45）。

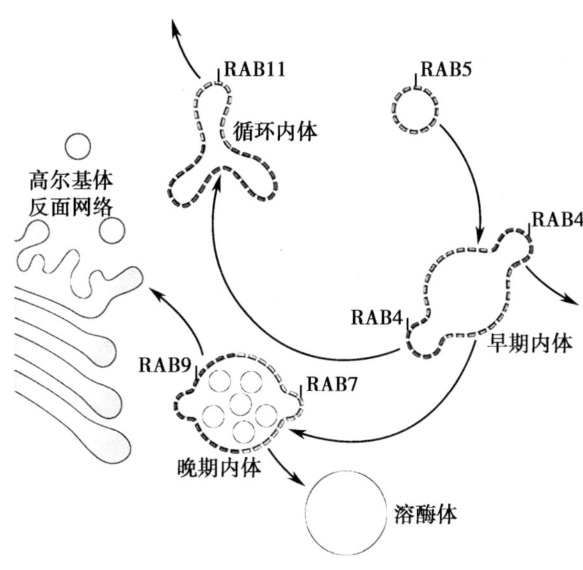

图 4-45　Rab GTP 酶在内体系统的分布

（二）循环内体、多泡体及晚期内体

循环内体（recycling endosome）来自于早期内体。早期内体的管状区域出芽生成运输囊泡，这些运输囊泡或直接返回细胞膜，也可彼此融合生成循环内体，循环内体将最终与质膜融合。在某些情况上，循环内体的功能与分泌泡（或分泌颗粒）相似。例如，一般情况下，葡萄糖转运载体 GLUT4（glucose transporter 4）（为细胞膜的跨膜蛋白）以内吞形式缓慢进入细胞，经早期内体分选后贮存在循环内体中；当胰岛素与细胞表面受体结合的信号传到细胞内，则会导致含 GLUT4 的循环内体迅速与质膜融合，同时 GLUT4 的内吞受到抑制，从而使细胞增加对葡萄糖的吸收。

多泡体（multivesicular body）的生成同样源于早期内体。早期内体的管状区域出芽生成运输囊泡后，内体其余部分（呈囊泡状）沿微管向核周移动，与此同时，内体膜向内体腔凹陷，并逐渐脱离内体膜，在内体腔中形成小的囊泡结构。这种拥有多个腔内囊泡的内体称为多泡体（multivesicular body）。多泡体逐渐失去来自细胞膜的、经内吞进入细胞的膜蛋白及循环受体（将返回细胞膜并用于重新结合细胞外成分的膜受体，通常为管家基因编码的蛋白），并通过接收（融合）来自高尔基体反面的运输囊泡，或直接与溶酶体融合获得溶酶体水解酶。在多泡体成熟的晚期，其内部含多个小囊泡，腔内进一步酸化；处于此阶段的内体称为晚期内体（late endosome）。晚期内体继续分选特定的蛋白（如 M6P 受体）和脂类分子，运向高尔基体反面或质膜；晚期内体将最终与溶酶体融合。

多泡体的形成开始于早期内体膜的内陷，而内体膜内陷的最终目标是将该部位的膜受体运到溶酶体降解。通过此机制下调的细胞膜受体多数受泛素化（ubiquitination）调节，并需要 HRS（hepatocyte-growth-factor-regulated tyrosine kinase substrate）和 ESCRT-Ⅰ、-Ⅱ和 -Ⅲ（endosomal sorting complexes required for transport）的参与（图 4-46）。例如，细胞对受体酪氨酸激酶（receptor tyrosine kinase，RTK）的下调机制就包括经内吞途径将 RTK 降解。如图所示，活化的 RTK 募集泛素连接酶（ubiquitin ligase Ubl），在泛素连接酶的作用下，RTK 的多个位点被加上单个泛素分子，称为单泛素化（monoubiquitination）。受体的泛素化则通过衔接蛋白募集网格蛋白，引起质膜内陷，生成网格蛋白包被囊泡；囊泡脱去包被后与早期内体融合（见“网格蛋白介导的内吞”）。RTK 随着早期内体的成熟进入多泡体的腔内囊泡，随着多泡体成熟为晚期内体并与溶酶体的融合，RTK 被溶酶体酶降解。通过这种方式，细胞可以降解细胞表面受体，从而弱化对细胞外信号的反应，这一过程又称为适应（adaptation）。

与溶酶体融合，多泡体成熟为晚期内体（late endosome）。但在某些情况下，多泡体可以与质膜融合，将其内部的囊泡释放到细胞外，通过这种方式释放的小囊泡称为外泌体（exosome）（图 4-43）。在免疫系统中，外泌体发挥调节功能。例如，抗原提呈细胞（antigen-presenting cell）（如 B 淋巴细胞和树突状细胞）通过 MHC Ⅱ（major histocompatibility complex Ⅱ）囊泡与质膜的融合释放外泌体，而后者可促进 T 淋巴细胞增殖。外泌体还可能作为一种细胞间的信息传递方式，例如，外泌体可能装扮成“特洛伊木马（Trojan horse）”，其中“雪藏”的杀手可能是某些致命病毒（如 HIV）颗粒，随着外泌体与细胞膜的融合将 HIV 病毒传播到其他细胞或其他个体。

晚期内体在结构上与多泡体不同。晚期内体的特点是形态不规则，有囊泡区、管状区，腔内含

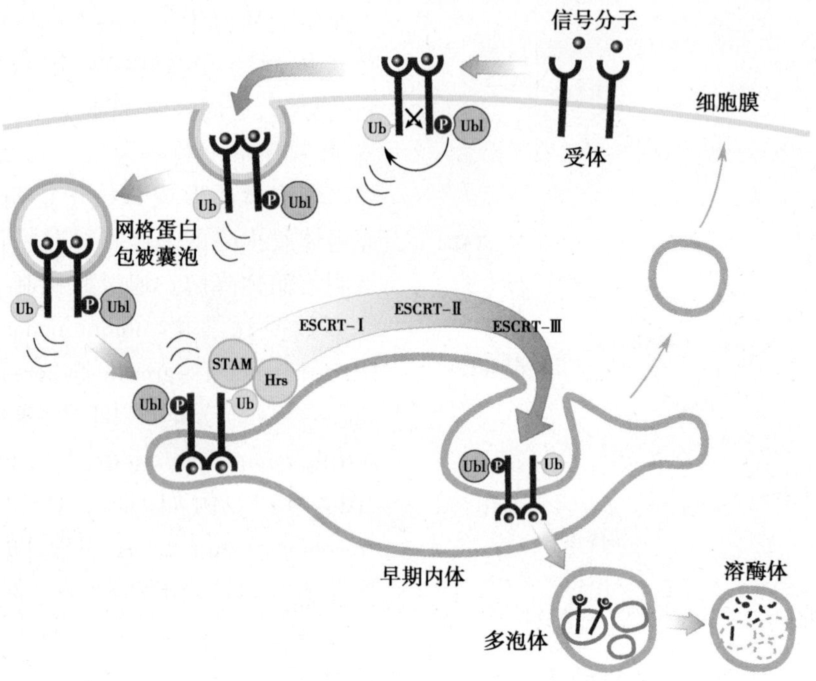

图 4-46 多泡体的形成是细胞降解细胞膜受体的方式

STAM: signal-transducing adaptor molecule; Hrs: hepatocyte growth factor-regulated tyrosine kinase substrate; Ub: ubiquitin; Ubl: ubiquitin ligase

多个小囊泡。其蛋白质及脂类的构成也不同于多泡体:晚期内体含大量的溶酶体糖蛋白,特别是 LAMP1 和 LAMP2(lysosomal-associated membrane protein)。可见,晚期内体和溶酶体均富含 LAMP1 和 LAMP2。此外,晚期内体还富含一种特殊的磷脂分子(lysobisphosphatidic acid);这种磷脂分子主要分布在内体的腔内囊泡,其作用是有利于内体膜向腔内的弯曲变形。

多泡体是内体成熟为溶酶体过程中的一个过渡阶段。与此不同的是,晚期内体的重要性则体现在其分选功能上。晚期内体要将特定的蛋白质分选出来,并以囊泡形式运往向高尔基体反面。晚期内体的复杂形态为其分选功能提供了结构基础,因此是细胞内吞途径的最后的分选站:要区分出膜的哪些成分应该留在内体系统并最终被降解,哪些成分应该循环利用,即返回高尔基体或细胞膜。从晚期内体返回高尔基体及质膜的蛋白包括溶酶体酶受体(M6P 受体)和有蛋白酶活性的跨膜蛋白(例如 carboxypeptidase D, dibasic endopeptidase furin)。

内体系统对蛋白的分选功能统称为内体蛋白质的分选(endosomal protein sorting)。这一功能对多细胞生物的生理活动如对营养物质的摄取、发育、神经信号的传递等均有重要意义。

从晚期内体到高尔基体反面的囊泡运输也同样受膜的出芽与融合机制的调节,其中逆运复合体(retromer)发挥着重要作用(图 4-47)。多细胞生物的逆运复合体是由 VPS26、VPS35、VPS29 构成的蛋白质复合体,该三聚体蛋白通过 sorting nexin 蛋白结合到内体膜富含磷酸肌醇(phosphatidylinositol-3-phosphate)的部位。酵母细胞的逆运复合体为五聚体,除上述 3 种 VPS,还包括 2 种 SNX-BAR(VPS5、VPS17)蛋白;Retromer/VPS5/VPS17 分选溶酶体水解酶受体,使之返回高尔基体反面。逆运复合体的组装也受 Rab GTP 酶特别是 Rab5、Rab7 的调控。组成逆运复合体的任何一个蛋白的突变都会阻止 M6P 受体返回高尔基体,M6P 受体因此被运到细胞膜。

(三)以其他内吞形式进入细胞的内吞泡的命运

在网格蛋白介导的内吞途径中,内体经历不同阶段最终成熟为溶酶体。然而,细胞外物质以其他内吞形式(如吞噬、小窝介导的内吞、非网格蛋白/非小窝蛋白介导的内吞)进入细胞后,其命运则完全不同。例如,吞噬或巨吞饮所形成的吞

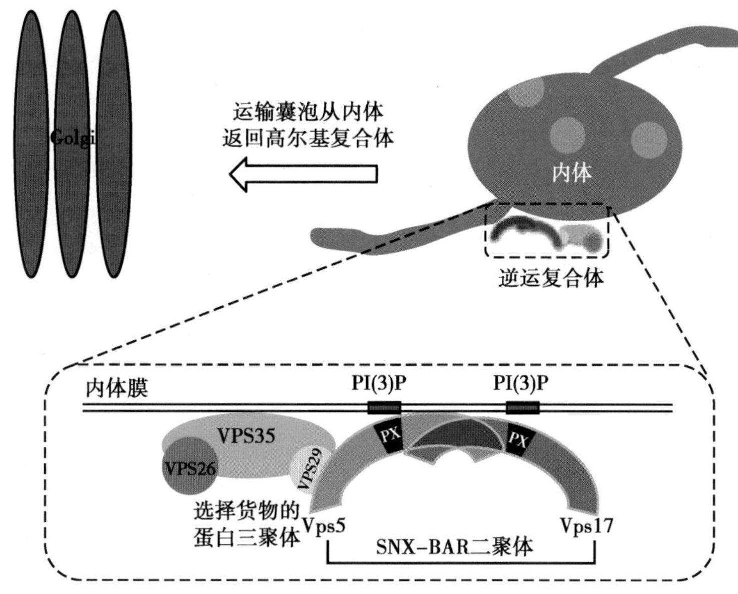

图 4-47 逆运复合体的组成示意图（酵母细胞）

Golgi：高尔基体；VPX35：vacuolar protein sorting 35 ortholog；PI(3)P：phosphatidylinositol-3-phosphate；PX：phox-homology domain；BAR：Bin/Amphiphysin/Rvs domain；SNX：sorting nexin

噬泡或吞饮泡并不经历多泡体或晚期内体阶段，而是直接与溶酶体融合。小窝蛋白介导的内吞形成的小窝则不与溶酶体融合，而是将分布在质膜的蛋白从一个区域转运到另一个区域。非网格蛋白/非小窝蛋白介导的内吞产生的内吞泡同样不成熟为多泡体或溶酶体，而是直接与高尔基体反面融合，为高尔基体提供鞘磷脂。

（赵文然）

参考文献

1. Burd C, Cullen PJ. Retromer: a master conductor of endosome sorting. Cold Spring Harb Perspect Biol, 2014, 6(2): a016774.
2. Carroll B, Dunlop EA. The lysosome: a crucial hub for AMPK and mTORC1 signalling. Biochem J, 2017, 474(9): 1453-1466.
3. Ferreira CR, Gahl WA. Lysosomal storage diseases. Transl Sci Rare Dis, 2017, 2(1-2): 1-71.
4. Frankel EB, Shankar R, Moresco JJ, et al. Ist1 regulates ESCRT-Ⅲ assembly and function during multivesicular endosome biogenesis in Caenorhabditis elegans embryos. Nat Commun, 2017, 8(1): 1439.
5. Gomez-Navarro N, Miller E. Protein sorting at the ER-Golgi interface. J Cell Biol, 2016, 215(6): 769-778.
6. Islinger M, Voelkl A, Fahimi HD, et al. The peroxisome: an update on mysteries 2.0. Histochem Cell Biol, 2018, 150(5): 443-471.
7. Kaur G, Lakkaraju A. Early Endosome Morphology in Health and Disease. Adv Exp Med Biol, 2018, 1074: 335-343.
8. Nazarko TY. Pexophagy is responsible for 65% of cases of peroxisome biogenesis disorders. Autophagy, 2017, 13(5): 991-994.
9. Pakdel M, von Blume J. Exploring new routes for secretory protein export from the trans-Golgi network. Mol Biol Cell, 2018, 29(3): 235-240.
10. Piper RC, Katzmann DJ. Biogenesis and function of multivesicular bodies. Annu Rev Cell Dev Biol, 2007, 23: 519-547.
11. Platt FM, Boland B, van der Spoel AC. The cell biology of disease: lysosomal storage disorders: the cellular impact of lysosomal dysfunction. J Cell Biol, 2012, 199(5): 723-734.
12. Quinney KB, Frankel EB, Shankar R, et al. Growth factor stimulation promotes multivesicular endosome biogenesis by prolonging recruitment of the late-acting ESCRT

machinery. Proc Natl Acad Sci U S A, 2019, 116(14): 6858-6867.

13. Seranova E, Connolly KJ, Zatyka M, et al. Dysregulation of autophagy as a common mechanism in lysosomal storage diseases. Essays Biochem, 2017, 61(6): 733-749.

14. Settembre C, Ballabio A. Lysosomal adaptation: how the lysosome responds to external cues. Cold Spring Harb Perspect Biol, 2014, 6(6): a016907.

15. Soyeon Lee and Kyung-Tai Min. The Interface Between ER and Mitochondria: Molecular Compositions and Functions. Mol Cells, 2018, 41(12): 1000-1007.

16. Woodman P. ESCRT proteins, endosome organization and mitogenic receptor down-regulation. Biochem Soc Trans, 2009, 37(Pt 1): 146-150.

第五章　线粒体

摘要

生物生命活动所需要的能量来自于营养物质（大分子有机物），细胞主要通过生物氧化分解有机大分子，将其化学能转变成生物体可直接利用的能量形式，主要是 ATP。此外，还有少部分能量以热能、氢离子势能的形式被直接利用。生物氧化主要在线粒体中进行。

线粒体是半自主性细胞器，能够自行分裂、融合，具有自身的遗传系统，但同时又依赖核遗传体系。线粒体 DNA 突变可导致线粒体遗传病并以非孟德尔的方式传递给子代。关于线粒体的起源有内共生和分化两种假说，内共生学说更受认可。

传统意义上认为，线粒体是细胞能量代谢中心和三大物质代谢枢纽。近年来证实，线粒体还参与凋亡、自噬等其他重要生命活动的调节，因而有人称线粒体为死亡控制中心（control center of cell death）。近来，更有人认为，线粒体通过与内质网等细胞器相互作用，调节细胞内钙稳态和细胞应激反应。因此，线粒体结构和功能的正常与否与疾病发生发展关系密切，线粒体结构变化不仅仅被看作细胞器本身的改变，也可能是导致疾病发生的一种致病因素，甚至是某些重要疾病发生和进展的关键所在。了解线粒体相关疾病的发病、遗传特点、临床表现等，有助于这些疾病的预防、诊断和治疗。

第一节　线粒体的结构

线粒体呈长的棒状结构，直径 0.5~1μm，其体积会因细胞种类和生理状况的不同而异。利用显微摄像技术对活细胞所做的观察发现，线粒体是具有运动性和易变性的细胞器，它们能不时地改变自身形状，甚至相互之间发生融合和再分离。当线粒体在细胞质中运动时，往往与微管相关联，在不同类型的细胞中，微管可决定线粒体的走向和分布，因此，在一些细胞中，线粒体可形成长的运动丝或链；而在另一些细胞中，线粒体则保持在特定的位置，以满足该部位 ATP 的大量消耗，例如在心肌细胞中线粒体可沿肌原纤维规则排列或者在精子中集中在鞭毛中区。

由于线粒体体积较大，19 世纪便在光学显微镜下得到确认。然而，对线粒体功能的真正了解还是在 1948 年完整分离出线粒体之后。肝细胞富含线粒体（1 000~2 000 个 / 细胞），使线粒体的总体积占到肝细胞体积的 1/5。因此，许多有关线粒体生物化学特征和功能的研究通常在纯化的肝细胞线粒体上进行。

线粒体是由两层单位膜套叠形成的封闭囊状结构，外层膜称为线粒体外膜（outer mitochondrial membrane，OMM），内层膜称为线粒体内膜（inner mitochondrial membrane，IMM）。这两层膜在功能上迥然不同，它们共同形成线粒体的两个独立空间：即 IMM 和 OMM 之间狭窄的膜间隙（intermembrane space）和 IMM 包绕的基质区（matrix）（图 5-1）。如果精细地分离、纯化线粒体及其各个组成部分（图 5-2），就可以确定组成线粒体的两层膜及由它们包围形成封闭空间中的生物化学成分，而每部分都含有一组独特的蛋白质。

绝大部分线粒体蛋白质（1 000 种左右）是由细胞核中的基因组所编码并从胞质运输至线粒体，这种蛋白运输过程由特定的外膜蛋白移位酶（translocase of outer membrane，TOM）和内膜蛋白移位酶（translocase of inner membrane，TIM）所介导。

外膜含有许多孔蛋白（porin）分子，它是一种运输蛋白，可通过脂质双分子层在外膜上形成较大的液体性通道，因此，外膜更像是一个滤网，允许小分子量的物质 / 蛋白（≤5kDa）通过。这

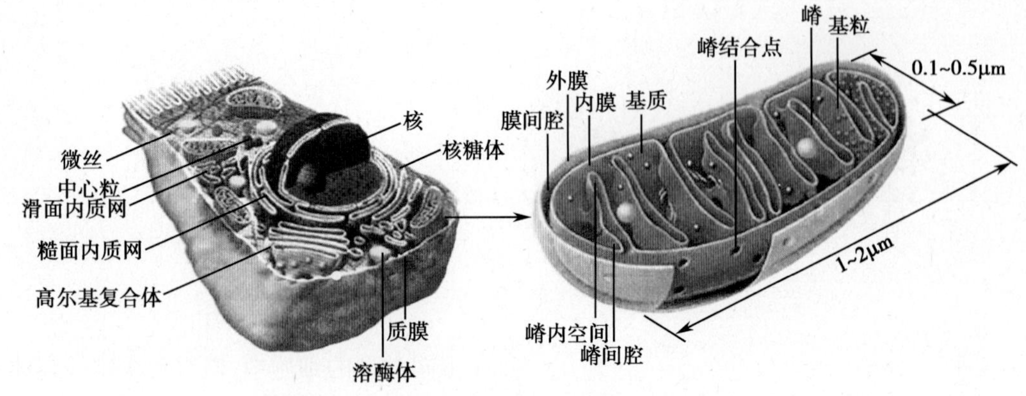

图 5-1 线粒体的结构

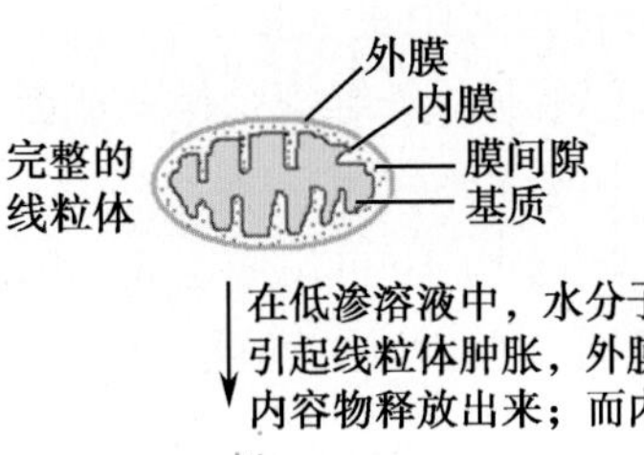

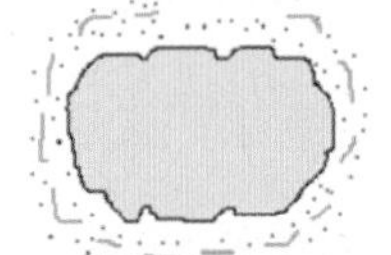

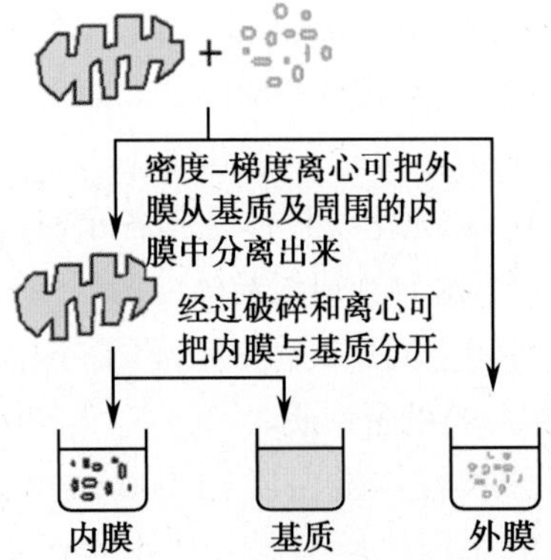

图 5-2 分级分离线粒体组分

此技术可用于研究分布于线粒体各个区域的蛋白，可同时处理大量的线粒体，原理为：在低渗溶液中，水分子可流入线粒体，引起线粒体基质空间（黄色）膨胀。当线粒体内膜上的嵴展开适应基质空间膨胀的需要时，外膜（没有折叠）则发生破裂，引起只包含内膜和基质的结构释放出来

样的分子虽可进入膜间隙，但因内膜高度选择性，因此绝大多数不能通过内膜，所以膜间隙中含有的小分子成分与胞质相似，而基质中则含有经过高度选择性转运的分子。

线粒体主要通过基质和内膜发挥生物学功能。内膜高度特化，其脂质双层含有大量的心磷脂（cardiolipin），而心磷脂结构中含有的 4 个脂肪酸有助于形成内膜的通透性屏障，使离子无法通过。内膜上所含各种转运蛋白使一些小分子能够选择性地通过内膜进入基质，这对于存在于线粒体基质中的线粒体酶发挥生物功能是必需的，例如，基质中三羧酸循环的起始物丙酮酸，脂肪酸代谢产生乙酰辅酶 A 以及氧化乙酰辅酶 A 等过程中需要的酶分子。氧化反应的终产物是 CO_2（作为废物从细胞中释放出来）和 NADH（呼吸链中电子的主要来源）。呼吸链中需要的酶全部镶嵌在内膜上，这对于氧化磷酸化反应，生成大量 ATP 来讲，至关重要。

线粒体内膜向基质内折叠形成嵴（cristae），使内膜的表面积大大增加，例如，在肝细胞中嵴可构成整个细胞总膜面积的 1/3。因为对 ATP 需求量大，心肌细胞线粒体中嵴的数量是肝细胞的三倍之多。除此之外，不同类型细胞的线粒体中酶也存在很大的差别。

第二节 线粒体的能量代谢

一、生物体如何获取和利用能量

生物体通过分解有机营养物质获取能量，依据营养物质的来源，生物体分为自养生物（autotroph）

和异养生物(heterotroph)两类。自养生物能将无机物通过光合作用或者是化能作用转变成有机物给自己提供营养(如植物、一些藻类),异养生物通过消化吸收自养生物制造的有机营养物质来获取营养(如所有动物和人)。

能量存储于营养物质的化学键中,生物通过逐级分解营养物质,将其化学能转变成生物可以直接利用的能量形式,主要是三磷酸腺苷(adenosine triphosphate, ATP)。此外还有少部分能量以热能、氢离子势能的形式被直接利用(图 5-3)。

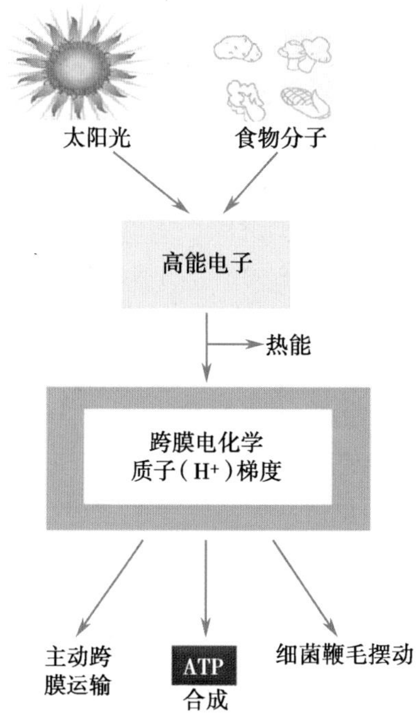

图 5-3 生物利用能量的形式

光或是有机营养物中的能量在生物氧化的过程中逐级释放,通过高能电子、跨膜 H^+ 势能等关键步骤转变成细胞可以直接利用的能量形式

二、"能量货币"——ATP

ATP 是绝大部分细胞生命活动的直接供能者,ATP 带有两个高能磷酸键,其化学本质是三磷酸腺苷。细胞分解营养物质时,释放出的能量通过使 ADP(二磷酸腺苷)发生磷酸化(phosphorylation),储存于 ATP 的第三个高能磷酸键中,备用;反之,当细胞进行各种活动需要能量时,又可以通过去磷酸化(dephosphorylation)方式,断裂一个高能磷酸键,以释放能量来满足机体需要。ATP 的结构如下(图 5-4):

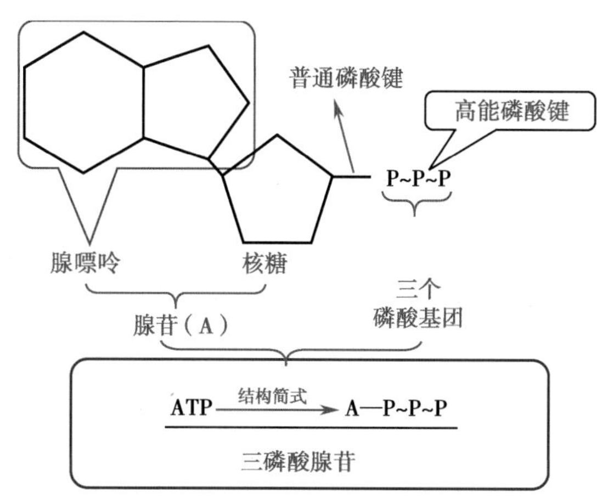

图 5-4 ATP 的结构

随着细胞内不断进行的能量释放和储存,ATP 和 ADP 不停地进行着互变。ATP 是细胞生命活动的直接供能者,也是细胞内能量获得、转换、储存和利用等环节的中间携带者,因此被形象地称为"能量货币"。

ADP 转换为 ATP 的磷酸化反应有两种方式。一种叫底物水平磷酸化,即在生化反应中,直接将底物化学键中的能量用于 ADP 磷酸化生成 ATP,这种方式产生 ATP 的效率较低。另一种方式是通过化学渗透偶联的方式产生 ATP,营养物质中的能量先转变成高能电子,再通过高能电子能量的逐级释放,转变成质子(H^+)的跨膜电化学势能,当 H^+ 顺电化学势能跨膜流动时,驱动 ATP 的合成,其势能转变成为 ATP 高能磷酸键的能量,这是细胞内有氧氧化(aerobic oxidation)产生 ATP 的主要方式。

ATP 的能量归根结底来源于营养物质(糖、氨基酸、脂肪酸等)的氧化分解,在营养物质氧化分解的过程中,能量通过底物水平磷酸化或化学渗透偶联的方式转变成 ATP 分子中高能磷酸键的能量。

三、生物氧化——细胞呼吸

如前所述,细胞通过氧化分解营养物质(有机大分子)供能,此过程伴随着细胞的呼吸作用。作为一种特定的细胞器,线粒体在 O_2 的参与下,可以分解各种大分子物质,产生 CO_2;与此同时,分解代谢所释放的能量储存于 ATP 中,这一过程称为细胞呼吸(cellular respiration),也称为生物氧化(biological oxidation)。细胞呼吸的

化学本质与有机物在体外的燃烧反应相同，终产物都是 CO_2 和 H_2O，释放的能量也完全相等。但是细胞呼吸具有以下几个特点：①细胞呼吸的化学本质是一系列酶系所催化的氧化还原反应。②需要特定的生物膜支撑化学渗透机制。③所产生的能量储存于 ATP 的高能磷酸键中。④反应过程分步进行，能量是逐级释放的。⑤反应过程中恒温（37℃）恒压。⑥在有 H_2O 的环境中进行。

糖、氨基酸、脂肪酸等生物大分子的生物氧化是一个复杂的过程，以葡萄糖为例，其完全氧化供能大体分为 4 个阶段：①糖酵解；②乙酰辅酶 A 生成；③三羧酸循环；④氧化磷酸化。除①阶段发生在细胞质，其余②~④阶段都发生在线粒体。在第①~③阶段的氧化过程中，1 分子葡萄糖仅通过底物水平磷酸化产生 4 分子 ATP，而第④阶段的氧化磷酸化，通过化学渗透机制产生 28 分子 ATP，可见氧化磷酸化是机体氧化供能的主要机制。蛋白质和脂肪的完全氧化只在第①、第②阶段与糖分子有所不同。

四、线粒体是生物氧化中的核心

线粒体是细胞的能量工厂，细胞生命活动所需能量的 80% 来自线粒体。生物氧化的大部分反应：即第②~④阶段（乙酰辅酶 A 的生成，三羧酸循环和氧化磷酸化）都发生在线粒体中，线粒体内膜是支撑化学渗透机制完成氧化磷酸化的必需的生物膜结构，生物氧化所需的多种重要酶分子由线粒体自身的遗传系统编码。

（一）乙酰辅酶 A 生成和三羧酸循环在线粒体基质中完成，有机分子中的化学能转变成高能电子

电镜下可见，线粒体基质腔充满着电子密度较低的颗粒物质，主要是可溶性蛋白质和脂肪等成分，称为基质（matrix）。线粒体中催化三羧酸循环、脂肪酸氧化、氨基酸分解和蛋白质合成等有关的酶都存在于基质。

线粒体可利用丙酮酸（来源于葡萄糖和其他糖类）和脂肪酸（来源于脂类）作为原料，这两类分子可被不同载体转运到线粒体内膜，在线粒体基质中酶的作用下转变为重要的中间代谢物乙酰辅酶 A（acetyl-coenzyme A，acetyl-CoA）。

乙酰辅酶 A 中的乙酰基团在线粒体基质中通过三羧酸循环被氧化，在氧化的过程中，乙酰辅酶 A 中的碳原子可被转变成 CO_2（作为代谢废物被细胞释放），同时释放出大量的能量，这些能量中很少的一部分通过底物水平磷酸化转变成 ATP（如 1 分子葡萄糖的分解在此阶段通过底物水平磷酸化产生 2 分子 ATP），其余绝大部分以高能电子的形式由 NADH 和 FADH2 所携带，然后这些高能电子被转运至线粒体内膜进入电子传递链。

（二）线粒体内膜上进行的氧化磷酸化是能量产生的主要环节

线粒体内膜是氧化磷酸化的结构基础：①内膜上镶嵌了大量的细胞呼吸相关的酶。②内膜的通透性很低，带电离子和电子等不能自由通过。生物氧化的前三个阶段产生的大部分能量以高能电子的形式储存起来，由 NADH 和 FADH2 携带到线粒体内膜的内表面。线粒体内膜上的呼吸链将高能电子传递给 O_2，在传递过程中将高能电子的能量一步步释放出来，利用这些能量，把线粒体基质腔中的 H^+ 跨膜转运到线粒体膜间隙中，形成 H^+ 跨线粒体内膜的电化学势能。于是，线粒体膜间隙中的 H^+ 浓度远超过基质腔，具有从膜间隙向基质腔流动的趋势，但由于线粒体内膜通透性低，H^+ 只能通过特定的通道流入基质腔，这个通道存在于内膜上的 ATP 合成酶（ATP synthase），常简称为 ATP 合酶，H^+ 顺电化学势能通过 ATP 合酶流入基质腔的同时，导致 ATP 合酶构象发生变化而被激活，将 ADP 和 Pi 转变为 ATP。综上，线粒体内膜通过呼吸链，将 NADH 和 FADH2 携带的高能电子的能量转变成 H^+ 跨线粒体内膜的电化学势能，内膜上的 ATP 合酶再将 H^+ 的电化学势能转变成 ATP 分子中高能磷酸键的生物能。整个过程将电子传递给 O_2 完成生物氧化的步骤与 ADP 加上高能磷酸键生成 ATP 偶联起来，这一细胞生物学事件被称为氧化磷酸化（oxidative phosphorylation）（图 5-5）。

所谓呼吸链（respiratory chain）实际上是位于线粒体内膜上的一系列酶组成的电子传递系统，能够将 NADH 和 FADH2 携带的 H 分解成 H^+ 和 e^- 并进行传递和转运。在呼吸链的酶体系中，高

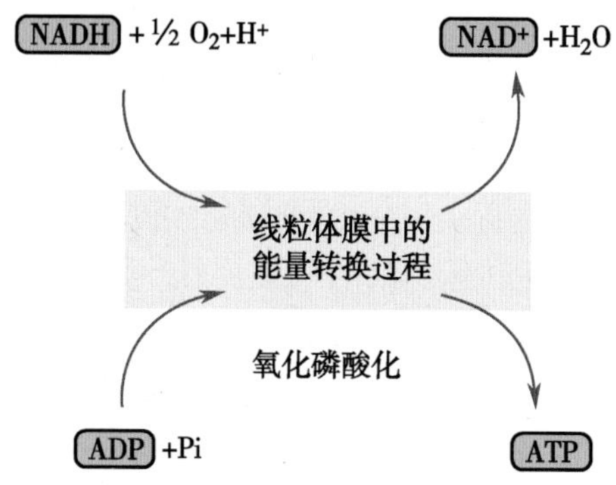

图 5-5　线粒体中主要的能量转换示意图

在氧化磷酸化的过程中，线粒体内膜可把 NADH 和 FADH2 携带的高能电子势量转变为 ATP 中高能磷酸键的生物能

能 e^- 顺着对 e^- 亲和力由低到高的顺序进行逐级传递，最终传递到 O_2，将其还原成 O_2^-，O_2^- 再结合线粒体基质腔中的 2 个 H^+ 生成 H_2O。在这个传递的过程中，高能电子的能量被逐级释放出来，呼吸链中的酶利用这一能量，将基质腔中的 H^+ 逆浓度梯度泵入膜间隙。目前公认的理论认为，呼吸链的酶体系包括Ⅰ、Ⅱ、Ⅲ、Ⅳ四个蛋白复合物和泛醌（辅酶 Q，CoQ）、细胞色素 c（cytochrome c，Cyt c）。近年来有新的研究进展认为，呼吸链上的酶会形成更大的超级复合物来提供更高的生物氧化效率。

电子沿呼吸链传递所释放的能量以跨线粒体内膜的 H^+ 电化学势能的形式储存：①在线粒体内膜两侧形成了 pH 梯度，内膜外侧（膜间隙）的 H^+ 浓度较高，而内膜内侧（基质腔）中的 H^+ 浓度较低。因此基质腔的 pH 值高于膜间隙。②在线粒体内膜两侧形成了电压力梯度（膜电位），膜内侧（基质腔）带负电荷，外侧（膜间隙）带正电荷。ΔpH 和 ΔV 一起构成了电化学质子梯度（electrochemical proton gradient）（图 5-6），因而产生了质子动力势（ΔP，单位为 mV）。在一个典型的细胞中，一个正在呼吸的线粒体的跨内膜质子动力势为 180~190mV（内侧为负电荷），由 160~170mV 的膜电位及 0.3~0.5 pH 单位的 pH 梯度所构成（1 个 pH 单位的 ΔpH 所产生的效应等同于 60mV 的膜电位产生的效应）。

在氧化磷酸化过程中，跨线粒体内膜两侧的电化学质子梯度可驱动 ATP 的合成，此过程的实现依赖于与镶嵌在线粒体内膜上的 ATP 合酶。此酶在线粒体内膜上创造了一条亲水性的通道，允许质子顺电化学梯度流动，在电化学梯度的推动下，H^+ 由膜间隙通过内膜上的 ATP 合酶进入基质；与此同时，其释放的能量促使 ADP 磷酸化成 ATP。ATP 合酶又称为 F1F0-ATP 酶，由多个亚基组成，分子量超过 500kDa，可以进行旋转式的催化作用。ATP 合酶是一种跨线粒体内膜的蛋白，跨膜部分称为 F0 区域（F0 domain），而酶中较大的部分形状如同棒棒糖的头部，由 6 个亚基呈饼图状合抱而成，从线粒体内膜突出于基质内，称为 F1 区域（F1 domain）。在 F0 与 F1 区域

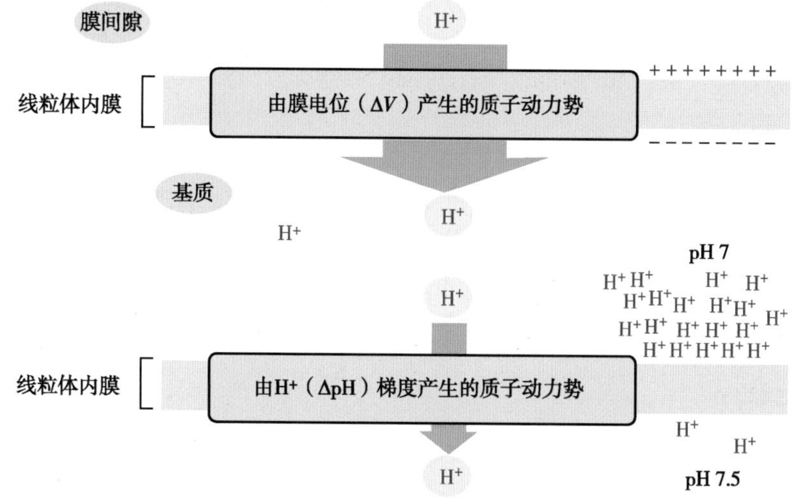

图 5-6　电化学质子梯度的构成

跨线粒体内膜的质子动力势由两部分组成：膜电位（ΔV）和质子梯度（ΔpH），这两种力量可驱使 H^+ 进入线粒体基质

之间靠一个长臂（stalk）用以支撑，形成固定子（stator）。这个固定子可以和旋转子（rotator）密切相连，形成一种特殊的联动结构（图5-7）。当H^+流经固定子-旋转子相连处的通道时，可引起旋转子水平方向旋转。这种旋转使ATP合酶头部的蛋白亚基发生一定的构象变化，ATP合酶的活性被激活。上述过程造成的生物能转换的结果为：质子顺梯度流动释放的能量转变成了两套蛋白分子之间互相联动的机械能，旋转着的轴驱使头部的亚基发生构象变化。头部的六个亚基中，两两一组形成三个催化单元，含有ADP和Pi的结合位点，随着蛋白亚基构象的变化（由转动的轴驱动），其活性被激活，催化ADP磷酸化成ATP。机械能转变为高能磷酸键的生物能。通过这种方式，ATP合酶每秒可合成100多个ATP分子，每次旋转可产生3个ATP分子。（图5-8）

除ATP合成外，质子电化学梯度还可驱动其他的生物过程。其一，质子梯度可偶联跨线粒体内膜的物质转运。如丙酮酸、ADP及Pi被从胞质泵入线粒体的基质，ATP朝向膜间隙移动，均与质子的顺电化学梯度跨膜流动相偶联。其二，在具有运动能力的细菌中，这种梯度还通过驱动细菌鞭毛摆动推动细菌前行。

在大致了解线粒体如何利用电子传递来建立质子电化学梯度的问题之后，现在要对以膜为基础的能量转换过程的机制作进一步阐明，以解释电子传递过程是如何把质子泵过线粒体内膜的。

1. 质子具有极强的运动性　正常情况下，质

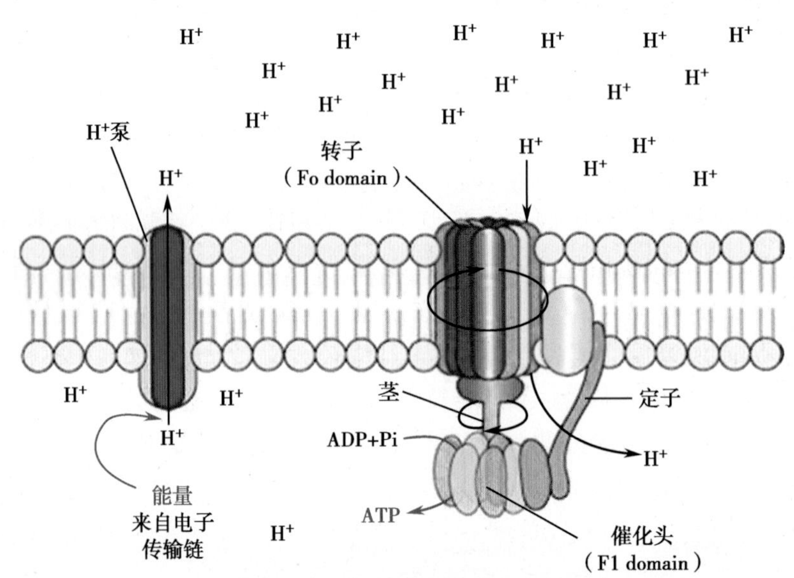

图5-7　ATP合酶的结构示意图

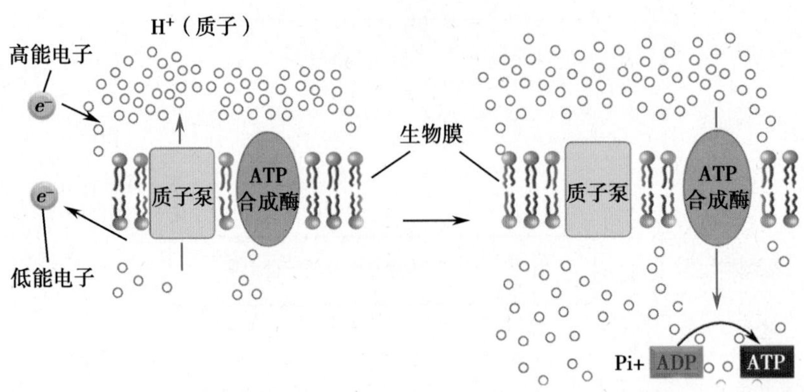

图5-8　氧化磷酸化的两个阶段

子在转运蛋白的介导下通过线粒体内膜。虽然它们（H^+）和其他的阳性离子如 Na^+ 和 K^+ 非常相似，但是在某些方面，质子还是具有其特性。在活生物体内，氢原子是含量最丰富的原子，它们在含碳原子的生物分子及周围的水分子中含量很高。水分子中的质子具有高度的运动性，可在水分子形成的氢键网络中任意穿梭（即从一处水分子上解离出来，再和邻近的另一水分子结合）；质子也可能以相同的方式通过镶嵌在脂质双分子层上的蛋白（泵）。它们从一个氨基酸的侧链转移至另一个氨基酸的侧链，形成一种特殊的通道穿过蛋白（泵）。质子在电子传递方面也很特别。当某一个分子获得电子被还原时，该分子带负电荷，在多数情况下，质子的加入可中和此负电荷，其结果是转移了一个氢原子，$H^+ + e^-$。与此相类似，当一个分子被氧化时，从此分子中移出的氢原子可被解离成电子与质子，电子可被再次转移至可接受电子的分子，而剩余的质子则被传递至水分子。因此，在线粒体内膜中，当电子沿着呼吸链传递运行时，把质子从内膜的一侧泵至另一侧的过程就变得相对简单，电子载体仅需以特定的方式在膜中排列，使其在膜的一侧获得电子，在膜的另一侧释放电子至下一个电子载体。

2. 氧化还原电位可衡量电子亲和性大小　在生物化学反应中，从分子中移出的任何电子总是被直接地传递至另一个分子，以至于当一个分子被氧化时，一定存在另一分子被还原。像其他的化学反应一样，氧化还原反应的自发性取决于电子转移过程中自由能的变化（ΔG），而自由能的变化取决于反应的两个分子对电子相对亲和性的大小。由于电子转移可为活的有机体提供大部分能量，所以深入了解其内在机制十分必要。酸和碱性分子均可提供并接受质子，它们可以共轭酸碱对的形式存在，酸随时可通过失去质子转变为碱。例如乙酸在反应中（CH_3COOH）可转变为它的共轭碱（CH_3COO^-）：$CH_3COOH \Leftrightarrow CH_3COO^- + H^+$ 同样，因为 NADH 失去电子后可变为 NAD^+，所以像 NADH 和 NAD^+ 这样的成对复合物被称为氧化还原对（redox pairs）：$NADH \Leftrightarrow NAD^+ + H^+ + 2e^-$NADH 为强有力的电子供体：因为它携带的电子处于高能状态，传递电子至许多分子的过程中，自由能的变化为释放能量。高能化学键非常活跃，它的形成具有一定的困难，因此，它的氧化还原伙伴 NAD^+ 必须具有弱的接受电子能力。可以通过实验测定氧化还原对转移电子的倾向性，通过连接 1∶1（等摩尔）的氧化还原对复合物至另一对氧化还原对（被选择作为参考标准）形成一个电子回路，可以测量两者之间的电位差，这个电位差被定义为氧化还原电位；电子可以自发地从低氧化还原电位（对电子的亲和性低）的复合物（如 $NADH/NAD^+$）移至高氧化还原电位（对电子的亲和性高）的复合物（如 O_2/H_2O）。因此，NADH 在呼吸链中是好的电子供体，而 O_2 则是链末端最适合的电子接收器。氧化还原电位差 $\Delta E0'$ 是电子从一个分子转移至另一分子标准自由能变化的直接测量指标。

3. 电子转移可释放大量的能量　氧化还原电位为负值的化合物对电子的亲和性弱，而且负值（绝对值）越大，亲和性越弱，因此，这些化合物是强有力的电子供体。与之相对应，氧化还原电位为正值的化合物对电子的亲和性强，正值越大，亲和性越强，因此，它们是强有力的电子接受体。1∶1 的 NADH 和 NAD^+ 的混合物具有 -320mV 的氧化还原电位。这表明，NADH 具有极强的提供电子的倾向，1∶1 的 H_2O 和 $1/2O_2$ 的混合物具有 +820mV 的氧化还原电位，表明 O_2 分子具有强的接受电子的潜力。NADH 与 O_2 之间的氧化还原电位电位差为 1 140mV，这意味着每个电子从 NADH 传递至 O_2 的过程中会释放大量的能量 $\Delta G0 = -26.2$kcal/mol（-110kJ/mol）或者每个 NADH 分子传递 2 个电子至氧气，即可释放 2 倍的能量 -26.2kcal/mol（-110kJ/mol）×2。如果把这个自由能的变化与 ATP 中磷酸键形成时自由能的变化 $\Delta G0 = -7.3$kcal/mol（-30.5kJ/mol）相比较，可以明白一分子 NADH 的氧化可释放大量的能量，合成数分子的 ATP（由 ADP 和 Pi 合成）。生物界存在催化 NADH 直接传递电子至 O_2，从而生成 H_2O 的化学反应的酶：$2H^+ + 2e^- + 1/2O_2 \rightarrow H_2O$。由于巨大的能量落差，这个反应将以爆发性的力量进行，释放的所有能量被转化为热能。然而，在细胞中，这个反应却可通过呼吸链上的电子载体把高能量的电子逐步地从 NADH 传递至 O_2。电子传递链中的连续载体可以和电子紧密地结合在一起，以致释能反

应 $2H^{+}+2e^{-}+1/2O_2 \rightarrow H_2O$ 仅在许多小的步骤中发生。这种逐步转移电子的过程使能量逐级释放。

电子在线粒体内膜中随机碰撞通过电子隧道效应完成传递，泛醌和细胞色素 c 是呼吸链中酶复合物之间携带电子的两种成分，可在线粒体内膜平面迅速扩散，泛醌和细胞色素 c 与扩散较慢的酶复合物之间随机碰撞的频率与电子转移率有关（每个复合物每 5~20 毫秒提供及接受 1 个电子）。电子沿着呼吸链传递的顺序完全由呼吸链中各个成分之间相互作用的特异性决定：每个电子载体仅能与其相连的载体相互作用而无其他捷径可循。

生物系统中电子在载体分子之间的移动不仅通过形成分子内共价键完成，还可通过跃过宽约 2nm 的缝隙完成，这种跳跃通过电子隧道效应发生，否则当一种氧化还原电位低的电子载体与氧化还原电位高的载体发生碰撞时短路就会发生，采用绝缘方式可阻止短路的形成。这种绝缘方式的作用方式是：把携带的电子深埋于蛋白分子的内部以阻止它与不合适的电子载体发生电子隧道效应。

呼吸链酶复合物之间氧化还原电位的巨大落差为质子运输提供能量。图 5-9 展示了沿着 NADH 呼吸链氧化还原电位的变化情况。氧化还原电位的下降主要发生在三个位点，即三个主要的呼吸酶复合物处。任意两个电子载体之间氧化还原电位的变化直接与电子转移时释放的自由能成比例，每个酶复合物都是一种能量转换装置，它可利用一部分自由能的变化运输质子通过线粒体内膜，因此，当电子在酶复合物之间传递时，可造成跨线粒体内膜的电化学质子梯度。上述能量转换过程可通过酶复合物的纯化并将纯化的酶复合物结合到脂质体中来进一步证明：当加入合适的电子供体和受体使电子能够在复合物之间传递时，质子就被转运通过脂质体内膜。

呼吸链四种酶复合物中有三种酶复合物能发挥质子泵的作用：NADH 脱氢酶复合物（复合物Ⅰ），细胞色素 b-c1 复合物（复合物Ⅲ）和细胞色素氧化酶复合物（复合物Ⅳ）中质子泵的作用可通过独特的机制发生。一些呼吸酶复合物每传递一个电子会泵一个 H^{+} 通过线粒体内膜，而其他一些酶复合物每传递一个电子则可泵出 2 个 H^{+}。对于这三种酶复合物来说，电子传递与质子泵作用偶联在一起的具体机制是不同的。在细胞色素 b-c1 复合物中，醌具有明显的作用。当醌每次携带电子时，它可同时从周围的液体介质中获得一个 H^{+}；当把电子转移至下一个电子载体时，

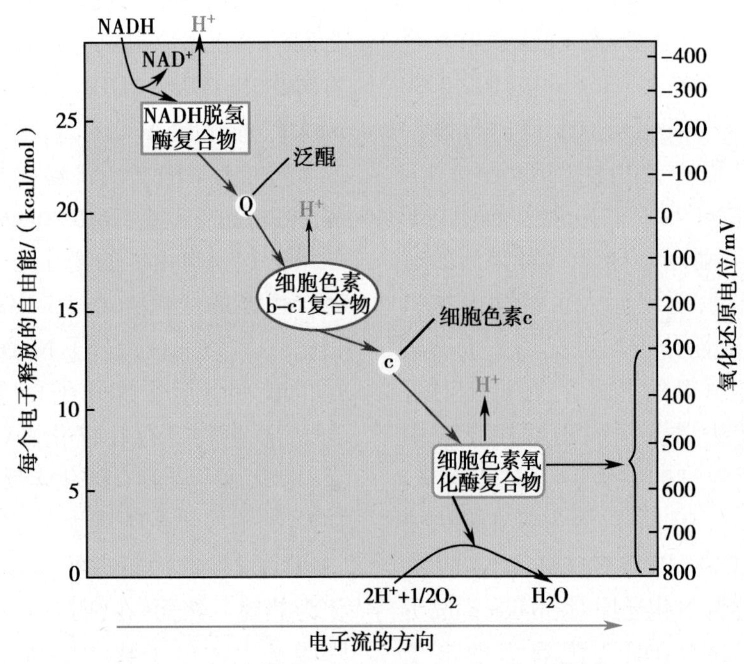

图 5-9 线粒体中电子传递链的氧化还原电位变化

在电子沿呼吸链传递至 O_2 的过程中，自由能逐渐降低，氧化还原电位逐渐增加

它同时释放 H^+。因为泛醌在脂质双层中可自由运动，所以它能够在膜的内表面接受电子并将电子提供给膜外表面附近的细胞色素 b–c1 复合物，因此，每传递一个电子，它即可转移一个 H^+ 通过脂质双层。然而，在细胞色素 b–c1 复合物中，每传递一个电子可转移两个 H^+。借助 X 射线晶体术可辨认细胞色素复合物 b–c1 的完整结构，其中电子传递的一系列复杂过程可在原子水平上得到阐明。

电子传递时可引起蛋白构象的弹性变化，这种变化也可运输 H^+，就像当 ATP 水解时 ATP 合酶可泵出 H^+ 一样。对于 NADH 脱氢酶复合物和细胞色素氧化酶复合物而言，电子传递可改变复合物中各成分的氧化还原状态引起蛋白构象的系列弹性变化，这些构象上的变化可使蛋白分子实现质子跨线粒体内膜转运。

通过解偶联（uncoupling）的方式可解除电子传递和 ATP 合成之间的偶联。从 20 世纪 40 年代起，陆续发现和鉴定出多种解偶联剂（如 2，4–二硝基酚）。如果把这些低分子量的解偶联剂加入细胞中，线粒体 ATP 合成过程即会停止，但并不影响细胞对氧气的摄取。在解偶联剂存在的情况下，电子传递和质子泵作用仍然可以较快的速度继续进行，但是不会形成 H^+ 梯度。对此现象的解释非常简单和明确：解偶联剂为脂溶性的弱酸，可作为 H^+ 的载体（H^+ ionophores）在脂质双层中自由扩散，这为 H^+ 跨线粒体内膜的流动提供了通路（可绕过 ATP 合酶），结果质子电化学梯度的力量就完全消除，从而使 ATP 不能被合成。

正常情况下的调节呼吸可限制电子流通过呼吸链，如果把解偶联剂（例如二硝基酚）加入细胞中，可使线粒体增加电子传递的速率，导致氧气摄取的增加，这反映了呼吸调节（respiratory control）的存在。这种调节被认为通过电化学质子梯度对电子传递速率的直接抑制而实现。因为正常情况下质子梯度的增加可使电子传递变得困难，速度也相应地减慢，所以当解偶联剂使质子梯度破坏时，电子传递是自由的，没有最大速率的限制。如果人为地在线粒体内膜两侧造成巨大的质子电化学梯度，那么正常的电子传递过程会完全停止，在呼吸链的某些部分还会存在逆向的电子流。这种现象说明，呼吸调节可反映质子泵作用时发生的自由能变化与电子传递时自由能变化之间的简单平衡，换言之，质子电化学梯度的高低可以影响电子传递的方向和速率，就像它影响 ATP 合酶催化反应的方向一样。

呼吸调节仅仅是精密的反馈控制连锁系统的一部分，它可协调糖酵解、脂肪酸分解、三羧酸循环和电子传递之间的速率。事实上，所有上述过程的速率都受 ATP/ADP 比值的调控，当 ATP 消耗增加，导致 ATP/ADP 比值下降时，代谢（糖酵解、脂肪酸分解、三羧酸循环和电子传递）的速率增加。当 ATP 合酶的底物（ADP 和 Pi）浓度增加时，线粒体内膜上的 ATP 合酶工作速率增加，导致越来越多的 H^+ 流回到基质，相应的电化学质子梯度迅速下降，下降的电化学质子梯度可增加电子传递的速率。

类似的调控还包括 ATP 对几种关键酶的反馈抑制及呼吸链对 NADH 产生与利用速率的调整等。作为多种调控机制作用的结果，机体在剧烈运动时氧化脂肪和糖的速率是休息时的 5~10 倍之多。

4. 利用光谱学方法辨认呼吸链中的电子载体 呼吸链中的许多电子载体能吸收可见光并且在被氧化或还原时改变颜色。一般情况下，每个电子载体都有自己特定的吸收光谱和反应，即使在粗提的混合物中，凭借这些独特之处足以通过光谱技术跟踪它们的行为。因此，即便是在没有明确它们的功能之前，也能纯化这些电子载体。因此在 1925 年，细胞色素 c 作为可执行氧化还原反应的化合物在包括细菌、酵母和昆虫在内的活体生物中被发现。通过分光镜对细胞和组织进行观察，研究者们根据它们独特的吸收光谱发现了三种细胞色素并分别命名为细胞色素 a、b 和 c。

细胞色素由一组有色蛋白（与血红素基团的存在有关）构成，当接收一个电子时，其中的铁原子会从高铁氧化状态（Fe^{3+}）变为亚铁氧化状态（Fe^{2+}）。血红素基团由卟啉环及卟啉环中心四个吡咯环上的氮原子与一个亚铁离子配位结合而成。因为卟啉环与血红蛋白中的铁相连，所以血液呈现红色；如果卟啉环与叶绿素中的镁相连则是植物呈现绿色的原因。

铁硫蛋白是另一种主要电子载体，它由两个非血红素铁原子和同等数量的硫原子及半胱氨酸侧链形成蛋白分子的铁硫中心（iron-sulfur center）。呼吸链中铁硫中心的数目比细胞色素要多。但是光谱学检测需要电子顺磁共振（electron paramagnetic resonance，EPR），而它们没有明显的特点。像细胞色素一样，这些铁硫中心一次只能携带一个电子。

呼吸链中最简单的电子载体为醌（quinone），也称为泛醌（ubiquinone）或辅酶（Q coenzyme，Q）。醌是一种疏水性的小分子，可在脂质双分子层中自由移动，能够接受或提供一个或两个电子；当被还原时，它可从周围的介质中获得质子和电子。

除了与细胞色素相连的6个血红素、多于7个铁硫中心及泛醌外，还有2个铜原子和1个黄素作为电子载体与呼吸链上的蛋白分子紧密相连。在电子从NADH传至O_2的过程中，总共有60多种不同的蛋白参与其中。

当电子沿着呼吸链传递时，所经过的电子载体对电子的亲和性越来越高（氧化还原电位越来越大）。在进化的过程中，氧化还原电位在特定的蛋白质环境下（可改变电子载体对电子的亲和性）通过每个电子载体之间的相互连接被安排的恰到好处，因为铁硫中心对电子的亲和性相对较低，所以它们在呼吸链的早期阶段占主导地位，而细胞色素对电子的亲和性较高，在呼吸链的远端发挥主要作用。

呼吸链上电子载体的顺序可由复杂的光谱学测定决定，它们中的许多蛋白曾作为多肽链被分离并鉴定。事实上，对呼吸链的进一步了解取决于对多数蛋白组装成四种大的酶复合物的认识。

（三）线粒体保持细胞中ATP/ADP的高比值

生物合成酶常常通过与释能反应的偶联发挥对吸能反应的催化作用。如同电池可以驱动电动机器的运行一样，ATP也能以同样的方式被用于驱动细胞内的生物过程。如果线粒体的活性被抑制，ATP的水平就会下降，相应细胞的能量就会耗尽，最后导致吸能反应无法进行和细胞死亡，例如毒性氰化物因阻断线粒体内膜的电子传递链而引起细胞和个体死亡。

虽然只有在细胞内ATP的浓度降为0时，细胞内进行的反应才会停止，但事实上，生命对ATP的要求是十分苛刻的：生命依赖于细胞具备保持高ATP浓度（与ADP和Pi的浓度相比）的能力。为了弄清楚其中的原因，必须考虑热动力学的一些基本原则。

（四）ATP水解时所产生自由能负值ΔG对细胞十分重要

一个反应自由能的变化（ΔG）决定此反应是否能够在细胞内自主发生。就一个特定的反应而言，自由能的变化（ΔG）由两部分构成：第一部分称为标准自由能变化（ΔG0），它依赖于反应分子自身的内在特点；第二部分依赖于反应分子的浓度。例如简单反应A → B：

$$\Delta G = \Delta G0 + RTln$$

［A］为A的浓度，［B］为B的浓度，ln为自然常数，ΔG0只是一个参考值，当A和B的摩尔浓度相等（ln1 = 0）时，ΔG0 = ΔG。

ATP为细胞内主要的“活化能载体分子”，它的水解为放能反应（ΔG为负值），通常可偶联其他的反应，促使它们的发生（通常情况下不会发生）。ATP的水解反应可产生两种产物：ADP和Pi。对于反应：A → B + C：

$$\Delta G = \Delta G0 + RTln$$

正常情况下，当细胞内的ATP水解生成ADP和Pi时，自由能的变化为 −13~−11kcal/mol（−54~−46kJ/mol），这要求细胞内ATP的浓度高于ADP和Pi的浓度；如果细胞内ATP的浓度与ADP和Pi的浓度相等，ATP水解时的自由能变化（ΔG）即为标准自由能变化（ΔG0），仅为 −7.3kcal/mol（−30.5kJ/mol）；如果细胞内ATP的浓度低于ADP和Pi的浓度，ΔG则变为0，也就是说，ADP与Pi形成ATP的速度和ATP水解为ADP与Pi的速度相等。换言之，当ΔG = 0时，反应达到了平衡。

化学反应是否达到平衡及是否能驱动其他反应的发生都取决于ΔG而不是ΔG0。因为线粒体内ADP和ATP之间的转换使ATP的浓度高于

ADP 和 Pi，所以细胞内 ATP 的水解反应远未达到平衡，相应地，ΔG 的值为绝对值非常大的负数。如果不是由于 ATP 的水解反应远未达到平衡，那么它并不能被用于驱动细胞内的其他化学反应，例如，许多生物合成反应在 ATP 浓度较低时会发生逆向反应而非正向反应。

（五）ATP 合酶水解 ATP 时所释放的能量促使 H^+ 通过线粒体内膜

除了利用 H^+ 顺梯度流动释放的能量合成 ATP 外，ATP 合酶还可逆向发挥生物功能，即利用水解 ATP 释放的能量将 H^+ 泵入线粒体内膜。因此，ATP 合酶的功能具有可逆性，可在电化学质子梯度与化学键能之间互相转换。其反应进行的方向取决于电化学质子梯度的陡度和 ATP 水解的自由能变化。

生成 1 分子 ATP 所需质子的确切数目取决于构成转子基底部环状跨膜蛋白的亚单位数目。然而，为了说明其中的规则，我们假设 ATP 合酶每合成 1 分子 ATP 需要 3 个质子来驱动。ATP 合酶催化反应发生的方向（ATP 合成及 ATP 水解的方向）取决于移动 3 个质子跨过内膜进入基质时的自由能变化（$\Delta G3H^+$，通常小于 0）与基质中 ATP 合成时的自由能变化（ΔGATP 合成，通常大于 0）之间的平衡。ΔGATP 合成的值取决于线粒体基质中 3 种反应分子 ATP、ADP 和 Pi 的浓度，而 $\Delta G3H^+$ 的值与质子通过线粒体内膜的动力成正比。下面的例子将具体描述这两种自由能变化之间的平衡如何影响 ATP 合酶的作用。

如果单个 H^+ 顺着 200mV 的电化学梯度移入线粒体基质可释放 4.6kcal/mol（19.2kJ/mol）的自由能，则 3 个 H^+ 移动则可释放 13.8kcal/mol（57.7kJ/mol）即 $\Delta G3H^+$=−13.8kcal/mol，合 57.7kJ/mol。因此，如果质子动力保持不变为 200mV，那么 ATP 合酶可合成 ATP 直到 ATP 与 ADP+Pi 的比值变化使 ΔGATP 合成=+13.8kcal/mol，合 57.7kJ/mol；此时 ΔGATP 合成 + $\Delta G3H^+$=0）。这种情形下，ATP 合酶没有净 ATP 的生成或水解。

如果胞质中的吸能反应突然消耗了大量的 ATP，使线粒体基质中 ATP/ADP 的比值下降，ΔGATP 合成的值则会下降，ATP 合酶会重新开始合成 ATP 以恢复 ATP/ADP 原来的比例。如果质子动力突然下降至 160mV，那么 $\Delta G3H^+$=−11.0kJ/mol（−46kJ/mol），结果 ATP 合酶会开始水解基质中的 ATP 直至 ATP 与 ADP+Pi 达到新的平衡即 ΔGATP 合成=+11.0kcal/mol（或 46kJ/mol）。

许多细菌中，ATP 合酶常在有氧代谢和厌氧代谢之间转换。V 型 ATP 酶（酸化细胞器）的结构类似于 ATP 合酶，功能也具有可逆性。其他的膜转运蛋白把离子的跨膜转运与 ATP 的合成或水解偶联在一起，同样具有可逆性，例如正常情况下 Na^+-K^+ 泵与 Ca^{2+} 泵可水解 ATP 并利用释放出的能量转运特定的离子通过膜。如果这些泵的其中之一被暴露于非正常陡度的离子梯度，那么它只会催化 ADP 和 Pi 合成 ATP 而不是水解 ATP。因此，ATP 合酶把跨线粒体膜质子中储存的电化学能直接转换成 ATP 中的磷酸键能的能力不是完全单向的。

（六）呼吸链电子传递复合体

呼吸链是指存在于线粒体内膜上，由一系列具有传递氢或电子的酶和辅酶构成的氧化还原连锁反应体系。其中传递氢的酶或辅酶称为递氢体，传递电子的酶或辅酶称为递电子体。所有的递氢体都能传递电子，因此呼吸链又称为电子传递链。在 20 世纪 60 年代早期，研究者们发现，相对温和的离子变性剂如脱氧胆酸能够选择性地溶解线粒体内膜上的成分并保持它们的原来形式，这就使三个主要的呼吸酶复合物（与内膜紧密相连）的纯化和鉴定得以实现。每个纯化的复合物都能够插入脂质双分子层中的小泡，并且当电子通过时可泵质子通过脂质双分子层。在线粒体中，这三个复合物非对称性地分布在线粒体内膜上，并依次形成电子传递链，把线粒体基质中的质子泵到膜间隙（图 5-10）。这三个复合物后来被证明是构成 NADH 氧化呼吸途径的三个酶复合物（即Ⅰ、Ⅲ、Ⅳ），具备电子传递和氢离子传递的功能。

1. NADH 脱氢酶复合物（复合物Ⅰ） 是呼吸链酶复合物中分子量最大的复合物，包含 40 多条多肽链。它从 NADH 接受电子并通过黄素和至少 7 个铁硫中心传递电子至泛醌，泛醌随后转移电子至下一个呼吸酶复合物——细胞色素

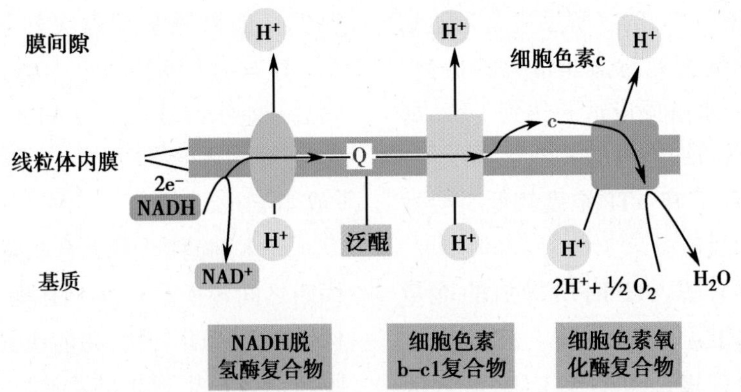

图 5-10 NADH 氧化呼吸途径中电子经呼吸酶复合物的传递途径

在电子从 NADH 传递至 O_2 的过程中，泛醌和细胞色素 c 作为运动载体把电子从一种复合物运至下一种复合物，此过程中，每种呼吸酶复合物都可泵质子通过线粒体内膜

b-c1 复合物。

2. 细胞色素 b-c1 复合物（复合物Ⅲ） 它包含至少 11 条不同的多肽链，以二聚体的形式发挥生物学功能，其中每个单体含有 3 个血红素（与细胞色素相连）及 1 个铁硫蛋白。此复合物可从泛醌接受电子并传递至细胞色素 c，细胞色素 c 可携带电子至细胞色素氧化酶复合物。

3. 细胞色素氧化酶复合物（复合物Ⅳ） 以二聚体的形式发挥作用，每个单体包含 13 条不同的多肽链（包括 2 个细胞色素和 2 个铜原子）。此复合物每次从细胞色素 c 接受 1 个电子，每次可传递 4 个电子至氧分子。

细胞色素、铁硫中心和铜原子一次只能携带 1 个电子。然而，每分子 NADH 一次可提供 2 个电子，而每个氧分子必须一次接受 4 个电子才可生成 H_2O。在电子传递链中存在多个电子收集及分配的位点，它们可以协调分配这些电子数目的变化，其中最显著的是细胞色素氧化酶。

细胞色素氧化酶（cytochrome oxidase）分子中的铁硫中心可高效催化 O_2 还原，氧分子对电子有较高的亲和性，所以当它被还原生成 H_2O 时可释放大量的能量。因此，与无氧代谢相比，有氧氧化（即细胞呼吸，O_2 可转变为 H_2O）可使生物体利用更多的能量，这可能是所有的高等生物为什么都需要呼吸的原因。生物体以这种方式利用氧气需要一个非常复杂的化学机制。空气中的氧分子是因为它获得第 1 个电子较为困难，需要细胞通过酶促反应来完成。但当 O_2 获得第 1 个电子形成超氧根（O_2^-）之后，它会变得非常活跃和危险，很容易获得另外 3 个电子。而细胞之所以能利用氧气进行呼吸是因为细胞色素氧化酶可使 O_2 停留在一个特殊的双金属中心，被夹在血红素连接的铁原子和铜原子之间，直到获得 4 个电子后，O_2 中的 2 个氧原子才能被安全地释放出来形成两个 H_2O 分子。

在大多数细胞中，细胞色素氧化酶催化反应消耗的 O_2 占到整个 O_2 摄取量的 90%，因此，细胞色素氧化酶对所有的需氧生物来说是非常关键的。氰化物和叠氮化物是剧毒性的化合物，主要是因为它们可以紧密地与细胞中的细胞色素氧化酶相连，阻止电子传递从而大大地减少 ATP 的产生。

除了上述 NADH 氧化呼吸途径外，细胞内还存在 $FADH_2$ 氧化呼吸链，在此途径中，高能电子由 $FADH_2$ 携带，不经过复合体Ⅰ，而是经过附着在线粒体内膜内侧的复合体Ⅱ进入呼吸链传递给泛醌。复合体Ⅱ又称为琥珀酸 -Q 还原酶，FAD 是该酶的辅基，FAD 在传递电子的时候并不与酶分离，只是将电子传递给琥珀酸 -Q 还原酶中的铁 - 硫中心，之后电子又传给 CoQ，从而进入电子传递链。复合体Ⅱ与其他三个复合体不同，不具有泵 H^+ 的能力，因此只是电子体，不是递氢体。

第三节 线粒体的半自主性

一、线粒体是动物细胞核外唯一含有遗传系统的细胞器

线粒体是动物细胞核外唯一含有DNA的细胞器,它存在于大多数动物组织细胞中。虽然线粒体拥有自己的遗传系统和蛋白质翻译系统,而且部分遗传密码子编码的氨基酸与基因组遗传密码子不同,但它与细胞核遗传系统构成了一个整体。1981年,Anderson S等发表了完整的人线粒体DNA(mtDNA)序列。mtDNA呈双链环状,一个线粒体中含有1个或若干个DNA分子。人类线粒体基因组包含大约16 569个核苷酸,编码2个核糖体RNA(rRNA)、22个转运RNA(tRNA)和13个不同多肽链。线粒体内的绝大多数蛋白质都是由核基因编码,这些蛋白质在核糖体/内质网上合成后被运到线粒体各自的功能位点,包括DNA聚合酶、RNA聚合酶、三羧酸循环所需的酶类和绝大多数的内膜蛋白。这表明,细胞核对线粒体的结构和功能具有重要影响。由于mtDNA的功能受核DNA的调控,故线粒体被认为是一种半自主性的细胞器。

线粒体基因组具有多种特点和基因突变类型。与核DNA相比,线粒体DNA具有其独特的遗传规律。了解线粒体的遗传规律可以更好地认识线粒体疾病。

二、mtDNA具有半自主性复制的特点

线粒体具有自身的遗传物质,所以有人将线粒体DNA称为“第25号”染色体或M染色体。人们发现,当线粒体从细胞中分离出来后仍能以自身的DNA为模板合成新的DNA和蛋白质,即mtDNA能够独立地进行复制、转录和翻译。不过,mtDNA容量很小,能合成蛋白质的种类十分有限,仅包括13种约含50个氨基酸残基的多肽。这显然无法满足mtDNA复制和线粒体行使功能的需要。线粒体遗传系统中90%以上的蛋白质(包括许多核糖体蛋白、氨基酰tRNA合成酶、DNA聚合酶、RNA聚合酶和RNA加工修饰酶)都由细胞核基因编码(图5-11)。这些蛋白质在细胞质核糖体上合成后转运至线粒体各自的功能位点上发挥作用。因此,mtDNA的功能受核基因组的调控,复制具有半自主性。

mtDNA具有异质性和阈值效应。人类每个细胞中往往含有数千乃至上万个mtDNA分子。同质性(homoplasmy)是指一个细胞或组织中含有的线粒体都具有相同的基因组,即野生型或突变型;异质性(heteroplasmy)则表示一个细胞或组织中既含有突变型的线粒体基因组也含有野生型的线粒体基因组。在含有异质性线粒体基因组的细胞中,突变型与野生型线粒体DNA的比例决定了细胞是否出现能量供应障碍。如果含有突变型基因组的线粒体数量少,则细胞的产能及供能不会受到明显影响;当细胞或组织携带大量含有突变型基因组的线粒体时,受累的组织或细胞所产生的能量不足以维持细胞的正常功能,造成组织中能量供应水平降低,从而影响正常功能甚至出现异常性状。换言之,当突变的mtDNA达到一定的比例时,才有受损的表型出现,这就是阈值效应(threshold effect)。线粒体基因突变产生有害影响的阈值明显受到相关细胞或组织对能量需求高低的影响,因此,那些能量需求高的组织如脑、骨骼肌、心脏和肝脏等更容易受到线粒体DNA突变的影响。

mtDNA具有复制分离现象。在正常情况下,所有的细胞携带与亲代完全相同的mtDNA拷贝体,这种现象称为基因均质性;而同一细胞中也可能产生不同的线粒体基因型,这种现象称为基因异质性。正常的细胞分裂可将线粒体随机地分配到子细胞中,这种随机分配导致mtDNA异质性变化的过程,称为复制分离。mtDNA在有丝分裂和减数分裂期间都要经过复制分离,加之mtDNA突变率高,使得体细胞和生殖细胞中可以同时具有突变型和野生型mtDNA分子。异质性和复制分离现象表明,即使核基因组完全相同的个体,如一卵双生,也可具有不同的细胞质基因型,从而使表型有所不同。

三、线粒体基因具有多种突变类型

mtDNA的突变率比核DNA高10~100倍,

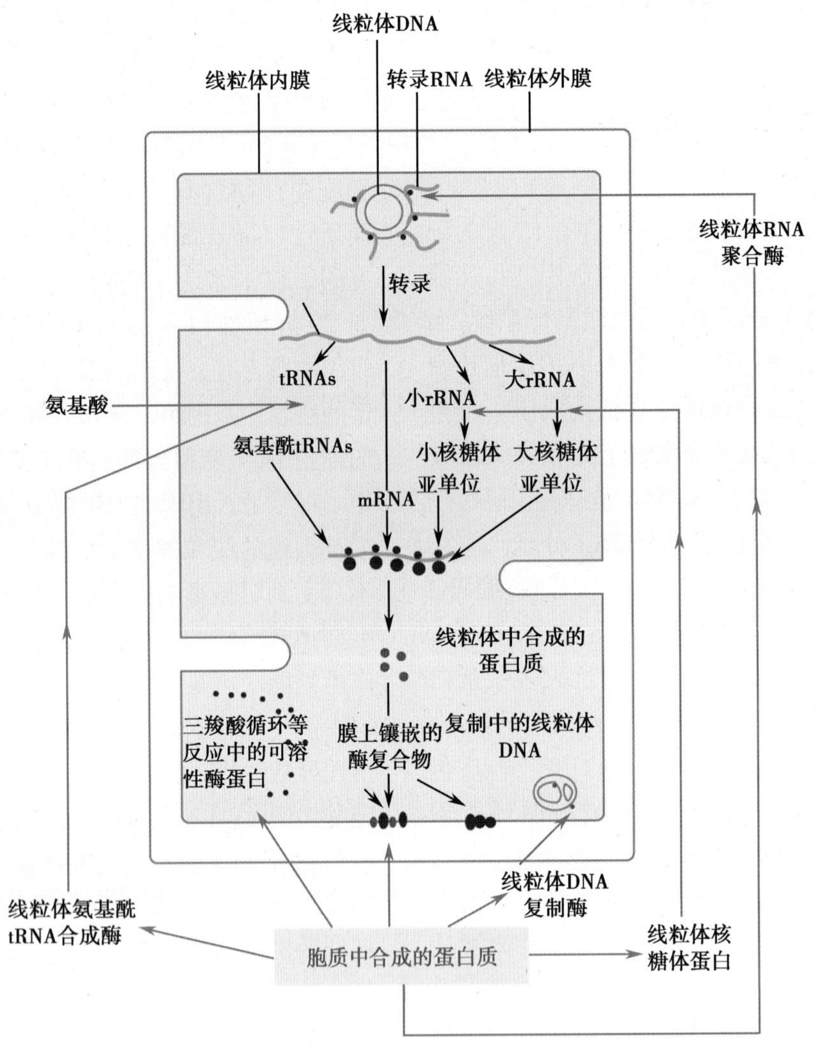

图 5-11 线粒体 RNA 和蛋白质的来源

线粒体自身的遗传系统能编码表达部分线粒体内的蛋白和 RNA，大部分结构和功能蛋白由核基因组编码

这是由 mtDNA 的特点所致。mtDNA 因没有组蛋白的保护且缺乏有效的修复系统，致使其突变率远高于核 DNA 并可在细胞内不断积累；另外，mtDNA 极其致密的基因排列使得任何突变都可能造成线粒体的功能缺陷并在达到一定阈值时出现特定的临床症状和体征。这种高突变率造成个体及群体中 mtDNA 序列差异较大，比较任何两个人的 mtDNA，其平均每 1 000 个碱基对中就有 4 个不同。人群中含有多种从中度到重度有害的 mtDNA 突变，且高度有害的 mtDNA 突变不断增多。然而，因为有害的线粒体突变在不利于选择的过程中会被去除，所以突变的 mtDNA 基因虽很普遍，线粒体遗传病却不常见。根据最近的研究，这可能与核基因组中存在指导线粒体突变修复的基因有关，但其具体的遗传学功用还有待进一步研究。

（一）碱基突变

1. 错义突变 通常发生于 mtDNA 中的蛋白质编码序列上，导致所编码的氨基酸类型发生改变，从而使合成的蛋白质出现结构和功能异常。这种突变主要与脑脊髓性及神经性疾病有关如 Leber 遗传性视神经病和神经肌病等。

2. 蛋白质生物合成基因突变 多为 tRNA 基因突变。与错义突变引起的疾病相比，这类突变所致的疾病更具系统性的临床特征，几乎所有突变均为 tRNA 突变，并与线粒体肌病相关。典型的疾病包括肌阵挛性癫痫及粗糙红纤维综合征（MERRF 综合征）、线粒体脑肌病乳酸中毒及卒中样发作（MELAS综合征）、母系遗传性肌病及心肌病等。

（二）缺失与插入突变

以缺失突变更多见，这类疾病往往无家族史，有散发的特点。导致mtDNA缺失的原因多为mtDNA的异常重组或在复制过程中的异常滑动。这类突变常见于神经性疾病及一些退化性疾病中，如KSS综合征（Kearns-Sayre syndrome）。另外，绝大多数的眼肌病也是由缺失突变引起的。

（三）mtDNA拷贝数目突变

mtDNA拷贝数目突变指mtDNA的拷贝数量远低于正常水平，这种突变较少见，仅出现于一些致死性婴儿呼吸障碍、乳酸中毒或肌肉、肝和肾衰竭等疾病中。

此外，线粒体DNA突变具有组织特异性，不同组织对氧化磷酸化的依赖程度不同，这是线粒体病具有组织特异性/选择性的基础。有人认为，这种依赖性的差异是由核DNA编码的氧化磷酸化基因的组织特异性调控造成的。值得注意的是，由于氧化磷酸化过程中所需的5种酶复合物是由mtDNA和核DNA共同编码的，所以如果编码这些酶的核基因突变也可产生类似于线粒体病的症状或者是以线粒体病的形式反映出来，因此，一些线粒体遗传病是核DNA与mtDNA共同作用的结果。

四、线粒体遵循其自身的遗传规律

线粒体遗传密码的使用是不严格的和多变性的。由于人类线粒体基因组较小，使其成为研究DNA序列的第一个对象，并于1981年将16 569个核苷酸绘制于环形的DNA分子上，展示了人类线粒体基因组的完整序列（图5-12）。与细胞核、叶绿体及细菌基因组相比，人类线粒体基因组具有以下几个特点：①基因紧密排列。与其他的基因组不同，线粒体基因组中几乎每个核苷酸都是编码序列的一部分，它们编码蛋白质、rRNA或tRNA。因为基因编码序列排列紧密，所以线粒体基因组中几乎没有DNA调节序列的容身之处。②遗传密码使用不严格。在胞质和叶绿体中存在30多种转运氨基酸的tRNA，而线粒体蛋白合成过程中仅需要22种tRNA。这说明，在线粒体中密码子和反密码子的碱基互补配对规则是非常不严格的，以至于许多tRNA分子可识别mRNA中密码子第三位碱基（A、G、C、U）中的任何一种。这种不严格的配对方式使得一种tRNA分子可与4种密码子中的任何一种配对，这就是线粒体为什么可利用种类少（22种）的tRNA分子进行蛋白质合成的原因。③遗传密码的多变性。将线粒体的基因序列与其对应的蛋白质的氨基酸序列相比较发现，其遗传密码与标准的遗传密码存在差别：64个密码子（标准遗传密码）中有4个密码子在线粒体中代表不同的含义（表5-1）。

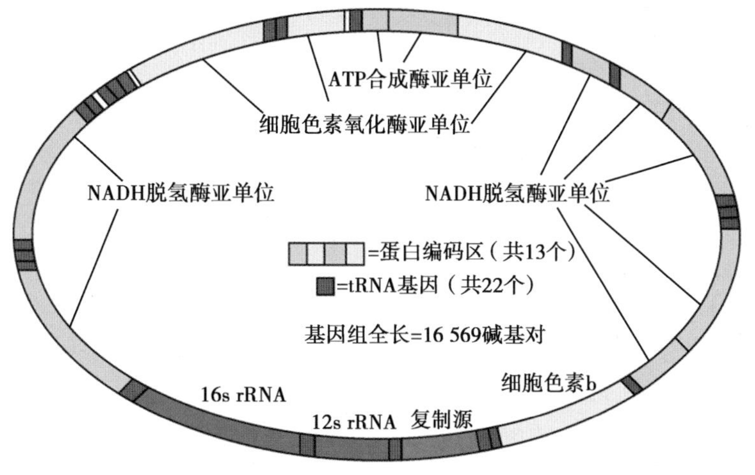

图5-12 人类线粒体基因组的构成

线粒体基因组包含2个rRNA基因和13个蛋白编码序列

表 5-1 通用密码和线粒体遗传密码的差异

密码子	通用遗传密码	线粒体遗传密码			
		哺乳动物	无脊椎动物	酵母	植物
UGA	终止密码	*Trp*	*Trp*	*Trp*	终止密码
AUA	lle	*Met*	*Met*	*Met*	lle
CUA	Leu	Leu	Leu	*Thr*	Leu
AGA	Arg	终止密码	*Ser*	Arg	Arg
AGG	Arg	终止密码	*Ser*	Arg	Arg

* 斜体表示与通用密码不同。

自然界所有生物遗传密码的相似性为"所有细胞从同一个祖先进化而来"提供了强有力的证据。那么,如何解释"许多线粒体中存在遗传密码的差异"这种现象呢?"不同生物的线粒体遗传密码不同"这一事实可以为我们提供一些线索:遗传密码 UGA 在标准遗传密码中为终止密码子,而在哺乳动物、真菌及无脊椎动物的线粒体中则编码色氨酸;同样,密码子 AGG 在正常情况下编码精氨酸,在哺乳动物的线粒体中为终止密码,在果蝇的线粒体中则编码丝氨酸(表 5-1)。这提示,线粒体存在遗传密码随机变动的现象。据此推测,由于线粒体编码的蛋白质数量少,细胞可以承受个别密码子编码含义的偶然改变,而如果在较大的基因组中密码子也存在这样的编码含义改变现象,那么将会改变许多蛋白的功能从而破坏整个细胞。

动物线粒体是最简单的遗传系统。对不同种生物 mtDNA 序列所做的比较发现,包括人类在内的脊椎动物在进化过程中线粒体基因组核苷酸的更换率是细胞核基因组的 10 倍,这种现象可能由 mtDNA 复制过程的低保真性及无效的 DNA 修复所致。因为在动物细胞的线粒体中仅有 16 500 多个核苷酸需要被复制并转录为 RNA 或翻译为蛋白质,所以经过 DNA 的复制修复、RNA 聚合酶的转录及线粒体核糖体翻译为蛋白质的过程后,每个核苷酸的错配率尽管相对较高,但是并不会损害到相对较少的基因编码的产物。这也许是线粒体的遗传系统与细胞核的遗传系统相比较简单的原因。线粒体中仅含有 22 种 tRNA 和 2 种小的 rRNA 分子(不及大肠杆菌 rRNA 分子的 2/3),这可能是线粒体蛋白质合成过程中保真性降低的原因,但是需要进一步证实。

某些线粒体基因存在内含子。通过对人类和酵母的线粒体基因组系统的深入研究发现,RNA 前体的加工过程具有非常重要的作用。在人类细胞中,线粒体 DNA 双链中的每条链均从各自的单个启动子区域开始以相同的速率进行转录,最后形成两个不同的 RNA 分子,其中每个 RNA 分子包含 DNA 双链之一的全长拷贝,这种转录方式称为完全对称转录。转录产物之一可经核酶切割产生 2 个 rRNA、多数 tRNA 和 10 个含有 poly A 尾的 RNA 分子;而转录后的另一 RNA 分子经核酶切割后产生 8 个 tRNA 和一个小的含有 poly A 尾的 RNA 分子;其余 90% 的转录产物(包含无意义的信息,与另一条链上的编码序列互补)则被降解。含有 poly A 尾的 RNA 属于线粒体的 mRNAs:它们的 5' 端虽然缺乏"帽子"结构,但是在其 3' 端携带有 poly A 尾巴(由线粒体 poly A 聚合酶在转录后修饰过程中加入)。与人类的线粒体基因不同,一些植物和真菌(包括酵母)的 mtDNA 也有内含子,这些内含子必须通过 RNA 的剪接作用被移除。另外,内含子还存在于某些植物的叶绿体基因中。细胞器基因中的许多内含子由相关的核苷酸序列家族构成,这些核苷酸序列家族可通过 RNA 介导的催化作用完成自身的剪接,某些蛋白质可帮助自身剪接反应的进行。因为线粒体和叶绿体被认为由细菌的祖先进化而来,而内含子在细菌的基因中并不常见,所以线粒体和叶绿体基因中存在内含子的现象非常令人费解。在酵母线粒体的同一基因中,一条链上可能含有内含子而在另一条链却可以没有。这种"可以任意选择的内含子"能够像转位元件一样移入或移出基因组。相反,存在于其他酵母线粒体基因中的内含子却被发现同样存在于曲霉菌(*Aspergillus*)和脉胞菌(*Neurospora*)线粒体基因的相应位置上,这提示 3 种真菌(酵母、曲霉菌和脉胞菌)可能起源于共同的祖先。这些内含子序列可能具有共同的古代起源,可追溯到细菌祖先,尽管这些内含子序列已经从许多细菌的基因中丢失,但是它们却在某些细胞器的基因组(对 RNA

剪接作用的调节有助于基因表达的控制）中得到保留。

线粒体基因以非孟德尔方式遗传。关于线粒体生物发生机制的许多实验都是在酿酒酵母（*Saccharomyces cerevisiae*）中进行的。线粒体基因突变的遗传不遵循孟德尔遗传法则（掌控细胞核基因的遗传），图 5-12 展示了单倍体酵母细胞中线粒体基因以非孟德尔方式遗传（胞质遗传）的例子。这个例子对某一突变基因如可造成线粒体蛋白质合成对氯霉素具有抵抗性的遗传特点进行了追踪。具有氯霉素抗性的单倍体酵母细胞（突变型）与对氯霉素敏感的单倍体细胞（野生型）配对，结果产生的二倍体合子含有混合型的线粒体基因组，即突变型和野生型线粒体基因组，由这两种线粒体基因组构成的网络在合子中相互融合形成一种连续的网状结构即含有双亲的线粒体基因组。当形成的合子进行有丝分裂时，突变型与野生型的 mtDNA 被随机分配到子代二倍体细胞中。对于细胞核 DNA 而言，每个子代细胞均含有一对同源染色体（父母双亲各提供一条）；但对 mtDNA 来说，情况却不同：子代细胞含突变型 mtDNA 和野生型 DNA 的拷贝数不等（随机分配），即子代细胞可能得到更多突变型的 mtDNA，也可能得到更多野生型的 mtDNA。子代细胞如果继续有丝分裂下去，这种单一基因型的 mtDNA 就会逐渐富集，以至于最终产生的许多子代细胞中仅含有一种基因型的 mtDNA，这个随机的过程称为有丝分裂分离现象（mitotic segregation）。当以上述方式对分离的细胞线粒体基因组进行减数分裂使之产生 4 个单倍体子代细胞时，每个子代细胞均获得相同的线粒体基因，为了与细胞核基因的孟德尔遗传相对比，这种遗传方式被称为非孟德尔遗传（non-Mendelian inheritance）或细胞质遗传（cytoplasmic inheritance）（图 5-13）。以非孟德尔方式遗传的基因位于细胞核染色体之外。线粒体 DNA 分子位于线粒体内膜上，所以对于线粒体的网状结构而言，mtDNA 分子族（拟核，nucleoid）是相对静止的，但是个别的拟核偶尔也会聚在一起。这种情况最有可能发生在双亲线粒体基因网状结构相互融合的位点（形成合子的过程中）。当同一个拟核中含有不同的 DNA 分子时，遗传重组就可能发生，这种重组可导致含有双亲 DNA 的线粒体基因组的产生，这样的线粒体基因组在经过有丝分裂分离过程后可被稳定遗传。

线粒体基因遗传方式主要遵循母系遗传。与酵母相比，细胞质遗传对包括人类在内的生物机体的影响更加深远。酵母细胞大小相等并携带等量的 mtDNA，当两个单倍体酵母细胞配对融合时，它们在合子形成过程中的贡献均等（图 5-13）。因此，酵母的线粒体遗传是双亲的（biparental inheritance）：双亲对后代的线粒体基

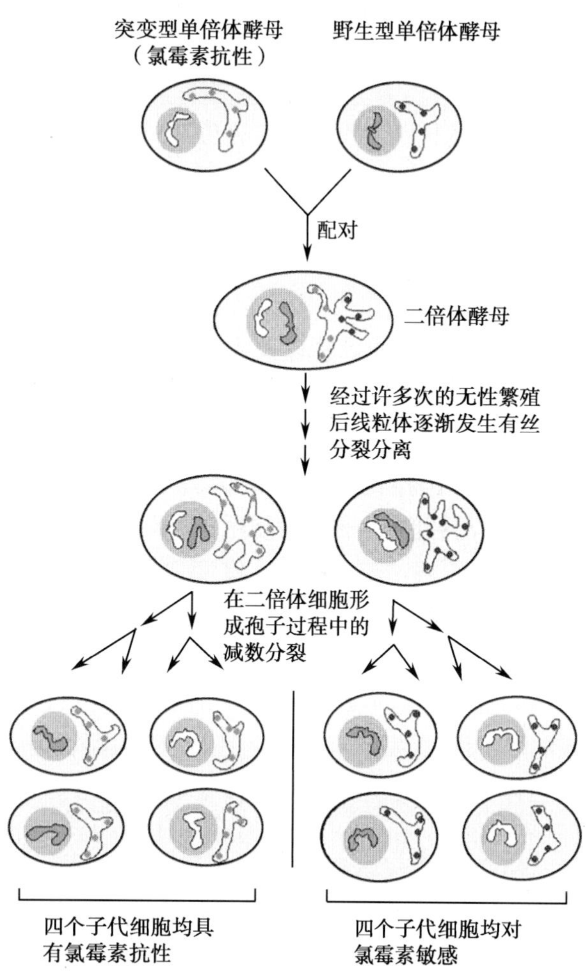

图 5-13 酵母细胞中线粒体基因和细胞核基因遗传模式的差别

对于细胞核基因来说（孟德尔遗传），两个单倍体亲本细胞配对经减数分裂产生四个子代细胞，其中两个子代细胞遗传了一个亲本细胞的基因（绿色标记的染色体），另两个子代细胞则遗传了另一个亲本细胞的基因（白色标记的染色体）；对于线粒体基因来说（非孟德尔遗传），减数分裂产生的四个子代细胞仅遗传其中一个亲本细胞的线粒体基因（两个亲本细胞的线粒体基因分别用橙色和褐色标记）

因库贡献均等。不过也发现,酵母细胞经过几代无性繁殖后,个别后代细胞经常仅含有来自单亲的线粒体。在高等动物中的情况则不然,在它们受精卵的形成过程中,卵细胞对受精卵细胞质的贡献远远大于精子细胞,因此,推测高等动物中的线粒体遗传近似单亲遗传(uniparental inheritance),更准确地说,为母系遗传(maternal inheritance)。这种母系遗传方式已在实验动物中得到证实:携带A型mtDNA的动物与携带B型mtDNA的动物杂交产生的后代仅含有母亲的mtDNA。同理,通过对大家族中变异mtDNA的分布进行追踪调查,发现人类的线粒体遗传属于母系遗传。一个受精的人类卵细胞可能携带2 000份线粒体基因组拷贝,所有的拷贝(除一、两份外)都从母亲遗传而来。如果所有这些基因组均携带一个有害突变,个体将不能存活。然而,有些母亲携带突变型和野生型线粒体基因组的混合体,她们的女儿和儿子会继承母亲的突变型和野生型线粒体基因组并且保持身体健康,除非有丝分裂分离过程偶然导致大量功能缺陷的线粒体聚集于某一特定组织。肌肉和神经组织需要大量的ATP,所以为高度危险的组织。研究者能够通过mtDNA传递的路径来确定由mtDNA突变引起的人类遗传病:携带mtDNA突变的母亲将她的mtDNA传递给她的所有子女,但只有她的女儿而不是儿子可将其mtDNA传给下一代。线粒体遗传病的症状在家族成员中的差别很大;譬如,疾病的严重程度、发病年龄以及受累的组织器官等。线粒体遗传病肌阵挛性癫痫及粗糙红纤维综合征(myoclonic epilepsy and ragged red fiber disease, MERRF)是由于线粒体一个tRNA基因中的一个突变所引起。当某一组织偶然继承的缺陷mtDNA基因组的数量接近阈值(threshold)时,就会发病;如果超过这一阈值,功能缺陷的tRNA的累积可降低为电子传递及ATP的产生所必需的线粒体蛋白质的合成能力,继而导致肌无力、因心肌受累而致的心脏疾患、癫痫和累及神经元导致的痴呆等其他症状。

线粒体研究有助于揭示人类的起源。最早的人类以及现代人类何时源于何处是长期困扰考古学家的棘手问题。从20世纪60—70年代起,迅猛发展的分子生物学理论和方法被应用到人类学尤其是人类起源的研究领域,在获得新认识的同时也引发了与古人类学家的两大争论。人类起源问题是古生物学家的传统课题,现代分子生物学以全新的方法和理论介入这一领域,带来了引人瞩目的进展。Allan C. Wilson等人从20世纪80年代开始选择人体细胞内的mtDNA作为研究进化的"活化石"。线粒体是母性遗传,若一位母亲线粒体发生变异,就会传给子女,并保留在后代的mtDNA上。因此,根据现代人类的mtDNA差异就可以追溯其母系族谱。Wilson小组分析了非洲、亚洲、欧洲、中东、新几内亚和澳洲妇女胎盘细胞内的线粒体,发现在这些线粒体中,有些互相接近,有些则差别较大。根据这些差异制作出系统树,树的根部在非洲,树枝和树梢则指向世界各地。他们根据已知mtDNA突变速度,计算出树根的年代距今13万~29万年,平均为20万年。由此得出的结论是"非洲起源说":20万年前的一位非洲女性是现今全世界人的共同祖先,她的后裔在20万年前离开非洲家乡,分散到世界各地,代替了当地土著居民,演变为现代人类。该学说被认为是mtDNA研究成果最具影响力的成果之一,其理论的立足点如下:①mtDNA母系遗传;②mtDNA的突变和时间成正比。这样,相同母亲的直接后代具有相同基因型的mtDNA。经过一定时间后,由第n代女儿传下的后代中,将有两种类型mtDNA。再经过相同时间,自第$2n+1$代始,将会出现四种类型mtDNA。依此类推,直至衍生出现代人类所具有的各种mtDNA类型。而这一理论的主要内容为:①现代人类的mtDNA类型起源于单一母性祖先,即所谓的"夏娃";②"夏娃"生活在非洲,因为从非洲提取出来的现代mtDNA类型最多,说明其衍变时间最长;③"夏娃"生活在距今约20万年前,对此,考古学证据也表明那一时间段内确有人类走出非洲;④走出非洲的人类逐渐取代了当地人类,或者当地人类的mtDNA并没有遗传下来。这个学说虽遭到很多质疑,但似乎越来越成为主流认识。我国学者通过研究现代人Y染色体的变异程度,也倾向于支持这一学说。人们认为,通过mtDNA的变异情况可以很好地回顾过去。每个细胞内有上千个线粒体,所以mtDNA丰富易得(即便是在样品出现腐败的情况下);而核DNA就不具备这一特点,而且核 DNA 的突变速度很慢。因此,生物学家把 mtDNA 作为一种"分子钟",用来测定一种生物从另一种生物中分化出来的时间以及人类的迁移过程。特别是在没有化石和遗骨的情况下,分子钟可作为研究进化过程的工具。尽管如此,分子钟在不同基因、不同家系以及不同的时间和区域可能走得快慢不一。

五、线粒体的起源有内共生和分化两种假说

内共生假说认为,真核细胞的能量转换细胞器被认为是从原核细胞演变过来的,原始的真核细胞吞噬原核细胞后,两者之间逐渐发展成一种共生关系,这种共生假说可解释线粒体(和叶绿体)为什么都含有自己的 DNA 并可编码自身的一些蛋白质。自从原核细胞被宿主细胞吞噬后,这些细胞器(原核细胞)逐渐失去了许多原有的基因组,对核基因组所编码并在胞质中合成并运输至细胞器的蛋白质变得愈加依赖;相应地,宿主细胞进行生物合成、离子泵及运动所需要的许多 ATP 也越来越依赖这些细胞器;同时它们对发生在特定细胞器内的生物合成反应也变得非常依赖。

目前普遍认为,线粒体可能是从内共生细菌进化而来。线粒体具有许多原核细胞的特征,如相似的大小、具有增殖和分裂的能力、独特的遗传系统以及对抗生素(四环素和红霉素)的敏感性等。研究提示,线粒体可能是从 10 多亿年前的内吞细菌进化而来的。根据内共生假说(endosymbiotic hypothesis),真核细胞最初是一种没有线粒体或叶绿体的厌氧生物,在进化的过程中与细菌逐渐建立起了一种稳定的共生关系,真核细胞改造细菌的氧化磷酸化系统为己所用。在 15 多亿年前(植物和动物出现前),当相当浓度的氧气进入大气层时,真核细胞对细菌的内吞事件发生,此次事件导致线粒体的形成。

线粒体是由什么类型的细菌形成的呢?通过对基因序列的比较发现,线粒体可能起源于一种特殊的紫色光合细菌,在演变的过程中,它们失去了光合作用的能力但将一条呼吸链保留下来。近 10 多年来,由于古细菌的发现与研究以及"古细菌可能是真核生物起源的祖先"的论断都十分有利于线粒体和叶绿体内共生起源学说的巩固和发展。

而线粒体起源的分化学说认为:真核细胞的前身是一个进化程度比较高的好氧细菌,参与能量代谢的电子传递系统、氧化磷酸化系统位于细胞膜上。随着不断进化,细胞需要增加其呼吸功能,因此不断地增加其细胞膜表面积,增加的膜不断地发生内陷、折叠、融合,并被其他膜结构包裹,逐渐演变为专门具有呼吸功能的细胞器——线粒体。这一学说曾得到一些学者的支持,但目前看来,这个学说缺乏足够的实验证据。

第四节 线粒体与细胞衰老和死亡密切相关

一、线粒体与细胞衰老相关

衰老(senescence)是机体在退化时期生理功能下降和紊乱的综合表现,是不可逆的生命过程,受各种内、外因素影响。有关细胞衰老分子机制的研究显示,mtDNA 突变与衰老有关。体细胞中 mtDNA 突变随年龄而增加,与衰老的程度呈正相关,因此,mtDNA 突变的累积可诱发多种老年性疾病。

衰老进程中产生 mtDNA 的缺失突变使脑、心肌、骨骼肌、肝、肾、肺、皮肤、卵巢和精子等多种组织器官和细胞受累。Prolla T 等发现,在很多情况下衰老细胞是由于 mtDNA 发生突变而凋亡,并不是由于自由基增多对细胞损伤引起凋亡。在老年人的组织器官中已发现 10 多种 mtDNA 缺失突变,其中以 4 977bp 缺失最为常见。衰老器官的 mtDNA 缺失呈现多样性,即不同组织中可发生不同类型的缺失突变;一种组织也可发生一种或多种缺失突变;而有的缺失突变仅在特定组织出现,例如 mtDNA3610 缺失突变只见于骨骼肌,心肌则可发生 mtDNA7438、mtDNA4977 和 mtDNA1023 等多种缺失突变,但以 mtDNA7438 最多见。从死于各种疾病患者的心肌中发现,发生 mtDNA7438 缺失突变的风险随年龄的增长而提高:小于 30 岁时十分罕见,31~40 岁发生率为 25%,41~50 岁为 63%,61~70 岁为 75%,超过 70 岁后达 100%。

与心肌类似，其他脏器也发现与衰老相关的mtDNA。这说明，人的衰老与mtDNA突变的积累呈正相关。由此可见，mtDNA异常所导致的疾病并非都归咎于母系遗传，它也可以后天获得并随着年龄的增长而显现并加重。

细胞中大约90%的O_2^-在线粒体内形成，线粒体有自己的过氧化物歧化酶和谷胱甘肽过氧化物酶。研究发现，线粒体过氧化物歧化酶缺乏的大鼠寿命缩短，即使在正常的动物中，线粒体DNA中氧化的、异常的核苷酸是核DNA的10倍。根据上述现象及老年人线粒体功能减退的事实，研究者们提出"恶性循环假说"，以期解释生物体老化现象。该假说认为，氧化损伤可引起体细胞mtDNA变异的积累，进而加速这些组织中氧化错误的进程，这种有害的恶性循环持续发生直到老年个体的线粒体产生大量的氧化产物，导致整个生物体的衰退和老化。

二、线粒体与细胞死亡相关

细胞死亡也与线粒体密切相关。在某些情况下，线粒体是细胞死亡的启动环节，在某些情况下，线粒体是细胞死亡的核心环节。线粒体的膜电位变化，线粒体动力学、线粒体的ROS代谢，mtDNA损伤、线粒体膜上的Bcl家族蛋白、线粒体内细胞色素c漏出、线粒体自噬等都与细胞死亡相关。

许多研究证据显示线粒体是控制细胞死亡的中心环节之一：无论死亡细胞的类型或导致细胞死亡的因素有何不同，细胞死亡的普遍共同特征是线粒体膜通透性改变先于死亡出现；相较于包括caspase在内的其他许多细胞生物学指标，线粒体通透性的改变是预测细胞死亡更有价值的指标；促凋亡因子（或药物）可诱导线粒体膜通透性的改变；通过特异性药物抑制线粒体膜的通透性可阻止或延缓细胞死亡；线粒体内有一些具有水解酶活性的蛋白。

线粒体是细胞凋亡的控制中心，一些情况下，线粒体是细胞凋亡的核心控制环节。线粒体膜的通透性改变及线粒体内Cyt c释放到胞质，是凋亡调节的核心环节。很多促凋亡信号会通过损伤线粒体或是通过Bcl-2家族的蛋白改变线粒体膜的通透性，如Bcl-2、bax、bcl-XL等都定位于线粒体膜上，Bcl-2通过阻止Cyt c从线粒体释放出来抑制凋亡，而bax则通过与线粒体上的膜通道结合，促使Cyt c的释放而促进凋亡。进入胞质的Cyt c可以与Apaf-1一起与caspase-9的前提结合，从而活化caspase-9，进而激活caspase-3，引起细胞凋亡。此外，活化的caspase-8，一方面激活caspase-3，一方面催化Bid裂解，其裂解形成的C端片段进入线粒体，引起线粒体内Cyt c的高效释放。

另一些情况下，线粒体是细胞凋亡的始动因素，线粒体内源的因素也会造成细胞凋亡。比如线粒体能量代谢和自由基代谢过程中产生大量超氧阴离子，并通过链式反应形成活性氧（reactive oxygen species，ROS），当ROS水平较低时，可促进细胞增生；而ROS水平较高时，使得线粒体内膜非特异性通透性孔道（mitochondrial permeability transition pore，MPTP）开放，不仅导致线粒体膜电势崩溃，也使Cyt c外漏，从而启动caspase级联活化，引起凋亡。再比如，线粒体mtDNA突变累积，影响线粒体能量代谢时，也会引起线粒体膜电位和通透性改变，引起凋亡。此外，线粒体作为细胞内钙池的一部分，线粒体钙调节紊乱也可能引起细胞凋亡。

除了凋亡之外，有证据表明线粒体还与其他类型的细胞死亡相关，比如有研究发现线粒体内存在核酸内切酶G（endonuclease G）、凋亡诱导因子（AIF）和凋亡抑制因子（IAP）的抑制蛋白Smac/Dizblo，这些蛋白因子可能参与了不依赖caspase的细胞程序性死亡。

由于线粒体在细胞死亡中的核心地位，有学者提出了与线粒体有关的细胞死亡的三个时期（图5-14）：①线粒体前期（premitochondrial phase），这是诱导细胞死亡的因子通过一定途径引起线粒体改变的过程，也称为诱导期或起始期，由于不同的诱导因子有不同的作用途径，所以这一时期也称为私有途径；②线粒体期（mitochondrial phase），在这一时期线粒体膜的通透性发生改变，这是线粒体控制细胞死亡的关键时期，进入这一期，细胞将不可避免地发生后续过程，故也称为效应期或决定期；③线粒体后期（postmitochondrial phase），也称为降解期，从线粒体释放或被线粒体激活的蛋白酶，激活一系列蛋

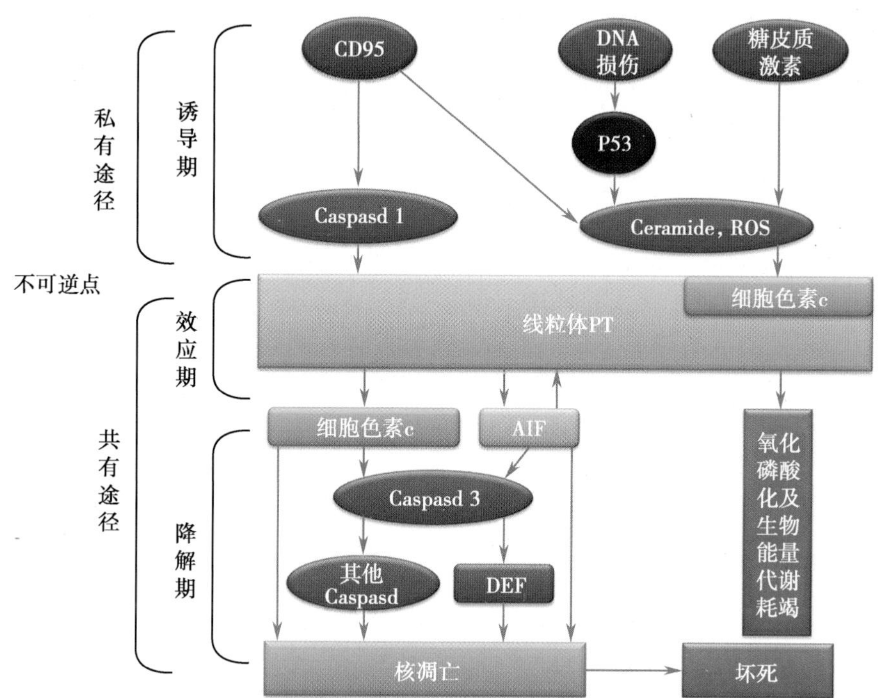

图 5-14　线粒体相关死亡的三个时期

白酶和水解酶，完成细胞死亡的后续步骤。第二期和第三期是不同因素导致细胞死亡的共同途径，因此也称为共有途径。

细胞死亡的形式很多，细胞死亡的过程也是一个复制的存在网络性交互作用的过程。它既取决于死亡信号的类型，也取决于死亡信号的强度。有时候线粒体途径是细胞死亡的主要途径，有时候是次要途径，也可能是若干途径之一，还有的时候，线粒体改变是死亡执行阶段的表型。在不同的生理病理过程中，要仔细分辨线粒体在特定细胞死亡中所扮演的角色。

第五节　线粒体动力学

在活体细胞内线粒体不断地进行着分裂（fission）和融合（fusion），线粒体可以融合连接形成网络状结构，也可以分裂形成彼此分散存在的个体，这种动态变化被称为线粒体动力学（mitochondrial dynamics）。线粒体分裂与融合的动态平衡在塑造线粒体形态的同时，与线粒体功能的调节密切相关，如线粒体能量代谢、钙离子调节、线粒体遗传等，此外，还与线粒体质量控制、线粒体相关凋亡相关。

一、目前普遍认为线粒体通过分裂进行增殖

G. Attardi 等（1975）认为线粒体的生物发生过程分为两个阶段。在第一阶段，线粒体进行分裂增殖，此过程涉及线粒体遗传系统的复制和分裂过程中的不对称分配；也涉及线粒体两层膜结构的生长、分裂、融合。第二阶段包括线粒体本身的分化过程，建成能够发挥生物氧化等功能的结构体系。线粒体分裂增殖的分裂方式目前认为包括以下三种方式：①出芽分裂。线粒体分列时先从线粒体上长出膜性突起，称为“出芽”（budding），随后小芽不断长大，并与原线粒体分离，再经过不断生长“发育”，最后形成新的线粒体。②收缩分裂。线粒体中央收缩形成细颈，最后断裂，形成两个线粒体。③间壁分裂。线粒体内膜向中心内褶形成分隔线粒体结构的间壁，随后再一分为二，形成两个线粒体。在分裂的过程中，线粒体中的物质，包括 mtDNA 在子代线粒体中的分配都是不均等的。此外，线粒体在细胞中的分布还受到细胞分裂的影响，在细胞分裂过程中，胞质中的线粒体在子代细胞中的分配也是不均等的。

二、线粒体 DNA 具有复制分离的特点

在细胞分裂和线粒体分裂两个层次的分裂过程中，线粒体的分配都是不均等的随机分配，因此，线粒体 DNA 具体复制分离的特点，在同一线粒体中，可能存在不同类型的 mtDNA，即野生型和突变型 mtDNA。分裂时，野生型和突变型 mtDNA 发生分离，随机分配到子代线粒体中；同时，同一细胞中，也可能存在着带有不同 mtDNA 的线粒体。细胞分裂时，带有不同类型 mtDNA 的线粒体随机分配到子代细胞中。总的结果就是，子代线粒体和子代细胞拥有不同比列的突变型 mtDNA 分子，这种随机分配导致 mtDNA 异质性变化的过程称为复制式分离(replicative segregation)。在连续的分裂过程中，异质性细胞中突变型和野生型 mtDNA 的比例会发生漂变(drift)，向同质性的方向发展。分裂旺盛的细胞往往有排斥 mtDNA 的趋势，经过无数次分裂后，细胞逐渐成为只有野生型 mtDNA 的同质性细胞。突变 mtDNA 具有复制优势，在分裂不旺盛的细胞中逐渐积累，形成只有突变型 mtDNA 的同质性细胞。漂变的结果，表型也随之发生改变。这也是线粒体遗传病容易累及肌肉、神经组织的原因之一。

三、频繁的线粒体融合与分裂活动服务于细胞的生理需求和自身的保护机制

线粒体形态上表现为从分散的粒状或短线状到网络结构之间，保持着此消彼长的动态平衡，使得线粒体能够适应不同的生理需求。同时，线粒体动力学在线粒体相互协作和线粒体质量控制方面起着非常重要的作用。线粒体这种持久的形态和结构的动态变化受控于正常功能线粒体的精密重构，其极易受到细胞内外环境的影响。线粒体融合有利于促进线粒体的相互协作，可以使不同线粒体之间的信息和物质得到共享和交换，从而协调他们的结构和功能。当 mtDNA 的突变发生累积时，线粒体融合可以使得不同线粒体的基因组交换并进行充分的 DNA 互补，并帮助修复这些 DNA 突变，保证线粒体正常的功能。线粒体分裂与线粒体的转归有关，分离后形成的子代线粒体如果具有较高的膜电位，线粒体将能够进行下一次的融合、分裂循环；如果子代线粒体的膜电位下降，出现去极化，线粒体将发生自噬而被清除。

四、线粒体的融合和分裂是由一系列相关蛋白介导的过程

至少存在 5 种线粒体动力学相关 GTP 酶介导线粒体的融合与分裂：Mfn 1/2 和 OPA1 分别控制线粒体外膜与内膜的融合；Fis1 和 Drp1 触发线粒体的分裂。融合使得完整的线粒体与损伤的线粒体之间的内容物混合，替换已经损伤的物质，如突变的 mtDNA，促进同一细胞内线粒体群体的完整性和同质性。研究表明，缺乏 OPA1 或 Mfn 会导致融合功能缺陷，细胞中线粒体呼吸功能下降。线粒体分裂可以隔离线粒体中不可逆转的损伤，具有融合缺陷的线粒体通过自噬作用被清除，例如，线粒体内膜上 OPA1 功能的缺失将影响线粒体内膜的融合与线粒体内脊的形态，以至于产生显性视神经萎缩疾病；线粒体外膜上的 Mfn2 基因突变将导致遗传性感觉运动神经病。线粒体过度分裂将损害其能量代谢，融合与分裂的动态平衡能力的下降直接导致细胞能量代谢紊乱，引发代谢疾病。

第六节 线粒体与疾病

线粒体是细胞能量代谢的中心，也是三大物质代谢的枢纽，同时与细胞凋亡、自噬、钙离子浓度的调节等密切相关，因此，维持线粒体结构与功能的正常，对于细胞的生命活动至关重要。在特定的条件下，线粒体与疾病的发生有着密切的关系，一方面是疾病状态下线粒体作为细胞病变的一部分，是疾病在细胞水平上的一种表现形式；另一方面，线粒体作为疾病发生的主要动因，是疾病发生的关键，主要体现在 mtDNA 突变导致细胞结构和功能异常。

一、疾病过程中的线粒体变化

线粒体对外界环境因素的变化很敏感，在病理状态下会出现线粒体嵴减少或消失、线粒体肿胀、线粒体破裂、线粒体数量减少、线粒体融合、线粒体内颗粒增多等变化，常作为细胞病变或损伤时最敏感的指标之一，成为分子细胞病理学检查的重要依据。例如在中毒、感染等情况下，线粒体

可能发生肿胀甚至破裂；在肝癌的癌变过程中，线粒体嵴的数目逐渐下降最终成为液泡状线粒体；细胞缺血缺氧时线粒体会出现结构变异如线粒体凝集、肿胀等；坏血病患者的病变组织中可见多个线粒体融合成线粒体球。

二、线粒体遗传病

通常所说的线粒体遗传病（mitochondrial genetic disorders）是指的因 mtDNA 突变所致线粒体功能障碍而产生的疾病。除 mtDNA 突变导致的遗传病外，编码线粒体蛋白的核 DNA 突变也可以引起线粒体相关的遗传病，但是这类疾病表现为孟德尔遗传方式。还有的线粒体疾病，涉及 mtDNA 和核 DNA 的共同改变。因此线粒体遗传病的基因型和表型关系复杂，遗传特征和临床表现多样。

线粒体作为细胞的能量代谢中心，一旦功能发生异常就有可能导致疾病，在高度依赖氧化磷酸化的高需能组织和器官如肌肉、心脏和神经系统中尤为明显，因此，线粒体病的临床表现常为肌病、心肌病、痴呆、突发性肌阵挛、耳聋、失明、贫血、糖尿病以及大脑供血异常（休克）等症状。线粒体病导致机体缺陷的形成及严重程度与多种因素有关，因此，确定是否存在线粒体疾病是一个非常复杂的过程。在很多家庭中，线粒体疾病是确定无疑的母系遗传，因为大多数线粒体基因的点突变是母系遗传的。然而，由于某些突变的线粒体基因组不能够通过遗传瓶颈，因此，并不是所有线粒体病都遵循母系遗传方式。除母系遗传外，生命过程中致突变因素的持续作用会使 mtDNA 和核 DNA 的突变不断积累，导致生物个体某些组织和器官的衰老、代谢性疾病、退行性病变甚至肿瘤。此外，如果编码线粒体蛋白质的基因突变、蛋白质进入线粒体的障碍及基因组间的通信障碍也可以引起线粒体病。

1987 年 Wallace DC 等报道了首例由线粒体 DNA 突变引起的人类疾病，明确了 mtDNA 突变可导致人类疾病，其后的 20 多年间，这一领域的研究进展十分迅速。现已发现，50 多种 mtDNA 的点突变和 100 多种 mtDNA 重排与人类多系统的紊乱相关。先将目前病因相对明确的几种线粒体遗传病列举如下：

（一）Leber 遗传性视神经病（MIM535000）

Leber 遗传性视神经病（LHON）最早由德国眼科医师 Theodor Leber 发现，它是一种急性或亚急性发作的母系遗传病。典型的 LHON 首发症状为视物模糊，随后的几个月之内出现无痛性、完全或接近完全的失明。该病通常累及双眼或在一只眼睛失明不久，对侧眼也很快失明。视神经和视网膜神经元的退化是 LHON 的主要病理特征。另外，还伴有周围神经的退化、震颤、心脏传导阻滞和肌张力降低等病症。LHON 一般在 20~30 岁时发病，但发病年龄范围可从儿童时期一直到 70 多岁，通常存在性别差异，男性患病风险大致是女性的 4~5 倍，但原因尚不清楚。

在 9 种编码线粒体蛋白的基因（ND1、ND2、CO1、ATP6、CO3、ND4、ND5、ND6、CYTB）中，至少有 18 种错义突变可直接或间接地导致 LHON 表型的出现。LHON 分为两种类型：①单个线粒体突变就足以导致 LHON 表型的类型；②少见的、需要二次突变或其他变异才能产生的临床表型的类型，但其发病的生物学基础尚不完全清楚。对于第一种类型的 LHON 来说，90% 以上的病例中是因为三种突变（MTND1*LHON3460A、MTND4*LHON11 778A 和 MTND6*LHON14 484C），而且在这些患者中，11 778A 突变占 50%~70%。在这类 LHON 家族中，同质性是很常见的现象。在异质性 LHON 家族中突变线粒体 DNA 的阈值水平≥ 70%。

11 778A 突变使电子呼吸链酶复合体Ⅰ中的亚单位（NADH 脱氢酶）上第 340 位 G 突变为 A，使高度保守的精氨酸替换为组氨酸，降低了 NAD 关联底物的氧化作用效率。3460A 突变减少了复合物Ⅰ大约 80% 的活性，14 484C 突变也降低了复合物Ⅰ的活性。这三种主要的 LHON 突变都不同程度地影响了呼吸链的作用，而复合物Ⅰ在光诱导的神经传导通路中具有非常重要的作用。

LHON 的致病性突变会影响线粒体的氧化磷酸化作用和产生 ATP 的能力，最主要的受累对象是那些依赖氧化磷酸化程度高的组织。因此，线粒体成分的缺陷会对某一特定组织产生影响，从而形成特定的临床表型而不是表现出综合征的形式。中枢神经系统（包括脑和视神经）对氧化代谢的需求非常高，这和 mtDNA 突变导致 LHON

的首发临床表现为失明相一致。

（二）线粒体肌病（MERRF 综合征）（MIM 545000）

线粒体肌病（MERRF 综合征）主要是由线粒体基因组 tRNALys 基因点突变所致。MERRF 综合征即肌阵挛性癫痫及粗糙红纤维综合征（myoclonus epilepsy and ragged-red fibers，MERRF），是一种罕见的、有明显母系遗传特点的线粒体疾病，具有多系统紊乱的症状包括肌阵挛性癫痫的短暂发作、不能够协调肌肉运动（共济失调）肌细胞减少（肌病）轻度痴呆、耳聋及脊髓神经退化等。粗糙红纤维（ragged-red fibers）是指大量的团块状异常线粒体，主要聚集在肌细胞中，电子传导链中复合物Ⅱ的特异性染料能将其染成红色。一般而言，MERRF 是线粒体脑肌病的一种，包括线粒体缺陷和大脑与肌肉功能的变化。在患有严重的 MERRF 患者中，大脑的卵圆核和齿状核存在神经元的缺失，并且在小脑、脑干和脊髓等部位也可观察到上述现象。MERRF 病一般在童年时初发，病情可持续若干年。

大部分 MERRF 病例是线粒体基因组的 tRNALys 基因点突变的结果（A8344G）。这个突变正式的名称为 MTTK*MERRF8344G。线粒体碱基替换疾病的命名包括三个部分：第一部分是确定的位点，MTTK 中的 MT 表示线粒体基因突变，第二个 T 代表 tRNA 基因，K 表示赖氨酸，这说明突变发生在线粒体的 tRNALys 基因上。第二部分是在星号之后使用了描述临床特征的疾病字母缩略词，这些临床特征与特定核苷酸位点的碱基突变密切相关，在这里，缩略词就是 MERRF。第三部分中的术语 8344G 表示在核苷酸 8344 位置的鸟嘌呤（G）的变异。

如果神经和肌肉细胞中 90% 的线粒体存在 MTTK*MERRF8344G 突变，就会出现典型的 MERRF 症状，当突变的线粒体所占比例较少时，MERRF 的症状较轻。这种 MERRF 突变减少了线粒体蛋白的整体合成水平，产生了一系列 MERRF 特定的翻译产物，而且除了复合物Ⅱ外，所有氧化磷酸化成分的含量均降低。

（三）MELAS 综合征（MIM 540000）

MELAS 综合征又称线粒体肌病脑病伴乳酸酸中毒及卒中样发作综合征（mitochondrial encephalomyopathy with lactic acidosis and stroke-like episodes，MELAS），是最常见的母系遗传线粒体疾病。临床特点包括 40 岁以前就开始的复发性休克、肌病、共济失调、肌阵挛、痴呆和耳聋，少数患者出现反复呕吐、周期性的偏头痛、糖尿病、眼外肌无力或麻痹从而使眼的水平运动受限（进行性眼外肌麻痹，PEO）伴随眼睑下垂、肌无力、身材矮小等。乳酸性酸中毒是由于乳酸浓度的增加而导致血液 pH 值下降和缓冲能力降低。在 MELAS 患者中，异常的线粒体不能够代谢丙酮酸，导致大量丙酮酸生成乳酸，使后者在血液和体液中累积。MELAS 患者的一个特征性病理变化是在脑和肌肉的小动脉和毛细血管管壁中有大量形态异常的线粒体聚集。MELAS 虽与 MERRF 的症状相似，但有其独特的临床表现。

在 MELAS 病例中，MTTL1*MELAS3243G 突变的发生率超过了 80%。碱基突变发生在两个 tRNAleu 基因中的一个。值得注意的是，发生在 tRNAleu（UUR）基因上的 A3243G 突变中，UUR 代表亮氨酸 tRNA 的密码子，前两个位置是尿嘧啶，第三个位置（R）为嘌呤。一般情况下，MTTL1*MELAS3243G 是异质性的，当肌肉组织中线粒体 DNA 的突变≥90% 时，复发性休克、痴呆、癫痫和共济失调的发病风险就会增加。当 A3243G 突变的异质性达到 40%~50% 的时候，就有可能出现慢性进行性眼外肌麻痹（CEPO）肌病和耳聋。此外，MELAS 基因突变还可发生在 tRNAleu（UUR）基因内 3252、3271 和 3291 位点上，以及线粒体 tRNAVal（MTTV）与 COXⅢ（MTCO3）基因上。

不同种类线粒体突变所导致的临床改变是复杂的。除了 MELAS，MTTL1 基因中的各种单核苷酸突变也能够产生线粒体遗传病复杂多变的表型。在一些有 A3243G 突变的个体中，唯一的表型特点是糖尿病和耳聋，而在 3250、3251、3302、3303 和 3260 位点突变的患者中，肌病是其主要特点。心肌病则是 3260 和 3303 位点碱基替换患者所具有的主要症状。存在 C3256T 突变的患者则表现出 MELAS 和 MERRF 两种疾病的共同症状。总而言之，不同的线粒体 tRNA 基因突变可引起不同的功能紊乱，一些线粒体 tRNA 基因突变能产生相似的临床症状，而同一 tRNA 基因不同位点的突变又能导致不同的临床表型。

（四）卡恩斯－塞尔综合征（MIM530000）

部分线粒体基因结构改变引起卡恩斯－塞尔综合征。卡恩斯－塞尔综合征（Kearns-Sayre syndrome，KSS）又称为慢性进行性外眼肌麻痹，因进行性外部眼肌麻痹和视网膜色素变性而得名。KSS 的表现还包括心肌电传导异常、共济失调、耳聋、痴呆和糖尿病。另一些不典型的症状有智力发育迟缓或有智力衰退迹象，性成熟推迟以及过短身材等。发病年龄一般低于 20 岁，大多数患者在确诊后几年内死亡。

KSS 并不表现出特定的母系或核基因遗传方式，但其症状表明它仍是一种线粒体疾病。KSS 患者的 mtDNA 存在结构上的改变，包括大片段缺失（>1 000bp）。线粒体基因组的这种异常可以通过 Southern blotting 检测，使用线粒体特异性 DNA 探针可以确认受累者线粒体中存在的复制或缺失，而后借助序列分析确定 mtDNA 结构异常的性质和程度。大约 1/3 的 KSS 病例与 4 977bp 缺失有关，该缺失的断裂点位于 ATP8 和 ND5 基因内，并伴随间隔结构和 tRNA 基因缺失。大多数的 KSS 病例是散发的，但不排除由无症状的母亲遗传而来的可能性。

KSS 的病情严重性是由异质性的程度和 DNA 结构发生改变的线粒体基因组的组织分布决定的。当肌细胞中有缺失的线粒体基因组大于 85% 时，可发生 KSS 所有的临床特征。在异质性处于较低水平时，进行性眼外肌麻痹是主要症状。当缺失和 / 或复制的线粒体基因组在造血干细胞中大量存在时，就会表现出一种致命且早发的疾病，称 Pearson 综合征（PS）。PS 的主要特点是血细胞不能利用铁来进行血红蛋白的合成，从而引起缺铁性贫血。

当存在缺失的 mtDNA 分子在某一组织中的含量非常高时，由于线粒体部分 DNA 包括 tRNA 基因的丧失，能量的产生就会急剧下降。同样，当含有复制的线粒体基因组增加时，线粒体基因（包括 tRNA 基因）的过度表达将会导致氧化磷酸化（OXPHOS）亚基的失衡，从而影响呼吸链中蛋白复合物的组装。

（五）核基因突变可引起某些线粒体疾病

线粒体结构和功能的完整性受核 DNA 和 mtDNA 的双重控制。核 DNA 的突变也可导致线粒体疾病。1995 年 Bourgeron T 等首次报道了核基因编码的氧化磷酸化亚单位基因突变导致的 Leigh 综合征（Leigh syndrom，LS）及氧化磷酸化复合体功能缺陷的病例。从此，人们对核 DNA 突变与线粒体疾病间的关系有了更进一步的认识。与线粒体疾病相关的核基因突变可分为 4 种：①编码氧化磷酸化复合体亚基的基因发生突变；②编码氧化磷酸化复合体组装蛋白的基因发生突变；③编码维持 mtDNA 结构稳定性蛋白的基因发生突变；④编码参与线粒体生物合成蛋白的基因发生突变。

进行性外眼肌麻痹（progressive external ophthalmoplegia，PEO）为编码线粒体结构蛋白的核基因突变所致，临床上以进行性肌无力导致双侧眼睑下垂为主要特征；生化检查表现为呼吸链酶活性降低，血浆中有高浓度的乳酸盐；大多常染色体显性遗传的 PEO 家族携带 ANT1（编码肌肉、心脏特异性线粒体腺嘌呤核苷酸易位子）、Twinkle（编码 mtDNA 的螺旋酶）或 POLG1（编码特异性的 mtDNA 聚合酶 γ 催化亚基）基因的杂合性突变。而 Leigh 综合征的常见病因为 mtDNA 上的 T8993G/C 突变（达到 95% 以上）、核 DNA 上存在复合体Ⅰ（NDUFV1 突变）、复合体ⅣSURF1 突变及 PDHC 等基因的缺陷。临床表现为脑神经异常、呼吸功能障碍及伴有基底神经节、小脑或脑干的共济失调。因为两种基因组都存在突变，所以其遗传具有多样性。2004 年，Miller C 等报道了因核 DNA 编码的线粒体核糖体蛋白亚单位 16（MRPS16）发生纯合突变，导致先天畸形、四肢水肿、肝转氨酶活性升高的病例。核 DNA 突变与线粒体疾病间的关系越来越引起人们的关注。大部分核基因突变引起的线粒体疾病病情严重，多在婴儿期发病，但是临床实践表明，两个基因组在任何年龄段线粒体疾病的发病中都同样重要。

线粒体遗传病的预防十分重要。有关我国线粒体病的发病率尚缺乏完整的调查资料。据统计，在美国 10 岁以下儿童中，每 4 000 人就会有 1 人患线粒体病，可见，线粒体病并非罕见。线粒体病能累及几乎所有的组织和器官，使一些患者出现不典型的临床症状，这给早期诊断带来一定困难。当患者因出现比较典型的多器官尤其是中枢神经系统和肌肉组织受累症状而易于诊断时，则为时已晚。作为先天性遗传性疾病，线粒体遗传病的治疗目前还存在很多困难，现行的一些基因治疗尝试尚未取得令人满意的疗效。因此，"防患于未然"便显得尤为重要。应遵循医学伦理学原则，采取有效的措施，预防此类疾病发生和降低其发病率。由于发生在生殖细胞的 mtDNA 突变可随配子而传递给下一代，近亲结婚无疑会大大提高罹患包括线粒体病在内的遗传性疾病的风险，故应加以制止。推行遗传咨询也能达到预防的目的。可根据母方的所有亲属均有携带突变 mtDNA 风险的特点，对家系成员的线粒体病常见的受累器官中突变 mtDNA 的比例加以分析，进而做出可靠的风险预测，以达到及时预防和早期诊断的目的。拥有健康的孩子是每个家庭的最大愿望，因此，应提倡携带者在怀孕早期做产前诊断并根据 mtDNA 的检测结果决定是否中止妊娠。另外，对那些已发病的患者，可采取跟踪随访辅以必要的治疗等形式，预防可能出现的并发症，以提高患者的生存质量。

三、线粒体异常与肿瘤的发生关系密切

肿瘤的发生和发展是一个由多因素引起的复杂过程，与癌基因激活、抑癌基因失活、细胞凋亡异常以及 DNA 损伤修复功能异常密切相关。线粒体 DNA 具有易损伤的特点，这使线粒体在肿瘤形成过程中具有重要的作用。随着线粒体研究的深入，线粒体在肿瘤发病中的角色及在肿瘤诊断及治疗中的意义日益受到人们的关注。

线粒体 DNA 损伤和突变与肿瘤形成的相关性在多种肿瘤中已得到证实。mtDNA 有其独特的生物学环境和特性：①mtDNA 裸露于线粒体基质中，缺乏组蛋白保护，无有效的 DNA 损伤修复系统，易受 ROS 攻击；②mtDNA 在整个细胞周期中都处于不断合成状态，易受致突变因素的干扰，稳定性差；③线粒体中氧浓度高，易产生氧自由基及过氧化氢等物质，氧化损伤风险高；④与参与细胞核 DNA 合成的 DNA 聚合酶相比，负责 mtDNA 复制的 DNA 聚合酶识别能力低，校对能力差；⑤线粒体内脂肪与 DNA 比值高，嗜脂性的致癌物会优先在 mtDNA 上聚集。因此，与核 DNA 相比较，mtDNA 更易受到损伤，更易发生突变。在许多人类恶性肿瘤如乳腺癌、结肠癌、胃癌、肝癌和肾癌中均存在线粒体 DNA 的突变，这些突变既可发生在线粒体 DNA 编码区也可发生在非编码区。mtDNA 诱发癌变机制的体外实验表明，mtDNA 突变可削弱细胞的正常呼吸功能，释放高水平的 ROS，引起核基因组及 mtDNA 的损伤。核 DNA 的突变可使肿瘤细胞获得选择性生长优势；mtDNA 突变可引起编码基因异常，导致呼吸链异常并使 ROS 进一步增高，形成恶性循环。另外，mtDNA 分子及其片段与核基因组的整合也可诱发细胞癌变。mtDNA 在核内的整合可能会导致原癌基因的激活或抑癌基因的失活，使细胞增殖分化失控，导致癌变。

随着 mtDNA 与肿瘤关系研究的深入，越来越多的证据表明，mtDNA 在肿瘤诊断方面具有重要的临床应用价值。在肿瘤诊断方面，mtDNA 的优势在于：①缺乏损伤修复机制，先于核 DNA 受到环境因素的影响且持续存在；②mtDNA 数量多，复制率高，易于检测。因此，体液中肿瘤 mtDNA 的检测可能成为临床肿瘤诊断（特别是早期诊断）或评价的重要手段。Fliss MS 等分析了不同肿瘤患者 80% 的 mtDNA 序列，发现膀胱癌、头颈部癌和肺癌中 mtDNA 突变率分别为 64%、46% 和 43%，并且在具有 mtDNA 突变的膀胱肿瘤患者的尿液、头颈部肿瘤患者的唾液以及肺癌患者的支气管肺泡灌洗液中发现了相似的 mtDNA 突变。肿瘤组织中 mtDNA 不仅存在序列上的突变，而且也会发生数量上的改变。Kim MM 等通过荧光定量 PCR 的方法对来自 91 例头颈部不同组织分级的癌前组织样本、14 例头颈部肿瘤组织及 655 例正常人的口腔唾液黏膜细胞 DNA 中的细胞色素 c 氧化酶亚单位（cytochrome c oxidase subunit 1，Cox1，mDNA 特异性基因）和 β-actin（核 DNA 特异性基因）基因进行检测，发现正常唾液黏膜细胞，轻、中、重度癌前组织和肿瘤组织中 Cox1/β-actin 的比值分别为 0.053 7、0.052 9、0.060 7、0.102 1 和 0.166 7，表明线粒体 DNA 拷贝数可随组织学分级程度的增加而增加，线粒体 DNA 拷贝数的增加可能是对呼吸链功能下降的代偿。因此，mtDNA 突变及数量的监测有望成为无创的肿瘤早期诊断的分子标志物。

针对线粒体的肿瘤治疗，目前主要围绕以下三方面进行研究：首先，干扰线粒体氧化磷酸化。一系列去电子亲脂阳离子复合物通过干扰肿瘤细胞线粒体功能而产生毒性作用。其次，促进细胞内氧自由基的生成，发挥其对肿瘤细胞的毒性作用。超氧化物歧化酶（superoxide dismntase，SOD）可作为选择性杀伤肿瘤细胞的靶点。最后，线粒体介导肿瘤细胞凋亡。许多抗肿瘤药可作用于线粒体，导致 PTPC 开放，线粒体跨膜电位下降或消失，继而使呼吸链脱偶联，谷胱甘肽耗竭，ROS 产生以及细胞色素 c 和凋亡诱导因子释放，均可引起细胞凋亡。

线粒体与肿瘤的形成以及肿瘤的诊断和治疗关系密切，深入开展该领域研究有助于加深对肿瘤成因的认识，为肿瘤的防治提供新的依据和治疗手段。

四、线粒体与衰老退行性疾病

神经退行性疾病是一类严重影响人类健康的常见病，现普遍认为线粒体是控制细胞凋亡的中心和产生氧自由基的主要场所，线粒体功能失调可以导致许多神经系统退行性疾病的发生。神经元死亡是一些神经系统退行性疾病的共同特征如帕金森病（Parkinson disease，PD）和阿尔茨海默病（Alzheimer's disease，AD）等。导致这些疾病的发病机制现已得到基本确认，其中线粒体功能失调以及由线粒体介导的神经元凋亡在退行性疾病发生、发展中起了重要作用。

帕金森病是一种中老年人常见的运动障碍性疾病，黑质多巴胺能神经元变性缺失和路易小体形成是其病理学特征。目前，导致黑质多巴胺能神经元变性缺失的确切发病机制尚不完全清楚，但线粒体功能障碍在其中发挥重要作用。采用定量蛋白质组学技术和放射性核素编码标志物方法，Jing-Hua Jin 等对使用 1- 甲基 -4- 苯基 -1，2，3，6- 四氢吡啶（MPTP）辅以二丙苯磺胺（probenecid）处理 5 周的慢性帕金森病小鼠和对照小鼠进行了黑质线粒体蛋白表达谱组间差异的分析，发现超过 100 个蛋白点在处理组中有量上的显著变化，其中有一种称为 DJ1 蛋白质的突变与家族性帕金森病有关。采用蛋白印记分析和免疫组织化学方法得出，DJ1 在黑质的分布与鼠细胞内包涵体（如同帕金森患者中的路易小体）形成有关。该结果说明，DJ1 不仅与 α 突触核蛋白同时在多巴胺能神经元中聚集，还存在于经 MPTP/prob 处理的小鼠细胞包涵体内。据此推断，DJ1 在线粒体功能缺陷和帕金森病患者路易小体的形成中可能发挥重要作用。

阿尔茨海默病是老年人中常见的神经系统变性疾病。日益增多的证据表明，新陈代谢异常和氧化应激所致线粒体功能缺陷与阿尔茨海默病相关。David 等采用蛋白质组学技术对阿尔茨海默病的 P301L tau 转基因小鼠的蛋白质表达谱进行的分析发现，一些与新陈代谢相关的蛋白（包括线粒体呼吸链复合物组成部分、抗氧化剂、突触蛋白）等都有所改变。随后的功能分析提示，tau 蛋白和 β 淀粉样蛋白对线粒体损伤有协同作用。

神经退行性疾病的致病因素大多涉及氧化应激和生物能量，表现为神经元的进行性损伤和功能紊乱，线粒体作为细胞能量产生的中心及活性氧的重要来源，在神经退行性疾病发生、发展中起了重要作用。该领域取得的研究成果将有利于更好地认识退行性病变的发生发展过程，为预防、延缓及治疗退行性病变提供有效的措施。

五、线粒体与糖尿病

线粒体与非胰岛素依赖型糖尿病密切相关。糖尿病一般分为两类，即非胰岛素依赖型糖尿病（NIDDM）和胰岛素依赖型糖尿病（IDDM），前者占所有糖尿病患者的 90%。遗传因素在非胰岛素依赖型糖尿病发病机制中的作用日趋受到人们的重视。据统计，如父母中有一人患非胰岛素依赖型糖尿病，子女的发病风险为 5%~10%，如父母均患非胰岛素依赖型糖尿病，则子女的发病率明显提高。研究证明，mtDNA 突变与成年期开始患糖尿病有关，现已知有 8 个基因与糖尿病的发病相关，其中 mtDNA 的 tRNA 基因 3243A → G 点突变是糖尿病的主要致病因素并成为各国学者的关注热点。文献报道，45 个家系的几百位非胰岛素依赖型糖尿病患者带有此位点的突变，患病率为 82%。

此外，在母系遗传的糖尿病患者中还存在 mtDNA 缺失突变，这个长达 10 432bp 的片段缺失会造成严重的线粒体蛋白合成缺陷，导致机体多个器官损害。总之,mtDNA 突变与非胰岛素依赖型糖尿病关系密切。

六、线粒体与心肌病

线粒体心肌病(mitochondrial cardiomyopathy)累及心脏和骨骼肌,患者常有严重的心力衰竭。常见临床表现为劳动性呼吸困难、心动过速、全身肌无力伴全身严重水肿以及心脏和肝脏增大等症状。

线粒体 DNA 缺失突变常见于各种心脏损害如扩张型心肌病和肥厚型心肌病。患者的心肌 mtDNA 均含有 mtDNA7436 缺失。此缺失位于 8 637bp → 16 037bp,含有 ATPase6、COⅢ、ND3、ND4L、ND4、ND5、ND6 和 Cyt b 等 8 个编码基因,该片段缺失同样造成氧化磷酸化(oxidative phosphorylation, OXPHOS)障碍,生成 ATP 显著减少。另外,缺血型心脏病患者也伴有 mtDNA 的点突变。

七、线粒体相关疾病的治疗

线粒体 DNA 疾病的治疗既可在代谢水平上也可在基因水平上进行。代谢治疗是指增加线粒体产能输出,减少 ROS 的生成,稳定线粒体通透性转换孔(mitochondrial permeability transition pore, mtPTP)的措施。例如,服用维生素 C 和维生素 E 等抗氧化剂,可减慢 Alzheimer 病痴呆的进展,增强血管和中枢神经系统的功能,改善患者的记忆力和认知行为;可向丙酮酸羧化酶缺少的患者提供高蛋白、高碳水化物和低脂肪的饮食。基因治疗则包括以改善患者临床症状为目的的体细胞基因治疗和为彻底消除致病基因而开展的生殖细胞基因治疗两类。体细胞基因治疗可通过 3 种途径实现:①直接校正 nDNA 编码的突变线粒体基因;②将正常的 mtDNA 基因导入细胞核内使之生成正常的多肽链“重新转运至线粒体”恢复正常功能;③直接修正突变的 mtDNA。Seo 等人于 1998—2004 年相继将携带酵母 NDⅠ基因的质粒、腺病毒相关病毒转染和转导 OXPHOS 缺陷的 CHO 细胞、小鼠神经元细胞、大鼠神经元细胞、大鼠肌肉、脑黑质以及纹状体细胞顺利地恢复其对 NADH 氧化酶活性。新生成的复合物Ⅰ对鱼藤酮不敏感,而对黄烷酮敏感,从而表明转录翻译的是酵母而非人的 NADPH 脱氢酶。目前,有关生殖细胞的基因治疗还处在实验室阶段。但据 2013 年 3 月 20 日《自然》杂志报道,在线粒体疾病生殖细胞基因治疗的合法化方面,英国迈进了一大步。如果一个卵细胞的 mtDNA 异常,细胞核正常,可将其细胞核取出,植入另一个 mtDNA 正常并被取出细胞核的卵细胞中,这样得到的卵细胞可同时具有健康的细胞核及线粒体 DNA。利用此技术可防止某些由于线粒体异常导致的儿童遗传性疾病。于是英国人类受精和胚胎管理局(UK Human Fertilization and Embryology Authority, HFEA)向英国政府建议可采用此技术避免某些线粒体疾病的遗传。

(邓 芳)

参 考 文 献

1. Alberts B, Johnson A, Lewis J, et al. Molecular biology of the cell. 5th ed. New York: Garland Science, 2008.
2. Lagouge M, Larsson NG. The role of mitochondrial DNA mutations and free radicals in disease and ageing. J Intern Med, 2013, 273(6): 529-543.
3. Laberge RM, Adler D, Demaria M, et al. Mitochondrial DNA damage induces apoptosis in senescent cells. Cell Death Dis, 2013, 4(7): e727.
4. Palikaras K, Tavermarakis N. Mitophagy in neurodegeneration and aging. Front Genet, 2012, 3: 297.
5. Pfeffer G, Majamaa K, Turnbull DM, et al. Treatment for mitochondrial disorders. Cochrane Database Syst Rev, 2012, 2012(4): CD004426.
6. Aliev G, Obrenovich ME, Tabrez S, et al. Link between cancer and Alzheimer disease via oxidative stress induced by nitric oxide-dependent mitochondrial DNA overproliferation and deletion. Oxid Med Cell Longev, 2013, 2013: 962984.
7. James BS, Christoph F, Joanna LE, et al. Purifying selection of mtDNA and its implications for understanding evolution and mitochondrial disease. Nature Reviews Genetics, 2008, 9(9): 657-662.
8. Thenganatt MA, Alcalay RN, Vonsattel JP, et al. Somatic

mitochondrial DNA mutations and parkinsonism. Ann Neurol, 2012, 72(5): 823.

9. Tuppen HA, Hogan VE, He L, et al. The p.M292T NDUFS2 mutation causes complex I-deficient Leigh syndrome in multiple families. Brain, 2010, 133(10): 2952-2963.

10. Debrosse S, Parikh S. Neurologic disorders due to mitochondrial DNA mutations. Semin Pediatr Neurol, 2012, 19(4): 194-202.

11. Zhidkov, Livneh EA, Rubin E, et al. mtDNA mutation pattern in tumors and human evolution are shaped by similar selective constraints. Genome Res, 2009, 19(4): 576-580.

12. Wallace DC. Bioenergetics in human evolution and disease: implications for the origins of biological complexity and the missing genetic variation of common diseases Philos Trans R Soc Lond B Biol Sci, 2013, 368(1622): 20120267.

13. Endicott P, Ho SY, Metspalu M, et al. Evaluating the mitochondrial timescale of human evolution. Trends Ecol Evol, 2009, 24(9): 515-521.

14. Fliss MS, Usadel H, Caballero OL, et al. Facile detection of mitochondrial DNA mutations in tumors and bodily fluids. Science, 2000, 287(5460): 2017-2019.

15. Kim MM, Clinger JD, Masayesva BG, et al. Mitochondrial DNA quantity increases with histopathologic grade in premalignant and malignant head and neck lesions. Clin Cancer Res, 2004, 10(24): 8512-8515.

16. McCormick E, Place E. Falk MJ. Molecular genetic testing for mitochondrial disease: from one generation to the next. Neurotherapeutics, 2013, 10(2): 251-261.

17. Chan DC. Mitochondrial Dynamics and Its Involvement in Disease. Annu Rev Pathol. 2020, 15: 235-259.

18. Franco A, Kitsis RN, Fleischer JA, et al. Correcting mitochondrial fusion by manipulating mitofusin conformations. Nature, 2016, 540(7631): 74-79.

19. Giacomello M, Pyakurel A, Glytsou C, et al. The cell biology of mitochondrial membrane dynamics. Nat Rev Mol Cell Biol, 2020, 21(4): 204-224.

20. Cao YL, Meng S, Chen Y, et al. MFN1 structures reveal nucleotide-triggered dimerization critical for mitochondrial fusion. Nature, 2017, 542(7641): 372-376.

21. Eisner V, Picard M, Hajnóczky G. Mitochondrial dynamics in adaptive and maladaptive cellular stress responses. Nat Cell Biol, 2018, 20(7): 755-765.

22. Vyas S, Zaganjor E, Haigis MC. Mitochondria and Cancer. Cell, 2016, 166(3): 555-566.

23. Dorn GW 2nd. Evolving Concepts of Mitochondrial Dynamics. Annu Rev Physiol, 2019, 81: 1-17.

24. Wong YC, Ysselstein D, Krainc D. Mitochondria-lysosome contacts regulate mitochondrial fission via RAB7 GTP hydrolysis. Nature, 2018, 554(7692): 382-386.

25. Song J, Herrmann JM, Becker T. Quality control of the mitochondrial proteome. Nat Rev Mol Cell Biol, 2021, 22(1): 54-70.

26. Lewis SC, Uchiyama LF, Nunnari J. ER-mitochondria contacts couple mtDNA synthesis with mitochondrial division in human cells. Science, 2016, 353(6296): aaf5549.

27. Iwata R, Casimir P, Vanderhaeghen P. Mitochondrial dynamics in postmitotic cells regulate neurogenesis. Science, 2020, 369(6505): 858-862.

28. Gao S, Hu J. Mitochondrial Fusion: The Machineries In and Out. Trends Cell Biol, 2021, 31(1): 62-74.

29. Gu J, Wu M, Guo R, et al. The architecture of the mammalian respirasome. Nature, 2016, 537(7622): 639-643.

30. Hernansanz-Agustín P, Choya-Foces C, Carregal-Romero S, et al. Na^+ controls hypoxic signalling by the mitochondrial respiratory chain. Nature, 2020, 586(7828): 287-291.

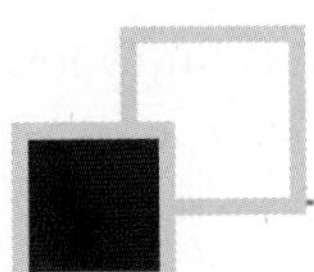

第六章　细胞骨架

摘要

细胞运动(cell movement)是一切细胞生命的基本特征之一,也是消耗能量的一种方式。低等生物体通过细胞变形和伪足形成,进行捕食并逃离伤害。同样高等动物细胞通过细胞爬行、鞭毛或纤毛介导的细胞运动等,参与胚胎发育、伤口愈合、免疫应答和组织发育等过程。此外,人类许多重大疾病,如肿瘤发生和转移等,都与细胞运动息息相关。脊椎动物利用自身坚硬的骨架系统来支持机体运动,同样,细胞也需要一个类似的骨架系统来完成细胞运动。

细胞骨架(cytoskeleton)系统是一种高度动态的结构,可在细胞内外各种因素的调控下,随着生理条件的改变不断发生组装和去组装。细胞骨架的高度动态性是维持细胞结构与功能的前提条件,参与诸如细胞变形、细胞器运动、物质运输、能量传递、信号转导、基因表达、蛋白质合成和细胞增殖分化等各种生理活动。免疫细胞剿灭入侵的病原体、肿瘤细胞迁移、阿尔茨海默病变性神经元缠绕、骨关节损伤后修复等医学事件中,也都涉及许多细胞骨架相关知识。目前细胞骨架与细胞运动已成为生物医学研究的热点之一。本章主要介绍细胞骨架系统的结构、动态组装、运动功能及其与疾病关系的研究进展。

第一节　细胞骨架的组成

与膜性细胞器不同,细胞骨架是完全由蛋白质组成的纤维网架体系,包括三名成员,微丝(microfilament,MF)、微管(microtubule,MT)和中间丝(intermediate filament,IF)。细胞骨架弥散分布于细胞质中,但三种骨架成分并非均匀分布,例如,微丝参与构成细胞皮质和伪足,主要分布在细胞膜的内侧;微管参与构成中心体,支撑内质网和高尔基体,主要分布在细胞核周围,并呈放射状向胞质四周扩散;中间丝主要为细胞提供机械强度支持,并组成核纤层,分布在整个细胞中。随着细胞生物学的发展,细胞骨架概念不断演变,出现了狭义与广义之分。狭义的细胞骨架,即一般意义上的细胞质骨架。广义的细胞骨架还包括细胞膜骨架(membrane skeleton)、细胞核骨架(nuclear skeleton)以及细胞外基质(extracellular matrix)等,为遍布于整个细胞的一体化网络结构。本节将重点介绍细胞质骨架系统。

如今发现原核细胞如细菌中存在着全部三种真核细胞骨架纤维的同源蛋白,而且细菌中的肌动蛋白和微管蛋白无论在装配方式还是功能上比真核细胞更为多样。例如,微管蛋白同源蛋白 FtsZ 既可以在细胞分裂间期聚合成纤维状,也可以在细胞分裂时装配成环状(Z 环)。随着细胞分裂的进行,Z 环解聚变小,使细胞膜内陷,最终帮助细胞一分为二。杆菌和螺旋菌中的肌动蛋白同源蛋白 MreB 和 Mb1 可以装配成动态斑块结构,帮助细菌沿着长轴做圆周运动,也可以作为支架指导肽聚糖细胞壁的合成,从而维持细胞的结构。克氏梭菌(*Caulobacter crescentus*)内甚至存在动物细胞内大量分布的中间丝蛋白同源蛋白 Crescentin,Crescentin 组装成的纤维参与新月形细胞形态的维持。Crescentin 基因突变后,细胞从新月形变成直杆状。

有关细胞骨架的研究早期主要集中于细胞骨架的形态观察、细胞内定位和成分定性等方面;随着研究方法和技术的改进,现在的研究已经深入到探究骨架蛋白分子结构与功能、骨架纤维的动态装配、基因的表达调控、表观遗传修饰以及病理变化机制等方面。本节将着重介绍细胞骨架成分的分子组成和装配特点。

一、微管是动态的结构

微管（microtubule，MT）是1963年首次在电镜下被发现存在于侧柏和水螅细胞中的中空长管状结构，为细胞骨架的重要成员。微管具有一定刚性，在细胞内呈束状或网状分布，像火车路轨一样起支撑作用，可与其他蛋白质共同装配成纺锤体、中心粒、鞭毛和纤毛等结构，参与细胞的形态维持、物质运输及染色体分离等。

（一）微管的结构

微管内径约14nm，外径约25nm，管壁厚约5nm。在各种细胞中，微管的形态和结构基本相同，但长度不等。微管基本组分微管蛋白（tubulin）是一类呈球形的酸性蛋白质，包括α微管蛋白（α-tubulin）、β微管蛋白（β-tubulin）、γ微管蛋白（γ-tubulin）和新近发现的δ、ε、ζ、η微管蛋白（δ、ε、ζ、η-tubulin）。α微管蛋白与β微管蛋白的化学性质极为相似，占微管总蛋白质含量的80%~95%，分别由450和445个氨基酸构成。两者以非共价键结合，首尾拼接成长度为8nm、具有极性的微管蛋白异二聚体（α微管蛋白暴露在负极，β-微管蛋白暴露在正极），是微管组装的基本单位（图6-1）。细胞中仅存在游离的异二聚体形式，多余的α微管蛋白和β微管蛋白单体则很快降解。α微管蛋白和β微管蛋白的羧基端（C端）都存在酸性氨基酸，使得微管带有较强的负电荷。

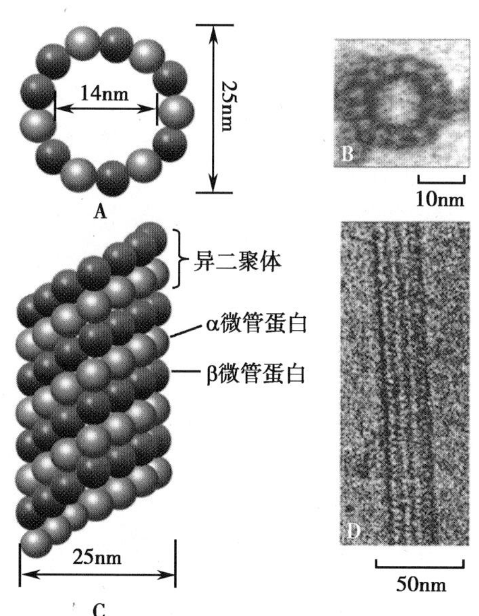

图6-1　微管的结构

A和C显示微管基本结构；B（横切面）和D（纵切面）为微管电镜照片

γ微管蛋白是1989年由Oakley等人在构巢曲霉菌中发现的新型微管蛋白，约含455个氨基酸残基。γ微管蛋白的含量虽然不足微管蛋白质总量的1%，却是微管执行功能所不可或缺的成分之一。在真核生物体内，γ微管蛋白主要以γ微管蛋白环状复合物（γ-tubulin ring complex，γTuRC）和γ微管蛋白小复合体（γ-tubulin small complex，γTuSC）两种形式存在，可以作为微管体内装配的核心，调控体内微管的组装。γTuRC可通过改变空间构象、蛋白间相互作用、蛋白磷酸化以及蛋白降解等方式调控微管组装的成核过程。

α、β和γ微管蛋白存在于所有真核细胞中，相对保守。而δ、ε、ζ和η微管蛋白并非在所有真核细胞中存在。其中δ微管蛋白发现于莱茵衣藻，基因突变可导致单鞭毛细胞形成的概率增加，而人δ微管蛋白定位于中心粒之间的中心体区域，以及复制中心体之间的中间位置。ε微管蛋白是通过基因组学方法在哺乳动物细胞中被独立发现的，其定位具有细胞周期依赖性，即在细胞周期早期，主要与旧中心体结合，只有在细胞周期的后期才与新旧中心体同时结合（有时在中心体分离之后）。ζ微管蛋白是在锥虫中被发现的，目前唯一可用的全长序列来自布氏锥虫和利什曼原虫。研究显示其定位于锥虫的基体和一些动物细胞的中心体极。η微管蛋白发现于草履虫，由SM19基因编码，目前尚无其在细胞内的精确定位。δ、ε、ζ和η微管蛋白的具体功能尚不清楚。

微管蛋白可以发生多种翻译后修饰，例如赖氨酸乙酰化、去酪氨酸化、多聚谷氨酰化和多聚甘氨酰化等，从而影响微管的稳定性和功能。大多数微管蛋白的翻译后修饰是可逆的，有些修饰专一地发生在α微管蛋白或β微管蛋白上，有些则在两种微管蛋白中均存在。例如，乙酰化专一地发生在α微管蛋白的ε氨基上，是唯一一种发生在微管管腔面的修饰形式，高度保守。在稳定的微管，如中心粒、基体和原生纤毛中存在乙酰化的微管。如果微管乙酰化障碍，细胞的原生纤毛发生缺陷，与此相反，过度乙酰化可以产生异常稳定的原生纤毛。去酪氨酸化也是专一发生在α微管蛋白的修饰，多数α微管蛋白C端的最后一个氨基酸为酪氨酸，这个酪氨酸残基可在酶的催化下变成谷氨酸，发生去酪氨酸化。带有去酪氨酸化修饰的微管更能抵抗毁灭因子的作用，更为稳定。研究发现，移动细胞的前端常存在这些更稳定的微管。当稳定的微管解聚后，去酪氨酸化的α微管蛋白可再次被酪氨酸化，使得微管蛋白异二聚体用于新微管的组装中。多聚谷氨酰化是发生在α微管蛋白或β微管蛋白C端的谷氨酸位点上的长链谷氨酸修饰。而多聚甘氨酰化是发生在与多聚谷氨酰化同一氨基酸位点上的长链甘氨酸修饰。这两种修饰作用彼此竞争，因此受到严格的调控。多聚谷氨酰化可调控纤毛内动力蛋白的活性和纤毛摆动行为，当多聚谷氨酰化发生障碍时会引起纤毛的功能异常。而在神经系统，过度的多聚谷氨酰化会引起神经退行性改变。多聚甘氨酰化存在于聚合的微管中，甘氨酸侧链的延伸是在微管组装后逐步发生的，这意味着细胞内新形成的轴丝和基体的微管甘氨酸侧链偏短，而后会随着其成熟而加长，因此多聚甘氨酰化可以标记轴丝的长度。

（二）微管的组装

微管是一种动态变化的结构，可通过快速组装和去组装达到平衡，这对于微管行使功能具有重要意义。其组装具有以下特点：①与GTP结合的微管蛋白异二聚体（GTP-β微管蛋白）与微管末端亲和力较强，容易添加，形成直的原纤维；异二聚体的添加会触发β微管蛋白的GTP水解成GDP，而GDP-微管蛋白异二聚体（GDP-β微管蛋白）形成弯曲的原纤维，此结构极不稳定，易解聚。②游离GTP-微管蛋白异二聚体的浓度高于临界浓度（critical concentration，Cc）时，异二聚体可以装配成微管。所谓临界浓度是指位于微管末端的GTP-微管蛋白异二聚体的添加速度与GDP-微管蛋白异二聚体的解离速度平衡时，细胞或试管内未参与组装的异二聚体微管蛋白的浓度。③微管的组装主要发生在正极。④低温、Ca^{2+}浓度升高和药物（如秋水仙碱、紫杉醇等）处理均会破坏微管组装与去组装之间的平衡。

1. 微管的体外组装 由于细胞内部组分的复杂性，有关微管组装的研究主要来源于体外。1972年，Weisenberg实验室以脑组织匀浆为实验材料，首次成功的在试管中实现了微管的组装。试管中加入适当浓度的微管蛋白、GTP和Mg^{2+}，在37℃和pH 6.9的环境下，微管蛋白可成功组装微管。微管的组装过程具有动力学不稳定性，包括成核期、生长期和平衡期。现在广泛接受的体外组装过程如下（图6-2）：①微管蛋白异二聚体需头尾相接装配成一个短的寡聚体结构，这个结构称为组装核心（nucleus）。②在组装核心的两端和侧面添加更多的异二聚体，扩展为片带状。③片带加宽至13根原纤维（protofilament），合拢形成一段微管，这个过程称为成核期（nucleation phase）。由于在体外这个过程是随机的，速度缓慢，是微管体外组装的限速步骤，所以又称为延迟期（lag phase）。④新的异二聚体不断添加至微管的两端，使其延长。⑤游离的异二聚体浓度快速下降低于临界浓度后，微管快速去组装，其长度快速缩短。

在微管装配过程中，沿微管纵向的异二聚体始终交替结合，即前一个β亚基与下一个α亚基接续，因此在微管一端为α微管蛋白（负极），另一端为β微管蛋白（正极），这种结构差异使得两端装配速度不同，正极明显快于负极。这样组装的微管仅仅模拟了它的单管（singlet）存在形式，活细胞内微管还以二联管（doublet）三联管（triplet）的形式存在于中心粒、纤毛、鞭毛等亚细胞结构中。

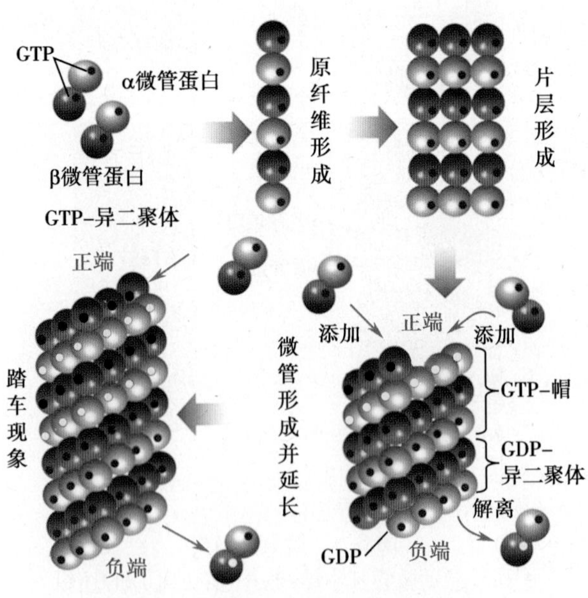

图6-2 微管的体外（*in vitro*）组装

研究发现，微管蛋白异二聚体内 α 和 β 微管蛋白内部均含有一个 GTP 结合位点，其中 β 微管蛋白结合的 GTP 在组装成微管后被水解成 GDP，在去组装后 GDP 可以被 GTP 所替换，因此称为可交换位点（exchangeable site，E 位点）；而 α 微管蛋白结合的 GTP 通常不被水解，称为不可交换位点（nonexchangeable site，N 位点）。同 GTP 结合的微管蛋白异二聚体（GTP- 异二聚体）分子构象呈直线型，可高亲和性地添加于微管两端，随后 β 亚基结合的 GTP 被水解为 GDP，GDP- 异二聚体与微管两端亲和力下降，容易脱落。GTP- 异二聚体在微管两端的添加速度不同，装配快的一端为正极（plus end），装配慢的一端为负极（minus end）。离体实验结果显示，当环境中的异二聚体浓度较高时，GTP- 异二聚体的添加速度大于 GDP- 异二聚体的脱落速度，在微管末端形成一个可防止微管解聚的 GTP 帽（GTP cap）的结构，微管聚合延长。随着游离的 GTP- 异二聚体浓度降低，其添加至微管末端的速度下降。添加后 GTP 仍快速水解，使“GTP- 帽”消失，暴露出 GDP- 微管蛋白，后者与微管的结合力较弱，致使其从微管末端迅速脱落下来，造成微管缩短，这个过程很快，所以称之为“毁灭”（catastrophe）。当环境中异二聚体的浓度再次升高后，微管又重复上述过程，开始延长，这个过程又被称为解救（rescue）。由此可见，在微管的组装过程中，微管不停地在延长（“解救”）和缩短（“毁灭”）两种状态下转变，这称为动态不稳定性（dynamic instability），是微管组装动力学的一个重要的特点（图 6-3）。

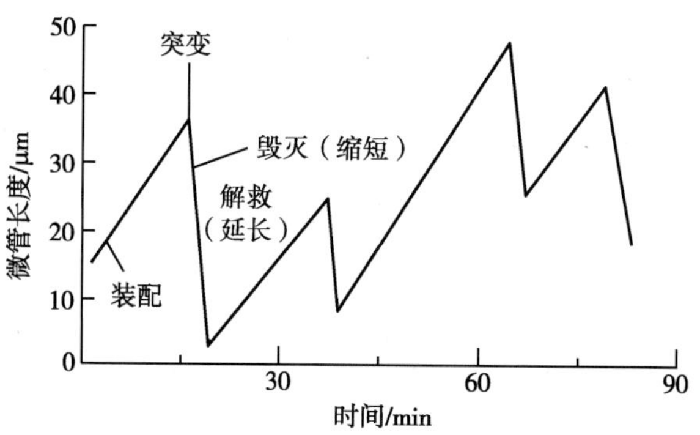

图 6-3　微管组装的动态不稳定性

2. 微管的体内组装　微管在体内组装时，其成核位置通常固定在细胞内某一特定区域，多数位于细胞核附近，而且成核过程非常迅速。这是因为在活细胞内存在微管组织中心（microtubule organizing center，MTOC）。MTOC 即微管在生理状态及药物处理使其解聚后重新组装的启动位置，最多见于细胞核附近的中心体（centrosome），也存在于纤毛和鞭毛的基体（basal body）处。在植物细胞中多位于皮层微管射线和成膜体等处。MTOC 作为微管装配的起始点，决定微管极性，控制微管的数量和分布。MTOC 近端的微管为负极，远端为正极。

中心体（centrosome）是动物细胞中重要的微管组织中心，包括一对相互垂直的中心粒（centriole）和无定形的中心粒周围基质（pericentriolar matrix，PCM）。中心粒是中心体的主要结构，呈中空短圆柱状（直径 0.16~0.26μm，长度 0.16~5.6μm），成对存在且互相垂直。中心粒由 9 组 3 联微管构成，不直接参与微管蛋白的成核作用，具有召集 PCM 的作用。PCM 中含有 γ 微管蛋白环状复合物（γTuRC）（图 6-4）。经药物或低温处理后微管去组装，此时将抗 γ 微管蛋白抗体显微注射入活细胞内，微管的成核过程被阻断。同样不能合成 γ 微管蛋白的基因工程真菌细胞中微管的成核作用也受到抑制。与此类似，以盐处理方法清除 γ 微管蛋白后的中心体也会失去形成微管的成核能力，而重新加入以分子筛收集的 γTuRC 组分后，微管成核能力获得恢复。众多类似的结果表明，以 γ 微管蛋白为主要成分的 γTuRC 在微管体内成核过程中发挥关键作用，但是具体机制尚不确定。人们提出多种组装模型，目前普遍认为 γTuRC 就像“种子”一样成为更多的微管蛋白异二聚体添加上去的核心，为微管的形成提供起始平台，又如“帽子”一般戴在微管的（-）端而使其稳定。具体过程：①14 个 γ 微管蛋白形成一个开放成核环，其中两个微管蛋白在微管形成中可能发生叠加，故仅观察到 13 个；②游离的微管蛋白异二聚体添加到成核环上；③因为 γ 微管蛋白仅能结合 α 微管蛋白，所以附着在成核环上的均为微管（-）端，较稳定；远离环的为微管（+）端，不稳定，可添加或脱落二聚体，发生微管的延长或缩短。微管组装具有高度动态不稳定性，锚定在中心体上的微管会持续性地改变形态，新微管不断生成、延长并伴随旧微管的缩短。这种动态不稳定性使得中心体能够不停地向不同方向试探性地射出和收回微管，一旦射出的微管与另一个相关蛋白结合后便变得稳定，建立起有序的微管结构，产生特定的生物学事件，此过程就像渔夫不停地抛鱼钩直至钓到鱼为止。

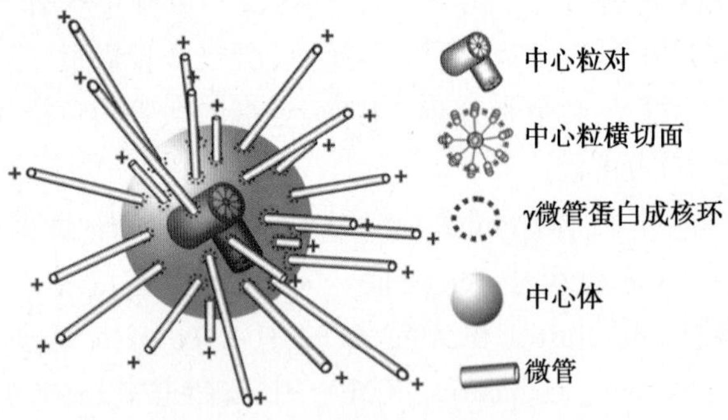

图 6-4　中心体的结构模式图

在一定条件下基体和中心粒可以相互转变。例如，精子鞭毛基体来自于精母细胞减数分裂纺锤体中的一个中心粒，受精后此基体又在受精卵第一次分裂过程中转变为中心粒。值得注意的是，并不是所有的动物细胞微管都必须与中心体连接，例如小鼠卵母细胞完全失去中心体后仍可形成复杂的微管结构。神经元轴突的微管也不与位于胞体的中心体相连，不过也有可能微管最初在中心体形成后从 MTOC 释放并被转运到轴突中。

3. 影响微管装配的特异性药物　一些药物可以特异性结合于微管蛋白，从而影响微管的组装和去组装。根据其作用机制可以将药物分为阻止微管组装和抑制微管蛋白解聚两类。

秋水仙碱（colchicine），是一种生物碱，因其最初从百合科植物秋水仙中提取出来而命名，也称为秋水仙素。秋水仙素可以与异二聚体结合，形成的复合物阻止微管组装，促进微管解聚。使用秋水仙素处理细胞后能抑制有丝分裂纺锤体的形成，使细胞停留在有丝分裂中期，从而导致细胞死亡。秋水仙素被广泛应用于细胞学研究、植物育种和乳腺癌治疗等。

紫杉醇（paclitaxel）是从太平洋短叶紫杉树皮中提取的一种抗肿瘤药物，分子结构见图 6-5。1992 年经美国 FDA 批准，首次进入临床用于治疗卵巢癌，商品名为泰素（Taxol），随后又被批准用于多种肿瘤，如乳腺癌、非小细胞肺癌、子宫颈癌、结肠癌等的治疗。与秋水仙素作用机制不同，紫杉醇通过与微管结合，抑制微管蛋白解聚，促进微管蛋白的聚合，保持微管稳定，同样破坏了微管的动态性，使细胞在有丝分裂时不能形成纺锤体，抑制细胞增殖，从而发挥抗肿瘤作用。

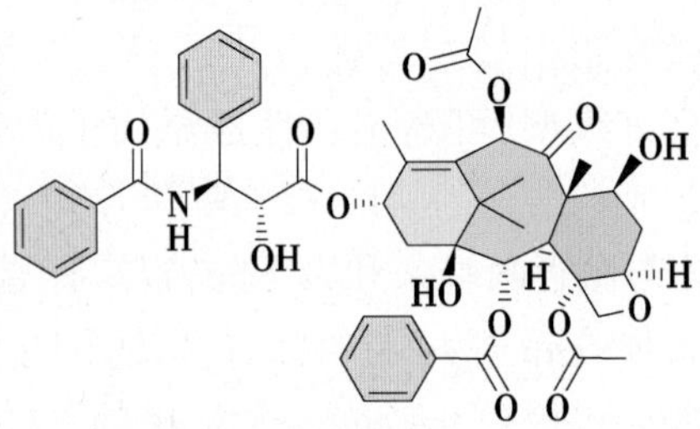

图 6-5　紫杉醇的分子结构

此外，长春碱可以与微管蛋白结合，抑制微管蛋白装配成纺锤体，使细胞停止于有丝分裂中期，主要用于实体瘤的治疗；诺考达唑（Nocodazole）能结合微管蛋白，阻断微管蛋白的聚合反应，常用于细胞同步化的诱导，浓度较高时还可诱导细胞凋亡；Peloruside A 是从新西兰海绵中分离得到的一种大环内酯类化合物，具有促进微管聚合的活性。

（三）微管相关蛋白

在活细胞内通常存在一些蛋白质可以稳定微管结构，连接微管与其他骨架成分，或者促进微管解聚，修饰微管生长等，这类蛋白质被统称为微管相关蛋白（microtubule associated proteins，MAPs）。在 MAPs 中目前研究得比较清楚的是 tau 蛋白质家族，包括 MAP2、MAP4 和 tau。tau 家族不同成员分布具有组织特异性，如 MAP2 和 tau 主要存在于神经元中，而 MAP4 存在于除神经元外的各种细胞中。tau 家族成员一般由两个功能区域组成：一个是碱性微管结合区（带正电荷），该区域能结合微管蛋白（带负电荷）侧面；另一个是酸性区域，为与微管呈直角的突出结合域，可以通过横桥的方式与其他细胞组分相连接（如其他微管，中间丝、细胞膜等），突出区域的长度决定微管在成束时的间距大小。不同的 MAPs 在细胞中有不同的分布区域，执行不同的功能。MAP-1 存在于神经细胞轴突和树突中，常在微管间形成横桥，可以控制微管延长，但不能使微管成束。MAP-2

存在于神经细胞的胞体和树突中，能在微管之间以及微管与中间丝之间形成横桥使微管成束，稳定微管。tau 通常沿微管侧面结合，封闭微管表面，保持轴突和树突中微管的稳定。神经细胞 MAPs 的分布差异与神经细胞树突和轴突区域化以及感受、传递信息有关。

tau 蛋白是脑内含量最多的一种微管相关蛋白。tau 蛋白主要分布在神经元，其次是在神经胶质细胞。正常情况下，翻译后的 tau 蛋白发生磷酸化修饰而有利于微管的稳定，但过磷酸化则可导致神经组织内各种类型的细胞骨架变形、聚集，进而丧失正常的功能。tau 病是 tau 蛋白异常的疾病总称，具体是指神经细胞和神经胶质细胞内过度磷酸化 tau 蛋白蓄积的神经变性疾病，包括阿尔茨海默病、皮克病、癫痫、额颞叶痴呆、皮质基底节变性、进行性核上性麻痹和朊蛋白病等。tau 蛋白过度磷酸化的确切机制尚不明确，除了与蛋白激酶和蛋白磷酸酶活性失衡有关外，还可能与 tau 蛋白的异常糖基化和泛素化有关。

除了上述能够结合于微管侧面，起稳定作用的 MAPs 外，细胞内还存在多种不同类型的 MAPs，如微管末端结合蛋白可以通过与微管末端的结合调节微管的动态性；微管切断蛋白能够切断微管，促进微管解聚，与有丝分裂纺锤体微管快速解聚密切相关。最近研究还发现了一些新的在微管装配和功能调节中起重要作用的 MAPs：

1. **微管正极跟踪蛋白** 微管正极跟踪蛋白（microtubule plus-end tracking proteins）是一类特异性定位到微管正极的微管结合蛋白。这类 MAPs 能够与正在生长的微管正极末端结合，当微管解聚时离开。微管正极跟踪蛋白可以促进微管生长，帮助微管末端被染色体动粒捕获，结合细胞皮质稳定微管，还可以结合内质网跨膜蛋白，促进管状内质网延长。目前发现的微管正极跟踪蛋白虽然在分子大小上千差万别，但是它们在序列上仍存在几个进化上保守的结构域、重复序列或是线性特征序列。虽然大多数微管正极跟踪蛋白包含多个结构域或多个亚基，但它们之间相互作用仅限于几个蛋白功能模块，包括 CH、EBH 及 CAP-Gly 结构域，羧基端（C 端）的 EEY/F 序列和碱性氨基酸丝氨酸富集序列。这些基本的功能结构域介导了微管正极跟踪蛋白之间以及它们与微管的作用。已有的数据表明，相当大一部分微管正极跟踪蛋白通过与 EB 蛋白或者其他末端结合蛋白作用，利用所谓的“搭乘”（hitchhiking）效应定位到微管末端。

细胞内微管正极跟踪蛋白与微管末端的结合受到多种方式的调节，比如局部的翻译后修饰和分子内的作用。例如，APC 和 CLASPs 与微管的结合都受到 GSK3β 磷酸化的抑制；α 微管蛋白的酪氨酸决定着微管能否招募 $p150^{glued}$ 和 CLIPs 这类具有 CAP-Gly 结构域的蛋白质到微管末端；CLIP170 分子内的自抑制能够被具有 EEY/F 的微管和 EB 蛋白释放，从而使 CLIP170 分子的羧基端（C 端）能够与 dynactin 和 LIS1 作用。这些调节方式使微管末端表现出多样性以使细胞能够完成细胞分裂、极化和分化等特定功能。

2. **制止蛋白** 制止蛋白（stathmin）是一种小分子蛋白质，属于单体隔离蛋白。一个制止蛋白分子可以结合两个微管蛋白异二聚体，形成稳定的 T2S 复合物，降低细胞内微管蛋白异二聚体的有效浓度，从而抑制微管装配。制止蛋白行使功能可能的分子机制为其 N 端（氨基端）发夹结构与 α 微管蛋白的结合，有效地封闭了微管蛋白异二聚体与微管原纤维的结合位点。制止蛋白 N 端包含 4 个磷酸化位点，受多种激酶调控，包括钙离子依赖激酶、丝裂原活化蛋白激酶（mitogen-activated protein kinase，MAPK）、蛋白激酶 A（protein kinase A，PKA）和 Aurora 等。制止蛋白磷酸化后，其与微管蛋白异二聚体的亲和力降低，使细胞内微管蛋白异二聚体的有效浓度升高，从而加快了微管的组装速度；相反，制止蛋白去磷酸化能够促进其与微管蛋白异二聚体结合，使微管末端组装速度降低，而组装后的 β 微管蛋白水解 GTP 的速率仍保持不变，因而将增加微管的动态不稳定性，使微管解聚。细胞可以通过调节局部制止蛋白的磷酸化状态来调控微管的组装及分布。

3. **有丝分裂中心体驱动蛋白** 有丝分裂中心体驱动蛋白（mitotic centromere associated kinesin，MCAK）是马达蛋白（motor protein）中

的驱动蛋白超家族成员。与其他马达蛋白不同，MCAK 并不搬运货物，当它和微管末端结合后，可使微管末端的结构失去稳定性，将原纤维从微管壁上卷曲出来，破坏 GTP 帽，使微管缩短。微管蛋白异二聚体离开微管后释放 MCAK，游离的 MCAK 可以重新结合在微管上。MCAK 主要在有丝分裂和减数分裂过程中参与微管的解聚。

二、微丝也是动态的结构

微丝（microfilament，MF）又称肌动蛋白纤维或肌动蛋白丝（actin filament），是普遍存在于真核细胞中的骨架纤维，以肌原纤维、应力纤维、小肠微绒毛的轴心以及精子顶体刺突等多种形式存在，在肌肉收缩、物质运输、细胞稳态、信号转导、炎症应答、胞质分裂、基因转录和递质传递等许多过程中，发挥重要作用。

（一）微丝的结构

肌动蛋白（actin）单体是组成微丝的基本单位，呈球形，结构不对称，具有极性，分子量约为 43kDa，又被称为球状肌动蛋白或 G 肌动蛋白（globular actin，G-actin）。肌动蛋白单体分子中央有一个深的裂口，可结合 ATP（或 ADP）和 Mg^{2+} 离子（或 Ca^{2+} 离子），是肌动蛋白 ATPase 的活性部位，对微丝的装配具有重要的意义。与肌动蛋白结合的核苷酸可以自由地与周围介质中游离的核苷酸交换，但 ATP 与肌动蛋白的结合力更强，因此游离的肌动蛋白一般带有 ATP。如果肌动蛋白没有核苷酸结合，则很快发生变性。当肌动蛋白单体在细胞内聚合成纤维细丝形式时，称为纤维状肌动蛋白（filamentous actin，F-actin）。

肌动蛋白存在于所有真核细胞中，是真核细胞中含量最丰富的蛋白质。在肌细胞中，肌动蛋白含量占细胞总蛋白重量的 10%，即使在非肌细胞中，肌动蛋白的含量也占细胞总蛋白的 1%~5%。肌动蛋白在进化上高度保守。例如酵母和兔子肌肉的肌动蛋白有 88% 的同源性，而且不同异构体间的氨基酸序列也有 80% 的一致性，说明不同的肌动蛋白由同一个祖先基因进化而来。一些单细胞生物，如酵母只含有一种肌动蛋白基因，而多细胞生物基因组通常存在多个肌动蛋白基因，例如人类细胞有 6 种肌动蛋白基因，一些植物细胞肌动蛋白基因数目甚至超过 60 种（包含部分不能编码有活性肌动蛋白的假基因）。不同的肌动蛋白基因可以编码不同的肌动蛋白亚型，可将不同的肌动蛋白亚型分成三类，即 α-、β- 和 γ- 肌动蛋白。人类细胞内至少存在 6 种肌动蛋白亚型，4 种为 α- 肌动蛋白，分别为骨骼肌、心肌、血管平滑肌和内脏平滑肌所特有，参与组成细胞的收缩性结构。另外两种为 β- 和 γ- 肌动蛋白，其中 β- 肌动蛋白在细胞膜内侧含量最为丰富，并能在迁移细胞的前缘装配成微丝；而 γ- 肌动蛋白参与形成应力纤维。传统概念认为，肌细胞中的肌动蛋白主要为 α- 型，而 β-、γ- 肌动蛋白主要存在于非肌细胞。现在认为肌细胞里也有 γ- 肌动蛋白。肌动蛋白间的差异主要体现在蛋白质的氨基末端（N 端），此区域对微丝装配的速度影响很小，但却是特异性微丝结合蛋白结合的必需部位，从而使功能出现差异。

电镜下观察，微丝呈直径 5~8nm 的双股螺旋状结构。X 射线衍射分析的结果显示，每条微丝是由 2 条平行的肌动蛋白单链以右手螺旋方式相互盘绕而成。每条肌动蛋白单链由肌动蛋白单体头尾相连呈螺旋状排列，螺距为 37nm 或 14 个肌动蛋白单体，形状如同双股绳子。由于肌动蛋白单体具有极性，其头尾相接聚合成微丝，因此微丝也是一个具有极性的结构。生长慢（具有裂缝）的一端为负极，生长快（没有裂缝）的一端为正极。

（二）微丝的组装

大多数非肌肉细胞的微丝结构具有高度动态性，可通过组装和去组装来适应多种功能的需要。微丝的组装具有如下的特点：①游离 ATP-G 肌动蛋白单体与肌动蛋白纤维末端亲和力高，结合后 ATP 水解成 ADP；ADP- 肌动蛋白间的亲和力弱，降低了聚合体的稳定性，容易发生末端解离，因此肌动蛋白纤维本身就是一个不稳定、易解聚的结构。②微丝两极的生长速度不同，正极明显快于负极，正极的临界浓度低于负极，分别为 0.12μmol/L 和 0.6μmo/L。③特异性药物（如细胞松弛素、鬼笔环肽等）处理会阻止微丝组装 / 去组装，破坏两者之间的平衡。

1. 微丝的体外组装 体外实验表明，微丝的组装必须要有一定浓度的 G 肌动蛋白（达到临界浓度以上）、一定的盐浓度（主要是 Mg^{2+} 和 K^+），并有 ATP 存在才能进行。当溶液中含有 ATP、Mg^{2+} 以及较高浓度的 K^+ 或 Na^+ 时，G 肌动蛋白可自组装成 F 肌动蛋白；当溶液中含有适当浓度的 Ca^{2+} 以及低浓度的 Na^+、K^+ 时，肌动蛋白纤维趋向于解聚成肌动蛋白单体。通常只有结合 ATP 的肌动蛋白单体才能参与肌动蛋白纤维的组装。当 ATP- 肌动蛋白结合到纤维末端后，ATP 水解为 ADP+Pi。结合 ADP 的肌动蛋白对纤维末端的亲和性低，容易脱落使纤维缩短。当微丝的组装速度快于肌动蛋白水解 ATP 的速度时，在微丝的末端就形成一个肌动蛋白 -ATP 帽，这种结构使得微丝比较稳定，可以持续组装。相反，当微丝末端的亚基所结合的是 ADP 时，则肌动蛋白单体倾向从微丝解聚下来。

微丝体外组装过程可分为三个阶段：①成核期（nucleation phase），G 肌动蛋白缓慢聚合为不稳定的寡聚体；②生长期（growth phase），G 肌动蛋白单体以不同的速度添加至核心两端，其中生长快的一极定义为正极（+, plus end），生长慢的定义为负极（-, minus end）；③平衡期（equilibrium phase），G 肌动蛋白添加至微丝上的速度与从微丝上解离的速度相当，微丝长度基本保持不变（图 6-6）。

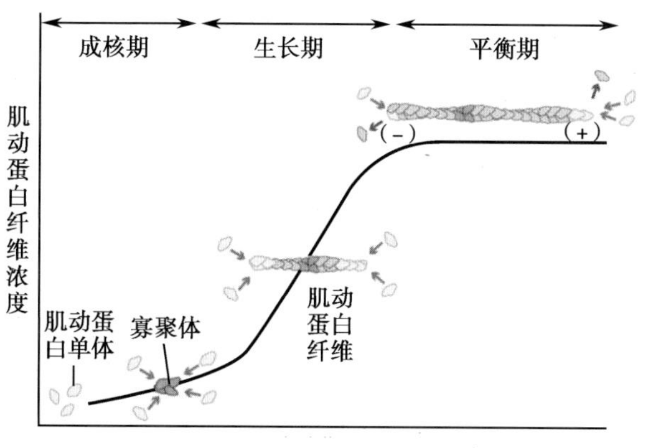

图 6-6 微丝体外组装过程

微丝的组装具有“踏车”（tread-milling）现象。在微丝组装时，正负两极均可以添加 G 肌动蛋白，正极的添加速度约比负极快 10 倍，但两极的解聚速度基本相近。ATP 是影响微丝组装动力学不稳定性行为的主要因素。结合了 ATP 的 G 肌动蛋白对微丝纤维末端的亲和力高，容易添加至末端，倾向于微丝聚合；而后结合至末端的 G 肌动蛋白构象发生改变，可水解 ATP 为 ADP+Pi，使 ATP-G 肌动蛋白变为 ADP-G 肌动蛋白，后者对纤维末端的亲和力则低，容易脱落，倾向于微丝解聚。脱落的 ADP-G 肌动蛋白可通过 ATP 置换重新形成 ATP- 肌动蛋白继续参加聚合过程。研究发现，ATP-G 肌动蛋白浓度与微丝聚合速度成正比，当其浓度高时，会快速聚合于纤维两端，形成一连串可增强微丝稳定性的“ATP 帽”（ATP cap）；随着微丝的延长，ATP-G 肌动蛋白浓度被消耗降低，微丝末端的聚合速度下降，ATP 帽逐渐缩小，ADP-G 肌动蛋白不断生成并从末端脱落解离；当达到某一临界浓度时，ATP-G 肌动蛋白添加速度与 ADP-G 肌动蛋白解离速度相等，微丝组装与去组装形成动态平衡，此外，由于多数 ATP-G 肌动蛋白会添加于微丝（+）端，故可表现出（+）端聚合延长而（-）端解聚缩短的“踏车”现象，此时体系中 G 肌动蛋白的浓度介于正负极临界浓度之间，约为 0.3μmol/L。以上研究多局限于体外，体内微丝的组装过程更为复杂，还会受到微丝结合蛋白、微丝纵向连接成束或横向连接成网的程度、微丝相关蛋白的表观遗传修饰等众多因素的调控。微丝通过组装、去组装以及重新装配来完成细胞的多种生命活动，如细胞运动，细胞质分裂、极性建立等，存在多种动态调控机制。

2. 微丝的体内组装 微丝在体内装配时需要成核作用，在肌动蛋白成核因子的帮助下，微丝组装快速进入延长期、满足微丝骨架快速的动态变化。肌动蛋白纤维的成核作用一般发生在质膜，多数受细胞外信号的调节。细胞内肌动蛋白相关蛋白（actin-related protein, ARP）复合物催化这种成核作用。ARP 复合物又称为 Arp2/3 复合物，包括 Arp2、Arp3 和其他的附属蛋白质。Arp2 和 Arp3 与肌动蛋白有 45% 的同源性，复合物具有与 γ-TuRC 相似的作用，为肌动蛋白纤维的生长提供“核心”，封闭肌动蛋白纤维的负极端，保证肌动蛋白纤维于正极端快速延长。Arp2/3 复合物的活化需要与成核促进因子（nucleation- promoting factor, NPF）结合，使其形成正确的构象，并以 70° 的角度结合于原先存在的肌动蛋白纤维上，成核并组装成新的肌动蛋白纤维，这样就可使原本单独存在的纤维形成树枝状的网络结构。ARP复合物定位于快速生长的肌动蛋白纤维区域，如片状伪足，在细胞内信号分子和质膜胞质面成分的调节下发挥成核作用。

除Arp2/3复合物外，Formin蛋白家族也负责微丝的成核作用。Formin蛋白家族成员存在于所有真核细胞中，虽然成员多样，但均含有活化的、能与Rho-GTP结合的受体结合域（receptor-binding domain，RBD）FH1和FH2（formin-homology，FH）结构域。两个Formin蛋白的FH2结构域结合成"面包圈"样结构，可同时结合两个G-actin，组成微丝的"核心"，微丝从这里开始装配。在微丝延长过程中，FH1结构域可以与Profilin-ATP-G-actin复合体结合，提高复合体局部的浓度，快速地提供给FH2结构域，并添加在微丝的正极端，与此同时，FH2结构域始终与正极端结合，一方面提高了微丝的组装速度，另一方面保护正极端免受加帽蛋白的干扰。与Arp2/3复合物不同，Formin主要负责形成应力纤维、丝状伪足和胞质分裂收缩环中的长纤维结构。

与微管具有快速解聚的动态不稳定性不同，微丝纤维不经历类似的快速解聚期。这个差异是由于肌动蛋白单体从微丝纤维上解离的速度比微管慢约100倍的缘故。为了快速补充可溶性单体肌动蛋白的库存，微丝骨架需要有效的解聚机制。尽管细胞可以合成新的肌动蛋白单体来补充可溶库，但它的合成对于细胞微丝骨架快速重组来说太过缓慢，所以细胞主要通过调控微丝的解聚来快速补充肌动蛋白单体的可溶库存。近年来研究发现，丝切蛋白（cofilin）/ADF（actin depolymerizing factor，ADF）蛋白家族在肌动蛋白纤维的解聚中起着重要的调节作用。cofilin/ADF肌动蛋白解聚因子家族的单体与肌动蛋白纤维结合，并通过两种方式来加速它们的解聚：①增加肌动蛋白单体在纤维末端的解离速度；②剪切肌动蛋白纤维，使之成为片段，进而促进解聚。cofilin在正常细胞中调节肌动蛋白组装，而在应激条件下，可与肌动蛋白形成复合物进而改变细胞的功能。例如cofilin能诱导细胞伪足的形成，影响细胞运动的方向。过表达cofilin的乳腺癌细胞迁移和侵袭能力增强；敲除cofilin的神经嵴细胞不能极化，F-actin形成受阻，导致胚胎在发育形态、结构、功能和代谢等方面的异常；血管平滑肌细胞中的cofilin通过与肌动蛋白结合，提高平滑肌收缩的能力，增加血管的抵抗力；在阿尔茨海默病患者大脑的额皮质和海马中，发现cofilin-actin的棒状结构，而这种异常结构在正常的人脑组织并没有观察到，提示其在轴突和树突的形成可能与神经系统病变相关。

3. 影响微丝组装的药物 与微管类似，有一些药物可以与肌动蛋白单体或微丝特异性结合，影响微丝的动态性，进而调节微丝功能。细胞松弛素（cytochalasin）又称松胞菌素，是从真菌蠕孢代谢物中提取的生物碱（图6-7），结合在微丝正极末端阻止新的G肌动蛋白加入，从而干扰F肌动蛋白的形成，破坏微丝的组装。细胞松弛素有多种，常用的有细胞松弛素B和细胞松弛素D，其中细胞松弛素B作用强度最强。用细胞松弛素B处理细胞，可以破坏微丝的网络结构，使动物细胞的各种相关活动瘫痪，如细胞运动、吞噬作用、细胞质分裂等。去除药物后，微丝的结构和功能又可恢复。细胞松弛素B对微管不起作用，也不抑制肌肉收缩，因为肌纤维中肌动蛋白纤维是相对稳定的结构。

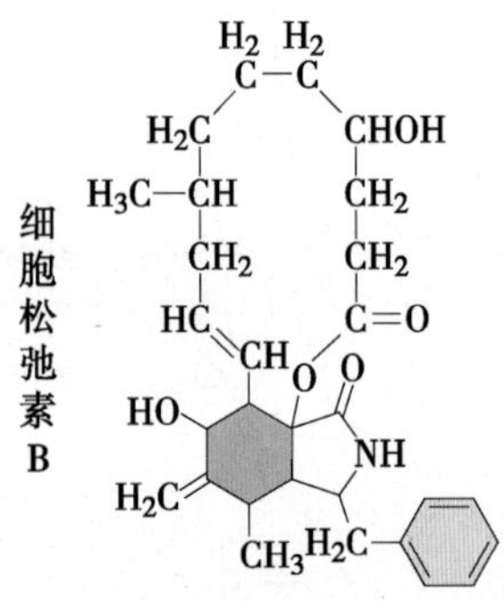

图6-7 细胞松弛素B的结构式

鬼笔环肽（phalloidin）是一种从毒蕈鬼笔伞菌中提取的剧毒双环杆肽（图6-8）。它的作用与细胞松弛素B恰好相反，与聚合的微丝结合后，使微丝稳定，抑制微丝解聚。用异硫氰酸荧光素（fluorescein isothiocyanate，FITC）或罗丹明（Rhodamine）等荧光物质标记的鬼笔环肽可特异的与真核细胞的F-actin结合，从而在荧光显微镜下显示微丝骨架在细胞中的分布。

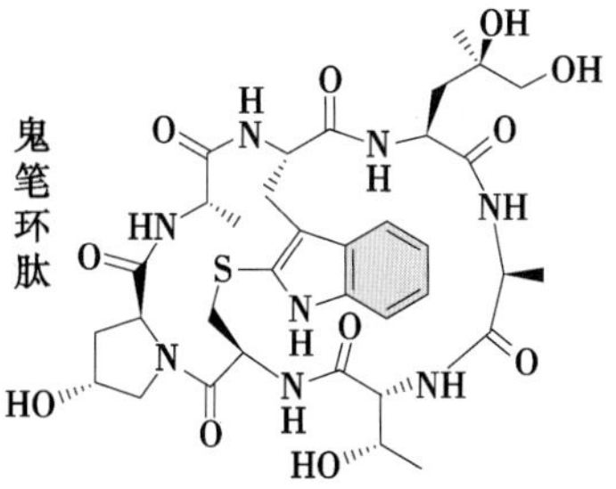

鬼笔环肽

图 6-8 鬼笔环肽的结构式

此外，Swinholide A 是一种强效的二聚体大环内酯类细胞毒药物，每个分子结合一个肌动蛋白单体并隔离二聚体，从而切断肌动蛋白纤维，使微丝解聚。Lantrunculins 是从海洋生物红海海绵中提取的一类抗肿瘤药物，可结合多种癌细胞的微丝，阻断微丝组装，抑制肿瘤细胞增殖。

（三）微丝结合蛋白

电镜下观察，仅以肌动蛋白为原料在体外聚合而成的微丝结构杂乱无章，无法行使其特定功能，这是由于聚合原料中缺乏肌动蛋白结合蛋白（actin-binding protein，ABP）。ABP 对微丝的动态组装起调控作用，与肌动蛋白一起参与独特亚细胞结构的形成以及特定功能的发挥。目前已经分离出多达百种 ABPs，根据功能可分为以下不同类型。

1. 成核蛋白（nucleating protein） 成核（nucleation）是微丝组装的第一步。成核蛋白可以促进肌动蛋白成核，如上述提及的 Arp 2/3 和 Formin。

2. 单体隔离蛋白（monomer sequestering protein） 细胞中约有 50% 的可溶性肌动蛋白，大大高于肌动蛋白组装所需的临界浓度。这些肌动蛋白单体并没有聚合成微丝，而是组成了稳定的肌动蛋白单体库，就是因为单体隔离蛋白的存在。单体隔离蛋白能与 G 肌动蛋白结合，阻止其添加至微丝末端，只有当细胞需要组装纤维的时候，这些可溶性肌动蛋白才被释放出来。如胸腺素（thymosin）与 G 肌动蛋白结合可阻止其向纤维添加。

3. 封端蛋白（end-blocking protein） 封端蛋白的作用是调节肌动蛋白纤维的长度，其结合在正（+）或负（-）极形成“帽子”，阻止其他单体添加。如骨骼肌细肌丝的负极端被原肌球调节蛋白（tropomodulin）封闭，正极端被戴帽蛋白 Z（CapZ）封闭。

4. 微丝解聚蛋白（actin-filament depolymerizing protein） 如上述 cofilin 可结合在纤维的负极，使微丝去组装。这种蛋白在微管快速组装和去组装的结构中具有重要的作用，涉及细胞运动、内吞和胞质分裂。

5. 交联蛋白（cross-linking protein） 每一种蛋白含有 2 至多个微丝结合部位，因此可以将 2 至多条纤维联系在一起形成纤维束或网络。分为成束蛋白和成胶蛋白两类，成束蛋白如：丝束蛋白（fimbrin）、绒毛蛋白（villin）和 α 辅肌动蛋白（α-actinin），可以将肌动蛋白纤维交联成平行排列成束的结构。成胶蛋白，如细丝蛋白（filamin）可促使微丝形成三维网状结构。

6. 纤维切割蛋白（filament severing protein） 此类蛋白能结合在微丝中部，将微丝切断。如溶胶蛋白（gelsolin）。

7. 膜结合蛋白（membrane-binding protein） 如黏着斑蛋白（vinculin）可将肌动蛋白纤维连接在膜上，参与构成黏合带。

三、中间丝是相对稳定的动态结构

中间丝（intermediate filament，IF）是细胞骨架中第三种组成成分。早期教科书称为中等纤维或中间纤维，由于它的直径约为 10nm，介于微丝与微管之间（intermediate）而得名。中间丝最初是在平滑肌细胞中被发现的。与微管和微丝不同，并不是所有的真核细胞均存在中间丝蛋白，例如节肢动物和棘皮动物等具有外骨骼的动物细胞内没有细胞质中间丝，而酵母等单细胞生物的核膜内侧不存在核纤层结构。中间丝在细胞中最稳定、最不易溶解，具有很强的抗牵拉和抗剪切能力，主要功能是使细胞在被牵伸时能经受住机械力的作用。细胞质内的中间丝与核纤层、核骨架等共同构成一个网架体系，在细胞形态维持和分化等多种生命活动过程中发挥重要作用。

（一）中间丝的结构

中间丝是异质性的多聚体纤维结构，成分较为复杂，具有种属和组织特异性，主要由中间丝蛋白家族组成。根据氨基酸序列、免疫原性、细胞分布、生化、遗传和功能等特点，可将该家族分为 6 大类型（表 6-1）。

表 6-1　部分中间丝蛋白的分类、分布及功能

类型	名称	分子量 /kDa	细胞内分布
Ⅰ	酸性角蛋白（acidic keratin）	40~60	上皮细胞
Ⅱ	中性 / 碱性角蛋白（neural or basic acidic keratin）	50~70	上皮细胞
Ⅲ	波形蛋白（vimentin）	54	间质细胞
	结蛋白（desmin）	53	肌肉细胞
	外周蛋白（peripherin）	57	外周神经元
	胶质细胞原纤维酸性蛋白（glial fibrillary acidic protein）	51	神经胶质细胞
Ⅳ	神经丝蛋白（neurofilament protein）		
	NF-L	67	神经元
	NF-M	150	神经元
	NF-H	200	神经元
Ⅴ	核纤层蛋白（lamin）		各类分化细胞
	核纤层蛋白 A	70	
	核纤层蛋白 B	67	
	核纤层蛋白 C	60	
Ⅵ	巢蛋白（nestin）	200	神经干细胞
	联丝蛋白（synemin）	182	肌细胞
	平行蛋白（paranemin）	178	肌细胞

中间丝蛋白呈长丝状，一般可分为头部、杆部和尾部 3 个部分（图 6-9）。头部位于 N 端，是一个具有高度可变性的非螺旋球形区域，可进一步分为同源区、可变区和末端区；杆部含 4 个高度保守的 α 螺旋区，各个螺旋区又被 3 个保守的间隔区隔开；尾部为位于 C 端的高度可变球形区域。4 个螺旋区中的氨基酸残基呈现 7 个一组的重复序列，使杆状区发生微弱的扭曲，促进两个平行的 α 螺旋杆状区形成卷曲的螺旋二聚体结构。保守的杆状区是中间丝蛋白组装成中间丝的结构基础。中间丝蛋白的头、尾部（氨基端和羧基端）的大小和氨基酸组成高度可变，是与胞质中其他组分相互作用的区域。而中间丝蛋白分子量的大小主要取决于尾部的不同。

同微管和微丝相似，细胞内中间丝功能的正常发挥也需要中间丝结合蛋白（intermediate filament-associated protein，IFAP）的辅助。目前已报道了多种 IFAP，如丝聚蛋白（filaggrin）、锚蛋白（ankyrin）、斑珠蛋白（plakoglobin）和网蛋白（plectin）等，它们常作为细胞中间丝超分子结构的调控者，介导中间丝之间或中间丝与其他结构间的相互作用。IFAP 有不同的分布和功能特点，但大多数 IFAP 的具体功能目前仍不清楚。

（二）中间丝的组装

微管和微丝都是由球形蛋白组装而成的，而中间丝则是由长杆状蛋白单体组装而成，具体组装过程较为复杂，根据电镜观察、X 射线衍射等实验结果推测大致分 4 步（图 6-10）：①2 个中间丝蛋白单体（monomer）的 α 螺旋杆状区相互缠绕形成超螺旋二聚体（dimer）；②反向平行的二聚体以共价键交错排列形成四聚体（tetramer），目前它被认为是中间丝组装的基本单位；③2 个四

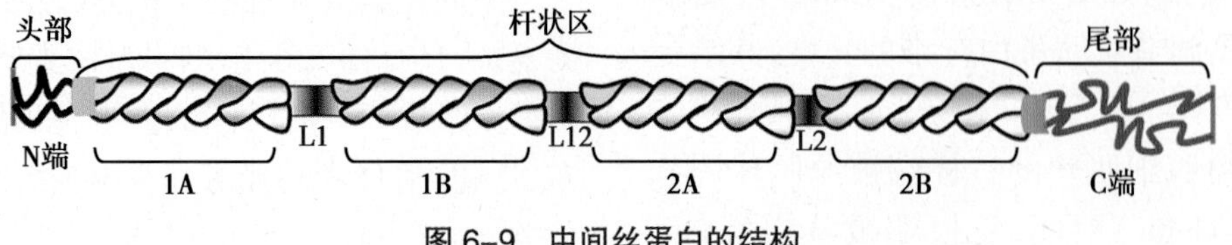

图 6-9　中间丝蛋白的结构

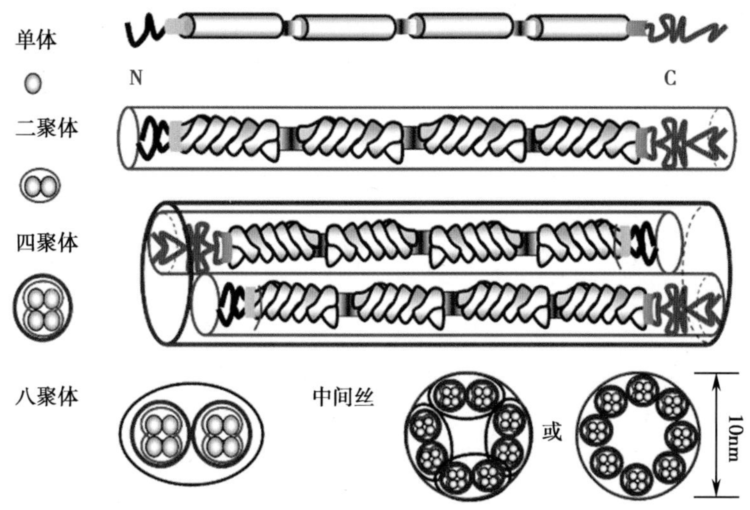

图 6-10　中间丝的组装

聚体交错排列组装成八聚体原纤维（protofibril）；④8 个四聚体或 4 个八聚体原纤维互相缠绕形成绳索状中间丝。其横切面上可见 32 个多肽，两端对称不具有极性，杆状区为纤维的核心，头尾部则突出在纤维之外。角蛋白、结蛋白、波形纤维蛋白等的头部结构在中间丝形成过程中至关重要，而其尾部的作用尚不清楚。研究发现，缺失头部的Ⅰ/Ⅱ型角蛋白不能装配成中间丝；而缺失尾端则对组装影响不大。Ⅰ型和Ⅱ型角蛋白在上皮细胞内形成异二聚体，2 种异二聚体组成四聚体进而装配成多样的中间丝。形态与功能不同的上皮细胞可通过细胞内角蛋白的组成进行鉴别。

目前各类中间丝均可在体外进行组装而且过程类似，不需要核苷酸或结合蛋白的辅助，也不依赖于温度和蛋白质浓度。微管和微丝在进行体内组装时，细胞中存在相应的可溶性蛋白库；而中间丝蛋白绝大部分都被组装成中间丝，游离的单体很少，几乎不存在相应的可溶性蛋白库，也没有“踏车”现象。

中间丝随细胞生命活动的变化同样呈现高度动态性。研究发现，在低离子强度和轻微碱性条件下，多数中间丝可发生明显的解聚；一旦离子浓度和 pH 值接近生理水平，中间丝蛋白便可迅速组装成中间丝。细胞也可通过中间丝蛋白磷酸化 / 去磷酸化、乙酰化 / 去乙酰化等翻译后修饰机制来调控中间丝的组装和去组装过程，进而动态调控中间丝的数量、长度和位置，但具体机制尚不完全清楚。目前认为，磷酸化或乙酰化有利于中间丝解聚，而去磷酸化或去乙酰化一般促进中间丝组装。

第二节　细胞运动

在活细胞内部，细胞时刻处于运动状态，运动形式多种多样。例如，细胞伪足的伸展、物质的跨膜运输、细胞器在细胞内的运动、细胞胞质的转运、细胞的有丝分裂等，都是与细胞生命活动密切相关的重要生物学过程。这些运动多数属于细胞内部物质的输运过程，是能借助显微镜观察到的有形结构的位移过程，属于狭义的细胞运动。而广义的细胞运动，除了细胞内部的物质输运，还包括能量转换和信息传递。

一、细胞运动的类型

（一）细胞位置的移动

1. 鞭毛、纤毛的摆动　从细胞水平而言，单细胞生物可以依赖某些特化的结构，如鞭毛、纤毛的摆动在液态环境中移动其体位。高等动物精子的运动，基本上也属于这一类。多细胞动物中纤毛摆动有时虽然不能引起细胞本身在位置上的移动，但可以起到运送物质的作用。

2. 阿米巴样运动　无论是原生动物细胞还是高等哺乳动物细胞，在感受到合适的刺激信号时（如阿米巴细胞检测到食物信号），会伸出一种扁平的薄层外膜系统即片层伪足，通过其前沿的不断延展和基部的收缩，以及细胞与支撑物之间的吸附、解吸附的动态循环，朝向刺激源运动。

3. 褶皱运动 将哺乳动物的成纤维细胞进行体外培养，可以观察到另外一种细胞运动方式，即细胞膜表面变皱，形成若干波动式的褶皱和长的突起。细胞依靠这些褶皱和突起不断与玻璃表面交替接触来进行移动。在细胞移动时，原生质也跟着流动，但与阿米巴运动不同，仅局限于细胞的边缘区。

（二）细胞形态的改变

并非所有细胞都会产生位置的移动。事实上，体内大多数细胞的位置是相对固定不变的，但是它们仍能表现十分活跃的形态改变。例如，肌纤维收缩、神经元轴突生长和顶体反应等。

（三）细胞内的运动

1. 胞质颗粒运动 胞质颗粒的运动是由马达蛋白驱动的，马达蛋白将胞质颗粒和细胞骨架纤维相连接。一般认为，细胞骨架为细胞代谢物等胞质颗粒的运动提供了轨道，使得胞质颗粒通过胞质环流实现在细胞内的扩散。但细胞骨架可以在一定条件下组装或去组装。当胞质颗粒沿着组装好的轨道运动时，表现为定向运动。当加入TFP药物（一种抑制胞质流动的物质）后，细胞骨架纤维成分去组装，可能拆散为局部的片段纤维，定向的胞质流动就停止了。但这时胞质颗粒仍可以由连接的马达蛋白水解ATP提供能量，使其沿着片段纤维运动。由于这时轨道是片段的和无规则的，胞质颗粒的运动也就表现为无规则。

2. 囊泡运输 微管和微丝都可以参与细胞内的囊泡运输过程，那么囊泡运输的方向如何调控呢？在20世纪80年代初，人们已经在神经细胞轴突中观察到囊泡可以沿单条微管进行双向运动。后来证明，该运动是由两类马达蛋白完成的：即驱动蛋白携带囊泡从微管的负极向正极运动，而动力蛋白则产生相反方向的运动。运动的方向性究竟是由什么决定的呢？有人认为马达蛋白在与微管结合时，其头部与微管的亲和力沿着微管的极性存在一个梯度，导致运动方向朝向亲和力高的一侧。也有人认为运动的方向主要与马达蛋白颈部在构象上的定向变化有关。还有研究表明，微丝和微管作为轨道在结构上的极性，以及马达蛋白分子上与微丝、微管相互作用位点的带电状况，都应该在运动的方向性存在贡献。

3. 有丝分裂中染色体的运动 在有丝分裂前期，细胞内形成纺锤体，使细胞延长，建立两极，负责捕捉染色体。有丝分裂前中期，纺锤体内微管连接染色体动粒，推动其向纺锤体的赤道平面运动。到有丝分裂中期，排列好的染色体都在赤道平面附近不断往复移动，这个现象称为“振荡”，直到它们同时分离为两个独立的子染色体为止。接着是有丝分裂后期，分开的两个子染色体（姐妹染色单体）分别向纺锤体两极运动，这段过程是后期A。与此同时，伴随子染色体的分离，纺锤体延长使细胞变长，这段过程则是后期B。最后，子染色体到达各自的极处，纺锤体解聚，核膜重新形成，细胞质一分为二，有丝分裂完成。

4. 生物膜的流动 生物膜主要由膜脂和膜蛋白组成，它们都具有流动性。在细胞质膜的脂质双分子层下面，即细胞膜的细胞质一侧，存在由多种蛋白质组成的网络状结构，即膜骨架。膜骨架和脂质双分子层形成一个整体，但现有的单位膜模型、流动镶嵌模型、液晶模型、脂筏模型等都没有充分考虑到细胞膜骨架在细胞膜结构和功能中的作用。基于膜骨架新的实验事实，研究者们重新考察现有的各种细胞膜模型，提出了一个将流动镶嵌特性和膜骨架特性统一起来的新细胞膜模型，称为网架支撑流动膜模型。该模型认为，由膜骨架组成的纤维网架，为镶嵌膜蛋白的两维溶液提供支撑，并且两者结合成整体。网架支撑流动膜模型保持着原来流动镶嵌模型的主要特点，它的新特点是把流动镶嵌模型的概念和膜骨架的概念统一起来。在这个模型中，脂质双分子层和膜骨架是细胞膜不可分割的部分，它们偶联在一起，形成了统一的整体结构。

（四）能量转换

细胞内部无时无刻不在进行着能量转换。能量转换需要有化学物质的转变，而化学物质的转变常伴随能量的定向流动。线粒体内膜上ATP的合成，离不开ATP合酶。而马达蛋白，它们能将ATP的化学能转换成机械能，以产生相对位移。该过程与马达蛋白在水解ATP高能键时，利用释放出的自由能改变自己的分子构象有关。

（五）细胞通信

细胞能根据需要及时调整自己的生理活动，这里蕴含着另一个重要的生物学问题，即细胞通信。对生物体来说,哪怕是一个很简单的动作,也要牵涉到非常复杂的细胞通信过程。比如含羞草被触摸后叶片快速下垂、植物的向性生长、病原菌感染后机体所表现的抗性反应等,都涉及信号在细胞间和细胞内的传递和处理。细胞内部的细胞通信可能具有生物化学通路和物理通路的双重机制,而且在这两种通路之间存在偶联。

二、细胞运动的调节

(一)细胞骨架间的相互作用

变形虫可以变形,精细胞可以泳动,神经递质在神经细胞中被运输,这些过程都离不开细胞骨架。确切来讲,细胞运动和物质运输功能的实现并不是依靠一种细胞骨架成分实现的,而是微管、微丝和中间丝三种细胞骨架成分相互作用的结果。例如,细胞毒T细胞(cytotoxic T cell,CTL)识别靶细胞后,CTL细胞和靶细胞识别部位的肌动蛋白快速聚合形成微丝接触带。CTL细胞内的这种微丝富集区与微管相互作用,使中心体从原细胞中心转移至识别部位,进而微管在细胞内重新排布,并带动高尔基体重新定位至邻近靶细胞处发挥功能。

(二)马达蛋白的参与

马达蛋白(motor protein)是指能利用ATP水解产生的能量驱动自身携带运载物沿着微管或微丝运动的蛋白质。马达蛋白实际上是一类机械化学酶,可以将化学能转变为机械能,引起沿微丝或微管的定向运动,是细胞运动不可或缺的成分之一。沿着微管运动的马达蛋白多达几十种,可分为两大家族,驱动蛋白(kinesin)和动力蛋白(dynein)。一般情况下,驱动蛋白负责将物质从微管的负极运至正极,背向中心体运输,而动力蛋白将物质从微管的正极向负极运输(朝向中心体)。肌球蛋白(myosin)是一类可以沿着微丝运动的马达蛋白。从骨骼肌细胞分离的肌球蛋白Ⅱ是第一个被发现的肌球蛋白,随着研究的进展,在不同类型的细胞内发现了多种具有不同功能的肌球蛋白分子。目前尚未发现以中间丝作为轨道的马达蛋白。马达蛋白的种类很多,但它们都具有三个共性。首先它们都具有与微丝或微管可逆结合的特性;其次,马达蛋白具有核苷三磷酸酶的活性。当ATP被马达蛋白水解时,末端的一个高能键被打断,同时释放出自由能。这种自由能可以使马达蛋白分子构象发生变化,导致马达蛋白机械运动的发生。最后,马达蛋白能通过分子构象的改变,使其沿着微管或微丝运动。

(三)G蛋白的作用

已有证据表明,两种Ras相关的小G蛋白(Rac和Rho)与细胞运动关系密切。目前的观点认为Rac能激活磷脂酰肌醇-4,5-二磷酸(phosphatidylinositol-4,5-bisphosphate,PIP2)代谢途径,引起细胞移动的早期事件(肌动蛋白聚合、膜变皱等);而Rho激活酪氨酸激酶,引起细胞运动的后期事件(张力丝、黏着斑形成等)。

(四)细胞外分子的趋化作用

在某些情况下,细胞外的化学分子能指引细胞的运动方向,有时,细胞运动由基底层上不溶于水的分子指引;有时,细胞能感受外界的可溶性分子,并朝该分子运动,即具有趋化性(chemotaxis)。许多分子都可以作为趋化因子,例如糖、肽和细胞代谢物等。所有趋化分子的作用机制相似,即趋化分子结合细胞表面受体,激活G蛋白介导的信号传递系统,然后通过激活或抑制肌动蛋白结合蛋白影响细胞骨架的结构。

(五)Ca^{2+}浓度梯度

细胞前后趋化分子的浓度差很小,细胞如何感应这么小的浓度差呢?研究发现,在含有趋化分子梯度的溶液中,运动细胞的胞质中Ca^{2+}的分布也具有梯度,在趋化分子浓度高的一侧Ca^{2+}浓度最低,即在细胞前部Ca^{2+}浓度最低,而在后部Ca^{2+}浓度最高。当改变细胞外趋化分子的浓度梯度时,细胞内的Ca^{2+}梯度分布也随之发生改变,而后细胞改变运动方向,按照新的Ca^{2+}浓度梯度运动。可见细胞内Ca^{2+}梯度决定了细胞的趋化性。

第三节 细胞骨架的动态变化与细胞运动

细胞骨架的动态变化造就细胞的运动功能,如肌肉收缩、血细胞迁移、物质运输、精子游动、胞质环流、气孔运动、有丝分裂和轴突生长等。由于微管、微丝具有极性，构成的纤维网状结构也呈现出极性，这为细胞运动提供一定的方向指示性。细胞中不同骨架组分如何协调发挥作用进而执行复杂功能是目前细胞生物学领域研究的热点之一。

一、细胞骨架蛋白与细胞迁移

1673年，“微生物学之父”Antoni van Leeuwenhoek首次描写了细菌的运动，开启了人们对细胞迁移（cell migration）的研究。随着生物化学、细胞生物学、结构生物学等学科的发展，人们对细胞迁移已有一定程度的认识。高等动物的胚胎发育、伤口愈合、感染预防、血液凝固、免疫应答、组织发育等多种生命活动都与细胞迁移运动密切相关。细胞迁移，又称细胞爬行（cell crawling）或细胞移动（cell locomotion），是细胞在接收外部迁移信号后不断向前伸出伪足，然后牵拉胞体的主动耗能过程，而细胞骨架在此过程中扮演十分重要的角色。体内细胞迁移难以观察，研究者多在体外细胞培养皿中观察。

许多细胞的细胞膜下有一层富含肌动蛋白纤维并与膜连接的细胞皮质层（cell cortex），可为细胞膜提供强度和韧性，维持细胞形状，参与细胞迁移运动。细胞迁移犹如人步行一般，大致包括以下四步（图6-11A~F）：①细胞前端突出形成伪足；②伪足与基质黏着；③细胞主体前移；④尾部收缩推进。这一过程涉及细胞骨架和多种骨架相关蛋白，这里分别做以介绍：

（一）细胞前端突出

变形虫通过细胞内部胞质流动而在细胞前端形成宽大的圆形突起即伪足（pseudopodia）；高等生物的细胞前端突出过程则相对复杂，存在很多假说或模型。普遍接受的是“肌动蛋白多聚化机制”（actin polymerization-based mechanism），可以简单地理解为不断聚合延长的微丝在内部“顶”着细胞膜向前伸出突起，基本过程如下（图6-11G）：①细胞接收到外界信号，WASP（Wiskott Aldrich syndrome protein）蛋白家族成员能在质膜附近的刺激位点激活ARP（actin-related proteins complex）复合物，主要包括Arp2和Arp3蛋白。②与γTuRC相似，激活的Arp2/3复合物可作为形成微丝的成核位点，参与微丝的形成。研究发现，Arp2/3复合物的p40/ARPC1亚基可通过抑制自发组装、传导WASP激活信号等多种方式调控微丝的成核过程。③Arp2/3复合物结合到已经聚合的微丝侧面，相对原有纤维以大约70°

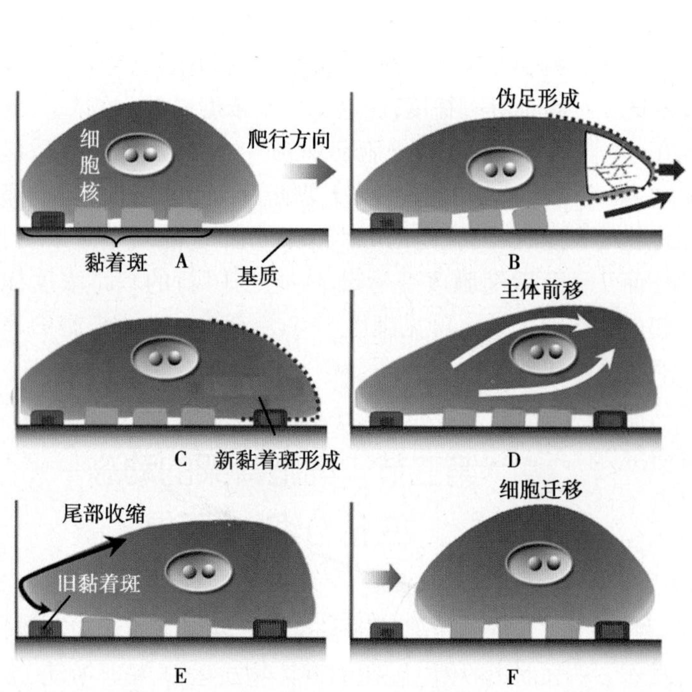

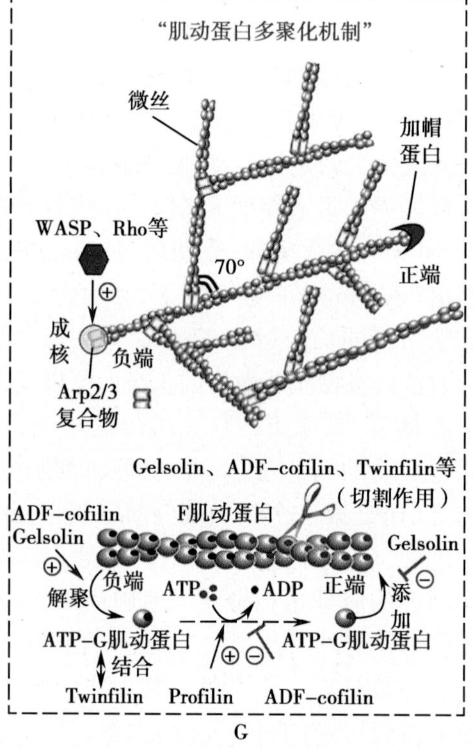

图6-11 细胞迁移的过程

成核装配出新的微丝分支。④不断新生的微丝向外推动质膜，形成伪足并向外延伸，同时原有纤维正极的生长被所结合的加帽蛋白阻断，以阻止这些纤维向不适宜的方向上生长。不同类型细胞伸出的伪足形态不尽相同，有的呈片状，有的呈丝状。⑤原有的微丝负极去组装，释放出 ADP-G 肌动蛋白，后者通过 ADP/ATP 转换再活化，参与新的肌动蛋白聚合，从而表现出伪足的动态性和微丝组装的"踏车"现象。

细胞的形态改变和伪足形成是细胞迁移运动的关键步骤，它有赖于微丝的高度动态性，还需要肌动蛋白结合蛋白，如前纤维蛋白（profilin）、肌动蛋白解聚因子（actin depolymerizing factor，ADF）/ 丝切蛋白（cofilin）、溶胶蛋白（gelsolin）和双丝蛋白（twinfilin）等的调控作用。以下做以简要介绍：

1. 前纤维蛋白（profilin） profilin 是广泛存在于真核细胞中的一种低分子量微丝结合蛋白，在进化中相当保守，主要由 3 个 α 螺旋和 7 个 β 折叠构成。在哺乳动物中，已经分离鉴定出 4 种不同亚型，包括普遍存在的 profilin-1、脑特异性 profilin-2 以及睾丸特异性 profilin-3 和 profilin-4。profilin 结合 ADP-G 肌动蛋白，使 ATP 和 ADP 发生置换，形成 profilin-ATP-G 肌动蛋白复合体。由于 profilin 封闭了 G 肌动蛋白与负极结合的位置，使复合体只能结合在微丝的正极，当下一个 G 肌动蛋白与纤维结合后，前纤维蛋白从微丝脱离，开始下一个反应。前纤维蛋白本身并不能使"踏车"加速，但其可以使细胞内游离的 G 肌动蛋白均与 ATP 结合，促进聚合，提高微丝组装的"踏车"速率（tread milling rate）。该蛋白还能与富含脯氨酸的血管舒张剂刺激磷蛋白（vasodilator-stimulated phosphoprotein，VASP）结合，而 VASP 则可抑制加帽蛋白的作用，促进微丝的聚合。研究发现，profilin 还可通过增强由 Cdc42 蛋白诱导的 Arp2/3 复合物激活过程来参与伪足中微丝的成核。

2. 肌动蛋白解聚因子（actin-depolymerizing factor，ADF）/ 丝切蛋白（cofilin） 几乎存在于所有的真核细胞中，是调控细胞运动的重要因子之一。研究发现，哺乳动物细胞静止时 ADF/cofilin 主要分布于细胞质中，运动时则主要集中于胞膜边缘，介导微丝的解聚。ADF/cofilin 可同时结合两个 F 肌动蛋白的负极侧的 ADP-G 肌动蛋白，使纤维构象发生微小的旋转，结构变得更不稳定，从而促进微丝解聚。ADF/cofilin 参与信号转导、肌肉发育、血管新生、神经构建、肿瘤转移、植物顶端生长以及寄生虫入侵宿主等过程。另外，ADF/cofilin 的功能活性受到磷酸化 / 去磷酸化、pH 值变化、肌动蛋白的相对浓度等因素的调控。磷酸化的 cofilin 蛋白呈失活状态，其促进微丝解聚的功能会被抑制。

3. 溶胶蛋白（gelsolin） gelsolin 是凝溶胶蛋白超家族的成员之一，参与调控微丝的动态组装，在细胞迁移、细胞凋亡、炎症反应、肿瘤发生等过程中发挥重要的作用。细胞内 Ca^{2+} 浓度、pH 值变化、钙调理蛋白（calponin）及 PIP2 等多种因素可调控它的功能活性。当胞质中 Ca^{2+} 浓度增加时，gelsolin 与 Ca^{2+} 结合，发生构象变化，使其结合于微丝的侧面并插入到微丝内部的 G 肌动蛋白之间，使纤维断裂，而且 gelsolin 能持续的与微丝正极结合，促进负极端解聚，使细胞内的微丝变成"溶液样"结构。

4. 双丝蛋白（twinfilin） twinfilin 是一种广泛存在的含有两个 ADF 同源结构域的微丝结合蛋白，它能在 ADF/cofilin 和 profilin 间发挥"邮递员"的作用，即 ADF/cofilin 促进 ADP-G 肌动蛋白从微丝负极解离；然后 twinfilin 与解离的 ADP-G 肌动蛋白结合并将其转运至微丝正极；最后由 profilin 催化 ADP-G 肌动蛋白为 ATP-G 肌动蛋白，促进微丝的组装。研究发现，twinfilin 也具有一定的切割微丝活性。

（二）伪足与基质黏着

细胞前端突出形成伪足时，在特定位点附着于下面的基质，为细胞拖动自身前进提供临时的锚定位点。显微镜下可观察到微丝在细胞前端内部向落点上固定，并发展为"黏着斑"（focal adhesion plaques，FAP）的结构。依据形状、结构及分布的不同，黏着斑可分成局部复合物（focal complex）和局部黏着（focal adhesion）两种。局部复合物大小不均等，相对比较小，存在于层状伪足和丝状伪足中；局部黏着则相对较大且致密，与张力蛋白相连，存在于胞体中。黏着斑提供摩擦力，可巩固细胞向前迈出的"步伐"。细胞与基质的黏着呈高度动态性，其前端黏着斑不断生成，后端黏着斑则不断解聚以提供原料用于前端新的黏着班形成。研究发现，微管可限制黏着斑的形成，而且不影响前端黏着斑的解聚，不断解聚所得的蛋白质最终由蛋白酶分解，分解产物会通过细胞骨架系统运输至前端的其他位点被再利用，这一过程称为“周转”（turnover）。黏着斑的形成和解聚受到整合素（integrin）、黏着斑激酶（focal adhesion kinase，FAK）、α 辅肌动蛋白（α-actinin）、桩蛋白（paxillin）、踝蛋白（talin）、纽蛋白、细丝蛋白 A（filamin A）、Rac1、RhoA、twinfilin 等多种因子的参与和调控，并已成为研究热点。

Integrin 为广泛存在于各种哺乳类动物细胞的跨膜蛋白，含有 α、β 两个亚单位，可介导细胞与细胞外基质之间的相互黏附，也可通过 Talin、黏着斑激酶（focal adhesion kinase，FAK）、黏着斑蛋白（vinculin）等蛋白与微丝间接相连，介导胞内外的信号转导过程。FAK 是一种非受体酪氨酸蛋白激酶，可作为传感器接收黏着斑处的各种刺激，并通过下游复杂的信号网络调节细胞骨架的动态组装，最终调控细胞的迁移、增殖、分化等过程。研究发现，在 FAK 接受由整合素传递的相关信息刺激后，FAK 的 Tyr397 位点发生磷酸化修饰而处于激活状态，进而可以磷酸化激活一系列的下游信号分子（图 6-12），例如：①活化后的 FAK 与踝蛋白结合并激活 Rac1 鸟苷酸交换因子（guanine nucleotide exchange factor，GEF）以及 Rac1，促进微丝组装以及伪足的形成。②FAK 可与 Src 结合，并引起 p130Cas 的磷酸化，后者又与 Crk、Rac1 GEF 形成复合物，进而激活 GTP 酶活化蛋白（GTPase activating protein，GAP），促进细胞黏着。③FAK 也可激活 p190 Rho GEF，增强 RhoA 的活性，促进黏着斑的周转。

（三）细胞主体前移

伪足与基质黏着后，细胞主体向前移动。研究者发现肌球蛋白Ⅱ（myosinⅡ）分布在细胞伪足和细胞主体的分界线上。细胞核和细胞器等“货物”被“系”在胞内纵横交错的细胞骨架上。通过肌球蛋白Ⅱ与肌动蛋白纤维间的相互滑动，使得这些“货物”不断被拉往前方，实现胞质溶胶的向前流动。

典型的肌球蛋白Ⅱ包括两条重链和四条轻链，其中两条轻链（myosin light chain，MLC）中的

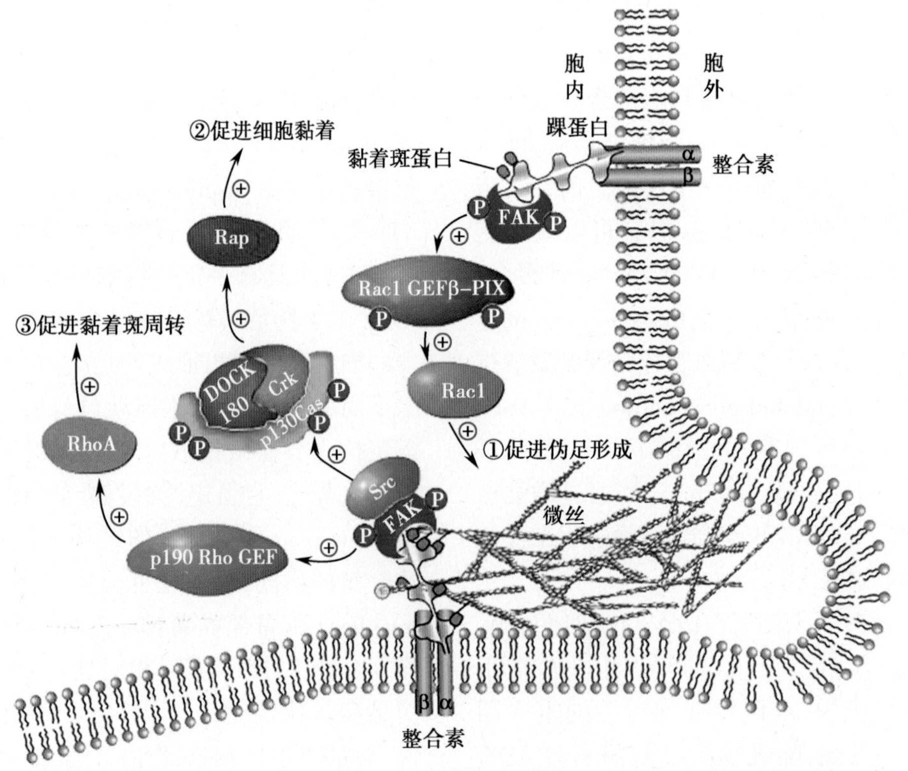

图 6-12 FAK 信号级联

Ser-19位点可被肌球蛋白轻链激酶（myosin light chain kinase，MLCK）磷酸化或肌球蛋白轻链磷酸酶（myosin light chain phosphatase，MLCP）去磷酸化，导致肌球蛋白Ⅱ的激活或失活，进而影响细胞主体的前移。另外，被Rho激活的ROCK可直接磷酸化肌球蛋白Ⅱ，也可通过抑制MLCP的活性来间接磷酸化肌球蛋白Ⅱ，从而增强肌球蛋白Ⅱ与微丝结合的能力，促进细胞的迁移。

（四）尾部收缩推进

细胞主体前移后，尾部黏着斑去组装，与基质分离并被牵往前方。黏着斑组分会以胞吞方式被细胞内吞，然后沿着微管被运输、回收再利用。细胞尾部与周围基质的解离是细胞迁移的一个限速环节，依赖于细胞类型和细胞/基质间的黏附程度，受到FAK、Src和胞外信号调节激酶（extracellular signal-regulated kinase，ERK）等多种信号分子的调控作用。研究发现，FAK可引导钙蛋白酶（calpain）定位于黏着斑，钙蛋白酶则通过不断地降解黏着斑成分来降低迁移细胞与基质间的亲和力，从而促进细胞尾部的解离。

细胞尾部收缩的动力来自肌球蛋白Ⅱ与微丝滑动所产生的收缩力，且伴随微丝的动态聚合。研究发现，活化的ROCK可通过激活其下游的LIM激酶来抑制微丝的解聚，也可通过激活下游的PIP2激酶来促进微丝的聚合，从而增强肌球蛋白Ⅱ的收缩功能，促进细胞尾部的收缩。抑制ROCK的活化则可导致迁移细胞尾部的回缩障碍，出现"脱尾"现象。

早在1863年，德国病理学先驱Virchow就通过形态学观察发现肿瘤细胞具有"变形虫样"的爬行运动，认为这种运动可能是所有脱离组织约束的肿瘤细胞的特性。大量研究结果表明，肿瘤细胞的转移潜能和组织侵袭力与细胞骨架密切相关。例如：Ⅳ型中间丝蛋白synemin可通过结合关节蛋白（zyxin）来调控细胞的爬行运动，其启动子的异常甲基化还与乳腺癌的淋巴结转移和早期复发相关；一种叫促皮质素释放因子的蛋白可通过促进微丝的形成和黏着斑激酶的磷酸化等作用，增强乳腺癌细胞的转移和侵袭力；作为Ezrin-Radixin-Moesin（ERM）家族重要成员的Ezrin能够连接细胞骨架与细胞膜，调控细胞皮质层，参与细胞黏附、细胞骨架重塑、细胞信号转导等过程，在儿童实体瘤、消化道肿瘤、成人软组织肿瘤、横纹肌肉瘤等肿瘤侵袭和转移中发挥重要作用。研究肿瘤细胞的爬行运动及其调控机制已成为目前肿瘤领域的热门课题。

细胞迁移机制复杂，许多问题亟待解决，如细胞前端突出推动力产生机制、细胞主体推进过程细节、伪足基部解聚收缩机制、不同生理和病理状态下的细胞迁移机制等。随着超分辨率显微术、二/三维动力学图像分析系统、计算机拟生态研究等新技术和新方法的出现和发展，细胞骨架在细胞迁移中的作用机制将逐渐明了。

二、细胞骨架参与细胞内运动

凭借复杂的内膜系统，真核细胞内部高度区域化。生物大分子和细胞器如蛋白质、核酸、色素颗粒、线粒体、溶酶体等物质必须通过一定的运输方式转移并定位于特定的亚细胞区域才能发挥各自的生物学功能。细胞骨架系统在细胞内部形成"高速公路网"，实现这些物质的定向运输。近年来的研究结果表明，细胞骨架参与细胞内的物质运输是通过马达蛋白来完成的。

（一）马达蛋白以细胞骨架作为运行轨道

1. 肌球蛋白（myosin） 目前已发现近20种肌球蛋白，通常分为传统肌球蛋白（conventional myosin）和非传统肌球蛋白（unconventional myosin），其中传统肌球蛋白又称肌球蛋白Ⅱ，是最早发现、研究最为透彻的一类肌球蛋白。非传统肌球蛋白包括Ⅰ型、Ⅲ~ⅩⅤ型。所有肌球蛋白都含有一个可以结合微丝和ATP的头部，而尾部结构差异明显。每类肌球蛋白都有其特定的功能，例如，肌球蛋白Ⅰ可以参加内吞作用和囊泡运输，将膜脂和微丝结构相连接，在一些细胞膜突起的形成过程中发挥作用，并且能够调节Ca^{2+}通道的活性。肌球蛋白Ⅱ是唯一可以形成双极性结构的肌球蛋白，与细胞收缩密切相关，在肌肉收缩、胞质分裂收缩环和具有收缩作用的张力纤维中发挥重要作用。肌球蛋白Ⅲ与光感受器的信号分子相互作用。肌球蛋白Ⅴ在细胞内膜泡和其他细胞器的运输发挥作用。肌球蛋白Ⅵ是唯一一种向微丝负极运动的肌球蛋白，与内吞作用形成的囊泡向细胞中心运动相关。

2. 驱动蛋白(kinesin) 驱动蛋白-1是1985年从乌贼神经元的巨大轴突中分离得到的一种马达蛋白。它是由2条轻链和2条重链构成的四聚体,重链具有马达结构域,轻链含有与货物(细胞器或囊泡)结合的结构域,分子量大约380 000Da。电子显微镜下,驱动蛋白-1分子结构包括2个含有马达结构域(具有ATP酶活性)的球形头部,与驱动蛋白的动力相关;中间是由重链组成的杆状区,参与头部的二聚化作用;还有一个由轻链和重链组成的可以和"货物"膜上受体结合的扇形尾部。驱动蛋白-1负责囊泡、细胞器和mRNA的运输。目前发现多种带有相似马达结构域的驱动蛋白,依据马达结构域的功能特征,将已知的驱动蛋白分为14个驱动蛋白家族。大部分驱动蛋白(kinesin-1~12)的马达结构域位于肽链的N端,可以从微管的负极向正极方向移动,如kinesin-2由2个不同的重链构成头部,并和第三种多肽组成尾部,参与囊泡和鞭毛内的运输;kinesin-5有4个重链,组成双极性头部,有丝分裂时其双极性头部可以同时结合极性反向平行的极间微管,使极间微管滑动,参与纺锤体极的分离和双极性的确立。与上述驱动蛋白不同,kinesin-13(毁灭因子)的马达结构域位于肽链的中间,结合微管的正极或负极端,不参与运动,发挥毁灭因子的作用,即促进微管快速的解聚,参与有丝分裂后期子染色体的分离。kinesin-14的马达结构域位于肽链的C端,运动方向为从微管的正极向负极,与kinesin-1的运动方向相反,参与纺锤体极的组织。

驱动蛋白-1头部通过结合并水解ATP,导致颈部发生构象改变,使两个头部交替与微管结合、解离,从而使其沿微管移动,将尾部结合的"货物"转往目的地,此过程犹如一人背扛"货物"步行在公园里由鹅卵石铺成的笔直的小径上(图6-13)。基因组序列分析结果显示,哺乳动物可能具有50种以上的驱动蛋白相关蛋白(kinesin-related protein, KRP或kinesin-like protein, KLP)。大多数KRP参与物质运输,也有的KRP如XKCM1蛋白不参与运输,但可促进微管的去组装过程。

3. 动力蛋白(dynein) 动力蛋白最早发现于1963年,因与鞭毛和纤毛的运动有关而得名。动力蛋白家族包括细胞质动力蛋白(cytoplasmic dynein)和轴丝动力蛋白(axonemal dynein)两大类,是已知马达蛋白中分子量最大,移动速度最快的成员。细胞质动力蛋白由2条具有ATP酶活性的重链、2条中间链、4条中间轻链和轻链组成,与内体、溶酶体、高尔基体和囊泡的运输相关,还参与细胞分裂时纺锤体的定位。细胞质动力蛋白不直接与所运载的"货物"结合,而是需要动力蛋白激活蛋白的中介,才能发挥运输"货物"的功能。动力蛋白激活蛋白是由11个亚单位构成的包含2个功能区的巨大蛋白质复合体。第一个功能区由8个聚合成短纤维的Arp1(actin-related protein,肌动蛋白相关蛋白)和封闭短纤维正极的CapZ封端蛋白构成,可以结合所运载的"货物"。

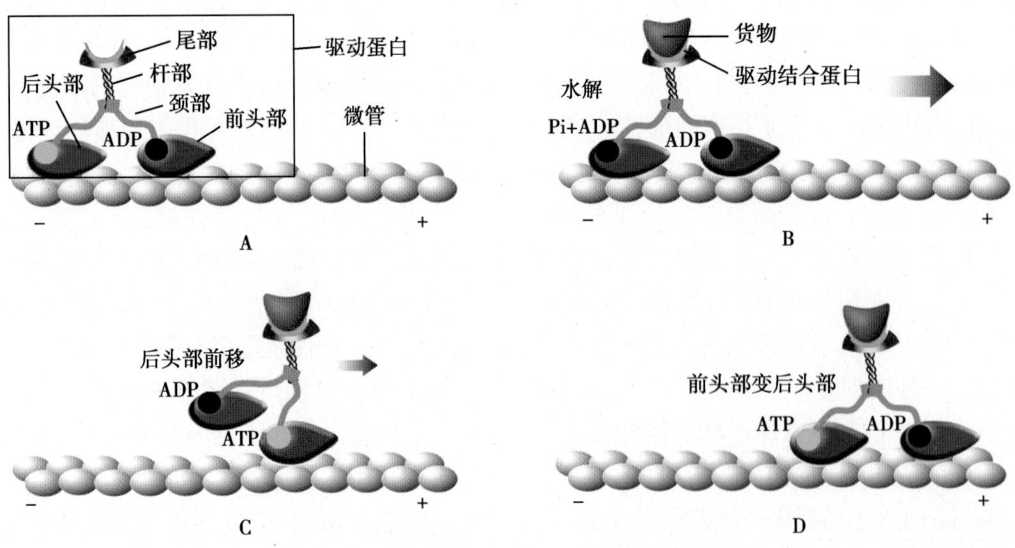

图6-13 驱动蛋白的结构及沿微管运动的方式

第二个功能区由p150glued构成，包含动力蛋白和微管结合位点，其与微管的结合可以帮助动力蛋白沿微管运动。蛋白质Dynamitin可以连接2个功能区，使其成为一个整体。研究发现，dynein/dynactin复合物可作为骨架系统的组织者，参与细胞极化、有丝分裂等过程。

细胞骨架马达蛋白的运输具有方向性（图6-14）。肌球蛋白通常携带不同“货物”沿着微丝从（-）端向（+）端移动；绝大多数的驱动蛋白能引导“货物”沿微管的（-）极向（+）极运输（背离中心体）；而动力蛋白则是驱动从微管（+）极向（-）极的运输（朝向中心体）。神经元轴突中的微管都是（+）极朝向轴突的末端，（-）极朝向胞体，驱动蛋白负责将胞体内合成的物质顺向转运至轴突（axon）的末端，而动力蛋白则负责将轴突顶端摄入的物质和蛋白降解产物逆向运回胞体，实现胞内循环。另外，多数KRP参与物质的正向运输，而有的KRP如黑腹果蝇Ncd（non-claret disjunction）蛋白可进行逆向运输。

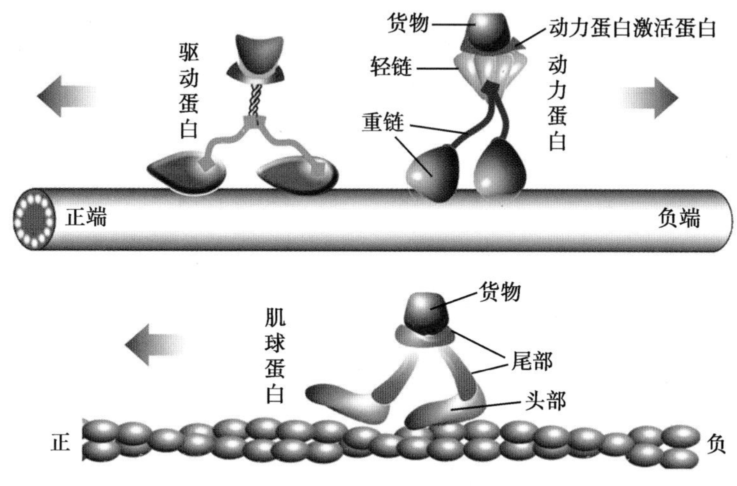

图6-14 马达蛋白运输的方向性

（二）细胞骨架运动与mRNA运输、病毒/细菌感染相关

mRNA的胞内运输和区域定位是转录后水平的一种调控机制，广泛存在于原生动物、酵母、植物、昆虫以及脊椎动物中，它可使特异性基因产物表达于特定的亚细胞区域，建立和维持细胞的不对称性，赋予细胞应对于外界各类刺激的调节多样性，而细胞骨架在此过程中发挥重要作用。细胞骨架系统负责运输mRNA离不开各自的马达蛋白。作为货物的mRNA同样以马达蛋白为“交通工具”，行驶在细胞骨架的“公路”上。微丝较短，主要介导mRNA的短程运输，但依赖微丝转运mRNA的例子较少，这可能与微丝稳定差、检测不易有关。真核细胞中大部分mRNA的运输和定位依赖微管运输。微管较长，能形成较稳定的结构，主要介导mRNA长程运输。但目前的研究发现，微管也可以介导mRNA的短程运输。应激颗粒与加工体是细胞内在应激状态下与mRNA运输、代谢等密切相关的胞质亚结构，而微管结构的完整性以及马达蛋白在此过程中发挥重要作用。

哺乳动物细胞的胞质中富含细胞器和细胞骨架结构，黏度很大，在一定程度上限制了细菌或病毒的胞内运动，可视为机体的一种保护机制。然而，由于细胞骨架在胞内分布具有广泛性和高度动态性，作为“不速之客”的细菌和病毒有时会“搭乘”宿主细胞的骨架系统“快车”，运动并定位至特定细胞亚结构，执行复制功能，逃避免疫系统的识别和杀伤作用，对机体产生生物学效应，导致相关疾病的发生。越来越多的证据表明，病毒入侵与细胞骨架关系密切。病毒感染宿主细胞以及病毒子代离开被感染的宿主细胞过程均离不开细胞骨架的“协助”；当宿主细胞受到病毒攻击后，功能受损又表现出细胞骨架的“牺牲”。研究发现，腺病毒感染宿主细胞依赖于动力蛋白与动力蛋白激活蛋白复合物所介导的微管逆向转运，还与微管结构蛋白密切相关。

三、细胞骨架参与肌肉收缩

肌肉是一种效力极高的能量转换装置，能通过肌收缩（muscle contraction）将化学能直接转变为机械能，实现机体的多种功能活动。在肌细胞的细胞质中有许多成束的肌原纤维（myofibril），肌原纤维由一连串相同的收缩单位即肌节组成，每个肌节长约 2.5μm。电镜观察显示，肌原纤维每个肌节由粗肌丝和细肌丝组成。粗肌丝（thick myofilament）又称肌球蛋白丝（myosin filament），由肌球蛋白Ⅱ组成。肌球蛋白Ⅱ分子尾对尾地向相反方向平行排列成束，呈尾部中间，头部两侧的双极性结构。肌球蛋白分子头部露在外部，成为与细肌丝接触的横桥。细肌丝（thin myofilament）又称肌动蛋白丝，由肌动蛋白纤维、原肌球蛋白（tropomyosin，TM）和肌钙蛋白（troponin，TN）组成。原肌球蛋白（tropomyosin），是由两条平行的多肽链形成的长约 40nm、相当于 7 个肌动蛋白分子长度的 α 螺旋结构，位于肌动蛋白纤维的螺旋沟内，与肌动蛋白纤维结合后可调节肌球蛋白头部和肌动蛋白的结合。肌钙蛋白（troponin，Tn）是由肌钙蛋白 C（Tn-C）、肌钙蛋白 T（Tn-T）和肌钙蛋白 I（Tn-I）三个亚基组成的特大球蛋白。Tn-C 与 Ca^{2+} 结合后，控制原肌球蛋白在肌动蛋白纤维表面的位置。Tn-T 是原肌球蛋白结合亚基。Tn-I 能够同肌动蛋白以及 Tn-T 结合，抑制肌球蛋白头部 ATP 酶活性和肌球蛋白与肌动蛋白的结合。在细肌丝上大约每隔 40nm 就结合有一个肌钙蛋白。

肌肉收缩是粗肌丝和细肌丝相互滑动的结果，肌肉收缩时，粗肌丝两端的横桥释放能量拉动细肌丝朝中央移动，使肌节缩短。肌肉收缩的基本过程如下：即神经冲动传到运动终板，使肌细胞膜去极化，并经 T 小管传至肌质网；肌质网去极化后 Ca^{2+} 通道打开，释放 Ca^{2+} 至肌浆中；Ca^{2+} 浓度升高使 Ca^{2+} 与 Tn-C 结合，引起肌钙蛋白构象改变，肌动蛋白与 Tn-I 分开，而且 Tn-T 使原肌球蛋白移动到肌动蛋白双螺旋沟的深处，暴露出肌动蛋白与肌球蛋白的结合位点。粗、细肌丝产生相对滑动，具体过程为：①结合，未结合 ATP 的肌球蛋白头部与肌动蛋白丝紧密结合形成强直构象。②释放，ATP 与肌球蛋白头部结合，使肌球蛋白发生构象改变，导致其与肌动蛋白的亲合力下降，二者分开。③直立，肌球蛋白头部 ATP 水解成 ADP 和 Pi，使肌球蛋白头部沿细肌丝向正极移动 5nm，此时 ADP 和 Pi 仍未脱离肌球蛋白。④产力，肌球蛋白头部与肌动蛋白新位点产生微弱的结合，诱发无机磷酸（Pi）的释放，使肌球蛋白头部与肌动蛋白的结合加强并产生机械力，进而 ADP 从肌球蛋白头部释放，肌球蛋白恢复至初始构象，即与肌动蛋白紧密结合，从而进入下一个循环的初始状态。此时与第一步不同的是，肌球蛋白的头部结合在细肌丝上新的位点，使细肌丝沿粗肌丝向肌小节中央移动，I 带缩短，肌肉收缩。最后到达肌细胞的神经冲动停止，肌质网通过钙泵将 Ca^{2+} 回收，胞质中 Ca^{2+} 浓度降低，肌肉舒张（图 6-15）。

四、细胞骨架参与胞质分裂

细胞有丝分裂（mitosis）和胞质分裂（cytokinesis）是普遍存在于高等动植物细胞中的分裂方式。细胞骨架在此过程中发挥重要作用，例如微管参与细胞纺锤体（spindle）的构成；微丝参与胞质分裂时收缩环（contractile ring）的形成。细胞有丝分裂的前、前中、中、后、末期和胞质分裂期染色体形态和行为不同，相应的细胞骨架在时间和空间上也存在着高度有序的动态组装过程。有丝分裂完成的同时，需进行胞质分裂才能形成两个子细胞，而胞质分裂过程就是通过由肌动蛋白、肌球蛋白等组成的动态临时收缩环或缢缩环来实现。研究表明，收缩环位于分裂细胞赤道面质膜下方，是非肌肉细胞中具有收缩功能的微丝束的典型代表，收缩机制亦是肌动蛋白丝与肌球蛋白丝的相对滑动。肌球蛋白丝能沿着肌动蛋白丝运动并紧缩收缩环，牵拉质膜向细胞内凹陷形成分裂沟（cleavage furrow），分裂沟越陷越深，最后使得母细胞被迫分裂成两个子细胞，整个过程就像收紧钱袋上的栓绳一样。胞质分裂后，临时性的收缩环结构即消失。胞质分裂是细胞增殖的重要环节，一直备受学者关注，它在分裂过程中的高保真性有赖于胞质分裂调控蛋白 1（protein regulator of cytokinesis 1，PRC1）、极体样激酶 1（polo-like kinase 1，PLK1）、有丝分裂驱动蛋白样蛋白 2（mitotic kinesin-like protein 2，MKLP2）等多种蛋白因子的调控作用。

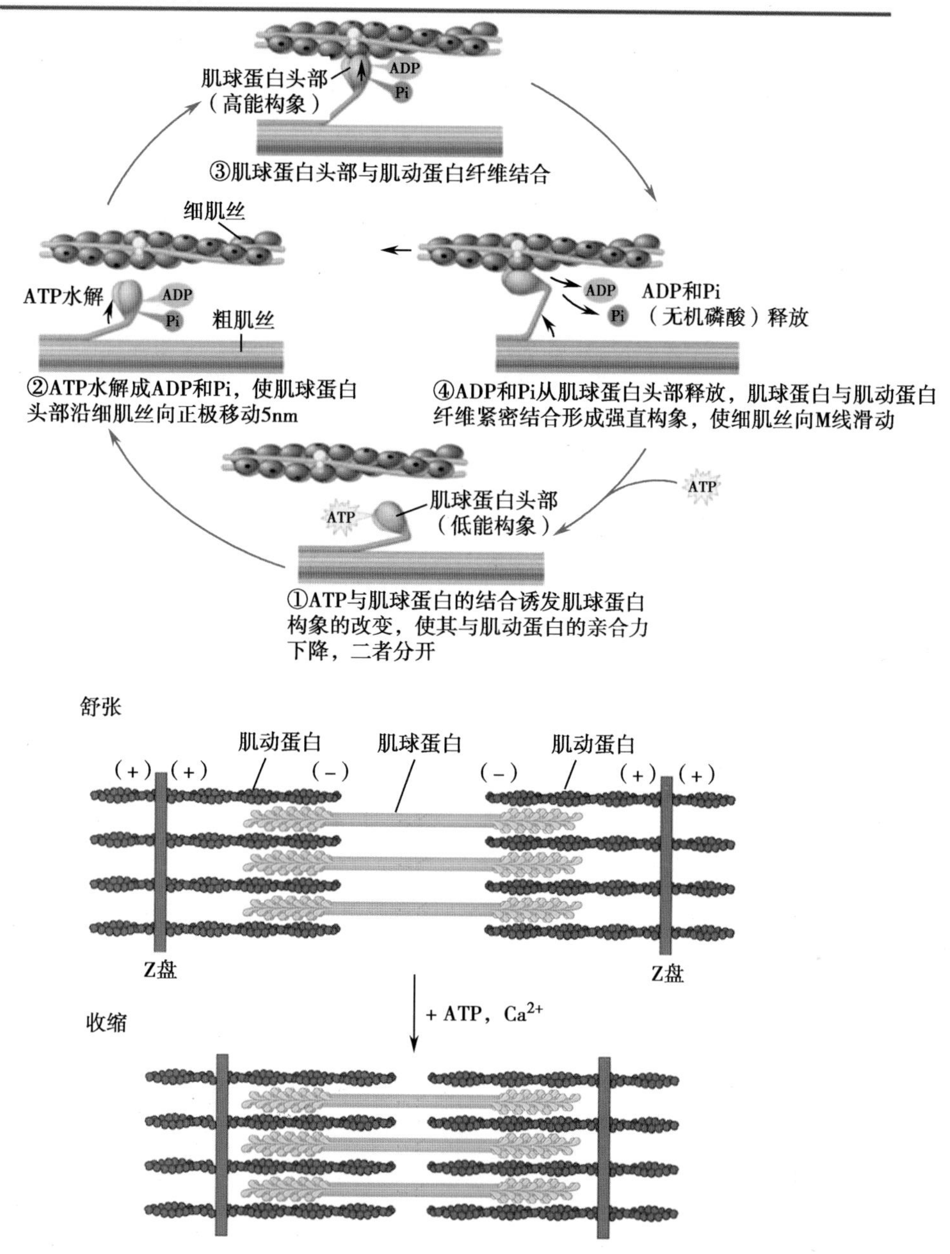

图 6-15　肌动蛋白纤维运动与肌肉收缩

第四节　疾病与细胞骨架

微丝、微管和中间丝三者协同构筑细胞的形态学骨架和运动协调系统，在细胞生命活动中扮演着十分重要的角色。近年来研究发现，骨架蛋白结构与功能的异常与多种疾病相关，如病毒感染、心血管疾病、呼吸系统疾病、自身免疫性疾病、代谢性疾病、肿瘤等。目前，从细胞骨架角度去认识、诊断和治疗相应疾病已得到人们的广泛认可。

一、呼吸系统疾病与细胞骨架

由于吸烟、大气污染、人口老龄化等众多原因，慢性支气管炎、支气管哮喘、肺气肿、肺心病、肺癌等呼吸系统疾病发病率日益增高，已严重危害人类的健康。学者们极力从不同角度去认识呼吸系统疾病的发生机制。研究发现，呼吸系统细胞骨架蛋白与呼吸道黏液纤毛传输系统、气道平滑肌细胞的收缩性密切相关，参与呼吸性疾病的发生、发展。正常情况下，动物呼吸道上皮细胞靠纤毛的规律摆动将痰液、碎屑等异物排出体外；黏膜炎症等病理状态下，纤毛的这种运动受到损害，异物无法外排。纤毛是微管的一种存在形式，人们对它的结构和功能已有了一定的认识。

纤毛（cilium）是广泛存在于动、植物细胞中的运动器官，是细胞表面的骨架蛋白特化结构，长 5~10μm，外被质膜，内部由轴丝（axoneme）组成。轴丝呈"9+2"微管结构，由 9 个 AB 二联微管和一对中央微管构成（图 6-16A、B）：①A 管向相邻的 B 管伸出两条动力蛋白臂（dynein arm），具有 ATP 结合位点，又可被 Ca^{2+}、Mg^{2+} 激活而表现出 ATP 酶活性；②A 管向中央鞘伸出的突起称为放射辐条（radial spoke），辐条末端稍膨大称辐条头（spoke head）；③两个中央单管（the central pair，CP）之间由细丝相连，外包有中央鞘（central sheath）；④两个相邻二联管之间存在微管连接蛋白（nexin）形成的二联管间桥（interdoublet bridge），具有高度的韧性，将 9 组二联管牢固地捆为一体称为轴索；⑤纤毛顶部各微管相互融合呈尖状；⑥轴丝还存在由 CMF70、Trypanin 等亚基构成的动力蛋白调控复合物（dynein regulatory complex，DRC）。鞭毛（flagellum）是与纤毛具有相似结构和功能的运动器官，可见于鞭毛虫或各种动植物的精子。纤毛和鞭毛基部均起始于一个与中心体相同的"9+0"式基体结构（basal body），即 9 组三联管斜向围成一圈，中间没有中央微管。

纤毛和鞭毛究竟是如何实现其定向或波浪式摆动的？目前已被广泛接受的是微管滑动模型（sliding-microtubule model），简单地讲就是轴丝 A 管动力蛋白臂以其头部的 ATP 酶活性水解 ATP 获得能量，从而产生与相邻 B 管的相对滑动；同时放射辐条和轴索结构的连接蛋白会将这种相对滑动作用转变为弯曲运动（图 6-16C、D）。可以看出，如果没有连接蛋白的作用，纤毛和鞭毛将失去运动能力。研究发现，纤毛基体中含有较多线粒体，为轴丝提供滑行所需的 ATP。值得注意的是，单根纤毛轴丝含有 9 组动力蛋白臂，这 9 组并不同时具有活性，只有一侧动力蛋白臂激活而另一侧失活，轴丝才能向失活侧弯曲。这种动力蛋白臂活性差异性已得到实验证实，那么这里究竟存在什么调控机制呢？有学者认为，轴丝可通过改变两个中央微管的间距、分子信号传递、机械力级联反应等方式选择性地调控动力蛋白臂的酶活性；也有学者认为中央微管在摆动过程会发生

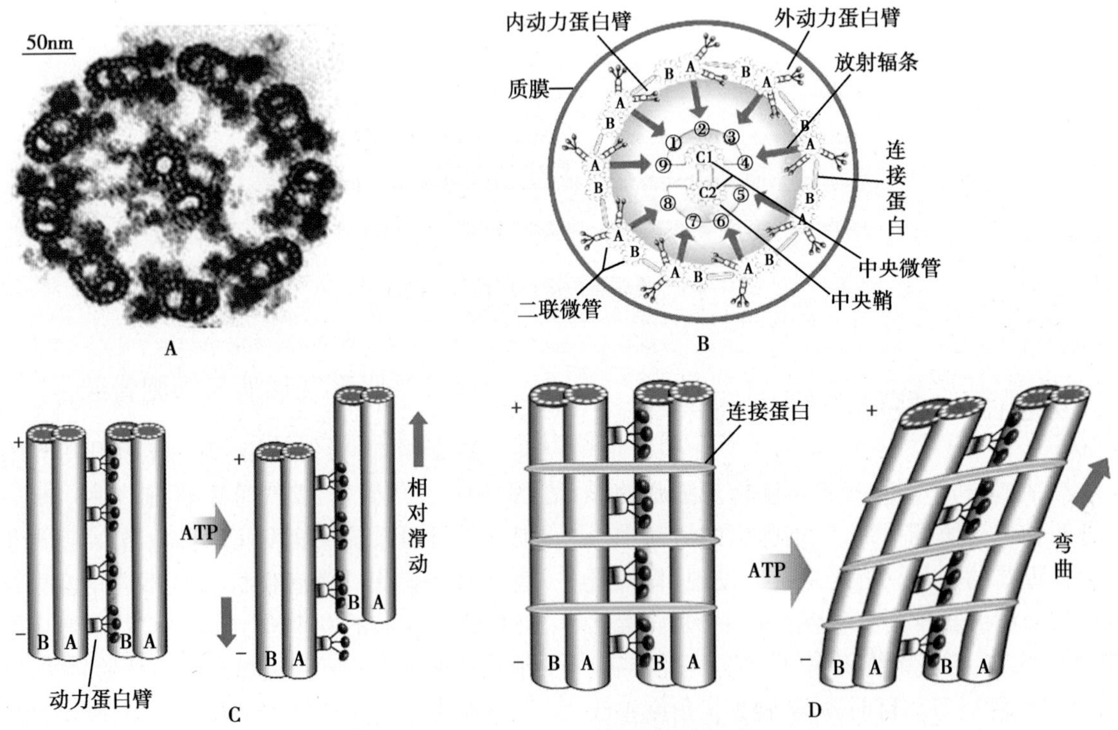

图 6-16 纤毛的结构（A、B）及微管滑动模型（C、D）

旋转,并周期性地扫过每根放射辐条,向A管发出信号,激活特定的动力蛋白臂进行摆动。微管滑动模型的动力主要来源于A管动力蛋白臂的ATP酶活性,当其功能缺失或缺陷时,会引起滑动抑制,纤毛和鞭毛的运动障碍,出现原发性纤毛运动障碍、慢性气管炎、鼻窦炎、肺炎、感冒以及哮喘等疾病。

除鼻前庭、部分鼻咽部、咽部和喉部被覆鳞状上皮以及嗅区黏膜以外,其余上呼吸道的表面都覆盖着纤毛上皮细胞,每个纤毛上皮细胞的顶部有大约200根纤毛,它们会像麦浪一样定向异时性有规律地波动,那么这里究竟又有什么协同运动机制呢?研究发现,若将纤毛行列切断,则各片段间的纤毛协同运动作用消失,说明纤毛的这种协同性起伏波动与细胞质的连续性相关。黏液纤毛传输系统的运输能力主要取决于纤毛摆动频率及其协同运动。纤毛摆动频率受Ca^{2+}、cGMP、ATP、NO等多种因子的调控,目前此方面的研究已成热点。

除上述运动性纤毛外,多数哺乳动物细胞表面还存在一种不具有运动性的初级纤毛(primary cilia)结构,一度被认为是机体的无功能性退化器官。然而愈来愈多的证据表明初级纤毛可以通过Hedgehog、Wnt等多种信号转导通路参与生物体的组织器官发育及纤毛相关疾病的发生,故引起人们的广泛关注。其实,呼吸系统疾病与细胞骨架密切相关,从纤毛角度的研究也仅为冰山一角。例如,气道平滑肌细胞是呼吸道的主要组成部分之一,它的骨架结构和收缩功能的异常改变是呼吸道疾病的重要病理特征。目前已有一系列基于气道平滑肌收缩机制而研发的药物应用于临床,如沙丁胺醇、丙卡特罗等。呼吸系统疾病与细胞骨架的相互作用机制相当复杂,仍需人们深入地探讨研究。

二、神经系统疾病与细胞骨架

神经元是构成神经系统结构和功能的基本单位,具有由微管、微丝和中间丝等组成的细胞骨架系统。细胞骨架在神经元的生长发育、小泡转运、神经递质的释放、信号传递等过程发挥重要作用,与多种神经系统疾病的发生、发展密切相关。

微丝广泛分布在神经细胞的细胞质和突起内,神经元的微管即神经微管(neurotubule)可延伸到神经元的突起,与tau蛋白、MAP2等多种微管结合蛋白(MAPs)相互作用,主要参与神经元的迁移极化、物质运输过程。微丝可与微管等结构相互作用,具有高度的动态性,常集聚成束并交织成网,形成具有收缩作用的伪足等结构,以适应神经元生理活动的形态改变,参与神经元发育和分化等过程。轴突和树突的分化和形成是神经元极化的形态学标志,也是建立神经信号转导系统的基础,神经元中的微丝和微管在此过程中占有重要地位。目前对于神经元轴突生长锥中微管与微丝间的相互作用机制研究较为深入,这里做简要介绍。生长锥(growth cone)是位于未分化神经元突起末端的扁平掌形结构,为神经元极化和轴突延伸的执行单元,包括C区(central domain)、P区(peripheral domain)和过渡区。其中C区不能自主延伸,主要含有细胞器和微管的远端部分;P区具有运动活性,主要包括由微丝参与构成的丝状伪足和片状伪足;过渡区则存在微丝与微管间的显著交叉重叠。研究发现,P区微丝稳定性降低时,会引起伪足向外伸展,进而引导C区微管进一步向外聚集延伸并侵入伪足结构,形成与微丝相互作用的有序矩阵结构,同时细胞器沿微管形成的轨道进入P区,最终形成轴突,完成神经元极化的建立。微丝区域性的减少可引导微管向生长锥的另一侧逆行分布,微管反过来又可显著影响微丝的局部稳定性,从而促使生长锥重新调整生长方向,有助于躲避一些不利因素。另外,MAP2和tau等微管结合蛋白也可通过磷酸化方式调控生长锥中微丝和微管间的相互作用。从细胞骨架角度去研究神经元发育和分化过程,有助于进一步探索神经系统发育异常、脊髓损伤修复、神经退行性变等相关疾病的发病机制。研究发现,p21活化激酶蛋白可参与大脑发育、神经元极化、轴突导向、树突形成及突触可塑性等过程,与神经发育迟缓、阿尔茨海默病、帕金森病等密切相关。

神经元的中间丝成分主要是神经丝(neurofilament,NF),它由轻链(NF-L)、中间链(NF-M)和重链(NF-H)等装配而成。神经丝可贯穿轴突全长,呈平行走向。研究发现,神经丝向外突出的侧臂(side arms)结构呈无规则状,时刻进行着布朗运动,进而在神经丝周围形成一个具有“斥力间隔器”(repulsive spacer)作用的“多聚体刷子”(polymer-brush)样结构(图6-17),可维持轴突神经丝纤维间距。侧臂上还存在多个KSP(Lys-Ser-Pro)重复基序,可以被磷酸化修饰,从而增大纤维间距,参与调控轴突口径的大小、生命活性物质的运输等过程。此外,神经丝还可与神经微管集聚成束,形成光镜下可观察到的胞质神经原纤维(neurofibril)结构。神经原纤维在核周体内交织成网,并向树突和轴突延伸,可达到突起的末梢部位。研究发现,tau蛋白过度磷酸化会导致神经原纤维在神经元胞体、轴突、树突内聚集缠结形成神经原纤维包涵体,产生神经纤维缠结(neurofibrillary tangles,NFTs),该病理改变与阿尔茨海默病密切相关。目前,tau蛋白已成为阿尔茨海默病等神经系统变性疾病的临床诊疗靶点。

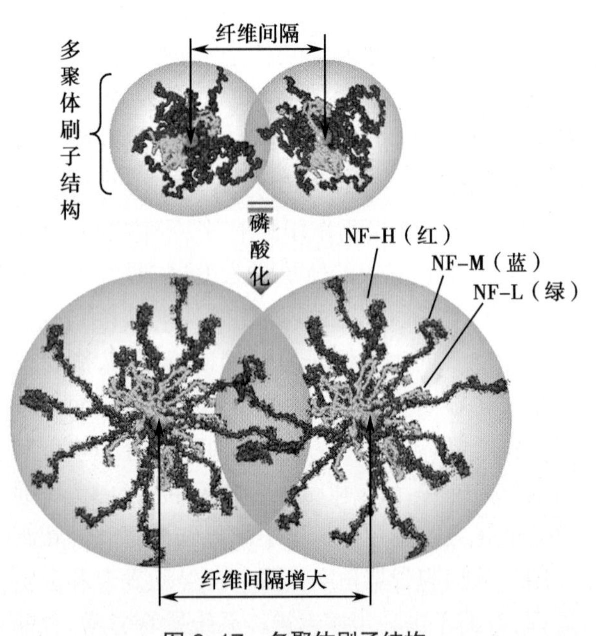

图6-17 多聚体刷子结构

神经元细胞骨架成分丰富,便于频繁地进行物质运输过程,其中微管主要提供所需的运行轨道,骨架表面的马达蛋白提供动力来源,MAPs等可发挥重要的调控作用。神经元不断合成大量的生命活性物质,如神经激素、递质、代谢酶、活性离子、功能调节物等,顺向转运至轴突末端,再以神经递质(neurotransmitter)等形式释放;同时轴突的物质也可逆向转运至胞体,实现细胞内的物质循环。研究发现,轴突运输过程常常通过“囊泡转运”(vesicular transport)的方式来实现。所谓的“囊泡转运”是指细胞内“供体”膜区先以芽生方式产生包裹被转运“货物”的囊泡,而后以细胞骨架所提供的“轨道”转运“货物”,最终与“受体”膜区发生膜融合,卸载“货物”。神经元通过囊泡转运可为自身生长发育、代谢更新提供物质基础;与靶细胞、胶质细胞以及细胞外基质进行物质交换,维持内环境的稳定;与跨膜的神经冲动传导和细胞内的信号转导相互整合,形成相对完善的信息分子传递系统。神经元骨架蛋白可通过磷酸化等方式调控囊泡的“货物”转运过程,而囊泡“货物”的不同组分也可通过影响骨架蛋白的组装和马达蛋白的功能发挥调控囊泡转运的能动性和方向性。

细胞内微管结合调控激酶(microtubule affinity regulating kinase,MARK)的活化能够引起MAPs的磷酸化,抑制MAPs与微管的结合,使微管处于去稳定状态,从而促进小泡转运过程。然而,MAPs调控小泡转运的具体机制尚不完全清楚。MAPs一般包含碱性的微管结合域(microtubule binding domain)和酸性的伸出微管表面的突出域(projection domain)。MAPs的突出域也可形成与神经丝类似的“多聚体刷子(brush)”结构,使纵横交错的微管运输轨道之间有充足的微管间距(inter microtubular spaces,IMS),以确保小泡在微管表面能够畅通运行。另外,MAPs也可通过磷酸化调节微管间距,进而调控小泡的胞内转运过程。例如MAPs的磷酸化会引起突出域的范围扩大、多聚体刷子膨胀、排斥力增强、微管间距增加,从而为小泡的前进创造更多的空间;MAPs的去磷酸化则会使小泡运行后方的微管间距减小,从而产生向前的推动力,有助于小泡转运。

显然,如果神经元细胞骨架蛋白及其相关蛋白的表达/修饰异常,小泡转运会因“交通不畅”而发生紊乱,导致细胞功能障碍,引发疾病。研究发现,Huntingtin(HTT)蛋白能通过自身的磷酸化/去磷酸化修饰状态来调控小泡的轴突运输,当其突变时会造成神经元内小泡转运的紊乱,破坏胞体和轴突之间的物质循环,导致亨廷顿舞蹈病的发生。动力蛋白重链的错义突变使轴突内小泡的逆向转运受损,并导致小鼠运动神经元的退化。动力蛋白激活蛋白的突变与肌萎缩性脊髓侧索硬化的发病相关。鉴于细胞骨架在小泡转运的重要作用，人们以细胞骨架蛋白为药物靶点，通过增强或抑制它的表达或活性可纠正紊乱的小泡转运，进而达到治疗相关疾病的目的。

三、心血管疾病与细胞骨架

冠心病、高血压、心绞痛、动脉粥样硬化等心血管疾病已成为威胁人类健康的最常见疾病，发病率在中国居于首位。研究发现，哺乳动物心肌细胞和血管内皮细胞的骨架系统与心血管疾病的发生、发展有很大的关联性。

研究发现，心肌细胞的微管常平行于肌纤维呈非均一性分布，可与细胞核、胞膜、线粒体膜等相连，维持肌小节和细胞器的形态，参与细胞信号转导、心肌收缩等过程。心肌细胞的微丝主要参与心肌收缩肌小节形成，其功能行使有赖于 α 辅肌动蛋白（α-actinin）、肌联蛋白（titin 或 connection）、Nebulette、myomesins 等多种功能蛋白的辅助。其中，α 辅肌动蛋白则是近年来研究较热的一种肌动蛋白结合蛋白，它集中分布于 Z 盘区，与多种跨膜受体的胞质区、离子通道、信号分子等相连，负责将微丝聚集成束，可稳定心肌收缩装置，与肿瘤的发生、发展密切相关。肌联蛋白是目前已知的最大蛋白，分子量高达 3 000kDa、横跨肌小节 M 线与 Z 盘间的蛋白线，像“分子弹簧”或“分子标尺”一样，可维持肌原纤维的完整性和稳定性，调控肌球蛋白的活性和粗肌丝的装配，维持肌原纤维的完整性和稳定性，其表达或功能异常与扩张型心肌病、心力衰竭的发生密切相关；心肌细胞的中间丝蛋白主要为结蛋白（desmin），其次为波形蛋白（vimentin）。目前研究最多的是结蛋白，它主要分布在 Z 盘周边，负责连接 Z 盘与闰盘，以保证心肌收缩和舒张过程中细胞结构的完整，其功能异常与结蛋白相关肌病、心肌肥厚、充血性心力衰竭和扩张性心肌病等有关。正常时，心肌细胞骨架系统可通过离子交换、收缩运动等机制调控心脏的电活动和机械活动；在心肌缺氧、缺血、肥厚、心力衰竭等异常情况下，心肌细胞骨架会发生许多适应性和代偿性变化。例如，心肌缺血早期，细胞骨架蛋白即先于其他超微结构发生变化；不可逆心肌缺血时，心肌细胞内骨架蛋白和纽蛋白会明显减少或消失，同时伴有 α 辅肌动蛋白的丧失；肥厚型心肌病时，心肌细胞内微管密度增大，常伴有肌小节基因突变；心力衰竭时，细胞骨架对收缩蛋白细胞定位和组织排列进行调整，出现肌节重构。

作为血管的生理性屏障，血管内皮细胞是血流动力学敏感的特异性感受器，具有以细胞骨架系统为基础的复杂力学信号转导通路。一方面，血管内皮细胞能识别所处力学环境的变化，并将力学信号转变为电生理和化学信号，进而引起细胞骨架系统的相应变化。例如，内皮细胞能将剪切力变化信号转化为胞内 Ca^{2+} 浓度改变信号，诱导胞内钙库调控机制的激活，促使 G 肌动蛋白组装成为 F 肌动蛋白，并引起微丝结构的重新排列，以抵抗外力的拉伸作用。另一方面，细胞骨架系统也可与细胞膜上的膜离子通道、转运体等多种分子相联系，调控膜离子通道的功能，传递剪切力信号，在细胞力学、化学信号转导过程扮演重要角色。值得注意的是，生理状态或早期病理状态下内皮细胞骨架的改变多是细胞的一种代偿保护机制；中晚期病理状态下骨架系统的变化则常常与心血管疾病的发生、发展密切相关。例如，profilin-1 蛋白能够通过激活 JAK2-STAT3、PIP2、MAPK 等多种信号转导通路，促进肌动蛋白的聚合，改变内皮细胞骨架动力学，加重血管增殖与重塑，引起血管壁的增厚，参与高血压的发生和发展。不过，有关内皮细胞骨架参与心血管疾病发生、发展的具体机制仍有待深入研究。

血管内皮细胞始终受到血流动力学的作用力，主要包括平行于管壁的剪切力、垂直于管壁的环形张力和静水压力。目前，有关血管内皮细胞骨架对剪切力反应机制的研究较受重视。剪切力对血管内皮细胞骨架的生物学影响，包括复杂的力学因素与生化因素。剪切力由血流与内皮表面的摩擦而产生，其大小主要取决于血液黏度、血流量和血管内径。鉴于剪切力与骨架系统的关联性，通过药物、运动、增强型体外反搏等多种手段改变血流量、血液黏度等，适度改变血流剪切力，进而可以保护血管内皮细胞，延缓或阻断相关疾病的发生发展。作为力信号的传递介质，细胞骨架可介导细胞内多种生物学事件的发生。细胞骨架力学研究已成为细胞生物学研究中一个较为活跃的新领域。目前已经建立泡沫模型、预应力结构、力转导模型、玻璃化转变模型等多种细胞骨架生物力学模型，它们从力学角度阐述了细胞骨架在细胞运动、能量转换、信息传递、基因表达、疾病发生等过程中的潜在机制。

四、肿瘤与细胞骨架

肿瘤作为人类健康的头号杀手，其诊断和治疗备受关注。人们从细胞凋亡、细胞周期、细胞骨架、肿瘤干细胞、肿瘤免疫、心理、环境等不同方面研究肿瘤的发生、发展和浸润转移过程，并以外科手术、放疗、化疗、生物、肿瘤免疫、基因靶向、肿瘤综合治疗等多种方法治疗肿瘤。肿瘤细胞的细胞周期失去控制，能持续的分裂与增殖，不受正常生长调控系统的控制。研究发现，细胞发生癌变时，其骨架系统会发生一定的变化，包括微管与微丝的数量和分布变化、骨架相关蛋白表达异常、中心粒结构紊乱、蛋白组装动力学改变、骨架功能受损等。体外长期培养的多种肿瘤细胞株中微丝应力纤维破坏或消失，肌动蛋白重组，肌动蛋白小体、皮层小体形成并聚集于细胞皮层。多种细胞骨架相关蛋白如 α/β-catenin 蛋白、驱动结合蛋白（kinectin）、细丝蛋白 A（filamin A）等的异常表达与肝细胞癌、肾癌、黑色素瘤、卵巢癌和胰腺癌等密切相关，所以可以通过鉴定这些骨架蛋白结构和功能的变化来判断肿瘤的部分恶性生物学行为。

值得注意的是，不同类型中间丝严格地分布于不同细胞中，绝大多数肿瘤细胞即使在转移后仍能继续表达其来源细胞或原发肿瘤的特征性中间丝类型，例如神经胶质瘤表达神经胶质酸性蛋白、肌肉瘤表达结蛋白等，故中间丝可作为肿瘤诊断和分类鉴别的工具。人类主要肿瘤类群的中间丝目录已于 1984 年建立，也获得各种高度特异性中间丝单克隆抗体，这对于确定肿瘤的性质、来源、转移、诊断、治疗以及预后等有重要的意义。

肿瘤的形成机制是抗癌药物设计的基础。细胞骨架在肿瘤的持续增殖和播散转移中发挥重要作用，通过人为手段抑制肿瘤细胞骨架的功能可以抑制肿瘤生长、转移，甚至消灭肿瘤。如本章第四节所述，临床上已出现一批以微管、微丝为靶标的化疗药物，可有效抑制肿瘤细胞的有丝分裂，临床治疗效果较好，但肿瘤细胞的耐药性问题仍为人们亟待解决的一大难题。耐药原本是细胞的一种自我保护机制，可对抗环境不利因素、维持自身生理活动等，但肿瘤细胞一旦对药物耐受就成为化疗成功的主要障碍。因此，有必要从不同角度去探索肿瘤细胞耐药发生机制，最大限度地干扰或逆转耐药性产生过程，增强或巩固化疗效果，同时根据研究成果改造原有药物结构，广泛筛选天然产物，获取有活性先导化合物，设计开发新一代稳定药物。此外，人们还发现有些骨架特异性药物可以通过一系列信号转导来诱导肿瘤细胞的凋亡。细胞骨架与细胞凋亡相关，肌动蛋白细胞骨架被认为是细胞凋亡的一种“感受器”。一方面可以通过改变细胞骨架来诱导细胞凋亡，提高肿瘤细胞对有丝分裂药物的敏感性，增强治疗效果；另一方面也可以通过纠正细胞骨架的异常改变来阻滞细胞凋亡，治疗机体细胞凋亡过度所导致的疾病，延缓衰老。然而如何才能改变或恢复细胞骨架系统来调控细胞凋亡仍值得深入研究。

五、肾脏疾病与细胞骨架

各种肾脏固有细胞的表型特征可随生理和病理状态而发生变化。在动物模型的研究中观察到，在机体逐渐衰老的过程中，系膜细胞可发生表型转化，重新转化为类似胚胎期的增生 / 分泌表型，而且系膜细胞数目及系膜区细胞外基质增加，肾小球逐渐肥大。在肾脏疾病状态下，不同细胞均可发生表型转化，由病变初期的受损靶细胞转而主动参与病变进程，其转化的特征之一是其细胞骨架蛋白的变化。各种类型肾脏固有细胞的表型标志蛋白中均有相当一部分为特定的细胞骨架蛋白。例如，胚胎期肾小球系膜细胞表达 α 平滑肌肌动蛋白（α-SMA）并活跃增生、分泌细胞外基质，呈增生 / 分泌型表型；而成年肾小球系膜细胞无或仅有极少量 α-SMA 的表达，但表达其他类型肌动蛋白、肌球蛋白、纽蛋白（viculin）和 Talin 等成分，形成其胞质及突起的纤维样结构，呈现静止表型。又如，收缩相关蛋白 pp44 是主要分布于足细胞足突的肌动蛋白相连多肽，是成熟足细胞的标志之一。肾小管上皮细胞在发育过程中表达波形蛋白（vimentin），表明其为间充质来源细胞。随着发育的进展，波形蛋白的表达逐渐减弱并消失，成熟的肾小管上皮细胞表达上皮细胞标志物角蛋白。正常状态下，肾间质内的固有成纤维细胞仅表达波形蛋白、成纤维细胞特异蛋白 1（fibroblast specific proteins，FSP1）和两种非平滑肌肌动蛋白（β 和 γ 亚类）。

不同类型的肾脏纤维化病变均有细胞骨架蛋白表达的改变。在生理性衰老的大鼠中，肾小球系膜细胞和肾小管间质细胞中的 α-SMA 表达均增高，而限制饮食可以使其表达下降。Milan 鼠在无高血压的情况下，发育至 10 个月时可出现大量蛋白尿，血清肌酐增加，肾脏病理显示 5% 以上的肾小球发生节段性或球性硬化，残存肾小球轻度肥大，电镜下可见足细胞 Desmin 表达增加，同时间质成纤维细胞表达 α-SMA 增加，肾小管间质损伤的面积超过 25%。另外，采用激光共聚焦显微镜和速冷蚀刻技术对梗阻性肾病的肾小球形态进行研究，发现足细胞胞体和足突的细胞骨架由大量中间丝组成，而肌动蛋白微丝和微管未见显著改变。在肾次全切除的动物模型中，免疫荧光可见肾近端肾小管上皮腔面膜的肌动蛋白增多。在 5/6 肾切除的肾小球硬化模型中，免疫组化和原位杂交均显示第 3 周时肾小管上皮细胞表达 α-SMA，定量分析表明 α-SMA 表达阳性的肾小管上皮细胞和间质中的肌纤维母细胞数目与肾小管间质纤维化的严重程度密切相关。非肌型肌球蛋白重链与系膜增生和系膜基质的积聚明显相关，而非肌型肌球蛋白重链表达较高的患者预后较差。进一步研究表明，对肾脏纤维化过程进行干预治疗后，随着纤维化病变的减轻，细胞骨架蛋白的表达也可降低。因此，上述特定的细胞骨架蛋白可以作为肾小球硬化和肾间纤维化的标志物，其表达改变与肾脏纤维化病变的进展呈正相关。

六、遗传性疾病与细胞骨架

一些遗传性疾病的患者常有细胞骨架的异常或细胞骨架蛋白基因的突变。Kaplan 等研究了家族性局灶节段性肾小球硬化的三个家系，发现编码辅肌动蛋白 α-actinin-4 的基因 ACTN-4 突变，呈常染色体显性遗传。α-actinin-4 是一种影响肌动蛋白纤维交联的蛋白。体外实验证明，突变型 ACTN-4 比野生型 ACTN-4 编码的 α-actinin-4 与 F-actin 的结合更强。ACTN-4 基因突变使肾小球足细胞的肌动蛋白调节改变可能是这三个家系中患者发病的原因。

纤毛不动综合征（immotile cilia syndrome）是一种遗传性疾病，其发病原因往往是由于纤毛、鞭毛结构中具有 ATP 酶活性的动力蛋白臂缺失或缺陷，从而使气管上皮组织纤毛运动麻痹，精子尾部鞭毛不能运动，导致慢性气管炎和男性不育等。

维斯科特奥尔德里奇综合征（Wiskott-Aldrich syndrome，WAS）是一种遗传性免疫缺陷疾病，其特征是湿疹、出血和反复感染。研究表明，WAS 患者的 T 淋巴细胞的细胞骨架异常，血小板和淋巴细胞变小，扫描电镜发现 T 淋巴细胞表面相对光滑，微绒毛数量减少，形态变小，而且 T 细胞对 T 细胞受体 CD3 复合体刺激引起的增强反应缺失。进一步研究表明，引起 WAS 的根源是微丝的成核及聚合异常。

人类遗传性皮肤病单纯性大疱性表皮松解症（epidermolysis bullosa simplex，EBS），是由于角蛋白 14（CKl4）基因发生突变，患者表皮基底细胞中的角蛋白纤维网受到破坏，使皮肤很容易受到外力损伤，轻微的触压便可使患者皮肤起疱。患者个体非常脆弱，容易死于机械创伤。

除上述疾病外，还有很多疾病与细胞骨架相关。例如，中性粒细胞肌动蛋白结构和组装过程异常造成白细胞趋化性运动和自动游走功能不全，导致惰性白细胞综合征的发生；骨骼肌细胞骨架异常与延迟性肌肉酸痛等密切相关。神经丝重 / 轻链的表达水平可在一定程度上反映多发性硬化症的病理状态、疾病进程以及临床治疗效果。这样的实验证据还有很多，它们在一定程度上揭示了相应疾病的发生机制，也为临床诊断与治疗提供了新的思路。人们对于细胞骨架的研究兴趣愈加浓厚，研究角度也日益宽泛，更注重探索不同疾病状态下细胞骨架蛋白的调控作用。相信随着新理论、新机制的陆续提出和阐明，更多基于细胞骨架系统的诊断方法、临床药物将会出现，不断推动人类医学事业向前发展。

（董凌月　吕 品）

参考文献

1. Gerald Karp. Cell and molecular biology: concepts and experiments. 7th ed. Manhattan: John Wiley & Sons, 2013.
2. Alberts Bruce, Johnson Alexander, Lewis Julian, et al. Molecular biology of the cell. 6th ed. New York: Garland Science, 2014.
3. Stevenson W, Chang R, Gebremichael Y. Phosphorylation-mediated conformational changes in the mouse neurofilamentarchitecture: insight from a neurofilament brush model. J Mol Biol, 2011, 405(4): 1101-1118.
4. Lee KY, Davies T, Mishima M. Cytokinesis microtubule organisers at a glance. J Cell Sci, 2012, 125(Pt 15): 3495-3500.
5. Weston L, Coutts AS, La Thangue NB. Actin nucleators in the nucleus: an emerging theme. J Cell Sci, 2012, 125 (Pt 15): 3519-3527.
6. Teixidó-Travesa N, Roig J, Lüders J. The where, when and how of microtubule nucleation-one ring to rule them all. J Cell Sci, 2012, 125(Pt 19): 4445-4456.
7. Sakakibara A, Ando R, Sapir T, et al. Microtubule dynamics in neuronal morphogenesis. Open Biol, 2013, 3 (7): 130061.
8. 3Teunissen CE, Khalil M. Neurofilaments as biomarkers in multiple sclerosis. Mult Scler, 2012, 18(5): 552-556.
9. Zencheck WD, Xiao H, Weiss LM. Lysine post-translational modifications and the cytoskeleton. Essays Biochem, 2012, 52: 135-145.
10. Galkin VE, Orlova A, Egelman EH. Actin filaments as tension sensors. Curr Biol, 2012, 22(3): R96-R101.
11. Mullins RD, Hansen SD. In vitro studies of actin filament and network dynamics. Curr Opin Cell Biol, 2013, 25 (1): 6-13.
12. Roca-Cusachs P, Iskratsch T, Sheetz MP. Finding the weakest link: exploring integrin-mediated mechanical molecular pathways. J Cell Sci, 2012, 125(Pt 13): 3025-3038.
13. Sequeira V, Nijenkamp LL, Regan JA, et al. The physiological role of cardiac cytoskeleton and its alterations in heart failure. Biochim Biophys Acta, 2014, 1838(2): 700-722.
14. Kim S, Dynlacht BD. Assembling a primary cilium. Curr Opin Cell Biol, 2013, 25(4): 506-511.
15. Nigg EA, Holland AJ. Once and only once: mechanisms of centriole duplication and their deregulation in disease. Nature Reviews Molecular Cell Biology, 2018, 19(5): 297-312.
16. Goldenring JR. Membrane trafficking decisions regulate primary cilium formation. Trends in cell biology, 2019: 29(8): 607-608.
17. Mukhopadhyay S, Badgandi HB, Hwang SH, et al. Trafficking to the primary cilium membrane. Molecular biology of the cell, 2017, 28(2): 233-239.

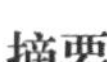

第七章　细胞核

摘要

细胞核结构包括核被膜、核仁、染色质、核纤层和核骨架。核膜由内外两层单位膜组成，内外核膜融合部分形成核孔。核孔复合体由多种蛋白以特定方式排列形成，能以主动运输方式转运物质，同时可参与基因转录调节、细胞周期调控等过程。核纤层是紧贴内核膜的一层高电子密度纤维蛋白网，对核膜结构维持、重建及基因转录等有重要的作用。

染色体和染色质是细胞核内同一物质在细胞周期不同时相的不同表现形态，主要由DNA和组蛋白两种成分构成。通过乙酰化、磷酸化、甲基化等化学修饰，组蛋白能对基因转录进行调节。染色质重建复合体能使染色质结构发生快速的重排，促进或抑制基因的转录。

核仁的超微结构包括纤维中心、致密纤维组分及颗粒成分。除合成rRNA和装配核糖体外，核仁还是其他多种RNA分子加工成熟的场所，并与干扰小RNA（siRNA）作用及细胞周期的调控等相关。

核骨架是充满间期细胞核的、由非组蛋白组成的纤维网架结构，其功能涉及DNA复制、基因表达调节及细胞核结构变化等方面。

细胞核（nucleus）是真核细胞内最大、最重要的细胞结构，是遗传信息存储、复制和转录的场所，控制细胞的增殖、生长、分化、衰老和死亡等诸多生物学事件，所以说细胞核是细胞生命活动的调控中心。细胞核是真核细胞区别于原核细胞最显著的标志之一，除了极少数真核细胞没有细胞核，包括哺乳动物体内的成熟红细胞、高等植物成熟的筛管细胞等。

第一节　核　膜

结构完整的细胞核存在于间期细胞中，包括核膜、核纤层、染色质、核仁和核骨架（核基质）等部分，其中核膜由内外双层膜组成，表面排布着数量不等的核孔（nuclear pore）（图7-1）。细胞进入分裂期后，核膜裂解，核内各种组分重新分配，因此看不到完整的细胞核。

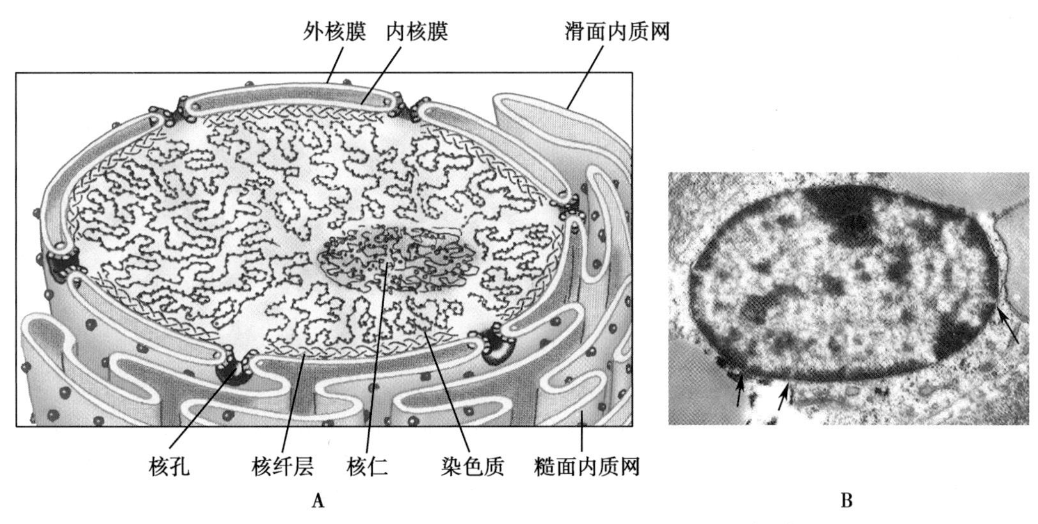

图7-1　细胞核组成结构

A. 间期结构完整的细胞核由核膜、核纤层、染色质、核仁和核骨架组成；B. 黄体细胞的细胞核电镜照片，粗箭头代表内外核膜，细箭头代表核孔

核膜（nuclear membrane）又称为核被膜（nuclear envelope），是一种包被核内含物的双层膜结构，属于内膜系统的一部分。细胞核核膜是细胞核与细胞质之间的界膜，将细胞分为细胞质和细胞核两大功能区域，DNA 复制、RNA 转录和加工主要在细胞核内进行，成熟的 mRNA 转运出核到达细胞质进行蛋白质翻译和加工。核膜的特殊作用就是把核物质集中在靠近细胞中央的一个区域内，这种区域化（compartmentalization）能够避免核质间避免互相干扰，实现其各自不同的功能。

一、核膜是不对称的双层膜结构

核膜是一种包被核内含物的膜结构，为整个内膜系统的一部分。核膜的主要成分是蛋白质与脂类，此外还含有少量核酸成分，其中蛋白质占 65%~75%，包括组蛋白、DNA 聚合酶、RNA 聚合酶和 RNA 酶。核膜的某些蛋白质组分与内质网极为相似，如内质网膜上的葡萄糖 -6- 磷酸脱氢酶（glucose-6-phosphate dehydrogenase，G6PD），与电子传递有关的 NADH 细胞色素 c 还原酶、NADH 细胞色素 b5 还原酶、细胞色素 p450 等也存在于核膜上。核膜上的脂类组分与内质网也比较相似，包括卵磷脂、磷脂酰乙醇胺、胆固醇和甘油三酯。

核膜是一种不对称的双层膜，电镜下的核膜由两层基本平行的、呈同向排列的单位膜组成，称为内核膜（inner nuclear membrane）与外核膜（outer nuclear membrane），两层核膜之间的空隙是核周间隙（perinuclear space）。内核膜与外核膜的组成、结构不尽相同。内核膜靠向核质，外表面光滑、无核糖体附着，核质面附着一层结构致密的纤维蛋白网，即核纤层（nuclear lamina），起到支撑的作用。核纤层主要是由核纤层蛋白（lamin）和中间纤维构成。此外，核纤层还参与染色质和核的组装，核纤层在细胞分裂时会出现周期性的变化，核纤层在分裂间期提供了染色质在核周边锚定的位点，在分裂前期结束时，核纤层蛋白被磷酸化，核膜解体，到了分裂末期，核纤层蛋白去磷酸化，核膜重新组装。外核膜为核膜中面向胞质的一层膜，厚 4~10nm，与粗面内质网相连续，外核膜的形态、组成及生化行为与粗面内质网具有相似性，被认为是内质网的特化区域。

在核膜的局部区域，内、外核膜可相互融合，形成一种特殊孔道，称为核孔（nuclear pore）。所有真核细胞核膜上，均分布着数量不等的核孔，其数目和分布密度可随细胞的种类及功能状态的不同呈现出较大的差异，通常动物细胞的核孔数多于植物细胞，代谢旺盛的细胞核孔数多于代谢低、增殖不活跃的细胞，如蛙卵细胞每个核可有 37.7×10^6 个核孔，但其成熟后细胞核仅有 150~300 个核孔。核膜作为细胞核与细胞质之间的界膜，对胞核与胞质间的物质交换起着重要的作用，决定着交换物质的类型及方式，其方式与交换的物质类型相关。无机离子及小分子物质，如水分子、K^+、Ca^{2+}、Mg^{2+}、Cl^- 等，以及单糖、氨基酸、核苷酸等分子量低于 5 000 的物质均可以自由地通过核膜，但对于绝大多数大分子及一些小颗粒物质，则需通过核孔复合体选择性地进行跨核膜转运。

二、核孔复合体对核质间的物质交换起着重要作用

在电镜下圆环形核孔并不是一个单纯的孔洞，而是具有复杂、有规律的结构，即多个蛋白质颗粒以特定方式排列成一种被称为核孔复合体（nuclear pore complex，NPC）的蛋白质分子复合物，其分子量可达 12.5×10^7。图 7-2 所示，非洲爪蟾卵细胞核膜经 Triton X-100 处理，用高分辨率扫描电镜成像，可见 NPCs 嵌入并连接到核纤层上。

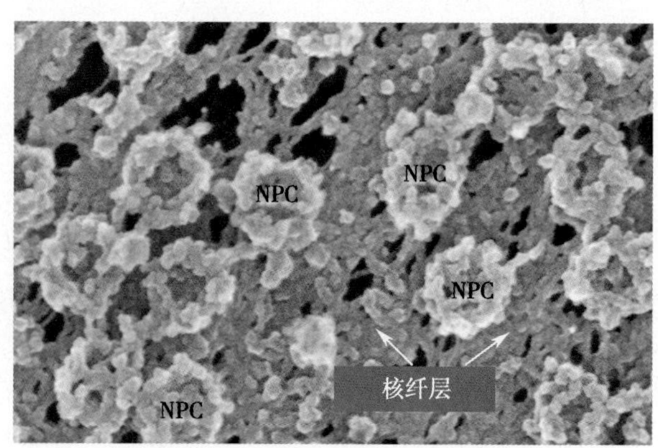

图 7-2 核孔复合体结构电镜图

（一）核孔复合体“鱼笼式”模型

目前对于核孔复合体的结构有多种模型加以

说明，其中“鱼笼式”（fish trap）模型有一定的代表性（图 7-3）。该模型认为核孔复合体的基本结构包括以下几个部分：①朝向胞质面并与外核膜相连的胞质环（cytoplasmic ring），胞质环上对称分布着 8 条细长的纤维，称为胞质纤维（cytoplasmic fibril）；②朝向细胞核基质并与内核膜相连的核质环（nucleoplasmic ring），核质环上也对称分布着 8 条纤维，称为核质纤维（nucleoplasmic fibril）。这些纤维的末端形成一个 8 个颗粒组成的小环，即终末环，由此构成的捕鱼笼式或篮网状结构，称为核篮（nuclear basket）；③位于核孔内，把胞质环、核质环连接在一起的轮辐（spoke）。

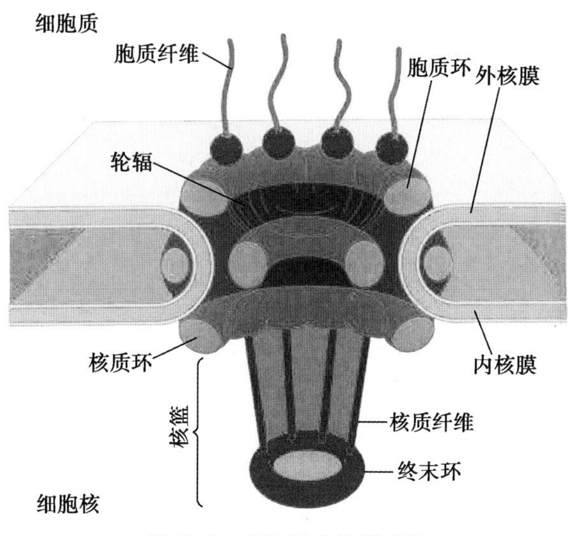

图 7-3　核孔复合体模式图

分子量巨大的核孔复合体含有 30 多种核孔蛋白（nucleoporin，Nup），大多数核孔蛋白对称分布于核膜的两侧，少数则特定地分布在核孔的核篮或胞质纤维处，呈现不对称分布的特点。核孔蛋白的主要功能包括：介导核孔复合体与核膜连接，在核膜融合形成复合体时起重要作用，参与核质交换。大约 1/3 的核孔蛋白富含由 Phe 与 Gly 组成的 FG 重复序列，该序列主要位于核孔复合体的活性运输结构域，排列无规律，能够和核转运受体（nuclear transport receptor）相互作用。有些核孔蛋白则缺乏 FG 重复序列，被认为是核孔复合体结构形成的支架。少数核孔蛋白具有穿膜的结构域，可使核孔复合体锚定在核膜上。大多数核孔蛋白是对称分布于核膜的两侧，少数核孔蛋白则特定地分布在核孔的核篮或胞质纤维处，呈现不对称分布的特点（图 7-4）。

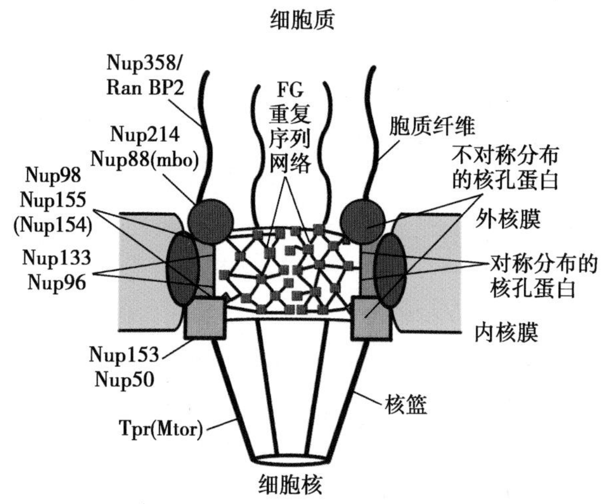

图 7-4　核孔蛋白的分布

核孔复合体中分布的核孔蛋白对称分布于核膜的两侧，少数不对称分布在核篮或胞质纤维处

（二）大分子和颗粒物质通过核孔复合体进行主动运输

核孔是细胞核膜上的一种特殊结构，为亲水通道，供核质之间进行物质双向选择性交换所用。目前认为核孔复合体介导的主动运输方式与核转运受体有关，具有选择性。核转运受体是一些可溶性蛋白质或 RNA- 蛋白质复合物，呈酸性，分子量在 90 000~130 000，包括存在于胞质中的入核素（亦称入核蛋白，importin）、转运素（transportin）及分布于核基质中的出核素（亦称出核蛋白，exportin）。核转运受体既能与核孔复合体结合，又可以结合被转运物。

1982 年 R. Laskey 发现转运入核的蛋白质都具有一种特殊信号序列，供核转运受体所识别，从而引导蛋白质进入细胞核，称作核定位信号（nuclear localization signal，NLS）。NLS 也可称为信号斑，一般由 4~8 个氨基酸组成，含有 Pro、Lys 和 Arg，对其连接的蛋白质无特殊要求，完成核输入后不被切除。第一个被确定的 NLS 是病毒 SV40 的大 T 抗原（large T antigen），它在胞质中合成后很快积累在核中。随后，出核信号（nuclear export signal，NES）序列也被发现，如在核中加工成熟的 mRNA、各种非编码 RNA，均需先与含有 NES 序列的蛋白质结合形成 RNA- 蛋白质复合物，然后再经过核孔复合体才能转运入细胞质。当携带 NLS 或 NES 的物质被核转运受体识别并结合后，核孔孔径呈现暂时性扩大，允许带有这些信号的分子通过。转运物的出核和入核过程需要能量供给，核孔复合体上分布的 Mg^{2+}-ATP 酶为此过程供能。

在胞质中合成、经核孔转运入胞核发挥作用的一类蛋白质称为亲核蛋白（karyophilic protein），常见的亲核蛋白有核糖体蛋白、组蛋白、DNA 聚合酶、RNA 聚合酶等。亲核蛋白含有核定位信号，可分布于蛋白质多肽链的任何部位，有些亲核蛋白上存在多个入核信号。不同亲核蛋白的入核信号虽其氨基酸组成有差异，但均富含 Lys、Arg 及 Pro 等碱性氨基酸。

亲核蛋白通过核孔复合体的转运还必须有入核素（如 Ran 蛋白）协助，Ran 是一种 G 蛋白，通过与 GTP/GDP 的变换结合，调节自身与被转运蛋白－受体复合体的组装和解体。首先，Ran 蛋白与亲核蛋白结合形成复合物，然后再与朝向胞质，富含 FG 重复序列的核孔蛋白纤维结合，此时纤维向核内弯曲，发生构象改变，形成亲水通道，有助于 Ran 蛋白－亲核蛋白复合体入核移动，协助亲核蛋白完成入核过程。其后，Ran 蛋白与 GTP 结合，复合体解聚，释放出亲核蛋白。所有步骤完成后，结合于 GTP 的 Ran 蛋白被运出细胞核，在细胞质中发生水解，Ran-GDP 返回细胞核重新转换为 Ran-GTP（图 7-5）。

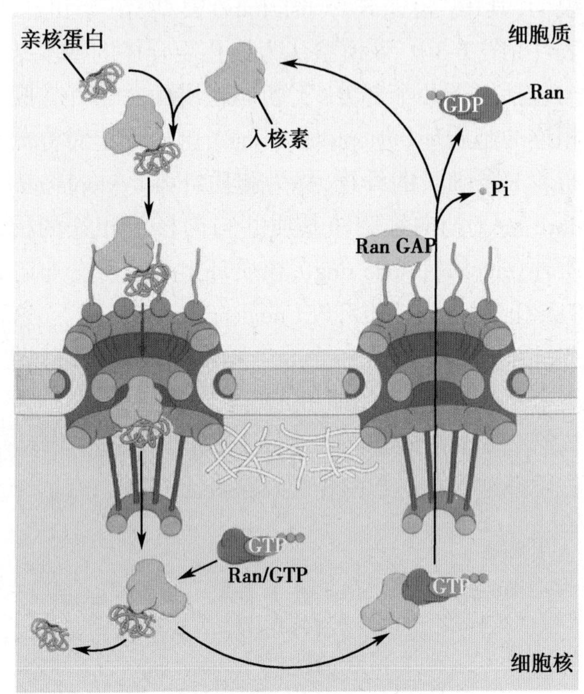

图 7-5 入核素介导亲核蛋白通过核孔复合体转运入核过程

入核素－亲核蛋白复合物，通过与核孔蛋白 FG 重复序列的反复结合与分离，可在核孔中移动，最终进入胞核中入核素（如 Ran 蛋白）在 GTP 结合的作用下，入核素－亲核蛋白复合体发生解体，入核素返回细胞质中

在胞核内新装配的核糖体亚基以及各种 RNA 分子均能与出核素结合。在出核素的介导下，上述这些大分子物质可特异性地通过核孔复合体，被定向地由胞核转运至胞质。早期实验显示，将 RNA 包裹于胶体金颗粒中，注射到蛙卵的细胞核内，胶体金颗粒（含有 RNA）会迅速地出现于胞质中；若将胶体金颗粒（含有 RNA）注射到蛙卵的细胞质中，胶体金颗粒不会发生转移，而停留在胞质中，说明 RNA 等诸如此类由细胞核合成并需要出核的物质，最终会被转运到细胞质。

此外，核孔复合体对大分子和颗粒物质的运输为双向性，即有些物质可由胞质转运入核，而另一些物质可由胞核转运进胞质。将胶体金颗粒包裹 RNA 与胶体金颗粒包裹的入核信号肽混合物，分别注射到胞核及胞质中，结果发现，在同一个核孔复合体中，胶体金颗粒包裹的 RNA 呈现出核转运，而胶体金颗粒包裹的入核信号肽则呈现入核转运（图 7-6）。

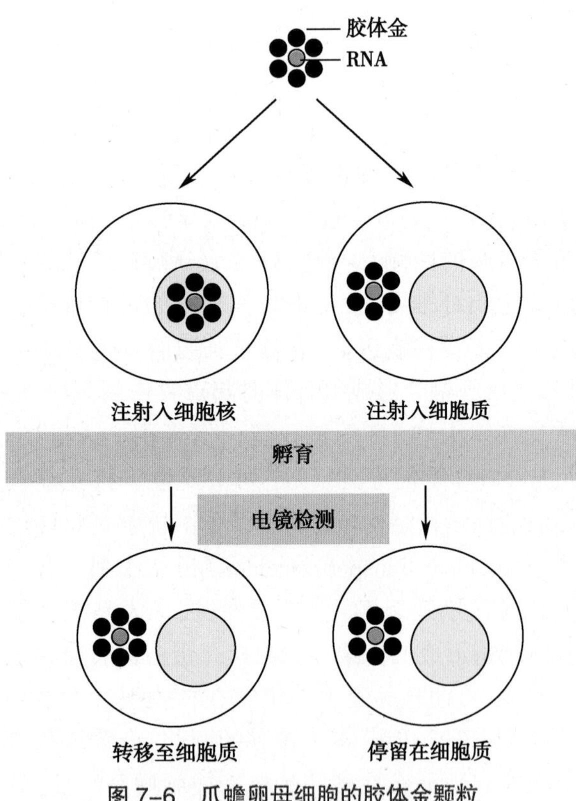

图 7-6 爪蟾卵母细胞的胶体金颗粒实验证明 RNA 出核转运

（三）特殊NPC蛋白在主动运输中的作用

Nup98是一种在进化上保守的核孔蛋白，位于核孔的外周，即胞质面，为核孔复合体的结构与功能所必需。通过不同的剪接方式，细胞分别合成两种Nup98变异体，一种连接有短的C末端，另一种则为Nup98-Nup96同源区域相连形成的融合蛋白。借助于Nup98自身蛋白酶解活性，前一种变异体最终可形成Nup98单体分子，而后一种变异体则可同时形成Nup98与Nup96两种剪切体。Nup98除了含有FG重复序列外，分子中还存在大量的G-L-F-G（即Gly-Leu-Phe-Gly）重复序列，可直接介导Nup98与核转运受体或其他穿核膜转运物质相结合。除参与组成核孔复合体外，Nup98还具有其他功能，最新研究发现，Nup98蛋白能够调节基因表达，可结合Wdr82-Set1/COMPASS蛋白质复合体，以精细控制基因何时被转录为蛋白质，何时转录应该停止。

Nup88是一种不具有FG重复序列的核孔蛋白，特异性地分布于核孔复合体朝向胞质的一侧。Nup88可分别与具有FG重复序列的核孔蛋白Nup214及Nup358结合形成复合物。Nup88-Nup214是一种"双面手"，作为一种衔接子，既可以帮助入核蛋白复合体组装及卸载，也在核输出受体Crm1分子介导的核输出过程发挥作用。Nup88-Nup214复合体可将Crm1运送到核孔复合体的胞质面。在酵母中，与Nup88-Nup214复合体同源的Nup159-Nup82-Nsp1复合体参与mRNA的出核转运，表明在哺乳动物中，Nup88-Nup214复合体具有类似的作用。

基因突变及免疫定位研究表明，核孔复合体中面向胞质的纤维丝主要由核孔蛋白RanBP2/Nup358组成。RanBP2的主要功能是负责出核蛋白质复合体的去组装及Ran等核质蛋白的再循环。除此之外，RanBP2/Nup358还参与调控染色体分离，敲低RanBP2表达会导致细胞G_2/M期阻滞，诱发一种称为mitotic catastrophe（有丝分裂灾难）的新型细胞死亡，即发生在细胞有丝分裂期，由于异常的细胞分裂而导致的细胞死亡。

Nup214是一种具有FG重复序列的核孔蛋白，也分布于核孔复合体的胞质面，与Nup358一起构成胞质纤维。Nup214的N端存在一个β螺旋结构域，该结构域能募集解旋酶Dbp5。Dbp5及其共激活因子被认为能终止mRNA的出核，使mRNA不能在细胞质中释放。Nup214结构中含有大量FG重复序列，能为穿梭于核内外的核转运受体提供附着位点。Nup214还可与通用的核输出受体Crm1结合，当Nup214功能异常时，将导致核输出路径出现故障。

构成核篮的关键成分则是核孔蛋白Tpr（在酵母中为Mlp1/2）。Tpr在进化上高度保守，为细长的、卷曲螺旋状的纤维，伸向核质。Tpr分子具有多个重复的卷曲螺旋结构域，紧接最后一个卷曲螺旋结构域后是较短的、具有核定位信号活性的C末端。在核孔蛋白Nup153的介导下，Tpr结合于核孔复合体上。除了能参与核内RNA及蛋白向核外输出活动外，Tpr还具有多种其他的功能，例如在细胞周期纺锤体组装过程中，可作为纺锤体检测点蛋白Mad1/Mad2的附着位点及调节因子。在酵母中，Tpr同源物的功能更为复杂，主要包括RNA质量的控制、mRNA输出、DNA修复、端粒定位及长度控制、活化基因的锚定、纺锤体极的组装等。由于Tpr及酵母中的Mlp1/2的作用与mRNA质量及输出相关，因此，核篮被认为是mRNA转运出核前对其质量检测的最后关口。研究证明，在酵母中，若Mlp1/2缺失，可导致剪接错误的RNA在细胞质中积累。

三、核孔复合体的其他功能

（一）核孔复合体与细胞骨架相互作用

核孔复合体与细胞骨架间的关系早在20世纪70年代就有报道，例如，侵入细胞的病毒可通过微管网络接近细胞核。鉴于在微管不稳定的条件下，核输入及输出活动仍可正常进行，因此，曾经一度认为物质的跨细胞核运输无需细胞骨架的帮助。但是，在Cho KI等人（2009年）发现核孔蛋白RanBP2与驱动蛋白（kinesin，一种微管马达蛋白）相互作用后，核孔复合体不仅仅是细胞骨架的锚定位点，核孔复合体还与细胞骨架间有着更为深入的关系。RanBP2分子中的Kinesin结合位点可以促进该类马达蛋白的活性，由此，可以影响细胞核在细胞内的定位及与中心体的相对位置。此外，由于细胞核的位置对于发育过程中细胞的变化至关重要，Kinesin与外核膜的相互作用也可改变细胞核的位置，继而影响发育过程。

进一步分析发现，核孔复合体向胞质面伸出的8条纤维均可与胞质中的细胞骨架相互作用。这些纤维被认为是位于核孔复合体胞质面的核孔蛋白（如脊椎动物的Nup214、Nup358，酵母中的Nup42、Nup159）向外延展的结构域。这些蛋白分子中存在多个特定的附着位点，可在物质出核前终止出核转运，也可在物质出核后帮助其在胞质进一步加工，例如，Nup358分子具有亲环蛋白同源结构域、锌指结构域、RAN-GTP酶结合域、RAN-GTP酶激活蛋白结合域等多种位点。因此，Nup358分子可帮助核输出蛋白将核内运出的物质释放到细胞质中，同时促进需入核的物质在核孔复合体处募集。此外，还发现Nup358纤维的末端可附着在微管，由此调节间期微管的装配、稳定性及动态变化，并有利于亲核蛋白以微管作为轨道移向核膜及核孔复合体。

（二）核孔复合体具有转录调节功能

新近发现，在人白血病患者中，通过染色体易位与其他蛋白融合的方式，核孔蛋白的FG重复序列能直接影响特定基因的转录，进而对肿瘤形成产生一定影响。首个被确认与肿瘤发生相关的FG重复序列存在于Nup214上，该FG重复序列被发现与核蛋白DEK及SET相融合。但是，最常见的、与肿瘤发生相关的染色体易位的是Nup98蛋白的FG重复序列，该序列可与多种转录因子发生融合，融合的部位大多是这些转录因子同源性区域，导致嵌合型转录因子的转录活性改变。嵌合型转录因子的功能是激活或抑制靶基因的表达，与FG重复序列相结合还包括组蛋白乙酰基转移酶（histone acetyltransferase，HAT，如CBP/p300）或组蛋白去乙酰酶（histone deacetyltransferase，HDAC），表明FG重复序列能够直接调节基因的转录。在酵母中发现，核孔蛋白可附着于转录活性的基因上。核孔复合体可以通过FG重复序列募集组蛋白修饰因子，进而在核孔复合体附近营造一个活化染色质的环境。在雄性果蝇中，X染色体可被转录两次，这主要是通过雄性果蝇X染色体与一种被称为剂量补偿复合体的结合来完成，该复合体中包含了一种雄性特有的致死蛋白MSL。通过RNA干扰方法（RNAi）沉默核孔蛋白Nup153或与Tpr同源的Megator蛋白的表达后，致死蛋白MSL将与雄性果蝇的X染色体分离，导致剂量补偿的丧失。由此说明由于核孔蛋白Nup153及Tpr的作用，雄性果蝇的X染色体的活性与核孔复合体相关，核孔复合体可促进基因的表达。

此外，在远离核孔复合体的位置，核孔蛋白也可以发挥转录调控作用。在远离内核膜的核基质特定区域，陆续发现某些具有致癌作用的核孔蛋白，它们与Nup214和Nup98 FG重复序列相融合，并能促进基因的表达。用γ干扰素刺激骨髓细胞，可发现内源性Nup98在核质累积增多，同时相应基因表达增加。

介导染色质与核孔复合体相互作用的衔接蛋白正在逐步地为人们所认识，其中，最具代表性的是一种能与染色质结合的乙酰转移酶SAGA（Spt-Ada-Gcn5-acetyltransferase），它能特异性促进TATA box结合蛋白与转录酶的结合。SAGA兼具组蛋白乙酰化转移酶（HAT）及去泛素化酶（deubiquitinase，USP）这两种染色质修饰酶的活性。在酵母中，SAGA可与核篮蛋白Mlp1及核孔复合体相关的TREX-2复合体蛋白相互作用。TREX-2是一种可与核孔复合体结合的复合体蛋白，能在mRNA输出及转录延伸中发挥作用。SAGA与TREX-2均具有一个共同且保守的因子Sus1，后者为TREX-2与核孔复合体间形成机械连接所必需。在染色质与核孔复合体结合及转录相伴的mRNA输出过程中，Sus1具有重要的功能。TREX-2与核孔复合体间的连接还需要核孔蛋白Nup1，它广泛分布于内核膜的核质面。此外，Nup2、Nup60及Mlp1等核篮蛋白也参与了基因与核孔复合体的相互作用。

虽然在人类细胞中也发现了SAGA的同源复合体，但至今为止，科学家仍不清楚在人类细胞中核孔复合体是否也参与基因表达的调节。因此，染色质与核孔复合体需要衔接蛋白才能有效连接，从而激活基因表达，这有可能是真核细胞中的一种保守机制。进一步研究发现，人类细胞必需的核孔蛋白Nup93的确能与人基因组某些区域相互结合。在HeLa细胞核中，能与Nup93相互作用的蛋白质主要是异染色质区域分子，但是在组蛋白去乙酰基酶（HDAC）抑制剂作用下，伴随着组蛋白广泛的乙酰化，Nup93 也可与常染色质相互作用。由此表明，核孔复合体可与活化的或非活化的染色质结合，根据组蛋白乙酰化状态的改变，染色质可在核孔复合体处发生动态的重组装。

（三）核孔复合体与细胞周期关系密切

根据细胞周期的进程及核膜的生长周期，核孔复合体的存在具有一定的时相性，核孔复合体可发生暂时性的组装和崩解。核膜与有丝分裂期间的关系正逐渐变得清晰。在酵母中已发现核孔复合体的核篮结构能促进有丝分裂中染色质的快速分离。核孔复合体成为纺锤体组装检测点蛋白 MAD1、MAD2 停靠的位点。核孔复合体与 MAD1、MAD2 的结合又依赖于核孔蛋白 Nup60 及类肌球蛋白 1 的作用。2008 年，Lee SH 等发现，人细胞核篮蛋白 Tpr 可以直接与 MAD1、MAD2 结合，用 RNAi 干扰 Tpr 表达后，不仅影响间期的 MAD1、MAD2 在核孔复合体上的分布，而且还导致有丝分裂后期的异常。Tpr 可与动力蛋白的轻链结合。因此，Tpr 可作为一种临时的调节器，保证 MAD1、MAD2 能高效率地与动力蛋白聚集，从而促进有丝分裂后期的正常进行。在一些低等生物，如某些真菌中，也发现 Tpr 对细胞周期有类似的作用，提示上述核孔复合体与细胞周期间的关系可能是高度保守的。

构成核孔复合体内部中心结构的 Nup107~160 复合体由 9 种不同的核孔蛋白构成，作为该复合体成员之一的 Nup96，其表达具有鲜明的细胞周期特性。G_1 期末期，当其他核孔蛋白表达逐渐增加时，Nup96 表达降低，与此同时，细胞周期调节因子 cyclin D3、CDK6 的 mRNA 的转运出核增多，致使细胞提前进入 S 期。由此证实 Nup96 可作为核输出因子，以细胞特异性和细胞周期依赖性的方式调节特定 mRNA 的表达水平。

第二节 核 纤 层

核纤层（nuclear lamina）是紧贴内核膜的一层高电子密度纤维蛋白网，广泛存在于高等真核细胞中，内连核骨架，外接中间纤维，由此构成的网架结构体系存在于整个细胞核与细胞质中（图 7-7）。核纤层的厚度随细胞种类的不同而呈现差异，在多数细胞中，其厚度在 10~20nm。

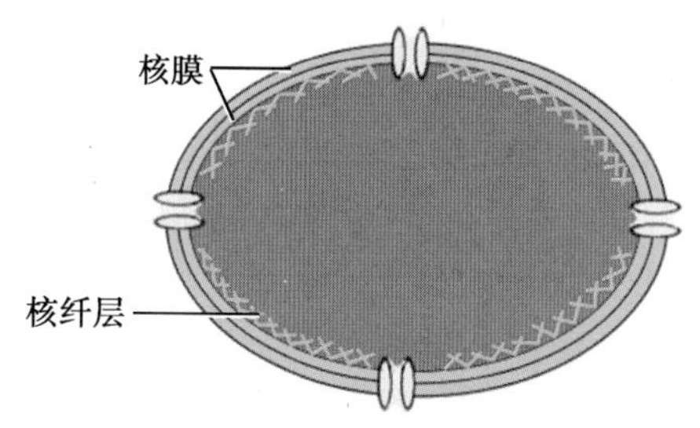

图 7-7 核纤层的结构

一、核纤层蛋白是核纤层的主要成分

核纤层蛋白是组成核纤层的主要成分，分子量在 6.0×10^5~7.5×10^5 之间，是中间纤维蛋白超家族成员，具有 N 端的头部结构域、卷曲螺旋的杆状结构域以及球状的尾部结构域。杆状结构域介导核纤层蛋白的二聚化，而头部与尾部的相互作用则促进核纤层蛋白多聚化及更高级结构的形成。尽管核纤层蛋白主要分布于核周，但它们也可形成稳定的复合体，在核内聚集成点状结构或弥散分布。

脊椎动物的核纤层蛋白可分为 A 型与 B 型两类。Lamin A 具有中性等电点，表达具有组织特异性，在有丝分裂时发生解离。Lamin A 家族包括 A、AΔ10、C 及 C2 四种成员，为 Lamin A 基因（*LMNA*）的不同剪接产物，均在蛋白的 C 端发生异戊烯化。Lamin A/C 分子中一段长约 350 个氨基酸残基序列与中间纤维蛋白 α 螺旋区在组成上同源性达 28%，经组装后，这两种核纤层蛋白可形成与中间纤维类似的纤维。组装完成的核纤层纤维直径约 10nm，具有较大的刚性。Lamin B 属酸性蛋白，在有丝分裂中与膜结构连接在一起，并广泛表达于各类组织细胞中。Lamin B1、B2 是两种不同基因的表达产物。各类 Lamin 的 C 端均发生异戊烯化，由此可促进 Lamin 对核膜的附着。

核纤层蛋白也可分布于核质，组装到核内或跨核的点状或管状结构中。已发现新合成的 Lamin C 可先在核内储存体中积累，然后再逐步整合到核纤层中。与此类似，Lamin A 的前体蛋白在被加工及运往核纤层前，也被发现首先存在于核内聚集体中，与核内纤维结构相连，点状存在于核质中，而 Lamin B 却趋向于核周边分布。

二、核纤层与核膜结构间关系密切相关

(一)核纤层维持着核膜结构的稳定性

长期以来,核纤层蛋白被认为可为核膜提供支持作用,利用免疫学方法选择性地除去 Lamin A/C 和 Lamin B,均可广泛地抑制核膜和核孔复合体围绕染色体的组装,表明核纤层在间期核的组装中起着决定性的作用。

在间期细胞核中,刚性较强的核纤层蛋白通过与内核膜上的镶嵌蛋白相连,使核膜被核纤层蛋白与核骨架共同构成的弹性网络支架所支撑,核膜的形状得以维持。核纤层也能影响核孔复合体结构的形成。在核纤层蛋白缺失的成纤维细胞中,核孔复合体的分布发生异常,从核孔从移出,在核膜的某些区域已观察不到核孔复合体的存在。对于核纤层蛋白异常如何影响到核孔复合体在核膜上的定位,目前仍不清楚。

(二)核纤层能促进细胞分裂时核膜的重建

在细胞分裂时,核纤层蛋白参与了核膜的重建。在细胞分裂前期,核纤层蛋白磷酸化后,发生解聚,核膜裂解,其中 Lamin A/C 分散到细胞质中,Lamin B 因与核膜结合力最强,解聚后即与核膜小泡结合,这些小泡在细胞分裂末期是核膜重建的基础。当细胞分裂进入末期时,核纤层蛋白发生去磷酸化,进而聚合,电镜下可见核纤层又重新在细胞核的周围聚集,核膜再次形成。

(三)多种内核膜蛋白能与核纤维层蛋白相互作用

存在于内核膜的多种蛋白已被确定可与核纤层蛋白发生直接或间接的相互作用,进而介导核纤层与核膜的连接,这些蛋白也常被称为核纤层蛋白相关蛋白(lamina-associated proteins, LAP),常见的如 Lamin B 的受体、LAP1 及 LAP2 等蛋白。最近,一些新的、能与核纤层结合的内核膜蛋白陆续被发现,如 luma、nesprin/myne-1 等。

核纤层蛋白 B 的受体(lamin B receptor, LBR)是第一种被确定的、定位于内核膜的膜内在蛋白。这种蛋白的 N 端朝向核质分布,其 C 端具有疏水性,具 8 段穿膜区域。LBR 与 Lamin B 的结合,被认为是有丝分裂中核膜崩裂时,Lamin B 能附着于膜上的重要原因。因 LBR 也可与 DNA、组蛋白、异染色质蛋白 1(heterochromatin protein 1, HP1)等结合,LBR 还被认为可在染色质结构的形成中发挥作用。此外,由于 LBR 的 C 端具有甾醇还原酶活性,通过作用于氧甾酮核受体,LBR 可调节基因的表达。

利用单克隆抗体可从分离的核膜中确定核纤层相关多肽 1(lamina-associated polypeptide 1, LAP1)的存在。LAP1 包括三种类型,即 LAP1 A、B、C。这些蛋白通过其 N 端整合到内核膜中,并与 Lamin A 相连。

LAP2 属于 LEM-D(LAP2、emerin、MAN1 domain)蛋白家族成员,这个家族的蛋白包括 LAP2、emerin、MAN1 三种内核膜整合蛋白,主要特点是均含有一段由 40 个氨基酸构成的、被称为“LEM”结构域的螺旋 - 环 - 螺旋结构。LAP2 是最早被确定及分析的 LEM-D 蛋白。该蛋白具有 α、β、γ、δ、ε 及 ζ 6 种不同的亚型,其中,LAP2α 与 LAP2ζ 均具有一个穿膜的 C 端,LAP2α 朝向核质分布并可与 Lamin A 结合,LAP2β 则可与 Lamin B 结合。除了具有 LEM-D 结构外,LAP2 分子中还存在一段 LEM 类似的结构域,是 DNA 结合的位点。由于 LAP2 还能与组蛋白去乙酰化酶相互作用,因此,该类蛋白被认为能影响染色质结构的形成,并可参与核纤层对基因表达的调节(图 7-8)。

三、核纤层可作为染色质的支架

有研究表明,核纤层蛋白及核纤层蛋白相关蛋白均存在多种染色质的结合位点。Lamin A 和 Lamin B 的 C 端能直接与染色质结合,体外研究发现,Lamin A 的 C 端存在一个高度保守、疏水的球状结构域,因带正电,可与带负电的 DNA 分子结合,因此,Lamin A 能将异染色质锚定在核纤层上。另外,Lamin A 型及 Lamin B 分子中 α 螺旋所在的杆状区域也被证实可介导 Lamin 与染色质 /DNA 的结合。

近来,在果蝇胚胎研究中发现,分布在染色体上不同区域的、与发育相关的多个基因可动态地与核纤层结合,并被某种机制共同调节。用固醇类激素诱导果蝇胚胎细胞分化,虽然大多数基因与 Lamin B 的结合没有改变,但仍有部分基因簇对 Lamin B 的结合能力发生了明显的增加或降低。能与 Lamin 结合的基因具有的特点包括:转录水平低、缺乏组蛋白活化修饰、复制时间较晚、

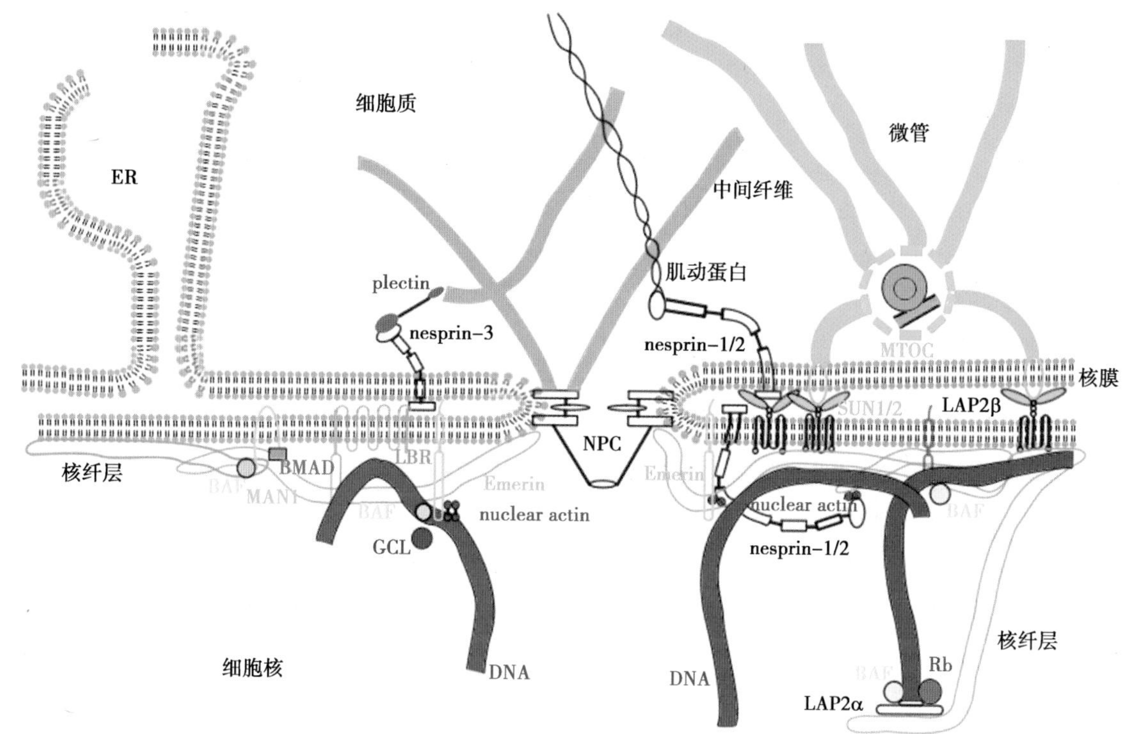

图 7-8 核纤维层蛋白与内核膜蛋白相互作用

存在于内核膜的多种蛋白质已被确定可与核纤层蛋白发生直接或间接的相互作用，进而介导核纤层与核膜的连接

plectin：网蛋白；nesprin-3：核膜血影重复蛋白 3；nuclear actin：核肌动蛋白

具有大量无转录活性的染色质间隔区域。此外，核纤层蛋白与 DNA 间的结合还需要低水平的组蛋白乙酰化。现有研究表明，通过将转录惰性的 DNA 束缚在细胞核周边，核纤层蛋白可由此影响染色质的结构形成。

核纤层蛋白也能通过多种间接的方式影响染色质结构的形成。已知，Lamin 能与多种具有 LEM 结构域的核膜蛋白相互作用，如 LAP2、emerin 及 MAN1，通过这些蛋白 N 端保守的 LEM 结构域与 DNA 交联蛋白 BAF 间的作用，Lamin 可参与染色质结构形成的过程。Lamin 还能借助其在内核膜上的受体来与 DNA 及染色质相互作用，并为染色质在核膜上的附着提供支点。近来发现一种分子量巨大的蛋白——肌联蛋白（connectin）可分布于核内，并在有丝分裂染色质凝集中有一定的作用。由于 Lamin 能与核内的该类蛋白结合，因此，通过肌联蛋白的介导，Lamin 在间期细胞核内也可对染色质结构的变化产生作用（图 7-8）。

四、核纤层参与了 DNA 复制与转录的调节

在细胞核核质中，核纤层蛋白被认为可为核内的活动，如 DNA 复制及转录提供支架。在 S 期细胞中，已发现 lamin B 可与 DNA 复制位点相连。而在某些 Lamin A 突变的细胞中，由于 Lamin A 的 N 端缺失，DNA 复制的延伸过程受到影响，细胞核增殖抗原（proliferating cell nuclear antigen，PCNA）及复制因子复合体的分布出现异常，影响细胞正常增殖。

已有研究表明，核纤层蛋白具有一定的转录调节功能。作为多种转录因子的支架，核纤层蛋白可通过锚定转录因子，抑制特定靶基因的转录，影响基因的表达。Ivorra C 等（2006 年）发现转录因子 c-Fos 在与 Lamin A/C 结合后，可停留在核周，阻止了 c-Fos 与 c-Jun 间的异二聚化，使得 AP-1 介导的转录复合体不能形成，从而抑制了相关基因的转录。Lamin A 的过度表达会使 c-Fos 在核膜积压，引起细胞生长的抑制。类似的情况也存在于 MOK2 这种转录因子上，该因子可通过其 N 端与 Lamin A/C 相互作用，引起转录抑制。转录因子 Oct-1 被发现可与 Lamin B 共分布于核周，胶原酶的表达由此受到抑制。而当 Oct-1 脱离核膜后，将观察到胶原酶活性的增加。近来，与脂肪合成相关的转录因子 SREBP-1c 被发现能与 Lamin A 前体的 C 端结合。Lamin A/C 基因

(*LMNA*)突变后，Lamin A 前体与 SREBP-1c 的结合能力降低，由此可引发家族性脂肪代谢障碍。

核纤层蛋白与多种核膜蛋白的相互作用也可对基因表达产生影响。LAP2α 的 C 端一方面可与 Lamin A/C 结合，同时也可与 pRb 相互作用，通过 LAP2α 的介导，Lamin A/C 可与 pRb 结合在一起，在募集组蛋白去乙酰化酶（HAT）及与 S 期 E2F-DP 异二聚体转录因子结合后抑制转录。若 Lamin A 缺乏，将引起 pRb 在蛋白酶体中降解。能与 Lamin 结合的核膜蛋白 MAN1 也被证实能调节 TGF-β 与 BMP 效应蛋白的磷酸化，通过将 Smad 分子限定在核周分布，阻止其与靶基因的结合，从而抑制相关基因的表达。

此外，核纤层蛋白还被证实为 RNA 聚合酶Ⅱ依赖性转录所必需。核纤层蛋白可能作为某些转录因子激活 RNA 聚合酶Ⅱ的支架，来参与 RNA 合成的调节。在 Lamin A 突变的细胞中，因 Lamin A 蛋白 N 端的缺失可导致转录因子 TFⅡD 中的某些 TATA 结合蛋白定位错误，致使 RNA 聚合酶Ⅱ的活性被抑制。Lamin A 还可能在 RNA 加工过程中发挥作用。在成肌细胞中发现 Lamin A 点状结构与 RNA 剪接点相连接。

五、核纤层能维持细胞核的刚性

核纤层蛋白的存在有利于细胞核刚性的维持，其中 Lamin A 起着关键作用。某些 *LMNA* 基因被敲除的成纤维细胞，由于缺乏 Lamin A 表达，细胞核刚性减弱，当遇到外界机械拉力作用时，容易发生变形。而一些 Lamin B 缺乏的细胞，也见细胞核形态发生改变。对果蝇早期胚胎细胞核变化的研究表明，通过与一种被称为“Kugelkern”的蛋白结合并介导胞核与细胞骨架间的相互作用，核纤层蛋白还能影响细胞核的形状与体积。

六、核纤层参与 DNA 损伤修复

紫外照射主要引起 DNA 的碱基错配，出现嘧啶二聚体等，造成 DNA 局部改变和单链损伤。Lamin B1 是核纤层蛋白家族的重要成员之一。研究发现，用紫外线照射 Lamin B1 敲低后的细胞，细胞凋亡率远远高于对照组，表明敲低 Lamin B1 会影响紫外线诱导的 DNA 损伤应答和修复途径。

电离辐射会导致 DNA 双链发生断裂，为了维持基因组的完整性，依赖 RAD51 蛋白的同源重组是最重要的 DNA 修复途径。现有研究表明，Lamin B1 可与 RAD51 蛋白发生相互作用，射线照射 Lamin B1 敲低后的细胞后，细胞内 RAD51 蛋白水平发生显著降低，且无法在核内聚集，导致依赖 RAD51 的 DNA 损伤修复途径受损，细胞存活率降低。

第三节 染 色 质

染色质（chromatin）是间期细胞核中能被碱性染料着色的物质，呈细网状，形态不规则，弥散在细胞核内。染色质主要由 DNA 和组蛋白（histone）两种成分构成，此外还含有非组蛋白及少量的 RNA，DNA 和组蛋白的含量接近 1∶1，两者总量占染色质总化学组成的 98% 以上。

染色体（chromosome）和染色质是细胞核内同一物质在细胞周期不同时相的不同表现形态。当细胞进行有丝分裂时，染色质经复制后反复盘绕，高度压缩，最终凝集成条状或棒状的染色体，以保证遗传物质 DNA 能够被准确地分配到两个子代细胞中。在细胞分裂中期，染色体形态、结构特征最为明显，具有两条染色单体，由染色体臂、着丝粒、次缢痕、端粒等部分组成。

一、染色质包含三个特殊的 DNA 序列

染色质具有三个特殊的序列，即：一个着丝点（centromere）序列、两个端粒（telomere）序列及多个复制源（replication origin）序列（图 7-9）。

着丝点序列位于复制完成的两条姐妹染色单体连接部，在细胞分裂中该序列与纺锤体微管相连，协助完成复制的染色体平均分配到两个子细胞中，保证了遗传的稳定性。端粒序列为一富含甘氨酸（Gly）的简单重复序列，分布于染色体的两个端部，该类序列在维持 DNA 分子末端复制的完整性及染色体独立性和稳定性方面均有重要作用。复制源序列是细胞进行 DNA 复制的起始点，在真核细胞中，多个复制源序列可被成串激活，DNA 双链在此处解旋并打开，进行复制。复制源序列的存在使得整条 DNA 分子可在不同的区域同时进行复制，直至完成整个染色体 DNA 分子的自我复制，这对于维持染色体在世代传递中的连续性有重要的意义。

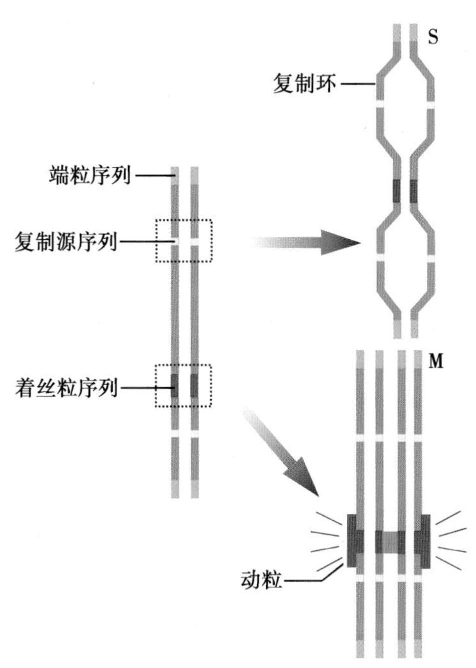

图 7-9 功能性染色体的三个 DNA 序列

二、染色质由 DNA 与组蛋白组成

1974 年 Roger D. Kornberg 等人对染色质进行酶切降解研究及电镜观察，发现核小体（nucleosome）是染色质组装的基本结构单位，提出染色质结构的“串珠”模型（“beads-on-a-string” form）（图 7-10）。2017 年 Salk 生物研究所和加州大学圣地亚哥分校的科学家们鉴定出了一种新型的 DNA 染料，这种染料与先进的显微镜检查技术融合成了一种称为 ChromEMT 的新技术，首次在人类活细胞细胞核中实现了染色质 3D 结构成像，实现了染色质结构的高度可视化。

（一）组蛋白与 DNA 结合构成核小体

核小体是由 DNA 和组蛋白形成的染色质基本结构单位。组蛋白属碱性蛋白质，含大量的带正电荷的精氨酸、赖氨酸等碱性氨基酸，等电点一般在 pH 10.0 以上，能与带有负电荷的 DNA 分子紧密结合，而且一般不要求特殊的核苷酸序列。组蛋白在细胞周期的 S 期与 DNA 同时合成。组蛋白在胞质中合成后即转移到核内，与 DNA 紧密结合，装配形成染色质。每个核小体由 146bp 的 DNA 缠绕组蛋白八聚体 1.75 圈形成，八聚体包括 4 种组蛋白，即 H2A 和 H2B 各 2 个，H3 和 H4 各 2 个分子组成。两个 H3、H4 二聚体相互结合形成四聚体，位于核心颗粒中央，两个 H2A、H2B 二聚体分别位于四聚体两侧。两个相邻的核小体之间通过一条长度为 60bp 左右的链接 DNA（linker DNA）相连，链接 DNA 长度随细胞类型不同而不同，链接 DNA 在包绕核小体的末端与 H1 组蛋白分子结合，至此，组蛋白 H1 形同一把锁，“锁定”核小体 DNA 的进出端，起到稳定核小体的作用。电镜下，核小体形同一条串珠状的纤维，直径大约为 11nm。由于围核小体盘绕，DNA 的长度比直链时缩短至（即压缩）原来的 1/7（图 7-11）。

组蛋白 H2A、H2B、H3、H4 分子量较小，一般由 102~135 个氨基酸残基组成，这类组蛋白间有相互作用形成聚合体的趋势，从而可将 DNA 卷曲形成核小体。核小体组蛋白在进化上高度保守，无种属及组织特异性，其中 H3 和 H4 是所有已知蛋白质中最为保守的。H1 组蛋白由 220 个氨基酸组成，分子量较大，进化中不如核小体组蛋白那

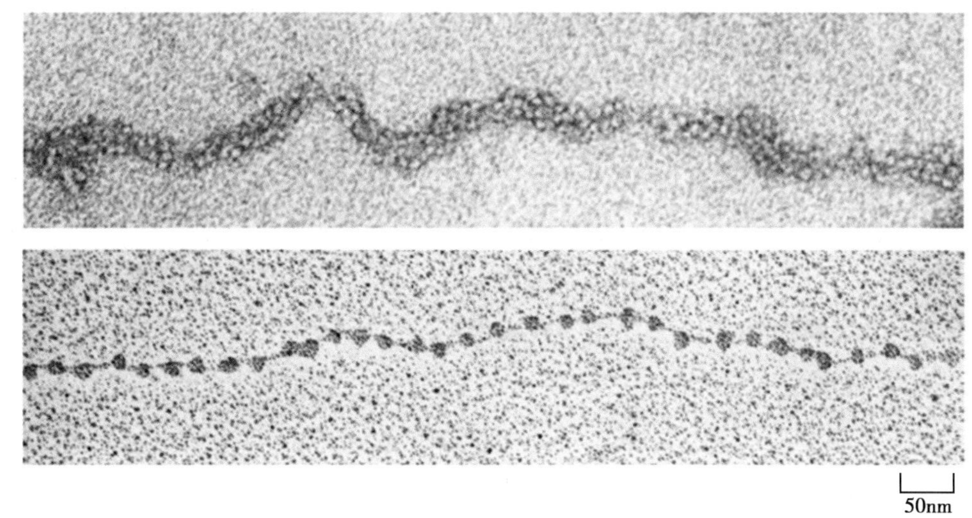

图 7-10 电镜下染色质的“串珠”结构

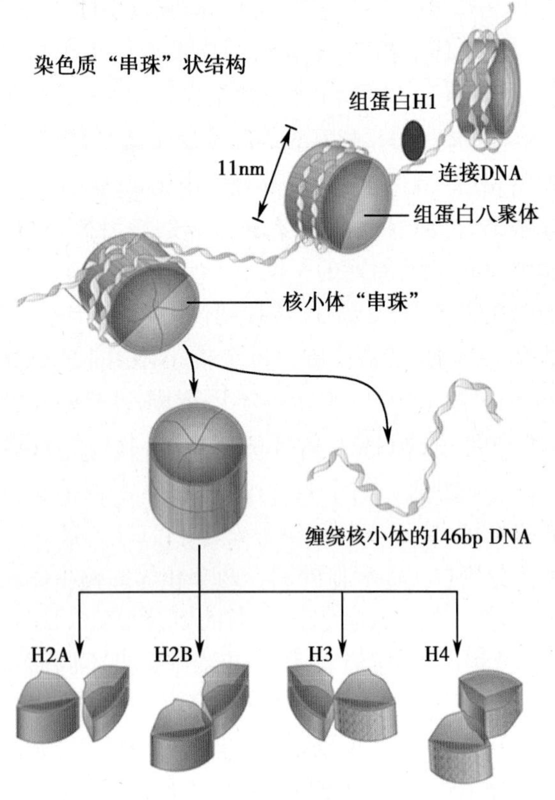

图 7-11 核小体结构图解

么保守，H1 有一定的种属和组织特异性，哺乳类细胞的组蛋白 H1 约有 6 种密切相关的、氨基酸顺序上稍有不同的亚型，H1 组蛋白在构成核小体时起连接作用，可赋予染色质以极性，与核小体包装成更高一级结构的过程相关。

（二）组蛋白修饰与 DNA 转录

表观遗传学（epigenetic）是指一个生物体在其基因序列不变的情况下，由于染色质构象变化引发基因表达发生可遗传性改变，将这种源于非遗传信息变化引发个体或细胞表型改变的现象，称为表观遗传学（或简称表遗传学）。表观遗传学属于遗传学的一个分支学科。组蛋白的翻译后修饰会影响它与 DNA 的结合，产生协同或拮抗的效应，影响染色质构象，从而动态的调控基因转录，称为组蛋白密码（histone code）。修饰主要发生在组蛋白肽链游离的 N 端末尾，包括乙酰化（acetylation）、甲基化（methylation）、磷酸化（phosphorylation）、泛素化（ubiquitylation）、小泛素样（small ubiquitin-like modifier，SUMO）等多种修饰（图 7-12A）。乙酰化和泛素化主要发生在赖氨酸残基上，甲基化发生在赖氨酸或精氨酸上，而磷酸化主要发生在丝氨酸或苏氨酸上，单个赖氨酸上甚至可以发生多种修饰（图 7-12B）。

通过乙酰化、磷酸化等化学修饰，组蛋白的电荷性质发生改变，与 DNA 结合能力减弱，DNA 发生解旋进而得以复制或转录。而组蛋白的甲基化则可增强组蛋白和 DNA 的相互作用，降低 DNA 的转录活性。不同的修饰协同作用于组蛋白，调节染色质的构象，控制基因组的转录活性。

1. 组蛋白乙酰化与基因转录的激活 组蛋白上发生乙酰化修饰主要是激活基因的转录。近三年来，发现了大量的组蛋白乙酰转移酶（histone acetyltransferases，HATs）。在酶的活性及调节作用方面，不同的 HAT 间存在较大差异。

转录共激活因子 p300/CBP 是最先被报道能催化组蛋白发生乙酰化修饰的 HAT，p300/CBP 是由

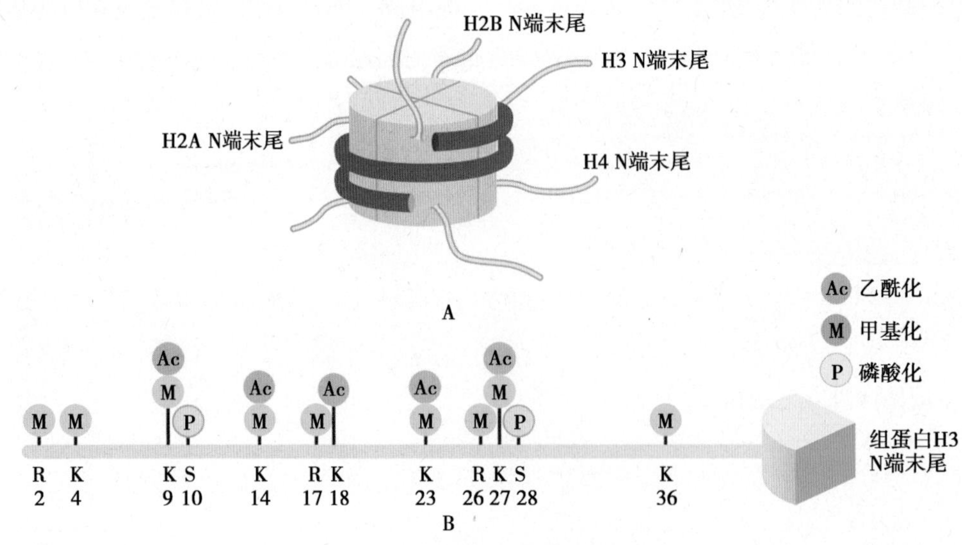

图 7-12 组蛋白的翻译后修饰

300kDa 大小的腺病毒 E1A 相关蛋白(p300)和环磷酸腺苷反应元件结合蛋白(cAMP-response element binding protein, CREB)结合蛋白(CREB binding protein, CBP)组成。p300/CBP 参与细胞周期进展和细胞的生长、分化,是一类非常重要的转录辅激活因子,可以调节多种关键转录调节因子的功能,共同激活转录的发生。

最近另有两种转录共激活因子 ACTR(activator of the thyroid and retinoic acid receptor)与 SRC-1(steroid receptor coactivator)也被发现具有组蛋白乙酰化酶的活性,它们均能参与由核受体引发的转录激活过程。ACTR/SRC-1 还可同 p300/CBP 结合形成复合体,结合在由核受体相关激素激活的基因启动子上,促进转录的发生。由于 ACTR/SRC-1 与其他 HAT 之间的同源性很小,不同的 HAT 具有不同的作用底物,因此,转录过程中若有多种 HAT 的参与,各类核心组蛋白均有可能被乙酰化,这无疑将有利于转录的发生。

转录共激活因子 TAF250 被证实也是一种 HAT。该分子为 TBP-TAF(TBP-associated factor)复合物的组成成分之一。有研究表明,TAF250 主要为一些特定基因的表达所必需。

目前,对于上述的 HAT 的功能还有许多值得深入研究的问题,如:这些乙酰化酶能否将所有的核小体核心组蛋白乙酰化?在一个特定基因的转录激活过程中,是否需要所有的乙酰化酶的活化?转录受这些酶调节的基因是特定的,还是广泛的?

2. 组蛋白的去乙酰化与转录的抑制 既然组蛋白乙酰化可以促进基因的转录,因此组蛋白去乙酰化酶(Histone deacetyltransferases, HDACs)可抑制基因的转录就不难理解。目前已发现多种组蛋白去乙酰化酶,主要包括 HDAC1、HDAC/Rpd3 等。

HDAC/Rpd3 组蛋白去乙酰化酶存在于多种真核细胞中,HDAC1 是一种保守性较高的组蛋白去乙酰化酶,人源 HDAC1 的组成与酵母中参与基因转录调控的 Rpd3 蛋白类似。缺乏 Rpd3 的酵母细胞中,组蛋白 H4 第 5 位及 12 位的赖氨酸的乙酰化修饰将增加。HDAC/Rpd3 可与其他蛋白,尤其是某些转录共抑制子,如 Sin3、视网膜母细胞瘤蛋白等组成复合体,共同调控基因的转录。

关于 HDACs 抑制基因转录的分子机制,近期研究表明,HDAC 可通过甲基化 CpG 岛来抑制转录的发生。长期以来,CpG 岛甲基化被认为与基因表达的沉默高度相关,其中作为能与甲基化 CpG 岛特定结合的蛋白,Mecp2 对于 CpG 岛甲基化相关的基因表达沉默有重要的作用。现已发现 Mecp2 能募集 Sin3 及某些组 HDAC,以此来抑制基因的转录。因此,转录抑制复合体被认为可以以下的方式形成,即以 DNA 结合蛋白(MAD、E2F 等)为主体,首先募集一些共抑制因子(Sin3 或 Rb),借助于这些因子再募集 HDAC。但转录因子 YY1 蛋白可能是一例外,YY1 被发现可以直接与 HDAC 结合,而不需要 Sin3 或 Rb 蛋白的介导。

所有的 HDAC 在不同的组织细胞中均能表达,表明其表达无组织特异性。体外实验又证实这些 HDAC 均能对四种核心组蛋白进行同等的去乙酰化作用,表明这些酶的作用也无底物的特异性。但是,在体内情况下,当组蛋白被包装到染色质中去以后,不同的 HDAC 是否会表现出一定的底物作用特异性,对此,还需要更多的研究来加以进一步揭示。

组蛋白去乙酰化酶的活性对于转录抑制有重要的作用。在哺乳动物及酵母中均发现,当 HDAC/Rpd3 基因发生突变后,HDAC/Rpd3 虽然仍能与 Sin3 结合,但因其 HDAC 的活性丧失,致使转录抑制异常。

3. 组蛋白甲基化修饰调控基因表达的复杂性 组蛋白甲基化是由组蛋白甲基化转移酶(histone methylation transferases, HMTs)完成的,可以发生在赖氨酸和精氨酸两种氨基酸残基上。赖氨酸可以分别被单甲基化(如 H4K20,单甲基化标识为 H4K20me1)、二甲基化和三甲基化(如 H3K9,三甲基化则标识为 H3K9me3);而精氨酸只能被单甲基化和二甲基化,这些不同程度的甲基化极大地增加了组蛋白修饰和调节基因表达的复杂性。

组蛋白赖氨酸的甲基化是组蛋白赖氨酸甲基化转移酶(histone lysine methyltransferases, HKMTs)催化的。根据甲基化修饰的赖氨酸位点不同,可以激活转录,亦可抑制转录,过程相对比较复杂。H3-K4 和 H3-K36 位发生的甲基化可以激活基因的转录,H3-K9、H3-K27、H3-K79、H4-

K20位点的甲基化则发挥转录抑制作用。精氨酸甲基化由精氨酸甲基转移酶(protein arginine methyltransferase，PRMT)所催化，主要发生在组蛋白H3-R2/R17/R26和H4-R3等位点，对基因表达起激活作用。当甲基化发生时，组蛋白精氨酸甲基转移酶作为协同激活因子被募集到靶基因的启动子区，从而激活基因表达。

过去一直认为对组蛋白的甲基化作用是一种不可逆的共价修饰作用，随着组蛋白赖氨酸去甲基化酶的发现，证实组蛋白赖氨酸甲基化是一个可以逆转的组蛋白表达遗传修饰。赖氨酸特异性组蛋白去甲基化酶1(lysine specific demethylase 1，LSD1)是一个黄素腺嘌呤二核苷酸(FAD，flavin adenine dinucleotide)依赖性胺氧化酶，它能够特异性脱去单甲基化和二甲基化H3K4和H3K9位点上的甲基基团。JmjC蛋白JHDM1(JmjC domain-containing histone demethylase 1)、JHDM2、JMJD2三个亚家族都具有组蛋白赖氨酸去甲基化酶活性，它们可特异性地对组蛋白H3的36位赖氨酸进行去甲基化。目前证实组蛋白甲基化与去甲基化失平衡与肿瘤发生相关，组蛋白的甲基化和去甲基化酶有可能成为新的抗肿瘤治疗靶标。

4. 组蛋白泛素化及类泛素化修饰调节基因表达 泛素蛋白酶体通路(ubiquitin proteasome system，UPS)是真核生物体内重要的蛋白质降解途径，泛素在ATP的催化作用下，经由泛素激活酶(Ubiquitin activating enzyme，E1)-泛素结合酶(Ubiquitin conjugating enzyme，E2)-泛素连接酶(Ubiquitin ligase，E3)，最终传递到底物，并与之通过共价键结合，底物可以被单个泛素分子共价结合，也可以形成多聚泛素链。多数情况下，标记上多聚泛素链的底物蛋白将被蛋白酶体识别而水解，单泛素化修饰则多是调节底物蛋白定位和功能，参与信号通路传导。目前已经发现组蛋白H2A和H2B上可以发生单泛素化修饰，其中H2B的单泛素化修饰对早期转录延长过程是必需的，而H2A的单泛素化修饰促进晚期转录延长的进行。此外，组蛋白上的泛素化和甲基化修饰可以发生“串话”(crosstalk)，如H2B的单泛素化修饰促进H3K4、K79发生甲基化修饰。

除了泛素，在真核生物体内还存在一类在结构和作用方式上高度相似的小分子，统称为类泛素蛋白(ubiquitin-like protein，UBL)。小泛素样(small ubiquitin-like modifier，SUMO)修饰，即SUMO修饰，是研究较多的类泛素化修饰。已经证明组蛋白H2A和H4能够发生SUMO修饰，共价修饰后会招募HDAC1和HDAC4形成转录抑制复合体，最终抑制基因的表达。Nedd8(neural precursor cell-expressed developmentally downregulated 8)是与泛素相似程度最高的类泛素分子，它介导的蛋白质翻译后共价修饰称为neddylation，当电离辐射等因素导致DNA损伤发生时，组蛋白H4可以发生neddylation，参与基因转录调控和DNA损伤修复，而H2A的neddylation修饰则减少并伴随泛素化修饰的增多。

(三) 组蛋白变异体存在于大多数真核细胞中

在大多数真核生物的细胞中，存在多个组蛋白基因的拷贝，这些基因有着相似的DNA序列，并在细胞周期的S期表达，为细胞提供其所需的大量组蛋白。作为进化上保守的蛋白，大多数组蛋白可因其初级结构的变化出现变异体。有些变异体具有与相关组蛋白不同的生化特征，进而可改变核小体的特性。而另一些变异体的基因则分布于基因组特定的区域。这些变异体基因主要以单拷贝的形式存在，其表达可存在于整个细胞周期过程，而不只局限于S期。与各类组蛋白不同，变异体的基因包含了内含子，其转录产物通常被多聚腺苷酸化。这些特点对于组蛋白变异体的转录后调节有重要意义。在发育与分化过程中，某些组蛋白变异体可与已经存在的组蛋白发生交换，这一现象被称为组蛋白置换。这种置换将导致在分化的细胞中，变异体成为组蛋白的主体。这些研究表明组蛋白变异体在调节染色质的动态变化过程中有特定的作用。

现已发现，除在进化上保守性最高的组蛋白H4未被发现有变异体外，其他经典类型的组蛋白均有相应的变异体存在，其中，组蛋白H2A保守性最低，其变异体种类最复杂，几乎存在于所有的真核细胞中。组蛋白H3的某些变异体分布于着丝粒，其独特的N端可在动粒的形成中发挥作用。经典的组蛋白H3是在DNA复制时被组装到核小体中，但H3的变异体H3.3却不参与这种DNA复制相关的组装，其组装到核小体的活动主要发生在一些转录活跃的位点。

三、染色质的结构可发生高度有序的组装

20世纪70年代以前，染色质一直被认为是由组蛋白包裹在DNA外形成的类似“铅笔”状的结构。1974年经Kornberg等人通过电镜观察提出“串珠”结构，人们对于染色质的结构才有了进一步的认识。现已知道，染色质的基本结构单位为核小体，核小体在串联的基础上，发生进一步折叠、压缩形成高级结构，最终组装成染色体。由组蛋白和DNA环绕形成的核小体是染色质的一级结构。

（一）核小体进一步螺旋形成的螺线管是染色质的二级结构

将细胞核加以温和处理，在电镜下往往会看到染色质很少呈现伸展的串珠状形态，而是以一种结构更为紧缩的、直径约30nm的纤维形式存在。30nm的染色质纤维即为核小体串珠结构进一步螺旋盘绕形成的中空螺线管（solenoid）。该结构外径30nm，内径10nm，每一螺旋包括6个核小体，相邻螺旋间的距离为11nm。螺线管结构被认为是染色质的二级结构。

螺线管结构形成过程中组蛋白H1起着重要的作用。组蛋白H1通常位于中空螺线管内部，每一H1分子中，均具有一球状中心及两个伸展的氨基酸臂，在H1结合于连接段DNA时，球状中心可与核小体上的特异性位点结合，两臂则可与相邻核小体组蛋白核心的相应位点结合，由此引起核小体在空间位置上发生改变，进而发生有序的组装，形成重复排列的、有规则的结构。此外，组蛋白H1还能影响螺线管结构形成后的稳定。通过成簇地与DNA分子结合或成簇地从DNA分子上脱落，H1分子可使螺线管形成或松解，进而可对相关基因的活性加以调节。

（二）染色质高级结构尚存在争议

关于30nm的螺线管如何进一步压缩成为染色体，目前有多种假说提出不同的模型加以说明，其中多级螺旋化模型（multiple coil model）及染色体支架——放射环模型（scaffold-radial loop structure model）得到较为广泛的认同。

1. 染色体多级螺旋化模型 在该模型中，染色质的三级结构被认为是由30nm的螺线管进一步螺旋化后形成的，为直径0.2~0.4μm的圆筒状结构，即超螺线管（super solenoid），而超螺线管的再进一步螺旋、折叠，将形成染色质的四级结构——染色单体。

2. 染色体支架——放射环模型 该模型认为螺线管以后的高级结构，是由30nm染色质纤维折叠成的袢环（loop model）构成的，袢环沿染色体纵轴由中央向周围放射状伸出，基部集中于染色单体的中央，并与染色单体非组蛋白轴相连。每个袢环DNA含30 000~100 000bp，约21μm，共含315个核小体。

袢环可以进一步通过形成微带（miniband）来构成染色质更高级的结构。微带是由18个袢环以染色体骨架为中心、放射状地平面排列成一圈形成的结构，是染色质高级结构的组成单位，约106个微带沿轴心骨架纵向排列，由此可形成染色质的四级结构——染色单体（chromatid）（图7-13）。

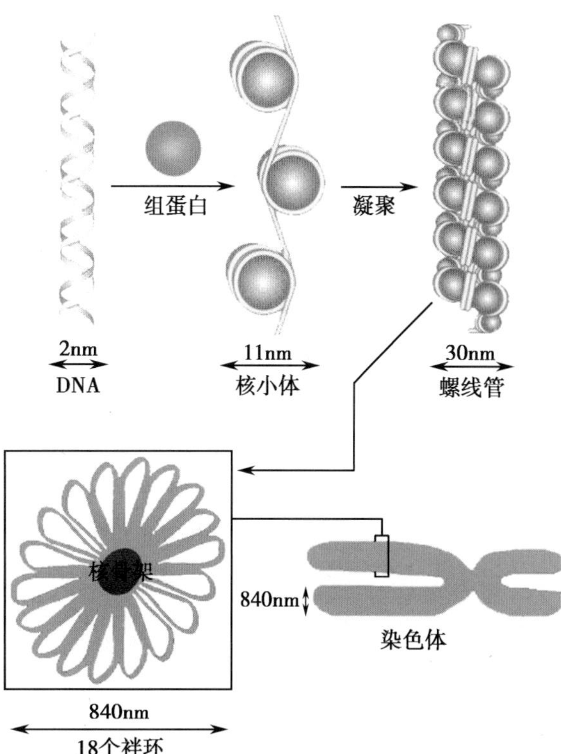

图7-13 染色质组装的放射环模型

30nm的染色质纤维可形成袢环，18个袢环以染色体骨架为中心，放射状的平面排列成一圈形成微带，约10^6个微带沿轴心骨架纵向排列形成染色单体

四、染色质的结构在基因转录调控中起着关键的作用

DNA包装入染色质是调节DNA相关活动，如复制、转录、重组及修复等的重要途径。即使是

被包装入一段最小的染色质片段中，一个核小体上的DNA分子与转录因子接近的机会也会被大大降低，基因的表达由此会受到明显的影响。

因此，染色体重建在基因转录调控中发挥重要作用。近年来，一些参与染色质重建的复合体逐渐被发现。根据组成及功能的差异，尤其是其催化亚基（具有ATP水解酶活性）的不同，常见的染色质重建复合体（chromatin remodeling complex）主要有SWI/SNF（BAF）、ISWI、INO80等家族。这些家族的成员在真核细胞中高度保守，对染色质的生物学特性有重要的作用，可使染色质结构发生快速重排。近期研究表明，不同的染色质重建复合体可以一种相同的机制调节染色质的结构，其关键在于这些复合体具有同源的ATP酶结构域并有相似的生化特征。重建复合体的ATP酶亚基具有与DNA解旋酶DExx框同源的序列。有研究表明，多数染色质重建复合体能向解旋酶那样，利用ATP储存的能量，沿DNA分子移动。另一方面，不同的染色质重建复合体作用于染色质后，对基因的表达可产生不同的影响。有些重建复合体可以通过改变染色质的结构，使基因转录更容易发生，而另一些重建复合体导致的染色质结构的变化，则可使某些基因长期沉默。在很多情况下，上述不同的结果与各类重建复合体酶活性催化的结果不同相关。在比较SWI/SNF及ISWI这两类染色质重建复合体时发现，虽然它们在结构上具有一些共同的特征，但当作用于染色质后，却可产生不同的重建产物。经SWI/SNF复合体作用后，核小体不仅位置发生改变，通常结构也有一定的变化，DNA呈环状，组蛋白二聚体或八聚体可被置换。相反，经ISWI作用的核小体仅位置发生改变，其结构维持原状，其原因可能与这些重建复合体聚合程度有关，ISWI通常以二聚体的形式发挥作用，而SWI/SNF则以单体的形式行使其功能（图7-14）。

不同的染色质重建复合体可通过其ATP酶催化亚基的特点来加以鉴别，如SWI/SNF复合体的ATP酶催化亚基与酵母SWI2/SNF2 ATP酶同源，而ISWI复合体的ATP酶催化亚基则与果蝇ISWI ATP酶同源。一些重要的染色质重建复合体的特点及功能总结如下：

1. SWI/SNF家族 SWI/SNF家族是最早被研究的染色质重建复合体，由8~15个亚基组成。在酵母、果蝇及人细胞中，存在两种类型的SWI/SNF家族成员，即：SWI/SNF与RSC。SWI/SNF与RSC在细胞中的作用明显不同。RSC更广泛地分布于细胞中，为细胞增殖所必需，可在姐妹染色单体间的连接及染色体的分离中起作用。SWI/SNF则可通过与某些剪接因子结合，影响RNA剪接的方式。在哺乳动物细胞中，SWI/SNF可参与肌肉、心脏、骨骼、肝脏等的发育过程。SWI/SNF分子中存在一些能结合DNA或组蛋白的结构域，借助于这些结构域，SWI/SNF可促进核小体结构发生有效的重排。SWI/SNF分子中还含有ATP酶活性结构域，包括7个亚区，形成2个小叶。此外，在某些SWI/SNF分子中还具有一个能识别组蛋白尾部、特定的乙酰化赖氨酸的结构域。另一些SWI/SNF分子中则存在一个能与富含AT的DNA区域结合的结构域（AT-rich interaction domain，ARID）。ARID结构域具有的螺旋－转角－螺旋结构，有利于其特异性地结合在富含AT的DNA上。如果ARID结构域中某些关键氨基酸发生改变，将导致该结构域对DNA的亲和性降低，酵母Swi1蛋白的ARID结构域即属于此种情况。此外，有

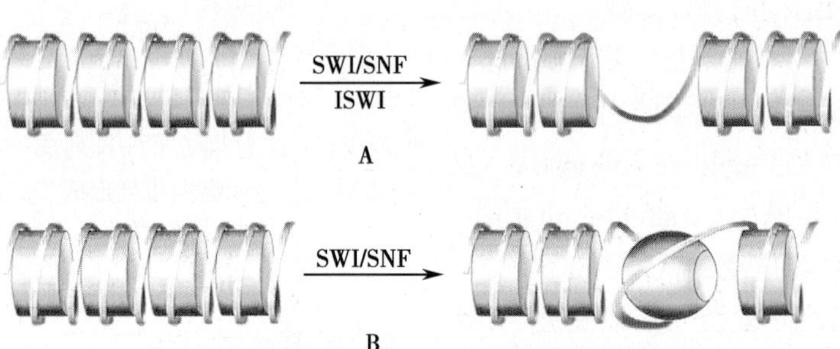

图7-14 染色质重建的复合体导致染色质结构的变化

A. SWI/SNF及ISWI复合体均可使核小体仅位置发生改变；B. SWI/SNF还可使核小体结构发生变化，DNA呈环状

研究表明ARID结构域也可以非序列特异性的方式结合于DNA分子上。

2. ISWI家族 这是一类广泛存在于酵母、爪蟾、小鼠及人细胞中的染色质重建复合体，其分子量较小，由2~5个亚基组成。与SWI/SNF分子类似，ISWI分子中也存在一个ATP酶活性结构域。

目前，对三种ISWI复合体的研究较为深入，即利用ATP的染色质装配和重建因子（ATP-utilizing chromatin assembly and remodeling factor，ACF）、核小体重建因子（nucleosome-remodeling factor，NURF）、染色质接近复合体（chromatin accessibility complex，CHRAC）。

ACF复合体分子量较小，仅有220kDa，包括ISWI和Acf1两种亚基。ACF能持续地让组蛋白八聚体沿着DNA分子沉积，使核小体串珠状的结构能周期性地出现。在染色质组装的过程中，可以发现ACF的位置在不断改变。ACF介导的染色质组装需要组蛋白分子伴侣NAP1的配合。而非组蛋白HMGB1可以作为DNA的分子伴侣，通过加强对DNA变形的限制，调节ACF对染色质重建的活性。ACF在发育的过程中起着重要的作用，有研究表明，ACF突变后的果蝇幼虫向蛹转变时常发生死亡。

NURF复合体分子量为500kDa，其亚基主要有ISWI、p215、Nurf255、Nurf238和NURF301等。与SWI/SNF复合体酶的活性同时受到DNA及核小体调节不同，NURF复合体酶的活性仅受核小体的促进。与组蛋白H4 N端尾部相互作用不仅为NURF的ATP酶活性激活所必需，也是其促进核小体移动的基础。已经确定组蛋白H4 N端尾部的第16~19位的氨基酸对于NURF的核小体位移作用尤为关键。目前，在体内及体外均发现NURF可通过促进核小体在DNA分子上的移动，激活转录，这一过程不仅需要该复合体中最大的亚基NURF301的参与，同时，还需要转录因子Gal4来指导核小体移动的方向。此外，NURF还可影响X染色体的形态，并在果蝇幼虫向蛹转变过程中的类固醇激素相关的信号通路中起作用。

CHRAC复合体的分子量约为670kDa，由5个亚基构成。与ACF复合体类似，CHRAC也能促进核小体串珠状结构周期性地出现。CHRAC复合体中两个较小的亚基CHRAC-14与CHRAC-16被认为参与了果蝇早期的发生过程。

五、常染色质与异染色质

根据DNA在染色质中被包装、压缩的程度不同，染色质可分为两大类，即常染色质（euchromatin）与异染色质（heterochromatin）。在间期细胞核内，常染色质通常结构较松散，碱性染料染色时着色较浅、DNA压缩程度低因而其复制及转录功能活跃。异染色质则结构较紧密，碱性染料染色时着色较深，DNA因被高度压缩其复制及转录活性较低。

目前，由于发现染色质的异染色质化可导致基因表达的沉默，因此有关异染色质的组成特点及形成机制的研究受到更多的关注。已发现异染色质形成有赖于异染色质蛋白1（heterochromatin protein 1，HP1）与组蛋白H3K9的结合，与组蛋白H3甲基化与乙酰化状态密切相关。组蛋白H3K9甲基化后对HP1的亲和力增加，而组蛋白H3低乙酰化状态则有利于H3K9甲基化的发生。在特定的DNA区域，异染色质组蛋白特异性修饰的酶及其他能识别组蛋白修饰的成分组成一种沉默复合体，使组蛋白去乙酰化及组蛋白H3K9甲基化，为HP1的结合提供位点，由此可启动异染色质的发生。当沉默复合体沿染色质持续的募集，将促成异染色质进一步的扩展。

在异染色质中也发现某些与染色质重建相关的蛋白质。在酵母中，属于ISWI家族的ISW1蛋白可直接与异染色质相连，敲除ISW1将导致异染色质稳定性减弱，因此ISW1被认为是维持异染色质结构稳定所必需的。而属于SNF2家族蛋白的FUN30与异染色质的形成密切相关，在缺乏FUN3情况下，异染色质的完整结构将不能形成。目前，对于染色质重建相关蛋白如何靶向异染色质、如何与其他染色质修饰共同作用及在异染色质中发生了哪些活动（如核小体滑动，驱逐，构象变化及H2A/H2B二聚体转变）等问题尚无明确的答案，而对染色质重建相关蛋白在异染色质中作用的深入研究，无疑将极大地促进我们对异染色质建立、维持及遗传的进一步了解。

第四节 核　仁

核仁（nucleolus）是真核细胞间核中最为明

显的结构之一，在光镜下为强折光的、均质无包膜的海绵状结构。核仁的形状、大小、数目和位置随生物种类、细胞类型和功能状态不同而异。

一、核仁结构及功能的基础是rRNA基因

核仁的主要成分为蛋白质，约占核仁干重的80%，包括核糖体蛋白、核仁染色质的组蛋白和非组蛋白以及核仁中存在的多种酶类，如碱性磷酸酶、ATP酶、RNA聚合酶等。电镜下显示核仁是无界膜包裹的、由多种成分构成的网状结构。核仁的超微结构包括3个不完全分隔的部分，即纤维中心、致密纤维组分、颗粒成分（图7-15）。

核仁的纤维中心为直径10nm的染色质纤维，由核仁周边的染色质袢环样伸入核仁内部形成，含有核糖体RNA（ribosome RNA，rRNA）基因，电镜下为浅染低电子密度区。袢环上的rRNA基因成串排列，通过高速转录产生rRNA，进而在组织和形成核仁的过程中发挥作用，因此含有rRNA基因的染色质区域又被称为核仁组织者区（nucleolus organizer regions，NORs）。在有丝分裂过程中，NOR被包装进染色体中，成为中期染色体的次级缢痕。而在随后的细胞周期进程中，那些具有活性的NOR因结合有参与转录活性的蛋白质，因此可以通过银染的方法来加以辨别。

核仁结构的致密纤维组分位于核仁浅染区周围的高电子密度区，染色深，呈环形或半月形分布。电镜下可见该区域由紧密排列的细纤维丝组成，直径一般为4~10nm，长度在20~40nm，主要含正在转录的rRNA分子，核糖体蛋白及某些特异性的RNA结合蛋白，如纤丝蛋白、核仁素等也分布于此。

核仁结构的颗粒成分为分布于核仁纤维结构外侧、可延伸到核仁边缘的致密颗粒，直径15~20nm，该区域是rRNA基因转录产物进一步加工、成熟的部位。颗粒成分主要由RNA和蛋白质组成，为处于不同加工及成熟阶段的核糖体亚基前体颗粒，其体积比胞质中的核糖体略小，颗粒成分数量的多少决定着间期核中核仁的大小。

（一）核仁染色质具有复杂的蛋白成分

与细胞核内的其他染色质相比，核仁染色质中H1组蛋白的含量很丰富。在人细胞中，H1组蛋白能与一些核仁蛋白相互作用，而在酵母中能与RNA聚合酶Ⅰ竞争结合rRNA基因上游某些特定位点。因此，H1组蛋白被认为能稳定核仁内染色质结构，进而可在与染色质结构相关的基因转录中起作用。

除了组蛋白、非组蛋白、DNA及RNA这些已确定的成分外，核仁染色质中还存在一些rRNA基因特有的酶复合体、核仁特有的组蛋白修饰因子或组蛋白变异体。这些成分具有调节rRNA基因相关染色质结构及转录的作用。人类核仁染色质中发现有H2A组蛋白变异体的存在，而某些植物细胞核仁中H4组蛋白可发生广泛的乙酰化。鉴于目前已知的组蛋白修饰的复杂性，核仁染色质组蛋白的修饰还可能存在其他的方式。尽管在不同种属的生物中，核仁染色质组蛋白的修饰情况可能不尽一致，但核仁染色质组蛋白的修饰无疑会对核仁NOR的复制及其他功能产生影响。

近期发现，核仁中有些蛋白能与核仁染色质组蛋白结合，这些蛋白主要包括核仁蛋白（nucleolin）与核磷蛋白（nucleophosmin，NPM）。核仁蛋白是

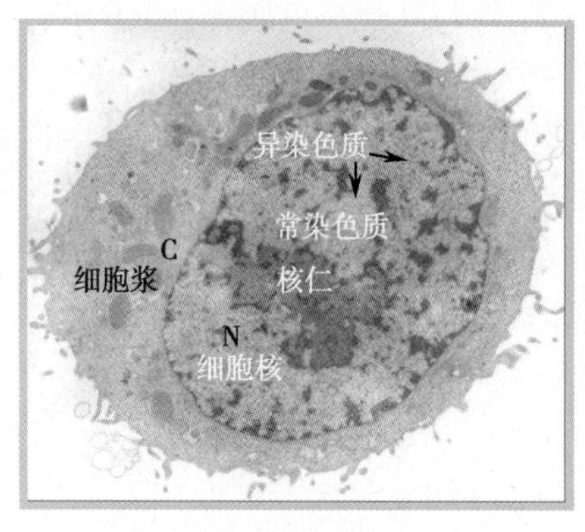

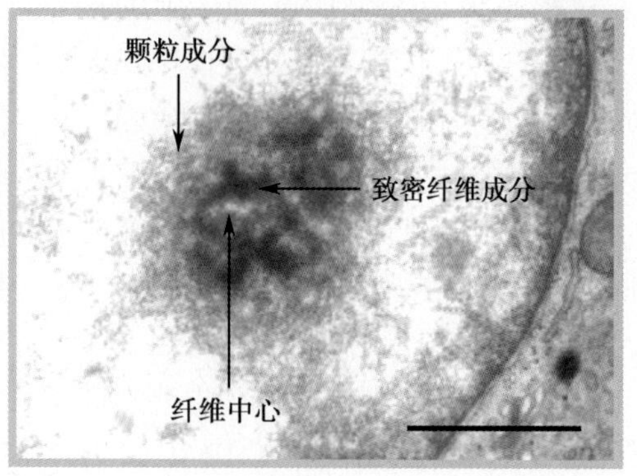

图7-15 核仁的超微结构.引自Alberts et al，Molecular Biology of the Cell，2008

一种 DNA 结合蛋白，为 RNA 聚合酶 Ⅰ 转录及核仁结构的完整性所必需。在 H1 相关的染色质的压缩、SWI/SNF2 介导的 H2A/H2B 二聚体重建中，核仁蛋白也有重要的作用。而在细胞周期中核仁蛋白则可一直结合在 NOR 染色质上，以此将核仁染色质结构与其他细胞核活动联系起来。核磷蛋白属于核质蛋白 / 核磷蛋白组蛋白分子伴侣家族的成员，可参与 rRNA 转录的调节。核磷蛋白可通过与 Y-BOX 结合蛋白 FRGY2 结合，在不干扰 rRNA 基因转录的情况下，介导核仁的组装。核磷蛋白一方面可利用其 N 端结构域与 H3/H4 二聚体结合，同时也可借助于其 C 端酸性的氨基酸片段与 H2A/H2B 相互作用，由此促进 rRNA 基因核小体结构的组装。核磷蛋白 2 也是一种组蛋白分子伴侣，能特异性地与 H3/H4 组蛋白四聚体结合。与核仁蛋白一样，核磷蛋白可以多种方式起作用，例如可与多聚腺苷酸结合。

（二）NOR 上的 rRNA 基因转录活性存在差别

核仁形成过程中并不是所有 NOR 上的 rRNA 基因都需要被激活。有些 rRNA 基因完全没有活性，另一些 rRNA 基因则可以被转录。还有部分 rRNA 基因可处于一种待激活的状态，其转录虽未发生，但有被激活的潜能。所有 rRNA 基因同时被激活的情况很少发生。在发育过程中，这种 rRNA 基因活化的方式可发生变化。

虽然各 rRNA 基因序列组成相同，但其相关的染色质却具有不同的空间结构，rRNA 基因能否被转录与其染色质所处的空间状态相关。目前，至少有三种活性程度不同的 rRNA 基因存在，即活化基因，存在于伸展的染色质中；无活性的基因，存在于结构包装紧密的染色质中；潜在的活化基因，存在于空间结构可发生较大变化的染色质中。

已经知道参与 rRNA 基因转录的 RNA 聚合酶 Ⅰ 的活性水平也与 rRNA 基因所在的染色质相关，而 rRNA 基因中胞嘧啶甲基化程度、启动子区域染色质的重建、组蛋白的修饰、启动子及编码区的修饰等因素将直接影响相关染色质的空间结构。已证实 rRNA 基因甲基化的增加，能引起染色质的凝集。事实上已发现有转录活性及无转录活性的 rRNA 基因在 DNA 甲基化、组蛋白修饰等方面均存在差别。

（三）非编码 RNA 参与了 NOR 的剪接

近年来发现，细胞内存在着一类能转录但不编码的蛋白质，但确具有特定功能小分子 RNA，称为非编码 RNA（non-coding RNA），包括 rRNA、转运 RNA（transfer RNA，tRNA）、小核 RNA（small nuclear RNA）、微小 RNA（microRNA，miRNA）、长非编码 RNA（lncRNA）以及核仁小分子 RNA（small nucleolar RNA，snoRNA）。多数非编码 RNA 的功能已知，但也有许多功能尚未知。在多种生物中发现，重复 DNA 的剪接机制与非编码 RNA 有关。果蝇中发现，经干扰小 RNA（small interfering RNA，siRNA）的作用，rRNA 基因可发生 H3K9 双甲基化，进而被包装入无活性的异染色质上。阻断 siRNA 的作用，rRNA 基因结构将发生重组，致使核仁结构解离，rRNA 基因呈分散的点状分布。一些植物细胞中，由非 NOR 的 5S rRNA 基因间 DNA 编码的 siRNA 也能调节核仁的结构及相关的转录。目前，虽然有研究发现在大鼠中 miRNA-206 能与核糖体蛋白结合，总而言之，有关哺乳动物中小 RNA 对核仁的作用所知甚少。

二、核仁的功能

（一）核仁的主要功能是合成 rRNA 和装配核糖体

核仁中串联重复排列的 rRNA 基因，在 RNA 聚合酶 Ⅰ 作用下进行转录，每个基因都产生同样的初级 rRNA 转录本，即长约 13 000bp 的 45S rRNA。45S rRNA 经过几个中间阶段的作用后，可裂解为 32S rRNA 和 20S rRNA，20S rRNA 将进一步裂解为 18S rRNA，而 32S rRNA 则经过 40 分钟左右再被剪切为 28S 和 5.8S rRNA。RNA 的加工还涉及 rRNA 上部分核苷酸的甲基化。

由于 45S rRNA 在转录形成后，可迅速与进入核仁的蛋白质结合形成 80S 的核糖核蛋白颗粒，再以核蛋白方式进行加工，因此核仁中 rRNA 的合成、加工及核糖体的装配是同步进行的。

核糖体大、小亚基在核仁中装配，在胞质中成熟，避免了有功能的核糖体在细胞核内提前与 mRNA 结合，进而使 mRNA 前体提前在核内被翻译，这一特点对于保证真核细胞将其转录、翻译控制在不同时空进行有重要的意义（图 7-16）。

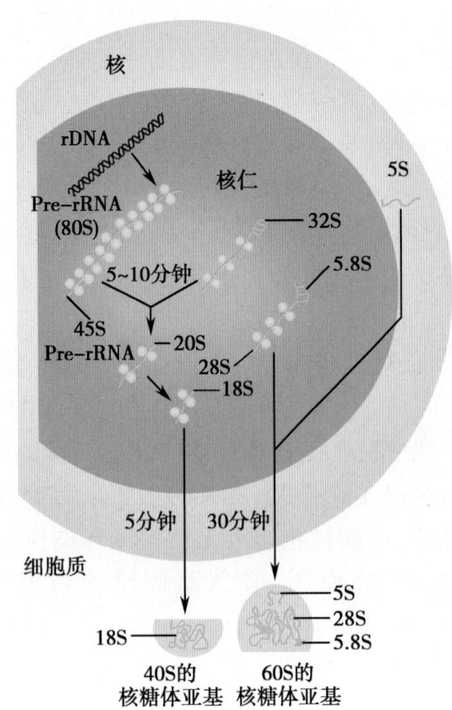

图 7-16 核仁在核糖体装配中的作用

核仁中 rRNA 基因，在 RNA 聚合酶 I 作用下进行转录，产生 45S rRNA，在与进入核仁的蛋白质结合形成 80S 的核糖核蛋白颗粒后，45S rRNA 裂解为 32S rRNA 和 20S rRNA，20S rRNA 再进一步裂解为 18S rRNA，而 32S rRNA 被剪切成 28S rRNA 和 5.8S rRNA

（二）核仁参与调控细胞周期

细胞分裂间期核仁的结构与功能处于动态变化中，在有丝分裂期间表现出周期性的消失与重建。细胞分裂时，核仁消失，分裂结束后，两个子细胞分别产生新的核仁。因此在细胞周期不同阶段，有许多特异性蛋白质可相继与核仁结合，调控核仁的动态变化。已证实细胞周期相关蛋白质的翻译后修饰，如泛素化、SUMO 化、磷酸化等参与调控核仁的形态变化。SUMO 化是一种蛋白质翻译后修饰，即 SUMO 蛋白与靶蛋白发生共价键可逆性的结合过程。去 SUMO 修饰主要由 SENP（SUMO-specific protease）成员介导。SENP1 和 SENP2 特异性介导 SUMO-1 和 SUMO2/3 的加工成熟和与底物的解离。SENP3 和 SENP5 只介导 SUMO2/3 与底物的解离。SENP 在细胞内有特异的位置，SENP3 和 SENP5 主要分布在核仁里。用 RNA 干扰沉默 SENP5 基因表达后，细胞周期进程受到影响，同时细胞核的形态也发生异常。

可逆性的磷酸化控制着细胞周期关键事件。已有研究证实借助于磷酸化作用，核仁能参与细胞周期的调控，其详细机制可能涉及核仁对一些参与细胞周期磷酸化的关键因子的作用。在人类细胞中，蛋白磷酸酶 PP1（protein phosphatase 1）能通过磷酸化蛋白质丝氨酸及苏氨酸残基，参与包括细胞周期发生在内的多种细胞活动。在间期，PP1γ 大量聚集在核仁内，当细胞进入分裂期，PP1γ 弥散分布于细胞质中。在细胞分裂后期，借助于一种 PP1γ 结合蛋白 Repo-Man 的作用，PP1γ 转而结合于染色体上，在接下来的间期中，PP1γ 一方面将保持与染色质的结合，同时又将再次在核仁内积累。这些研究结果提示核仁可能与细胞周期中染色体的分离及胞质分裂等活动相关。端粒酶是近期发现的另一类可在核仁特异性分布的蛋白质，可长时间滞留于核仁中，直至染色质端粒在 S 期发生复制。进一步研究发现，端粒酶核仁分布的特异性是通过与核仁蛋白的结合来实现的，这种结合保证了端粒酶只能在 DNA 复制过程的特定时间被激活。由于上述端粒酶在核仁中的特定分布在转化的细胞及 DNA 发生损伤的细胞中均未发现，因此，端粒酶的这种细胞周期依赖性的核仁分布可能对于细胞正常的生命活动有重要的作用。

（三）核仁还参与其他多种 RNA 分子的加工成熟

核仁不仅对 rRNA 的加工及成熟有重要的作用，还可参与细胞内其他多种 RNA 分子的加工与成熟的过程。核仁被认为是某些 RNA 发生共价修饰及与蛋白质组装形成 RNP 的场所。这些与核仁作用相关的 RNA 主要为一些小分子 RNA，如 5SrRNA、tRNA、RNAse P RNA、信号识别蛋白（SRP）RNA 以及某些 miRNA。

SRP 复合体包含了 6 个蛋白及一个由约 300 个核苷酸组成的 RNA 分子。在哺乳动物的细胞中，在 SRP 被输入到细胞质以前，其 RNA 与蛋白质均会被转移到核仁中，表明核仁可能参与了 SRP 复合体的装配及加工。RNAse P RNA 是前 tRNA 加工酶 RNase P 的组成成分，除核质外，还被发现可分布于核仁，有观点认为部分 tRNA 的加工可在核仁中完成。核仁还可能参与了 RNAse P 的装配过程，由于 tRNA、RNAse P RNA 均是在核仁外由 RNA 聚合酶Ⅲ催化形成后，再被运往核仁，由 RNA 聚合酶Ⅲ催化的转录产物可能以一种共同的机制分布于细胞中。

Vitali P 等（2005 年）发现 RNA 编辑酶 ADAR1（adenosine deaminase，RNA specific）与 ADAR2 能使长双链 RNA 及特定的 mRNA 前体上的腺嘌呤核苷酸脱氨基为肌苷（即 adenosine to inosine，A to I）。光漂白实验证实，在活细胞中，ADAR1 与 ADAR2 可穿梭于核仁内外。而核仁中也发现存在 ADAR2 介导的 RNA 编辑，表明核仁在调节 RNA 编辑中也能发挥作用。

（四）核仁与 siRNA 的作用过程相关

核仁对 siRNA 相关过程的作用目前也受到人们的关注。许多参与 siRNA 加工的蛋白，如 RDR2、DCL3、AGO4 及 NRPD1b 等被发现可与 siRNA 共存于核仁中。因此，细胞内源性 siRNA 的加工可能会在核仁内发生，而 RNA 诱导的沉默复合体（RNA-induced silencing complex，RISC）也有可能储存于核仁中。核仁中还发现有一些微 RNA 分子的存在，如 miR-206 可与 28S rRNA 共存于核仁的颗粒成分中。目前，对于这些微 RNA 分子在核仁中的作用还不甚清楚。

第五节 核 骨 架

核骨架（nuclear scaffold）又称核基质（nuclear matrix），是间期细胞核中填充于核基质、由非组蛋白组成的纤维网架结构。核骨架基本形态与细胞骨架类似，在结构上与核孔复合体、核纤层、核仁、染色质以及细胞质骨架等均有密切的联系。核骨架在真核细胞染色体的空间构建、基因表达调控、DNA 复制、DNA 损伤修复、RNA 转录以及转录后加工和运输过程中都起着极为重要的作用。

一、核骨架为充满整个核空间的三维蛋白网架

将胞核纯化后进行一系列生化抽提，除去 DNA、RNA、组蛋白与脂类等成分，电镜下即可观察到核骨架为一个复杂而有序的三维网络结构，由直径 3~30nm，粗细不均的纤维和颗粒状结构相互联系构成，充满整个核空间（图 7-17）。

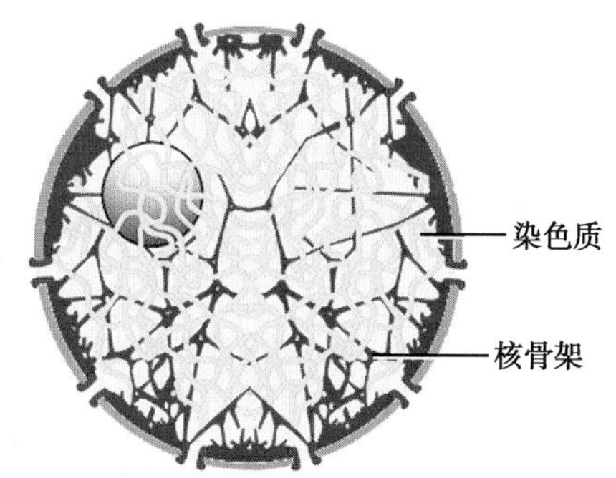

图 7-17 核骨架的结构

核骨架是由粗细不均的纤维和颗粒状结构相互联系构成的三维网络结构，充满整个核空间

核骨架、核纤层与细胞质中的中间纤维在结构上相互联系，形成一个存在于细胞核与细胞质之间的复合网络系统，即核骨架 - 核纤层 - 中间纤维统一体系。核骨架的主要成分为蛋白质，同时还含有少量 RNA。近期研究表明，核骨架蛋白有 400 多种，近 30% 的核蛋白属于核骨架蛋白。如在基因转录及细胞周期中有重要作用的 G 蛋白调节因子（regulator of G protein signaling，RGS12TS-S）即是一种核骨架蛋白。此外，还包括细胞周期依赖性激酶 CdK2、雌激素受体 α 等。

核骨架蛋白可分为核基质蛋白（nuclear matrix protein，NMP）和一些功能性的核基质结合蛋白（nuclear matrix associated protein，NMAP）两大类。核基质蛋白分子量在 40~60kDa 之间，存在于各种类型细胞中，该类蛋白呈纤维颗粒状分布于核骨架上，其中多数是纤维蛋白，也包括不少硫蛋白。应用免疫电镜技术可以观察到核骨架中有核纤层蛋白的存在。核基质结合蛋白与细胞的类型、分化程度、生理及病理状态均相关，常见的种类包括与核基质结合的酶、细胞调控蛋白等。

核骨架 RNA 常以 RNP 形式存在，在维持核骨架三维网络结构完整性方面有重要的作用。经 RNA 酶消化的核骨架，其三维空间结构将发生很大的改变，核骨架上的网状颗粒结构变得稀疏，因此 RNA 可能在连接核骨架纤维网络过程中发挥着一定的作用。

二、核骨架的功能

（一）核骨架是 DNA 复制的支架

研究显示，^{3}H-TdR 放射性脉冲标记培养的大鼠肝细胞及 3T3 细胞后，在核基质中将检测到大

量被标记的DNA分子,证实核骨架是DNA复制的空间支架,不仅复制的起始位点能连续不断地与核骨架结合,DNA复制后所形成的新DNA也可与核骨架结合,而且数量极多,约90%的DNA均与核骨架结合。在许多转录活跃的基因旁侧,已发现一些核骨架附着区(scaffold attachment regions,SARs)或称核基质附着区(nuclear matrix attachment regions,MARs),而核骨架中也存在多种可与SARs特异结合的蛋白,如:骨架结合因子(scaffold attachment factors,SAFs)。通过SARs与SAFs的相互作用,DNA分子可与核骨架相连。此外,在核骨架上还可能存在一些能与DNA复制相关酶,如DNA聚合酶、DNA引物酶(DNA primase)及DNA拓扑异构酶等特异性结合的位点,通过与核骨架结合,这些酶的活性可被激活。DNA结合于核骨架后,其复制的准确率及效率均可显著提高。

(二)具转录活性的基因常结合于核骨架上

核骨架不仅可参与基因转录活性的调节,也能在转录后RNA的加工修饰和定向运输中起作用。

已有的研究显示:细胞内三种RNA都是在核骨架上合成的,新生的转录本也结合于核骨架上。核骨架上不仅富含具转录活性的基因,同时还分布有RNA聚合酶结合位点,也存在ADP核苷酸转移酶、核苷三磷酸化酶等与RNA化学合成相关的酶类,而基因只有在与核骨架结合后,才能进行转录,不转录的基因则不与核骨架结合。

核骨架与不均一RNA(heterogeneous nuclear RNA,即前RNA,pre-mRNA)的加工过程也有密切的联系。不均一RNA加工常以RNP复合物方式进行,如果用RNase处理RNP复合物,剩余的蛋白质能组装成核骨架样的纤维网络,由此推测,核骨架参与了RNA转录后的加工修饰。用^{3}H-UTP标记实验则进一步表明,一些结合于核骨架上的、高分子量RNA呈现出高放射性活性。

(三)细胞骨架参与细胞分化

核骨架的发达状况与核内RNA合成能力及细胞的分化程度密切相关。分化程度高的细胞中RNA合成能力强,核骨架也很发达。核骨架结构和功能的改变,可导致基因选择性转录活性的变化,引起细胞分化。

与正常细胞相比,肿瘤细胞中核骨架的结构及组成均存在异常,显得非常不规则,许多癌基因可结合于核骨架上,核骨架上也存在某些致癌物作用的位点。致癌物如α-苯甲吡可能是通过结合于DNA与核骨架相结合的位点上或靠近这个位点的区域,从而有效地影响了核内DNA的复制和转录,最后导致细胞癌变。

(四)细胞骨架参与有丝分裂

在细胞进行有丝分裂时,用抗体封闭某些核骨架相关蛋白[如HA95/AKAP(A kinase-anchoring protein)],可导致核膜崩解,染色质凝缩将受到抑制。已证实,核骨架是染色质组装支架,在染色质组装的放射环模型中,由30nm染色质细丝折叠而成的袢环被认为可能结合于核骨架上。

此外,核骨架能调节染色体的空间结构。在间期细胞核中,核骨架可介导染色质非随机地分布在核内,形成特定的"染色质领地(chromosome territories)"。而随着细胞周期进程的发展,核骨架通过与染色质相互作用,使染色质空间分布发生变化。有观点认为,在哺乳动物细胞的间期及分裂期,染色质可形成一些长50~200kb的重复的环,通过环上的一些SARs或MARs,将自身锚定在核骨架上。SARs或MARs可通过其特定的DNA序列及构象的变化两种方式,来完成其与核骨架间的结合。但是,这种结合会受到该段DNA序列转录状态的影响。转录不活跃的序列与核骨架的结合松散,相反,转录活性高的序列与核骨架的结合则紧密。

在有丝分裂后期,核骨架可参与胞核的重建,为核膜重建所必需,若核骨架相关蛋白AKAP149与PP1(protein phosphatase 1)相互结合,核膜的重建将受到抑制。

(五)核骨架参与细胞周期

已证实,当DNA出现损伤时,p53蛋白不但表达增强,同时与核骨架结合,这种结合被认为可促进p53蛋白相关的信号通路正确、高效的激活。通过分子结构突变实验证实,p53蛋白N端第67~98位氨基酸所在区域介导了该分子与核骨架间的结合。另一种重要的肿瘤抑制蛋白pRb也被发现能与核骨架结合,但这种结合仅限于低磷酸化的pRb。因低磷酸化的pRb能抑制非增殖细胞的细胞周期进程，因此，通过与该类蛋白结合，核骨架也可在细胞周期调控方面发挥作用。

第六节 细胞核与疾病

细胞核是遗传信息储存、转录及加工的场所，作为细胞生命活动的控制中心，细胞核结构与功能的变化，常会引起细胞生长、分化、增殖等行为的异常，从而导致疾病发生。

一、细胞核结构的变化与肿瘤的发生关系密切

（一）肿瘤细胞中核孔蛋白常以融合蛋白的方式存在

早在1994年，一种参与白血病发生的癌基因产物CAN蛋白即被确定为核孔蛋白Nup214，随后发现，有很多核孔蛋白与肿瘤的发生相关，如Nup98、Nup358及Tpr等，这些核孔蛋白可以融合蛋白的方式存在于肿瘤细胞中，而Nup88则可高表达于肿瘤细胞中。目前，有关核孔复合体在肿瘤发生中所起的作用，备受关注，并取得了一定的进展。

在急性白血病患者细胞中，因染色体的易位致使大量的*Nup98*基因与其他基因（如同源盒基因、组蛋白甲基转移酶基因）等发生融合。已知，当*Nup98*基因发生融合后，所表达的Nup98融合蛋白与一些染色质重建复合体或组蛋白乙酰化酶（HAT）的结合能力增强，使染色质处于一种异常活化的状态，如*Nup98*基因与组蛋白甲基转移酶基因融合后，可上调一些已知的癌基因，如HoxA7、HoxA9、HoxA10等的表达。因此，借助于活化染色质的结构或促进癌基因的表达，融合的Nup98可促进白血病的发生，而在这一过程中，Nup98被认为具有转录因子的活性。

此外，Nup98还可通过另一种方式，即借助Nup96的作用来影响肿瘤细胞的形成。Nup96是Nup98的一种变异体自发剪接形成的另一种核孔蛋白，该分子的表达变化被证实与细胞周期进程同步，通过控制细胞周期关键调节因子的mRNA核输出过程影响细胞的增殖。

在肿瘤细胞中，因染色体易位，*Tpr*基因可与一些受体酪氨酸激酶衍生基因，如原癌基因*Met*等发生融合。在正常情况下，*Met*是肝细胞生长因子（hepatocyte growth factor，HGF）受体的编码基因，可通过影响细胞增殖、迁移等活动调节上皮细胞的生长。用致癌物质刺激肉瘤细胞株后，可以分离得到Tpr-Met融合蛋白。进一步分析发现，经染色体易位造成的Tpr的N端与HGF受体的激酶结构域发生融合，致使HGF受体的跨膜结构域及近膜结构域丢失，而Tpr蛋白的两个卷曲螺旋结构域被连接到HGF受体膜内区的激酶结构域上，这种通过卷曲螺旋结构域产生的拉链式二聚化作用可使HGF受体在缺乏HGF的情况下仍然被持续激活。

*Tpr*基因也能与神经生长因子受体NTrk1基因融合，与Tpr-Met融合蛋白类似，Tpr-NTrk1融合蛋白能引起NTrk1相关信号通路调节的异常，导致肿瘤的发生。

白血病相关的染色体易位常能导致*Nup214*基因与*DEK*或*SET*基因的融合。已知DEK与SET两种蛋白能参与染色质结构的调节，而SET是一种组蛋白分子伴侣，能参与DNA转录、复制及修复过程相关的染色质的组装与去组装。此外，SET蛋白还能通过修饰组蛋白的尾部结构，抑制CBP/p300依赖性的组蛋白乙酰化。在染色质结构调节方面，DEK蛋白被认为具有与SET相反的作用。Nup214蛋白与DEK或SET蛋白的融合将打破DEK蛋白与SET蛋白间作用的平衡，确定与该类融合蛋白作用相关的靶基因，有利于进一步阐明白血病发生的机制。

此外，在多种恶性肿瘤中均存在Nup88的过表达，并且主要分布于细胞质中。Nup88的过表达程度与肿瘤的恶性程度相关。对于Nup88的过表达引发肿瘤的相关机制，目前有观点认为，Nup88过表达后将导致Nup214在细胞核中分布异常，由此降低Crm1在核孔复合体的浓度，使之分布限定于细胞质中，进而导致一些与某些转录因子转位相关的、Crm1依赖性的核运输过程的异常，最终促成肿瘤的形成。最新研究发现，一个名为POM121的核孔复合体蛋白的表达丰度与前列腺癌肿瘤的增殖水平直接相关。干扰POM121能够阻断c-myc、E2F1以及雄激素受体三种分子进入细胞核来激活肿瘤的增殖和转移，促进前列腺

癌的恶性发展。

（二）染色质结构变化对癌基因有激活作用

染色质的结构与基因表达关系密切，染色质重建异常将使细胞多种重要活动受到干扰，导致疾病发生。已发现，抑癌基因 Rb 产物与组蛋白去乙酰化过程相关，Rb 蛋白可通过募集组蛋白去乙酰化酶，使染色质结构处于抑制状态。突变的 Rb 蛋白常存在于肿瘤细胞中，这些突变的 Rb 蛋白分子内，与组蛋白乙酰化酶结合的区域出现了异常。由此表明染色质特定的结构形成与肿瘤发生之间存在一定的联系。

急性髓性白血病的形成主要涉及 *MLL* 融合基因的染色体易位。CBP/p300 是重要的 HAT 之一，其本身具有乙酰转移酶活性。MLL-p300 和 MLL-CBP 融合基因是由染色体易位造成的。单核细胞性白血病锌指蛋白（MOZ）也可通过转移到其他基因座，与 CBP/p300 发生融合。这些融合蛋白的乙酰转移酶结构域高度保守，可以通过乙酰化诱导转录因子（如 AML1、c-Myb、GATA-1 和 CREB）的异常乙酰化促进白血病的发生。此外，有研究发现，人类染色体重建复合体的成员 hSNF5 突变与恶性横纹肌样瘤的发生相关。目前，越来越多的影响染色质重建的因子被证实可通过一种或多种途径参与肿瘤的发生。

染色体的某些结构畸变，被认为对癌基因有激活作用，是肿瘤细胞恶性转化过程中一个重要的环节，如癌细胞中常出现染色体片段、双微小染色体及染色体匀染区等基因扩增形态特征。部分肿瘤细胞的端粒比其正常细胞明显缩短，当端粒长度缩短到一定程度，会激活细胞中的端粒酶活性，在该酶的作用下，端粒序列不再缩短，将稳定在一定长度，由此细胞可逃脱与端粒相关的细胞衰老进程，获得不死性，走向永生化，促使细胞恶性转化。

（三）核仁及核骨架异常与肿瘤形成相关

核磷蛋白 B23 是组成细胞核核仁的主要分子之一，它在肿瘤细胞及增生细胞的含量比在正常休止期的细胞高出许多。有研究表明，B23 能促进细胞增生、具有致癌基因的特性，正常成纤维细胞在转染了 B23 质粒后，将具有转变成肿瘤细胞的特性。如将荷载 B23 质粒的正常成纤维细胞接种于裸鼠，可以诱导裸鼠肿瘤发生。B23 常与其他蛋白质形成融合蛋白，有推测认为 B23 可通过与肿瘤抑制基因干扰素调节因子 -1（interferon regulate factor-1，IRF-1）结合，使 IRF-1 失去肿瘤抑制的功能，由此促使癌症发生。

核骨架也被证实与恶性肿瘤的产生相关。核骨架上有许多位点可与癌基因结合，同时也存在某些致癌物，如 α- 苯甲吡等作用的位点。通过附着在 DNA 与核骨架相结合位点或邻近区域，这些致癌物能影响进 DNA 的复制及转录，致使细胞发生癌变。

二、核纤层蛋白基因突变可引起多种遗传性疾病

目前，已发现 *LMNA* 基因至少存在 150 种突变，均与一些遗传性疾病有关。这些疾病被称为核纤层蛋白病，主要涉及肌肉、脂肪、神经等组织的病变。能够引起疾病的突变可发生于整个 *LMNA* 基因中。有些核纤层蛋白病患者细胞中虽然只有一种突变，但却罹患多种疾病。任何一种 *LMNA* 基因突变在不同的个体间可有不同的表型。一些核纤层蛋白相关蛋白的基因，如 LBR、emerin 及 MAN1 等突变后，也能引起与核纤层蛋白病类似的遗传性疾病。

至于 *LMNA* 基因突变引起不同的核纤层蛋白病的机制目前仍不清楚，现已有三种模型对此加以解释。第一种模型认为核纤层可通过为许多特定蛋白复合体的组装、定位及调节提供支架，在细胞核结构完整性维持方面起重要作用。*LMNA* 基因突变将引起核纤层结构的异常，导致其机械特性的改变及对外界机械压力的抗性减弱，细胞结构因此容易受到损伤甚至发生死亡。来自不同核纤层蛋白病患者的成纤维细胞经常表现出形态异常的细胞核，而在缺乏 Lamin A 的小鼠成纤维细胞中，细胞核的脆性增加，同时伴有细胞机械抗性相关基因表达的异常。

第二种模型提出 Lamin A 及其相关蛋白可能参与了细胞特异性的基因表达过程，因此 *LMNA* 基因的不同突变，可以直接或间接地导致具有组织特异性表达的基因调节异常。这些与 Lamin A 作用相关的基因包括视网膜母细胞瘤蛋白基因、*OCT1* 基因、甾醇反应元件结合蛋白基因等。对

于 Lamin A 调节这些基因表达的机制目前尚不清楚，一种可能的方式是 Lamin A 通过干扰异染色质的形成，对相关基因表达产生影响。小鼠成纤维细胞在缺乏 Lamin A 时，其核周边的异染色质将消失。此外，在某些核纤层蛋白病患者细胞中，常可观察到异染色质的表观修饰，如组蛋白甲基化的异常。

近期提出的第三种模型强调 Lamin A 可在细胞增殖，尤其是在成体干细胞的细胞周期调控上起作用。艾－德肌营养不良（Emery–Dreifuss muscular dystrophy，EDMD）是一种罕见儿童及青少年进行性肌萎缩症，绝大多数见于男孩。业已证实，由于 Lamin A 表达突变，患儿肌细胞不能正常分化，导致肌肉萎缩。

至今为止，未发现与 Lamin B1/B2 相关的疾病，其原因可能是这两种基因突变是致死性，因为这些基因的下调可引起细胞凋亡。

三、核纤层蛋白基因突变可引起衰老

在大多数儿童早衰症患者体内发现，*LMNA* 基因的 1 824 位 C 突变为 T，致使 Lamin A 的 mRNA 发生变位剪切，形成缺乏 50 个氨基酸的截短型 Lamin A 前体。这一突变蛋白使得原有的蛋白酶裂解位点丧失，无法对 Lamin A 进行后续加工，致使终产物的成熟蛋白组成异常。除了 1 824C>T 突变外，在儿童早衰症患者的 *LMNA* 基因上还发现了 10 个其他类型的突变，这些突变位点散布在编码 Lamin A 的头部结构域、螺旋结构域及尾部结构域的相关 DNA 序列上。

来自儿童早衰症患者的成纤维细胞在体外培养时表现出有限的增殖能力以及提前衰老。在培养过程中，这些细胞的胞核形态逐渐变化，可见核膜分裂成小片，核纤层厚度增加，核周异染色质消失及核孔复合体聚集成簇等异常结构特征。而所有的这些特征均与突变的 Lamin A 积累相关，突变的 Lamin A 将加剧细胞核结构异常。若正常细胞的 Lamin A 突变，也会出现类似的细胞核形态变化。如果用 RNAi 沉默突变的 Lamin A mRNA 的表达，伴随着突变的 Lamin A 浓度降低，细胞核的形态也将恢复正常。

四、细胞核异常与其他常见疾病

高血压的发生与平滑肌细胞增生和异常收缩密切相关。平滑肌细胞核中一些基因结构和表达异常已被确定是诱发高血压发病的重要原因，其中原癌基因激活和抑癌基因突变与高血压形成密切相关，myc 和 Fos 原癌基因的激活可能是平滑肌细胞增生的起始因素之一，而 p53 基因突变可能也参与了高血压的发病。

近期研究发现，高血压患者内皮细胞中端粒长度有所缩短，高动力区血管内皮细胞的端粒比低动力血管区的内皮细胞短。对体外高血压动物模型研究发现，血管平滑肌细胞的端粒消耗加速，由此可能对血管平滑肌细胞增殖与凋亡失衡产生影响。在非胰岛素依赖型糖尿病患者的白细胞中也发现端粒长度缩短的现象，因此有人推测一些与年龄老化相关疾病（如高血压、糖尿病、动脉粥样硬化和恶性肿瘤等）的发生可能与年龄增加导致的端粒磨损加速、长度缩短相关，端粒的这些异常增加了疾病等位基因杂合性丢失的概率及染色体基因型的不稳定，使发病风险升高。

（谢 萍）

参考文献

1. 杨恬．细胞生物学基础、进展和趋势．北京：人民卫生出版社，2010.
2. Alberts B, Johnson A, Lewis J, et al. Molecular biology of the cell. 5th ed. New York: Garland Science, 2008.
3. Xylourgidis N, Fornerod M. Acting out of character: regulatory roles of nuclear pore complex proteins. Dev Cell, 2009, 17(5): 617–625.
4. Cho KI, Yi H, Desai R, et al. RANBP2 is an allosteric activator of the conventional kinesin-1 motor protein, KIF5B, in a minimal cell-free system. EMBO Rep, 2009, 10(5): 480–486.
5. Strambio-De-Castillia C, Niepel M, Rout MP. The nuclear pore complex: bridging nuclear transport and gene regulation. Nat Rev Mol Cell Biol, 2010, 11(7): 490–501.
6. Köhler A, Hurt E. Gene regulation by nucleoporins and links to cancer. Mol Cell, 2010, 38(1): 6–15.

7. Lee SH, Sterling H, Burlingame A, et al. Tpr directly binds to Mad1 and Mad2 and is important for the Mad1–Mad2–mediated mitotic spindle checkpoint. Genes Dev, 2008, 22 (21): 2926–2931.

8. Verstraeten VL, Broers JL, Ramaekers FC, et al. The Nuclear Envelope, a Key Structure in Cellular Integrity and Gene Expression. Curr Med Chem, 2007, 14(11): 1231–1248.

9. Broers JL, Hutchison CJ, Ramaekers FC. Laminopathies. J Pathol, 2004, 204(4): 478–488.

10. Ivorra C, Kubicek M, Gonzalez JM, et al. A mechanism of AP–1 suppression through interaction of c–Fos with lamin A/C Genes Dev, 2006, 20(3): 307–320.

11. Mattout A, Dechat T, Adam SA, et al. Nuclear lamins, diseases and aging. Curr Opin Cell Biol, 2006, 18(3): 335–341.

12. Ho L, Crabtree GR. Chromatin remodelling during development. Nature, 2010, 463(7280): 474–484.

13. Kamakaka RT, Biggins S. Histone variants: deviants? Genes Dev, 2005, 19(3): 295–316.

14. Gangaraju VK, Bartholomew B. Mechanisms of ATP dependent chromatin remodeling. Mutat Res, 2007, 618 (1–2): 3–17.

15. Rando OJ, Chang HY. Genome–wide views of chromatin structure. Annu Rev Biochem, 2009, 78: 245–271.

16. McKeown PC, Shaw PJ. Chromatin: linking structure and function in the nucleolus. Chromosoma, 2009, 118(1): 11–23.

17. Motamedi MR, Hong EJ, Li X, et al. HP1 proteins form distinct complexes and mediate heterochromatic gene silencing by nonoverlapping mechanisms. Mol Cell, 2008, 32(6): 778–790.

18. Bi Xin. Functions of chromatin remodeling factors in heterochromatin formation and maintenance. Sci China Life Sci, 2012, 55(1): 89–96.

19. Boisvert FM, van Koningsbruggen S, Navascués J, et al. The multifunctional nucleolus. Nat Rev Mol Cell Biol, 2007, 8(7): 574–585.

20. Vitali P, Basyuk E, Meur EL, et al. ADAR2–mediated editing of RNA substrates in the nucleolus is inhibited by C/D small nucleolar RNAs. J Cell Biol, 2005, 169(5): 745–753.

21. Elcock LS, Bridger JM. Exploring the effects of a dysfunctional nuclear matrix. Biochem Soc Trans, 2008, 36(Pt 3): 1378–1383.

22. Franks TM, McCloskey A, Shokirev MN, et al. Nup98 recruits the Wdr82–Set1A/COMPASS complex to promoters to regulate H3K4 trimethylation in hematopoietic progenitor cells. Genes Dev, 2017, 31(22): 2222–2234.

23. Hashizume C, Kobayashi A, Wong RW. Down–modulation of nucleoporin RanBP2/Nup358 impaired chromosomal alignment and induced mitotic catastrophe. Cell Death Dis, 2013, 4(10): e854

24. Butin–Israeli V, Adam SA, Goldman RD. Regulation of nucleotide excision repair by nuclear lamin B1. PLoS ONE, 2013, 8(7): e69169.

25. Liu NA, Sun JY, Kono K, et al. Regulation of homologous recombinational repair by lamin B1 in radiation–induced DNA damage. FASEB J, 2015, 29(6): 2514–2525.

26. Veronica Rodriguez–Bravo, Raffaella Pippa, Won–Min Song, et al. Nuclear Pores Promote Lethal Prostate Cancer by Increasing POM121–Driven E2F1, MYC, and AR Nuclear Import. Cell, 2018, 174(5): 1200–1215.

27. Hammond CM, Strømme CB, Huang H, et al. Histone chaperone networks shaping chromatin function. Nat Rev Mol Cell Biol, 2017, 18(3): 141–158.

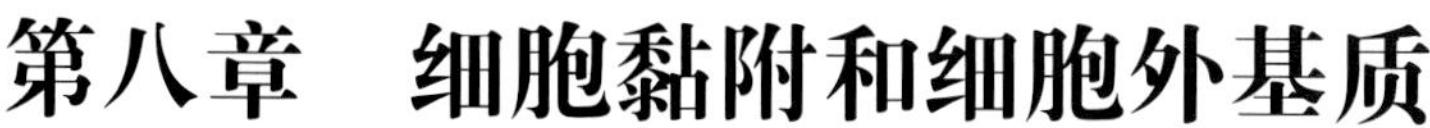

第八章　细胞黏附和细胞外基质

摘要

不同组织及器官的组装及其功能的实现高度依赖于细胞之间的分子相互作用。在细胞识别的基础上，同类细胞发生聚集形成细胞团或组织的过程称为细胞黏附（cell adhesion）。细胞－细胞之间及细胞与细胞基质之间的黏附是由众多细胞黏附分子（cell-adhesion molecule，CAM）介导的。在哺乳动物中有超过 1 000 个这样的基因参与细胞黏附。一些黏附分子受体也可以作为 CAM 发挥作用，介导细胞之间的直接相互作用。细胞黏附可以是细胞与细胞直接黏附，也可以是细胞与细胞外基质（extracellular matrix，ECM）发生黏附。细胞外基质是由蛋白质和细胞分泌到其间的多糖构成的复杂网络结构。动物细胞也通过细胞膜上黏附受体与周围 EMC 的组分间接黏附（细胞－基质黏附），在细胞质膜的特化区域，膜蛋白、细胞质蛋白和 ECM 间还可以构成特化的细胞连接（cell junction）。

细胞黏附和 EMC 是多细胞有机体中细胞间相互联系、协调作用的重要结构基础，它们在多细胞生物的形成、细胞内环境的相对稳定、信号转导、细胞增殖、分化和细胞迁移等生命活动过程中具有重要作用。细胞黏附或 EMC 的异常会损害组织功能并引起人体疾病。

第一节　细 胞 黏 附

一、细胞黏附分子

介导细胞间以及细胞与 EMC 发生黏附的分子称为细胞黏附分子（cell adherent molecule）。细胞黏附分子是由细胞产生的一类跨膜糖蛋白，以配体－受体结合方式发挥作用，除介导黏附外，还参与细胞增殖、分化、迁移和信号转导，是免疫应答、炎症反应、创伤修复及肿瘤转移等一系列重要生命过程的分子基础。细胞黏附分子还参与桥粒、半桥粒、黏着带及黏着斑等细胞连接的形成。

大多数细胞黏附分子属于以下四个基因家族之一：钙黏蛋白（素）超家族（cadherin superfamily）、选择素（selectin）、免疫球蛋白超家族（immunoglobulin superfamily，IgSF）和整合蛋白（integrins）。在人体组织中，大多数细胞黏附分子是单次跨膜蛋白。因此，它们具有参与黏附的细胞外结构域、锚定在细胞膜中的蛋白质跨膜结构域，以及介导细胞骨架附着的细胞质结构域。细胞黏附分子的细胞外结构域为肽链的 N 端，带有糖链，负责识别配体；跨膜结构域多为单次跨膜的 α 螺旋；细胞质结构域肽链的 C 端普遍较小，它们或与质膜下的骨架成分直接相连，或与胞内的化学信号分子相连，以活化信号转导途径。多数细胞黏附分子依赖二价阳离子产生作用，如 Ca^{2+}、Mg^{2+}。黏附分子主要依靠 3 种模式相互作用，即相同类型分子的同亲性结合（homophilic binding），不同类型分子间的异亲性结合（heterophilic binding）以及连接分子依赖性结合（linker-dependent binding）。大部分细胞与细胞的黏附属于异亲性结合，其中细胞与 EMC 的黏附全部是异亲性结合。细胞黏附分子与相应配体结合的亲和性较低，必须通过多个受体－配体结合及细胞骨架参与才能形成较牢固的黏附，且这种黏附是短暂和可逆的。

（一）钙黏蛋白超家族是钙依赖性黏附分子

在动物细胞中，钙黏蛋白超家族是一类介导细胞间黏附的、依赖于 Ca^{2+} 的同亲性结合膜受体。钙黏蛋白对胚胎发育期组织和器官形成具有重要调节作用。不同类型和不同发育阶段的细胞其表面钙黏蛋白的种类和数量都有所不同，常根据最初发现的组织类型命名。目前发现人类钙黏蛋白超家族至少有 180 多个成员（表 8-1），包

表 8-1 钙黏蛋白超家族的部分成员

名称	主要位置	相关连接	小鼠失活表型
经典的钙黏蛋白			
E- 钙黏蛋白	许多上皮细胞	黏着连接	胚泡期死亡；胚胎不能进行压缩
N- 钙黏蛋白	神经元，心脏，骨骼肌，晶状体和成纤维细胞	黏着连接和化学突触	胚胎死于心脏缺陷
P- 钙黏蛋白	胎盘，表皮，乳腺上皮	黏着连接	异常乳腺发育
VE- 钙黏蛋白	内皮细胞	黏着连接	血管发育异常（内皮细胞凋亡）
非经典的钙黏蛋白			
桥粒糖蛋白	皮肤	桥粒	皮肤起泡
桥粒钙黏蛋白	皮肤	桥粒	由于角质形成细胞 - 细胞黏附丧失引起的起疱性皮肤病
T- 黏蛋白	神经元，肌肉，心脏	未知	未知
钙黏蛋白 23	内耳，其他上皮细胞	连接听毛细胞和静纤毛	耳聋
Fat（果蝇中）	上皮和中枢神经系统	信号中继连接（平面细胞极化）	扩大的成虫盘和肿瘤；破坏平面细胞极性
Fat1（哺乳动物中）	各种上皮细胞和中枢神经系统	肾小球和其他细胞连接的裂孔隔膜	裂孔隔膜损失；前脑和眼睛的畸形
a，b 和 γ- 原钙黏蛋白	神经元	化学突触和非突触膜	神经元变性
弗拉明戈蛋白	感觉和其他一些上皮细胞	细胞 - 细胞连接	破坏平面细胞极性；神经管缺陷

括典型钙黏蛋白（classic cadherin）和非典型钙黏蛋白（non-classic cadherin）两类。典型钙黏蛋白包括：①存在于许多类型上皮细胞中的上皮钙黏蛋白（epithelial cadherin，E-cad）；②在胎盘和表皮细胞上的胎盘 - 钙黏蛋白（placental cadherin，P-cad）；③在神经、肌肉和晶状体细胞上表达的神经钙黏蛋白（neural cadherin，N-cad）；④在血管内皮表达的血管内皮钙黏蛋白（VE-cadherin）等。大量非典型钙黏蛋白序列相关性较远，仅有大脑表达 50 多种，包括在脑中发现的多种原钙黏蛋白（protocadherins）、与桥粒形成有关的桥粒钙黏蛋白（desmosomal cadherin）、参与信号转导的 T- 钙黏蛋白、钙黏蛋白相关神经受体（cadherin-related neuronal receptor，CNR）、Fat-type 钙黏蛋白和 Ret 酪氨酸激酶等。

1. 钙黏蛋白的分子结构特征 钙黏蛋白超家族成员是跨膜蛋白，相对分子质量约为 120kDa，多为单次跨膜糖蛋白，常以同源二聚体形式存在（图 8-1A）。钙黏蛋白 N 端位于胞外，C 端位于胞内。典型钙黏蛋白细胞外结构域常折叠成 5 个钙黏蛋白重复子，也称为胞外钙黏蛋白（extracellular cadherin，EC）结构域，与免疫球蛋白结构域有关。EC 结构域含有带负电荷的 DXD（Asp-x-Asp）、DRE（Asp-Arg-Glu）和 DXNDNAPXF（Asp-x-Asn-Asp-Asn-Ala-Pro-x-Phe）氨基酸基序，是 Ca^{2+} 结合位点。与 Ca^{2+} 结合是钙黏蛋白介导细胞连接的前提。只有在 Ca^{2+} 存在时，钙黏蛋白才能保持其刚性棍状稳定构象，并形成二聚体。与 Ca^{2+} 结合越多，其结构越稳定。除去 Ca^{2+} 将破坏钙黏蛋白的结构进而被迅速降解。X 射线衍射晶体学研究显示，相邻细胞的同型钙黏蛋白通过 EC 结构域相互识别，以分子拉链（molecular zipper）或晶体复合体（cylindrical complex）模式实现细胞间的彼此黏着。钙黏蛋白的 EC 结构域有保守的 HAV（His-Ala-Val）氨基酸序列，是特异性配体结合的重要部分，与钙黏蛋白的功能有关。钙黏蛋白胞内结构域对黏附功能很重要，在各个成员之间差别显著，能分别与不同的细胞内分子产生特异性的相互作用。

经典钙黏蛋白是单链跨膜蛋白，主要位于黏

附连接处。其基本结构包含 5 个胞外重复结构域、1 个跨膜区和 1 个胞质区。胞外区体现此类蛋白结构与功能的多样性，通过多个重复结构域之间的相互作用。可通过胞内衔接蛋白如连环蛋白（α 连环蛋白、β 连环蛋白或 p120- 连环蛋白）与肌动蛋白或中间纤维结合，形成细胞连接的主要成分钙黏蛋白 - 连环蛋白复合体（cadherin-catenin complex，CCC），促进钙黏蛋白簇集，加固胞间连接并介导自外向内的信号转导，调节细胞功能。其中，α 连环蛋白可与肌动蛋白形成复合物，或与 E- 钙黏蛋白和 β 连环蛋白形成复合物，但所有四种分子不能同时形成复合物。胞内结构域突变的钙黏蛋白也能形成细胞间连接，但这种连接比由完整钙黏蛋白产生的连接要弱得多。

2. 钙黏蛋白是复杂生物体组织形态形成所必需的黏附分子　钙黏蛋白超家族具有以下主要功能：

（1）介导细胞间黏附：钙黏蛋白是细胞间黏附中最常见的成分。钙黏蛋白通过同亲性结合介导细胞间黏附，即具有相同类型钙黏蛋白的细胞才能彼此识别并结合。钙黏蛋白介导的细胞黏附具有分选细胞的功能（图 8-1B）。钙黏蛋白还参与细胞连接如黏着带和桥粒的形成。

钙黏蛋白介导的细胞黏附可受多种胞外信号，如生长因子、肽类激素调控，同时也受来自缝隙连接的信号和胆碱能受体激动剂的调控。钙黏蛋白的调控可在转录和翻译等不同水平进行。此外，EMC 解体、细胞连接或黏附丧失和细胞骨架重组均可调控钙黏蛋白表达。

（2）参与胚胎发育调控：在胚胎发育的不同阶段，特定钙黏蛋白的表达是与组织构建时细胞黏附与分离的动态变化一致的，钙黏蛋白的时空表达被精确、快速的调控。在胚胎 8 细胞期，E- 钙黏蛋白最早表达，它使连接松散的卵裂球细胞紧密黏附。若用钙黏蛋白抗体处理卵裂球期的胚胎，胚胎组织可被破坏。在神经管形成过程中，神经板细胞在停止表达 E- 钙黏蛋白后开始表达 N- 钙黏蛋白等其他黏附分子，最终脱离外胚层细胞形成神经管，而神经外胚层细胞则持续表达 E- 钙黏蛋白（图 8-1C）。

（3）参与信号转导：钙黏蛋白还参与细胞信号转导，例如一些钙黏蛋白在锚定连接形成过程中将信号传递到细胞内。

（4）参与肿瘤的发生发展：钙黏蛋白异常将导致与肿瘤发生相关的细胞增殖和迁移失控。丧失黏附功能的钙黏蛋白在肿瘤扩散中起重要作用。在上皮来源的肿瘤中，细胞黏附的丧失往往伴随着 E- 钙黏蛋白水平下调、细胞增殖加速和

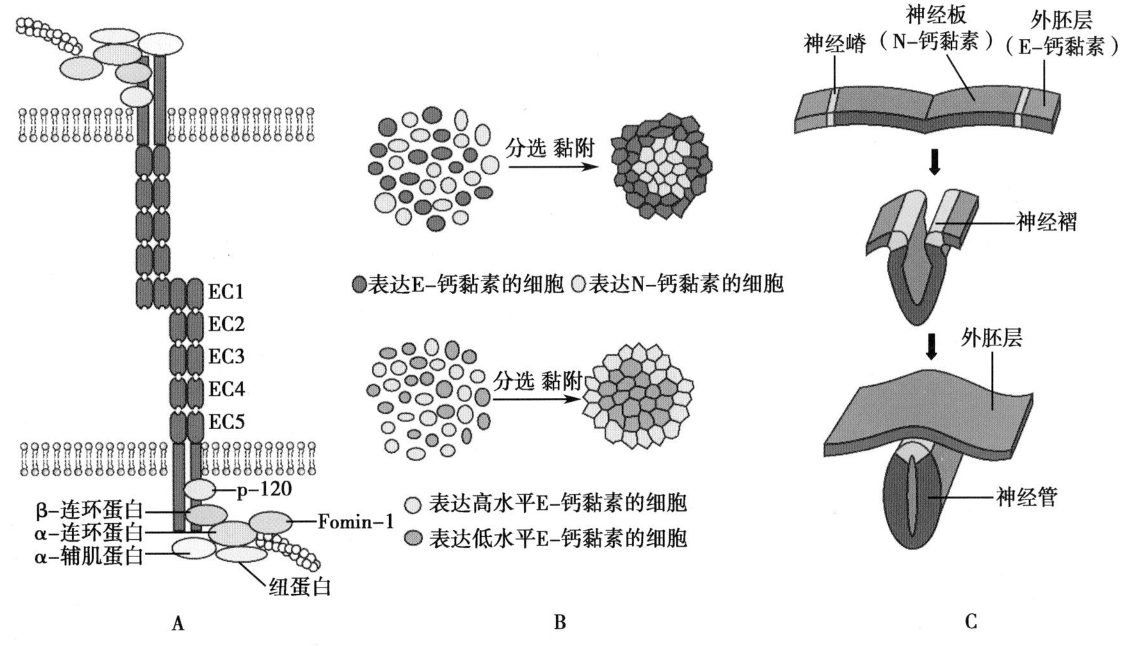

图 8-1　钙黏蛋白的分子结构及作用

A. 钙黏蛋白的分子结构，其胞外部分与相邻细胞的钙黏蛋白进行同亲性结合，胞内部分与相关蛋白结合形成复合体介导信号通路；B. 细胞间根据钙黏蛋白的类型和水平进行分选并相互黏附；C. 钙黏蛋白在胚胎发育中的作用

细胞浸润。E- 钙黏蛋白为肿瘤抑制蛋白，其表达水平的变化可作为乳腺癌等发生的早期标志。与 E- 钙黏蛋白相反，N- 钙黏蛋白过表达会促进肿瘤细胞的浸润与转移，而敲除 N- 钙黏蛋白基因的肿瘤细胞迁移、浸润和扩散速度均明显降低。N- 钙黏蛋白还与肿瘤脉管系统维持和血管生成有关。N- 钙黏蛋白有望成为肿瘤治疗的潜在靶点。

（二）选择素是结合碳水化合物的黏附分子

选择素也是一类依赖于 Ca^{2+} 的异亲性细胞黏附分子，其 N 末端具有凝集素样结构域，其结合位点为细胞表面上的特定碳水化合物残基，故仅参与异亲性细胞 - 细胞黏附，在炎症反应和免疫反应中起重要作用。

1. 选择素的分子结构特征　选择素家族各成员的胞外部分有较高的同源性，结构相似，均由三个结构域构成：

（1）钙离子依赖的凝集素结构域（calcium-dependent lectin domain）可以结合碳水化合物基团，是选择素与配体结合部位，Ca^{2+} 参与此识别和结合过程。

（2）表皮生长因子样结构域（epidermal growth factor-like domain，EGF）紧邻凝集素结构域。EGF 虽不直接参加与配体的结合，但对维持选择素分子的构型是必需的。一般认为凝集素 -EGF 是选择素识别、黏附的有效功能结构域，缺失 EGF 结构域可影响凝集素结构域的折叠和分子识别。

（3）补体调节蛋白（complement regulatory protein，CRP）重复序列，或称为补体结合蛋白（complement binding protein）重复序列，位于近胞膜部分，它们与补体受体（如 CR1、CR2 等）和 C4 结合蛋白（C4bp）等结构同源。EGF 和 CRP 可能具有加强分子间黏附以及参与补体系统调节等作用。各种选择素分子的跨膜区和胞质区没有同源性。选择素 C 端胞内结构域可通过锚定蛋白与细胞内微丝结合（图 8-2A）。

选择素与其配体的结合不仅是白细胞捕获和稳定黏附活化的前提条件，也具有自外向内信号转导的功能。选择素分子的配体都是一些具有唾液酸化的路易斯寡糖 X（Sialyl-Lewis-X，sLeX）或类似结构的分子。选择素对寡糖结构识别的特异性是相对的，它往往可以结合与其特异配体结构类似的寡糖，只是亲和力较低。E- 选择素及 P- 选择素所识别与结合的配体为唾液酸化及岩藻糖化的 *N*- 乙酰氨基乳糖结构（sLeX 及 sLeA）。选择素的配体在体内分布较为广泛。白细胞、血管内皮细胞、一些肿瘤细胞表面及血清中的一些糖蛋白分子都存在选择素分子识别的碳水化合物基团。选择素参与炎症反应、免疫反应、创伤修复和稳态维持等生理功能。

2. 选择素的种类　选择素有三种，即 L- 选择素（leukocyte selectin）、P- 选择素（platelet selectin）和 E- 选择素（endothelial selectin）。

（1）L- 选择素：是分子量最小的血管选择素，分子量为 74~100kDa，组成性表达于中性粒细胞、单核细胞、嗜酸性粒细胞和淋巴细胞表面，又称为 LECAM-1、LAM-1、MeI-14 抗原和 CD62L，在白细胞沿血管内皮细胞起始黏附过程中起主要作用。L- 选择素还作为信号分子在黏附过程中发挥作用。L- 选择素胞内区仅有 17 个高度碱性的氨基酸，可调节 L- 选择素的脱落、微绒毛定位及白细胞捕获或滚动；其胞内部分可与多种蛋白如 α- 辅肌蛋白、钙调蛋白（calmodulin，CaM）和 ERM（ezrin/radixin/moesin）结合。L- 选择素的配体统称为外周淋巴结地址素（peripheral node addressin，PNAd），包括糖基化依赖性细胞黏附分子 1（GlyCAM-1）、CD34、分子量为 200kDa 的唾液酸化糖蛋白（sgp200）和 PCLP（podocalyxin-like protein）。人类 L- 选择素可与 P- 选择素和 E- 选择素结合。L- 选择素可调节淋巴细胞聚集到外周淋巴结和急性及慢性炎症部位。近年发现蛋白激酶 C 可能与 L- 选择素胞内区的磷酸化有关。L- 选择素胞内区的翻译后修饰也许是调节蛋白聚集和解聚的关键。L- 选择素胞内区的时空调控将成为今后的研究热点之一。

（2）P- 选择素：在已知选择素家族成员中分子量最大（140kDa），存在于血小板的 α 颗粒和内皮细胞的 Weibel-Palade 小体中，尤见于微静脉、小静脉内皮细胞。P- 选择素又称为 CD62P、颗粒酶蛋白 140（GMP-40）和血小板活化依赖性颗粒外膜蛋白（platelet activation-dependent granule to external membrane protein，PADGEM），其主要作用是在炎症过程中启动白细胞和血小板募集。P- 选择素的配体广泛存在于各种白细胞的

P- 选择素糖蛋白配体 -1（P-selectin glycoprotein ligand-1，PSGL-1），其他的配体有 CD24 等。P- 选择素的膜表达是瞬时的，当这些细胞受到刺激被活化时可在数分钟内表达于质膜上。高表达的 P- 选择素可通过细胞初始黏附介导血小板、内皮细胞黏附以及这些细胞与白细胞的相互作用，启动炎症反应或血栓形成乃至肿瘤转移。P- 选择素与机体免疫防御功能及多种疾病密切相关，尤其在炎症反应、血栓形成及肿瘤转移等多种病理生理过程中发挥重要作用。损伤时活化的内皮细胞首先表达 P- 选择素，其次表达 E- 选择素，它们与白细胞表面的 PSGL-1 和 L- 选择素抗原表位 sLeA（sialyl Lewis-a）结合，其中，PSGL-1 可通过细胞骨架变化，增强其与 P- 选择素的结合，使血液中快速流动的白细胞减缓滚动，聚集于炎症部位的血管内皮表面，最后使白细胞迁移并穿越血管进入炎症局部。这对于白细胞顺利抵达炎症部位并发挥有效作用至关重要。

（3）E- 选择素：表达于活化的内皮细胞，主要集中在毛细血管后微静脉，在炎症反应中起重要作用。E- 选择素又称为 CD62 抗原家族成员 E（CD62E）、内皮细胞白细胞黏附因子 1（ELAM-1）或白细胞内皮黏附因子 2（LECAM-2）。E 选择素在静息状态含量很低，但当血管内皮细胞受到脂多糖、IL-1、TNF-α 等细胞因子刺激而活化后，4 小时即可在内皮细胞出现高表达，24 小时后从内皮细胞膜脱落进入血液，称为可溶性 E- 选择素。E- 选择素与 L- 选择素和 P- 选择素更易于结合具有硫酸酪氨酸残基的配体不同，E- 选择素可识别多种岩藻糖化和唾液酸化的糖脂和糖蛋白等高亲和性配体，包括 ESL-1、CD44 和 PSGL-1 等，这些配体在介导细胞从缓慢滚动状态到停止并有效穿越内皮细胞的迁移过程中具有重要作用。

3. 选择素主要参与炎症反应和淋巴细胞归巢　炎症部位白细胞募集是炎症反应的基础，血液中白细胞向炎症部位聚集是一个复杂而有序的过程，包括接触、滚动、黏附、游出 4 个步骤，主要涉及白细胞和血管内皮细胞表达的 L- 选择素、P- 选择素、E- 选择素及糖基配体介导，与整联蛋白家族、细胞黏附分子 1（ICAM1）、细胞黏附分子 2（ICAM2）、血管细胞黏附分子 1（VCAM1）以及血小板内皮细胞黏附分子 1（PECAM1）等共同作用。同时还与 EMC、趋化因子协调作用促进白细胞向炎症部位迁移、聚集、黏附等一系列病理生理反应。

不同选择素在炎症反应的不同阶段起作用。P- 选择素在炎症过程的早期（数分钟）极为重要。P- 选择素与 PSGL-1 之间短暂而低亲和性的结合可使中性粒细胞在血流的推动下沿脉管内皮滚动。滚动是 P- 选择素及其配体 PSGL-1 快速结合和解离的结果。随后，L- 选择素开始发挥作用。L- 选择素与配体的结合不仅作为锚定分子将白细胞捕获到内皮细胞上，而且还作为信号受体向白细胞内传导信号，参与白细胞的活化。L- 选择素与配体结合 30 秒内，就能最大程度地进行包括其尾部丝氨酸和酪氨酸等的自身磷酸化，进而活化下游分子，进行信号传递，引起 T 淋巴细胞自由基的生成、细胞骨架重排、细胞形态改变。损伤细胞局部释放的细胞因子 IL-1 和 TNF 诱导附近血管内皮细胞表达大量 E- 选择素，介导白细胞向损伤部位聚集。血液中的中性粒细胞表达相应配体与 E- 选择素的亲和性低，使中性粒细胞随血流沿血管壁滚动。E- 选择素在炎症部位的作用还需整联蛋白的协同。随着炎症反应进行，受损组织释放的趋化因子（chemokine）进入血液并激活内皮细胞表达整联蛋白（integrin，也称整合素，见后），后者介导白细胞与内皮细胞更紧密的结合，最终使中性粒细胞经内皮细胞间隙迁移至血管外（图 8-2B）。

P- 选择素还参与血小板和某些 T 细胞亚群沿血管内壁的滚动过程。活化血小板可黏附在淋巴细胞上，通过血小板表面 P- 选择素与内皮细胞 PNAd 相互作用，间接地介导淋巴细胞沿管壁的滚动和 T 细胞在 HEV 的归巢。淋巴细胞表面的 L- 选择素也通过识别内皮细胞表面的寡糖基团，介导淋巴细胞归巢于淋巴器官。

P- 选择素和 E- 选择素基因突变是心血管疾病的危险因素之一。对遗传缺陷小鼠的研究证明 P- 选择素和 E- 选择素在动脉硬化早期起重要作用。阻断选择素表达有助于改善动脉硬化症、深静脉血栓和肿瘤转移。同时，有研究表明，选择素与糖尿病、肺部损伤性疾病、肝脏疾病、肾脏疾病以及自身免疫性疾病的发病有密切关系。

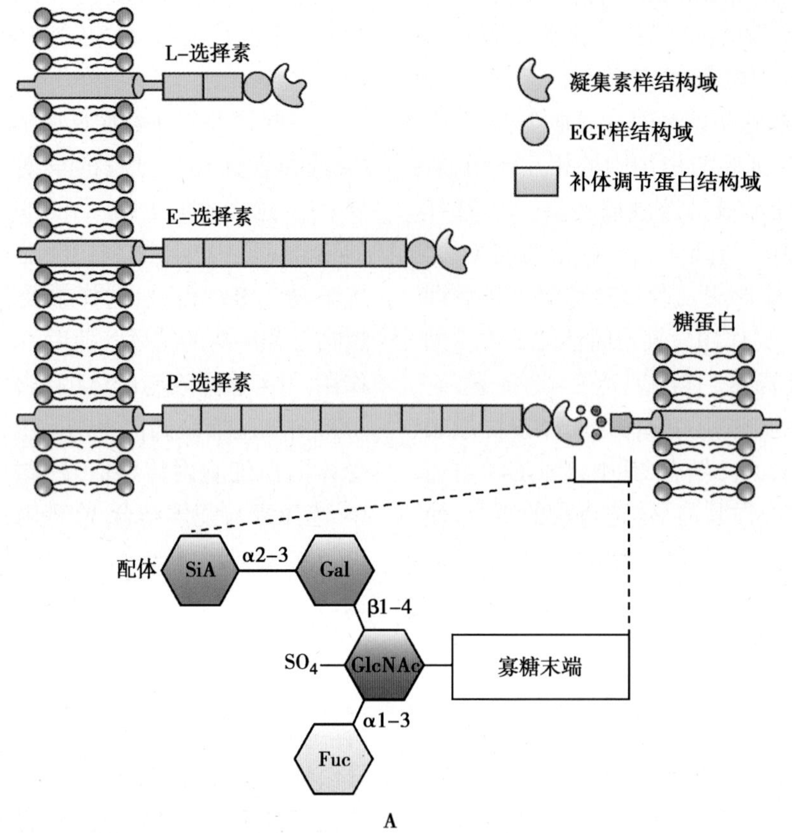

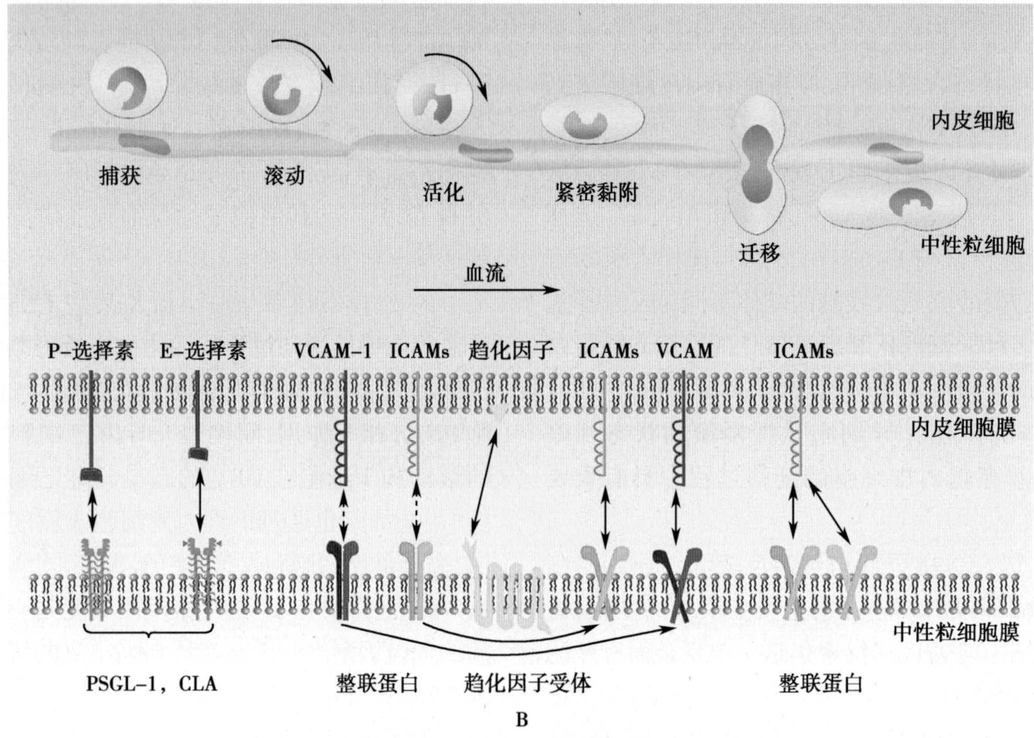

图 8-2 选择素的分子结构及其在炎症反应中的作用

A. 选择素的分子结构；B. 选择素在炎症反应中的作用

（三）免疫球蛋白超家族介导不依赖钙离子的细胞黏附

免疫球蛋白超家族（immunoglobulin superfamily，IgSF）为一类不依赖 Ca^{2+} 的细胞黏附分子，是细胞黏附分子中最大的家族，成员复杂，表达有组织特异性，介导同亲性或异亲性细胞黏附。这类分子的胞外区有一个或多个免疫球蛋白（immunoglobulin，Ig）样结构域和Ⅲ型纤黏蛋白结构域。免疫球蛋白超家族胞外区较长，包含几个 Ig 样结构域和若干个Ⅲ型纤黏蛋白结构域。每个 Ig 样结构域由 90~110 个氨基酸残基组成，其间由二硫键连接而不是 Ca^{2+} 离子来稳定。相邻细胞表面的两个 IgSF 分子通过 Ig 样结构域的相互作用而产生黏着（图 8-3）。

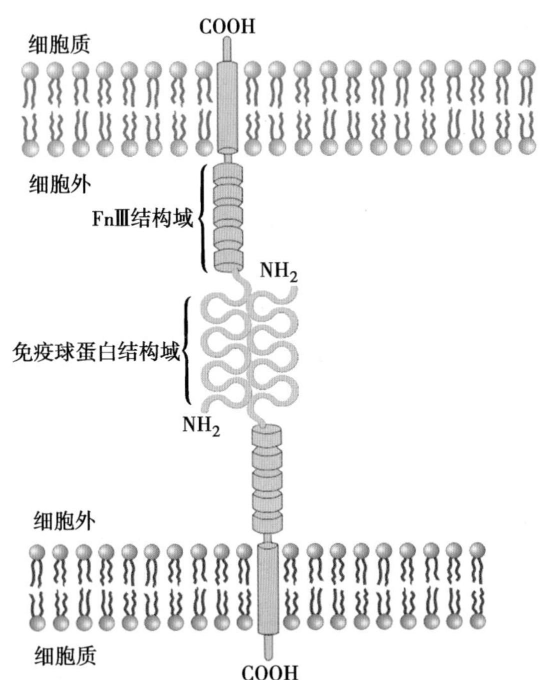

图 8-3　IgSF 细胞黏附分子的结构及其相互作用示意图

免疫球蛋白超家族类细胞黏附分子　根据其来源，免疫球蛋白超家族（IgSF）黏附分子被分为不同的亚家族，主要有神经细胞黏附分子（neural cell adhesion molecule，NCAM）、细胞间黏附分子（intercellular adhesion molecule，ICAM）、血管细胞黏附分子（vascular cell adhesion molecule，VCAM）、血小板－内皮细胞黏附分子（platelet-endothelial cell adhesion molecule，PECAM）、接触蛋白（contactin）、连接素（nectin）以及连接素样分子（nectin-like molecule，Necl）等。免疫球蛋白超家族的表达及分布具有组织特异性，不同的免疫球蛋白超家族执行不同的功能。大多数 IgSF 细胞黏附分子介导淋巴细胞和免疫应答所需的细胞（如吞噬细胞、树突状细胞和靶细胞）之间特异性相互作用，但 VCAM、NCAM 介导非免疫细胞的黏附。

（1）神经细胞黏附分子：神经细胞黏附分子（NCAM）主要表达于神经系统的大多数细胞，也表达于其他细胞类型，如各种器官的表皮细胞、肌细胞和胰腺 β 细胞。根据其 C 端的剪切位置不同，至少有 27 种 NCAM。神经细胞黏附分子介导同亲性和异亲性细胞黏附。

神经细胞黏附分子调控突触形成和成熟，与神经细胞黏附和神经系统发育密切有关。NCAM 基因缺陷可引起智力发育迟缓和其他神经系统病变。如 NCAM-L1 与神经元之间黏附和相互作用有关，参与神经系统发育、学习记忆等重要过程。一定浓度的酒精可与 NCAM-L1 结合，使胚胎小脑细胞之间丧失相互识别和黏附的能力，导致胎儿酒精综合征（fetal alcohol syndrome，FAS）。NCAM-L1 基因突变可导致新生儿致死性脑积水。近年发现 NCAM-L1 也表达于各种肿瘤细胞，如结肠癌细胞和子宫癌组织。NCAM-L1 抗体可抑制培养肿瘤细胞增殖。NCAM-L1 已成为肿瘤治疗的靶点。

神经细胞黏附分子也具有信号转导作用。PC12 细胞的 NCAM 可激活成纤维生长因子受体，刺激经典成纤维生长因子受体信号通路和突触形成。NCAM-L1 是 Wnt/β-catenin-TCF 信号通路的靶点。

（2）细胞间黏附分子：细胞间黏附分子（ICAM）在 T 细胞、单核细胞和中性粒细胞的表达水平不同，对淋巴系统抗原识别、细胞毒 T 淋巴细胞功能发挥及淋巴细胞的聚集起重要作用。ICAM 通过异亲性结合参与细胞黏附。内皮细胞 ICAM 可与中性粒细胞膜整联蛋白结合，介导白细胞通过内皮细胞间隙进入炎症部位。ICAM 缺失小鼠表现为炎症反应缺失。在特定细胞中，ICAM 还能激活 PI3 激酶 /Akt 通路，启动细胞迁移。ICAM 与血栓性疾病的发生和移植免疫排斥也有一定关系。ICAM 也介导肿瘤细胞与白细胞的黏附。肿瘤细胞 ICAM 表达水平降低可能与肿瘤细胞逃逸免疫监视有关。ICAM 包括 ICAM1~ICAM5 等。ICAM-1 持续、低水平表达于淋巴细胞、巨噬细胞和血管内皮细胞，被促炎性细胞因子刺激后其表达水平可急速增加。ICAM-1 也与自身免疫性疾病有关。

（3）血管细胞黏附分子：血管细胞黏附分子（VCAM）含有 6~7 个 Ig 样结构域。当受到细胞因子刺激后，血管内皮细胞开始表达 VCAM-1，介导淋巴细胞、单核细胞和嗜酸性粒细胞等进入血管内皮。VCAM-1 具有自外向内信号转导功能，在淋巴细胞 - 内皮细胞信号转导中起作用。动脉硬化、风湿性关节炎和自身免疫性疾病的发展也与 VCAM-1 有关。在心血管病、自身免疫缺陷和肿瘤患者血清中，其可溶性 VCAM-1 水平与疾病的严重程度呈正相关。

（4）血小板 - 内皮细胞黏附分子：这一分子主要表达于血小板和内皮细胞等，以同亲型或异亲型结合方式与其他黏附分子结合，在血管内皮细胞间的紧密黏附中起主要作用。PE-CAM-1 有上调整联蛋白的功能，在白细胞跨内皮细胞迁移、调节血小板功能、抑制细胞凋亡、介导信号转导等过程中均发挥着重要的作用。

（5）接触蛋白：接触蛋白主要表达于神经系统，以同亲或异亲方式与其他跨膜蛋白结合。人类接触蛋白包括 6 个成员，即接触蛋白 1~ 接触蛋白 6（CNTN1~CNTN6）。接触蛋白的表达和分布具有细胞或组织特异性，是轴突导向、神经束形成（fasciculation）和突触发生所必需的，与小脑发育，尤其是与颗粒细胞发育有关。在发育过程中，CNTN2 首先表达，其他接触蛋白则在出生后表达。

（6）连接素和连接素样分子：广泛表达于表皮细胞连接及神经组织化学突触，包括连接素 1~ 连接素 4 和 necl1~necl5。连接素和连接素样分子具有相同的结构，它们都有 3 个 Ig 样结构域、1 个一次跨膜螺旋结构和 1 个胞内结构域。

连接素和连接素样分子均能以同亲性或异亲性结合介导细胞间黏附，它们能聚集钙黏蛋白以增强细胞黏附力，还能与其他 IgSF 形成异亲性结合。连接素通过其胞质尾与微丝结合蛋白 Afadin 的相互作用而与细胞骨架及其他支架蛋白结合，使其与其他胞内信号转导通路产生联系。连接素还协助其他细胞黏附分子和细胞表面受体调控细胞运动、增殖、生存和分化等细胞活动。连接素能够增强细胞的增殖活性和运动能力，从而促进细胞转化，促进恶性肿瘤的发生和发展。近年发现肺癌患者血清中存在连接素 -4，推测该蛋白可能与一些肿瘤的进展有关。连接素促使肿瘤发生和发展的具体机制尚不清楚，有待进一步深入研究。

IgSF 细胞黏附分子家族庞大，成员复杂，功能多样。IgSF 成员数量仍在不断增加，其功能及其与疾病的关系日益受到人们的关注。

（四）整联蛋白是异二聚体细胞黏附受体

整联蛋白（integrin，也称整合素）是普遍存在于细胞表面的一类具有黏附和信号转导功能的受体。现已发现多种整联蛋白，应用亲和层析法确定了其参与细胞黏附的序列，如与纤连蛋白结合的精氨酸 - 甘氨酸 - 天冬氨酸（Arg-Gly-Asp，RGD）序列。整联蛋白分布广泛，一种整联蛋白可分布于多种细胞，同一种细胞也可表达多种整联蛋白。一些整联蛋白的表达有显著的细胞特异性。

1. 整联蛋白是由 α 亚基和 β 亚基构成的异二聚体　与其他黏附分子不同，整联蛋白是异二聚体，是由 α 和 β 两个亚基经非共价键连接而成（表 8-2）。整联蛋白家族庞大，在哺乳动物中已发现 18 个 α 亚基和 8 个 β 亚基，它们可形成 24 种有功能的异二聚体，可以根据所组成的亚单位不同，分为多种类型亚家族。例如 β_1 整联蛋白可以与 9 种不同的 α 亚基中的一种结合，以产生一系列具有不同配体特异性的基质受体；而 β_2 整联蛋白是淋巴细胞的一组细胞 - 细胞黏附受体，具有 3 个备选的 α 亚基。此外，一些 α 亚基可以与不同的 β 亚基结合（例如，$\alpha_6\beta_1$ 和 $\alpha_6\beta_4$）。不同类型的整联蛋白具有其特异性的胞外配体。

整联蛋白的多样性和复杂性决定了其生理功能的多样性和重要性。一些整联蛋白具有非常特异的结合特性，而其他的则是多样性的。例如，$\alpha_5\beta_1$ 特异性与 ECM 蛋白纤连蛋白的 RGD 三肽序列结合，而 $\alpha v\beta_3$ 可与多种基质组分结合，包括玻连蛋白、纤连蛋白、纤维蛋白原、血管性血友病因子、血小板反应蛋白（vWF）和骨桥蛋白。另外，$\alpha_4\beta_1$ 不仅可以与纤连蛋白的特定结构域结合，也与内皮细胞上的 Ig 家族黏附受体 VCAM 结

表 8-2 整联蛋白家族中的一些主要成员

组别	名称		组织分布	配体
β_1	$\alpha_1\beta_1$	VLA-1、CD49a/CD29	单核细胞、活化T细胞、软骨细胞、平滑肌细胞、成纤维细胞、内皮细胞	LN、CO
	$\alpha_2\beta_1$	VLA-2、CD49b/CD29	单核细胞、血小板、B细胞、T细胞、NK细胞等	LN、CO
	$\alpha_3\beta_1$	VLA-3、CD49c/CD29	单核细胞、B细胞、T细胞	FN、CA、LM
	$\alpha_4\beta_1$	VLA-4、CD49d/CD29	单核细胞、胸腺细胞、B细胞、T细胞、NK细胞等	VCAM-1、FN
	$\alpha_5\beta_1$	VLA-5、CD49e/CD29	胸腺细胞、T细胞、单核细胞、血小板	FN
	$\alpha_6\beta_1$	VLA-6、CD49f/CD29	胸腺细胞、T细胞、单核细胞、血小板	LN
	$\alpha_V\beta_1$	CD51/CD29	血小板、内皮细胞、巨核细胞	FN、OPN
	$\alpha_7\beta_1$	CD49g/CD29	肿瘤细胞	LN
	$\alpha_8\beta_1$	-/CD29	平滑肌细胞、肺泡间质细胞	FN、OPN、VN、壁生蛋白
	$\alpha_9\beta_1$	-/CD29	PMN、皮肤	ADAM、OPN、FN、VEGF、VCAM-1
	$\alpha_{10}\beta_1$	-/CD29	软骨细胞、纤维组织	
	$\alpha_{11}\beta_1$	-/CD29	肿瘤细胞	CO
β_2	$\alpha_L\beta_2$	LFA-1、CD11a/CD18	淋巴细胞、单核细胞、粒细胞	ICAM-1/2/3
	$\alpha_M\beta_2$	Mac-1、CD11b/CD18	髓样细胞、NK细胞	iC3b、ICAM-1、Fg
	$\alpha_X\beta_2$	P150-95、CD11c/CD18	髓样细胞	iC3b、ICAM-1、Fg、LPS
	$\alpha_D\beta_2$	CD11d/CD18	白细胞	ICAM-3
β_3	$\alpha_{IIb}\beta_3$	GPⅡbⅢa、CD41/CD61	血小板、单核细胞、内皮细胞	Fg、vWF、FN、VN、TSP
	$\alpha_V\beta_3$	VN受体、CD51/CD61	内皮细胞、血小板、NK细胞	VN、Fg、vWF、LM、TSP、CD31
β_4	$\alpha_6\beta_4$	CD49f/CD104	复层表皮细胞	LN
β_5	$\alpha_V\beta_5$		肿瘤细胞、成纤维细胞	VN
β_6	$\alpha_V\beta_6$		某些肿瘤细胞系	FN
β_7	$\alpha_4\beta_7$		黏膜淋巴细胞、NK细胞、嗜酸性粒细胞	VCAM-1、FN
	$\alpha_E\beta_7$	HML-1抗原	黏膜淋巴细胞	
β_8	$\alpha_V\beta_8$			

LN：层黏连蛋白；FN：纤连蛋白；CO：胶原；Fg：血纤蛋白原；VN：玻连蛋白；TSP：血小板反应蛋白；CPN：骨桥蛋白。

合。更为复杂的情况是，有的单个细胞类型可表达多个整联蛋白。例如，血小板主要表达 $\alpha II_b\beta_3$（GPⅡb/Ⅲa），它可以与纤维蛋白原、纤连蛋白、vWF和玻连蛋白结合，同时血小板还表达少量的 $\alpha_V\beta_3$、$\alpha_5\beta_1$、$\alpha_2\beta_1$（胶原蛋白）和 $\alpha_6\beta_1$（层黏连蛋白）。

整联蛋白α亚基和β亚基都是Ⅰ型跨膜蛋白，不同的整联蛋白α亚基和β亚基之间的氨基酸序列有不同程度的同源性，均由长的胞外区、单个跨膜区和短的无催化作用的胞质区（β_4 亚基除外）3部分组成（图8-4A）。

整联蛋白α亚基的分子量为150~210kDa，胞外结构域有 Ca^{2+} 结合区，胞质区近膜处有非常保守的KXGFFKR（Lys-x-Gly-Phe-Phe-Lys-Arg）序列，与整联蛋白活性调节有关。靠近外侧N端的3个或者4个重复序列中含有DXDXGXXP（Asp-x-

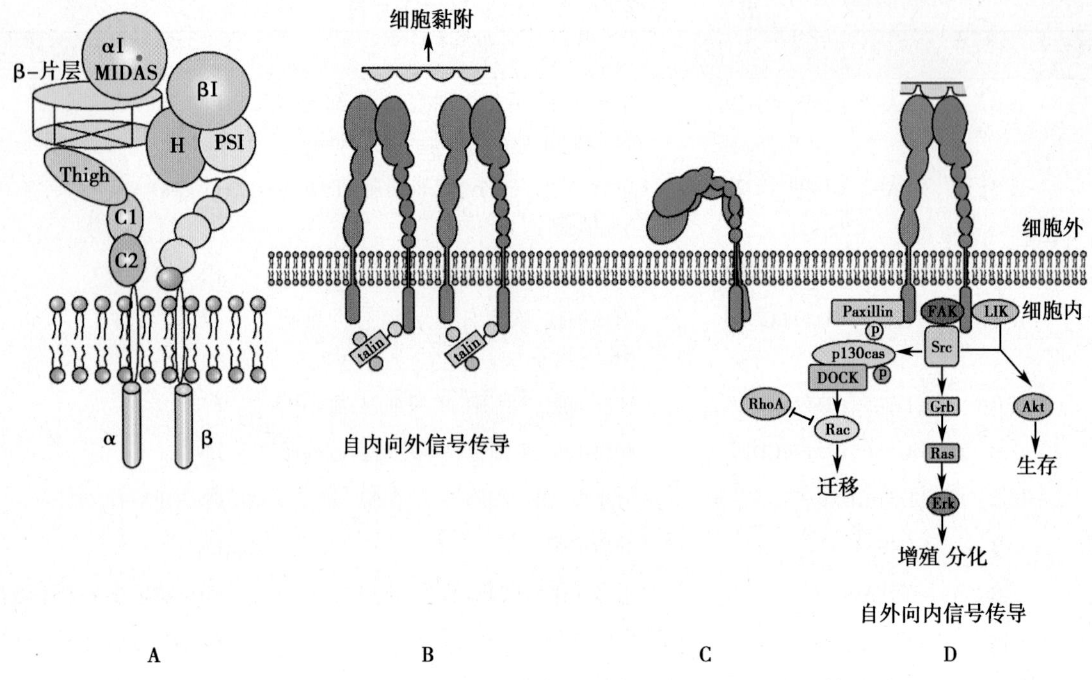

图 8-4 整联蛋白的分子结构模型、构象变化及其双向信号转导

A. 整联蛋白的分子结构模型；B. 整联蛋白与外向信号转导时处于激活状态，为直立状；C. 整联蛋白在未激活状态下为倒“V”字形；D. 整联蛋白与内向信号转导时处于激活状态，为直立状

Asp-x-Gly-x-x-Asp）或类似结构，为结合 Mg^{2+} 部位，并且与 β 亚基共同构成整联蛋白分子配体结合位点。α 亚基由 β 片层头部、1 个 thigh 结构域、2 个 calf 结构域（C1、C2）、1 个跨膜域和 1 个短的胞质尾部组成。位于 αI 结构域的金属离子依赖性黏附位点（metal ion dependent adhesion site，MIDAS）为二价阳离子与配体特异性结合的关键位点。已发现 9 种 α 亚基有 αI 结构域。α 亚基决定配体的特异性。

整联蛋白 β 亚基高度保守，分子量为 90~110kDa（$β_4$ 亚基除外，分子量较大，210kDa），由 PSI（plexin-semaphoring-integrin）结构域、插入 $β_1$ 的 H（hybrid）结构域、富含半胱氨酸的表皮生长因子结构域、1 个跨膜域和 1 个胞质尾组成。$β_1$ 结构域能与纤连蛋白、层黏连蛋白等的 RGD 三肽序列结合。β 亚基胞内区介导整联蛋白与细胞骨架或是其他胞内蛋白，如 α- 肌动蛋白、踝蛋白和纽蛋白等的相互作用，调节整联蛋白的功能。整联蛋白 β 亚基胞质区也是激活 FAK 的必需结构域。

整联蛋白 α 和 β 亚基的胞质区各有一个 GFFKR（Gly-Phe-Phe-Lys-Arg）和 LLVIHDR（Leu-Leu-Val-Ile-His-Asp-Arg）保守序列，对调节其活性具有重要作用。α 和 β 亚基通过这两个保守序列形成的疏水键和离子键结合在一起，将其活性水平限制在较低水平。

整联蛋白异二聚体由一个“头”和两条“腿”组成。头部由 α 亚基的 β 片层和 β 亚基的 $β_I$ 结构域组成，两者间接触面积较大，有助于维持异二聚体的稳定性，β 片层和 $β_I$ 结构域的交叉点为配体结合处。两条腿则为氨基酸排列紧密、具有刚性的铰链柄，其胞内部分与通过与踝蛋白或其他胞内锚定蛋白与细胞骨架相连。

作为信号分子的整联蛋白，其发挥信号传递的最明显特征是双向性（bi-directinoal），即信号可以由内向外（inside-out signaling）发送，也可以由外向内（outside-in signaling）传递。“内向外”的信号传递由踝蛋白（talin）以及整合素相关蛋白 kindlin 与整联蛋白 β 亚基胞质结构域相互作用时，将信号送出细胞；同时，这一信号“授权”整联蛋白可以与细胞外的某些信号分子（即配体）相结合，如纤连蛋白、胶原、玻连蛋白（vitronectin）和层黏连蛋白，启动“外向内”信号（outside-in signaling）传递，引发细胞伸展、收缩、增殖和迁移等一系列细胞生物学反应。整联蛋白通过胞外区与 ECM 的不同配体结合，胞内区与细胞骨架、信号分子和其他一些蛋白相结合。相邻细胞的整联蛋白通过配体交叉连接或集结形成黏着斑。整联蛋白与配体的结合及其相关的信号转导是受到精确调控的，这个过程伴随着整联蛋白的一系列构象变化。

2. 整联蛋白的构象决定其活性状态　整联蛋白 α 和 β 亚基都参与配体结合。细胞外结构域可以在不结合配体的低亲和力状态和结合配体的高亲和力状态之间切换。切换可以由细胞内产生的信号触发，从而使细胞能够从非黏附性变为具有黏附性。这种机制在调节细胞行为方面很重要，称为整联蛋白激活（integrin activation）。高亲和力状态取决于二价阳离子 Mn^{2+} 或 Mg^{2+}，低亲和力状态由 Ca^{2+} 稳定。

晶体学和电镜观察发现整联蛋白的非活性（低亲和性）状态对应于一种弯曲构象呈倒“V”字型，即 α 和 β 两个亚基的胞质区相互结合，跨膜区也结合在一起，胞外区呈“V”字型弯曲，与配体的结合位点被掩盖，与配体的亲和力较低（图 8-4C）；活性状态（高亲和性）则对应于一种伸展构象，两个亚基的胞质区和跨膜区彼此分开，配体结合位点暴露，与配体的亲和力大大提高（图 8-4B、D）。

整联蛋白处于活性状态时，能快速形成黏附；反之，整联蛋白失活时，黏附快速解体。如果整联蛋白始终处于活性状态，则可抑制细胞迁移。

整联蛋白构象变化在其跨膜双向信号转导中起重要作用。整联蛋白通常分散于细胞表面，处于非活性状态，自内向外信号转导可使其迅速发生构象变化而呈活性状态。整联蛋白与配体的结合又将胞外信号转导至胞内，即自外向内信号转导，影响细胞迁移、增殖和分化等生命活动。

整联蛋白的活性状态受体其胞外区、跨膜区和胞质区的调节。整联蛋白的活化是胞质区介导胞外区在空间结构上发生快速、可逆的变化。如 Mn^{2+} 能通过与整联蛋白胞外 MIDAS（Met-Ile-Asp-Ala-Ser）结构域的结合而促进其活化。

3. 整联蛋白是兼具黏附和信号转导功能的受体　整联蛋白的基本生物学功能主要为介导黏附和信号转导。整联蛋白的 α、β 异二聚体的胞体外域可特异性识别配体的 RGD 三肽序列，从而与胶原蛋白、层黏连蛋白、凝血酶敏感蛋白、纤维黏连蛋白、玻连蛋白、骨桥蛋白等 EMC 结合，为细胞黏附提供附着点，介导细胞与细胞、细胞与 ECM 的相互作用。RGD 是整联蛋白主要的识别位点，此外，整联蛋白识别的序列还包括 GPR 序列、CS21 短肽、CS25 短肽、P1 短肽、P2 短肽等。整联蛋白的胞内结构域则可与细胞骨架蛋白连接，如辅肌动蛋白、踝蛋白、黏着斑蛋白、张力蛋白，并最终连接到肌动蛋白，引起细胞的形态变化。由此，整联蛋白将 EMC 与细胞内骨架蛋白连接在一起，介导细胞与细胞与 EMC 的黏附，维持细胞的形态，影响细胞的增殖、黏附、运动和吞噬作用。

作为细胞内外的桥梁，整联蛋白一方面介导细胞与细胞、细胞与 EMC 以及细胞与病原体的相互作用，另一方面跨膜双向传递信号，调控基因表达，调节细胞增殖、生存、迁移和机械力转导、免疫反应、凝血、组织修复、癌细胞转移以及组织和器官的发育等生命活动。

（1）整联蛋白与细胞生存和增殖：整联蛋白介导的细胞黏附对细胞生存和增殖至关重要，有些细胞只有与 EMC 黏附后才能进行生长或增殖。实验表明，对贴壁依赖性细胞，如表皮细胞、内皮细胞和肌细胞，仅有营养和生长因子是不够的，它们必须通过整联蛋白介导的黏附接收来自 ECM 的信号才能生长、增殖。整联蛋白还与胚胎发育关系密切，敲除整联蛋白 β1 基因可导致着床后的早期胚胎死亡。

（2）整联蛋白与双向信号转导：整联蛋白信号通路的结构基础是黏着斑（focal adhesion plaques，FAP），是信号分子之间反应的支架，由 ECM- 整联蛋白 - 细胞骨架蛋白所构成。有研究表明，整联蛋白的 β 亚基胞内区是形成 FAP 的必需部分。整联蛋白激活两种酪氨酸依赖通道，即黏着斑激酶（focal adhesion kinase，FAK）和 Src 通路，大部分整联蛋白通过激活 FAK 通路传导信号，但 $\alpha_1\beta_1$、$\alpha_V\beta_3$ 也激活 Src 通路。

整联蛋白通常以两种构型存在：潜伏型（非活性状态）和激活型（活性状态）。研究表明，整联蛋白只有在激活后才能与胞内信号分子发生联系。整联蛋白通过自内向外和自外向内两种信号转导机制引起不同的生物学效应。

自“内向外”信号转导的整联蛋白与胞内信号分子（如踝蛋白）结合后，由潜状型转化为激活型，从而与胞外配体亲和力增高，将胞内信号传述至胞外。该过程依赖于整联蛋白跨膜结构域的改变。在整联蛋白 α、β 亚基的胞内结构域，存在着一些小的区域，通过其他相关蛋白发生磷酸化或去磷酸化，使整联蛋白的活化状态发生改变，最终影响与其配体的体合、整联蛋白的聚集、细胞间的黏附及 ECM 的变化等，这是由内向外的信号转导过程（图 8-4B）。

踝蛋白（talin）和 kindlin 是整联蛋白自“内向外”信号转导中的关键胞内蛋白。talin 的 N 端为球状，含有 3 个 FERM（Phe-Glu-Arg-Met）结构域，可与整联蛋白 β 亚基胞质区的近膜 NPXY（Asn-Pro-x-Tyr）序列牢固结合，其 C 端为杆状结构域，有与肌动蛋白、vinculin（有译为纽蛋白）等分子结合的多个位点，在整联蛋白信号转导中起重要作用。talin 与整联蛋白 β 亚基结合后，α 和 β 两个亚基的胞质区相互结合的化学键被破坏，α 和 β 亚基胞质区彼此分离，胞外区与配体的结合位点暴露，整联蛋白被激活，与配体的亲和力增高。整联蛋白胞外区与配体的结合又将胞外信号转导至胞内。

与踝蛋白类似，kindlin 也可与整联蛋白胞内段结合。kindlin 的 C 端有 3 个 FERM 结构域，可与整联蛋白 β 亚基胞质区远端 NXXY（Asn-x-x-Tyr）序列牢固结合并调节其功能。此外，kindlin 还与 migfilin 和整联蛋白连接激酶（integrin-linked kinase，ILK）之间存在相互作用。kindlin 和 talin 在整联蛋白活化方面协同发挥作用，是整联蛋白活化必不可少的成分，即使 talin 水平正常，缺乏 kindlin-3 的血小板和白细胞中整联蛋白也不能被活化。

自“外向内”信号转导是指整联蛋白与其配体结合后向细胞内传递信号，通过多种途径调节细胞活动（图 8-4D）。整联蛋白与配体结合后便发生聚集，这种聚集不仅加强了细胞与 EMC 的稳定连接，同时将胞外信号传递至胞内，调节细胞形状、迁移、生长和生存。整联蛋白与相应配体结合后，通过 FAK-Ras-MAPK、FAK-STAT1 等通路向细胞内传递信号，引起细胞质与胞内某些信号分子的相互作用，导致细胞骨架重组，最后影响基因的表达，进而影响细胞的增殖、分化、基因转导、调往等生物学行为。同时，还能将细胞内信号传出，调节细胞与 EMC 成分黏附的特异性和亲和力，这是“外向内”的信号转导过程。

FAK 聚集于整联蛋白胞质尾是自“外向内”信号转导的早期事件。FAK 由位于 N 端的 FERM 结构域、中部的激酶域和 3 个脯氨酸富含结构域（PRR1-3）及 C 端的黏着靶点（FAT）域组成（图 8-5）。

通过与 talin 和 paxillin 的相互作用，FAT 结构域将 FAK 聚集到黏着处。FAK 的某些酪氨酸残基如 Tyr397、Tyr407、Tyr576、Tyr577、Tyr861 和 Tyr925 可被磷酸化，产生不同的效应。激酶结构域 Tyr576 和 Tyr577 的磷酸化是 FAK 达到最大活性所必需的。

静息状态时，FAK 的 FERM 结构域与催化结构域结合，阻止底物接近。而 FERM 结构域与整联蛋白的结合解除了这种自抑作用，引起 FAK 自磷酸化，使 Src 活化。活化的 Src 又使 FAK 磷酸化并提高 FAK 活性。通过磷酸化位点和富脯氨

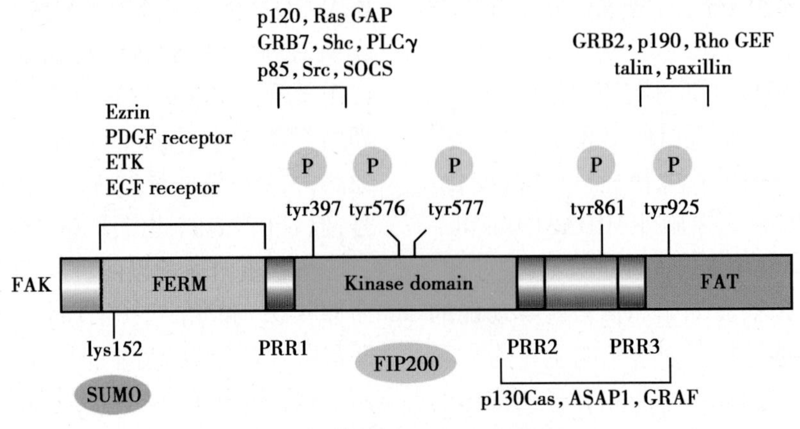

图 8-5　黏着斑激酶（FAK）结构模式图

酸序列，活化的 FAK 可与多种细胞骨架蛋白、Src 激酶家族、磷脂酰肌醇 3 激酶（PI-3K）及多种胞内蛋白（衔接蛋白）相互作用。活化的 FAK 和 Src 使支架蛋白 paxillin 和 p130Cas 磷酸化。磷酸化的 p130Cas 通过聚集鸟氨酸转化因子 DOCK 活化 Rac，Rac 与 RhoA 共同影响细胞迁移。Src 的活化还能激活 Akt 并通过 Ras-Erk 通路促进细胞生存。FAK 活化与黏附连接的形成和细胞迁移密切相关。

整联蛋白连接激酶（ILK）也参与整联蛋白的“外向内”信号转导。ILK 是核心支架蛋白，可与 β 整联蛋白胞内段和细胞骨架直接结合。缺乏 ILK 会严重影响成纤维细胞黏着斑的形成。ILK 还能与多种其他蛋白质相互作用，上调 Akt 的活性，在“外向内”信号转导过程中促进细胞生存。

在细胞迁移过程中，整联蛋白自“外向内”信号转导通过调节 Rac、cdc4 和 RhoA 等小 GTP 酶家族成员的活性状态，实时调节细胞骨架的动态变化。“外向内”信号转导主要控制黏附力，使整联蛋白与 ECM 蛋白间产生足够的相互作用力，供细胞迁移、增殖和分化，并提供了细胞对其他通过如生长因子或 G 蛋白偶联受体等输入分子传递的环境。

FAK 是整联蛋白双向信号转导中的重要调节者。FAK 参与人和小鼠的胚胎植入和胎盘形成，并在骨骼、神经、心血管、呼吸和泌尿系统形成及眼睛发育过程中起重要作用。FAK 高度保守，敲除 FAK 的小鼠死于胚胎期。异常 FAK 信号转导是先兆子痫、宫内生长迟缓、心血管发育畸形、肾囊肿等发生的原因。

因此，整联蛋白通过胞内、外结构域构象的改变，可介导胞外与胞内和胞内与胞外的双向信号传递，即胞内的信号能调节整联蛋白胞外区的活性，而 EMC 与整联蛋白胞外区的结合，又能将信号传至胞内。整联蛋白介导的信号转导在调节细胞功能中具有重要作用，对肿瘤的生长、侵袭和转移等诸多过程产生影响。因此，将整联蛋白作为抗肿瘤转移靶点将成为药物研究的热点和重点。整联蛋白有望成为疾病治疗的靶点。整联蛋白拮抗剂的临床应用前景良好。

二、细胞连接是一种特化的结构

细胞黏附分子广泛分布在细胞表面，除了主要参与细胞间以及细胞与 EMC 黏附以外，还可以聚集在细胞表面特化区域，与膜蛋白、细胞质蛋白和 EMC 共同构成特化的连接结构，称为细胞连接（cell junction）。细胞连接与前述的细胞黏附既有相似，又有区别。相似的是，细胞连接也需要黏附分子介导；区别在于细胞连接要借助于特化的连接结构，而细胞黏附则不需要这种结构。细胞与细胞之间、细胞与 EMC 的连接是多细胞生物形成的重要前提。除结缔组织和血液外，多细胞动物的细胞均按一定方式排列并相互连接。根据细胞连接的结构、特点和功能，可以将其分为封闭连接（occluding junction）、锚定连接（anchoring junction）、通信连接（communication junction）和信号中继连接（signal-relaying junctions）四类（表 8-3）。

表 8-3　细胞连接的功能分类

细胞连接的功能分类
封闭连接
1. 紧密连接（脊椎动物）
2. 隔膜连接（无脊椎动物）
锚定连接
肌动蛋白丝附着部位
1. 细胞 - 细胞连接（黏附连接）
2. 细胞 - 基质连接（肌动蛋白连接的细胞 - 基质粘连）
中间丝附着部位
1. 细胞 - 细胞连接（桥粒）
2. 细胞 - 基质连接（半桥粒）
通信连接
1. 间隙连接（动物）
2. 胞间连丝（植物）
信号中继连接
1. 化学突触（在神经系统中）
2. 免疫突触（在免疫系统中）
3. 跨膜配体 - 受体细胞 - 细胞信号转导接触（Notch-Delta、ephrin-Eph 等信号系统）

（一）封闭连接密封上皮细胞空间并调节细胞极性

在脊椎动物中，上皮组织是个体发生时最早形成的组织，细胞连接最多。早在了解其分子组成之前，人们已经通过电子显微镜细胞对细胞连接进行了大量的研究。以小肠上皮细胞间的连接复合体（junctional complex）最为典型（图 8-6），从上皮顶端到基底部，连接复合体由紧密连接、黏着连接和桥粒组成。其中，紧密连接（tight junction）是封闭连接的主要形式，也是脊椎动物唯一的封闭连接。

紧密连接常见于单层柱状上皮细胞，是环绕于相邻上皮细胞顶部（近腔侧面）的带状结构，广泛分布于各种上皮细胞，如消化道上皮细胞、膀胱上皮细胞和脑血管内皮细胞等。利用电镜冷冻蚀刻复型技术显示，紧密连接是由特殊跨膜蛋白形成的蛋白质颗粒条索——封闭索（sealing strand），它们交织成网状，将相邻细胞连接并封闭细胞间隙。透射电镜显示，在紧密连接处，两个相邻细胞的质膜以断续的点状结构连在一起，点状结构处的细胞间隙几乎消失。密集排列的紧密连接组成了环绕相邻细胞的带状结构。紧密连接不仅使细胞之间紧紧相连，更重要的是封闭了细胞间隙，防止细胞间液和管腔液混合，维持两者的浓度差和细胞极性。

1. 紧密连接的分子基础 紧密连接由多种蛋白复合体组成。自 1986 年发现紧密连接蛋白（zonula occludens，ZO）以来，已证明有 50 余种蛋白质参与紧密连接的形成与功能。这些蛋白质主要是跨膜蛋白和胞质外周蛋白（cytoplasmic peripheral proteins）。跨膜蛋白介导相邻细胞间彼此接触，通过与外周蛋白的结合，跨膜蛋白又与细胞骨架（如微丝）产生联系。

（1）跨膜蛋白：主要有两类，一类为 4 次跨膜蛋白，主要包括闭合蛋白（occludin）、密封蛋白（claudin）和 tricelluin 等；另一类为单次跨膜蛋白，包括连接黏附分子（junctional adhesion molecule，JAM）、脂肪分解刺激脂蛋白受体（lipolysis-stimulated lipoprotein receptor，LSR）和 Crumb（Crb）等。这些蛋白是介导细胞间连接的分子基础。

闭合蛋白为具有 MARVEL（Met-Ala-Arg-Val-Glu-Leu）结构域的 4 次跨膜蛋白，蛋白的 N 端和 C 端均位于细胞质，有 2 个胞外环（extracellular loop，EL）和一个大的 C 端胞质区（图 8-7A），相对 C 端而言，N 端较短。两个胞外环既可与相邻细胞的同型环结合，也可以和其他一些分子结合，调节旁细胞选择渗透性。C 端可与胞质外周蛋白如 ZO-1 和 ZO-2 等分子结合，在信号转导中发挥重要作用。此外，闭合蛋白还调节上皮细胞肌动蛋白的组装和细胞的定向迁移。闭合蛋白家族包括 24 个成员，聚合于细胞质膜上构成紧密连接复合物的主链。

闭合蛋白主要分布在皮肤、脑、神经系统和内脏组织中，其表达具有一定的组织特异性。闭合蛋白并不局限于紧密连接中，它们可以沿着上皮细胞侧面和基底膜分布。

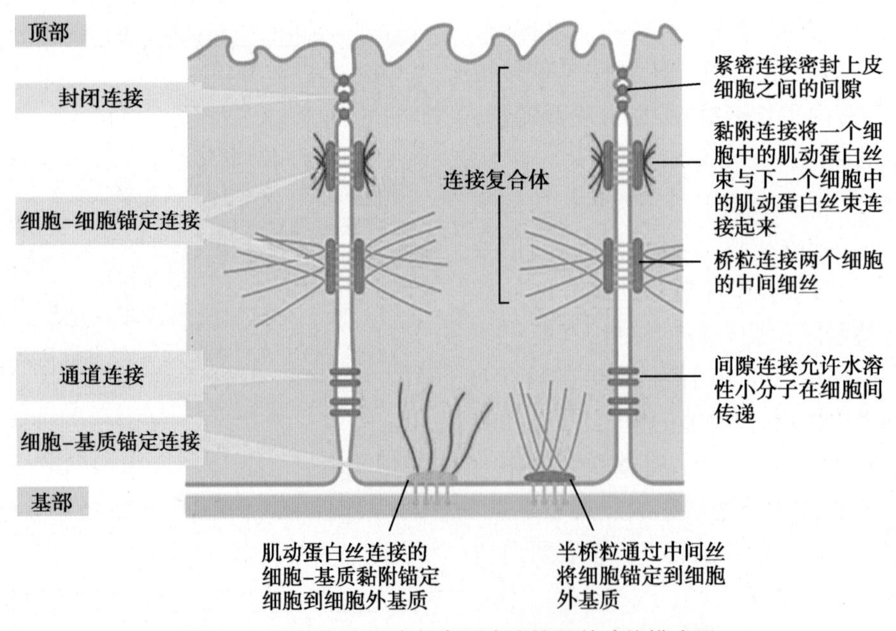

图 8-6 小肠上皮细胞各类细胞连接及其功能模式图

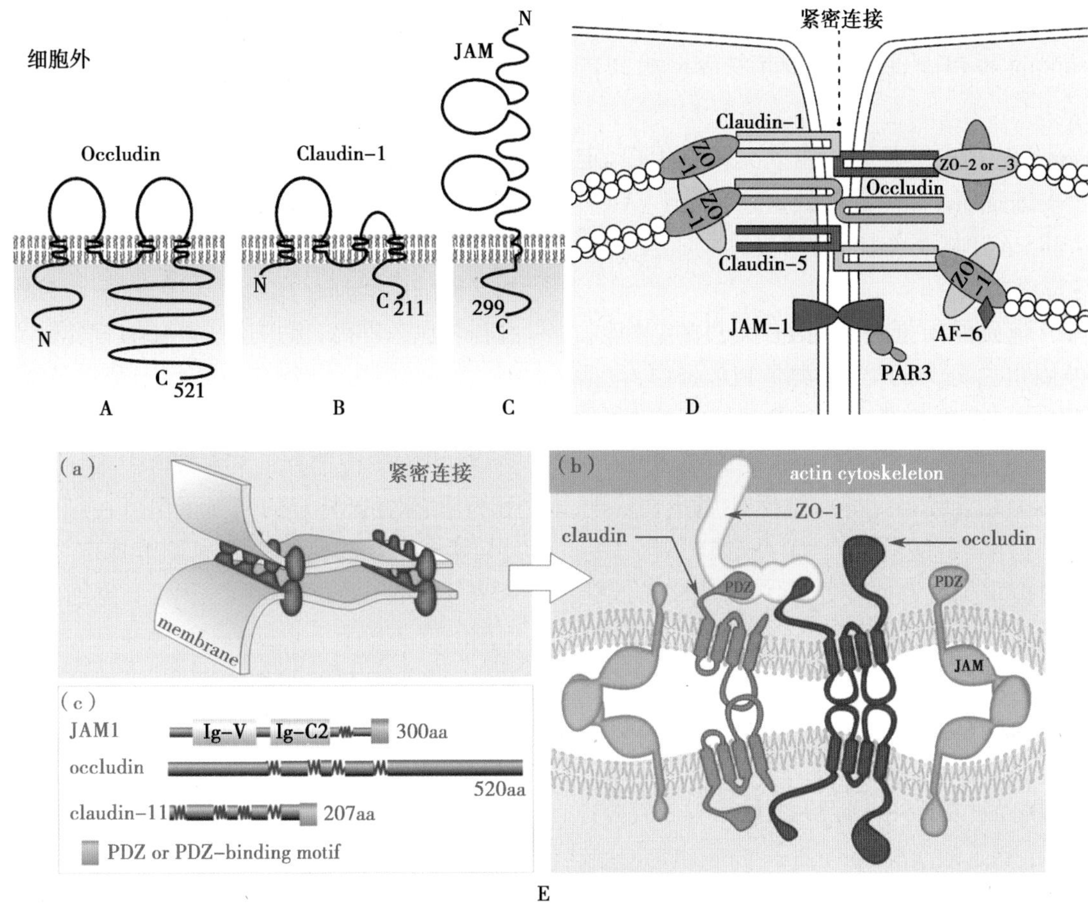

图 8-7　参与形成紧密连接的蛋白质及其作用

A. 闭合蛋白的结构；B. 密封蛋白的结构；C. 连接黏附分子的结构；D. 紧密连接蛋白的相互作用；E. 封闭（密闭）蛋白的基序

密封蛋白也是 4 次跨膜蛋白，有 2 个胞外环，第 1 个环比第 2 个环大，其带电性质对调节细胞间离子选择性运输起主要作用。密封蛋白的 N 端和 C 端均位于胞质内，C 端有 PDZ（PSD95-Dlg-ZO）结构域，能与其他紧密连接蛋白结合（图 8-7B、E）。已发现有 20 多种密封蛋白，其表达具有组织特异性。

密封蛋白家族成员可相互作用，也可以与其他跨膜蛋白和胞质支架蛋白结合，稳定紧密连接。密封蛋白构成紧密连接的骨架，是形成封闭索的主要成分，也是旁细胞运输孔大小和带电性的决定因素。密封蛋白的翻译后修饰（如磷酸化）可影响紧密连接的组装和旁细胞渗透性。密封蛋白还参与细胞分化。

存在于两个细胞相邻部位的紧密连接称为两细胞紧密连接（bicellular TJ，bTJ），存在于三个细胞相邻部位的紧密连接称为三细胞紧密连接（tricellular TJ，tTJ）。与闭合蛋白类似，tricellulin 也是具有 MERVEL 结构域的 4 次跨膜蛋白，参与 tTJ 紧密连接形成和功能。tTJ 也具有细胞屏障作用。

连接黏附分子属于免疫球蛋白超家族，为单次跨膜蛋白，由 2 个胞外 Ig 样结构域、2 个 N- 糖基化位点、1 个跨膜区和 1 个具有 PDZ 结构域的 C 端胞质尾区组成。C 端的 PDZ 结合区域可与 AF6PAR-3、CASK、MUPPI 和 ZO-1 结合（图 8-7C）。连接黏附分子包括 JAM-A、JAM-B、JAM-C、柯萨奇病毒 - 腺病毒受体（coxsackievirus and adenovirus receptor，CAR）、JAM-L 和 JAM-4 等，主要存在于表皮、内皮细胞和各种造血细胞的质膜中，介导细胞间的同亲性或异亲性结合及单核细胞转移。JAM 是最早出现在 bTJ 的分子。JAM-A 通过同亲性结合及其与 PAR-3/aPKC/PAR-6 复合体的相互作用，参与上皮细胞紧密连接形成和细胞极性建立。

LSR 是 tTJ 相关膜蛋白。人类 LSR 有 1 个胞外 Ig 结构域、1 个跨膜和 1 个胞质结构域。LSR 将 tricellulin 聚集到 tTJ 处，是 tTJ 形成过程的重要分子。

Crumb3（Crb3）也是一种单次跨膜蛋白，定位于上皮细胞顶端紧密连接处，Crb3 能与 PAR6、PALS1 和 PATJ 相互作用，与哺乳动物上皮细胞极性建立有关。

（2）胞质外周蛋白：根据有无 PDZ 结构域，胞质外周蛋白分为两类，一类是 PDZ 蛋白，包括 ZO-1、ZO-2、ZO-3、PAR-3 和 PAR-6 等；另一类为非 PDZ 蛋白，包括 cingulin、atypical PKC（aPKC）、rab-3b、rab-13 和 PTEN 等。胞质外周蛋白一方面将蛋白激酶、磷酸酶、小 GTP 酶和转录因子等调节蛋白聚集到紧密连接处，另一方面将跨膜蛋白与细胞骨架相连。

ZO 蛋白属于膜相关鸟苷酸激酶（membrane-associated guanylate kinase，MAGUK）样蛋白家族，具有细胞连接和信号转导的必需结构。ZO 蛋白有 3 个 PDZ 域、1 个 Src 同源域 3（Src-homology3，SH3）、/1 个鸟苷酸激酶（guanylate kinase GUK）域和 1 个富含脯氨酸的 C 端，可与细胞连接分子、细胞骨架蛋白、受体、离子通道和信号分子结合。ZO 蛋白之间可相互作用，也可与多种跨膜蛋白直接结合（图 8-7D），其最主要的作用是将闭合蛋白聚集在细胞连接处。ZO 还具有核定位（NLS）和核输出（NES）信号序列，与细胞生长和增殖调节有关。

ZO 家族包含 ZO-1、ZO-2、ZO-3 和 MAGUK 家族。ZO 家族蛋白之间可相互作用，也可与其他蛋白，如扣带蛋白（cingulin）、密封蛋白 -1~8、肌动蛋白、α 连环蛋白和闭合蛋白相互作用（图 8-7D）。ZO-1 是构成紧密连接的重要成分之一，能与其同源体 ZO-2 和 ZO-3 一起，为紧密连接的许多跨膜蛋白和细胞质紧密连接蛋白搭建具有连接作用的脚手架样平台。近年在黏附连接和缝隙连接处均发现 ZO，提示 ZO 在细胞连接和细胞通信方面均有重要作用。

其他紧密连接蛋白有扣带蛋白、7H6、rab13、Gαi-2 及蛋白激酶 C 等。

2. 紧密连接的功能　紧密连接既可以作为屏障阻止细胞外液中的分子无选择地通过上皮细胞层（屏障功能），也可以阻止脂类和一些膜蛋白质在不同的膜区域之间穿越（栅栏功能）。

（1）紧密连接与细胞间物质运输屏障：紧密连接封闭了上皮细胞间隙，形成了与外界隔离的封闭带，对从细胞间隙进入组织或组织回流至腔中的物质进行选择性运输，维持组织内环境的稳定性。消化道上皮、膀胱上皮、脑血管内皮及睾丸支持细胞间都存在紧密连接，后两者分别构成血脑和血睾屏障，保护这些重要器官免受异物侵害。紧密连接的屏障作用依赖于密封蛋白家族，它们形成的封闭索能调控水通道的大小和带电性，对物质进行选择性渗透运输。因此，屏障作用不是绝对的，特定的密封蛋白可在细胞间形成特定大小和带电性的孔道以调节特定物质运输。紧密连接蛋白的磷酸化会影响上皮细胞的屏障作用。

（2）紧密连接与细胞极性：形成紧密连接是上皮细胞极性形成的前提。细胞膜或细胞内某些分子在特定区域或位置的选择性滞留是细胞极性建立的基础。在上皮细胞开始接触时，Par-aPKC 复合物就通过 Par3 与 JAM-1 和连接素（nectin）的结合聚集到点状连接处，促进上皮细胞连接结构形成。紧密连接的结构阻止了膜蛋白和膜脂分子的侧向扩散。细胞内三个主要极性复合体 Par-aPKC、Crb（Crb-Pals-PATJ）和 Scribble（Lgl-Dlg-Scrib）参与上皮细胞极性的建立和维持；前两者负责形成上皮细胞顶部（apical domain），后者负责形成基侧部（basolateral domain），三者共同配合发挥功能，其中，Par-aPKC 复合物及其他 Par 蛋白质起主导作用。顶部 - 基底部极性的形成促使上皮组织最终分化。（图 8-8）

紧密连接还有聚集信号分子和转录因子并调节其定位和功能的作用。

紧密连接是一种高度动态结构，在不同生理状态下，相关蛋白的表达和紧密连接结构的组装都将发生相应变化。一些信号通路对紧密连接的动态变化起调节作用，如蛋白激酶 C、丝裂原活化蛋白激酶（MAPK）、肌球蛋白轻链激酶（myosin light chain kinase，MLCK）和小分子 GTP 酶 Rho 家族等。

紧密连接蛋白变异与多种肿瘤的发生和发展关系密切，日益受到人们的关注，并有望成为肿瘤早期诊断的分子标记和靶向治疗的靶点。

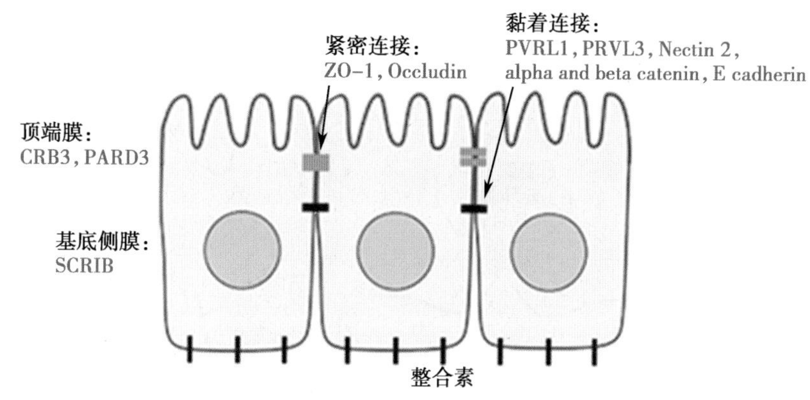

图 8-8 紧密连接与细胞极性形成

（二）锚定连接介导细胞间细胞骨架的连接

在动物组织，尤其是在上皮、骨骼肌、心肌和子宫等需要承受机械压力的组织细胞中，在紧密连接下方、桥粒上方，可以观察到大量锚定连接（anchoring junction）。锚定连接介导细胞间细胞骨架或细胞骨架与 EMC 的连接，分散和传递机械压力并传导信号。锚定连接主要由两类蛋白质构成：一类是胞内锚定蛋白（intracellular anchor protein），这类蛋白在质膜胞质面形成一个独特的蛋白质聚集体（斑），是连接微丝或中间纤维与跨膜黏附蛋白（transmembrane adhesion protein）的部位；另一类是跨膜黏附蛋白，为一类黏附分子，其胞内部分与一个或多个胞内锚定蛋白相连，胞外部分与相邻细胞的跨膜黏附蛋白或 EMC 结合。此外，锚定连接处还有一些胞内信号转导蛋白，可进行细胞间的信号传递。

锚定连接分为两类，与微丝相连的锚定连接包括黏着带（adhesion belt）和黏着斑（adhesion plaque），两者统称为黏着连接（adhering junction）；与中间丝（又称中间纤维丝）相连的锚定连接包括桥粒（desmosome）和半桥粒（hemidesmosome），其中，黏着带和桥粒构成细胞与细胞的连接，而黏着斑和半桥粒则使细胞与 EMC 相连。

1. 黏着连接是由微丝参与的锚定连接

（1）黏着带：黏着带（adhesion belt）位于上皮细胞顶端侧面、紧密连接与桥粒之间，又称为中间连接（intermediate junction）。黏着带也呈连续的带状分布，但相邻细胞膜之间有 15~20nm 的间隙。参与黏着带形成的跨膜黏附蛋白有钙黏蛋白和连接素等。相邻细胞钙黏蛋白胞外部分的同亲性结合产生细胞间牢固的机械连接。与黏着带形成相关的胞内锚定蛋白有连环蛋白、纽蛋白（vinculin）和 α 辅肌动蛋白（α-actinin）等，这些蛋白在质膜处与跨膜黏附蛋白相结合，在胞质侧提供微丝附着点。与钙黏蛋白结合的胞质连接蛋白主要有连环蛋白 -p120、β 连环蛋白和 α 连环蛋白（图 8-9A）等，与连接素结合的胞质连接蛋白主要有 afadin（又称 AF6）。连环蛋白 -p120 有稳定钙黏蛋白的作用。α 连环蛋白介导钙黏蛋白 - 连环蛋白复合体（cadherin-catenin complex，CCC）与微丝结合，促进微丝聚合和黏着带组装。α 连环蛋白还能与多种微丝相关蛋白结合，如纽蛋白、α 辅肌动蛋白、formin、ZO-1 和 afadin。胞内锚定蛋白将细胞黏附与肌动蛋白网络、膜泡运输和细胞极性成分联系在一起。在这些蛋白与跨膜黏附蛋白作用下，相邻细胞的微丝束连成带状网络，使组织连接成一个整体，分散组织发生或机体运动时所产生的外力，将细胞连接所产生的信号（如细胞接触所产生的机械压力）通过钙黏蛋白胞质尾传导至细胞核，改变基因的表达。对于脊椎动物，钙黏蛋白不仅参与细胞连接，而且还参与形态发生调节。

黏着带是逐步形成的。相邻细胞突起部位钙黏蛋白的聚集导致细胞彼此接触，启动细胞黏附形成；新生的细胞黏附并不成熟，常不稳定。一些新生细胞黏附的延伸和成熟受 Rho GTP 酶及其效应分子 ROCK 的调节。随着肌动蛋白多聚体的形成，CCC 在黏着带处聚集，黏着带延伸、成熟并使相邻细胞彼此相连（图 8-9B）。黏着带的成熟还能促进脊椎动物紧密连接的形成。黏着连接长度的变化在促进原肠胚形成等形态学变化过程中起重要作用。在多种系统组织中，黏着带还使上皮细胞建立了明确的 A-B 轴。

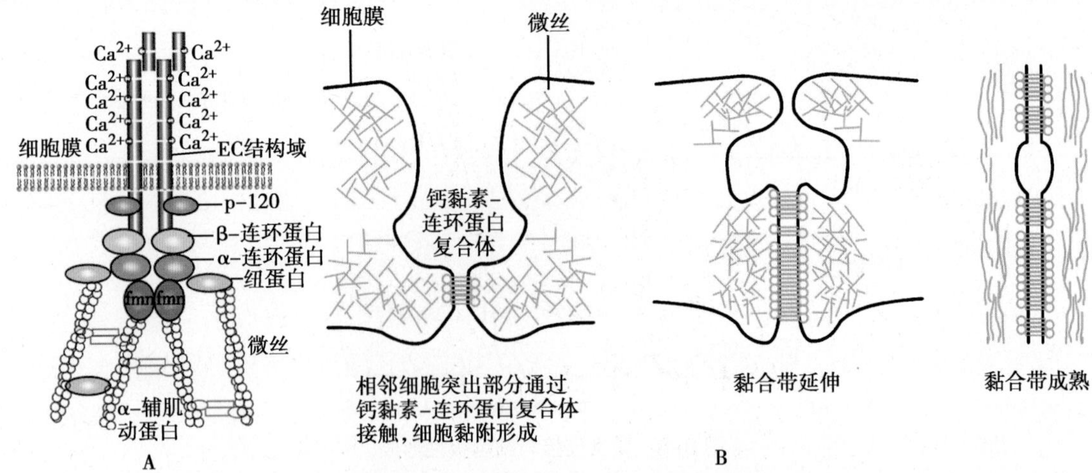

图 8-9 构成黏着带的两类蛋白及黏着带的形成

A. 连环蛋白和纽蛋白是胞内锚定蛋白，钙黏蛋白为跨膜黏附蛋白；B. 黏着带的形成

黏着带的形成和维持受钙黏蛋白介导的黏着蛋白复合体、肌动蛋白、Par 极性蛋白和 Rho 家族 GTP 酶（Rho、Rac 和 Cdc42）等调节，这种调节是相互的，如 Rho 家族 GTP 酶可调节黏着带的定位和动态变化，黏着带则可通过调节 GTP 酶的活性来改变细胞的形态和极性。

上皮细胞间不断形成的既牢固又可塑的黏附连接对上皮组织形成、细胞分裂、胚层分化和细胞凋亡非常关键。微管在黏着带解聚中起关键作用。微管向黏着带的延伸启动黏着连接的解聚。微管马达蛋白 kinesin-1 可调节微管诱导的黏着带解聚。黏着连接解聚促进细胞迁移。黏附带重塑时，重新向黏着带处分布的钙黏蛋白主要来自内吞作用和重新合成。黏着斑激酶（FAK）参与黏着带的解聚。动力蛋白（dynamin）是一种调节内吞作用的 GTP 酶。FAK 促进动力蛋白向黏着连接处聚集，产生内吞。

黏着带不仅对保持细胞形态和维持组织完整性有重要作用，而且为上皮细胞和心肌细胞提供了牢固黏合以抵抗机械压力并传递细胞收缩力。在早期胚胎发育过程中，黏着带使上皮细胞层内陷形成管状或泡状器官原基，对器官形成起重要作用。

黏着带还提供了一种将胞外信号向胞内传递的途径。钙黏蛋白缺失小鼠不能传递内皮细胞存活信号，导致血管内皮细胞死亡而死于胚胎发育时期。

（2）黏着斑：黏着斑（adhesion plaque）位于上皮细胞基底部，是细胞通过局部黏附与 EMC 形成的黏着连接。构成黏着斑的成分很多，包括支架蛋白、GTP 酶、激酶、磷酸酶和蛋白酶等。参与黏着斑形成的跨膜黏着蛋白是整联蛋白，大多数为 $\alpha_5\beta_1$，其胞外区域与 EMC（主要是胶原和纤连蛋白）成分相连，胞内部分通过锚定蛋白如踝蛋白、α 辅肌动蛋白、细丝蛋白（filamin）和纽蛋白等与微丝结合。

踝蛋白是形成黏着斑的关键成分之一，是活化整联蛋白自“内向外”信号转导的重要调节因子，它通过诱导纽蛋白构象改变使之定位于黏着斑处。踝蛋白缺失型细胞仅形成少量不完整的黏着斑。踝蛋白还能将 paxillin 聚集至黏着斑处，在黏着斑相关信号转导中也起重要作用。

2. 桥粒是由中间纤维参与的锚定连接

（1）桥粒：在脊椎动物中，桥粒（desmosome）广泛存在于承受机械力的组织中，如皮肤、食管和子宫颈等上皮细胞间及心肌细胞闰盘处，为其提供机械支持力，维持组织完整性。

典型的桥粒由相邻细胞质膜处两个对称性的点状结构组成，直径约 1μm，厚约 40nm，位于上皮细胞黏着带的下方。桥粒的内侧与中间纤维相连，其质膜侧的纽扣样结构将相邻细胞铆接在一起。桥粒处的细胞间隙为 20~30nm。在电镜下，相邻细胞质膜胞质侧各有一致密的胞质斑（cytoplasmic plaque），称为桥粒斑（desmosomal plaque），其直径约为 0.5μm。桥粒斑由靠近质膜处外致密斑（outer dense plaque，ODP）和与中间纤维相连的内致密斑（inner dense plaque，IDP）组成。ODP 的密度比 IDP 大。桥粒主要由三个蛋白家族构成：①桥粒钙黏蛋白家族，包括桥粒黏附蛋白（desmoglein，Dsg）亚家族和桥粒胶蛋白（desmocollin，Dsc）亚家族；②桥粒犰狳（armadillo）蛋白家族，包括桥粒斑珠蛋白（plackoglobin，PG）亚家族和 plakophilins（PP）亚家族；③桥粒 plakin 家族，包括 plectin、desmoplakin、envoplakin 和 periplakin 亚家族（图 8-10）。

桥粒钙黏蛋白家族是Ⅰ型跨膜蛋白，有多个成员，其胞外部分均有 Ca^{2+} 结合位点即 5 个胞外域（EC1~EC5）。在桥粒中介导相邻细胞相互连接的钙黏蛋白称为 Dsg 和 Dsc。Dsg 和 Dsc 的胞外部分相互识别并牢固结合，胞内部分则分别与胞质斑相结合。Dsg 是构成桥粒的主要糖蛋白，分为 Dsg-1、Dsg-2 和 Dsg-3。

桥粒犰狳（armadillo）蛋白家族的 PG 和 PP 两个亚家族可与 Dsc 和 Dsg 的胞质部分相互作用。PP 与中间纤维直接相连，形成胞质斑侧向作用的复杂网络。

桥粒 plakin 家族成员 desmoplakin 可与中间纤维、桥粒钙黏蛋白和桥粒 armadillo 家族成员结合，是中间纤维的锚定部位，许多成束的中间纤维伸向桥粒斑，被更细的纤维结合在桥粒斑上，折成袢状返回胞质中。

在不同类型细胞中，与桥粒结合的中间纤维不同，如在上皮细胞中主要是角蛋白丝（keratin filament），在心肌细胞中为结蛋白丝（desmin filament）。

桥粒是一种坚韧、牢固的细胞连接，在胚胎发育过程中对组织器官的形成、组织完整性的维持起关键作用。桥粒组成成分或结构的异常可导致相关疾病。例如，抗桥粒跨膜黏着蛋白抗体出现可导致自身免疫性疾病——天疱疮（pemphigus）；Dsg-1 是落叶性天疱疮的主要靶抗原；Dsg-3 是寻常性天疱疮的主要靶抗原。PP 缺乏及 DP 突变

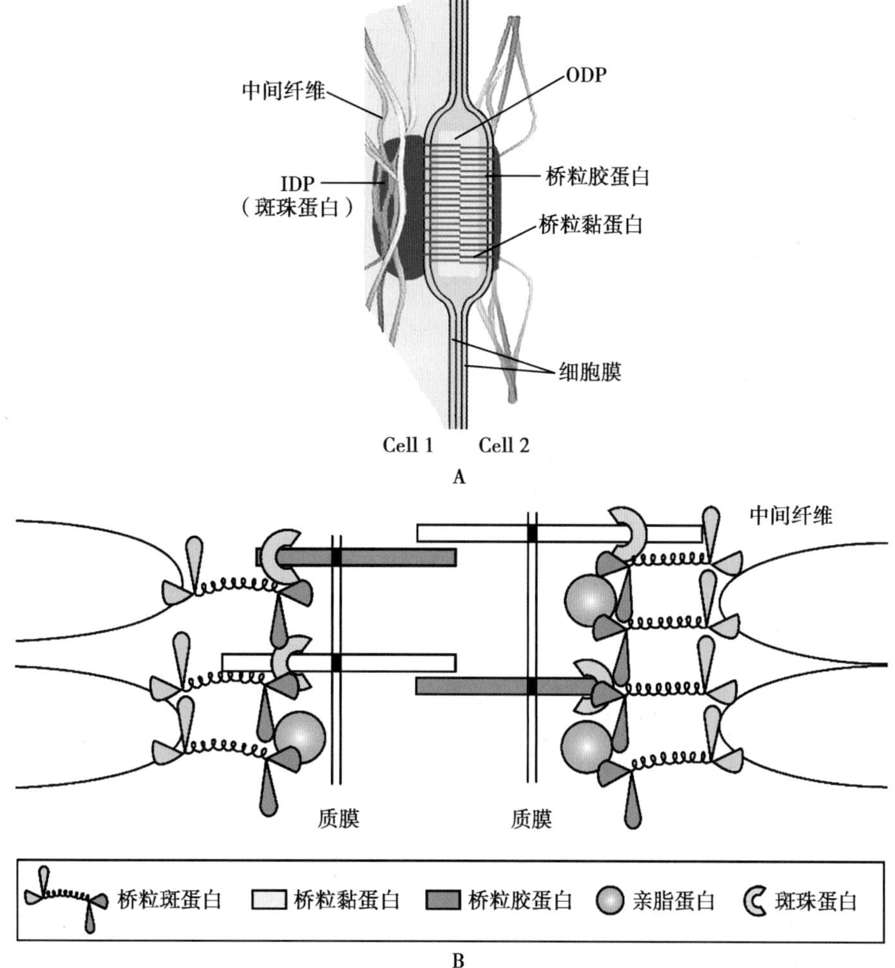

图 8-10　参与桥粒形成的主要蛋白及其相互作用
A. 桥粒结构模式图；B. 构成桥粒的主要蛋白质及其相互作用

可导致遗传性大疱性表皮松解症（epidermolysis bullosa，EB）；PP-2 突变与心律失常性右室心肌病（arrhythmogenic right ventricular cardiomyopathy，ARVC/D）的发生有关。Dsg 除与天疱疮的发病密切相关外，在皮肤恶性肿瘤的发病过程中也可能起一定的作用。Dsg-1 和 Dsg-2 表达的下调可能在角质形成细胞的分化以及肿瘤的发生中有一定的作用。

黏着连接与桥粒之间有一定依存关系。黏着连接的形成早于桥粒，它使相邻细胞质膜靠近，以便桥粒钙黏蛋白聚集、黏附和桥粒形成。黏着连接启动细胞 - 细胞连接，而桥粒对黏着连接有稳定作用。

桥粒是高度动态结构，能快速组装与去组装，对胚胎发育或伤口愈合时角质形成细胞（keratinocyte）的迁移和分化是必要的。

（2）半桥粒：半桥粒（hemidesmosome）是上皮细胞基底面与基底膜之间的连接结构。半桥粒只在质膜内侧形成一个胞质斑，相当于半个点状桥粒，故称为半桥粒。该胞质斑主要由网蛋白（plectin）组成。角蛋白丝与胞质斑结合并伸向胞质中。半桥粒的跨膜黏附蛋白是整联蛋白（$\alpha_6\beta_4$）和跨膜蛋白 BP180，它们可与基膜中的层黏连蛋白（laminin）发生黏附性结合，从而与基膜牢固地锚定在一起。这些整联蛋白也从 EMC 向胞内传导信号，影响着上皮细胞的形状和活性。

半桥粒主要存在于皮肤等复层鳞状上皮中，将上皮组织固定于结缔组织，防止机械力使上皮组织从下方组织剥离，并分散上皮与结缔组织所承受的机械力。半桥粒成分或结构变异可导致大疱性类天疱疮（bullous pemphigoid）等疾病。

（三）通信连接在细胞间直接传递信号

多细胞生物组织细胞间存在一种连接通道，可快速传递化学信号和电信号，维持多细胞间的协调合作，这种连接称为通信连接。通信连接的细胞间通信作用较其连接作用更为重要。在哺乳动物，除血液和骨骼肌细胞外，细胞的通信连接在电镜下可见连接处有 2~3nm 的胞间空隙，又称缝隙连接（gap junction）（图 8-11A）。通过电镜冷冻断裂技术，可查见成百上千个数目不等缝隙连接聚集成斑行使功能（图 8-11B）。缝隙连接对许多生命现象，如细胞同步化、细胞分化、细胞增殖、凋亡和无血管器官如表皮和晶状体的代谢协同（metabolic coordination）均有重要作用。缝隙连接在特定时期形成，其半衰期仅为 1~5 小时。

（1）连接子：构成缝隙连接的基本单位是连接子（connexon）。每个连接子或半通道（hemichannel）长约 7.5nm，外径约 6nm，由 6 个相同或相似的跨膜连接蛋白即连接蛋白（connexin，Cx）环形排列围成直径 1.5~2nm 的亲水性通道。相邻细胞质膜的两个连接子对接形成的密闭通道即为缝隙连接（图 8-11C、D）。缝隙连接的类型和功能特点由构成连接子的连接蛋白组成决定。由两个相同的连接子组成的缝隙连接称为同型（homotypic）缝隙连接，反之，则称为异型（heterotypic）缝隙连接。不同连接子组成的通道在分布、通透性和导电率等方面是不同的，如 Cx43 缝隙连接通道对 ADP 和 / 或 ATP 的通透性是 Cx32 通道的 120~160 倍。

脊椎动物的缝隙连接由连接蛋白和泛连接蛋白（pannexin，Px）构成。现已发现 20 余种 Cx，它们属于同一类蛋白家族，结构相似。根据其分子量对其命名。Cx 有 4 个保守的 α 螺旋跨膜区（m1~m4）、2 个胞外环（EL 1、EL 2）、1 个胞质环和 2 个胞质尾。胞质环和 C 端在序列和长度上变化很大，其他部分相对保守（图 8-11E）。跨膜区是形成通道的主要成分，胞外环主要与细胞识别和蛋白锚定有关，胞质环和 C 端可能与翻译后修饰有关，被认为有调节作用。Cx 的共表达较为常见，如肝细胞和近端肾小管细胞均表达 Cx26 和 Cx32。多数 Cx 是磷酸化蛋白，Cx 磷酸化对通道组装及其生理特性调节有重要作用。Cx 与胞内其他分子还发生相互作用，对维持正常细胞和组织功能至关重要。Cx 突变与多种疾病及肿瘤有关，如 Cx43 突变与多种器官异常的眼齿指发育不全（oculodentodigital dysplasia）有关；Cx26 和 Cx30 突变可导致耳聋和皮肤病；Cx46 和 Cx50 突变与遗传性白内障有关。

Px 结构与 Cx 相似，但两者在序列上几乎没有同源性。Px 有 3 个成员，它们广泛表达于各种组织，高表达于中枢神经系统。有研究表明，Px 可形成机械力敏感型（mechanosensitive）离子通道。目前对于 Px 的研究尚处于起始阶段，Px 与缝隙连接结构、功能及其 Cx 的关系还有待更多研究揭示。

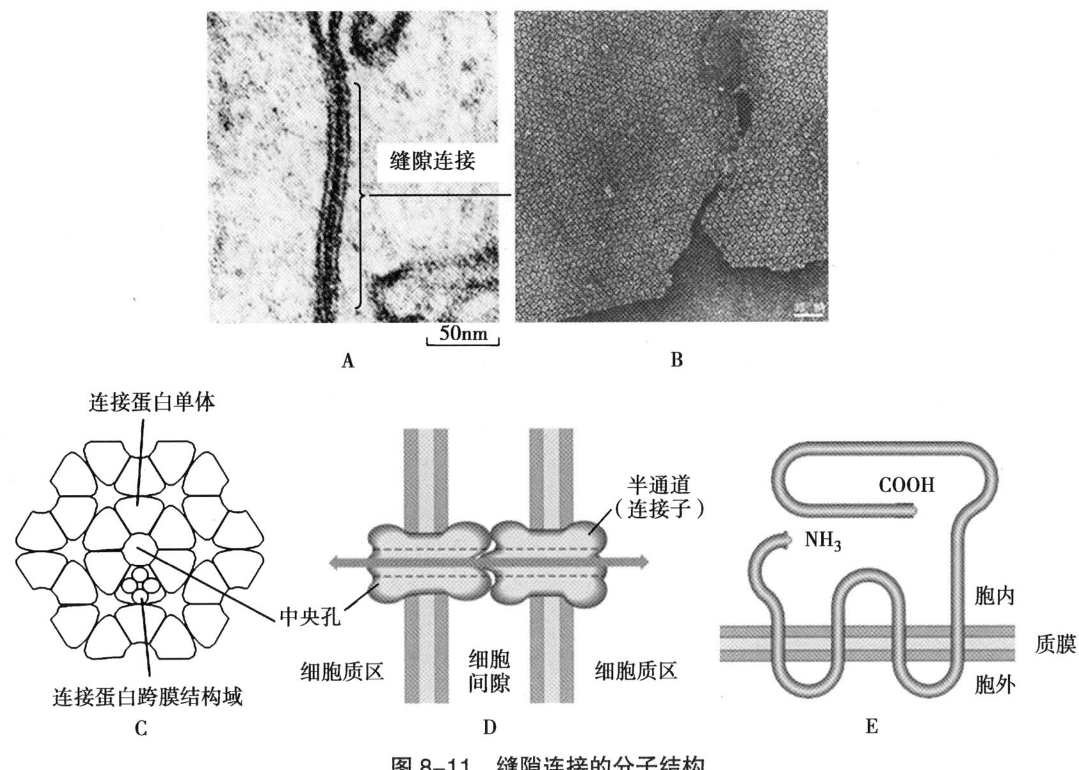

图 8-11 缝隙连接的分子结构

A. 缝隙连接的超微结构图像；B. 电镜冷冻断裂技术显示构成缝隙连接的蛋白质成片分布；C. 连接子的机构模式图；D. 相邻两个连接子对接形成缝隙连接模式图；E. 6 个连接蛋白分子形成连

（2）缝隙连接的主要作用：缝隙连接的主要作用是介导细胞间通信（gap-junctional intercellular communication，GJIC）。缝隙连接允许无机离子、信号分子和水溶性小分子代谢物直接穿行于相邻细胞而不会进入细胞间隙，是细胞间代谢偶联（metabolic coupling）和电偶联（electric coupling）的基础。GJIC 在胚胎发育、细胞生长和分化等各个方面也具有重要作用。

1）缝隙连接与代谢偶联：缝隙连接允许分子量小于 1kDa 的离子和小分子（如 ATP、单糖、氨基酸、核苷酸和维生素等）自由通过，使这些物质特别是一些信号分子如 Ca^{2+}、cAMP 和三磷酸肌醇（IP3）等与相邻细胞所共有，从而实现代谢偶联，协调细胞活动。在肝脏和晶状体中，缝隙连接的代谢偶联至关重要。例如，在肝脏中，血糖浓度受交感神经调节，但并非所有肝细胞都有交感神经分布。正是通过缝隙连接的代谢偶联，信号分子从有神经分布的肝细胞传递到无神经分布的肝细胞，使肝细胞共同对刺激做出反应。如连接子蛋白基因发生突变，在血糖水平降低时肝细胞就不能进行分解糖原。

2）缝隙连接与电偶联：带电离子通过缝隙连接的低电阻通道快速传递，形成细胞间电偶联（electrical coupling），又称电突触（electrical synapse）。电偶联在脑和心肌的快速反应和同步化过程中极为重要。例如，在心肌中，缝隙连接的电偶联使心肌细胞同步收缩，保证心脏正常搏动。有些神经细胞也可发生电偶联作用，使动作电位在细胞间迅速传递，以此协调神经细胞间的行为。

3）缝隙连接与胚胎发育：在胚胎发育时期，连接蛋白的表达受时空调控，与细胞的分化和生长有关。在 8 细胞期，缝隙连接开始形成，如向两栖动物卵裂球注射连接蛋白抗体改变其表达，将导致严重发育异常。所有脊椎动物生殖细胞均表达 Cx43，Cx43 突变会影响其表达及功能，从而影响细胞迁移。利用定时显微拍摄（time-lapse microscopy）透射电镜、免疫组织化学及光漂白后荧光素复原（fluorescence recovery after photobleaching，FRAP）等技术观察到动态变化的缝隙连接还介导免疫反应和损伤修复过程中的细胞迁移。

缝隙细胞间通信（GJIC）受转录、转录后和翻译水平的调控，引起 Cx 基因表达、蛋白表达、磷酸化水平和蛋白分布等改变。GJIC 的调节分为长期调控（long-term GJIC control）和短期调控（short-term GJIC control）。长期调控由转录因子Sp1和激活子蛋白-1（activator protein-1，AP-1）Wnt信号通路、DNA甲基化和组蛋白乙酰化等表观遗传学修饰等调节，在基因水平影响GJIC的结构及功能；短期调控又称为"门控调节"，由细胞内外Ca^{2+}浓度、pH值、Cx蛋白磷酸化、cAMP-PKA和PKC等信号通路调节。

GJIC与肿瘤产生有关。肿瘤细胞的缝隙连接数量明显减少。肿瘤促进因子、癌基因和生长因子对GJIC有下调作用。一般认为GJIC缺失是肿瘤发生的重要标志，提示Cx具有抑癌作用。肿瘤细胞中Cx的再表达能使细胞恢复正常，降低肿瘤细胞生长和迁移率。

2004年，Rustom A等人在哺乳动物细胞间发现了另外一种类似于胞间连丝的细长管状结构称为隧道纳米管（tunneling nanotubes，TNTs）。TNTs一直处于形成和断裂的持续变化状态，将邻近细胞直接连接起来，具有传递信息分子和运输物质的结构和功能。所有能被胞内体包裹和结合的物质都可以通过TNTs在细胞间运输。TNTs不仅可直接运输胞质小分子，还能远距离运输细胞膜成分甚至细胞器。作为细胞间的一种通信途径，TNTs在广泛的生理过程中发挥重要作用。

（四）多种细胞黏附分子共同参与信号中继连接——突触

信号中继连接允许相邻质膜接触位置，在细胞与细胞之间传递信号。神经系统中的化学突触（chemical synapse）和免疫突触（immune synapse）（例如：T淋巴细胞与抗原呈递细胞相互作用）是信号中继连接最典型的例子。通过跨膜配体-受体结合形成细胞-细胞通信的位点（如Delta-Notch，或者ephrins-Eph配体受体结合），也属于这个范畴，即细胞膜间必须保持彼此接触才能使配体激活受体。

（1）免疫球蛋白超家族在突触形成中的作用：神经系统的细胞依赖于复杂的黏附分子系统，以及趋化性和可溶性信号因子，引导轴突沿着精确的通路向外生长，并形成特定的神经细胞连接。免疫球蛋白超家族的黏附蛋白以及许多其他类型的黏附分子和信号分子在这些过程中具有重要作用。例如，成束蛋白2（fasciclin 2）突变的果蝇中，一些轴突生长途径出现异常，不能到达正确的目标位置。而成束蛋白3能使神经元生长锥在遇到正确的目标时能够识别并形成突触。如果从果蝇的运动神经元中敲除成束蛋白3合成基因，神经元生长锥就不能识别它们的肌肉细胞靶标，不能与之形成突触。相反，如果通过基因转染方法使通常不表达成束蛋白3的运动神经元表达这种蛋白质，它们就可以和通常不形成连接的肌肉细胞形成突触连接。免疫球蛋白超家族蛋白在脊椎动物中具有相似的作用。还有很多黏附分子参与了突触形成。

突触前和突触后细胞相互识别并黏附是突触形成的前提条件，此外，信号受体、离子通道、突触囊泡、对接蛋白等一系列复杂系统也会影响突触的形成。为此，细胞黏附分子必须将突触前膜和突触后膜牢固地连接在一起，同时将信号转导的所有组件保持在其适当位置，才能保持后续进程。研究表明，在脊椎动物神经系统的突触周围，集中了钙黏蛋白和免疫球蛋白超家族成员等大约20种不同的经典钙黏蛋白，而不同神经元亚群中有不同的组合表达。

（2）支架蛋白提供多种参与突触连接蛋白的结合位点：支架蛋白（scaffold proteins）是突触连接的结构蛋白，它可以将一系列黏附分子募集到突触前后膜并将它们固定到位。支架蛋白分子通常由若干个长约70个氨基酸的PDZ结构域区段组成，可以识别和结合特定跨膜分子细胞内的C末端尾部（图8-12）。一个支架蛋白可以同时结合多种黏附分子，同时一个支架蛋白分子还可以与另一个支架蛋白结合。通过这种方式，细胞可以组装成蛋白质垫，将突触连接所需的所有组分编织到网状支架中。有数百种不同类型的蛋白质参与这种复杂的结构。突触支架蛋白的突变可改变突触的大小和结构，从而对神经系统的功能产生严重影响。

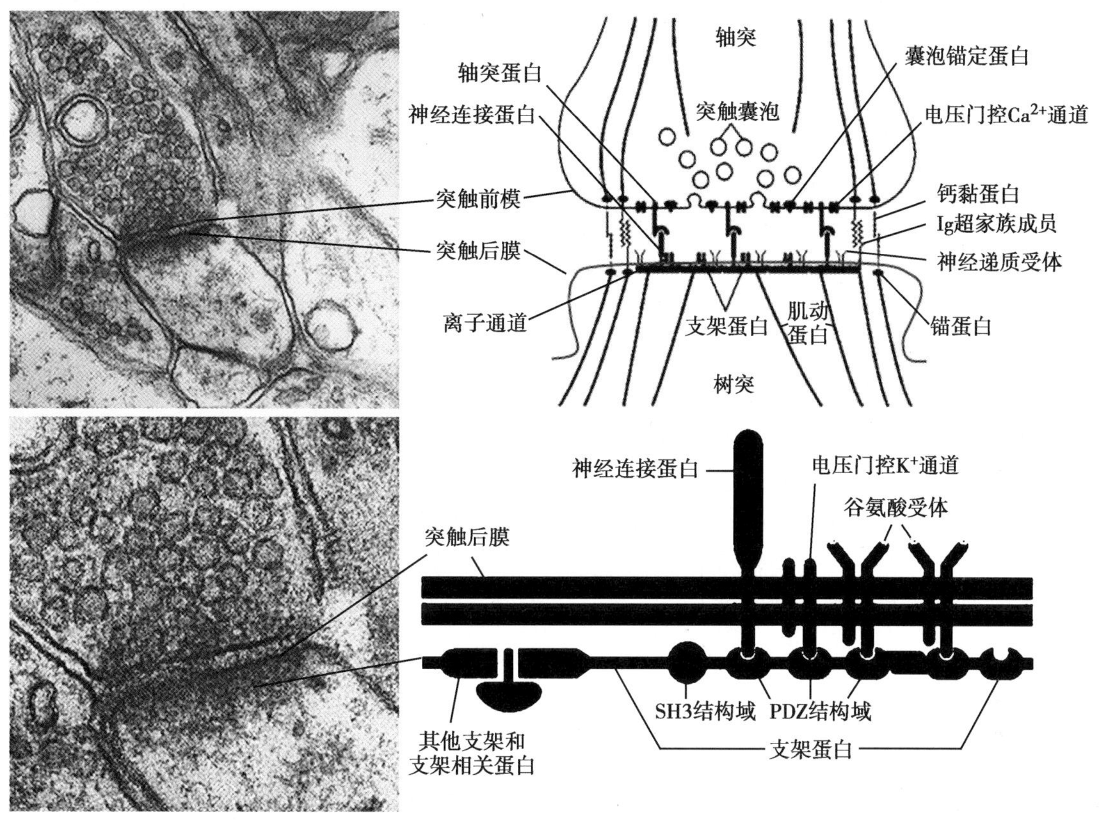

图 8-12　突触连接的分子结构

第二节　细胞外基质

多细胞生物体的细胞大多以组织的形式存在。组织中除了细胞成分外，细胞之间尚存在非细胞性的物质，这些存在于细胞外空间由蛋白质和多糖大分子构成的精密有序网络结构体系称为细胞外基质（extracellular matrix，ECM）。基质中的蛋白质大体上可以分为纤维蛋白（主要是胶原）、糖蛋白和蛋白聚糖三大类。其中，胶原和弹性纤维主要起结构支持作用，而纤连蛋白和层黏连蛋白主要起黏合作用。氨基聚糖和蛋白聚糖形成凝胶样基质起结构作用，将纤维蛋白包埋于其中。细胞通过其表面的受体与 ECM 结合。

结缔组织中 ECM 含量较高，细胞分散于其中，而上皮组织、肌组织及脑和脊髓中 ECM 含量较少。结缔组织中 ECM 有多种形式，有的坚硬如石（如骨、牙齿）；有的坚韧如绳索，具有强大的抗张力（如肌腱、韧带）；有的透明柔软（如角膜）。ECM 的含量、组分、结构和存在形式赋予组织不同的特性，并与组织特定功能相适应。

细胞外基质构成细胞赖以生存和发挥功能活动的微环境，具有多方面功能。ECM 不仅将细胞整合在一起，决定其物理性状，发挥支持、连接、保护等作用，而且对细胞的存活、增殖、分化、死亡及细胞的形状、识别黏附、迁移等生命活动都具有主动而复杂的调控作用。

细胞外基质的异常与多种疾病相关，如肾小球肾炎、肺纤维化、肝硬化及骨关节病等都出现 ECM 成分或结构的异常；肿瘤细胞的浸润、转移和某些遗传性疾病也与 ECM 的改变相关。近年来，有关 ECM 复杂的生物学作用及功能备受关注，已成为细胞生物学及医学研究领域中的热点之一。

一、细胞外基质的组成成分

哺乳动物的结缔组织中 ECM 非常丰富，含有各种 ECM 成分，因此对 ECM 的研究常以结缔组织为对象。ECM 的成分主要有两大类：一类是纤维蛋白，其中胶原（collagen）、弹性蛋白（elastin）起结构作用；纤连蛋白（fibronectin）和层黏连蛋白（laminin）是非胶原糖蛋白起黏着作用。另一类是氨基聚糖，常以共价键与蛋白质结合形成蛋白聚糖；层黏连蛋白氨基聚糖和蛋白聚糖形成凝胶样基质（gel-like ground substance）将纤维蛋白包埋于其中。随着蛋白质组学分析技术的不断进步，目前已经发现有近300种蛋白质，包括43种胶原蛋白亚基，30种蛋白多糖，以及大约200个糖蛋白参与组成ECM，这些蛋白质被称为核心基质体（core matrixome）。此核心基质体不包括黏蛋白、分泌的C型凝集素、半乳糖凝集素、信号素和某些其他可能与ECM结合的修饰酶，例如蛋白酶，或参与交联的酶，或生长因子和细胞因子。

在结缔组织中，ECM的各种成分是由成纤维细胞（fibroblast）所分泌，在骨和软骨中ECM是由成骨细胞（osteoblast）和成软骨细胞（chondroblast）分泌的。另外，上皮细胞和肌细胞也可分泌ECM。

（一）胶原和弹性蛋白是细胞外基质中主要的结构蛋白

1. 胶原是细胞外基质中含量最丰富的纤维蛋白家族 胶原（collagen）是ECM最主要的成分，属于纤维蛋白家族，也是哺乳动物和人体内含量最丰富的蛋白质，占人体蛋白质总量的25%以上。胶原常与ECM中的其他成分结合形成结构和功能的统一体。

（1）胶原的分子结构和类型：各种类型胶原的分子结构不同，但其基本结构是由3条多肽链相互缠绕成的三股超螺旋结构。胶原分子的每条肽链称为α链。α链的氨基酸组成和排列独特，含有极丰富的甘氨酸和脯氨酸，呈左手螺旋构象，每3个氨基酸螺旋一圈，其中1个为甘氨酸残基，因此在肽链中形成一系列Gly-X-Y重复序列（X和Y可以是任何一种氨基酸，但X常为脯氨酸，Y常为羟脯氨酸）。三股螺旋再相互盘绕成胶原分子的右手超螺旋结构。这种结构的形成由甘氨酸和脯氨酸的重复存在决定，它们对于胶原分子螺旋结构的形成十分重要。由于脯氨酸分子为环状结构，因而能稳定每条肽链的螺旋构象。在肽链的中央区域，每隔2个氨基酸就有1个甘氨酸，由于其只有1个氢原子作为侧链、分子很小，所以在三股螺旋形成时能挤在内部，使3条α链能够紧密地缠绕在一起（图8-13）。

人类基因组中发现有42种基因编码不同的α链，不同组织中这些基因有不同组合形式的表达。理论上42种α链可以组合成数千种类型的胶原分子。自1969年Miller和Matukas首先报道Ⅱ型胶原以来，共有29种不同的胶原分子逐步被发现，分别用罗马数字Ⅰ~ⅩⅩⅨ（1~29）表示（表8-4）。各型胶原具有不同的分子组成和功能。Ⅰ、Ⅳ、Ⅴ、Ⅸ型胶原由2种或3种α链螺旋形成，而其他类型的胶原仅由一种α链形成。同一组织中常含有几种不同类型的胶原，但常以某一种为主，这种不同胶原组合为组织提供了结构和功能的复杂性。Ⅰ、Ⅱ、Ⅲ型胶原占人体胶原总量的

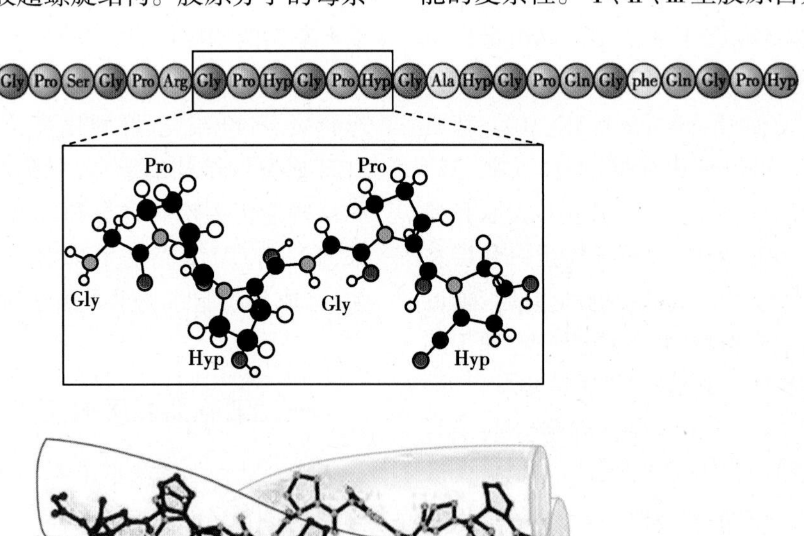

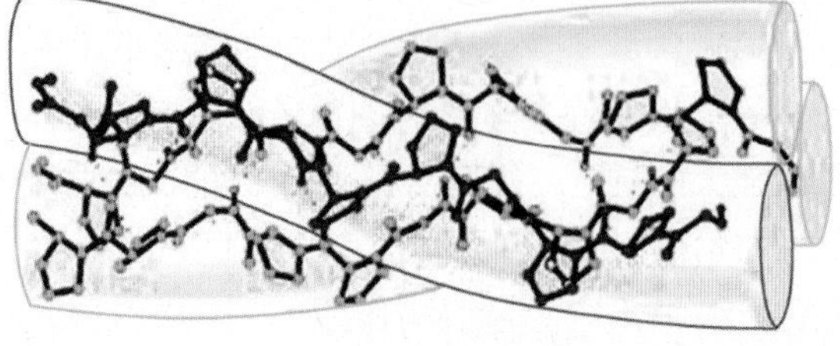

图8-13 典型的胶原分子结构

表 8-4 胶原的主要类型和特性

型号	分子式	组织分布	类别
Ⅰ	[α1(Ⅰ)]2α2(Ⅰ)	骨、皮肤、腱、韧带、角膜、内脏器官	原纤维形成胶原
Ⅱ	[α1(Ⅱ)]3	软骨、椎间盘、玻璃体	原纤维形成胶原
Ⅲ	[α1(Ⅲ)]3	皮肤、血管、内脏器官	原纤维形成胶原
Ⅳ	[α1(Ⅳ)]2α2(Ⅳ)	基膜	网格形成胶原
Ⅴ	[α1(Ⅴ)]2α2(Ⅴ) [α1(Ⅴ)α2(Ⅴ)α3(Ⅴ)] [α1(Ⅴ)]3	胎盘、肺、角膜、骨和皮肤	原纤维形成胶原
Ⅵ	α1(Ⅵ)α2(Ⅵ)α3(Ⅵ)	真皮、软骨、胎盘、肺、静脉血管壁、椎间盘	原纤维结合胶原
Ⅶ	[α1(Ⅶ)]3	羊膜、皮肤、食管、子宫颈、口腔黏膜	锚定原纤维
Ⅷ	[α1(Ⅷ)]2α2(Ⅷ)	上皮组织、地塞麦氏膜(角膜内皮细胞基底膜)	网格形成胶原
Ⅸ	α1(Ⅸ)α2(Ⅸ)α3(Ⅸ)	软骨、玻璃体、角膜	原纤维结合胶原
Ⅹ	[α1(Ⅹ)]3	增生软骨	网格形成胶原
Ⅺ	[α1(Ⅺ)α2(Ⅺ)α3(Ⅺ)]	同Ⅱ型	原纤维形成胶原
Ⅻ	[α1(Ⅻ)]3	肌腱、韧带、皮肤、软骨	原纤维结合胶原
XⅢ	[α1(XⅢ)]3	表皮、毛囊、肌内膜、肠、肺、肝、内皮	跨膜胶原
XⅣ	[α1(XⅣ)]3	真皮、静脉血管壁、胎盘、肺、肝、软骨	原纤维形成胶原
XⅤ	[α1(XⅤ)]3	成纤维细胞、平滑肌、肾、胰腺	其他
XⅥ	[α1(XⅥ)]3	成纤维细胞、角化细胞	其他
XⅦ	[α1(XⅦ)]3	半桥粒、表皮	跨膜胶原
XⅧ	[α1(XⅧ)]3	血管基膜	其他
XⅨ	[α1(XⅨ)]3	横纹肌肉瘤	原纤维结合胶原
XX	[α1(XX)]3	角膜、皮肤、软骨、肌腱	原纤维结合胶原
XXⅠ	[α1(XXⅠ)]3	静脉血管壁	原纤维结合胶原
XXⅡ	[α1(XXⅡ)]3	组织连接处	原纤维结合胶原
XXⅢ	[α1(XXⅢ)]3	心脏、视网膜	跨膜胶原
XXⅣ	[α1(XXⅣ)]3	骨、角膜	原纤维形成胶原
XXⅤ	[α1(XXⅤ)]3	脑、心脏、睾丸	跨膜胶原
XXⅥ	[α1(XXⅥ)]3	睾丸、卵巢	原纤维结合胶原
XXⅦ	[α1(XXⅦ)]3	软骨	原纤维形成胶原
XXⅧ	[α1(XXⅧ)]3	真皮、坐骨神经	?
XXⅨ	[α1(XXⅨ)]3	?	?

80%~90%，在组织中形成相似的纤维结构，称为原纤维形成胶原(fibril-forming collagen)。Ⅰ型胶原常形成较粗的纤维束，分布广泛，主要存在于皮肤、肌腱、韧带和骨组织中，具有很强的抗张力；Ⅱ型胶原主要存在于软骨中；Ⅲ型胶原形成细微的原纤维网，广泛分布于具有延展性的组织中，如皮肤、血管及内脏等疏松结缔组织中。

组织中含量较少的如Ⅵ型、Ⅸ型和Ⅻ型胶原，由于3股螺旋结构在这些类型的胶原分子中是不连续的，以非螺旋结构分隔，它们本身并不装配成原纤维，但能与胶原原纤维结合，参与胶原原纤维之间以及胶原原纤维与基质中其他分子间的连接，具有确定原纤维在ECM中排列的作用，称为原纤维结合胶原（fibril-associated collagens）（图8-14）。Ⅳ型和Ⅶ型胶原，称为网格形成胶原（network-forming collagens），其中Ⅳ型胶原分子能连接成网络片层结构，是组成基膜的主要成分。当组织细胞出现癌变时，Ⅳ型胶原合成减少，可促进肿瘤的转移。除此以外，Ⅳ型胶原还可能与癌细胞相互作用，激活细胞内信号转导，促进癌细胞增殖和迁移。目前，血清Ⅳ型胶原可作为胃癌腹腔转移的生物标志物，对判断胃癌的预后有一定意义。而Ⅶ型胶原可形成二聚体，形成锚定原纤维（anchoring fibril），将复层上皮的基膜牢固地锚定于下方结缔组织。还有一些胶原分子位于细胞膜上作为黏附分子的受体，称为跨膜胶原（transmembrane collagens）。

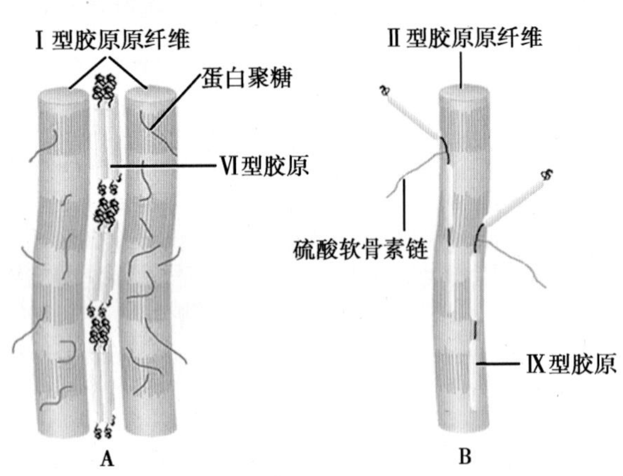

图8-14 原纤维形成胶原与原纤维结合胶原相互作用模式图

A. 由Ⅰ型和Ⅳ型胶原结合形成肌腱；B. 软骨中的Ⅱ型和Ⅸ型胶原以及硫酸软骨素共价结合

（2）胶原的合成与装配：胶原由成纤维细胞、成骨细胞、软骨细胞及某些上皮细胞合成并分泌到细胞外。如果将纯化的α链放入试管中进行简单的混合，并不会形成三股螺旋结构，更不会有成熟的胶原形成。因此，推测细胞必定有某种机制进行胶原的合成和自我装配，形成了高度有序的胶原。随后的研究者利用体外培养的成纤维细胞，并用放射性核素标记氨基酸追踪新合成的蛋白质，获得了有关胶原合成的信息。

胶原合成时，首先在粗面内质网附着核糖体上合成前α链（pro-α chain），其N端和C端各含有一段不含Gly-X-Y序列的前肽（propeptide），前肽呈非螺旋卷曲，含有较多的酸性氨基酸、芳香族氨基酸和半胱氨酸残基。新合成的前α链相继在粗面内质网和高尔基体中进行修饰，肽链中脯氨酸和赖氨酸被羟基化修饰，其中一些羟赖氨酸残基被部分糖基化修饰，其完全糖基化修饰则在高尔基体中完成。羟化的氨基酸残基有助于链间氢键的形成。随后3条前α链的C端前肽对齐排列，借二硫键形成链间交联，并从C端向N端聚合形成三股螺旋结构。带有前肽的三股螺旋胶原分子称为前胶原（procollagen），其两端的前肽部分则保持非螺旋状态。前胶原进入高尔基体，经过进一步糖基化修饰，添加葡萄糖，形成*O*-连接的寡聚糖链。在高尔基体反面膜网被包装进分泌小泡，通过与质膜的融合，分泌到细胞外。前胶原分子中前肽序列的存在，具有阻止前胶原在细胞内组装成胶原原纤维的作用。在细胞外，前胶原在两种Zn^{2+}依赖性的前胶原N-蛋白酶和前胶原C-蛋白酶作用下，分别水解去除两端的前肽，在两端各保留一段非螺旋的端肽区（telopeptide region），形成原胶原分子（tropocollagen）。随后原胶原分子在ECM中相互呈阶梯式有序排列并发生侧向交联，自组装形成直径10~300nm、长150nm至数微米的胶原原纤维（collagen fibril）。电镜下胶原原纤维具有典型的67nm周期性条纹。此系原胶原分子呈1/4交错平行排列，使同一行中原胶原分子间有一定空隙。由于分子排列极其规则，胶原原纤维在结合金属或负染时呈现特征性带纹。胶原原纤维在结合于其表面的原纤维结合胶原作用下，可进一步结合聚集，形成光镜下可见的直径0.5~3μm胶原纤维（collagen fiber）。胶原纤维在组织中以不同的方式排列，以适应特定功能的需要。如皮肤中原纤维编织成网以抵抗不同方向的张力；在肌腱中，它们平行排列成索条状，与肌肉收缩时的拉力方向平行；角膜基质中胶原纤维的排列类似于夹层板，每一层内的纤维平行排列，但层间的纤维相互垂直。这种排列方式既增强了角膜的强度，同时纤维的有序排列和大小的一致性使入射光的散射减少到最少，有利于增强角膜组织的透明度。

（3）影响胶原装配及稳定的因素：前α链翻译后的修饰对于胶原三股螺旋结构及随后原纤维的形成至关重要。如脯氨酸残基的羟化反应是在膜结合的脯氨酰4-羟化酶及脯氨酰3-羟化酶的催化下进行的，维生素 C 是这两种酶所必需的辅助因子。当人体缺乏维生素 C 时，则前胶原分子羟化不足，不能形成稳定的三股螺旋结构，随后在细胞内被降解，胶原原纤维不能正常形成；另一方面，原先存在于基质及血管壁中的胶原逐渐分解，组织失去胶原的结构支持，结果导致血管、肌腱、皮肤等脆性增加，出现皮下、牙龈易出血及牙齿松动等维生素 C 缺乏病症状。

原纤维中的交联键是由侧向相邻的某些赖氨酸或羟赖氨酸残基被细胞外的赖氨酰氧化酶（Lysyl oxidase，LOX）氧化脱氨基后，所产生的两个醛基间缩合形成的醛醇交联，这种交联结合多发生在原胶原分子两端很短的非螺旋端肽区。所以，平行排列的分子通过原胶原分子 N 端与相邻分子 C 端形成的这种共价键加以稳定，成为具有极强抗张力强度的不溶性胶原。准确地切除 N 端和 C 端的前肽对于胶原的正确组装是必需的。在 Ehlers-Danlos 综合征中，由于缺乏一种切除前肽的酶，因而不能将前胶原转变成胶原这种高度有序的纤维，这种患者有关节过于滑动、皮肤极易扩张的表现。胚胎及新生儿的Ⅰ型胶原因缺乏分子间的交联，并仅由 α_1(Ⅰ)一种肽链构成的同三聚体而易于抽提。随年龄的增长，交联逐渐增多，而且有 α_2(Ⅰ)链参与构成异三聚体，胶原纤维更加紧密，这可能与衰老过程中皮肤的弹性下降和骨质疏松有关，成为老化的一个重要特征。

编码胶原的基因突变可造成胶原的异常。如编码Ⅰ型胶原 α_1(Ⅰ)基因（*COL1A1*）或 α_2(Ⅰ)链的基因（*COL1A2*）突变，可引起成骨不全（osteogenesis imperfecta）。患者皮肤很薄，肌腱和骨脆弱，易发生骨折。因为 α 链三肽重复序列（-Gly-X-Y-）的第 3 位必须是甘氨酸，如果基因突变使甘氨酸被其他氨基酸替换，将导致三股螺旋结构形成不良或不稳定。三股螺旋中任何一条 α 链的缺陷即可影响整个胶原三股螺旋分子的结构和功能。*COL2A1* 基因突变可导致Ⅱ型胶原蛋白质氨基酸排列改变，从而影响蛋白质螺旋结果的稳定和功能，出现Ⅱ型胶原病，包括Ⅱ型软骨发育不全、Kniest 骨发育不全、先天性脊柱发育不良、Stickler 综合征、Wagner 综合征等。可引起软骨异常，导致关节畸形、身材矮小。Ⅲ型胶原基因的突变，则引起皮肤、血管脆弱，关节极易变形。

正常情况下，胶原的转换率及组织分布是比较稳定的。但在胚胎发育、创伤愈合、炎症反应等特殊生理和病理状况下，胶原的转换率加快，常伴有胶原类型的转变，即原有胶原降解而代之以另一类型的新生胶原，如瘢痕组织主要是由纤维形胶原组成。降解天然胶原的胶原酶以非活性形式广泛分布在组织和血液中，在创伤组织及分娩后的子宫中胶原酶活性显著增高。一些蛋白酶和激素可影响胶原酶的活性，如激肽释放酶、纤溶酶等可促进胶原酶的活化；糖皮质激素可诱导胶原酶的合成；甲状旁腺素增高骨骺端胶原酶活性。

2. 弹性蛋白是细胞外基质中弹性纤维的主要成分 在脊椎动物中，有许多组织如皮肤、血管、肺等，不仅需要强度，而且需要弹性。如弹性蛋白是动脉壁的主要蛋白，约占主动脉干重的 50%。细胞外基质中的弹性纤维赋予了组织以弹性，使其受牵拉后可不消耗能量恢复原位。基质中的胶原纤维与弹性纤维交织在一起，使组织既有抗张性又具弹性，不会因为正常的牵拉而撕裂，也不会出现牵拉后的伸张变形。这是由细胞调控 ECM 中胶原和弹性蛋白的比例实现的。

弹性纤维（elastic fiber）的直径为 0.2~1.0μm，光镜下外观均匀。纤维中心区域主要由弹性蛋白（elastin）构成，在其外围包绕着一层由微原纤维（microfibril）构成的鞘。弹性蛋白分子约由 750 个氨基酸组成，多肽链是由两种不同类型的短肽片段交替排列而成，一种为富含赖氨酸的亲水性片段，能在相邻分子间形成交联（crosslink）。另一种为疏水性片段，富含甘氨酸、脯氨酸、丙氨酸等。低牵张力或舒张时疏水性片段聚成卷曲状，被牵拉时则伸展，因而使分子具有弹性。目前发现由微原纤维构成的鞘中含有 10 多种不同的蛋白质，其中原纤维蛋白（fibrillin）含量最丰富，蛋白折叠成线状并包含串珠状球性结构域。原纤维蛋白肽链中也存在 Arg-Gly-Asp 序列，可与细胞膜上的整联蛋白受体结合。鞘中含有的微丝结合糖蛋白（MAGPs）与原纤维蛋白的球性结构域结合。微原纤维鞘的内外两面都存在腓骨蛋白（fibulin），内面的腓骨蛋白负责微原纤维鞘与弹性蛋白的连接。另外 EMILIN-1 蛋白也负责弹性蛋白与外周鞘的连接（图 8-15）。

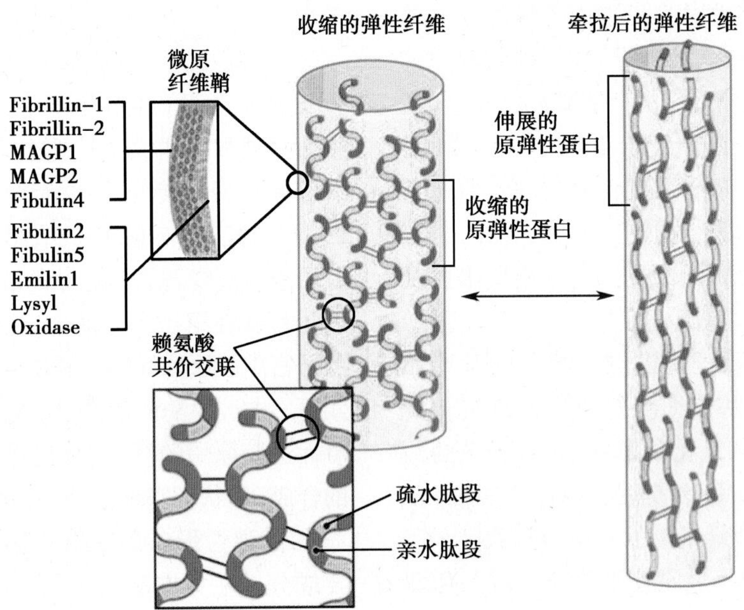

图 8-15 弹性蛋白牵张和收缩变化模式图

合成胶原的细胞也合成和分泌弹性蛋白。弹性蛋白及构成微原纤维鞘的各种蛋白成分在细胞内合成后，分泌到 EMC 中共同组装成弹性纤维。主要步骤包括：①原纤维蛋白（fibrillin）和 MAGP 等被分泌到邻近质膜的 EMC 中，分子间通过赖氨酸侧链之间的交联形成了能引导弹性蛋白聚集定位的网格支架。②弹性蛋白以可溶性单体——原弹性蛋白（tropoelastin）的形式在 rER 合成，通过内膜系统运送至质膜分泌，分子伴侣始终与原弹性蛋白结合以防止其在分泌途径中提前聚集。③在邻近质膜的 EMC 中原弹性蛋白分子间发生交联，交联也发生在赖氨酸残基之间，但比胶原中的更复杂。④逐渐增大增多的原弹性蛋白交联聚合体与微原纤维结合，微原纤维包围弹性蛋白，弹性蛋白形成弹性纤维的芯。目前聚合体从质膜表面转移至微原纤维的确切机制还不清楚。⑤位于微原纤维鞘中的弹性蛋白之间进一步交联以形成最终结构。谷氨酰转移酶（transglutaminase）催化弹性蛋白与微原纤维鞘的共价连接，最终形成成熟弹性纤维。

研究证明，原弹性蛋白交联过程中亲水肽段上的赖氨酸经赖氨酰氧化酶（Lysyl oxidase）催化脱氨基，形成高活性的醛基，通过 4 个赖氨酸残基的 R 侧链基团环状交联，形成弹性蛋白中特有的氨基酸锁链素（desmosine）和异锁链素（isodesmosine）的复合分子结构，原弹性蛋白借此而彼此聚集交联（图 8-16）。fibulin4 和 fibulin5 以及细胞膜上的多种整联蛋白受体参与调节原弹性蛋白的交联聚合过程，决定其交联的程度和聚合物的大小。

无规则卷曲的弹性蛋白分子交联后的网状结构，能使弹性纤维伸拉后回弹，如同橡皮条一样具有弹性。但目前仍不清楚弹性纤维在产生弹性时内部的原弹性蛋白确切的构象改变。

弹性纤维合成和组装出现任何异常都会引发疾病，如皮肤松弛症（cutis laxa）是一种常染色体隐性遗传病，患者皮肤和结缔组织中缺乏弹性纤维，表现为皮肤和皮下组织下垂肥大松弛。威廉姆斯综合征（Williams syndrome）患者因编码弹性蛋白的基因突变，产生的弹性蛋白多肽链缩短，缺乏形成分子交联结构域，因而难以组装成弹性纤维。该病患者表现为缺乏弹性纤维的动脉壁中平滑肌细胞过度增殖，导致出现严重的大动脉管腔狭窄。由此可见，动脉壁的正常弹性，对于抑制平滑肌细胞的异常增殖是必要的。微原纤维在弹性纤维的装配中起重要作用，它与弹性蛋白结合，对保持弹性纤维的完整性有重要作用。编码微原纤维蛋白的基因突变可引起一种较常见的人类遗传性疾病，称为 Marfan 综合征。病变累及富含弹性纤维的组织，患者可出现晶体易位，骨骼及关节畸形，身材异常瘦长等表现，严重者容易发生主动脉破裂。

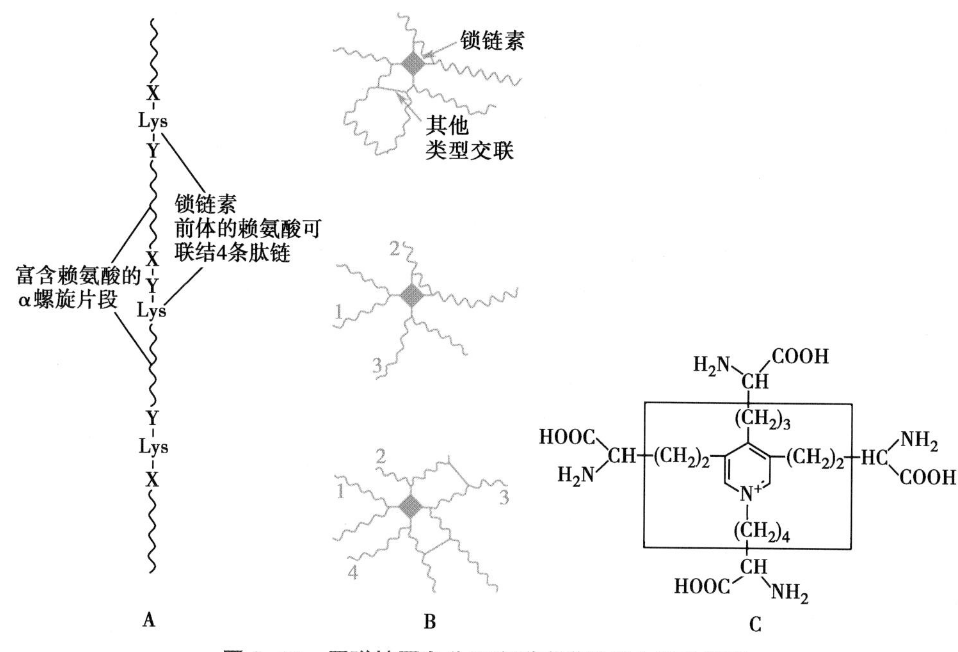

图 8-16　原弹性蛋白分子交联成弹性蛋白网示意图

弹性蛋白和胶原一样，其重要性在年老个体中表现得更为明显。随着年龄的增长，胶原的交联度越来越大，韧性越来越低；弹性蛋白也从皮肤等组织中逐渐丧失。结果是老年人的骨和关节灵活性下降，皮肤弹性降低起皱。

（二）非胶原糖蛋白是细胞外基质的组织者

在 EMC 中除胶原和弹性蛋白外，还有另一类重要的蛋白成分——非胶原糖蛋白，现已发现数十种。他们都是多功能大分子，具有与细胞及 EMC 中多种成分结合的不同结构域。因此，非胶原糖蛋白可作为组织者，结合基质中其他多种大分子，装配成 EMC 结构，也可以帮助细胞与 EMC 结合。非胶原糖蛋白对细胞的存活、增殖、分化、迁移等有着直接的影响。在脊椎动物中，对结构和功能研究的最清楚的是纤连蛋白和层黏连蛋白。

1. 纤连蛋白结合细胞外基质各组分并介导细胞与细胞外基质的附着　纤连蛋白（fibronectin，FN）广泛存在，不仅见于人类及各种高等动物体内，也存在于低等的原始多细胞生物海绵中。纤连蛋白在动物体内分布十分广泛：以可溶形式存在于血浆及各种体液中；以不溶形式存在于 EMC 及细胞表面。前者称为血浆纤连蛋白，后者称为细胞纤连蛋白。

各种纤连蛋白由彼此相似的肽链亚单位组成。血浆纤连蛋白是由两条相似的肽链在 C 端借二硫键交联形成的 V 字形二聚体。每一肽链长 60~70nm。细胞纤连蛋白为多聚体。在人体中目前鉴定出的纤连蛋白亚单位就有 20 种以上，它们都是同一基因编码的产物。构成纤连蛋白的各个亚单位具有极为相似的氨基酸组成序列，每一亚单位分子量为 22 000~25 000，含有 2 450 左右的氨基酸残基，它们构成线性排列的 5~6 个杆状的功能区，每个功能区之间由可折屈的并对蛋白酶敏感的短肽相连。为研究纤连蛋白的功能，用低浓度蛋白酶处理纤连蛋白，水解功能区之间的短肽，发现切割分离下来的片段含有不同的配体结合位点，可分别与胶原、肝素等 EMC 大分子及细胞表面受体如整联蛋白结合（图 8-17）。

每条纤连蛋白亚基多肽链由约 30 个独立折叠形成的模块（module）组成，这些模块分为三种（Ⅰ、Ⅱ、Ⅲ）类型。同型模块的氨基酸序列相似。每条肽链含 12 个Ⅰ型模块，2 个Ⅱ型模块，15~17 个Ⅲ型模块。它们组合并重复排列，形成了 5~6 个可结合不同分子和细胞的功能区。如Ⅲ型模块是纤连蛋白分子中的主要模块，其重复排列构成了位于肽链中央的细胞结合区。对此区的进一步分析，发现一种三肽序列 Arg-Gly-Asp（简称 RGD 序列）是与细胞表面某些整联蛋白（$\alpha_5\beta_1$）识别和结合的部位，这类整联蛋白参与细胞的黏附和信号转导。化学合成的肽链只要含有 RGD 序列，都能与纤连蛋白竞争细胞上的结合位点，从

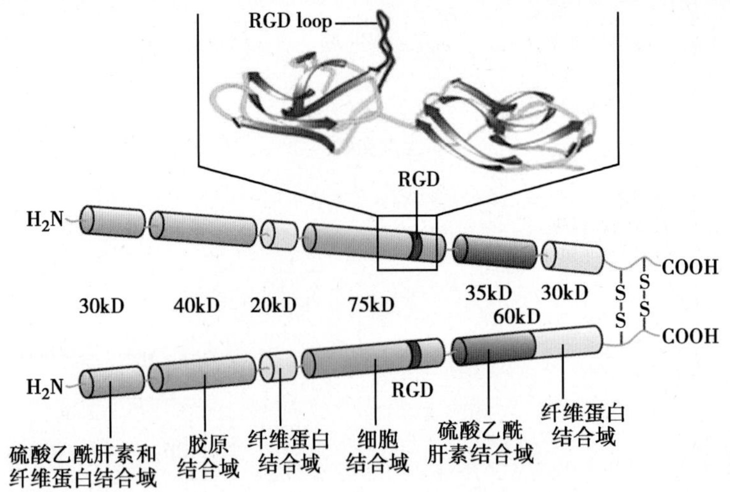

图 8-17　纤连蛋白二聚体的分子结构

而抑制细胞与 EMC 的黏附；在非组织成分的固体物表面黏合上含有 RGD 三肽序列的寡肽，也能使细胞与之结合。需要指出的是，RGD 序列并非纤连蛋白所独有，此序列较为广泛地存在于多种 EMC 蛋白分子中；单纯的 RGD 三肽与细胞表面的整联蛋白的亲和性远低于整个纤连蛋白分子，提示其他相关序列的协同作用才能达到较高亲和性的结合。

纤连蛋白中的这些模块又叫做 Fn 结构域，此结构域中多肽链折叠成 β 片层构象（图 8-18）。Fn 结构域首先在纤连蛋白中发现。很多其他蛋白如凝血因子、免疫超家族（IgSF）黏附蛋白及 EMC 其他成员的分子中也发现有 Fn 结构域。各种蛋白共享结构域的存在，说明今天的许多基因是通过不同的祖先基因的融合进化而来的。

人类的纤连蛋白由同一基因编码，整个纤连蛋白基因含有 50 个外显子，其转录产物为一个大的 RNA 分子。RNA 的剪接主要发生在与细胞结合的Ⅲ型模块编码区，产生不同的 mRNA，在人体中产生 20 多种不同异构型的纤连蛋白亚单位。剪接方式依不同的细胞类型及发育阶段而异。胚胎细胞和恶性细胞的纤连蛋白较多出现拼接改变。早期胚胎细胞纤连蛋白 RNA 的剪接方式与成体中的不同，在成体皮肤损伤修复时，其纤连蛋白剪接方式又转回到早期胚胎时的类型，表明早期胚胎及损伤修复时产生的纤连蛋白特别适合细胞的增殖和迁移。细胞通过控制纤连蛋白的 RNA 剪接方式，使细胞产生最适合其需要的纤连蛋白形式。

纤连蛋白分子的异型性还表现在糖基化修饰上。纤连蛋白分子含糖量 4.5%~9.5%，糖链结

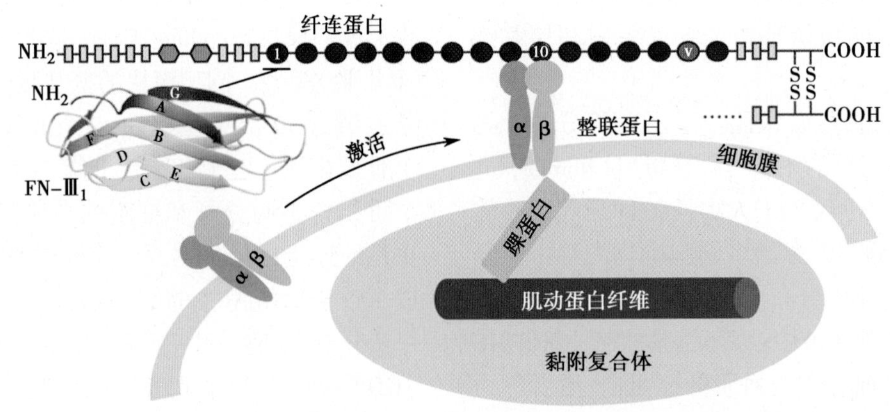

图 8-18　纤连蛋白多肽链功能结构域组成及与细胞结合模式图

构依组织细胞来源及分化状态而异。人血浆纤连蛋白有 6 条典型的 *N*- 连接糖链，2 条 *O*- 连接糖链。未分化细胞产生的纤连蛋白，其糖链分支较多，唾液酸化程度也较高。关于纤连蛋白糖链的生物学作用，目前了解不多。

血浆纤连蛋白是可溶性的，主要由肝细胞分泌，少部分由血管内皮细胞分泌，循环于血液和其他体液内，能促进凝血和创伤愈合。细胞纤连蛋白由间质细胞，包括成纤维细胞、成骨细胞、成肌细胞、星形胶质细胞、施万细胞（Schwann cell）等分泌产生。此外肝、肾及乳腺上皮细胞等也能合成纤连蛋白。与胶原不同，纤连蛋白不能自发的组装，只能在那些表达纤连蛋白相应受体（如整联蛋白）的细胞表面组装。以成纤维细胞为例，纤连蛋白与细胞表面的整联蛋白结合，并通过整联蛋白及胞内肌动蛋白结合蛋白（如踝蛋白、黏着斑蛋白、桩蛋白、α 辅肌动蛋白等）与细胞内微丝相连。细胞内微丝对细胞外纤连蛋白的装配和纤维定向起调节作用。微丝收缩时通过整联蛋白将张力传递给纤连蛋白，暴露出隐藏在分子中的结合位点，使纤连蛋白分子间通过二硫键直接交联并募集交联其他纤连蛋白分子，形成基质中的纤连蛋白纤维。肿瘤细胞及转化细胞表面的纤连蛋白纤维较少或缺失，可能因为细胞表面的纤连蛋白受体异常所致。

纤连蛋白分子中具有与 EMC 成分（胶原和蛋白聚糖）及细胞表面受体（整联蛋白）的结合位点，这些位点促进基质中各种成分之间及细胞与 EMC 的相互作用，形成稳定的连接网络。除此之外，纤连蛋白在介导细胞迁移，促进细胞分化方面发挥重要作用。

2. 层黏连蛋白是基膜的主要组成成分　层黏连蛋白（laminin，LN）是动物个体胚胎发育过程中出现最早的 EMC 成分，在成体主要分布于基膜，是基膜的主要结构组分。

层黏连蛋白分子由 3 条多肽链借二硫键交联形成非对称十字形分子构型。分子量巨大，约为 850kDa。还原后产生 1 条重链（α 链）及 2 条轻链（β、γ 链）。结构上，层黏连蛋白分为短臂和长臂，短臂由 3 条肽链的 N 端序列构成交叉融合形成“十字形”结构，每一短臂包括 2 个球形区和 2 个短杆区。长臂由 3 条多肽链呈 α 螺旋并相互盘旋形成一个长杆区。长臂末端的大球区仅由 α 链 C 端序列卷曲而成（图 8-19）。与纤连蛋白一样，层黏连蛋白分子上也有多个不同的功能区，可与Ⅳ型胶原、肝素、巢蛋白等 EMC 分子结合，还可通过自身的 RGD 序列与细胞膜上的整联蛋白结合。层黏连分子中至少存在 8 个与细胞结合的位点。例如，在长臂靠近球区的 α 链上有 IKVAV5 肽序列，可与神经元结合，并促进神经生长；人

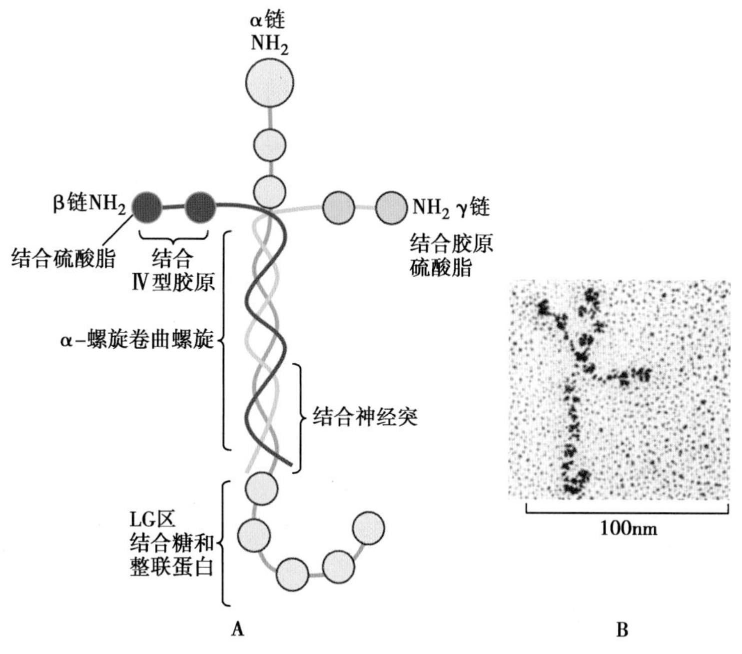

图 8-19　层黏连蛋白的分子结构

A. 层黏连蛋白的分子结构模式图；B. 层黏连蛋白电镜负染图像

LNα 链长臂的 G3 球区有 RGD 序列；鼠 LNα 链上的 RGD 序列则存在于短臂杆区，可与 $\alpha_V\beta_3$ 整联蛋白结合；β 链短臂杆区有 YIGSR 及 PDSGR 5 肽序列可分别与不同的细胞结合。

层黏连蛋白同样存在分子异型性。已鉴定出 5 种 α 链（α_1~α_5）、4 种 β 链（β_1~β_4） 和 3 种 γ 链（γ_1~γ_3）。目前发现有 15 种层黏连蛋白异型分子（laminin 1~laminin 15），每种分子分布有组织特异性，如 laminin 8 存在于血管内皮和肌细胞的基膜中，在胚胎组织中尤为丰富；laminin 10 则是成体组织中主要的存在形式。层黏连蛋白含糖量可达 15%~28%，其糖链近 50 条，全部为 *N*- 连接寡糖链，是迄今所知糖链结构最为复杂的糖蛋白。已知多种层黏连蛋白的受体可识别并结合其糖链结构，因此，层黏连蛋白的糖链参与其生物学作用。

层黏连蛋白是基膜的主要结构成分，对基膜的组装起关键作用。早期胚胎组织中的层黏连蛋白对于细胞迁移、生长和分化具有重要影响。

此外，EMC 中的非胶原糖蛋白还有上皮连接素（epinectin）、软骨连接素（chondronectin）、骨连接素（osteonectin）、神经连接素（neuronectin）、玻链蛋白（vitronectin）、血栓素（thrombospondin）、von Willebrand 因子及生腱蛋白（tenascin）等。它们的分子结构和作用各异，却都含有 RGD 序列，其中有些可被整联蛋白家族成员识别和结合，介导细胞黏附。

综上可知，EMC 中的各种大分子可以相互结合，这种结合是有一定选择性的。通过选择性相互作用形成结构精细并具有组织特异性的网络结构，为细胞的生存及各种活动提供适宜的场所。

（三）氨基聚糖和蛋白聚糖形成水合凝胶是细胞外基质的主要组分

1. 氨基聚糖是由重复的二糖单位聚合而成的直链多糖 氨基聚糖（glycosaminoglycan，GAG）是一类由重复二糖单位构成的无分支长链多糖，是富含水分的凝胶样基质的基本成分。二糖单位之一是氨基己糖，即 *N*- 乙酰氨基葡萄糖（*N*-acetylglucosamine，*N*-GlcNAc）或 *N*- 乙酰氨基半乳糖（*N*-acetylgalactosamine，*N*-GalNAc）。氨基糖大多硫酸化。另一个糖残基多为糖醛酸（uronic acid），即葡糖醛酸（glucuronic acid）或艾杜糖醛酸（iduronic acid）。GAG 以前称为黏多糖（mucopolysaccharide）。根据糖残基的组成和连接方式、硫酸基团的数量和位置，可把人体中 GAG 分为 4 类：①透明质酸（hyaluronan，HA）；②硫酸软骨素（chondroitin sulfate，CS）和硫酸皮肤素（dermatan sulfate，DS）；③硫酸角质素（keratan sulfate，KS）；④肝素（heparin）和硫酸乙酰肝素（heparan sulfate）（表 8-5）。由于糖残基上带有羧基或硫酸基，使氨基聚糖带有高密度的负电荷，能吸引许多阳离子特别是 Na^+ 而增加渗透压，可将大量水分子吸收到基质中。在结缔组织中，GAG 呈充分伸展构象和高度的亲水性，形成了充满整个 EMC 空间的多孔隙凝胶，既能对组织起到机械支持作用，又允许水溶性分子迅速扩散和细胞在基质中的迁移。

在 4 类 GAG 中，透明质酸（HA）的分子结构最为简单，不发生硫酸化，整个分子全部由葡糖醛酸及乙酰氨基葡萄糖二糖单位重复排列而成，从几个二糖单位到 25 000 个二糖单位不等。HA 存在于动物所有组织和体液中，在早期胚胎和创伤

表 8-5 主要氨基聚糖的分子特性和组织分布

氨基聚糖	二糖单位	组织分布
透明质酸	D- 葡糖醛酸，*N*- 乙酰氨基葡萄糖	结缔组织、滑液、皮肤、软骨、骨
4- 硫酸软骨素	D- 葡糖醛酸，*N*- 乙酰氨基半乳糖	软骨、骨、结缔组织、动脉、角膜
6- 硫酸软骨素	D- 葡糖醛酸，*N*- 乙酰氨基半乳糖	软骨、骨、结缔组织
硫酸皮肤素	L- 艾杜糖醛酸或葡糖醛酸，*N*- 乙酰氨基半乳糖	皮肤、血管、心瓣膜、骨
硫酸角质素	D- 半乳糖，*N*- 乙酰氨基葡萄糖	角膜、软骨、椎间盘
肝素	D- 葡糖醛酸或艾杜糖醛酸，*N*- 乙酰氨基葡萄糖	肺、肝，皮肤与小肠黏膜
硫酸乙酰肝素	与肝素的相同，但分子小，硫酸化程度低	肺、动脉

愈合的组织内特别丰富。在溶液中，HA呈无规则卷曲状，糖链特别长，如果强行拉直，其分子长度可达20μm，由于其分子表面有大量亲水基团，因而即使浓度很低也能形成胶体，占据很大空间。如果没有约束，一个HA分子可以占据1 000倍于自身分子的空间。当处于有限空间时，如在组织中，可产生膨胀压。又由于HA分子中糖醛酸的羧基提供大量负电荷，借助负电荷之间的相斥作用使整个HA分子呈伸展状并有一定的刚性。HA的上述物理特性赋予组织一定的抗压性，与胶原产生的抗张性及弹性纤维提供的弹性相辅相成。HA还以可溶的游离形式存在，在体液尤其是关节液中浓度很高，因而提高了体液和滑液的黏度及润滑性。

细胞外基质中HA的合成不通过高尔基体，是由位于质膜中的透明质酸合成酶（hyaluronan synthase）在靠近质膜内面的胞质溶胶中合成的。HA合成酶以UDP-α-*N*-乙酰葡萄糖胺和UDP-α-D-葡糖醛酸为底物，合成过程不需要任何引物，先催化形成二糖单位，然后在HA链的还原端（reducing end）交替反复添加这两种底物。目前发现HA合成酶有三种同工酶（HAS1、HAS2和HAS3），它们在体内的分布具有组织细胞特异性并呈现不同的作用。如HAS1合成基本的低水平量的HA以保证其正常生理作用；HAS2能刺激细胞增殖和血管发生，并与胚胎时期心脏房间隔和室间隔的形态发生有关；HAS3与肿瘤细胞的恶性表型相关。HA合成结束后从HA合成酶上释放下来，要通过质膜上的ABC转运体家族转移到细胞外。MRP5是研究小鼠成纤维细胞证明的第一个真核细胞HA转运体，由于ABC转运体家族的复杂性和组织分布的特异性，今后在其他组织细胞当中还会鉴定出不同的HA转运体。HA在早期胚胎及创伤愈合组织中合成旺盛、含量丰富。细胞周围的HA避免了细胞的直接接触及由此引发的生物学效应。例如在横纹肌形成时，成肌细胞周围有一层厚的HA衣以防止其未成熟时发生融合，当成肌细胞待融合时HA及细胞表面的HA受体一同消失；在胚胎发育时期HA为形成组织结构准备空间，如在上皮细胞基底面下方先合成HA以建立一个空间，随后细胞迁入其中形成结构。以这种方式形成的瓣膜和隔膜，参与心脏胚胎发育时心房和心室的分割。结合在细胞周围的HA使细胞相互隔离，因其疏松、含水及多孔而特别适于细胞的增殖和迁移。在创伤愈合处合成大量HA，细胞一旦停止迁移和增殖，开始相互黏合，则EMC中的透明质酸酶（hyaluronidase）活性增加，HA被降解，细胞进入分化状态。据此推断，HA似乎有防止细胞迁移到位和增殖够数之前过早进行分化的作用。迁移细胞通过其表面的受体如CD44及同源分子与HA结合，CD44为一种高度糖基化的糖蛋白。

HA是不与蛋白质共价结合的GAG，但可与多种蛋白聚糖的核心蛋白及连接蛋白非共价结合，参与蛋白聚糖多聚体的形成。

与HA相比，其他几种GAG均具有如下几个特征：①糖链短，由不到300个糖基构成；②含有不同的二糖单位，排列顺序更加复杂；③含硫酸基；④与蛋白质共价结合形成蛋白聚糖；⑤在细胞内合成，以胞吐的方式释放到细胞外。

2. 蛋白聚糖是由氨基聚糖与蛋白质共价结合的糖蛋白

（1）蛋白聚糖的分子结构：除透明质酸外，所有的GAG都与蛋白质共价结合形成蛋白聚糖（proteoglycans，PGs）复合物。结合的蛋白质称为核心蛋白（core protein）。一个核心蛋白分子上可以连接1~100个以上同种或不同种的GAG链，形成大小不等的PGs单体。糖链大多长而不分支，每条链大约有80个糖残基。PGs的糖含量可达分子总重量的95%。大的PGs单体，如软骨PGs（aggrecan），相对分子量可达2×10^5，所含的GAG链超过100条；小的PGs，仅具有1~10条GAG链，如成纤维细胞分泌的饰胶蛋白聚糖（decorin）只有1条GAG链，广泛分布于结缔组织中。

（2）蛋白聚糖的合成和修饰：核心蛋白多肽链在粗面内质网上的核糖体合成，随之进入内质网腔。多糖侧链是在高尔基体中装配到核心蛋白上的。首先由一个专一的连接四糖（link tetrasaccharide）（-木糖-半乳糖-半乳糖-葡糖醛酸-）连接到核心蛋白的丝氨酸残基上（常有Ser-Gly-X-Gly序列），作为多糖链生成的引子，随后在专一的糖基转移酶（glycosyl transferase）作用下，一个个糖基被依次加上去，形成了GAG链

（图 8-20）。同时在高尔基体中对所合成的二糖单位进行差相异构化（epimerization）和硫酸化修饰。差相异构化改变了糖分子中绕单个碳原子的取代基的构型，硫酸化使 PGs 分子上的负电荷大大增加。

许多 PGs 单体还可以透明质酸为中轴，非共价键结合成巨大的透明质酸——PGs 多聚体（图 8-21）。核心蛋白 N 端的球形结构域与透明质酸分子中的特定序列有很高的亲和性而相互结合。两者的非共价结合由连接蛋白（link protein）增强和稳定。连接蛋白借非共价键与核心蛋白和透明质酸两者结合。聚集蛋白聚糖是软骨基质的主要 PGs 单体，近百种聚集蛋白聚糖分子结合于透明质酸分子上，形成分子量超过 2×10^8 的巨大多聚体，这些多聚体赋予软骨更大的抗压性。某些缺乏硫酸软骨素合成酶的遗传缺陷患者，由于 GAG 合成不足，会出现骨和关节异常、四肢短小和皮肤早衰多皱等表现。

在核心蛋白和连接蛋白分子中，均含约 100 个氨基酸长度的连接结构域（link domain），在结缔组织中能与透明质酸结合的其他蛋白质分子也存在此结构域（如透明质酸受体 CD44），说明在进化过程中，这些蛋白质起源于一个共同的祖先基因。

（3）蛋白聚糖的功能：GAG 和 PGs 由于其负电性强和亲水性在 EMC 中形成高度水化的多孔凝胶基质（ground substance），不仅赋予组织抗压

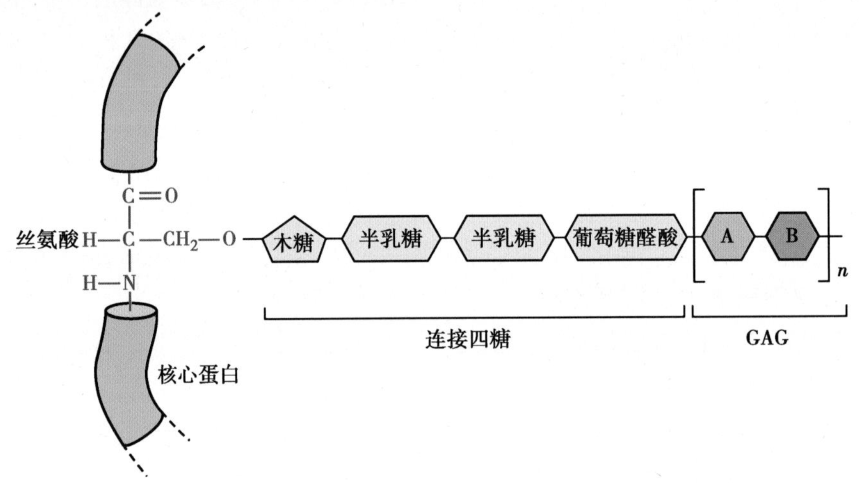

图 8-20 蛋白聚糖中的氨基聚糖（GAG）链与核心蛋白的连接方式

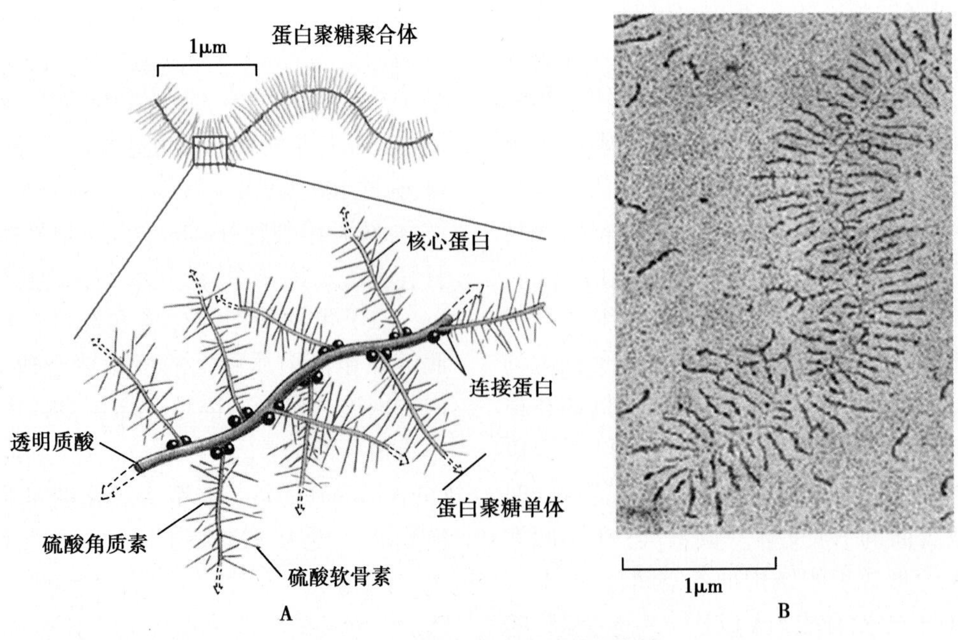

图 8-21 细胞外基质中的蛋白聚糖

性，其孔隙大小和电荷密度可调节对分子和细胞的通透性，允许某些营养物、代谢产物、激素和细胞因子等在血液和组织细胞之间迅速扩散。单个的 PGs 或透明质酸 -PGs 复合物直接与胶原纤维连接成 EMC 的纤维网络（fiber network），对提高 EMC 的连贯性起重要作用。

蛋白聚糖还在细胞间的信号传递过程中起重要作用。它们可与多种细胞分泌的信号分子（如生长因子）结合，通过调控信号分子在基质中的弥散速度、作用范围和活性，增强或抑制信号分子的作用。如 EMC 中的 PGs 分子通过其硫酸乙酰肝素链与 FGF 结合，使 FGF 分子发生寡聚化，方可与细胞表面相应的受体结合，介导细胞的增殖调控；虽然大多数情况下信号分子是与 PGs 的 GAG 链结合，但某些 TGFβ 家族成员是与基质中一些 PGs 的核心蛋白结合，如与 decorin 的核心蛋白结合后，生长因子的活性受到抑制。

蛋白聚糖不仅存在于 EMC 中，一些 PGs 分子通过其核心蛋白穿过脂双分子层镶嵌于质膜中；一些位于质膜外表面属于脂锚定蛋白，这些 PGs 可作为辅助受体（co-receptor）与膜表面受体协同发挥作用。而且有的膜受体也含有一条或多条 GAG 链，本身也属于 PGs 分子。目前了解最清楚的是位于成纤维细胞和内皮细胞表面的黏结 PGs（syndecan），其核心蛋白为跨膜区，胞内段与细胞骨架蛋白及细胞皮层内的信号蛋白分子相互作用。例如成纤维细胞在细胞 -EMC 黏附区域，syndecan 通过与细胞表面的纤连蛋白和细胞内的骨架蛋白及信号蛋白分子的相互作用调节整联蛋白的功能。syndecan 还与 FGF 结合并将结合的 FGF 提呈至细胞表面的受体，从而引起细胞增殖反应。游离的 FGF 不能直接与 FGF 受体相互作用。此外，细胞表面的 PGs 分子 β 蛋白聚糖（其糖链为硫酸软骨素或硫酸皮肤素），其核心蛋白可与 TGFβ 结合，并提呈给 TGFβ 受体。在对果蝇的研究中显示，编码磷脂酰肌醇（蛋白）聚糖的 Dally 和 Dally-like 基因的突变影响控制胚胎发育的至少 4 种蛋白介导的信号转导通路（Wingless、Hedgehog、FGF 和 Dpp），产生的作用如同突变这些信号蛋白的基因而出现的胚胎发育异常。

另外，PGs 还可以与 EMC 中的蛋白水解酶及蛋白水解酶抑制因子结合，通过调节其活性，参与调控包括胶原等多种 EMC 成分的装配和降解。一些主要 PGs 的结构、功能和分布见表 8-6。

二、基膜

基膜（basal lamina）也称为基底膜（basement membrance），是由 EMC 特化形成的一薄层网膜结构，厚 40~120nm。通常位于上皮细胞和内皮细胞层的下面，也可包绕在肌细胞、脂肪细胞、施万细胞的周围，不仅将这些细胞与其下方和周围的结缔组织隔开，而且将他们联系在一起。在肾小球中，基膜介于两层细胞（内皮细胞和足细胞）之间，是滤过膜的主要结构。基膜在胚胎发育过程

表 8-6　几种常见的蛋白聚糖

蛋白聚糖	核心蛋白相对分子量	氨基聚糖链类型	氨基聚糖链数目	分布	功能
聚集蛋白聚糖（aggrecan）	210 000	硫酸软骨素 + 硫酸角质素	约 130	软骨	机械支持，与透明质酸形成大聚积体
β 蛋白聚糖（betaglycan）	36 000	硫酸软骨素 / 硫酸皮肤素	1	细胞表面和基质	结合 TGF-β
饰胶蛋白聚糖（decorin）	40 000	硫酸软骨素 / 硫酸皮肤素	1	结缔组织	与 I 型胶原原纤维和 TGF-β 结合
串珠蛋白聚糖（perlecan）	600 000	硫酸类肝素	2~15	基膜	在基膜中起过滤和结构作用
丝甘蛋白聚糖（serglycin）	20 000	硫酸软骨素 / 硫酸皮肤素	10~15	白细胞中的分泌泡	协助包装和贮存分泌分子
黏结蛋白聚糖 -1（syndecan-1）	32 000	硫酸软骨素 + 硫酸类肝素	1~3	成纤维细胞和上皮细胞表面	细胞黏合，结合 FGF

中为细胞的分离和分化提供支架；成年时参与细胞的增殖、分化、迁移和组织损伤修复等过程，而且是机体抵抗肿瘤细胞转移和侵袭的第一道防线。鉴于基膜在生理和病理过程中的重要作用，其结构组成和功能已被人们深入研究。

（一）基膜主要由四种蛋白成分构成

基膜含有多种EMC成分，它们分别由位于基膜上层上皮细胞和下层的结缔组织细胞共同合成。与动物组织其他部位的EMC相同，基膜也包含两类细胞外大分子，即糖蛋白（glycoproteins）和蛋白聚糖（proteoglycans，PGs）。不同组织、甚至同一组织不同区域的基膜成分具有差异，但各种基膜中普遍存在属于糖蛋白的Ⅳ型胶原、层黏连蛋白、巢蛋白（nidogen），以及属于PGs的串珠蛋白聚糖（perlecan）等四种主要成分。它们交织成网膜结构并与纤连蛋白及ⅩⅧ型胶原等多种大分子结合，在细胞与结缔组织之间建立结构连接。

1. Ⅳ型胶原 Ⅳ型胶原（collagen Ⅳ）为基膜所特有，是各种基膜含有的主要结构成分。Ⅳ型胶原分子长400nm，与Ⅰ、Ⅱ、Ⅲ型胶原不同，其三股螺旋结构是不连续的，分子中有20多处为非螺旋结构。非螺旋区为Ⅳ型胶原提供可折屈的部位，并易被蛋白酶降解。Ⅳ型胶原分子也有不同的异构型，在不同组织中有特定的分布。Ⅳ型胶原分子分泌后并不被切割，而保留有末端区，其C端为一个大的非胶原性的球形结构域，N端为一个小的球形结构域。在基膜中，各Ⅳ型胶原分子通过C端球形结构域相互以非共价键结合；而N端则相互有一小段重叠并以共价键交联；在三股螺旋区，Ⅳ型胶原分子还发生侧向结合，如此形成了无规则、分支状的网格片层（图8-22）。相邻网格片层间通过彼此伸出的N-尾间的二硫键和其他共价键结合，将片层网叠摞成不溶性的多层网架。这种结构使基膜具有了抗张强度，基膜中的其他成分以网架为基础，与Ⅳ型胶原分子相结合。

2. 层黏连蛋白 是基膜的另一主要功能成分，在基膜各成分的组装及基膜与细胞的锚定中起主导作用。层黏连蛋白是在胚胎发育中最早合成的基膜成分，此时的基膜只是由层黏连蛋白相互连接组装的网状片层，同时层黏连蛋白通过细胞表面受体与合成分泌它的细胞锚定。这些层黏连蛋白的跨膜受体有多种类型，其中包括整联蛋

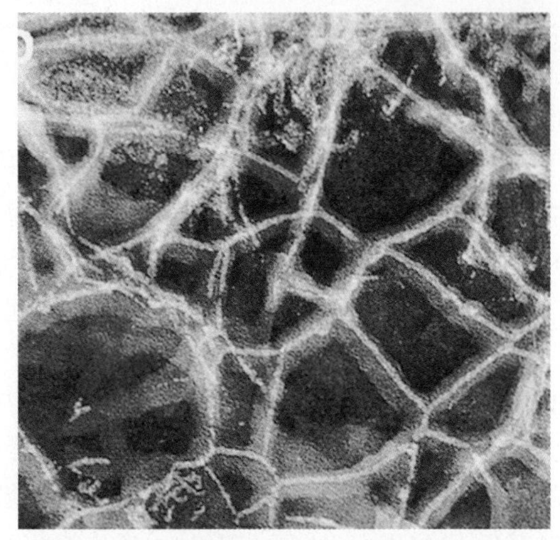

图8-22 人羊膜组织基底膜的Ⅳ型胶原网状结构

白家族和肌养蛋白聚糖（dystroglycan）。肌养蛋白聚糖为细胞膜上的一种PGs，其核心蛋白跨膜，GAG链位于细胞外空间。层黏连蛋白也和Ⅳ型胶原一样，在体外，分子通过长、短臂臂端的连接，自我装配成二维网络结构。目前认为与层黏连蛋白结合的受体指导其组装成网状片层，并在此基础上募集Ⅳ型胶原等其他基膜成分并组织其装配。近年来发现，层黏连蛋白在γ链的近十字交叉区存在与另一种基膜蛋白质巢蛋白牢固结合的部位，巢蛋白与层黏连蛋白形成1∶1紧密结合的复合物。

3. 巢蛋白 巢蛋白（nidogen）分子呈杆状或哑铃状，具有3个球区，其G3区与层黏连蛋白结合；G2区与Ⅳ型胶原结合。基膜中层黏连蛋白通过巢蛋白与Ⅳ型胶原结合。此外，巢蛋白还可与硫酸乙酰肝素PGs的核心蛋白结合。因此，在基膜组装上巢蛋白与层黏连蛋白一样具有重要作用。

4. 串珠蛋白聚糖 串珠蛋白聚糖（perlecan）是基膜中主要的PGs，其核心蛋白（分子量约400kDa）具有多个功能区；分子上结合有2~15条特异性的硫酸乙酰肝素链。串珠蛋白聚糖可与多种EMC成分（Ⅳ型胶原、LN、FN等）和细胞表面分子交联结合，在基膜中起滤过和结构作用。

层黏连蛋白和Ⅳ型胶原在基膜中形成彼此独立但相互联结的网络结构，它们通过巢蛋白和串珠蛋白聚糖而连接，构成基膜的基本网架。形成的基膜通过层黏连蛋白与细胞膜上的整联蛋白（$\alpha_6\beta_4$）在半桥粒部位结合，将基膜与其相邻的细胞锚定连接在一起（图8-23）。

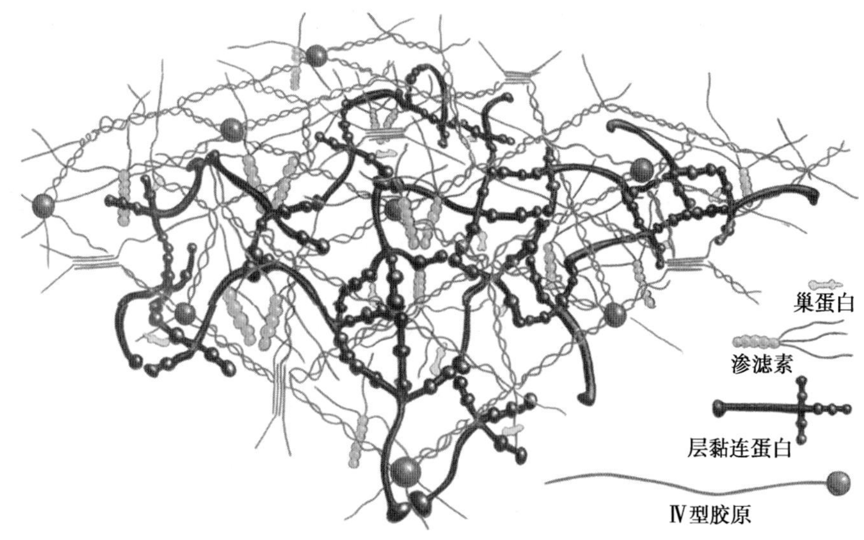

图 8-23 基膜中四种主要成分结合关系示意图

（二）基膜具有多种功能

作为 EMC 的一种特化结构，基膜具有多方面功能。基膜不仅对上皮组织起机械支撑作用，而且在上皮组织和结缔组织之间起结构连接作用。在表皮中，基膜能阻止结缔组织中的成纤维细胞与表皮细胞接触，但允许巨噬细胞、淋巴细胞和神经穿过基膜进入表皮内；在肾小球中，基膜与足细胞突起间的裂隙构成滤过膜，共同控制着进入原尿的分子过滤；基膜可对细胞的极性和分化产生影响。此外，基膜对组织的再生和创伤愈合也起着重要作用。例如当肌肉、神经和上皮组织损伤时，残存的基膜可为再生的细胞提供一个支架，引导细胞迁移重建原先的组织结构。

三、细胞外基质受体

细胞外基质受体是细胞膜上能够专一性地与特定 ECM 组分结合，通过细胞骨架或信号通路分子，在细胞与 EMC 间形成信息传递通道，从而影响细胞功能和物质代谢的一组蛋白质。EMC 受体主要包括整联蛋白和盘基蛋白结构域受体（discoidin domain receptor，DDR）两大家族。

（一）整联蛋白

整联蛋白（如前所述，也称整合素）是细胞黏附分子家族的重要成员之一，由于其可以通过肌动蛋白细胞骨架与 ECM 连接来介导细胞黏附从而锚定细胞。同时，整联蛋白黏附还可以通过机械转导与信号转导途径的协同作用，介导细胞与 ECM 的双向信号转导。整联蛋白家族蛋白通过两个异二聚体亚基的相互作用与 ECM 结合。大多数整联蛋白与含 RGD 的蛋白质（如纤维黏连蛋白、纤维蛋白原和玻连蛋白）结合，并且通过接近 RGD 序列的特定残基促进特异性的结合。整联蛋白还可以通过与细胞内 FAK 和 Src 酪氨酸激酶等外向内信号转导连接分子协同，将来自 ECM 的信号转导至细胞内部，即前面提到的“外向内”。此外，整联蛋白也可以通过 β 亚基与细胞内微丝结合蛋白（如 talin）相结合，启动信号由“内向外”的传导，从而通过影响 ECM 配体与整联蛋白的亲和力，影响 ECM 组装、细胞迁移和黏附过程。关于整联蛋白详细的结构和功能在前面章节已经进行了全面的描述。

整联蛋白与胶原蛋白的结合由 $\alpha_1\beta_1$、$\alpha_2\beta_1$、$\alpha_{10}\beta_1$ 和 $\alpha_{11}\beta_1$ 型整联蛋白介导。纤维状胶原蛋白主要与 $\alpha_2\beta_1$ 和 $\alpha_{11}\beta_1$ 整联蛋白结合，而 $\alpha_1\beta_1$ 和 $\alpha_{10}\beta_1$ 型整联蛋白结合非纤维状胶原蛋白如胶原蛋白Ⅳ。胶原中结合整联蛋白的氨基酸序列涉及金属离子依赖性黏附位点（metal ion dependent adhesion site，MIDAS）与胶原 GFOCER（Gly-Phe-Pyl-Cys-Glu-Arg）序列的配位。这种结合导致整联蛋白分子内发挥复杂的构象变化，最终导致跨膜信号转导。整联蛋白的双向信号转导对癌症的发病和进展至关重要。一些研究已经鉴定出某些具有肿瘤促进功能的整联蛋白。例如，肿瘤细胞中 $\alpha_v\beta_3$、$\alpha_v\beta_5$、$\alpha_5\beta_1$、$\alpha_6\beta_4$、$\alpha_4\beta_1$ 和 $\alpha_v\beta_6$ 整联蛋白的高表达和信号转导与各种肿瘤类型（如乳腺肿瘤）的疾病进展相关。

（二）盘基蛋白结构域受体

盘基蛋白结构域受体是另外一类能与细胞外基质受体的结合受体。盘基蛋白结构域受体（DDR）有两种形式：DDR1 和 DDR2。DDR1 通常存在于上皮细胞类型中，而 DDR2 主要局限于间充质细胞。DDR1 和 DDR2 是受体酪氨酸激酶，它们通过与胶原蛋白的相互作用而被激活。从分子结构上看，两种 DDR 都存在细胞外盘基蛋白同源结构域、球状结构域、跨膜结构域、较大的近膜结构域和 C 末端酪氨酸激酶结构域等部分。DDR 与器官发生 ECM 重塑、癌症和动脉粥样硬化有关。胶原蛋白的结合位点位于盘基蛋白结构域内，并且结合需要天然的三螺旋胶原构象。两种 DDR 结合不同类型的胶原蛋白。DDR1 与Ⅰ、Ⅳ型胶原蛋白结合，DDR2 与Ⅰ、Ⅱ和Ⅹ型胶原蛋白结合，但不与Ⅳ型胶原蛋白结合。与 DDR 结合的胶原蛋白伴随着盘基蛋白同源结构域中的微小结构变化，并且 DDR 二聚体内的变化或 DDR 二聚体的聚集可能参与信号转导。DDR 细胞质结构域的酪氨酸磷酸化导致衔接蛋白停靠位点的出现，包括 ShcA、Nck2 和其他含有磷酸酪氨酸结合域的分子。

四、细胞外基质与细胞的相互作用

机体的组织是由细胞和 EMC 共同组成，两者之间存在着十分密切的关系和复杂的相互作用。一方面，EMC 为细胞生存提供直接微环境，对细胞各种生命活动有多方面的控制和影响，直接或间接地反映细胞的生存和功能状态；另一方面，细胞通过调节 EMC 成分的合成和降解，决定 EMC 的组成。两者相互依存、相互作用，共同决定有机体结构的完整性及功能的协调性。

（一）细胞外基质对细胞生命活动产生多方面影响

1. 细胞外基质影响细胞的生存与死亡 细胞外基质对于细胞的生存和死亡有着决定性的作用。除成熟的血细胞外，几乎所有的细胞都需要黏附于一定的 EMC 上才能得以生存。如果失去基质，缺少黏附细胞就会发生凋亡，称为失巢凋亡（失巢，anoikis，希腊语，意为无家）。失巢凋亡有助于维持组织的完整性，防止失去基质联系的细胞黏附在不适于生长的位置。在体外实验中，上皮细胞和内皮细胞只有黏附于 EMC 的天然成分上可以存活，若脱离 EMC 则发生凋亡。如前所述，细胞与 EMC 之间的黏着是由整联蛋白所介导的，整联蛋白的作用不仅使细胞附着在基质上，影响细胞的形态和运动，也提供了细胞外环境调控细胞内部活动的途径。整联蛋白与 EMC 中的多种配体（多含 Arg-Gly-Asp 三肽序列）结合后，整联蛋白发生簇集并起始黏着斑的组装，ECM- 整联蛋白 - 细胞骨架复合物所构成的黏着斑是整联蛋白信号转导的结构基础。黏着斑内多种信号蛋白如黏着斑激酶（FAK）、Src 激酶家族、整联蛋白连接激酶（ILK）、磷酸肌醇 3 激酶（PI3K）等通过与簇集的整联蛋白胞内域结合，引起一系列级联放大效应，将胞外信号传递至胞内，调控基因的表达，控制细胞的生存、增殖、分化和凋亡等。

目前认为整联蛋白与 ECM 中配体的结合，激活几种生存机制，从而阻止细胞凋亡而得以存活，其中 FAK 在细胞 -ECM 生存信号转导中发挥重要作用。如缺乏 FAK 的小鼠在胚胎发育早期阶段死亡。有报道活化的 FAK 连接 PI3K 而使细胞免于凋亡，其机制是激活 PI3K 介导的蛋白激酶（PKB/Akt）凋亡信号途径，使参与线粒体介导的细胞内凋亡途径中的关键蛋白（Bcl-2 家族成员）在表达、定位和功能方面发生改变，从而使细胞能抵抗凋亡得以存活。一些研究证实了由整联蛋白（$\alpha_5\beta_1$ 和 $\alpha_v\beta_3$）介导的 Ras-PI3K-Akt 信号途径在抑制血清饥饿、照射、甘露醇等多种诱导条件下的血管内皮细胞凋亡，如图 8-24 所示，在 Ras 参与下，活化的 FAK 激活 PI3K，PI3K 活化其下游重要靶蛋白 Akt（PKB），进而通过 Akt 磷酸化 mTOR 和促凋亡蛋白 Bax 使之失活；Akt 还可以激活转录因子 cAMP 反应元件结合蛋白（CREB），CREB 可调节抗凋亡基因 Bcl-2 的表达；Akt 又可以加强 NF-κB 的转录作用，Akt 通过磷酸化激活 κB 激酶（IKK），导致 NF-κB 的抑制剂 IκB 的降解，从而使 NF-κB 从细胞质中释放出来进入细胞核内，激活凋亡抑制蛋白 Bcl-2 和 Bcl-x1 的表达，从而使细胞在缺乏生长因子的情况下避免发生凋亡，即存在 PI3K/Akt/NF-κB/Bcl-2 途径。最近发现，Akt 能通过磷酸化 p53 结合蛋白 MDM2 影响 p53 的活性，磷酸化的 MDM2 转位到细胞核与 p53 结合，通过增加 p53 蛋白的降解而促进细胞存活。

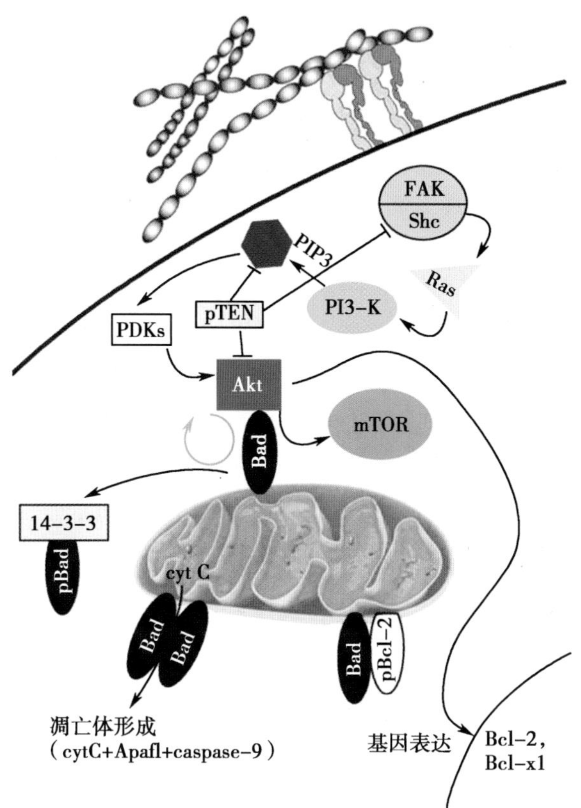

图 8-24 整联蛋白介导的 Ras-PI3K-Akt 抗凋亡途径

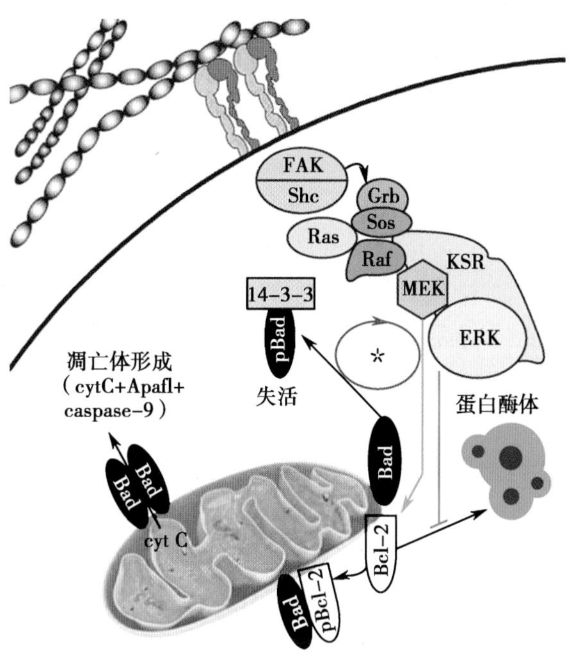

图 8-25 整联蛋白介导的 Ras-Raf-MEK-ERK 抗凋亡途径

伴随 Ras-PI3K-Akt 信号途径，整联蛋白还激活 Ras-Raf-MEK-ERK 途径抗凋亡（图 8-25），使 Bcl-2 在 Thr56、Thr74 位点及 Ser84 被 ERK1/2 磷酸化，Bcl-2 的这种磷酸化修饰避免了被泛素化途径降解，增加其在细胞中的浓度，因而有促进细胞存活的作用。与此同时，Raf 和 Mek 磷酸化 Bad（在 Ser112 和 Ser136），使其离开线粒体膜并与分子伴侣 14-3-3 蛋白结合失去促凋亡作用。

整联蛋白介导的细胞黏附，还对死亡受体介导的细胞外凋亡途径产生影响。目前已知，细胞表面的死亡受体与相应的配体（如 Fas 或 TRAIL）结合后而聚集，通过接头蛋白 FADD 募集并结合众多的 caspase-8 或 caspase-10，形成死亡诱导信号复合物（DISC）。在这个复合物中，FADD 与 caspase-8 通过 DED 结构域结合，聚集的 caspase-8 可自发的活化。活化的 caspase-8 切割活化下游的凋亡执行者（apoptosis executors）caspase（如 caspase-3、6、7），触发死亡受体介导的凋亡途径；活化的 caspase-8 还可以切割 Bid，引发线粒体凋亡途径。在这里 DISC 的形成是关键，caspase-8 的功能有赖于在 DISC 内的活化。许多因素影响 caspase-8 的募集和 DISC 形成。有研究证实，细胞与 ECM 黏附后，整联蛋白通过激活 Ras-Raf-MEK-ERK 途径（图 8-25）或 NF-κB 和 JNK 途径，上调了凋亡抑制蛋白的表达，其中凋亡抑制蛋白（inhibitor of apoptosis，IAPs）cIAP1、cIAP2、XIAP 可与 caspase 结合使其失活；PEA-15 和 cFLIP 因具有 DED 结构域，可与 caspase-8 竞争参与 DISC 的形成。ERK 引发转录因子 CEBP 磷酸化后可通过 XEXD 基序直接与 caspase-8 结合阻断其促凋亡作用。

综上所述，细胞与 EMC 黏附后，通过整联蛋白介导的信号通路，可以从线粒体途径和死亡受体途径阻断细胞凋亡的发生，使细胞有效应对环境压力而存活，但许多具体机制还远未澄清。因此许多学者把目标投放到 EMC 对细胞存活和凋亡的影响及调控机制研究方面，其中 PI3K 和其下游分子所转导的抗凋亡信号已经成为抗肿瘤药物研究领域的热点。目前已发现了该信号通路中多种激酶的小分子抑制剂（small molecule inhibitors），如 PI3Kp110 亚单位催化活性的特异性抑制剂 wortmannin 和 LY294002；Akt 的抑制剂 AG597 和 KP372-1 等。体外实验中基于反义核苷酸质粒载体转染或用人工合成的反义寡核苷酸进行治疗的策略，也已经用于干扰 PI3K-Akt 信号通路的研究中。肿瘤细胞具有抗凋亡和失巢性生长的特性是肿瘤发生、发展和转移的病理基础之一,因此研究整联蛋白介导的细胞抗凋亡信号转导通路及机制,寻找抗凋亡的重要靶点并对其进行干预,已成为肿瘤防治策略的重要方面。

2. 细胞外基质参与细胞的增殖调控　体外细胞培养实验证实,大多数正常细胞只有黏附和铺展在EMC上才能生长和增殖,一旦脱离了EMC便不能进行增殖,这种现象称为贴壁依赖性生长(anchorage-dependent growth)。细胞的增殖与其同ECM的黏附密切相关,主要是由于细胞黏附时可通过整联蛋白介导传递多种生存和增殖信号,最终影响细胞增殖相关基因的表达。整联蛋白调节细胞增殖主要通过MAPK途径来实现。MAPK信号通路是真核细胞调节细胞增殖和凋亡的关键通路。如前所述,整联蛋白和配体结合后,FAK能直接与整联蛋白β亚基的胞质端结合并发生自身磷酸化而活化。FAK有两种机制激活ras-MAPK(ERK)信号通路。第一,FAK在Tyr925的磷酸化产生了与接头蛋白Grb2的结合位点,由此募集Grb2/SOS复合物使Ras活化而激活MAPK。第二,FAK含有接头蛋白p130Cas的结合位点,p130Cas酪氨酸磷酸化能导致Crk和Nck接头蛋白的聚集并与Ras的鸟苷酸交换因子C3G结合,由此激活Ras/MAPK(ERK)信号途径。活化的MAPK(ERK)转入核内,可使c-Jun磷酸化,并形成c-Jun同源二聚体或c-Jun/c-Fos异源二聚体,组成转录激活因子AP-1,AP-1可调节下游如cyclin和CDKI基因的表达,促进细胞增殖。细胞通过G_1期的R点(restriction point)是细胞增殖的关键,需要一系列细胞周期蛋白依赖激酶如CDK4/6和CDK2的依次激活。这些细胞分裂所需激酶的活性受整联蛋白信号调节。G_1期的细胞周期蛋白D1的转录可能需要整联蛋白信号,因为其启动子受JNK和细胞外信号调节激酶(ERK)的协同调节。在对NIH3T3细胞的研究显示,G_1期的两种细胞周期蛋白cyclin D和cyclin E的表达在细胞黏附时增加,cyclin A的表达也增加,它是细胞内G_1期进入S期所必需的。细胞黏附于ECM既可下调CDK2抑制物p21和p27的活性,又可激活cyclin E-CDK2。研究表明,cyclin D-CDK4/6复合物能阻断p21和p27对CDK2的抑制作用。

整联蛋白不仅直接介导促进细胞增殖的信号转导,而且能维持生长因子受体处于最佳激活状态。表皮生长因子(EGF)、转化生长因子(TGF-β)、血小板衍生生长因子(PDGF)等各自的受体同相应配体结合后,只有在细胞黏附适宜的条件下其生物活性才充分表现出来,这些生长因子发挥作用需与整联蛋白相互协调。实验表明,整联蛋白倾向于结合特定的生长因子受体,如整联蛋白αVβ3能与PDGF受体形成复合物发生免疫共沉淀;而β1类整联蛋白与EGF受体相结合。已聚合的整联蛋白与细胞骨架相偶联形成整联蛋白-生长因子受体复合物,生长因子受体在复合物中的聚集引起自身部分激活,这可能使生长因子信号逐渐接近有效激活阈值。大多数正常真核细胞需要来自整联蛋白和生长因子受体介导的通路信号才能引起DNA复制和细胞增殖,FAK是这两条通路的交汇点,这可能就是细胞贴壁依赖性生长的机制所在。肿瘤细胞由于一些原癌基因的活化,其过表达产物可能使FAK通路经常处于活化状态,从而不需要细胞黏附于EMC便可不断接受生长因子受体通路的信号而进行增殖。

3. 细胞外基质参与细胞的分化调控　细胞外基质对胚胎发育、组织器官形成及成体组织细胞更新和损伤修复过程中的细胞分化具有重要的调控作用。如前所述,EMC中的多种组分参与构成细胞生长、分化的微环境,不仅可以调节细胞的黏附和迁移,而且可以增强或抑制多种生长因子或细胞因子的作用,经一定的信号途径传递到细胞内,调节相关基因和蛋白质的表达与分布,影响细胞分化的方向和进程,最终形成形态结构、生化组成和功能等方面特异的分化细胞,以适应组织器官不同的功能需要。已分化的细胞又可参与改变和重建EMC,以利于维持自身及周围组织细胞的正常结构和功能。

细胞外基质组分对某些细胞的分化及功能状态有直接的影响。如成肌细胞在纤连蛋白基质中保持未分化的增殖状态,当被置于层黏连蛋白基质中时,增殖活动受抑制并转入分化状态,继而融合成肌管。未分化的间质细胞,在纤连蛋白和Ⅰ型胶原基质中可分化形成结缔组织的成纤维细胞;在软骨黏连蛋白和Ⅱ型胶原基质中可分化为软骨细胞;而在层黏连蛋白和Ⅳ型胶原基质中可分化成呈片层状排列、有极性的上皮细胞。乳腺上皮细胞在人工基膜上培养时呈管状或腺泡状排列，有极性并分泌含酪蛋白的分泌物至中央腔，已证明酪蛋白基因的表达是细胞的整联蛋白（$\alpha_3\beta_1$）与层黏连蛋白结合后通过细胞内信号通路启动的。整联蛋白通过与EMC配体结合影响着细胞的存活与增殖；而细胞外基质可通过调节整联蛋白家族成员的表达和激活，调节基膜成分的变化和干细胞微环境中分泌因子的浓度，从而影响细胞的分化方向。

体内实验发现，将体外培养的大鼠脊髓干细胞移植到成体脊髓，仅有胶质细胞生成；但若将其异位移植到成体脑内神经生长区——海马齿状回，移植细胞则可整合到颗粒层并分化为神经元；若移植到海马其他区域也仅有胶质细胞生长。说明决定细胞分化方向的是细胞所植入区域的微环境，这里不仅有EMC多种组分的作用，还包括细胞－细胞之间相互影响和多种可溶性细胞因子的作用。同样，将骨髓间质干细胞（MSCs）注入到新生小鼠的侧脑室内，发现MSCs向全脑迁移，而植入纹状体和海马内的MSC开始表达胶质细胞特异性蛋白GFAP，植入中脑内的MSC表现出神经元的表型。通过在体外模仿干细胞微环境的方方面面，人们研究干细胞分化的可能机制。研究发现，当微环境发生改变时，细胞外或细胞间的某些信息可通过整联蛋白（或配体）依赖方式传递给干细胞，以触发跨膜信号转导来调控基因表达。这一过程不仅可以改变干细胞的分裂方式，而且也激活干细胞的多潜能性。微环境的状况是干细胞和组织细胞发育分化的潜在调节者。

目前有通过细胞外的机械力、基质的弹性对MSCs向平滑肌分化影响的研究，探寻EMC对细胞分化的作用。发现力学刺激是调节骨髓MSCs分化的一种重要途径，施加机械力（压力）能使MSCs表达平滑肌细胞特性，通过Western blotting和免疫荧光检测出有平滑肌肌动蛋白和肌球蛋白重链的阳性表达。还有报道，机械力可以使不成熟的平滑肌细胞和非平滑肌细胞表达平滑肌特异性的细胞骨架蛋白。国内外大量研究表明，机械荷载刺激组织细胞后，其基本的机械力——生化信号转换机制与调节过程具有相同信号途径，主要通过EMC信号－整联蛋白－细胞骨架构象改变传递信号，激活细胞膜敏感离子通道使细胞内钙离子浓度升高；触发G蛋白偶联受体通路与MAPK通路级联反应，最后导致转录因子的活化。机械力对MSCs向平滑肌细胞分化的影响，有研究提出循环的张力通过激活平滑肌分化相关的生长因子受体（如PDGF受体）介导的信号通路诱导MSCs的分化。力学因素对细胞的生长、增殖、分化有非常重要的影响，但对于细胞如何将力学信号转化为生物学信号了解甚少，探讨其机制是进一步认识生命活动规律的一个重要研究领域。

细胞外基质的弹性对MSCs分化同样起着重要的作用。在相同的培养条件下，将MSCs接种在涂布了胶原的聚丙烯酰胺凝胶上，凝胶的弹性强度分别模仿脑组织、肌组织和骨组织。结果发现，接种在不同凝胶强度上的MSCs分别表达了早期神经源性的、肌源性的和骨源性的关键蛋白标志物，并且与一些利用化学诱导剂（如DMSO）快速诱导细胞向另一种细胞形态改变不同，这些细胞是在培养了1~4周后才发生细胞表型的逐渐转变，符合细胞分化的规律。

细胞如何在分子水平上感受基质弹性的变化并通过“机械换能器”来产生信号，激活向特定细胞分化的信号通路是人们想知道的关键问题。目前认为，非肌型的肌球蛋白Ⅱ与感受基质的弹性密切相关，而黏附复合体是对微环境的物理特性作出反应的主要决定中心。在此之前也已经有研究指出细胞的形状和细胞骨架的紧张度可以通过RhoA信号通路调节MSCs的分化决定。关于这一领域的研究还处于起步阶段，有待于深入展开。

4. 细胞外基质决定细胞的形状 细胞的形状不仅是外观的问题，往往与细胞生存环境和功能活动密切相关。体外实验证明，几乎所有的组织细胞在脱离基质处于单个悬浮状态时皆呈球形，细胞表面有许多微绒毛和膜皱襞，细胞骨架呈解聚状态。除血液循环中的成熟血细胞，几乎所有组织细胞均可在一定基质上黏附、铺展呈一定形状，而且黏附于不同的基质上可呈现不同的形状。例如将成纤维细胞置于Ⅰ型胶原凝胶上时即迅速钻入凝胶中并呈细长梭形；置于裸玻片上成纤维细胞则近球形，而成纤维细胞在天然的EMC中呈扁平多突状，细胞表面微绒毛和膜皱比较少。上皮细胞只有黏附在基膜上才能显示其极性，并通过细胞侧面的连接复合物形成不同类型的上皮组织。当一种类型的细胞在适宜的EMC上黏附和铺展时，EMC各成分与细胞表面不同类型的整联蛋白结合，通过不同的附着蛋白如α辅肌动蛋白（α-actinin）、黏着斑蛋白（vinculin）、踝蛋白（talin）、张力蛋白（tensin）、桩蛋白（paxillin）等最终连接到肌动蛋白丝上，影响细胞骨架的组装和排列方式，从而赋予细胞以不同的形状。有研究表明，细胞与EMC黏附时，通过整联蛋白活化FAK形成FAK/Src复合，与踝蛋白和桩蛋白等结合使其磷酸化，继而通过下游信号途径，改变细胞骨架的排列，引起细胞形态及黏附功能的改变。另外，Rho-GTPase家族成员作为整联蛋白的细胞内信号分子，在调整细胞骨架的组装中起重要作用。整联蛋白与细胞外配体结合后，在鸟苷酸交换因子参与下，其β亚基可直接激活Rho-GTPase家族（RhoA、Rac、Cdc42等）。目前发现激活不同的Rho-GTPase家族成员，对细胞骨架的调节作用也不同。如RhoA活化后，依次激活Rho激酶（ROCK）、轻链肌浆球蛋白激酶（MLCK），促使肌球蛋白轻链（MLC）磷酸化和肌动蛋白的多聚化，引起细胞形态的改变。由此可见，细胞黏附与铺展的方式和程度至少在体外可决定细胞的形状。

5. 细胞外基质影响细胞迁移 动物个体在胚胎发育、组织器官形态发生及成体组织再生与损伤修复过程中，都伴有十分活跃的细胞迁移活动。EMC对细胞迁移有着直接的影响和作用，不仅作为细胞迁移的“脚手架”，还影响细胞迁移的方向、速度及未来分化趋势。对两栖类原肠胚形成的研究表明，在预定分化成中胚层细胞的迁移途径中含有大量纤连蛋白，如果向此发育阶段的胚胎中注入能阻止细胞与纤连蛋白结合的试剂（如纤连蛋白抗体、含RGD序列的短肽等），均可抑制细胞的迁移。多向分化潜能的神经嵴细胞其迁移速度和分化方向与迁移途径中的EMC成分有关。如神经嵴周围的EMC富含透明质酸，可促进神经嵴细胞的分散和迁移。在神经嵴细胞迁移的背侧和腹侧途径中EMC成分不同，背侧迁移途径中的EMC富含硫酸软骨素，对细胞迁移有抑制作用，使得背侧细胞迁移的速度慢于腹侧细胞。沿富含纤连蛋白基质途径迁移的神经嵴细胞最终分化为肾上腺素能神经元，形成神经节。在神经嵴细胞停止迁移的部位，EMC中缺乏或不含纤连蛋白，这些细胞表面会出现神经元黏附分子及N-钙黏蛋白，负责神经节中细胞的黏附。

研究血管平滑肌细胞（VSMC）迁移发现，一些ECM成分，如纤连蛋白、骨桥素和玻璃黏连蛋白等，具有生长因子样作用，能促进VSMC的迁移；而硫酸肝素和层黏连蛋白等具有抑制VSMC迁移的作用。

细胞迁移的过程受细胞外微环境信号、细胞内信号系统以及细胞骨架系统的调节。迁移时细胞的黏附与去黏附、细胞骨架组装与去组装需要协调进行，其调节机制备受关注。在对肿瘤转移机制研究中发现，获得转移能力的肿瘤细胞与ECM结合时，通常伸出板状伪足或丝状伪足，其内含有丰富肌动蛋白。在突起延伸之后，依赖整联蛋白的小灶性接触形成，将新的突起附着在EMC上，然后某些灶性接触发展成为大的黏着斑，使得肌球蛋白收缩力能够传送到EMC，这就引起细胞体随着细胞的前缘移动，并促进后面的细胞尾部退缩。黏着斑与肌动蛋白张力纤维的形成是细胞迁移的关键。研究证明，细胞的迁移能力与FAK磷酸化水平关系密切。黏着斑形成后，FAK从胞质中转位到黏着斑，整联蛋白介导FAK的Tyr397磷酸化，进而结合并活化PI3K，PI3K进一步激活Rac1，后者可介导细胞的边缘波动（ruffling）。PI3K还可以促使细胞膜上整联蛋白与配体的亲和力增强，进一步增强细胞的迁移能力。对FAK缺陷鼠研究显示，该鼠细胞在纤连蛋白上的迁移性显著降低，进一步的突变分析证明，Tyr397位点是介导细胞迁移的关键部位。另外，FAK活化后与Src家族PTK结合，形成FAK/Src复合物，这可能与细胞内骨架蛋白组装/去组装的调节以及黏着斑的形成、解聚有关。此外，p130Cas与FAK引起的细胞迁移有关。信号分子p130Cas（p130Crk-associated substance）是细胞内普遍存在的与v-Crk和v-Src相关的接头蛋白，它参与细胞黏着斑形成和相应的信号转导。当细胞与ECM黏附或受到生长因子刺激时，FAK活化与Src等结合。FAK/Src与p130Cas结合使其多个酪氨酸残基发生磷酸化。磷酸化的p130Cas参与细胞肌动蛋白与EMC的相互作用，由此引起的细胞信号转导对细胞的黏附、迁移等有重要的作用。P130Cas/Cas复合物被认为是诱导细胞骨架动力学和细胞迁移的"分子开关"。有实验发现，p130Cas可以增强细胞膜的边缘波动，促进细胞在EMC的迁移。胰腺癌细胞体外迁移实验表明，含高磷酸化p130Cas的癌细胞比p130Cas低磷酸化的癌细胞迁移能力强。在体外纤连蛋白基质上，FAK/p130Cas复合物可以促进中国仓鼠卵巢细胞的迁移。

细胞迁移不仅需要自身获得迁移能力，还需要其周围EMC的降解，为细胞迁移开辟道路。如白细胞通过血管基膜向炎症和损伤部位迁移时，需要基膜成分的局部降解。肿瘤细胞在侵袭和转移过程中需局部降解血管或淋巴管基膜入血或穿出血管进入组织中。

（二）细胞对细胞外基质具有决定性作用

1. 细胞控制细胞外基质成分的生成 不同器官和组织中的EMC在组成、含量和特性等方面存在差异，但他们都是由细胞合成分泌的。细胞不仅分泌产生EMC，而且还调节和控制着其所在区域EMC组分的胞外加工修饰、组装形式和空间分布状态。例如，细胞在其分泌的胶原纤维上移动爬行可使胶原纤维以一定方式排列；细胞内微丝的排列方式可影响细胞表面纤连蛋白的装配和排列；用细胞松弛素处理细胞使微丝解聚，可导致纤连蛋白从细胞表面分离。同一个体的不同组织，同一组织的不同发育阶段或不同功能状态，所分泌产生的EMC也会有所不同。如胚胎结缔组织中成纤维细胞产生的EMC以纤连蛋白、透明质酸、Ⅲ型胶原和弹性蛋白为主要组分；成年结缔组织内的EMC以Ⅰ型胶原、纤连蛋白和PGs等为主要成分。软骨组织中的成软骨细胞合成分泌以软骨黏连蛋白、Ⅱ型胶原为主的EMC成分。成骨细胞合成分泌Ⅰ型胶原，并发生基质钙化使骨组织坚硬如石。

2. 细胞控制细胞外基质成分的降解 组织中EMC成分的降解如同其产生同样重要。EMC的快速降解见于组织损伤修复过程中；而看似稳定的成体动物组织中始终持续不断地、缓慢地发生EMC成分的降解和更新，如骨组织的不断改建使其适应新的受力方向。在肿瘤浸润和转移过程中，局部EMC成分的降解破坏促进肿瘤生长、基底膜屏障的破坏有利于肿瘤转移。

细胞外基质成分的降解由细胞分泌的蛋白酶类和溶酶体内的糖苷酶类完成。前者主要降解ECM中的蛋白成分，包括基质金属蛋白酶（matrix metalloproteinases，MMPs）家族和丝氨酸蛋白酶（serine proteases）家族。MMPs家族是一类Zn^{2+}和Ca^{2+}依赖的蛋白酶，有多种类型，如胶原酶（collagenase，MMP-1，8，13）、明胶酶（gelatinase，MMP-2，9）、基质溶解素（stromelysin，MMP-3，7，10，11）弹、性蛋白酶（elastase）、膜型基质金属蛋白酶（membrane type matrix metalloprotease，MTMMPs，MMP-14、15、16、17）等。

蛋白酶大多以无活性酶原形式分泌到细胞外，激活后在细胞周围发挥降解EMC的作用。正常情况下，这些酶的活性主要由控制其酶原前体的表达、分泌以及其抑制物的合成来调节。研究表明，表皮生长因子（EGF）、肿瘤坏死因子（TNF）等是酶原合成阶段最主要的调节因素，他们不仅能促进或抑制MMPs mRNA的转录，而且能影响其半衰期。而转化生长因子β（TGFβ）、黄体酮、糖皮质激素可抑制MMPs mRNA的表达。另外，原癌基因的激活也可引起MMPs mRNA的高水平表达。活化的MMPs还可引起MMPs之间较为复杂的"瀑布式"酶联激活，如MTMMPs可激活MMP-2，MMP-2和MMP-3可激活MMP-9。

细胞分泌多种蛋白酶抑制物，如金属蛋白酶组织抑制物（tissue inhibitor of metalloprotenase，TIMP）和丝氨酸蛋白酶抑制物（serpins），它们与相应的蛋白酶特异性地结合抑制其活性，使蛋白酶的降解作用被限制在特定区域。MMPs的活性可被TIMPs所抑制。TIMPs在体内分布极广，目前已发现4种，其中TIMP-1与活化的MMP-9、MMP-3形成1∶1的复合体而抑制其活性。TIMP-2对MMP-2有很强的亲和力，主要抑制MMP-2的活性，对MMPs家族其他成员也有抑制作用，能阻碍所有被激活的MMPs水解酶的活性。关于TIMPs对MMPs抑制机制目前尚不完全清楚，推测TIMP可能通过其17~19位点的亮氨酸-缬氨酸-异亮氨酸与MMPs的S、S2、S3区结合，使MMP第16位上的天门冬氨酸残基的羧基作用于其活性中心的Zn^{2+}，从而抑制其活性。

TIMPs是MMPs活性的主要调节因子，MMPs-TIMPs平衡是维持ECM内环境和完整性的决定因素。在肿瘤进展中，MMPs-TIMPs平衡失控导致了ECM破坏加剧。在针对MMPs-TIMPs平衡的抗肿瘤治疗中，提出使用抑制MMP活性的抗肿瘤药物与传统的细胞毒药物联合使用的新思路。现已开发出多种MMPs抑制剂，用于控制和治疗肿瘤的目的。这些抑制剂在动物实验中能很好地抑制肿瘤生长和血管生成，但在临床实验中出现了许多不良反应，这限制了MMPs抑制剂的进一步应用。所以，研究MMPs抑制剂与肿瘤更精确的适应性是目前迫切需要解决的问题。

基质金属蛋白酶表达和功能的调节发生于转录、分泌、酶原前体的激活、细胞表面的结合以及与宿主细胞或肿瘤细胞分泌的TIMPs相互作用等多个环节。MMPs调节过程一旦失调就会引发多种疾病，包括关节炎、心血管疾病、脑卒中、动脉硬化和肿瘤转移。膝关节前交叉韧带不愈合症是目前骨关节和运动医学中的难题之一。研究发现，膝关节中前交叉韧带损伤后释放大量的MMP能抑制组织修复愈合，并能降解断裂的前交叉韧带，这可能是前交叉韧带不能自动修复和难以愈合的重要原因之一。

各种糖苷酶主要降解糖蛋白及PGs中的多糖链，它们与蛋白酶联合作用可降解EMC的各种成分。糖苷酶缺陷引起的EMC降解和更新异常，可引发严重疾病。如黏多糖（贮积）病（mucopolysaccharidosis）。这种疾病是由于溶酶体内多种糖苷酶先天功能缺陷或活性降低，使GAG降解不全，产物在组织细胞内堆积，造成多器官、多组织受损的代谢异常综合征。目前已知有10余种溶酶体糖苷酶如α-1艾杜糖醛酸苷酶、硫酸脂酶、*N*-乙酰-氨基葡萄糖苷酶、α-*N*-乙酰转移酶、β-半乳糖苷酶等参与GAG降解过程，任何一种酶缺陷会造成其分解障碍。由于各种成分在体内分布不同，以及不同酶的缺乏，使临床表现各异，病变累及全身器官，可引起肝、脾、软骨、骨、心肌及中枢神经系统等发生营养障碍和功能异常。临床表现共分为8型，有的还有数种亚型。除Ⅱ型为X连锁隐性遗传外，其余均属常染色体隐性遗传病。目前还没有根本有效的治疗方法。

（徐 晨）

参考文献

1. 杨恬．细胞生物学．3版，北京：人民卫生出版社，2014.
2. 成军．现代细胞外基质分子生物学．3版．北京：科学出版社，2017.
3. Gerad Karp. Cell and Molecular Biology-Concepts and Experiments. 6th ed. New York: John Wiley & Sons, Inc, 2010.
4. Gartner LP, Hiatt JL, Strum JM. Cell Biology and Histology. 6th ed. Philadelphia: Lippincott Williams & Wilkins, 2011.
5. Alberts B, Johnson A, Lewis Jm, et al. Molecular Biology of the Cell. 6th ed. New York: Garland Science, 2014.
6. Alberts B, Bray D, Hopkin K, et al. Essential Cell Biology. 4th ed. New York: Garland Science, 2013.
7. Boyd DF, Thomas PG. Towards integrating extracellular matrix and immunological pathways. Cytokine, 2017, 98: 79-86.
8. Yuzhalin AE, Urbonas T, Silva MA, et al. A core matrisome gene signature predicts cancer outcome. British Journal of Cancer, 2018, 118(3): 435-440.

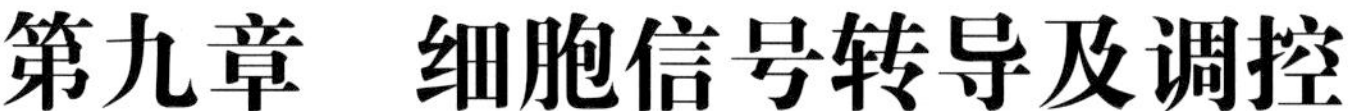

第九章　细胞信号转导及调控

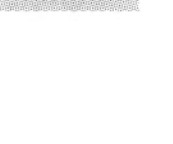

摘要

多细胞生物行使正常的生理功能需要单个细胞感知外界的刺激并做出应答。为此，细胞使用数百种不同的信号分子来产生几乎无限数量的空间和时间协调的信号，这种复杂的细胞信号转导网络是实现细胞内部及细胞间通信的关键过程。细胞信号转导的异常是许多疾病的诱发因素，包括内分泌疾病、代谢性疾病和癌症等。因此，对细胞信号转导所涉及分子事件的了解，有助于阐明多种疾病的潜在分子机制，并为寻找新的药物靶点提供理论基础。

第一节　细胞信号转导概述

一、信号转导的基本过程

细胞信号转导（signal transduction）通常是指细胞通过细胞膜表面或细胞内受体感受信息分子的刺激，在细胞内传递特定的调控信号，从而引起细胞应答反应的过程。细胞信号转导通路通常是由信号分子、特异性的受体和胞内的效应蛋白等构成。细胞信号转导的基本步骤为：特定的细胞合成并释放信号分子→信号分子经扩散或血液循环到达靶细胞→与靶细胞的受体特异性结合并激活受体→激活的受体启动细胞内下游的信号转导途径→引发靶细胞产生相应的生物学效应。通过这一系列的过程，生物体对外界刺激做出反应，保证生命活动的正常进行。

细胞信号转导是多通路、多环节、多层次的复杂过程，其基本特征为：①专一性，不同的细胞受体种类不同，因而细胞能对不同的信号分子产生相应的应答。同一种受体在不同的细胞中又可以引发不同的信号转导途径，激活不同的效应蛋白。②级联放大作用，当信号分子被受体识别后，活化胞内效应蛋白，引起信号放大的级联反应（signaling cascade），最常见的放大效应是通过蛋白质磷酸化实现的。③可逆性，当信号分子激活信号转导过程发挥效应后，细胞又恢复到静息状态，等待下一轮的刺激。④网络化，各种信号途径相互影响、相互交联、相互制约形成复杂的信号转导网络，使细胞做出适时适度的反应，维持生命活动的有序性。⑤汇聚性，多种配体分子激活的信号，最终可以活化细胞内共同的效应蛋白，引发相应的生物学效应。⑥播散性，同一种配体与受体结合后，可以发散的激活多种效应蛋白，引发多种信号转导途径。

二、配体

信号分子（signal molecule）是指生物体内的信息载体，是负责信息在细胞内或细胞间传递的一类分子的总称。信号分子的功能是同细胞表面（或细胞内）受体结合，在细胞间和细胞内传递信息，通常我们称信号分子为配体（ligand）。信号分子种类繁多，包括各种化学信号，如激素、神经递质、生长因子等，还有各种物理信号，如声、光、电、温度等。一般根据作用距离的不同和配体的来源，信号分子可通过内分泌、旁分泌、自分泌等方式发挥功能：①内分泌（endocrine），由内分泌细胞分泌信号分子如激素，通过血液循环作用于靶细胞，可以作用于全身各个部位（图 9-1A）。②旁分泌（paracrine），指细胞分泌化学介质到细胞外，通过扩散作用于邻近的靶细胞（图 9-1B）。③自分泌（autocrine），指细胞分泌的信号分子再作用于细胞自身（图 9-1C）。④近分泌（juxtacrine），指信号分子附着在质膜上，通过细胞与细胞接触与靶细胞上的受体相互作用（图 9-1D）。⑤通过突触传递的神经信号，是在神经元受到刺激后，产生的电信号刺激突触释放神经递质，与突触后膜上的相应受体迅速结合，再次转化为电信号（图 9-1E）。

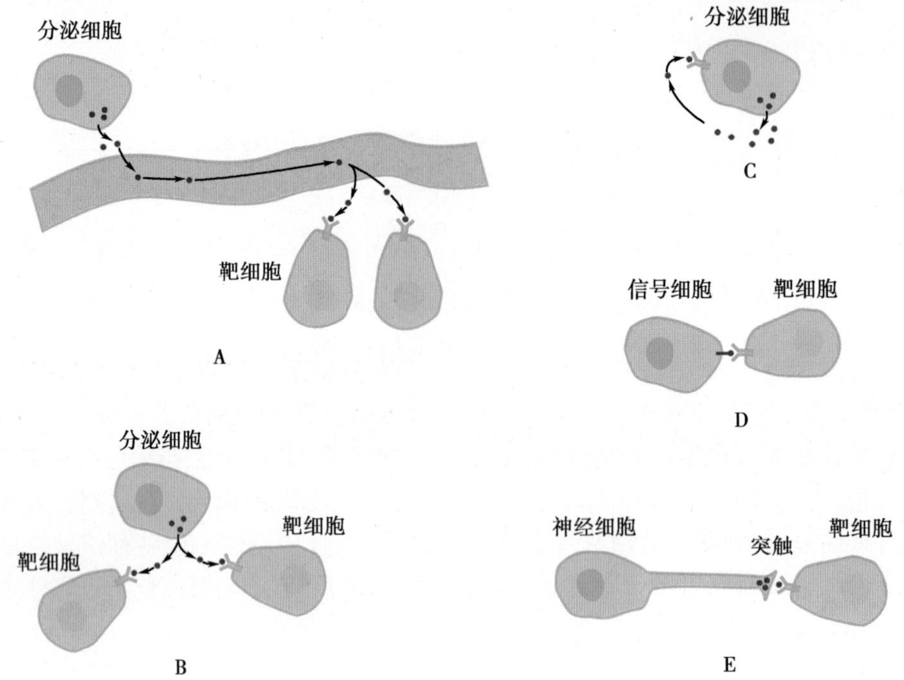

图 9-1 信号分子发挥功能的 5 种形式

一种信号分子也可以通过多种机制来发挥作用。例如，表皮生长因子（epidermal growth factor，EGF）可以直接向邻近细胞发出信号（旁分泌信号），也可以被蛋白酶裂解并释放到血液循环中，作为激素发挥功能（内分泌信号）。由于配体结构、生化特征、靶向的受体以及合成和分布等的广泛多样性，使得虽然只有上百种信号分子却能产生无限数量的信号。下文我们将介绍一些重要的信号分子的概念和分类（表 9-1）。

（一）细胞因子与生长因子

细胞因子（cytokine）是一类由免疫细胞（如淋巴细胞、单核细胞）和一些非免疫细胞（如表皮细胞、血管内皮细胞、成纤维细胞）合成和分泌的多肽类分子，在细胞生长、细胞分化、免疫应答、损伤修复和肿瘤发生等过程中发挥重要的调控作用。根据功能的不同，细胞因子主要分为白细胞介素（interleukin，IL）、干扰素（interferon，IFN）、肿瘤坏死因子（tumor necrosis factor，TNF）、集落刺激因子（colony stimulating factor，CSF）和趋化因子（chemokine）等。细胞因子在体内可以通过自分泌、旁分泌、内分泌的方式发挥作用，形成复杂的细胞因子调控网络，对维持机体的正常生理功能至关重要。

生长因子（growth factor，GH）是另一类重要的信号分子，它们通过与特异的、高亲和的细胞膜受体结合，调节细胞生长与其他多种细胞功能的多肽类物质。生长因子大多存在于腺体组织、胚胎组织及大多数培养细胞中，对不同种类细胞具有一定的专一性。通常生长因子通过旁分泌的方式发挥生理效应，但是一些生长因子也可以在更远的距离上发挥作用。生长因子主要通过三种方式发挥功能：作为有丝分裂原刺激细胞增殖，作为营养因子促进生长，以及作为存活因子抑制细胞凋亡。许多生长因子是多效的，它们在同一个细胞中有多重作用，或在不同的细胞类型中引发不同的反应。根据细胞生长的环境不同，生长因子可以促进细胞生长，也可以在特定环境下抑制细胞生长。

根据氨基酸序列和激活的受体不同，生长因子主要分为：表皮生长因子、成纤维细胞生长因子（fibroblast growth factor，FGF）、转化生长因子（transforming growth factor，TGF）、血管内皮生长因子（vascular endothelial growth factor，VEGF）、血小板衍生生长因子（platelet-derived growth factor，PDGF）、骨形成蛋白（bone morphogenetic protein，BMP）和促生长因子（somatomedin）。EGF 与受体结合主要作为有丝分裂原发挥功能。PDGF 在损伤后的组织修复中起重要作用。FGF 是其中最大的家族之一，其家族成员在血管生成及血管新生中起着核心作用。TGF-β（transforming growth

表 9-1 主要信号分子举例

信号分子	合成 / 分泌部位	主要生物学功能
细胞因子		
白细胞介素	淋巴细胞、单核细胞或其他细胞	免疫调节、造血以及炎症过程
干扰素	白细胞、病毒感染的组织细胞、活化的 T 细胞和 NK 细胞等	干扰病毒感染和复制
趋化因子	白细胞和造血微环境中基质细胞分泌	引起靶细胞迁移、活化,介导炎症反应
生长因子		
表皮生长因子	多种细胞	刺激细胞增殖
血小板衍生生长因子	血小板等多种细胞	多种细胞增殖、组织修复
神经生长因子	大脑、心脏、脾脏	促进神经元分化和存活
成纤维细胞生长因子	多种细胞、组织	促进有丝分裂
激素		
肾上腺素	肾上腺	加速心脏收缩、升高血压
甲状腺素	甲状腺	增加细胞的代谢活动
睾酮	睾丸	诱导和维持男性的第二性征
神经递质		
γ- 氨基丁酸	神经末梢	抑制性神经递质
乙酰胆碱	神经末梢	兴奋性神经递质
气体分子		
NO	神经元、血管内皮细胞	调节神经元活性、诱导平滑肌松弛

factor-β)也是一个庞大的家族,其成员的生物活性多样。TGF-β 在低浓度时会刺激细胞生长,而在高浓度下,会抑制增长。骨形态发生与 BMP 促进早期胚胎轴的建立和骨生成有关。

(二)激素

激素(hormone)是由内分泌细胞合成或分泌的化学信号分子,是一类能调节机体生理活动的特殊物质。激素的作用机制是通过与细胞膜上或细胞质中的专一性受体蛋白结合而将信息传入细胞,引起细胞内发生一系列相应的连锁变化,最后表现出激素的生理效应。通过激素传递信息是最广泛的一种信号转导方式,激素通过进入血液循环而作用到全身细胞,使生物体能够远距离调控各种细胞的活动。许多激素制剂及其人工合成的产物已广泛应用于临床治疗及农业生产,如生长激素等已广泛应用于临床上。激素可以分为两类:与胞内受体结合的亲脂性激素和与细胞表面受体结合的亲水性肽类激素。

亲脂性激素参与调控体内一系列的生物学过程。性激素如孕酮(progesterone)、雌二醇(estradiol)和睾酮(testosterone)都是由性腺合成,具有调节性别分化的功能。皮质类激素是由肾上腺合成的,按功能分为两组:糖皮质激素(glucocorticoid)调节蛋白质、糖和脂类的代谢;盐皮质激素(mineralocorticoid)调节体内盐和水的平衡。甲状腺素(thyroxine)由甲状腺合成,几乎参与调控所有器官的新陈代谢过程。所有的亲脂性的激素都能自由地扩散穿过脂质双分子层,与胞质受体相互作用,改变特定基因的表达。亲脂性激素的受体位于细胞质、细胞核,或者两者都有。配体穿过细胞膜与胞内受体结合形成复合物,接着进入细胞核与特定的转录元件结合,诱导特定靶基因的转录,发挥其生理功能。

肽激素(peptide hormone)大多数是亲水性激素,肽类激素的分子大小范围广泛,从一个简单的三肽(促甲状腺素释放激素)到几百个氨基酸的蛋白质(催乳素),再到糖基化的多亚基低聚物(人绒毛膜促性腺激素)。肽激素储存在胞膜附近的分泌囊泡中，并可立即释放，从而介导对环境的快速应答。释放的激素在被蛋白酶降解或进入细胞之前，只会在血液中存在几秒钟或几分钟。水溶性激素不能扩散通过细胞膜，它们通过与靶细胞表面的受体结合发挥功能。配体与受体结合后的信号被传送到受体的胞质区，接着激活一系列磷酸化反应或激活 G 蛋白等向下传递信号。肽激素的作用几乎是即时的，通常只能持续很短的时间。

（三）神经递质

神经递质（neurotransmitter）是一种从受刺激的突触前神经元中释放出来的化学物质，与突触后靶细胞的膜结合，并诱导靶细胞产生抑制或兴奋的反应。由于神经递质是神经细胞分泌的，所以这种信号又称为神经信号。神经递质主要分为三类：氨基酸类、胺类和肽类。氨基酸和胺类在中枢神经系统中介导快速的突触传递（亚毫秒到毫秒），它们在轴突末端合成并储存在突触小泡中。氨基酸递质有谷氨酸（Glu）、γ- 氨基丁酸（GABA）和甘氨酸（Gly），谷氨酸和甘氨酸存在于蛋白质中，并且在所有细胞的胞质中含量丰富，γ- 氨基丁酸和其他胺类只存在于含有合成它们所需的特殊酶的神经元中。如乙酰胆碱是由胆碱和乙酰辅酶 A 在胆碱乙酰移位酶的催化作用下合成的。由于该酶存在于胞质中，因此乙酰胆碱（acetylcholine）在胞质中合成，合成后由小泡摄取并贮存起来。γ- 氨基丁酸是谷氨酸在谷氨酸脱羧酶催化作用下合成的。肽类递质的合成与其他肽类激素的合成完全一样，它是由基因调控的，并在核糖体上通过翻译而合成的。

在中枢神经系统内发现不少具有生命活性的大分子物质，它们是由一些氨基酸组成的多肽类，被称为神经肽。神经肽种类很多，包括垂体肽、脑肠肽、内阿片肽及其他肽等。神经肽的合成比其他递质要复杂，需要在神经元细胞核糖体上先合成无活性的大分子前体蛋白，再转运到内质网、高尔基体同酶类一起装入形成的分泌颗粒或囊泡内，经轴浆运输转运到轴突末梢，在转运中经多种水解酶的作用，逐步被切割成有活性的神经肽。从作用效率来看，氨基酸和胺类递质一般起效快，失效也快，在发挥作用失活后能重新被摄入突触再利用。而神经肽一般起效慢，作用持久，在发挥作用后经酶解失活，不再被重新摄取。

（四）气体分子

气体分子（gas）作为信号分子在细胞信号转导中的作用备受关注，研究得较多和较清楚的是一氧化碳（CO）、一氧化氮（NO）、活性氧（ROS）、硫化氢（H_2S）等。下面主要以 NO 和 CO 为例介绍气体信号分子的主要特征和介导的信号转导通路。

一氧化氮（NO）是一个在神经、免疫和循环系统中都非常重要的气体信号分子，其中血管舒张作用是其重要的特征。一氧化氮合酶（NO synthase，NOS）能将 L- 精氨酸转化为瓜氨酸并释放出 NO。细胞和组织表达三种 NOS 同工酶：在大脑中发现的神经元 NOS（nNOS；NOS-1），最初从巨噬细胞中纯化出的可诱导型 NOS（iNOS；NOS-2），以及从内皮细胞中发现的内皮细胞 NOS（eNOS；NOS-3）。eNOS 在内皮细胞表达并负责 NO 的基础生产，对维持正常的血管张力是必需的。因为 NO 很容易扩散出细胞且只有几秒钟的半衰期，故只能作用于邻近的平滑肌细胞。NO 与鸟苷酸环化酶（receptor guanylate cyclase，GC）活性中心的 Fe^{2+} 结合，改变酶的构象，增加细胞内的环鸟苷一磷酸（cGMP）水平，这反过来又会激活 cGMP 依赖的蛋白激酶，进而磷酸化激活下游蛋白导致平滑肌松弛。因此，在循环系统中，NO 能介导血管扩张，是许多内源性和外源性平滑肌松弛剂的最终介导者。当硝酸甘油用于心绞痛患者时，它在血液中迅速转化成 NO，这些 NO 进入冠状动脉，引起血管扩张和血流量增加。NO 信号分子的发现，诠释了 100 多年来人们都在使用硝酸甘油治疗心绞痛，但一直苦于无法解释其作用机制的困惑。

一氧化碳（CO）是细胞间信号的重要介导者。大量的细胞 CO 在血红素氧化酶（heme oxygenase，HO）催化血红素降解的过程中产生。HO 广泛存在于各种组织中，CO 在所有细胞中均能生成。CO 与 NO 一样可以激活 GC，提高 cGMP 的水平，抑制血小板聚集，使颈动脉、冠状动脉等血管舒张。CO 也在氧感应、氧依赖的基因表达改变和神经元有关信号中发挥作用。

三、受体

受体(receptor)是一类能够识别某种信号分子(配体)并与之结合,从而引起细胞内一系列生物化学反应的大分子,根据受体在细胞中存在的位置,将其分为细胞表面受体(cell-surface receptor)和细胞内受体(intracellular receptor)。受体的主要特征包括:受体与配体结合的特异性,高度的亲和力,配体与受体结合的饱和性等。受体一般具有两个功能,一是特异性的识别信号分子并且与其结合,这种特异性识别使得细胞能够在众多分子中接收某一特定信号;二是把识别和接收的信号,准确无误地放大并传递到细胞内部,启动一系列信号级联反应,最后使靶细胞产生特定的生物学效应。受体的数量和质量异常会引起一系列的病理变化,如非胰岛素依赖型糖尿病就是一个典型例证,这种患者对外源性胰岛素不敏感,不能用通常的注射胰岛素的方法治疗。

(一)细胞表面受体

细胞表面受体主要识别和结合亲水性信号分子,如分泌型信号分子(神经递质、生长因子、多肽类激素等)和膜结合性信号分子(细胞表面抗原、细胞表面黏着分子等)。表面受体在细胞膜上的分布是不均匀的,经常互相聚集成"簇"的形式。并且一种细胞膜可以含有不同的受体,如脂肪细胞膜上含有肾上腺素、胰岛素等多种激素受体。同一受体在不同细胞膜上的数目也是不同的,由于细胞生理状态不同和外界环境变化的影响,受体数目也会发生一定的改变。

根据受体蛋白类型和信号转导机制的不同受体主要分为三种:G蛋白偶联受体(G-protein-coupled receptor, GPCR)、酶联受体(enzyme-linked receptor)和离子通道型受体(ion channel-linked receptor)。①GPCR是7次跨膜蛋白,其胞外结构域识别信号分子,胞内结构域与G蛋白(鸟苷酸结合蛋白)偶联,激活的G蛋白在细胞内产生第二信使,从而将胞外信号跨膜传递到胞内,是细胞表面受体中最大的家族。②酶联受体也是跨膜蛋白,通常与配体结合后发生二聚化而激活。一部分受体本身胞内域具有酶活性,一部分受体自身不具有酶活性,但是胞内段与酶相连。③离子通道型受体又称递质门离子通道,其既为受体,又是离子通道,跨膜信号转导不需中间步骤(图9-2)。

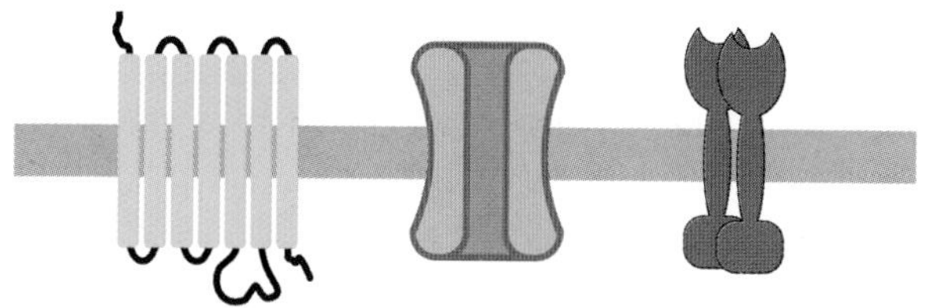

图9-2　三种细胞表面受体

(二)细胞内受体

除了细胞表面受体外,还有一类位于细胞质基质或细胞核中的受体,即细胞内受体(intracellular receptor)。细胞内受体通常有三个不同的功能域,一个是C端的配体结合位点,一个是与DNA结合的中间结构域,另一个是N端的转录激活结构域。此外有两个结合位点:配体结合位点和抑制蛋白结合位点;在没有配体结合时,则由抑制蛋白抑制受体与DNA的结合,当配体存在时则释放出抑制蛋白。与细胞内受体相互作用的信号分子主要为亲脂性小分子,如类固醇激素(steroid hormone)、甲状腺素(thyroxine)、维生素D(vitamin D)、视黄酸(retinoic acid)及NO等,它们可以穿过质膜进入细胞内与受体结合进而传递信号,其中与激素结合的受体主要位于细胞核内,故也称核受体。胞内受体在接收信号分子并与之结合形成配体-受体复合物后就成为转录促进因子,作用于特异的基因调控序列,调控基因的转录和表达。

(三)受体异常与疾病

当受体出现异常,如受体数目的改变、结构的异常等,导致不能正常介导配体-受体之间的信号激活与传递时,会引发多种受体相关疾病的发生,也称受体病,包括遗传性受体病、自身免疫受体病和继发性受体病等。家族性高胆固醇血症(familial hypercholesterolemia, FH)是遗传性受体病的一种,由于基因突变引起低密度脂蛋白(low density lipoprotein, LDL)受体异常,导致LDL不能进入细胞,使其不能发挥降低血浆胆固醇含量的功能,为常染色体显性遗传病。当体内产生抗自身受体的抗体时,会引发自身免疫性受体病,如重症肌无力(myasthenia gravis)是一种神经肌肉间信号转导障碍的自身免疫病,由于患者体内产生抗烟碱型乙酰胆碱受体抗体,阻断乙酰胆碱与受体的结合,导致肌肉疲乏无力。非胰岛素依赖型糖尿病(即2型糖尿病,non-insulin-dependent diabetes mellitus,NIDDM)也是受体异常引发的疾病,由于胰岛素受体(insulin receptor,IR)减少、受体与配体亲和性降低、受体后底物(IRS)转导通路的异常等,导致细胞对胰岛素反应性降低,患者血糖升高。此外,受体的异常也被许多研究证明与肿瘤的发生发展有关,如*erb-B*癌基因编码变异的EGFR,可在没有EGF刺激下仍持续激活下游信号,导致癌细胞的快速增殖。并且在肺癌、乳腺癌多种癌症中,发现EGFR存在异常高表达的现象。

四、主要“分子开关”

生物体内信号转导过程中的“分子开关”包括GTP结合蛋白(GTP-binding protein)、蛋白激酶(protein kinase)、蛋白磷酸酶(protein phosphatase)、第二信使(second messenger)和衔接蛋白(linker protein)。蛋白激酶把磷酸基团加载到特定靶蛋白的特定氨基酸残基,称为“蛋白磷酸化”(protein phosphorylation);蛋白磷酸酶负责把磷酸基团去除,称为“去磷酸化”(dephosphorylation)。由于磷酸“基因”的添加和去除是一个动态变化、可逆的过程,多数信号分子由于蛋白质磷酸化而被激活,因此,磷酸化可视为信号传递的“分子开关”。单个磷酸基团的存在与否,直接影响靶蛋白在活性和非活性状态之间的切换。构成这些“分子开关”的分子通常串联形成信号级联(cascade),逐级转导、放大并优化这些信号。信号通路之间大多是交叉呈分支状,这样细胞可以通过多条通路来整合信号,并同时控制多个效应系统。

(一) GTP结合蛋白(GTP酶)

细胞内的GTP结合蛋白(GTP binding protein)在进化上高度保守,其生化本质是GTP酶(GTPase),GTP酶含有一个约由200个氨基酸残基组成的GTP结合域,形成一个浅沟状结构,与鸟嘌呤、核酸、三磷酸盐及Mg^{2+}形成氢键网状系统,从而固定核苷酸。GTP酶可以分为四类:延伸因子、Ras相关的小分子GTP酶、异三聚体的G蛋白、动力蛋白相关的GTP酶。延伸因子EF-Tu(elongation factor thermo unstable)和动力蛋白相关的GTP酶就有附加域,这些附加域是分子间相互作用所必需的;Ras只包含一个GTP结合的核心域;三聚体G蛋白的G_α亚基通过两股α螺旋与核心域铰接。其中,Ras相关的小分子GTP酶和异三聚体的G蛋白参与多种信号转导过程。

大多数的GTP酶通过水解自身结合的GTP,成为GTPase-GDP而失去活性,该过程受到GTP酶促进因子(GTPase-accelerating proteins,GAPs)的促进,以及鸟嘌呤核苷解离抑制因子(guanosine nucleotide dissociation inhibitors,GDI)的抑制。另外,GTP酶在鸟嘌呤核苷交换因子(guanine nucleotide exchange factors,GEFs)的作用下,从GTPase-GDP状态变成GDPase-GTP状态,从而获得活性(图9-3)。

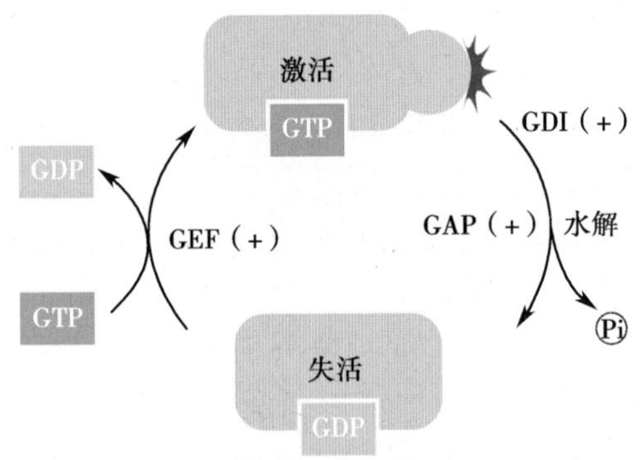

图9-3 GTP结合蛋白

(二)蛋白激酶

蛋白激酶(protein kinase)都具有一个蛋白激酶结构域(kinase domain;又称催化结构域,catalytic domain),由260个左右的氨基酸残基组成。蛋白激酶可以催化ATP上的γ-磷酸基团转移到靶蛋白的氨基酸侧链上,从而在靶蛋白的丝氨酸、苏氨酸或酪氨酸残基上共价添加磷酸基团。磷酸基团以两个负电荷结合到单个氨基酸残基上,可以显著改变靶蛋白的空间构象(图9-4)。一个磷酸基团可以通过多个途径来改变蛋白质的活性,例如:蛋白磷酸化可以直接阻断一个配体与蛋白的结合(直接干涉),参与氢键形成和经典的相互作用(构象改变),使两个相关蛋白形成可以相互结合的位点(促进蛋白相互作用)。

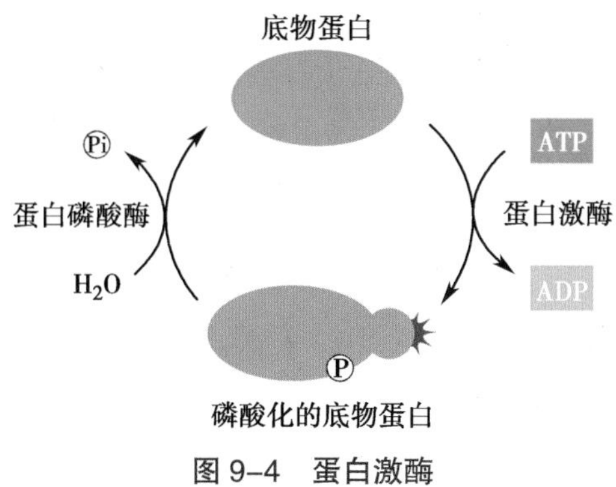

图 9-4　蛋白激酶

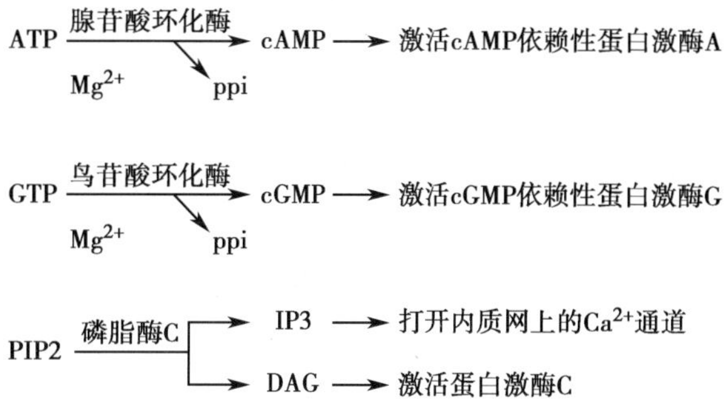

ATP —腺苷酸环化酶（Mg^{2+}）→ cAMP + ppi → 激活cAMP依赖性蛋白激酶A

GTP —鸟苷酸环化酶（Mg^{2+}）→ cGMP + ppi → 激活cGMP依赖性蛋白激酶G

PIP2 —磷脂酶C→ IP3 → 打开内质网上的Ca^{2+}通道

PIP2 —磷脂酶C→ DAG → 激活蛋白激酶C

图 9-5　第二信使

（三）蛋白磷酸酶

蛋白磷酸酶通过水解磷酸单酯，将底物分子上的磷酸基团去除，并生成磷酸根离子和自由的羟基。人类基因组中存在 90 多种有活性的酪氨酸磷酸酶基因，及 20 种丝氨酸 / 苏氨酸磷酸酶基因。虽然一些双特异性磷酸酶既可以使磷酸化的丝氨酸 / 苏氨酸去磷酸化，也可以使磷酸化的酪氨酸去磷酸化，但大部分磷酸酶像蛋白激酶一样，仅作用于丝氨酸 / 苏氨酸或仅作用于酪氨酸。

（四）第二信使

1965 年，美国范德堡大学 Earl W. Sutherland 教授发现人体内各种含氮激素（蛋白质、多肽和氨基酸衍生物）都是通过细胞内的环磷酸腺苷（cAMP）而发挥作用的，首次提出了第二信使（second messenger）学说。1971 年，由于他对阐明激素作用机制和第二信使学说作出的卓越贡献，获得诺贝尔生理学或医学奖。第二信使是指在配体与受体（可理解为第一信使）结合后，由细胞内产生，可以通过其浓度变化应答胞外信号，从而介导细胞信号继续向下转导的分子（图 9-5）。它们通常是一些小分子，包括疏水性物质、无机离子和核苷酸类等；常见的有：cAMP、cGMP、Ca^{2+}、IP3、PIP3 和 DAG 等。

（五）衔接蛋白

在信号转导通路中，有几种蛋白结构域在不同的信号蛋白中反复出现，如 SH2 或 SH3 等，SH（Src homology）是 Src 酪氨酸激酶中的一个保守结构域，约由 100 个氨基酸残基组成，可以特异性结合一些磷酸化酪氨酸残基。同时，SH 也存在于其他一些信号蛋白中，如人类基因组约编码 200 个含有 SH2 或 SH3 的蛋白，参与蛋白与蛋白、蛋白与膜油脂之间的相互作用。衔接蛋白（adaptor protein）常含有 SH2 或 SH3 结构域，如哺乳类动物的生长因子受体结合蛋白 2（growth factor receptor-bound protein 2）。衔接蛋白结构域介导的蛋白间相互作用，可将蛋白装配成能执行一系列反应的多分子功能元件。

第二节　细胞信号转导的主要通路

机体内细胞对胞内外各种信号的转导和调控过程贯穿生命活动的始终，细胞信号转导涉及的分子种类众多，作用方式多样，能满足各种生命活动的需求，但信号转导通路的异常又会诱发多种疾病的发生，本节将重点介绍 G 蛋白偶联受体信号转导通路、酶联受体介导的信号转导通路及其他重要的细胞表面受体转导通路。

一、G 蛋白偶联受体信号转导通路

细胞信号转导的一种主要形式是通过 G 蛋白偶联受体（G-protein coupled receptor，GPCR）途径。GPCR 介导的信号通路与人类的健康密切相关，其异常与多种疾病的发生有关，并且目前临床上很多药物都是以 GPCR 通路作为靶点研发的。

（一）GPCR 的结构和激活

G 蛋白（G-protein）是三聚体 GTP 结合蛋白的简称，位于细胞质膜胞质一侧，由三个亚基 G_α、G_β 和 G_γ 组成，G_β 和 G_γ 亚基通常紧密结合在一起形成异二聚体。不同种类 G 蛋白的 α 亚基都有鸟苷结合位点，既可与 GTP 结合，又可与 GDP 结合，在信号转导过程中起分子开关的作用（图 9-6）。G 蛋白有两种形式，一种是以 $G_{\alpha\beta\gamma}$ 三

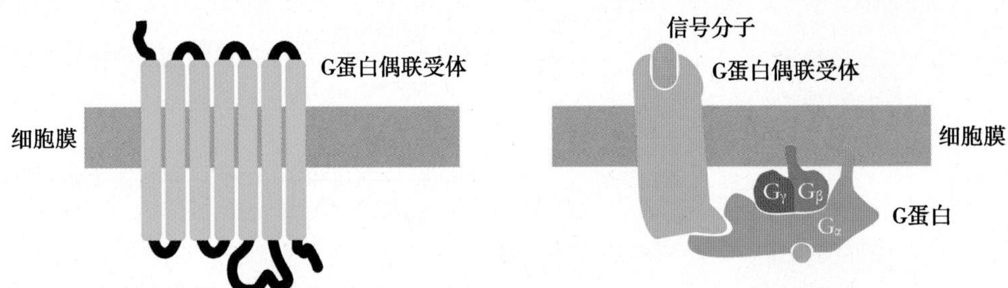

图 9-6 G 蛋白和 G 蛋白偶联受体结构图

聚体存在并与 GDP 结合，为非活化型，另一种是 G_α 亚基与 GTP 结合并与 $G_{\beta\gamma}$ 亚基解离，为活化型。当配体与受体结合后，结合的 GDP 与 GTP 发生交换，G 蛋白水解成 G_α 和 $G_{\beta\gamma}$ 亚基，其中 G_α 与 GTP 结合生成活化的 G_α-GTP，并激活效应器蛋白，从而传递信号。当配体与受体分离后，GTP 水解为 GDP，G_α 与 $G_{\beta\gamma}$ 亚基重新形成 G 蛋白三聚体，恢复静息状态。

G 蛋白偶联受体（GPCR）包含 7 个 α 螺旋组成的跨膜结构域，每个 α 螺旋由 22~24 个氨基酸残基组成，细胞外侧为 N 端，胞质侧为 C 端，连接第 5 和第 6 个跨膜螺旋的胞内环上有 G 蛋白的结合位点（图 9-6）。GPCR 种类繁多，分布广泛，如视紫红质受体、嗅觉受体、代谢型谷氨酸受体、M- 乙酰胆碱受体和 β- 肾上腺素受体等都属于此类，它们参与众多生理过程，如调控细胞对激素、神经递质的应答，以及视觉、嗅觉、味觉等。GPCR 的发现、功能以及结构解析对生理调控和疾病治疗都有着极其重要的意义，其相关的研究已经多次获得诺贝尔奖。如 1994 年诺贝尔生理学或医学奖授予了美国科学家艾尔弗雷德·吉尔曼（Alfred G. Gilman）和马丁·罗德贝尔（Martin Rodbell），因为他们发现了 G 蛋白及其在细胞中具有信号转导的功能。此外，美国科学家罗伯特·莱夫科维茨（Robert J. Lefkowitz）在 20 世纪 80 年代成功克隆出了 β- 肾上腺素受体，此后，他们发现一个具有相似的跨膜结构、且都能与 G 蛋白相互作用的受体家族，即称为"G 蛋白偶联受体"家族；在 2011 年，布莱恩·克比尔卡（Brian K. Kobilka）解析了 β- 肾上腺素受体被激素激活时向细胞发送信号的结构，为 G 蛋白偶联受体信号转导途径的研究提供了最直接的证据。由于这两位美国科学家对 G 蛋白偶联受体及其结构的突破性发现，被授予了 2012 年诺贝尔化学奖。

（二）GPCR 介导的信号转导通路

G 蛋白偶联的信号转导系统由 G 蛋白、GPCR 和效应器（腺苷酸环化酶、磷脂酶 C、离子通道）组成。由 GPCR 介导的信号转导通路按其效应蛋白的不同，一般可分为三类：①GPCR 激活离子通道；②GPCR 激活或抑制腺苷酸环化酶（adenylyl cyclase，AC），以 cAMP 为第二信使；③GPCR 激活磷脂酶 C（phospholipase，PLC），以三磷酸肌醇（inositol triphosphate，IP3）和二酰甘油（diacylglycerol，DAG）为第二信使。

1. 离子通道相关的 GPCR 信号通路 当配体与 GPCR 结合后，与受体偶联的 G 蛋白发挥分子开关作用，调节跨膜离子通道的开启和关闭，进而调控靶细胞的生物学行为。如乙酰胆碱作用于心肌细胞上 M 乙酰胆碱受体，受体活化导致 G_α 亚基与 GTP 结合，三聚体 G 蛋白解离释放 $G_{\beta\gamma}$ 亚基，引发心肌细胞膜上钾离子通道开放，细胞膜超极化，使心肌舒张。

2. GPCR 介导的腺苷酸环化酶信号通路 在腺苷酸环化酶（AC）信号转导途径中，细胞外信号与 GPCR 结合，活化的受体激活 G 蛋白，释放出 G_α 亚基，G_α 亚基进一步激活腺苷酸环化酶，催化 ATP 转化成 cAMP，使细胞内 cAMP 浓度提高。cAMP 激活蛋白激酶 A（protein kinase A，PKA），PKA 的催化亚基被释放并转运到核内，进入核内的催化亚基使基因调节蛋白（cAMP response element binding protein，CREB）磷酸化，进而结合到靶基因 DNA 序列上，调控相关基因的转录，从而将细胞外信号转变为细胞内信号（图 9-6）。

3. GPCR 介导的 PLC 信号通路 在 PLC 信号转导途径中，胞外信号分子与细胞表面 GPCR 结合，活化的 G 蛋白激活质膜上的 PLC，使质膜上二磷酸磷脂酰肌醇［Phosphatidylinositol

4，5-bisphosphate or PtdIns（4，5）P 2，PIP2］水解成 IP3 和 DAG 两个第二信使，胞外信号转换为胞内信号，这一信号系统又称为“双信使系统”（double messenger system），两个第二信使分别以不同的方式引起细胞的应答反应（图 9-7）。

IP3 是水溶性分子，在细胞质中扩散。IP3 与内质网上的 IP3 门控 Ca^{2+} 通道受体结合，导致 Ca^{2+} 通道开放，引起内质网中贮存的 Ca^{2+} 迅速大量地释放到胞质中。释放的 Ca^{2+} 不直接作用于靶蛋白，而是与钙调蛋白（calmodulin，CAM）结合发挥功能。钙调蛋白本身没有活性，当 Ca^{2+} 与 CAM 结合后形成活化态的复合体，然后与钙调蛋白激酶结合，激活钙调激酶介导的细胞应答。IP3 存在时间很短，在磷脂酶（phospholipase）的催化作用下转化为肌醇，终止其信使作用。IP3 介导的钙离子调控是生物体中十分重要的一种调控方式，快速变化的钙信号广泛参与到神经递质传递、肌肉收缩、激素分泌等生理过程中。

DAG 是亲脂性分子，锚定在质膜上，DAG 主要结合并活化蛋白激酶 C（protein kinase C，PKC），活化的 PKC 进一步引起底物蛋白的磷酸化反应，发挥其生理调控功能。DAG 的信使功能通过两种途径终止：一是 DAG 激酶将 DAG 磷酸化为磷脂酸，进入磷脂酰肌醇（phosphatidylinositol，PI）循环；二是 DAG 酯酶将 DAG 水解成单酯酰甘油。由于 DAG 代谢周期很短，不能维持 PKC 的长期活化状态，所以 DAG 还存在一种生成途径，即由磷脂酶催化质膜上的磷脂酰胆碱断裂产生，这种方式可以引起需要 PKC 长期活化的细胞增殖、分化等长期生理效应。

二、酶联受体介导的信号转导通路

酶联受体是细胞表面一类重要的受体家族，其自身既是受体也是酶，属于跨膜蛋白，酶联受体的胞内结构域通常具有某种酶活性，又称催化受体。当胞外信号分子与受体结合后即激活胞内段

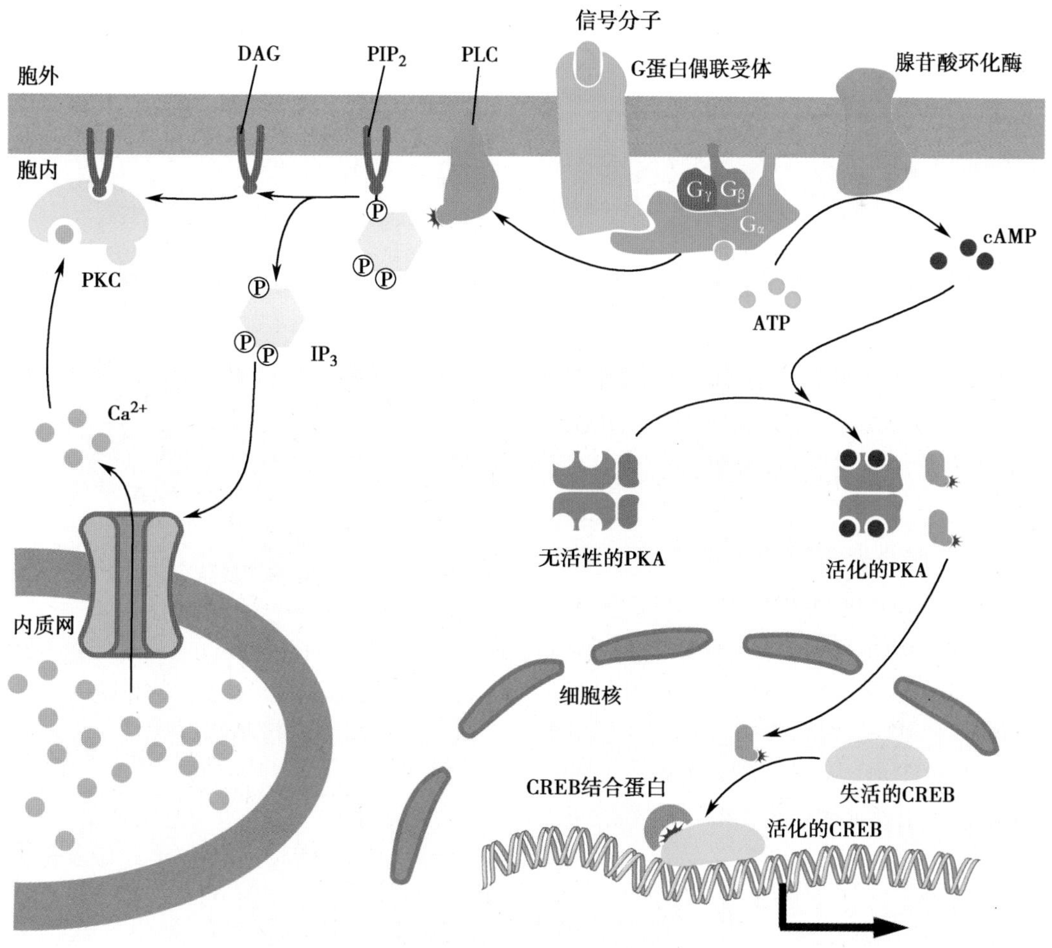

图 9-7　GPCR 介导的信号转导

的酶活性，并通过级联反应将信号放大。酶联受体介导的信号转导一般较慢，需要细胞内多种反应步骤。

（一）受体酪氨酸激酶信号转导通路

受体酪氨酸激酶（receptor tyrosine kinase，RTK）是最大的一类酶联受体，多数为单次跨膜蛋白，胞外为N端是配体结合域，胞内为C端具有酪氨酸激酶结构域，并有自磷酸化位点。RTK的胞外信号分子主要为可溶性或膜结合的多肽和蛋白类激素。目前已经发现的RTK有50多种，包括表皮生长因子受体（epidermal growth factor receptor，EGFR）、成纤维细胞生长因子、血管内皮生长因子和胰岛素受体（insulin receptor，INSR）等，主要功能是调控细胞生长和分化，促进细胞存活。

信号分子与相应受体结合导致RTK发生二聚体化（dimerization），二聚体化的受体激活蛋白酪氨酸激酶活性，导致胞内结构域的酪氨酸残基彼此交叉磷酸化，磷酸化的RTK进一步发生构象改变，可被细胞内信号转导蛋白识别，进而激活细胞内一系列的生化反应。活化的RTK可以通过磷酸化的酪氨酸残基结合多种含SH2和SH3结构域的胞内信号蛋白，如接头蛋白（生长因子受体结合蛋白Grb2等）和一些酶（磷脂酶C_γ和GTPase激活蛋白GAP等）。

Ras-MAPK（促分裂原活化的蛋白激酶，mitogen-activated protein kinase）信号通路是这类受体所介导的一类重要信号通路。Ras是高度保守的癌基因*ras*的表达产物，分子量为21kDa，是单体GTP结合蛋白，具有GTP酶活性。Ras蛋白是GTPase的分子开关，与GTP结合时为活化态，与GDP结合时是失活态。Ras的活性主要受鸟苷酸交换因子（guanine nucleotide exchange factor，GEF）和GTPase激活蛋白（GTPase activating protein，GAP）两个蛋白的调控，GEF促使Ras蛋白释放出GDP，从而与GTP结合变为活化态；GAP能激活Ras蛋白的GTP酶，从而将GTP水解为GDP，转变为失活态的Ras-GDP，防止Ras蛋白的过度活化。

在Ras-MAPK信号通路中，Ras蛋白是活化受体下游信号的重要环节。激活的RTK通过接头蛋白结合并活化Ras-GEF，使失活态的Ras-GDP转变为活化态的Ras-GTP。活化的Ras与Raf（MAPKKK）的N端结构域结合并使其激活，活化后的Raf进一步结合另一种蛋白激酶MAPKK（MEK），并磷酸化激活MAPKK，MAPKK进一步磷酸化其唯一的底物MAPK使其激活，活化的MAPK可以磷酸化胞质和膜锚定的多种底物蛋白，还可以转位进入细胞核，磷酸化并激活特定转录因子的表达，进而调控细胞应答反应，这一系列过程称为Ras-MAPK磷酸化级联反应（图9-8）。简单概括为：信号分子—RTK—Ras—Raf—MAPKK—MAPK—下游基因表达调控。此外，活化的Ras还能直接结合并激活磷脂酰肌醇-3激酶（phosphatidylinositol 3-kinase，PI3K），活化的PI3K将PIP2转化为三磷酸磷脂酰肌醇[phosphatidylinositol（3，4，5）-tris phosphate 3，PIP3]，PIP3作为第二信使激活生存信号激酶AKT（又称蛋白激酶B）等靶蛋白来调控细胞的生存。

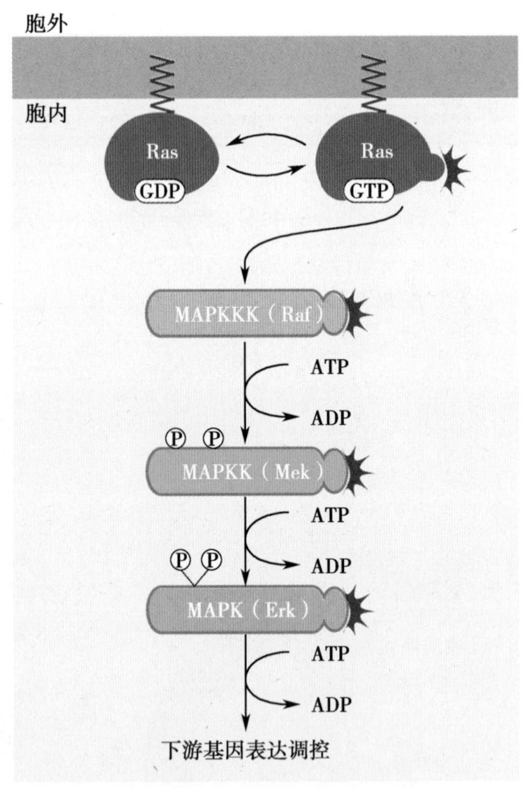

图9-8　Ras-MAPK信号通路

研究发现RTK的调节异常与多种癌症密切相关，目前有许多靶向RTK的抑制剂和药物处于研制和临床试验当中。研究表明，约有30%的恶性肿瘤与*ras*基因突变有关，突变的Ras蛋白与

GTP 结合并活化，但不会被水解成 GDP，Ras 蛋白的持续活化导致细胞异常增殖引发肿瘤。索拉非尼（Sorafenib）是一种口服多激酶抑制剂，主要用于肾细胞癌的治疗，通过抑制 Ras-MAPK 信号转导通路以及血管内皮生长因子和血小板衍生生长因子受体的功能来抑制肿瘤的生长和血管生成。表皮生长因子酪氨酸激酶抑制剂 EGFR-TKI 是非小细胞肺癌（non-small-cell lung carcinoma，NSCLC）靶向治疗的主力军，抑制酪氨酸激酶的活化，进而阻断 EGFR 信号通路，最终抑制肿瘤细胞的增殖和转移，并促进肿瘤细胞发生凋亡。目前有三代 EGFR 抑制剂：第一代为 Gefitinib（吉非替尼）、Erlotinib（厄洛替尼）和 Icotinib（埃克替尼）；第二代主要为 Afatinib（阿法替尼），它们是首个获得 FDA 批准的 EGFR 不可逆抑制剂；由于 T790M 突变是引起 EGFR 治疗耐药的最常见诱因，所以第三代药物 Osimertinib（奥希替尼）针对 EGFR 中最常见的 T790M 突变。随着研究的不断深入，靶向 RTK 通路的药物将会成为一个有潜力的抗肿瘤治疗靶点。

（二）受体丝氨酸 / 苏氨酸激酶信号转导通路

受体丝氨酸 / 苏氨酸激酶（serine/threonine kinase）是胞内区段具有丝氨酸 / 苏氨酸蛋白激酶活性的一类细胞表面受体，通过磷酸化底物蛋白上的丝氨酸或苏氨酸残基，将胞外信号传递到胞内。受体丝氨酸 / 苏氨酸激酶的主要配体为 TGF-β 超家族成员，包括转化生长因子 β（transforming growth factor beta，TGF-β）、骨形态发生蛋白（bone morphogenetic protein，BMP）、激活素（activin）和抑制素（inhibin）等。Smad 蛋白［mammal homologues of the Drosophila protein，mothers against decapentaplegic（Mad）and Caenorhabditis *elegans* protein Sma］在 TGF-β 超家族介导的下游信号转导中起关键作用，主要包括受体调控型 R-Smad（receptor-regulated Smad），辅助性 Co-Smad（common Smad，Co-Smad）和抑制性 I-Smad（inhibitory Smad）3 个亚族。R-Smad 包括 Smad1、2、3、5 和 8，能够被活化的Ⅰ型受体磷酸化激活，导致构象改变，比如，TGF-β 和 activin 等激活 Smad2 和 Smad3，而 BMP 激活 Smad1、Smad5 及 Smad8；Co-Smad（目前哺乳动物中只有 Smad4）是 TGF-β 家族信号转导过程中共同需要的介质，与活化的 R-Smad 结合形成复合物并转移入核，再与其他核内转录因子结合，调控特定靶基因的转录；R-Smad 去磷酸化导致 R-Smad/Co-Smad 复合物解离，然后回到胞质中；I-Smad 包括 Smad6 和 Smad7，可阻断 R-Smad 的磷酸化激活过程，或阻碍 R-Smad 与 Co-Smad 蛋白结合形成复合物，从而负性调控 TGF-β 家族介导的信号通路。

BMP-Smad 信号的传递主要通过配体 BMP 与细胞膜上的丝氨酸 / 苏氨酸激酶受体（BMP receptor，BMPR）特异性结合，形成配体受体二元复合物。同时，Ⅱ型受体（BMPR2）能够活化Ⅰ型受体（BMPR1），BMPR1 进一步磷酸化 Smad 蛋白（Smad1、Smad5 和 Smad8），促使 Smad 分子从细胞膜受体上脱离下来，并在胞质内结合 Smad4 分子（Co-Smad）后进入细胞核（图 9-9）。BMP 能通过调节一系列下游基因的活性，控制着诸如中胚层形成、神经系统分化、牙齿和骨骼发育以及癌症发生等许多重要的生物学过程。

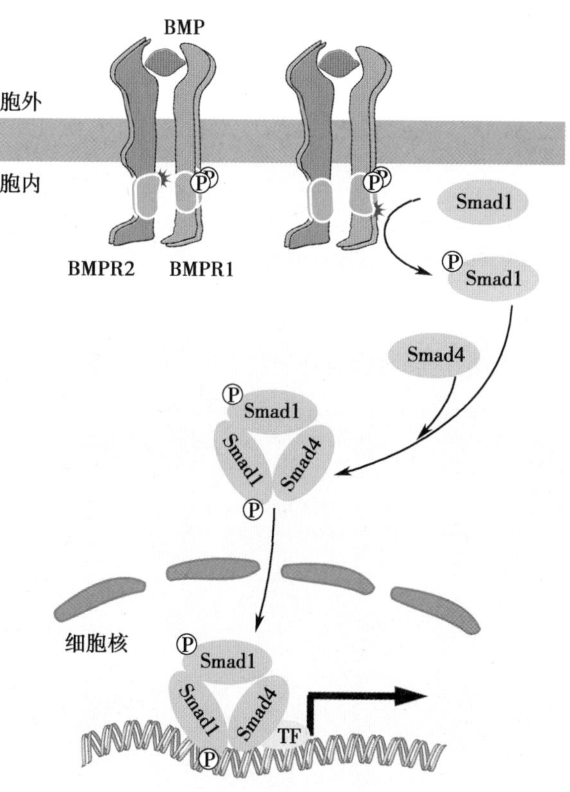

图 9-9 BMP-Smad 信号通路

TGF-β-Smad 信号的传递主要通过 TGF-β 配体与细胞膜上的 TGF-β 受体结合。TGF-β 受体根据结构和功能特点分为Ⅰ型（RⅠ）和Ⅱ型

(RⅡ)两种形式,RⅠ和RⅡ型受体是二聚体跨膜蛋白,胞内结构域有丝氨酸/苏氨酸蛋白激酶活性,与TGF-β配体直接结合。一般情况下,细胞外TGFβ直接与RⅡ型受体结合,然后RⅡ型受体招募并磷酸化激活RⅠ型受体的丝氨酸/苏氨酸残基,活化的RⅠ型受体磷酸化并激活细胞质中的转录因子Smad,进而入核调控一系列基因的表达(图9-10)。TGF-β信号通路的异常与肿瘤的发生和转移等密切相关。TGF-β通路具有抑制细胞生长的负调节功能,被认为是抑癌因子,该通路中任何成员的异常都可能导致细胞的恶性增殖。在多种癌症中发现*TGF-βRⅡ*发生突变,使细胞对TGF-β不敏感进而逃避生长抑制效应。*Smad2*和*Smad4*的缺失和突变,导致TGF-β信号的传递受阻,从而增加肿瘤发生的风险。但是,TGF-β在肿瘤中具有双重角色,在肿瘤的早期阶段,TGF-β引起生长周期阻滞,发挥抑癌功能;但在肿瘤晚期,TGF-β可以通过促进血管生成、免疫逃逸等发挥促癌因子的作用。TGF-β通路在肿瘤中的作用比较复杂,对于各成员的具体作用机制还需进一步探究。

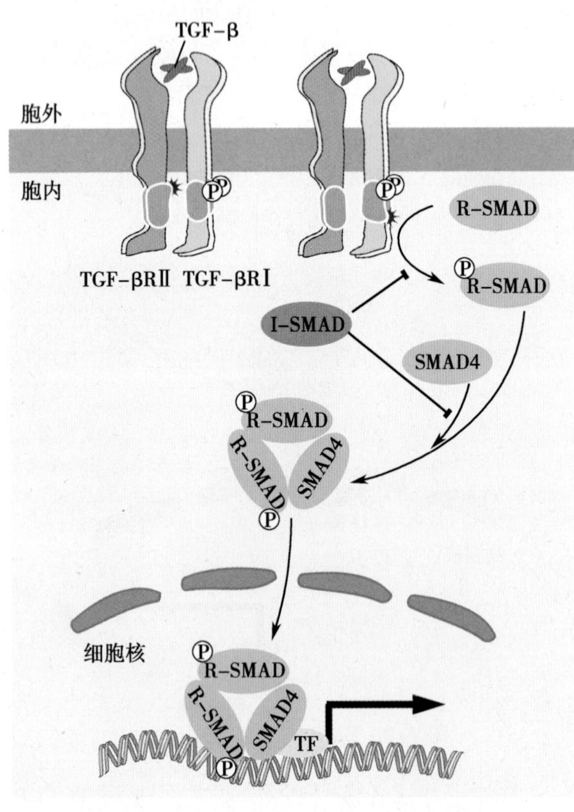

图 9-10 TGF-β-Smad 信号通路

(三)细胞因子介导的信号转导通路

有些受体只有配体结合结构域,而无催化结构域,因此没有激酶活性,但是能通过与胞内其他酪氨酸激酶结合传递信号,主要有Src激酶家族(Src family kinase,SFK)和Janus激酶(Janus kinase,JAK)家族。其中,JAK-STAT信号通路是一条由细胞因子刺激的非受体酪氨酸激酶信号转导通路,如白介素(interleukin,IL)、IFN和集落刺激因子(colony stimulating factor,CSF)等,参与细胞的增殖、分化以及免疫调节等许多重要的生物学过程。细胞因子的受体为单次跨膜蛋白,本身不具有酶活性,但胞内段具有酪氨酸蛋白激酶的结合位点。与细胞因子受体偶联的酪氨酸激酶为Janus激酶(JAK)家族,包括Jak1、Jak2、Jak3和Tyk2(tyrosine kinase 2,酪氨酸激酶2)四个成员,JAK的N端结构域与细胞因子受体结合,C端激酶结构域能磷酸化含特定SH2结构域的信号分子。JAK激酶最重要的底物为信号转导和转录激活因子(signal transducer and activator of transcription,STAT)。

在细胞因子与膜受体结合后,受体构象改变并发生二聚体化,二聚体化的受体使彼此结合的JAK酪氨酸残基交叉磷酸化,从而激活JAK活性。STATs(signal transducers and activators of transcription)是一组转录因子家族蛋白,常以非活化状态定位于细胞质。一旦受到活化,即可入核,与DNA相应位点结合,启动基因转录。活化的JAK招募并磷酸化STAT C端的酪氨酸残基,两个磷酸化的STAT结合形成二聚体,暴露出入核信号(即核定位信号,NLS),然后穿过核膜进入细胞核调节相关基因的表达,这条信号通路称为JAK-STAT途径(图9-11)。通常一种细胞因子的信号可以激活多种JAK激酶,一种JAK激酶也可以参与到多个细胞因子的信号转导中,但细胞因子受体与STAT的结合却具有一定的选择特异性,例如IFN-β(Interferon-β,β干扰素)受体只识别STAT1。

JAK-STAT信号通路涉及细胞分化、增殖及免疫调节等多种生理过程,该通路的异常表达及活化与癌症、心血管疾病、肥胖症等多种疾病密切相关。血管紧张素Ⅱ(angiotensinⅡ,ANGⅡ)与受体结合,激活JAK-STAT通路,活化的STAT蛋白

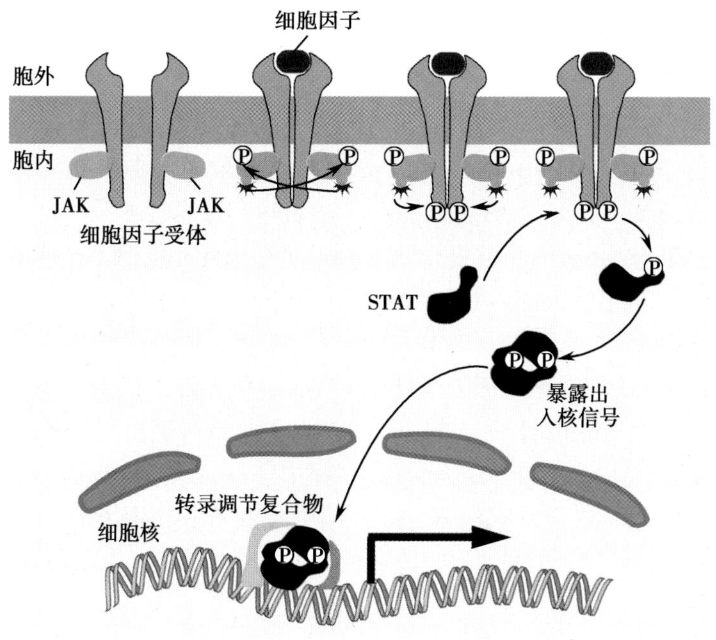

图 9-11　JAK-STAT 信号通路

转移到细胞核中，促进细胞存活、肥大等基因表达程序的改变，而激活的 JAK-STAT 信号通路进一步促进 ANGⅡ合成，正反馈环路导致 JAK-STAT 持续激活，在高血压和心肌肥厚的发生中起着重要作用。正常细胞中 STAT 的激活是快速短暂的，而在肿瘤细胞中 STAT 呈持续性激活。STAT 激活后诱导与细胞增殖、分化、血管生成、侵袭与转移等密切相关的基因表达异常，增强了肿瘤细胞的免疫逃逸能力，从而促进肿瘤的发生、侵袭和转移。针对 JAK-STAT 通路抑制剂的研发是治疗相关疾病的重要手段之一，如经 FDA 批准的 JAK3 的抑制剂托法替尼（Tofacitinib）被用于治疗类风湿性关节炎，JAK1/JAK2 的小分子激酶抑制剂鲁索利替尼（Ruxolitinib）用于骨髓纤维化的治疗，虽然大多数抑制剂还处在基础研究和临床试验阶段，阻断 JAK-STAT 信号转导通路为机制的药物研发为许多疾病的治疗提供了一条新的途径。

三、其他重要的细胞表面受体转导通路

配体和细胞表面受体传递的细胞间通信并不局限于酪氨酸激酶受体及其相关激酶信号转导途径，还包含非激酶类受体介导的 Wnt、Notch、NF-κB 和 Hedgehog 等信号转导通路。这些通路完全不使用激酶来传递信号，而是通过引发胞内多蛋白复合物的解聚，或通过抑制物或受体本身的蛋白切割作用，释放活化的转录因子，再转运到核内调控基因表达。

（一）Wnt 信号转导通路

Wnt 是一个分泌性糖蛋白家族，广泛存在于各种动物和组织中，参与调控多种发育过程，如细胞命运的决定和分化、细胞极性、细胞迁移和细胞增殖等。Wnt 一词由果蝇无翅基因 *wingless* 和小鼠反转录病毒的整合位点 *int* 基因融合而来，其基因结构具有高度保守性。

Wnt 信号转导通路的主要成员包括 Wnt 蛋白（配体），即膜受体 Frizzled 家族蛋白（Fz）和低密度脂蛋白受体相关蛋白（LDL receptor-related protein，LRP）以及胞内的 β 连环蛋白（β-catenin）、糖原合成酶激酶 3（glycogen synthase kinase 3，GSK3）、支架蛋白 Axin、蓬乱蛋白（dishevelled，Dsh）、APC（adenomatous polyposis coli）蛋白和 T 细胞因子（T cell factor，TCF）等。Frizzled 蛋白是 7 次跨膜的膜受体，直接与 Wnt 结合，目前发现，Frizzled 蛋白家族有 10 种（Fz 1~10）。LRP 也是家族蛋白，同样，迄今也鉴定出 10 种，其中 LRP-5 和 LRP-6 属于 Wnt 信号的受体，但 LRP 为单次跨膜蛋白。β-catenin 在 Wnt 信号中发挥关键作用，它既是转录激活蛋白，又是膜骨架连接蛋白。GSK3 可使 β-catenin 磷酸化，是 Wnt 途径的负调控因子。Axin 是支架蛋白，与 APC、GSK3、β-catenin 形成复合物，促进 β-catenin 磷酸化，进而被蛋白

酶体降解。Wnt 蛋白介导复杂的细胞内信号转导,可分为经典途径和非经典途径两类。经典的 Wnt 信号转导途径是通过 β-catenin 的核易位,激活靶基因的转录活性,又称为 Wnt/β-catenin 信号转导途径。在细胞缺乏 Wnt 信号时,β-catenin 与 Axin/APC/GSK3 蛋白复合物结合,并被复合物中的 GSK3 磷酸化,磷酸化的 β-catenin 被泛素化后经蛋白酶体途径降解。核内转录因子 TCF 与抑制因子结合,受 Wnt 信号调控的靶基因处于转录抑制状态。当细胞存在 Wnt 信号时,Wnt 蛋白与细胞表面 Frizzled 受体(Fz)或 LRP 结合,导致 Axin 与受体 LRP 的胞内域结合,使 β-catenin 与 Axin/APC/GSK3 复合物解离,阻止 β-catenin 被 GSK3 磷酸化降解。同时,Dsh 蛋白保护 β-catenin 不被降解,β-catenin 在细胞质内积累继而转入核内,与转录因子 TCF 相互作用,活化下游靶基因的表达(图 9-12)。

有些 Wnt 蛋白不产生 β-catenin 累积的信号,如 Wnt5a、Wnt11 等,它们通过不依赖于 β-catenin 的方式激活下游分子,称为非经典 Wnt 信号。非经典 Wnt 信号通路主要包括 Wnt 极性细胞极性通路和 Wnt-Ca^{2+} 信号通路。在 Wnt 极性细胞极性建立过程中,Frizzled 激活 RhoA 和 JNK 激酶,引起细胞骨架的重排,调控细胞极性(图 9-12)。Wnt-Ca^{2+} 通路

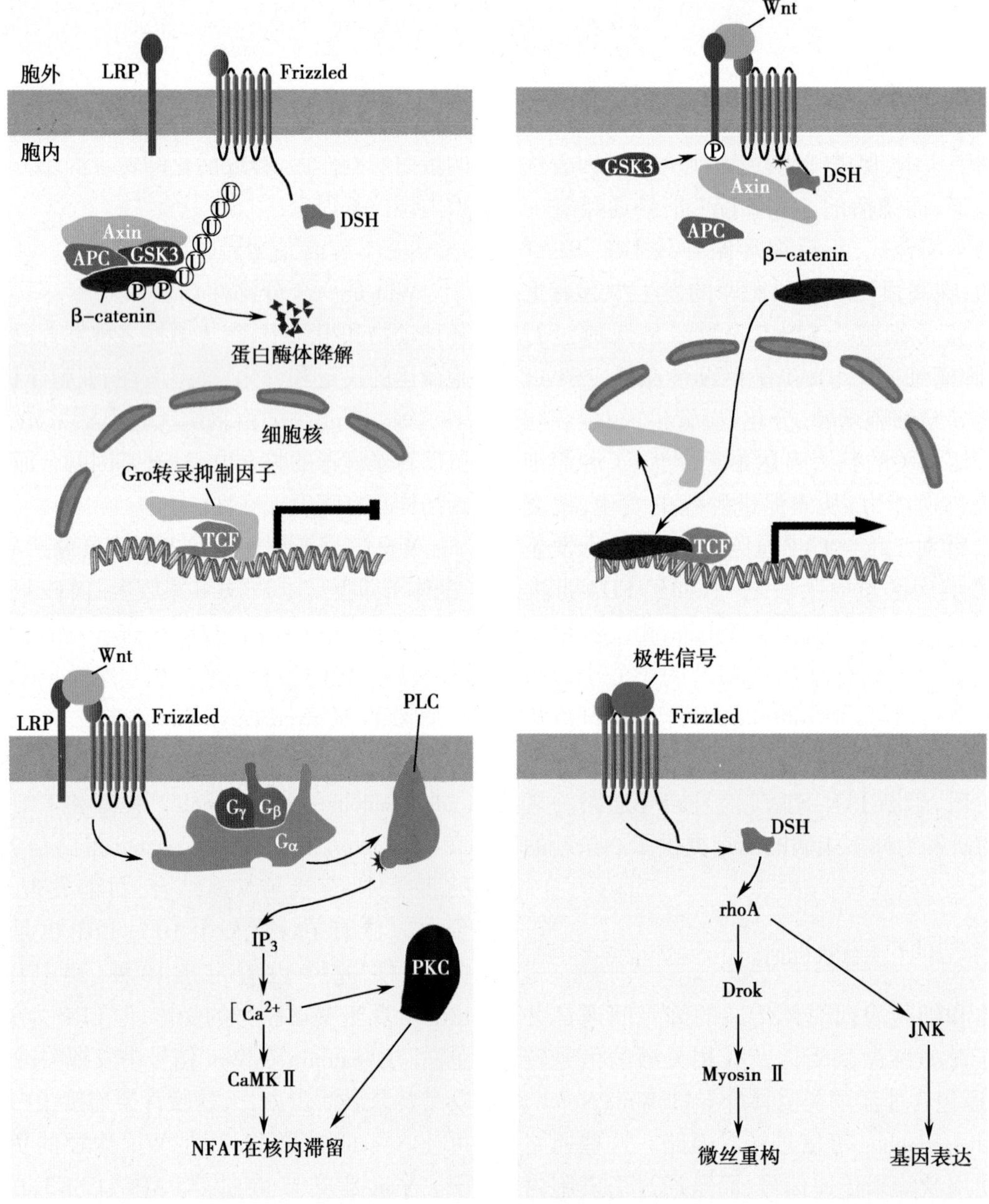

图 9-12 Wnt 信号转导通路

由 Wnt 蛋白和 Fz 受体结合，激活 G 蛋白，导致细胞内 Ca^{2+} 水平升高，激活蛋白激酶 C（PKC）和钙/钙调素依赖性激酶Ⅱ（Ca^{2+}/calmodulin-dependent protein kinase，CaMKⅡ），导致转录因子 NFAT（nuclear factor of activated T-cells）去磷酸化并在细胞核内积累（图 9-12）。

（二）Hedgehog 信号转导通路

Hedgehog（Hh）蛋白是一种分泌蛋白，因带有突变基因的果蝇胚胎呈现“刺猬样”外观而得名，作用范围很小，只能影响邻近的几十个细胞。分泌的 Hedgehog 蛋白以一种浓度和时间依赖性方式起作用，调控存活、增殖和分化等一系列细胞反应，是正常胚胎发育所必需的。Hedgehog 蛋白经过一种独特的翻译后修饰才能发挥功能，Hh 前体蛋白通过自身催化分裂成 Hh-N 端肽和 Hh-C 端肽两部分，Hh-C 端共价结合胆固醇分子，并将其转移到 N 端，然后在 Hh-N 端肽段发生棕榈酰化（palmitoylation）修饰，抑制其扩散并增加与质膜的亲和性。其中 Hh-N 端有 Hedgehog 蛋白的信号活性。

Hedgehog 信号的膜受体有三种：Patched（Ptc）、Smoothened（Smo）和 iHog。受体 Ptc 是 12 次跨膜蛋白，能与配体直接结合，在无配体结合时 Smo 的活性受到抑制。Smo 蛋白是 7 次跨膜蛋白，激活的 Smo 可以进行信号传递，激活转录因子 Ci/Gli 家族。iHog 是单次跨膜蛋白，可能作为辅助受体参与 Ptc 与 Smo 的结合。参与 Hh 信号转导的成员还包括丝氨酸/苏氨酸蛋白激酶 Fused（Fu）、Fu 抑制剂（SuFu）驱动蛋白相关马达蛋白 Costal-2（Cos2）、蛋白激酶 A（protein kinase A，PKA）、转录因子 Ci/Gli 等。Sufu 通过结合 Gli，阻止 Gli 激活下游靶基因，抑制 Hh 信号通路。

在没有 Hh 信号时，Ptc 受体抑制 Smo 蛋白，细胞内 Fu/Cos2/Gli 蛋白形成复合物，Gli 蛋白裂解释放出 75kDa 的片段，作为阻遏物进入核内抑制靶基因的表达。当 Hh 与 Ptc 受体结合后，抑制 Ptc 活性，从而解除对 Smo 的抑制，导致 Fu 和 Cos2 蛋白磷酸化，复合物解离形成稳定形式的 Gli，Gli 蛋白进一步入核启动靶基因的表达（图 9-13）。研究发现，初级纤毛（primary cilia）与 Hh 信号转导密切相关，Ptc 位于初级纤毛上，抑制 Smo 的活性，当 Hh 结合 Ptc 时，Ptc 离开初级纤毛，解除对 Smo 的抑制，Smo 在初级纤毛内聚集，从而激活 Hh 信号通路。因此，纤毛结构和功能的异常会导致 Hh 信号转导的障碍，从而引发纤毛病（ciliopathy）。

（三）Notch 信号转导通路

Notch 蛋白是由 *Notch* 基因编码的一类高度保守的膜蛋白受体，因在果蝇中该基因突变会导致果蝇的翅膀出现缺口（notch）而得名。Notch

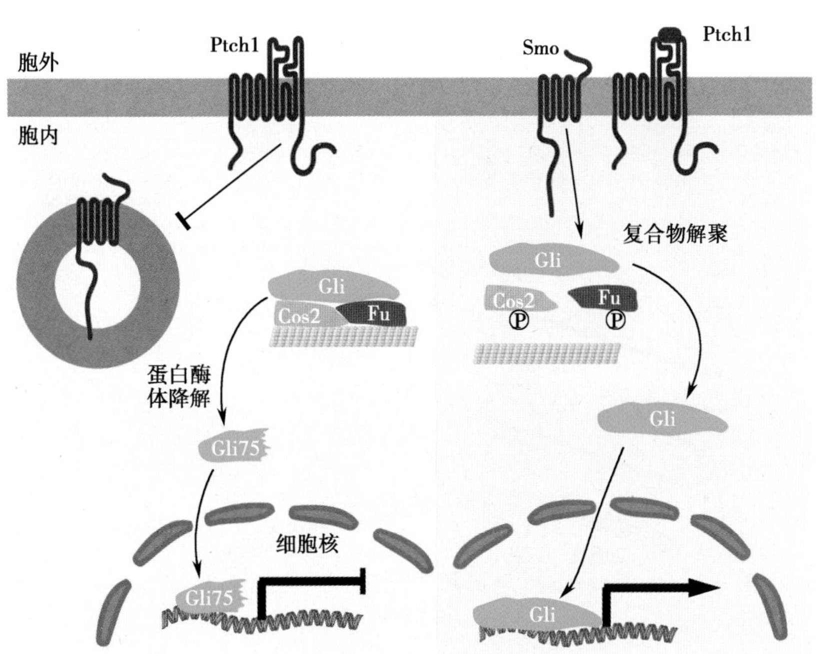

图 9-13 Hedgehog 信号通路

信号广泛存在于无脊椎动物和脊椎动物等各个物种中，通过与相邻细胞之间的相互作用调控细胞、组织、器官的分化和发育过程。

Notch 信号转导通路由 Notch 受体、Notch 配体（DSL 蛋白）和 CSL（DNA 结合蛋白）等组成。Notch 受体是跨膜蛋白，胞外区具有配体结合位点和多个 EGF 样重复序列，胞内区包含锚蛋白重复序列（ANK motif）和核定位信号（NLS）等多个功能序列，是受体信号转导的关键区域。与 Notch 受体相互作用的配体为 DSL（来源于果蝇 Delta、Serrate 和线虫 Lag-2 三个 notch 配体的首字母缩写），是 I 型跨膜蛋白。

Notch 信号通路在活化过程中 Notch 蛋白要经过三次切割。Notch 蛋白首先在内质网合成，然后转运至高尔基体，在高尔基体内被 Furine 样转化酶切割为 2 个片段，即胞外段和跨膜 - 胞内段，在没有配体信号时，两个片段形成异二聚体，位于细胞膜表面。当相邻细胞的配体结合到 Notch 的胞外区后，Notch 蛋白又发生两次切割过程。首先 Notch 蛋白被膜上的金属蛋白酶肿瘤坏死因子 -α 转换酶（TNF-α converting enzyme，TACE）切割释放出胞外片段。接着在 Notch 蛋白的疏水跨膜区，被 γ- 分泌酶（γ-secretase）催化切割，释放出 Notch 的胞内片段（NICD）。这种胞内片段是 Notch 的活化形式，转运到核内与 DNA 结合蛋白 CSL 等结合形成转录复合物，调控靶基因的表达，从而影响细胞命运和发育过程（图 9-14）。

Notch 信号异常已经发现与多种疾病有关，包括多种肿瘤和一些遗传性疾病等。如在人类急性 T 淋巴细胞白血病（T cell acute lymphoblastic leukemia，T-A LL）的一种亚型中，由于 t（7；9）（q34：q34.3）染色体交换，导致 Notch1 插入到 T 细胞受体 β 基因中，产生 Notch1 的活性变异体，引起 Notch 通路过度激活。CADASIL（cerebral autosomal dominant arteriopathy with subcortical infarcts and leukoencephalopathy）是一种伴有皮质下梗死和白质脑病的常染色体显性遗传性脑动脉病，主要致病基因为 Notch3 的突变，导致 Notch 信号通路发生异常。由于 Notch 信号转导通路的复杂性，其与疾病的发生发展之间的作用机制还需进一步研究，具体分子机制的阐明也将为疾病的治疗提供有潜力的治疗靶点。

（四）TNF-α 介导的 NF-κB 信号通路

肿瘤坏死因子 -α（tumor necrosis factor-α，TNF-α）是一种多效的促炎症细胞因子，属于肿瘤坏死因子超家族（TNF superfamily）。TNF-α 通过结合 TNFR1 和 TNFR2 两种不同细胞表面受

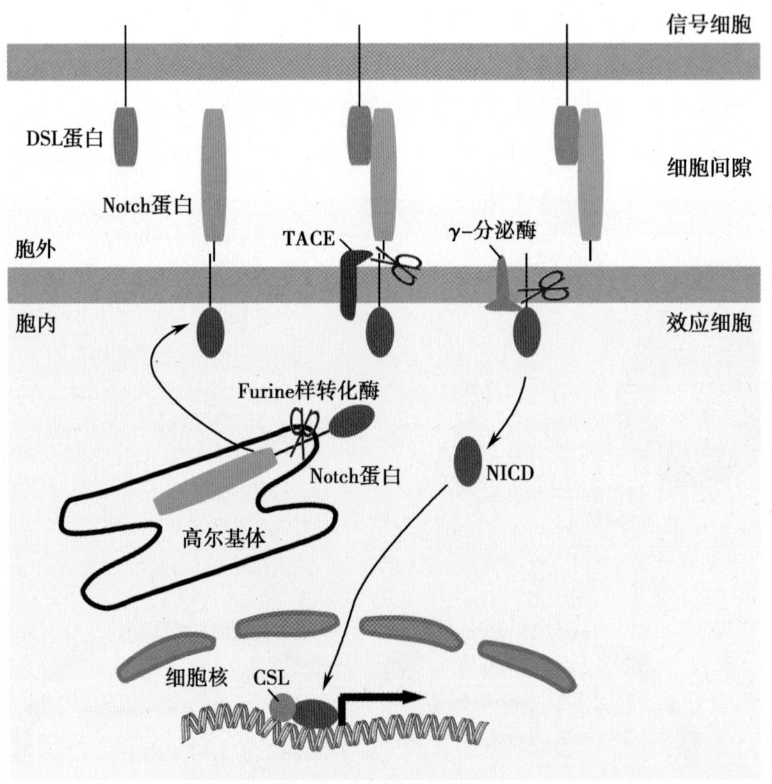

图 9-14 Notch 信号通路

体，激活核转录因子-κB（nuclear factor-kappa B，NF-κB）、caspase和JNK蛋白激酶（又称c-Jun氨基末端激酶，c-Jun N-terminal kinase）等分子，继而诱导相关的下游信号通路。

NF-κB是1986年从B淋巴细胞的细胞核中发现的转录因子，能与免疫球蛋白kappa链的增强子序列特异性结合，促进κ链基因表达，因此称为NF-κB。NF-κB广泛存在于几乎所有真核细胞中，多种胞外信号都可引起NF-κB信号通路的激活，如TNF-α、白介素IL-1、细菌脂多糖（LPS）和病毒入侵等，从而参与机体的免疫应答、炎症反应和生长发育等过程的调控。NF-κB家族由P50（NF-κB1）、P52（NF-κB2）、c-REL、REL-A（P65）和REL-B五个成员组成。每一个NF-κB家族的成员都有一个保守的REL同源区（Rel homology domain，RHD）。NF-κB蛋白在二聚化后形成有功能的NF-κB。IκB蛋白是NF-κB的抑制蛋白，主要包括IκBα、IκBβ、IκBε、p100和p105等。IκB蛋白具有锚蛋白重复序列（ankyrin repeat domain，ARD），在细胞质中与NF-κB二聚体结合，掩盖NLS序列以阻止NF-κB入核，使其以非活化形式存在于细胞质中。

在未受到TNF-α刺激时，NF-κB与抑制因子IκB结合形成p50-p65-IκB三聚体，以非活化形式存在于细胞质中。当细胞接收TNF-α信号分子的刺激后，IKK激酶复合物（inhibitor of kappa B kinase complex）能磷酸化IκB蛋白激酶（IκB kinase）的丝氨酸残基，使IκB从p50-p65-IκB三聚体中解离出来，经泛素化修饰后被蛋白酶体途径降解。因此，IκB抑制的NF-κB二聚体被释放，暴露出核定位序列，然后NF-κB二聚体转运到核内，与相关的DNA序列结合诱导靶基因的转录。活化的NF-κB还能诱导抑制基因IκB的转录，新合成的IκB与核内NF-κB结合，并将其带出细胞核，终止NF-κB的激活信号，通过负反馈防止NF-κB过度活化（图9-15）。

NF-κB作为广泛存在的核转录因子，其信号调节障碍与自身免疫性疾病、心血管疾病、肺病和肿瘤等多种疾病相关。1型糖尿病是一种自身免疫性疾病，活性氧或细胞因子通过诱导NF-κB的激活，传递自身免疫信号和诱导β胰岛细胞的大量凋亡，是发病的关键因素之一。在动脉粥样硬化的病灶中发现存在活化的NF-κB，NF-κB能促进黏附分子、促炎性因子、趋化因子、生长因子等的表达，引起炎症反应、血管平滑肌细胞增殖和细胞黏附等，从而引发一系列心血管疾病。在多种人类肿瘤中已发现NF-κB存在组成性激活的现象，如乳腺癌、肺癌和前列腺癌等，一方面NF-κB通过刺激细胞的增殖、抑制凋亡和引发炎症反应等，促进肿瘤的发生，另一方面NF-κB促进金属蛋白酶、VEGF和黏附分子等的表达，为肿瘤细胞的侵袭和扩散提供条件。此外，NF-κB的过度活化还与肺部疾病、肾脏疾病、皮肤疾病等多种疾病的发生有关。

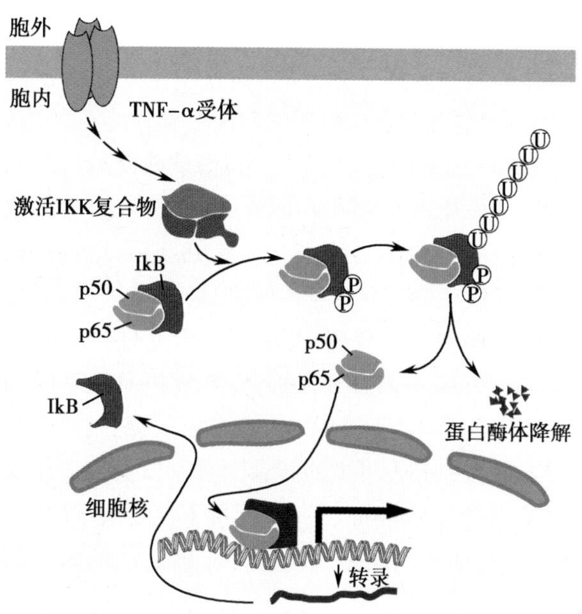

图9-15 TNF-α介导的NF-κB信号通路

四、细胞内受体介导的信号转导通路

细胞内受体的作用方式与细胞表面受体截然不同，一方面细胞内受体的信号分子具有亲脂性，能扩散进入细胞与细胞内受体结合，例如一些亲脂性的激素和NO等。另一方面细胞内受体可以直接影响基因表达，作为配体激活的转录因子。细胞内受体介导的信号转导在发育和生理过程中发挥重要功能。

（一）核受体信号转导通路

核受体超家族是一类配体激活的转录因子家族，包括甲状腺激素受体、类固醇受体、维生素D受体等。在没有信号分子时，细胞质中的受体与抑制性蛋白（如Hsp90）形成复合物，处于非活化状态。当信号分子进入细胞与受体结合后，抑制性蛋白被脱离下来，受体构象发生变化而暴露出 DNA 结合位点。激活的胞质受体转运到核内，与 DNA 上特定的反应元件结合，从而使特异基因的表达发生改变（图 9-16）。甲状腺素的受体位于细胞核内，当这类激素进入靶细胞后，通过核孔与特异性的核受体结合形成激素 - 受体复合物，受体的构象发生改变，与激素反应元件（hormone response element，HRE）结合，调节相应靶基因的表达。核受体是胚胎发育、细胞分化、细胞死亡和代谢过程中必不可少的转录因子。核受体信号功能障碍会导致癌症、不孕、肥胖和糖尿病等增生性、生殖性和代谢性疾病。针对核受体的激动剂或拮抗剂是最主要的药物开发靶点之一，如他莫昔芬（Tamoxifen）靶向雌激素受体（乳腺癌中），地塞米松（Dexamethasone）靶向糖皮质激素受体（炎症疾病中）等。

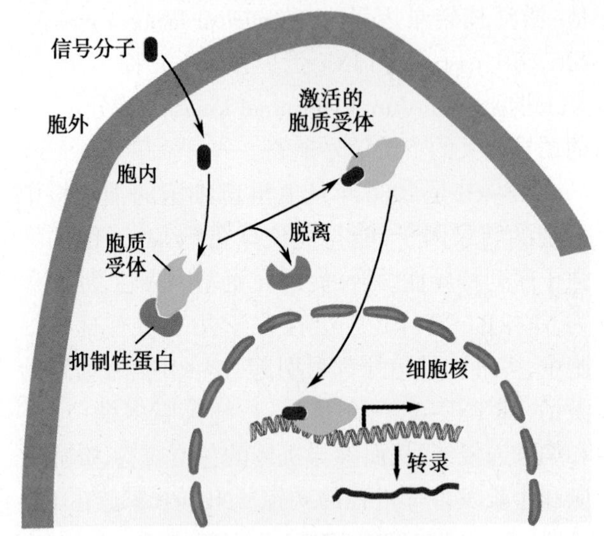

图 9-16　核受体信号转导通路

（二）一氧化氮 - 鸟苷酸环化酶信号转导通路

一氧化氮（NO）是自分泌和旁分泌的信号通路分子，其下游靶标之一为鸟苷酸环化酶（GC）。与 NO 结合的 GC 位于胞质中，具有 GC 的催化结构域，可催化 GTP 生成 cGMP。cGMP 作为该转导途径的第二信使，激活 cGMP 依赖性的蛋白激酶 G（protein kinase G，PKG），被激活的 PKG 可使特定蛋白质的丝氨酸或苏氨酸残基磷酸化，从而引发一系列的细胞反应。NO 典型的生理功能是调控血管舒张，乙酰胆碱作用于血管内皮细胞时，引发 Ca^{2+} 通道开放，细胞质内 Ca^{2+} 浓度升高。Ca^{2+} 与钙调蛋白结合，激活 NO 合酶产生 NO。NO 作为气体分子在细胞间扩散，跨过细胞膜进入邻近的平滑肌细胞，与 GC 血红素的 Fe^{2+} 结合，引起酶的构象改变，催化生成第二信使 cGMP，cGMP 激活 PKG，进而磷酸化激活下游蛋白导致血管平滑肌的舒张（图 9-17）。NO 信号转导通路的异常与多种心血管疾病的发生密切相关。NO 作为扩张血管的重要调节因子，当 NOS 基因异常或内皮细胞功能受损时，NO 释放减少，血管收缩，血小板黏附聚集，导致高血压、血栓、动脉粥样硬化等疾病的发生。然而 NO 浓度过高也可导致血管过度扩张，引发低血压和组织损伤等。因此，在利用 NO 的重要生理功能的同时减少其毒害作用是心血管疾病治疗的重要因素。

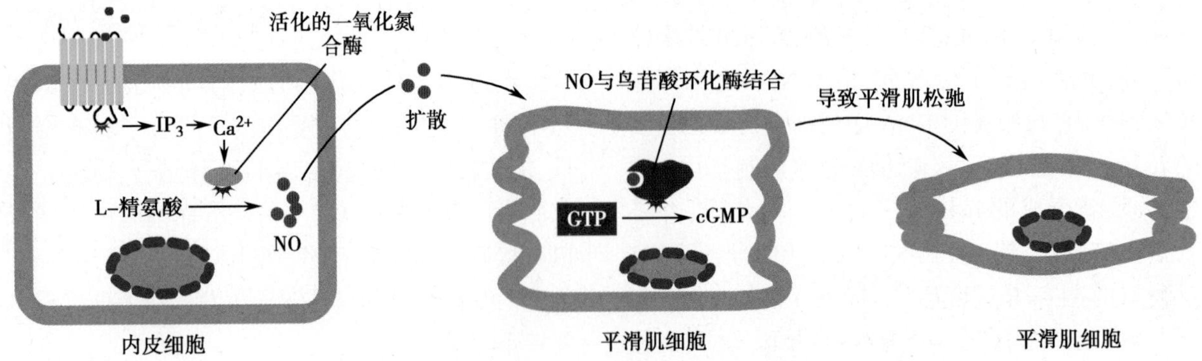

图 9-17　一氧化氮 - 鸟苷酸环化酶信号转导过程

第三节 信号通路的网络调控与整合

细胞信号转导过程是一个极其复杂的调控网络，包括众多的信号分子、受体蛋白、效应分子等，细胞通过对不同信号途径的整合与控制，实现信号转导网络的正常运行。

一、信号转导途径的基本特征

细胞内存在多样的信号转导通路，使细胞能对不同的胞外信号产生相应的应答，然而这些多样的信号转导过程具有共同的特征：

（一）蛋白激酶级联反应是信号传递的重要方式

蛋白质的磷酸化和去磷酸化是信号级联放大的重要机制，被激活的蛋白激酶可以磷酸化激活下一步反应的蛋白激酶，并逐级向下传递，使各个反应相互连接。例如，肾上腺素经血液到达肝细胞，与肝细胞表面肾上腺素受体结合，受体活化后与G蛋白结合，产生大量的cAMP，cAMP进一步激活PKA，PKA进一步磷酸化下游底物蛋白，逐级放大信号转导效应，最终将糖原转化为葡萄糖。这个过程中，仅需极少量的肾上腺素（约 10^{-10}mol/L）便可使血糖升高50%，说明在此过程中激素的信号被放大了上万甚至数百万倍。

（二）信号转导途径的通用性和特异性

同一条信号转导途径参与到细胞的多种生物学效应，即具有通用性。如G蛋白偶联受体（GPCR）激活G蛋白后产生cAMP，既可以调节物质代谢，又可以调控细胞的生长和分化等。而为了实现胞外信号对细胞的精准调控，信号转导通路又具有特异性的特征，例如受体只能识别和结合特定的信号分子，从而将信号传递给相应的效应蛋白，而避免由于错误的识别导致细胞功能的紊乱。

（三）信号转导途径之间存在交叉对话

各个信号转导途径之间并不是线性的关系，它们可以相互交叉、相互影响，构成复杂的信号网络系统，即交叉对话（cross talk），亦称互相讲通。同一种受体通过激活不同的胞内信号蛋白可以引发不同的下游信号，而不同类型的受体与各自的配体结合后，通过不同的信号转导途径向下传递，最终可以汇聚到同一种效应蛋白，从而引发细胞生物学行为的改变，例如细胞表面GPCR、整联蛋白以及RTK所转导的通路最终都可以激活Ras蛋白，引发Ras-MAPK级联反应。

二、信号转导途径的网络整合

信号转导过程是一个复杂的网络系统，细胞需要对多种信号进行分析整合和精准的调控，才能作出正确的应答反应。就像计算机可以将键盘输入的各种代码进行运算和整合，最终得到运算结果或实现某种功能，细胞也要将各种信号进行识别整合，这是实现细胞正常生命活动的基本保障之一。然而，细胞比计算机复杂的多，不仅有很多我们尚不了解的信号途径和交叉对话，还存在复杂的自我修复和补偿能力。

细胞内蛋白激酶的信号整合调控是不同信号途径之间交叉对话的重要方式之一。在细胞表面到细胞内的主要信号转导通路中，PLC既可以被GPCR激活，又是RTK信号通路的效应酶，虽然两类受体介导的信号通路不同，但在作用机制上又具有相似性，即最终都是激活蛋白激酶，由蛋白激酶构成的整合信息网络原则上可以调控细胞几乎所有特定的过程（图9-18）。深入理解细胞信号转导的交叉对话，对了解基因表达调控机制、疾病的发生机制和靶向药物的研发等方面有重要的影响。

三、细胞信号的控制

机体正常生命活动的维持，不仅需要信号的有效刺激和启动，还需要信号的及时解除和反应的终止。信号的解除和反应终止与信号的刺激和启动在保障细胞对信号作出适度的反应中是同等重要的。当信号浓度过高或细胞长时间暴露在一个持续性的信号刺激下时，细胞会启动脱敏过程，把应答敏感度降低，这种现象称为适应（adaptation）。适应性随着进入信号强度和持续时间的变化而变化，一个典型的例子是G蛋白通路。G蛋白偶联受体激酶（GPCR kinases）选择性地识别激活的受体，使得受体特定氨基酸残基磷酸化，从而促进了与β-arrestin的结合，进一步抑

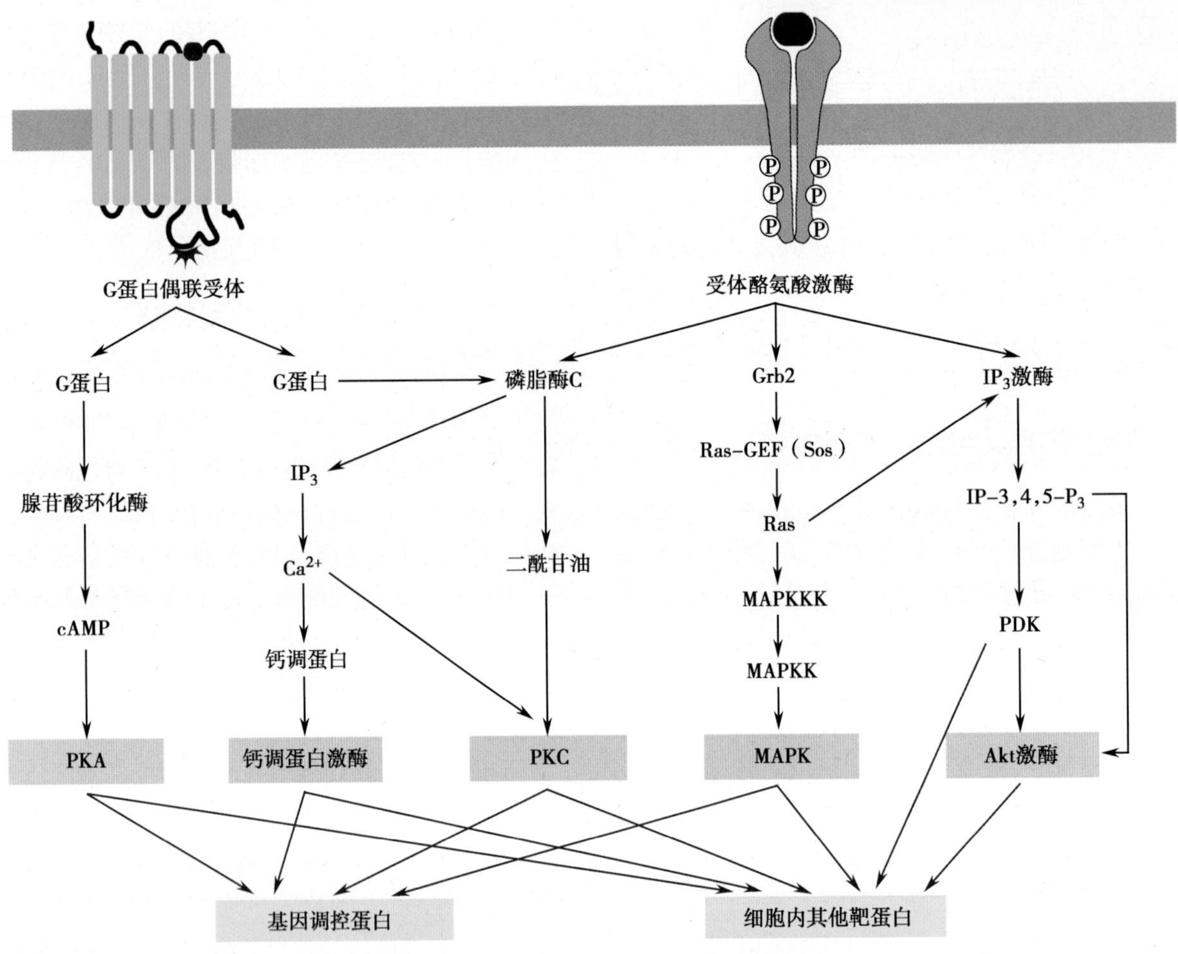

图 9-18 GPCR 与 RTK 下游的交叉对话

制 G 蛋白的活化。另外，β-arrestin 的结合导致受体经内吞作用从细胞表面移除，从而受体自身的含量减少，整个信号强度也随之下降。

目前，细胞对信号分子的脱敏过程主要有以下 5 种方式（图 9-19）：

1. 受体没收（receptor sequestration） 细胞通过配体依赖性的受体介导的内吞作用（receptor-mediated endocytosis）来减少细胞表面的受体数量。内吞后的配体 - 受体复合物在胞内体解离，受体可回到膜上再利用，配体进入溶酶体降解，这是细胞对肽类和多种激素的受体脱敏的基本途径之一。在受体未与配体结合时，有时也可以通过批量膜流以低速率将细胞表面受体内化（internalization），然后再循环回到质膜，减少细胞表面可利用的受体数量。

2. 受体下调（receptor down-regulation） 受体介导的内吞作用将受体 - 配体复合物带到溶酶体降解，受体不能被重新利用，从而因细胞表面受体数量减少和配体的消除导致细胞对信号的敏感度降低。

3. 受体失活（receptor inactivation） 如 GPCR 激酶通过胞内磷酸化来激活受体，从而与 β-arrestin 的结合阻止对 G 蛋白的激活，是一种快速的受体脱敏方式。

4. 信号蛋白失活（inactivation of signaling protein） 受体本身没有发生变化，而是细胞内传递受体信号的蛋白发生改变，从而使信号级联反应受阻。

5. 抑制性蛋白产生（production of inhibitory protein） 受体被配体激活后，在下游反应中诱导抑制性蛋白的表达，从而形成负反馈环路抑制信号转导。

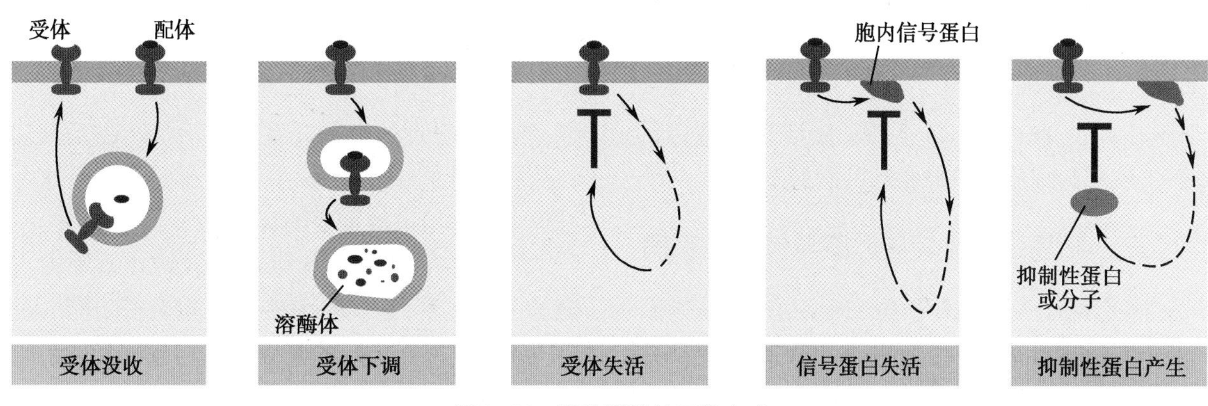

图 9-19　受体脱敏的五种方式

第四节　信号转导异常与疾病

传统观念认为，疾病是由物理、化学、生物及遗传因素等所致的机体生理功能障碍。随着生物学和医学研究的不断深入，人们对疾病发生的机制有了新的理解，即几乎所有的疾病都或多或少地与细胞信号转导过程异常有关。细胞信号转导异常涉及受体、胞内信号转导分子及转录因子等多个环节。细胞信号转导系统的某个环节可因原发性障碍而引起疾病，也可继发于某种疾病或病理过程而使细胞信号转导系统发生改变，其功能紊乱又促进了疾病的进一步发展。因此，要想更加有效地防病治病，就不能不对细胞信号转导的基本理论及其与疾病的关系进行全面系统的了解。

一、G 蛋白信号转导通路与心血管疾病

心血管疾病是心脏和血管疾患引起的，包括心肌肥大、冠心病（心脏病发作）、脑血管疾病（中风）、血压升高（高血压）、周围动脉血管疾病和心力衰竭等。其中，心肌肥大是一种强有力的代偿形式，是心脏对血液动力超负荷的适应性反应，主要表现为心肌细胞增殖肥大、心肌成纤维细胞增殖和心肌间质胶原合成增多。如果病因历久而不能消除，则肥大心肌的功能不能长期维持正常而转向心力衰竭。

心肌肥大的信号转导机制非常复杂，其中 G 蛋白信号通路在其中发挥重要作用，目前的研究认为与心血管疾病有关的主要受体有 β_1、β_2、α_1 肾上腺素能受体、M2- 乙酰胆碱能受体及肾素血管紧张素受体等，这些都属于 GPCR 家族。机械牵拉、固醇类物质、甲状腺激素和一些生长因子等这些外界刺激因素，主要经心肌细胞膜的 GPCR，起到促进心肌细胞肥大的作用。GPCR 激活后，G_α 亚单位与 GDP 的亲和力下降，与 GTP 亲合力增加，被 GTP 取代，G_α 亚单位由非活性状态转化活性状态。具有 Ras 样的 GTP 酶活性的 G_α 亚单位磷酸化 c-Raf，激活分裂原激活蛋白酶激酶（MAPK）通路，MAPK 进入细胞核内作用于转录因子，并促进下游结构基因（如 MHC，α- 肌动蛋白等）的过度表达，从而造成细胞内蛋白含量上升，细胞体积变大。

二、Wnt 信号转导通路与癌症

组成人体的细胞在严格的调控下进行增殖，这种增殖需要受到细胞内外分子组成的错综复杂网络的严格调控。与之相反，肿瘤细胞会以失控的方式生长，并具有从原发部位侵袭转移到远端器官的能力。因此，对肿瘤细胞及肿瘤微环境的信号网络通路的研究，有助于人们了解肿瘤发生的机制和过程。

1982 年，前人克隆第一个 *Wnt* 基因（*int-1/Wnt-1*），在小鼠乳腺肿瘤病毒诱导的乳腺肿瘤中，其表达上调。后续通过对 Wnt 信号通路的研究发现，在人类肿瘤中发现的这一信号通路异常多出现通路的下游成员，其中比较典型是 β-catenin 蛋白和 Axin-APC-GSK3β 复合体。例如，多种人类肿瘤中存在 *β-catenin* 突变，可阻止其自身被 GSK3 磷酸化和泛素化降解，从而导致 β-catenin 在胞质内大量聚集，进而进入核内激活与细胞生长分裂和生长调控相关的基因，如 c-myc 和 cyclinD1；*APC* 基因突变与结直肠癌的早期发生

密切相关，存在于大多数散发性的结直肠癌中，突变大多为无义突变或移码突变，突变后的 APC 阻断 β-catenin 的降解，β-catenin 稳定性增加，导致细胞核内的 TCF/LEF 转录因子激活相关基因的转录，表现为细胞增殖异常和肿瘤的发生。

三、胰岛素信号转导通路与代谢性疾病

随着现代人们饮食结构和生活方式的改变，代谢综合征（metabolic syndrome，MS）的发病率日益年轻化。MS 是指遗传和环境因素导致的人体蛋白质、脂肪、碳水化合物等物质发生代谢紊乱的病理状态，是一群复杂的症候群。MS 的中心病理环节是胰岛素抵抗（insulin resistance，IR）。IR 是指一定量的胰岛素与其特异性受体结合后，生物学效应低于正常预计水平，主要表现为胰岛素抑制肝葡萄糖输出的作用减弱，外周组织尤其是肌肉、脂肪组织胰岛素介导的葡萄糖的摄取减少及代谢损伤。存在 IR 的个体易患 2 型糖尿病（NIDDM）、肥胖、高血压、血脂异常、心血管疾病和慢性感染等疾病。

IR 在分子水平上是胰岛素信号转导受损的结果，这源于 IR 通路及其下游效应分子的突变或翻译后修饰的改变。目前认为，有多种物质、因子、药物以及代谢环境改变可引发胰岛素抵抗，包括游离脂肪酸（FFA）及其代谢产物、肿瘤坏死因子（TNF-α）和其他细胞因子、促分解代谢的激素如肾上腺激素、脂肪衍生的激素等。例如，胞质内的 FFA 浓度升高先是通过抑制胰岛素激活所致的葡萄糖转运，从而导致胰岛素抵抗，肌糖原合成和葡萄糖氧化的降低。在一些情况下，IR 可能是由于胰岛素与其受体结合障碍造成的；但大多数情况还是由于胰岛素与其受体结合后的功能障碍造成的，主要的机制有胰岛素受体、胰岛素受体底物（IRS）蛋白和 PI3K 蛋白表达的下降导致胰岛素抵抗的发展。另外，PTPase 表达及其活性增加可以加速胰岛素或其下游效应分子的脱磷酸化，从而通过酪氨酸磷酸化过程结束胰岛素信号的转导。

四、信号通路在药物设计中具有巨大的应用价值

信号转导的研究对药物开发过程产生深远的影响，它使我们理解细胞内信号和信息是如何流动的，并且通过推理知道如何操纵这些流动进程来改变细胞的生理。合理的选择药物定向的靶点，然后用合理的方法开发这种治疗药物是合理的药物设计的主要思路，其中靶点的选择是这个过程中最起始也最重要的环节。

蛋白质的可逆磷酸化在信号转导系统中占据了中心位置，是调控大多数细胞生理功能的重要机制。很多人类疾病是因为蛋白激酶和磷酸酶发生突变、过表达和功能异常，并影响到它们的调控子和效应子所致。信号转导网络里最常见的调控手段是激酶和磷酸酶掌控下的磷酸化与去磷酸化，因此这两大类酶系家族也就成为药物设计的重要靶点。蛋白激酶催化靶蛋白上的丝氨酸、苏氨酸以及酪氨酸残基的磷酸化，导致靶蛋白构象的改变并和不同的伴侣蛋白发生相互作用，这往往导致一条或若干条通路的激活。激酶在靠近催化部位的位置上有一个保守的 ATP 结合位点，因为激酶需要 ATP 提供能量，把一个磷酸根基团转移到蛋白质上，同时产生 ADP。相反，磷酸酶催化蛋白的去磷酸化，从而关闭某些通路。磷酸酶的作用不需要 ATP，它只是简单地把磷酸根－蛋白之间的键断裂开，产生无机的磷酸盐。

通过寻找选择性的激酶抑制剂来达到疾病治疗的目的，一个标志性的成功案例是格列卫（Glivic），它是 Bcr-Abl 酪氨酸激酶的特异性抑制剂，于 2001 年 5 月获得 FDA 批准用于临床上对慢性粒细胞白血病的治疗。从 1960 年到 1990 年，科学家们发现慢性粒细胞白血病患者 9 号染色体上 *c-abl* 癌症基因转移到 22 号染色体（费城染色体）上，并在 22 号染色体上发现断裂点形成了 *bcr-abl*，因此确定了慢性粒细胞白血病的病因。在发现费城染色体突变和活性过度 Bcr-Abl 蛋白后，研究人员筛选化学文库以找到可抑制该蛋白质的药物。通过高通量筛选，他们鉴定了 2-苯基氨基嘧啶，然后通过引入甲基和苯甲酰胺基团来测试和修饰该铅化合物，使其具有增强的结合特性，生成格列卫。格列卫的第一次临床试验于 1998 年进行，药物在 2001 年 5 月获得 FDA 批准，仅在新药申请提交后两年半。

（周天华）

参考文献

1. 翟中和,王喜忠,丁明孝. 细胞生物学. 4版. 北京:高等教育出版社,2011.
2. 黄文林,朱孝峰. 信号转导与疾病. 2版. 北京:人民卫生出版社,2012.
3. 左伋,刘艳平. 医学细胞生物学. 3版. 北京:人民卫生出版社,2014.
4. Steven R. Goodman. Medical Cell Biology. 3rd ed. 李光,王峰,苗绪红,等译. 北京:清华大学出版社,2008.
5. Kolch W. Meaningful relationships: the regulation of the Ras/Raf/MEK/ERK pathway by protein interactions. Biochem J, 2000, 351(Pt 2): 289-305.
6. Hubbard SR, Miller WT. Receptor tyrosine kinases: mechanisms of activation and signaling. Curr Opin Cell Biol, 2007, 19(2): 117-123.
7. Doebele RC, Oton AB, Peled N, et al. New strategies to overcome limitations of reversible EGFR tyrosine kinase inhibitor therapy in non-small cell lung cancer. Lung Cancer, 2010, 69(1): 1-12.
8. Waters C, Pyne S, Pyne NJ. The role of G-protein coupled receptors and associated proteins in receptor tyrosine kinase signal transduction. Semin Cell Dev Biol, 2004, 15(3): 309-323.
9. Attisano L, Wrana JL. Signal transduction by the TGF-beta superfamily. Science, 2002, 296(5573): 1646-1647.
10. Shi Y, Massague J. Mechanisms of TGF-β signaling from cell membrane to the nucleus. Cell, 2003, 113(6): 685-700.
11. Rawlings JS, Rosler KM, Harrison DA. The JAK/STAT signaling pathway. J Cell Sci, 2004, 117(Pt 8): 1281-1283.
12. Wodarz A, Nusse R. Mechanisms of Wnt signaling in development. Annu Rev Cell Dev Biol, 1998, 14: 59-88.
13. Gordon MD, Nusse R. Wnt signaling: multiple pathways, multiple receptors, and multiple transcription factors. J Biol Chem, 2006, 281(32): 22429-22433.
14. Bijisma MF, Spek A, Peppelenbosch MP. Hedgehog: an unusual signal transducer. BioEssays, 2004, 26(14): 387-394.
15. Schweisguth F. Regulation of Notch signaling activity. Curr Biol, 2004, 14(3): R129-R138.
16. Weng AP, Ferrando AA, Lee W, et al. Activating mutations of NOTCH1 in human T cell acute lymphoblastic leukemia. Science, 2004, 306(5694): 269-271.
17. Yamamoto Y, Gaynor RB. IκB kinases: key regulators of the NF-κB pathway. Trends Biochem Sci, 2004, 29(2): 72-79.
18. Hayden MS, Ghosh S. Shared principles in NF-κB signaling. Cell, 2008, 132(3): 344-362.
19. Freedman LP. Increasing the complexity of coactivation in nuclear receptor signaling. Cell, 1999, 97(1): 5-8.
20. Aranda A, Pascual A. Nuclear hormone receptors and gene expression. Physiol Rev, 2001, 81(3): 1269-1304.
21. Gronemeyer H, Gustafsson JA, Laudet V. Principles for modulation of the nuclear receptor superfamily. Nat Rev Drug Discov, 2004, 3(11): 950-964.

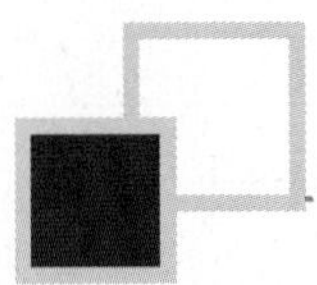

第十章　细胞周期和细胞增殖

摘要

细胞及生物体的进化以及地球生命的延续，都依赖于细胞携带的遗传信息的复制及其在亲代和子代细胞间的传递。这个过程由一系列高度调控的事件按照固定的时序循环发生来实现，更为确切地讲，即染色体DNA精确复制并通过细胞分裂均等地进入两个基因型完全一致的子细胞的过程，这一个循环被称为一个细胞周期（cell cycle）。细胞周期包括复制（replication）和分裂（division）两个时相。复制时相耗时最久，主要负责细胞内容物的复制，包括细胞器、生物膜、结构蛋白和RNA，它们在整个细胞周期中被连续复制，使细胞大小加倍，发生染色体复制事件的时相被称为合成期或S期（synthesis phase）。细胞周期的分裂时相（mitotic phase）将复制的细胞组分平均分配到两个子细胞中，这个简短但变化剧烈的细胞周期终极阶段，被称为有丝分裂期或M期（mitotic phase）。相应地G_1期是介于M期和S期之间的间隔期（gap phase）；G_2期是介于S期和M期之间的间隔期（图10-1）。新细胞周期开始于G_1期，这个时期发生了许多决定细胞周期命运的事件：①决定细胞生长、分裂或停滞；②保证遗传物质精准复制且只复制一次；③严控细胞周期启动的限制点（restriction point）和各时相转换与协调的检查点（如G_1/S，G_2/M checkpoint）；④精准调控分裂期姐妹染色体配对并均等分配到两个子细胞中。

细胞周期事件发生的时序性、遗传物质复制的精确性，以及细胞内含物分配的可信性，都由周期蛋白（cyclin）依赖的蛋白激酶（cyclin-dependent kinase，Cdk）时序性及空间性的活性变化控制；催化亚基Cdk需要与调节亚基——周期蛋白结合组成周期蛋白-Cdk复合物才有激酶活性，进而调控Cdk靶蛋白的磷酸化与去磷酸化和调节蛋白质的合成与降解，最终决定了细胞周期的启动和完成。有丝分裂的进行和调控需要极光激酶（Aurora）、极样激酶（polo-like kinase，Plk）等的参与。

第一节　细胞周期的研究历史

成年人体由大约2×10^{14}个细胞组成，所有这些细胞都来自受精卵。在成年人中，存在着保持分裂能力的细胞亚群，不断分裂以取代死亡或以其他方式丢失的细胞。细胞的增殖和分裂过程需要多个复杂的调控步骤。首先，这些细胞体积增大，并伴随着DNA和染色体精确复制；继而染色体分离给两个子细胞，以便每个子细胞都能获得亲本染色体的精确副本。随着细胞周期的进行，每一个过程都受到精密的调控。2001年，诺贝尔生理学或医学奖颁发给了细胞生物学的三位先驱利兰·哈特威尔（Leland Hartwell）、保罗·纳斯（Paul Nurse）和蒂姆·亨特（Tim Hunt），以奖励三位科学家发现了调控细胞周期的机制，诠释了细胞周期蛋白（cyclin）及细胞周期蛋白依赖激酶（cyclin dependent kinase，Cdk）调控如何驱动细胞从一个细胞周期进入到另一个细胞周期。人们可以将Cdk比作发动机，将周期蛋白比作变速箱，发动机熄火表明细胞处于静止状态，发动机运转则推动细胞周期进程。

细胞周期调控机制在整个进化过程中高度保守，20世纪50年代之前，细胞生物学家和病理学家通过显微镜观察认识到细胞周期只分为间期（interphase）和有丝分裂期（mitotic phase）两个阶段。1953年，Alma Howard和Stephen Pelc利用^{32}P标记及放射自显影的标记方法首次推断，间期分为三个阶段：①DNA 合成的时段，定义为 S 期（合成期）；②从有丝分裂结束和下一个 S 期开始之间的间隙，称为 G_1 期，③从 S 期结束和随后的有丝分裂开始之间的间隙，称为 G_2 期（图 10-1）。20 世纪 60 年代末，Hartwell 使用芽殖酵母（Baker）作为模型细胞，成功地分离出上百个涉及细胞周期调控的基因，并命名为 *Cdc*（cell division cycle）基因，其中特别重要的是 *Cdc*28 基因，产物是一种细胞周期依赖性激酶（cyclin-dependent kinase，Cdk），控制细胞周期向 G_1 期转换，因此也称 start。

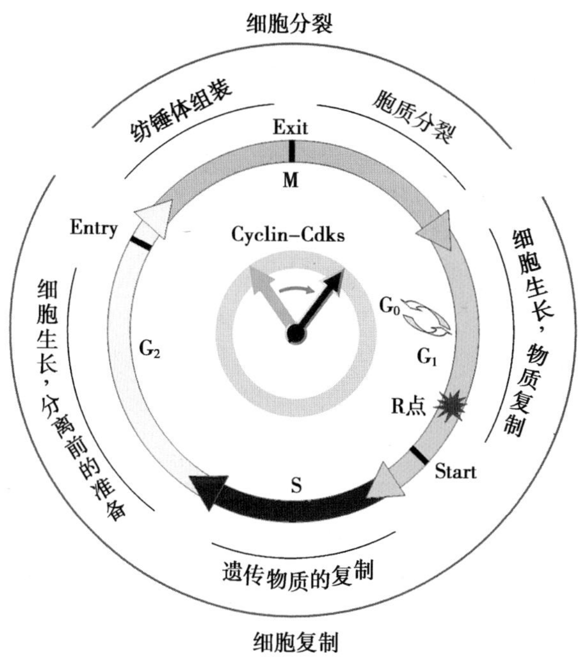

图 10-1　真核细胞周期事件

Hartwell 发现，当细胞 DNA 受损时，细胞周期受阻，为此他引入了一个术语，细胞周期检查点（checkpoint），意味着这个点是细胞自我检测是否是 DNA 复制停滞和修复损伤的关键时刻，以便于决定细胞周期进入下一时相。1970 年代中期，Paul Nurse 利用裂殖酵母作为模式生物体，鉴定并证明 *Cdc*2 基因在细胞从 G_2 期到 M 期的转变中起关键作用，后来发现 *Cdc*2 还能控制从 G_1 到 S 期的转变，*Cdc*2 的功能与早期发现的 *Cdc*28 基因相同。随后，Nurse 在人类细胞分离到 *Cdc* 同源基因，因其编码 Cdk 并命名为 Cdk1，Cdk1 的激活依赖于自身蛋白的磷酸化。本章列举几种不同的人 Cdks，通过与不同的周期蛋白形成复合物激活 Cdk。20 世纪 80 年代早期，Tim Hunt 发现在海胆胚芽的同步分裂过程中，每个细胞分裂时期都有一种特定的蛋白质被破坏，并在下一个周期重新合成，由于这一蛋白的周期性存在，故才将其正式命名为细胞周期蛋白（cyclin）。

细胞周期有序运行是细胞维持细胞生存以及生理活动所必需，细胞与分子出现紊乱是所有疾病的发病基础。而如何消除这些紊乱的细胞与分子，或使其重新回到正常状态，是现代医学治疗的内涵所在。众所周知，癌症的特征之一是细胞无限增殖。在大多数肿瘤中，一个或多个细胞周期检查点被破坏，从而使癌细胞脱离了细胞周期的调控，以一种不受管制的方式增殖。目前对细胞周期和细胞增殖的调控机制仍不能完全的理解，除了周期蛋白和 Cdk 外，癌基因和抑癌基因对调节细胞周期也具有重要作用。癌基因是正常基因（原癌基因）的突变体，在突变后激活的产物促进正常细胞周期进程中，使细胞无限增殖；肿瘤抑制因子则抑制细胞无限增殖，当抑癌基因突变或丢失时，其功能就会丧失，细胞就会异常增殖。因此，癌基因被看作是细胞增殖的促进剂，而抑癌基因则被看作是制动器。

第二节　细胞周期调控相关蛋白

一、周期蛋白

周期蛋白

周期蛋白（cyclin）家族在细胞周期调控中起重要作用，成员结构都具有保守的“周期蛋白框（cyclin box）”区域，周期蛋白框由约 150 个氨基酸残基组成，是结合 Cdk 的结构域。目前已经鉴定出 20 多种细胞周期蛋白，分子量均约为 56kDa。实际上，细胞周期调节蛋白是一个复合体，包括调节亚基 cyclin 和催化亚基 Cdk，当周期蛋白与 Cdk 结合，可通过磷酸化 Cdk，使其激活，从而促进细胞通过周期检查点，进入细胞周期下一时相。在大多数情况下，作为催化亚基的 Cdk 浓度相对恒定，而作为调节亚基的周期蛋白浓度则是起伏波动。在细胞周期不同时相，由于不同种类的周期蛋白与 Cdk 相互结合，所形成的复合物亦不同，图 10-2 所示调控细胞周期不同时相，

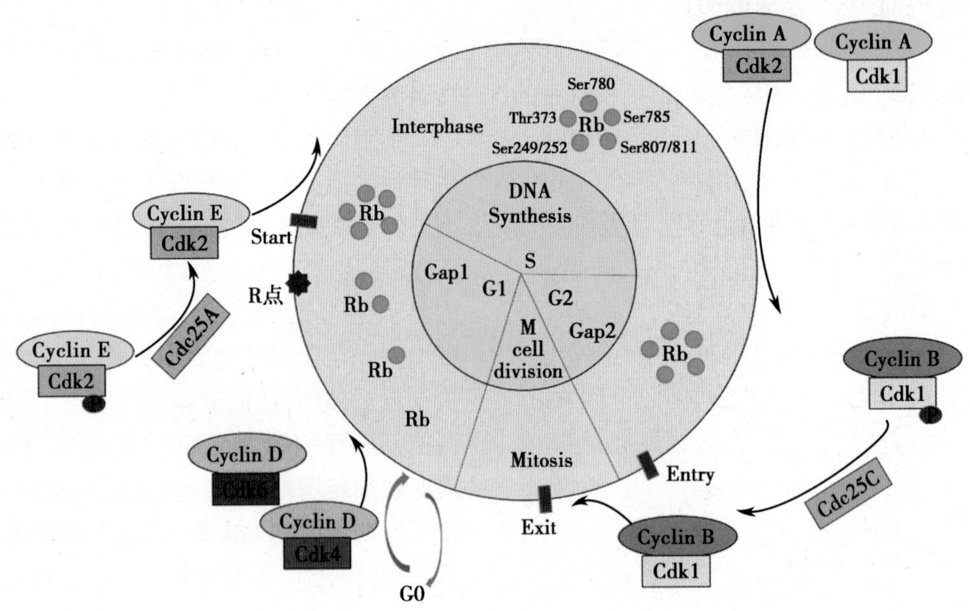

图 10-2 细胞周期蛋白及波动性

不同种类的周期蛋白及其结合的 Cdks，包括周期蛋白 A、B、D 和 E（图 10-2）。细胞周期的不同时相产生不同类型的周期蛋白，如是，形成不同种类的周期蛋白 -Cdk 复合物，以触发不同的细胞周期事件。根据其在细胞周期时相中的表达时间与功能，周期蛋白被分为四种类型。G_1/S 期周期蛋白、S 期周期蛋白、M 期周期蛋白和 G_1 期周期蛋白，前三种周期蛋白直接参与细胞周期控制事件，第四种周期蛋白负责对细胞外因子作出反应，控制细胞进入细胞周期。

G_1/S 期周期蛋白——周期蛋白 E 的水平在细胞周期中发生震荡变化：在 G_1 期晚期升高，S 期早期下降。G_1/S 期周期蛋白 -Cdk 复合物的主要功能是促使细胞通过 G_1/S 检查点（start），启动 DNA 复制过程，同时也起始了其他细胞周期的早期事件，如中心体的复制等。

S 期周期蛋白——主要指周期蛋白 A 伴随 G_1/S 期周期蛋白的升高出现，形成 S 期周期蛋白 A-Cdk2 复合物，直接负责 DNA 复制的启动。S 期周期蛋白在整个 S 期、G_2 期和有丝分裂的早期都保持较高的水平。

M 期周期蛋白——主要为周期蛋白 B 发挥作用，周期蛋白 B 在 S 期后期开始积聚，G_2 期晚期水平升高，在有丝分裂中期达到顶峰。周期蛋白 B-Cdk1 复合物主要负责有丝分裂的进入（entry）和有丝分裂事件的控制，所以又称为有丝分裂促进因子（mitosis-promoting factor，MPF）。在有丝分裂的晚期，M 期周期蛋白 -Cdk 复合物的降解导致有丝分裂时相的退出（exit）及胞质分裂的开始。

G_1 期周期蛋白主要以周期蛋白 D 代表，负责协调细胞的生长和新细胞周期的进入。周期蛋白 D 水平升高促进了限制点的转换，使细胞进入下一个细胞周期。G_1 期周期蛋白与其他周期蛋白不一样，它的水平在细胞周期中并不以固定的模式发生震荡变化，只要细胞外存在促有丝分裂原，周期蛋白 D 在整个细胞周期中的水平都可升高。

周期蛋白水平的调节，主要依赖周期蛋白基因表达的改变，以及由蛋白酶解引起的周期蛋白的泛素化降解。

二、周期蛋白依赖性激酶

周期蛋白依赖激酶（cyclin-dependent kinase，Cdk）是细胞周期调控系统的核心成分，是周期蛋白 -Cdk 复合物的催化亚基，Cdk 的激活需要与调节亚基周期蛋白结合才能显现。生物体 Cdk 家族成员至少存在 9 种，其中 Cdk1、Cdk2、Cdk4 和 Cdk6 等 4 种直接参与细胞周期调控；Cdk7 作为 Cdk 活化激酶（Cdk-activating kinase，CAK）磷酸化其他的 Cdk，间接地影响细胞周期。Cdk 家族其他成员还参与到细胞内的其他生物学过程。Cdk1 是最早发现的周期蛋白依赖激酶，被认为是酵母细胞分裂 2（cell division cycle 2，CDC2）同源物，分子量为 34kDa。对酵母细胞分裂调控机制研究使得一系列 CDC 基因陆续被发现，如 p34cdc2、CDC25、CDC20 等。

Cdks 有一个共同序列（PSTAIRE），由 7 个氨基酸组成，为周期蛋白结合域。Cdks 为丝氨酸/苏氨酸激酶，识别底物分子中的丝氨酸或苏氨酸残基，其典型的磷酸化序列是[S/T*]PX[K/R]，其中 S/T* 是指磷酸化的丝氨酸或苏氨酸，X 代表任意氨基酸，K/R 代表赖氨酸（Lys，K）或精氨酸（Arg，R）。Cdks 可以使多种底物磷酸化，包括视网膜母细胞瘤蛋白（retinoblastoma protein，Rb）和转录因子 E2F 等。归纳起来，细胞周期每个时相的周期蛋白如下（图 10-2）：

1. 参与 G_1 期调控的 Cdk 至少有 3 种 Cdk（Cdk4、Cdk6 和 Cdk）按顺序参与 G_1 期调控（图 10-2）。例如，周期蛋白 D-Cdk4 触发 Rb 家族蛋白磷酸化，而周期蛋白 D-Cdk6 和周期蛋白 E-Cdk2 则可使 Rb 蛋白进一步磷酸化乃至完全磷酸化（图 10-1）。

2. 参与 S 期的调控 Cdk 主要由周期蛋白 A-Cdk2 介导，周期蛋白 A-Cdk2 可使多种蛋白磷酸化：包括参与转录的蛋白（如 E2F1 和 B-Myb），DNA 复制蛋白（如单链 DNA 结合蛋白 RPA）和参与 DNA 修复的蛋白（如 BRCA1、BRCA2 和 Ku70）以及 S/G_2 期转换所必需的蛋白。

3. 参与 G_2 期调控的 Cdk 当细胞周期进入 G_2 期，周期蛋白 A 发生泛素化降解，此时周期蛋白 B 开始发挥作用。周期蛋白 B-Cdk1 复合物在 G_2/M 期转换及 M 期过程中发挥着重要作用。

4. 参与 M 期调控的 Cdk M 前期，周期蛋白 B-Cdk1 复合物与中心体结合，通过磷酸化中心体相关运动蛋白而促进中心体分离；通过磷酸化组蛋白参与染色体凝聚和高尔基体的分裂，通过磷酸化核纤层蛋白 B 受体使核膜崩解；M 期后期周期蛋白 B 在后期促进复合物（anaphase-promoting complex，APC）作用下发生泛素化降解，继而 Cdk1 失活，这对于细胞退出有丝分裂期进入 G_1 期也很重要。

三、细胞周期蛋白依赖性激酶抑制因子

除了上述促进细胞周期运行的周期蛋白和周期蛋白依赖性激酶外，细胞中还存在着抑制细胞周期的因子，称为细胞周期蛋白依赖性激酶抑制因子（周期蛋白 Dependent kinase inhibitor，CKI），后者通过直接与 Cdk 或与 Cdk-周期蛋白复合体结合，抑制 Cdk 的活性，从而阻断或延迟细胞周期的进行。如果 CKI 一直保持活性，其底物将被永久磷酸化，细胞周期调控环路则会受损，细胞周期将无法继续。细胞中存在至少有两类 CIK 蛋白，即 INK4（inhibitor of Cdk 4）家族和 Cip/Kip（CDK interacting protein/kinase inhibition protein）家族。这两类 CKI 对细胞周期起负性调控作用。Cip/Kip 家族成员包括 p21（$p21^{waf1/cip1}$）、p27 和 p57，它们均能结合周期蛋白-Cdk 复合物，抑制其激酶活性。INK4 家族的代表成员是 $p16^{INK4}$，它通过与 Cdk4 或 Cdk6 结合竞争性抑制周期蛋白 D-Cdk4/6 的活性，从而抑制 Rb 蛋白磷酸化。INK4 家族其他成员还包括 p15、p18 和 p19。（图 10-3）

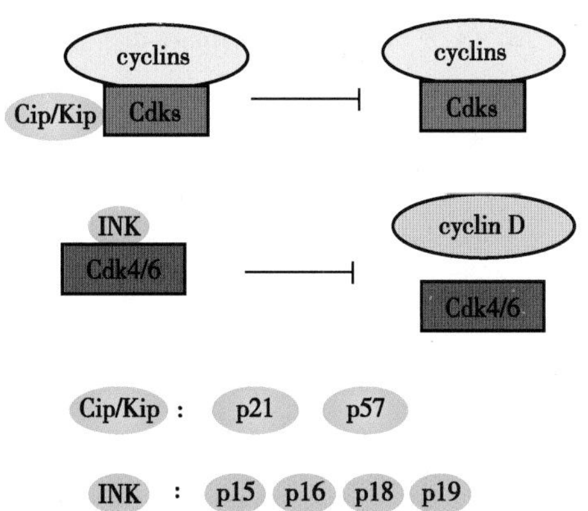

图 10-3 细胞周期蛋白依赖性激酶抑制因子（CKI）作用的机制

四、Cdc25 磷酸酶

Cdc25 是一组磷酸酶包括 A、B、C。Cdc25 是一种双特异性酪氨酸激酶（dsPTP），在细胞周期主要功能是使 Cdks 去磷酸化，促进细胞能够顺利进入细胞周期下个时相。Cdk2 是一种抑制型 Cdk，一方面，其第 14 位苏氨酸和 15 位酪氨酸可分别被 Wee1 和 Myt1 磷酸化，成为抑制型 Cdk2，

阻止 G_1 期细胞向 S 期转换；另一方面，Cdc25A 可以使 Cdk2 第 15 位磷酸化的酪氨酸发生去磷酸化，促进细胞进入 S 期；而 Cdc25B 和 Cdc25C 在控制细胞进入 M 期和 G_2/M 检查点显得更为重要，在 G_2/M 检查点早期 Cdc25B 的作用更突出，而到了 G_2/M 检查点的后期，Cdc25C 发挥的作用更大一些；Cdc25C 磷酸酶使 Cdk1 的 15 位酪氨酸去磷酸化，激活 Cdk1，促进细胞完成 G_2/M 转换，进入有丝分裂（图 10-4）。

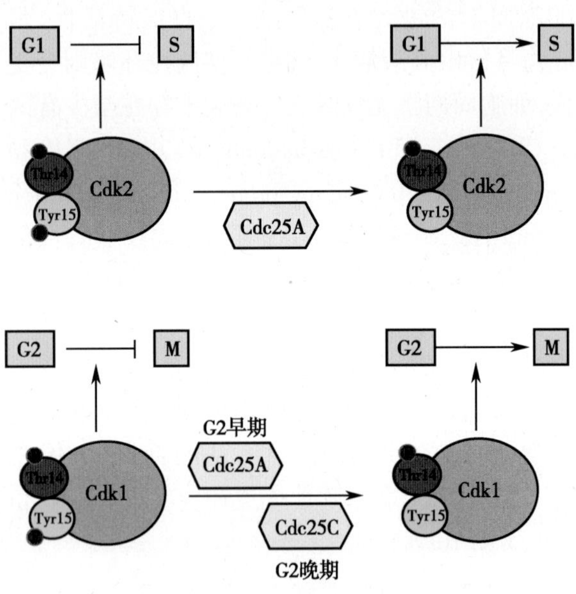

图 10-4 Cdc25 磷酸酶的作用机制

五、p53

p53 是人类肿瘤中最常见的突变或缺失的肿瘤抑制因子之一。p53 蛋白的 N 端序列是转录激活域，C 端序列是同源二聚体或四聚体形成的必要条件。p53 蛋白是 G_1/S 期和 G_2/M 期检查点的关键调节因子，可激活许多基因的转录，包括编码 $p21^{waf1/cip1}$ 的基因，GADD4S（阻滞生长，诱导 DNA 损伤基因）以及 MDM2（p53 的负调节蛋白）。$p21^{waf1/cip1}$ 与周期蛋白 -Cdk 复合物结合抑制 Cdk 的活性，进而抑制 Rb 蛋白的磷酸化，产生 G_1/S 期阻滞。因而 p53 蛋白参与了 DNA 损伤后 G_1 期的阻滞，为 S 期或 M 期前 DNA 的修复提供了机会；如果损伤程度过于严重，p53 蛋白通过凋亡途径引起细胞死亡，p53 蛋白功能异常的肿瘤细胞在 G_1 期不能有效地阻滞，受损细胞可以进入 S 期或 M 期，部分受损细胞可以逃避细胞死亡，导致肿瘤的发生。

六、视网膜母细胞瘤蛋白

视网膜母细胞瘤蛋白（retinoblastoma protein，Rb）是一种肿瘤抑制因子，在遗传性视网膜母细胞瘤的患者中常见 13 号染色体（特别是长臂）发生缺失，在几乎一半的人类肿瘤中发生突变，40% 的病例具有遗传性。

Rb 蛋白在细胞周期中一个重要作用是调节 G_1/S 的转换。哺乳动物拥有 3 个 Rb 相关蛋白：Rb、p107 和 p130，每个 Rb 蛋白质只与特定的 E2F 家族成员相互作用，如去磷酸化的 Rb 与激活型 E2FC 末端结合，可转录激活结构域，抑制其功能；而 p107 和 p130 作为抑制型 E2F 的共抑制因子，与抑制型 E2F 结合，从而与核小体修饰酶（如组蛋白去乙酰化酶，HAT）和染色质修饰复合物（如 Swi/Snf 复合物）相互作用，将这些因子招募到 E2F 靶基因的启动子区域，形成特定的染色质结构以抑制基因表达。G_1 早期到中期，Rb 蛋白被周期蛋白 D-Cdk4/6 磷酸化；G_1 末期被 Rb 蛋白被周期蛋白 E-Cdk2 磷酸化，Rb 蛋白磷酸化后可以释放 E2F 发挥正常作用（图 10-5）。

七、E2F

E2F 家族分为抑制型和激活型两种，迄今发现人细胞具有 5 种 E2F 蛋白质，根据功能分为两类：激活型 E2F 和抑制型 E2F。激活型 E2F（E2F1、E2F2 和 E2F3）主要作为转录激活因子，在 G_1 期的末段和 S 期的早期结合靶基因的启动子，促进基因的表达。相反，抑制型 E2F（E2F4 和 E2F5）是转录抑制因子，结合 G_1/S 基因的启动子，抑制基因表达。在细胞内过表达激活型 E2F，可以促进细胞进入 S 期；相反，过表达抑制型 E2F，则导致多种 E2F 靶基因表达下调，使细胞周期停滞，抑制细胞增殖。因此 E2F 家族的这两组成员相互拮抗，调控了 G_1/S 基因的表达。

E2F 不仅可以调控 G_1/S 基因的表达，对其他细胞周期其他时相也有一定的调控作用。E2F 蛋白突变导致有丝分裂障碍。与 E2F1 相互作用的靶基因主要是磷酸酶 Cdc25，Cdc25 的激活为有丝分裂的进入所必需。

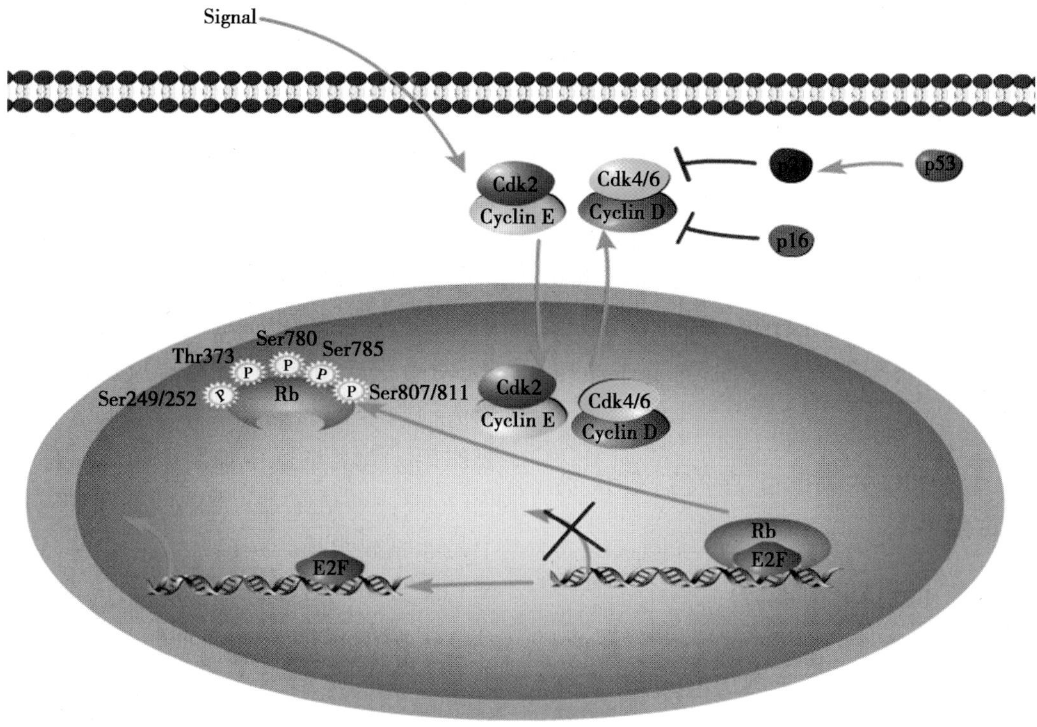

图 10-5　Rb 蛋白的调控机制

第三节　周期蛋白依赖激酶及活性调控

周期蛋白依赖激酶（Cdk）的活化与失活可以比喻为电路的“开与关”。G_2 期周期蛋白 B 水平开始上升，而周期蛋白 B-Cdk1 复合物也随之积累，抑制型 Wee1 激酶一旦活化可抑制周期蛋白 B-Cdk1 复合物，使 Cdk1 活性保持在最低水平。当条件合适时，周期蛋白 A-Cdk2 触发正反馈反应，即周期蛋白 A-Cdk2 磷酸化并激活磷酸酶 Cdc25，后者可继续活化周期蛋白 B-Cdk1。活化的 Cdk1 再继续磷酸化（激活）Cdc25 分子，并同时失活 Wee1 分子，触发正反馈环。由此可见，Cdk1 正是以这种“开关”样方式，由低活性转为高活性状态（即失活—激活）。

调节 Cdk 活性“开与关”的触点有多个：①与周期蛋白结合；②磷酸化与去磷酸化；③与 Cdk 抑制因子（CKI）结合；④蛋白质降解；⑤基因表达调控；⑥空间分布等（图 10-6）。

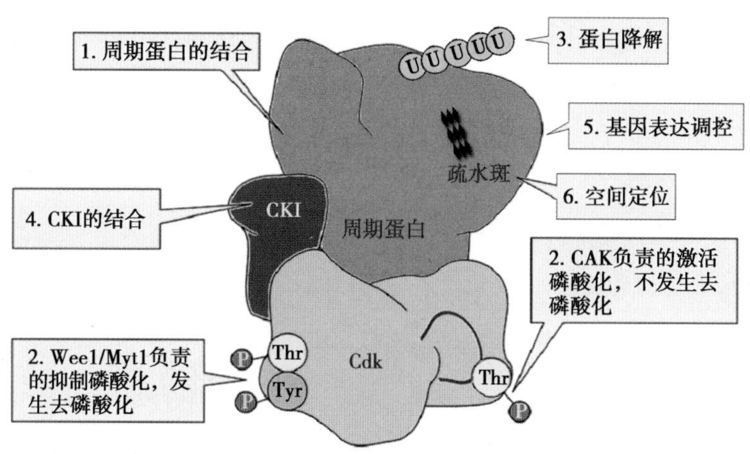

图 10-6　Cdk 激活对细胞周期的调控

一、与周期蛋白结合是 Cdk 活化的基本条件

Cdk 必须与周期蛋白结合才能激活，结合后 Cdk 活性位点的空间构象改变，有利于 ATP 磷酸根向 T 环移位。如周期蛋白 A“周期蛋白框”中的螺旋与 Cdk2 活性位点的邻近区相结合，可诱导 Cdk2 发生构象变化，PSTAIRE 螺旋向内移动，引起与 ATP 磷酸根残基重新定向，有利于激酶反应。

二、磷酸化与去磷酸化是控制 Cdk 活性的“开与关”

（一）磷酸化使 Cdk 活化

Cdk 与周期蛋白结合只是使 Cdk 部分激活，完全激活还需要 Cdk 活化激酶（CDK-activating kinase，CAK）催化邻近激酶活性位点的苏氨酸残基的磷酸化，这种磷酸化称为 Cdk 活化型磷酸化。

CAK 只在 Cdk 与周期蛋白结合后才磷酸化 Cdk。由于细胞中存在着过量的 CAK，因此与周期蛋白结合才能使 Cdk 活化是这一反应的限速步骤。同时，在与周期蛋白 -Cdk 复合物互作时，过量的 CAK 足以将活化型 Cdk 维持在磷酸化状态，不被磷酸酶去磷酸化。

Cdk2 的 Thr160 位点位于 T 环，可被 CAK 磷酸化，在 Cdk2 与周期蛋白 A 结合后，Thr160 的磷酸化使 T 环变平，然后移向周期蛋白 A，使 Cdk 和周期蛋白的相互作用更加稳定。同时，这个区域也是周期蛋白 A-Cdk2 复合物与其蛋白底物结合位点的关键部位，Thr160 的磷酸化使 T 环能够有效地与含有 SPXK 保守序列的蛋白底物作用（图 10-7）。

（二）磷酸化也可使 Cdk 失活

通常来讲，对于多数 Cdk 激酶而言，其分子中某一位点磷酸化而被激活，但也有个别 Cdk 激酶，磷酸化后使酶失活，具有这类特点的 Cdk 被称为抑制型 Cdk，后者在调节 Cdk 活性中发挥重要作用。人类细胞中抑制型 Cdk 具有两个磷酸化位点，一个是保守的酪氨酸残基（Tyr15），另一个是苏氨酸残基（Thr14）。这两个位点磷酸化位于 Cdk 激酶的 ATP 结合位点的顶端，可通过干扰 ATP 磷酸根的方向而抑制 Cdk 活性。因此，抑制型 Cdk 激酶磷酸化位点（Thr14 和 Tyr15）的去磷酸化对于周期蛋白 -Cdk 的激活至关重要，可谓是这一复合物活化的关键开关位点（图 10-4）。

Tyr15 和 Thr14 的磷酸化（或去磷酸化）状态受控于作用在这两个位点的激酶（Wee1 和 Myt1）和磷酸酶（Cdc25）相对活性的平衡。Wee1 只催化 Tyr15 的磷酸化，而 Myt1 可催化 Thr14 和 Tyr15 的磷酸化。抑制型 Cdk 磷酸化位点的去磷酸化由 Cdc25 磷酸酶家族执行，Cdc25 家族在脊椎动物中有三个成员（Cdc25A、Cdc25B 和 Cdc25C）。Wee1 和 Cdc25 也是 DNA 损伤反应调节 Cdk 活性的重要靶点。

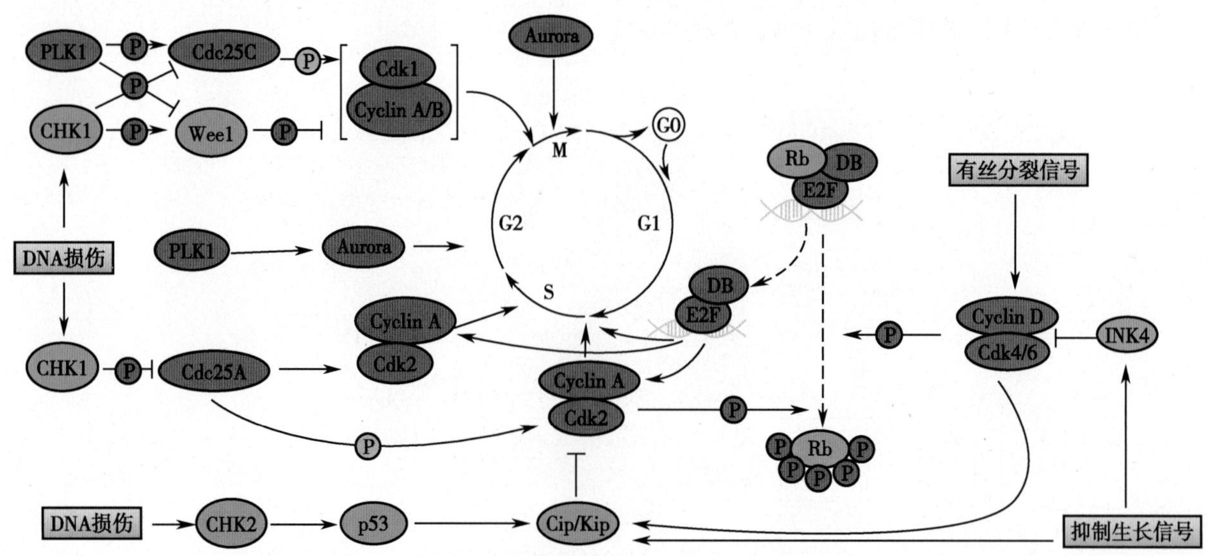

图 10-7 细胞周期事件的调控机制

Wee1 和 Cdc25 两种酶同时受 M 期周期蛋白 -Cdk 复合物（周期蛋白 B-Cdk1）的调节：周期蛋白 B-Cdk1 磷酸化并抑制 Wee1，从而使 Cdc25 变为激活。因此，在有丝分裂开始阶段，周期蛋白 B-Cdk1 激活了它自身的激活因子，抑制了自身的抑制因子，形成了正反馈环来产生开关样的 Cdk 激活。

三、CKI 主要抑制 G_1 期 Cdk 的活性

G_1 期 Cdk 活性受到严格控制。细胞在不宜的环境条件下，如 DNA 损伤时，可通过提高 CKIs 的表达来抑制周期蛋白 -Cdk 复合物活性，将细胞阻滞在 G_1 期。

尽管 CKI 蛋白氨基酸序列的同源区域很小，它们却拥有一些共同的重要功能特性：①CKI 是 S 期 -Cdk 和 M 期 -Cdk 复合物的重要抑制因子，在细胞中过表达 CKI 可以确保在 G_1 期中不存在任何 S 期 -Cdk 或 M 期 -Cdk 活性；②CKI 不能抑制 G_1/S 期 -Cdk，因此，对起始检查点（start check-point）之后发生活化的激酶 CKI 无抑制作用；③CKIs 最终要被 Cdk 磷酸化而降解；在 G_1 期晚期，G_1/S 期 -Cdk 活性上升，磷酸化并降解 CKIs——以允许 S-Cdk 在 S 期开始阶段被激活。

四、细胞周期过程的不可逆性缘于周期蛋白的泛素化降解

细胞周期是单向且不可逆的过程，这是因为 Cdk 的激活不可逆性。此外，周期蛋白水平的周期性降解也是使细胞周期不可逆的原因。M 期，正是由于周期蛋白降解才确保了有丝分裂结束后，Cdk 活性在 G_1 期维持在较低状态。

周期蛋白、CKIs 和其他细胞周期调控因子都通过泛素化途径降解。G_1/S 期转换时，SCF 泛素 - 蛋白连接酶通过识别磷酸化的 CKIs，将其泛素化后酶解；分裂中后期（即 M/G_2 期转换）由一个更大、更复杂称为后期促进复合物（APC）的泛素 - 蛋白连接酶启动。APC 活性与底物特异性由 Cdc20 和 Cdh1 这两个调节亚基来控制：Cdc20 在 M/G_2 期转换时激活 APC，使周期蛋白 A、周期蛋白 B 和染色体黏连蛋白发生降解：而在有丝分裂后半段和 G_1 早期，Cdh1 可激活 APC，降解极光激酶（Aurora）和极样激酶（polo-like kinase，Plk）。

APC^{Cdh1} 在整个 G_1 期保持很高活性，确保 S 期和 M 期周期蛋白被彻底降解，这个过程一直要持续到细胞进入下一个细胞周期。然而，G_1/S 期周期蛋白则不能被 APC^{Cdh1} 所识别，因此 G_1/S-Cdk 的活性可以在 G_1 期晚期异常增多，磷酸化 Cdh1，灭活 APC。

五、周期蛋白的水平变化受基因表达调控

真核生物拥有多种不同的周期蛋白 -Cdk 复合物，周期蛋白基因转录在不同细胞周期阶段的按顺序活化，Cdk 以固定的顺序被激活和失活，造成了周期蛋白 -Cdk 活性的起伏波动。

G_1 早期，周期蛋白 D 依赖促有丝分裂原积累；G_1 晚期，周期蛋白 D-Cdk4/6 的活性逐步增加，当达到能够促使转录调节因子 E2F 激活的阈值水平时，刺激了 G_1/S 期周期蛋白以及 S 期周期蛋白编码基因的表达。

由于 APC^{Cdh1} 不能降解 G_1/S 期 -Cdk 复合物，在 G_1 晚期，G_1/S 期 -Cdk 活性达到一定程度后，只能通过 Cdh1 磷酸化才能降解，磷酸化的 Cdh1 反过来抑制 APC 活性。随着 S 期周期蛋白基因表达的增加，S 期 -Cdk 复合物促进细胞进入 S 期。S 期 -Cdk 与 G_1/S 期 -Cdk 复合物共同将 CKI 磷酸化，磷酸化的 CKI 发生 SCF 依赖性泛素化降解。APC^{Cdh1} 和 CKI 的降解又解除了 M 期周期蛋白基因表达的抑制，M 期周期蛋白基因表达随之开始逐步增加，直到 G_2 期的晚期达到顶峰。

六、细胞周期的空间分布构成另一种表达调控体系

细胞周期调控蛋白的功能不仅受到其活性变化的控制，也受到其在胞内定位变化的调节。在 G_2 期和 M 期的早前期，无活性的周期蛋白 B1-Cdk1 聚集在细胞质内；M 期前期末段，细胞质中周期蛋白 B1-Cdk1 被激活，且明显聚集在中心体周边；之后大部分周期蛋白 B1-Cdk1 快速入核，导致细胞核有丝分裂的相关变化。M 期的前期末段，仍有小部分周期蛋白 B1-Cdk1 停留在细胞质以促进其他有丝分裂的过程，例如中心体的

分离和高尔基体的重建。周期蛋白 B1-Cdk1 复合物在整个有丝分裂的前半段都与高尔基体相联系。

Cdc25C 亚细胞定位与周期蛋白 B1-Cdk1 高度一致：有丝分裂前 Cdc25C 位于细胞质内，而在 M 期的早期被转运入核。Cdc25C 含有核定位信号和核输出信号，Cdc25C 的核输出信号区域的磷酸化（可能受极样激酶和 Cdk1 作用）不仅激活了 Cdc25C，也遮蔽了核输出信号，减少 Cdc25C 核输出；而核定位信号 Ser216/287 的磷酸化则可抑制 Cdc25C 的激活。DNA 损伤后激活了两个激酶，Chk1 和 Chk2，可使 Ser216/287 磷酸化，为脚手架蛋白提供了一个牢固的结合位点，遮蔽核定位信号，可抑制 Cdc25C 入核，Cdk1 的去磷酸化过程受到阻滞。这为 DNA 损伤而抑制有丝分裂的进入提供了另外一种调控手段（图 10-7）。

第四节 细胞增殖或生长的决定：限制点和起始检查点

一、细胞增殖与细胞生长相互偶联

细胞增殖（cell proliferation）是细胞进行自我复制，通过细胞分裂将复制的遗传信息和细胞内容物一分为二；而细胞生长（cell growth）是细胞提高其容量的过程，通过合成蛋白质、细胞膜、细胞器和其他细胞组分增大细胞体积。为了维持细胞体积在细胞周期中的恒定，细胞必须在每个细胞周期中将其体积加倍，因此调控细胞生长的信号通路与调控细胞周期的信号通路偶联，以协调细胞的增殖和生长。

（一）细胞的增殖取决于细胞外的促有丝分裂原的存在

细胞只有在暴露于合适的促有丝分裂原（mitogen）的情况下才进入新的细胞周期。促有丝分裂原一般是相邻细胞分泌的可溶性多肽，或者小的蛋白质，或者是细胞外基质的不可溶组分。促有丝分裂原包括表皮生长因子（EGF）、血小板衍生生长因子（PDGF）、转化生长因子（TGF）、白细胞介素（IL）等通过与靶细胞膜上的受体蛋白结合，活化胞内端的蛋白激酶，传递促增殖信号到 MAPK 和 PI3K 信号通路，通过级联信号转导，激活 G_1 期和 G_1/S 期周期蛋白以及其他相关基因的表达，刺激 Cdk 活化，启动细胞周期的早期事件。

在细胞核内，MAPK 磷酸化基因转录调控蛋白，诱导转录因子 Fos 和 myc 等细胞早期反应基因表达。Fos 启动转录因子复合物 AP-1 的组装和激活，触发细胞周期延迟反应基因的表达。这些基因编码 G_1 期周期蛋白，使 G_1-Cdk 复合物的激活和进入细胞周期成为可能。

myc 可与其他蛋白相互作用形成基因调控复合物，促进周期蛋白 D2 和 Cdk4 等靶基因的表达。此外，myc 也调控某些细胞生长和代谢相关因子的表达，因此 myc 同时也是细胞生长的主要启动因子，使细胞增殖与细胞生长的偶联成为可能。

（二）细胞生长的速率取决于细胞外生长因子的刺激

细胞生长速度主要取决于蛋白质合成的速率，因而，蛋白质的合成装置，特别是核糖体，是细胞生长调控通路的主要终极目标。

人体细胞的生长主要由生长因子来调控。目前研究最清楚的生长因子是胰岛素样家族生长因子（insulin-like growth factor，IGF），包括 IGF-Ⅰ和 IGF-Ⅱ。IGF 与受体结合后激活细胞内的信号传递级联反应进而激活 PI3K/Akt，Akt 激活小 G 蛋白酶 Rheb（Ras homolog enriched in brain）的活性，Rheb 通过 TOR（target of rapamycin）刺激蛋白质的合成和细胞生长。

TOR 促进细胞的生长速率可能通过激活核糖体蛋白、核糖体 RNAs（rRNA）以及核糖体组装必需蛋白的表达，促进核糖体合成；其次，TOR 磷酸化真核细胞起始因子 4E 多个位点（eIF-4E）；最后，TOR 激活核糖体蛋白 S6 激酶，进而磷酸化核糖体亚基 S6，促进 mRNA 的翻译。目前普遍认为，Rheb → TOR → S6 信号通路调节细胞活性在肿瘤发生和神经退行性病变中发挥重要作用。

（三）细胞分裂和细胞生长相互协调

研究表明，至少存在三种机制参与细胞生长和细胞增殖调控（图 10-8）：①生长因子和促有丝分裂原通过多种信号通路调节细胞生长和增殖速率，保持恒定；②细胞生长的速率控制着细胞增殖的速率，细胞分裂的前提是细胞必须充分生长；③一个细胞外刺激物可以通过细胞内不同信号通路同时刺激生长以及增殖。这三种机制互不排斥，只是不同的细胞中发挥的机制不同，在大多数细胞中，三种机制相互协调。

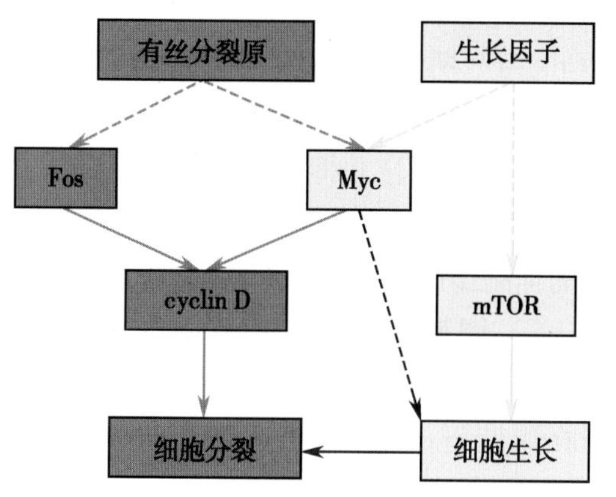

图 10-8　细胞生长和细胞增殖的协调机制

如图 10-8 所示，红色表示促有丝分裂原控制细胞分裂通路，黄色表示生长因子控制细胞生长通路。两条通路独立，控制细胞的生长和增殖；或者细胞生长决定了细胞增殖的速率（紫色箭头）；或者一个细胞外因子作用于细胞内相同因素（黄色方框），启动不同的信号通路促进细胞生长（蓝色箭头）和细胞增殖（红色箭头）。虚线表示非直接作用的级联反应过程。

细胞生长和增殖有时可以相互独立。胶质细胞生长因子（GGF）刺激大鼠施万细胞增殖，但对其生长没有影响。将大鼠施万细胞培养在固定浓度的 IGF-1（生长因子），增加 GGF 的浓度促进细胞分裂但不影响生长速率，经过数代后形成较小的细胞。表明进入细胞周期的细胞并一定不依赖于其生长速率，而生长速率的陡变也不会立刻引发下一个细胞周期改变，阻碍细胞的生长。

在很多细胞中，G_1 期的时程长短以及是否进入细胞周期受制于细胞增殖速率。用低浓度的 DNA 合成抑制剂处理小鼠成纤维细胞发现，虽然 S 期被延长几个小时，但细胞生长速率不受影响，只是在完成有丝分裂后子细胞体积变得稍大，而这些子细胞再进入下一轮细胞周期时，细胞周期会加快，提示：G_1 期所耽误的时间可以用来补偿细胞体积增大。

有的生长因子在体外单独使用时既可以刺激细胞生长，也可以刺激细胞增殖，如 PDGF、EGF 和 IGF-1 等。换言之，这些因子同时发挥着生长因子和促有丝分裂原的双重作用。虽然它们触发的信号通路始于同一个受体，但当信号传至细胞内之后，下游的通路发生改变，一条分支刺激细胞生长，而另一条分支刺激细胞增殖。

二、周期蛋白 D 是启动新细胞周期的触点

G_1 是细胞周期中承前启后的重要时相：①细胞要清除上一个周期残存的调节因子；②细胞在 G_1 期大量合成细胞内容物；③细胞体积在下次分裂前必须倍增。当细胞体积大到一定程度时，就将信号传递给细胞周期调控系统，不可逆地启动新的细胞周期进程。

（一）新细胞周期的启动在限制点被触发

细胞增殖和生长的速率主要取决于组织特异基因程序、性生长因子以及促有丝分裂原外界信号的刺激。当刺激细胞生长的生长因子和促有丝分裂原被剥夺后，G_1 期的细胞将停止生长并退出细胞周期，进入 G_0 期。而如果外部营养合适，重新补充生长因子和促有丝分裂原，以及内部程序允许的条件下，细胞生长的信号通路将与调控细胞周期的信号通路会再次偶联，重新启动细胞进入 G_1 期。

G_1 期存在一个细胞生长调控系统与细胞周期调控系统的交汇点，越过该交汇点后，细胞周期调控系统将启动一个不可逆的由周期蛋白 D-Cdk4/6 激发的正反馈过程，导致 G_1/S- 期和 S- 期周期蛋白的合成，使细胞跨过 G_1/S 期检查点，进入 S 期。这个时间点叫做 G_1 期限制点（即 R 点，restriction point）。细胞跨过 R 点，代表细胞正式进入了下一个细胞周期的进程。

与检查点（checkpoint）不同，R 点位于 G_1 期内部，负责检验细胞外部的生长条件是否合适，是细胞生长与细胞增殖交汇点，R 点之后，细胞分裂不再依赖细胞生长；而检查点主要负责检验细胞内部的细胞分裂条件是否合适，它们分布在细胞周期的不同阶段。R 点的存在很容易测定，在 R 点之前从培养基中撤除血清，细胞周期停滞到 G_0

期，而R点之后即使撤除血清，细胞周期依然正常进行。

（二）促有丝分裂原刺激了周期蛋白D的积累

周期蛋白D-Cdk4/6是细胞跨过R点的触发因素。R点之前，在促有丝分裂原的作用下，周期蛋白D逐渐积累，最终"搬动"细胞周期的触点周期蛋白D-Cdk4/6复合物的激活。关于周期蛋白D积累，可能的机制是：首先，促有丝分裂原激活AP-1和myc，进而促进周期蛋白D的表达；其次，促有丝分裂原调控周期蛋白D-Cdk的降解和定位。促有丝分裂原降低了糖原合成酶激酶GSK3的活性，抑制周期蛋白D第286位苏氨酸的磷酸化，从而抑制周期蛋白D的核外转运和胞质内降解，导致周期蛋白D-Cdk复合物在核内积累，有利于其与主要靶蛋白Rb结合。最后，促有丝分裂原具有拮抗有丝分裂抑制因子的作用。作为一种有丝分裂抑制因子，转化生长因子（TGF-β）刺激细胞后，导致胞内$p15^{INK4b}$浓度升高，后者与周期蛋白D竞争性结合Cdk4/Cdk6，抑制周期蛋白D-Cdk的激酶活性。促有丝分裂原可以拮抗TGF-β的作用，恢复周期蛋白D-Cdk复合物的活性。

（三）周期蛋白D-Cdk4/6磷酸化Rb蛋白

Rb（retinoblastoma）蛋白为肿瘤抑制因子基因*Rb*所编码。Rb蛋白的磷酸化（pRb）是引发G_1/S基因表达，推动细胞跨过start检查点的关键。正常情况下，Rb蛋白通过与E2F结合并抑制E2F的转录激活使细胞周期停滞，因此Rb-E2F复合体相当于细胞周期的"刹车"装置。周期蛋白D-Cdk4/6磷酸化并抑制Rb，导致Rb与E2F解离，后者得以释放，"刹车"装置失灵，E2F促进G_1/S期基因大量表达，进而启动不可逆的新的细胞周期进程（图10-9）。

三、周期蛋白E启动新细胞周期的开始

真核细胞的细胞周期检查点转换主要由G_1/S期-Cdk与S期-Cdk复合体负责驱动。这些复合体蛋白的表达主要依赖于转录因子E2F家族。静止期时pRb结合并抑制E2F的转录激活，细胞进入到细胞周期受限，因此需要完全去除pRb蛋白质的抑制作用才能重启细胞周期。

（一）周期蛋白E-Cdk2负责E2F的完全活化

在周期蛋白E-Cdk2复合体的刺激下Rb蛋白发生磷酸化。在缺少周期蛋白D-Cdk活性的细胞中，周期蛋白E-Cdk2活化Rb蛋白可能是E2F依赖基因表达的主要机制。

周期蛋白D-Cdk4/6磷酸化Rb所释放出来的E2F刺激周期蛋白E-Cdk2复合物的底物之一是Rb蛋白，因此这就形成了一个E2F活化的正反馈机制（图10-9）：周期蛋白E-Cdk2完全激发了Rb蛋白的磷酸化，释放出更多的E2F，进一步刺激G_1/S期和S期功能相关基因（如周期蛋白E和周期蛋白A）的转录，推动G_1/S期转换和S期的进入。

（二）检查点E2F-Rb复合物的调节

细胞周期在通过G_1/S期检查点之前，主要为抑制型转录因子E2F，使得G_1/S期基因的表达被抑制。因此，检查点G_1/S期基因表达与否依赖于

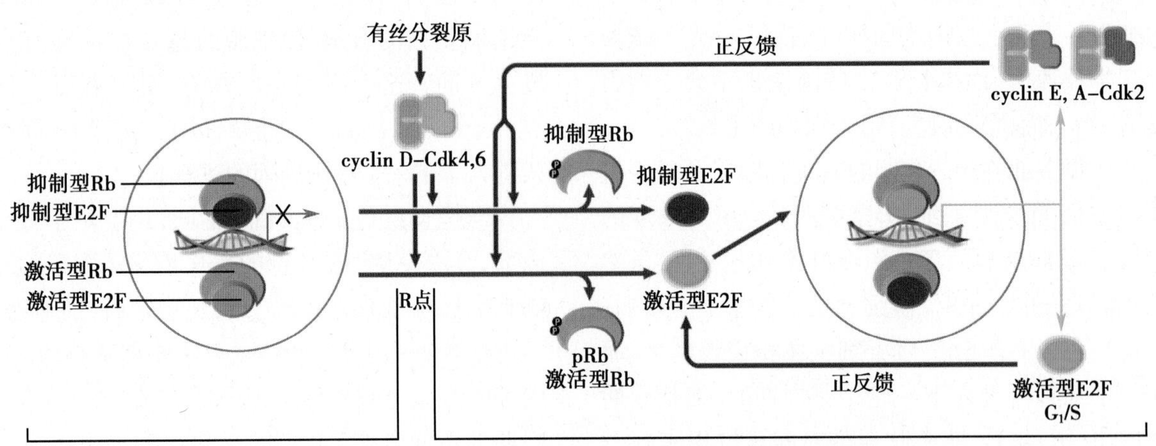

图10-9　R点和start检查点E2F依赖的基因表达调控

抑制型转录因子 E2F 对 G_1/S 基因的启动子的阻截作用是否消除。而 Rb 蛋白质失活并与 E2F 分离是消除阻截作用的关键。在细胞缺少促有丝分裂原转到 G_0 期的状态下，Rb 蛋白家族成员 p107 或 p130 与抑制型 E2F（E2F4 和 E2F5）相互结合，共同阻截 E2F 依赖的基因启动子，而激活型的 E2F 的水平很低，因为 E2F4 和 E2F5 可以抑制激活型 E2F 的表达。

而在促有丝分裂原的刺激下，抑制型 E2F 以及相连的染色质修饰酶从阻截的靶基因启动子区域解离，因而使靶基因表达成为可能。即使激活型 E2F 不存在，抑制型 E2F 的解离相当于在某种程度上 G_1/S 期相关基因表达去阻截，使被压制的基因及激活型 E2F 的转录升高，进而磷酸化 Rb 蛋白（pRb），pRb 从抑制型 E2F 上解离，由此 E2F 转变为激活型，结合到靶基因的启动子上，极大地刺激了 G_1/S 期基因的表达。编码激活型 E2F 的基因也是 E2F 的靶基因，形成一个正反馈环，增强了 E2F 的合成，更进一步刺激了 G_1/S 期基因的表达（图 10-9）。

四、G_1 期蛋白质降解和 CKI 共同设定新细胞周期的进程

G_1 期标志着前一个细胞周期的结束，新一个细胞周期的开始，是细胞周期的首个时相。G_1 期中，细胞需要将前一个细胞周期的调控因子彻底清除，这依靠 APC^{Cdh1} 降解并清除所有的前一个细胞周期各时相产生（残余）的周期蛋白和其他促进有丝分裂调控因子；此外，细胞周期中还可能产生各种 CKI，也都要一并清除。APC^{Cdh1} 和 CKI 不能对周期蛋白 D 起作用。所以当周期蛋白 D 积累达到阈值时，就可以激发 G_1/S 期周期蛋白的表达，细胞进入下一个周期征程。

（一）APC^{Cdh1} 控制的蛋白质降解保证了新细胞周期的"纯洁"性

前一个细胞周期结束后，APC^{Cdh1} 的活性有可能一直持续到下一个细胞周期 G_1 时相末期才会失活，APC^{Cdh1} 持续活化有助于降解上个周期 S 期和 M 期周期蛋白，进而使 Cdk 失活。APC^{Cdh1} 一方面完全去除了上一个细胞周期残存的 Cdk 活性的影响，另一方面又防止新细胞周期 S 期周期蛋白 -Cdk 的活性在不需要的时候出现，使新生的细胞有足够的时间进行生长，为新的细胞周期做好准备。

但是，APC^{Cdh1} 不能识别 G_1 期和 G_1/S 周期蛋白，因此不能控制周期蛋白 D 的降解。这样周期蛋白 D 就可以在促有丝分裂原的作用下慢慢积累，直至可以激活 G_1/S 期周期蛋白的表达，启动新的细胞周期。G_1/S-Cdk 复合物也不是 APC^{Cdh1} 的靶蛋白，所以其活性在 G_1 期的晚期不受限制的上升，并开始磷酸化 Cdh1，抑制 APC 的作用。

（二）APC 的活性导致 DNA 前复制复合物在复制起始位点的装配

有丝分裂后半段 APC^{Cdc20} 的激活也帮助了 DNA 复制的重新设定。一个细胞周期内 DNA 只复制一次，细胞在 M 期晚期和 G_1 期为 DNA 复制做准备。M-Cdks 抑制前复制复合物（pre-RC）的组装，有丝分裂后半段 APC^{Cdc20} 活性升高，降解周期蛋白 B，灭活 Cdk，解除了 Cdk 对组装的抑制；同时，关键装配抑制子 geminin 也会阻止 pre-RC 的装配，APC 的激活可以降解 geminin，促进 pre-RC 的装配。pre-RC 的组装成功为下一轮 DNA 的复制做好了准备。

G_1 期晚期 APC 被灭活后，这就导致了 geminin 的再次积累，与高活性的 S-Cdk，M-Cdk 一起，在 S、G_2 和 M 期的前半段又抑制了的 pre-RC 装配。

（三）G_1 期 CKI 的存在抑制了周期蛋白 A-Cdk2 和周期蛋白 B-Cdk1 的活性

G_1 期中 CKI 大量表达，抑制了 S 期 -Cdk 及 M 期 -Cdk 的活性。和 APC^{Cdh1} 一样，CKI 不能抑制 G_1/S 期 -Cdks，因此不能阻断 G_1/S 期 -Cdks 在起始检查点 start 的激活。

在 G_1 期的晚期，G_1/S 期 -Cdk 复合物活性不受限制的升高，开始磷酸化 Cdh1，从而降低了 APC 活性。同时 S 期 -Cdk 与 G_1/S 期 -Cdk 复合物共同磷酸化 CKI，引起其 SCF 依赖的泛素化降解。这样就解除了 APC^{Cdh1} 和 CKI 对 S 期、M 期周期蛋白表达的抑制，伴随着 S 期周期蛋白基因表达的增加，S 期 -Cdk 复合物的积累，使新的一轮 DNA 的复制成为可能（图 10-10）。

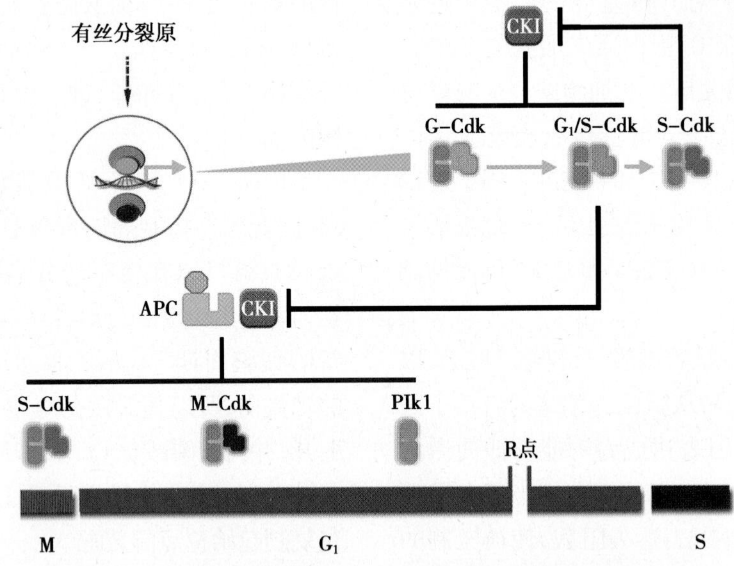

图 10-10 蛋白质降解和 CKI 共同设定新细胞周期短进程

第五节 细胞周期检查点

Leland Hartwell 于 20 世纪 80 年代提出细胞周期检查点的概念：当细胞周期进程中出现异常事件，如 DNA 损伤或 DNA 复制受阻时，细胞周期的运行就会中断。待细胞修复或排除故障后，细胞周期才能恢复运转。由于许多参与调控细胞周期有序进行的问题也参与了检查点反应，正常生长条件下也会运行检查点反应，其作用在 DNA 损伤增加后被放大。根据发生的阶段不同，经典的检查点分为 start 检查点（位于 G_1/S 期临界点）、entry 检查点（位于 G_2/M 期临界点）以及 exit 检查点（M 期内）（图 10-2）。

一、DNA 损伤检查点反应的分子机制

DNA 损伤检查点反应是由三个主要成分组成的复杂信号通路的最终反应：损伤感受分子、信号转导分子和效应分子。在酵母及人类细胞中的研究中已经确定了一些与感受 DNA 损伤、损伤的信号转导以及执行 DNA 损伤检查点反应的效应分子（图 10-11），这些蛋白分子之间的功能上有相当大的重叠，例如，损伤感受器 ATM 也有信号转导的作用。此外，第四类检查点相关蛋白被称为介质（导）蛋白，包括 BRCA1、卡环蛋白（Claspin）、53BP1 和 MDC1，这类蛋白定位在感受器和和信号转导器之间，参与了多个检查点反应。不同细胞的检查点感受分子和转导分子（蛋白激酶、磷酸酶）在不同细胞周期检查可以共享，但扮演的角色不同；而检查点的效应器具有特异性。

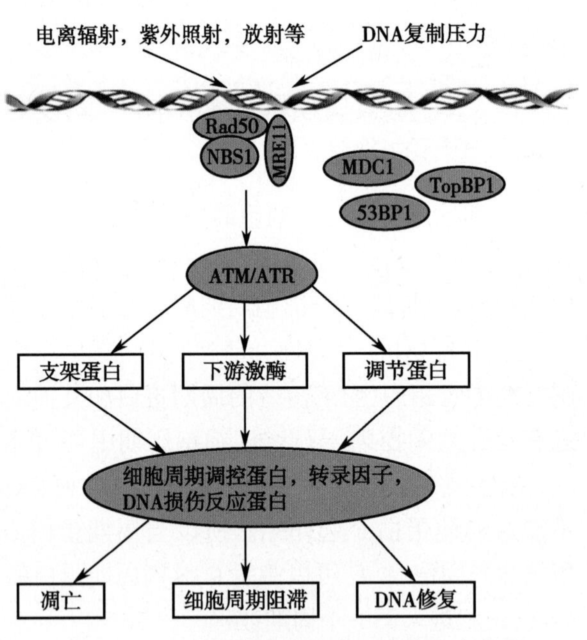

图 10-11 DNA 损伤检查点反应的三大成分

二、DNA 损伤的信号转导

（一）识别 DNA 损伤的感受器：ATM 和 ATR

首先，需要感受器如 ATM（ataxia telangiectasia mutated）等识别受损 DNA 位点来启动检查点。ATM 突变可导致一种罕见的遗传综合征共济失调性毛细血管扩张症（A-T），该病有小脑变性、免

疫缺陷、基因组不稳定、临床放射敏感性和癌症倾向等特点。ATM是一种350kDa的寡聚蛋白激酶，与磷脂酰肌醇3-激酶（PI3K）序列同源性很高，但缺乏脂激酶活性，在诱导双链DNA断裂的因子刺激下具有蛋白激酶活性。ATM优先以单体形式与DNA断裂处的末端结合，细胞暴露于电离辐射后，ATM发生自磷酸化，并在谷氨酰胺之前的SQ/TQ序列基序中的丝/苏氨酸处磷酸化并激活靶蛋白，包括：Chk2、p53、NBS1和BRCA1；邻近序列也必须有特异性，p53的S15Q能被ATM磷酸化，而S37Q不能被ATM磷酸化。

在人类基因组数据库中发现了ATR（ataxia telangiectasia and rad3-related protein），与ATM和SpRad3（来源于S. pombe）序列同源。ATR编码一个303kDa的大蛋白，C末端具有激酶结构域及其他PI3K家族成员同源的区域。敲除ATR会导致小鼠胚胎致死，人类ATR的部分失活会导致Seckel综合征，Seckel综合征是一种常染色体隐性遗传疾病，与A-T病症相同。ATR是一种对SQ/TQ基序中丝氨酸和苏氨酸残基有特异性的蛋白激酶，它可以磷酸化所有被ATM磷酸化的蛋白质，ATR是由紫外线照射激活的，是紫外光照射后PI3K家族主要的启动信号转导的成员。ATR直接与DNA结合，随着紫外辐射的增加，ATR结合DNA的程度增加，但是ATR不能识别DNA双链断裂。ATM是对双链断裂作出反应的感受器和信号转导分子，而ATR对紫外线辐射引起的基底损伤的细胞反应起着类似的作用。

（二）与感受器和信号转导器相关的介体蛋白

介导蛋白在细胞周期的特定阶段与DNA损伤感受器和信号转导器同时相关，在各种激活的信号转导途径中具有特异性。scRad9蛋白是一种信号介导蛋白，在酵母中从scMec1（哺乳动物为ATR）到scRad53（哺乳动物为CHEK2）的信号转导中起作用。另一种介导蛋白是Mrc1（复制检查点的介导蛋白），最初在酵母中发现，仅在S期表达，对于S期检查点信号转导是必要的：从scMec1/spRad3（ATR）到scRad53/spCds1（CHEK2）的信号转导。人类介导类蛋白至少有三种：p53结合蛋白（53BP1）、拓扑异构酶结合蛋白（TopBP1）和DNA损伤检查点介导蛋白1（MDC1），含有保守的BRCT基序，这些基序参与蛋白互作。介导蛋白可以和DNA损伤感受器（如ATM）、DNA修复蛋白［如BRCA1、Mre11/Rad50/NBS1（M/R/N）］复合物、信号转导分子（如CHEK2）以及效应分子p53相互作用。这些蛋白质降低或缺失会使细胞DNA损伤检查点反应受损。

（三）CHEK1和CHEK2参与细胞周期调控

目前发现人类存在CHEK1和CHEK2两种激酶（酵母中分别为scChk1和scrRad53/spCds1，小鼠中Chk1、Chk2），是细胞周期调节和检查点反应中的信号转导分子。CHEK1和CHEK2是丝/苏氨酸激酶。在哺乳动物细胞中，ATM检测到的双链断裂信号主要由CHEK2转导，ATR检测到的紫外线损伤信号主要由CHEK1转导，但两种蛋白的功能有重叠。$Chk1^{-/-}$小鼠表现出胚胎致死性，而$Chk2^{-/-}$小鼠是可存活的，其检查点的反应接近正常。人类CHEK2基因突变增加了患乳腺癌及Li-Fraumeni综合征的风险。

（四）p53和Cdc25在细胞周期调节中具有重要作用

检查点反应中的两种效应分子，p53和Cdc25在细胞周期调节中具有重要作用。Cdc25被磷酸化后与14-3-3蛋白结合，不能入核，或发生泛素化和蛋白酶体介导的降解，这种情况下，DNA损伤后，Cdc25磷酸酶不能使Cdk去磷酸化，从而导致细胞周期停滞。例如，Cdc25A使Cdk2去磷酸化促进G_1/S转换，Cdc25C去磷酸化Cdk1促进G_2/M转换（图10-2）。

三、检查点反应

DNA损伤后，细胞在检查点停滞。当细胞没有受到干扰时，细胞则可以顺利通过细胞周期各个检查点进入下一阶段。然而，当存在DNA损伤时，其进入下一阶段被阻滞。

如果DNA损伤信号是DNA双链断裂，则ATM会被激活，并磷酸化和激活p53和CHEK2，激活的CHEK2能磷酸化Cdc25磷酸酶，阻碍Cdc25入核，使其通过泛素化介导的蛋白水解途径降解，从而Cdk不能被激活。p53磷酸化较慢但更持久，ATM磷酸化p53的15位丝氨酸，激活的CHEK2磷酸化p53的20位丝氨酸，磷酸化的

p53的核输出和降解减少，p53作为转录因子，促进p21[Waf1/Cip1]的转录，p21[Waf1/Cip1]结合并抑制周期蛋白-Cdks的活性，细胞阻滞在对应的检查点。

如果DNA损伤信号是由紫外线或模拟紫外照射引起的，则由ATR、Rad17-RFC和9-1-1复合物（包含Rad9、Rad1和Hus1）识别损伤信号，ATR磷酸化激酶CHEK1，进而磷酸化和灭活Cdc25A，导致G_1/S期停滞（图10-12）。

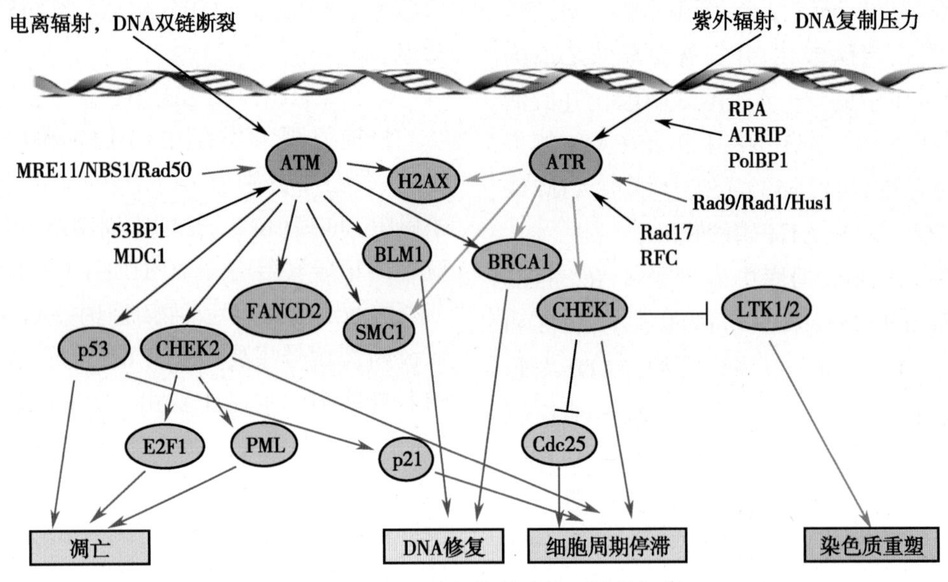

图10-12 DNA损伤检查点反应的机制

第六节 有丝分裂与姐妹染色单体分离的精确性

一、姐妹染色单体的黏合、压缩和解散为染色单体的分离做好准备

为保证在有丝分裂后半段姐妹染色单体能正确分离，S期染色质复制时就开始发生染色质的黏合；然后压缩成致密且易弯曲的棒状结构；同时，由于DNA连锁的去除，以及姐妹染色单体的黏合蛋白部分降解，染色单体之间的黏合也变得松散，导致姐妹染色单体的解散（resolution），最后形成容易分离的染色单体。

（一）DNA连锁和黏连蛋白将姐妹染色单体黏合在一起

DNA合成后姐妹染色单体的黏合十分重要，如果出现黏合的缺陷，将导致染色体分离的错误。至少存在两种机制参与姐妹染色单体的黏合，第一种机制是DNA连锁（catenation），这是复制的DNA分子之间广泛的相互缠绕。在整个G_2期拓扑异构酶Ⅱ会去除大部分的连锁，一直持续到有丝分裂早期前，才大致完成；着丝粒处的连锁一直可以持续到中期末。连锁在中期时对姐妹染色单体之间的黏合起很小的作用。第二种机制依赖于黏连蛋白（cohesin）。DNA合成时，黏连蛋白将复制的DNA分子连结在一起。黏连蛋白在中期姐妹染色单体黏合发挥重要作用，黏连蛋白的去除是中后期转换点姐妹染色单体分离的关键。G_1期，黏连蛋白复合物开始装载到染色体上，在S期，黏连蛋白复合物进行重排，建立黏合作用。复制结束前，黏连蛋白复合物以10~15kb间距沿着姐妹染色单体臂排列。着丝粒区域处黏合程度较高，可能在对抗有丝分裂纺锤体对这一区域施加的拉力中所必需。

（二）黏连蛋白复合物的特定结构保证了染色单体之间的黏连

黏连蛋白是由4个亚基（Smc1、Smc3、Scc1和Scc3）组成的复合物，Smc1和Smc3是SMC蛋白家族成员，SMC蛋白负责染色体结构和力学作用的多个方面（SMC蛋白家族的其他两个成员Smc2和Smc4参与染色体压缩）。SMC蛋白分子细长，包含coiled-coil结构域，两端为球形结构域,其中一端具 ATP 酶活性,另一端具有二聚体化结构域。两个 SMC 蛋白的二聚体化结构域相互作用形成 V- 型二聚体。当结合 ATP 时,二聚体上两个 ATP 酶结构域能相互作用,形成巨大的环状结构,将姐妹染色单体环绕在一起。ATP 水解启动构型变化,引起 ATP 酶结构域的分离(图 10-13)。非 SMC 蛋白 Scc1 和 Scc3,能结合 Smc1 和 Smc3 的 ATP 酶结构域。Scc1 抑制 ATP 的水解,在连接部位锁住环状结构。后期 Scc1 被蛋白酶解切割,ATP 水解,姐妹染色单体分离。

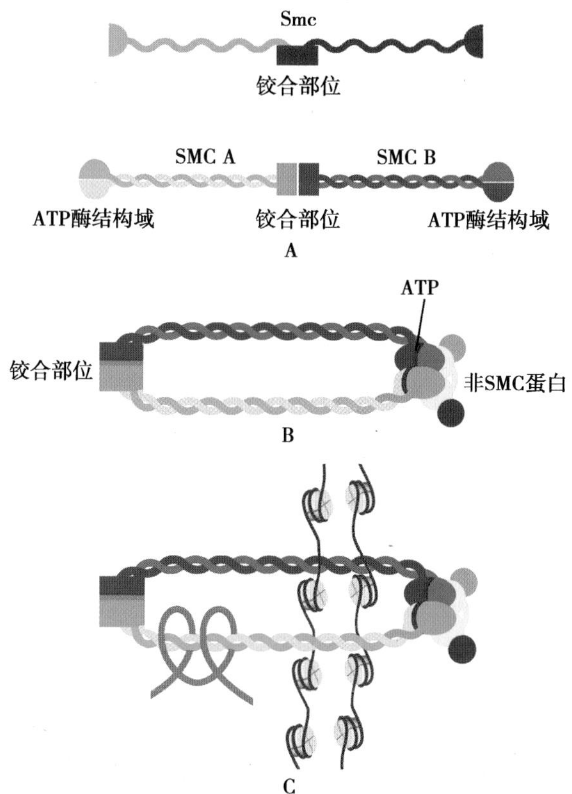

图 10-13 黏连蛋白和凝缩蛋白的结构

(三)姐妹染色单体的压缩和解散同时进行

为避免染色质分离导致的 DNA 的断裂,染色体结构在有丝分裂进入时就发生了惊人的变化,姐妹染色单体被压缩成杆状结构,不仅避免染色单体相互缠绕,并且确保染色质臂在胞质分裂前不伸入到子细胞中;此外,相互黏合的姐妹染色单体通过解散过程重新组织成在后期很容易被拉开的不同单位。解散过程依赖于姐妹染色单体间 DNA 的解连锁及黏连复合物的部分重排或丢失。姐妹染色单体的压缩和解散通常在有丝分裂前半段平行发生,一直持续到前中期和中期,染色体逐步转变成紧密而清晰的姐妹染色单体。然而黏连蛋白在有丝分裂前半段并不从着丝粒区域去除,姐妹染色单体的黏合在着丝粒区域最为牢固,因为作用在这个部位的纺锤体拉力最大。

染色体压缩这一过程中的核心成分是凝缩蛋白,这是一个结构及功能上与黏连复合物相关,由五个亚基构成的蛋白复合物。凝缩蛋白包括两个 SMC 家族的 Smc2 和 Smc4 成员以及三个非 SMC 亚基,分别称为 CAP-D2、CAP-G、CAP-H。细胞存在两个凝缩蛋白复合物,称为凝缩蛋白Ⅰ和Ⅱ,它们含有相同的 SMC 异源二聚体,但非 SMC 亚基不同。与黏连蛋白类似,凝缩蛋白能形成指环结构。不同的是,凝缩蛋白交联单个姐妹染色单体上的同一 DNA 分子的不同部位(图 10-13),从而进行压缩。

(四)细胞周期调控系统控制染色体压缩

有丝分裂期染色体结构变化依赖于染色体压缩、DNA 去连锁以及姐妹染色单体黏合物部分丢失的协同作用。这些过程的控制主要通过蛋白激酶 Cdk、极样激酶和极光激酶家族对凝缩蛋白和黏连蛋白的调控来实现。有丝分裂早期周期蛋白 B-Cdk1 复合物启动染色体压缩。有丝分裂开始时周期蛋白 A-Cdk2 复合物在细胞核内具有活性,可在前期启动压缩。随着周期蛋白 B-Cdk1 进入细胞核内以及核膜的破裂,染色体的压缩加速。

凝缩蛋白在细胞内的定位影响染色体压缩。前期凝缩蛋白Ⅰ位于细胞质,而凝缩蛋白Ⅱ则在细胞核内与染色体结合。因此,前中期细胞核内的凝缩蛋白Ⅱ在周期蛋白 A-Cdk2 的刺激下开始染色体的压缩。在核膜崩解后,凝缩蛋白Ⅰ入核接近染色体,凝缩蛋白Ⅰ的非 SMC 亚基 CAP-D2 和 CAP-H 被周期蛋白 B-Cdk1 磷酸化,凝缩蛋白在体外缠绕 DNA 的能力增强,对于前中期和中期周期蛋白 B 依赖的染色体结构的成熟十分重要。

(五)极样激酶与极光激酶负责染色单体的解散

姐妹染色单体臂上黏连蛋白的部分去除由蛋白激酶极样激酶和极光激酶 B 启动。实验证明,自有丝分裂的蛙卵提取物中除去两个激酶中的任意一个,染色单体上黏连蛋白的丢失均有所减少,而抑制两个激酶可以完全阻断黏连蛋白的去除。

抑制极样激酶和极光激酶 B 活性对凝缩蛋白的招募和染色体的压缩影响很小，其活性在姐妹染色单体臂的正常解散时被阻止。提示黏连蛋白的去除只对解散必需，对压缩并非如此。

极样激酶和极光激酶 B 以不同的机制去除黏连蛋白：极光激酶 B 可以磷酸化 H3 间接使姐妹染色单体黏合不稳定；而极样激酶则直接磷酸化黏连蛋白的 Scc3。如果突变 Scc3 的磷酸化位点，黏连蛋白在有丝分裂前半段保持与姐妹染色单体臂的结合，而姐妹染色单体的解散产生缺陷。

二、周期蛋白 B-Cdk1 的“开关样”活化调控有丝分裂进入

有丝分裂可分为前半段和后半段两个阶段，其分界点是姐妹染色单体分离的启动。有丝分裂的前半段，有时称为有丝分裂进入，为姐妹染色单体分离做好各种准备，包括平行发生的姐妹染色单体的黏合与压缩和有丝分裂纺锤体的组装。有丝分裂有两个主要的检查点。第一个检查点（entry）在 G_2/M 期边界，控制着有丝分裂的进入；第二个检查点（exit）为中后期转换点，它控制着姐妹染色单体分离的开始（图 10-14）。

（一）多个正反馈保证周期蛋白 B-Cdk1 的“开关样”活化

姐妹染色单体为分离所做的准备和有丝分裂纺锤体的组装过程持续发生在有丝分裂前半段的 3 个时期：前期（prophase）、前中期（prometaphase）和中期（metaphase）。

前期开始于染色质的凝缩，是显微镜下可以明显观察到的第一个有丝分裂事件；从前期的中间开始，中心体分开，纺锤体组装。

前中期开始于核膜的崩解，并一直持续到姐妹染色单体完全附着于纺锤体并迁移到纺锤体中心区域。

中期是姐妹染色单体排列在纺锤体的中心（赤道板）上等待分离信号的阶段。

有丝分裂的进入依赖于 Cdk1“开关样”激活，确保有丝分裂事件完全且不可逆地起始。Cdk1 开关样的激活依赖于一系列正反馈过程：在有丝分裂进入前 Myt1/Wee1 一直作用于 Cdk1 的抑制型磷酸化位点，Cdk1 活性受到抑制；而磷酸酶 Cdc25 使 Cdk1 的抑制型磷酸化位点去磷酸化，Cdk1 激活；而 Cdk1 磷酸化反过来又可激活 Cdc25C，同时活化的 Cdk1 抑制 Myt1 和 Wee1 的激酶活性。这些反馈关系形成一个双稳态的调节系统：即 Cdk1 从无活性的稳定状态快速转换为活化的 Cdk1 的稳定状态。此外，在丝分裂前半段 Cdk1 可以激活有丝分裂丝 / 苏氨酸激酶（Ppolo-like 激酶或极样激酶 PLK），而活化的极样激酶能磷酸化 Cdc25C 和 Myt1 的某些有丝分裂磷酸化位点，间接促进 Cdk1 的激活（图 10-15）。

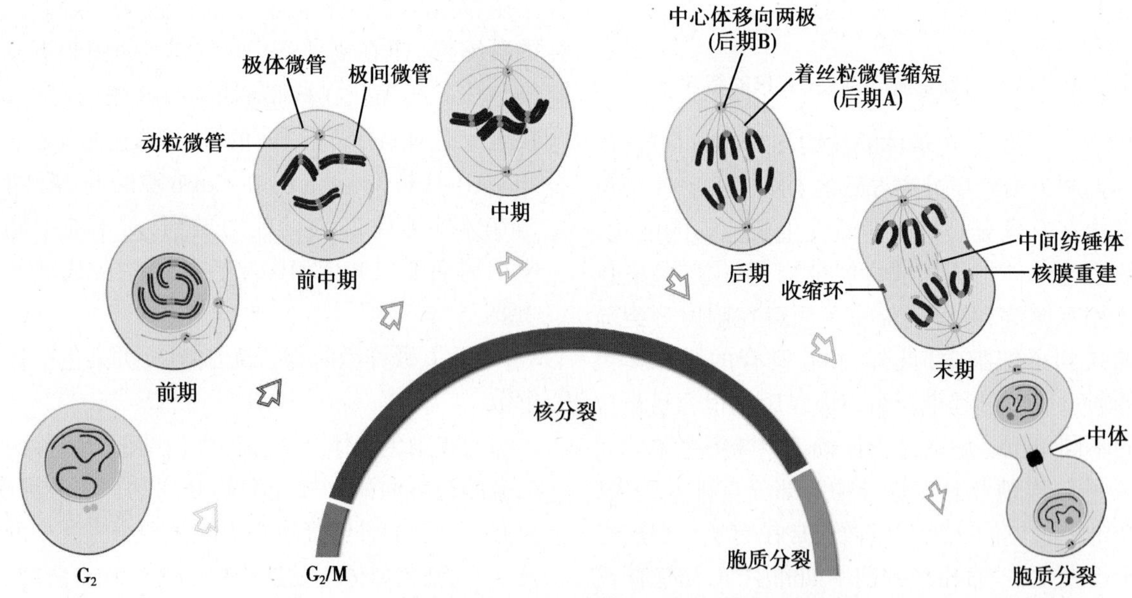

图 10-14 有丝分裂前半段和有丝分裂后半段发生的事件

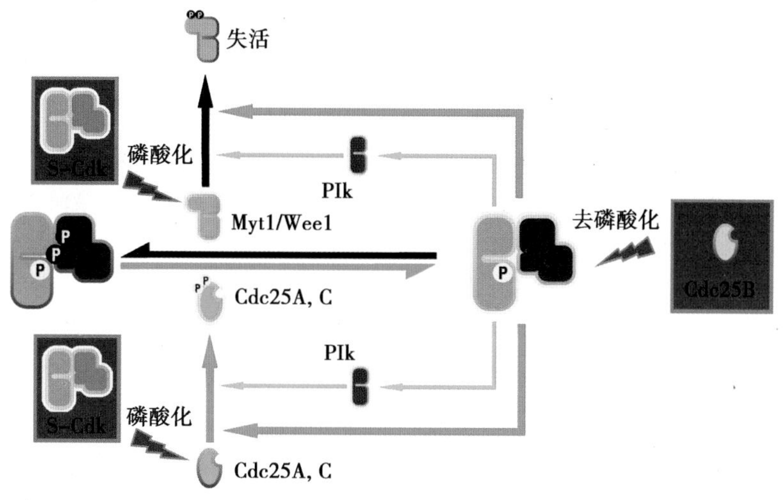

图 10-15　G_2/M 期 Cdk1 激活的正反馈调控

（二）Cdk1 的开关样激活需要特定因子触发

Cdk1 的开关样激活需要一个激活因子，这个触发因子可能是 Cdc25B 和周期蛋白 A-Cdk2，两者的活性都是在 S 期上升，并在 G_2 期晚期维持在高水平。Cdc25B 活性在 S 期上升，在有丝分裂前期到达顶峰。Cdc25B 驱动部分的 Cdk1 激活，激活的 Cdk1 磷酸化并激活 Cdc25A 和 Cdc25C，抑制 Myt1 和 Wee1，进一步促进 Cdk1 的去磷酸化。然而，另外一个作用更强的机制是 G_2 期晚期周期蛋白 A-Cdk2 使 Cdc25A、Cdc25C、Myt1 或 Wee1 磷酸化，完全启动激活周期蛋白 B-Cdk1 的正反馈环，最终驱动细胞跨过 G_2/M 期检查点（entry），进入有丝分裂。

激活的周期蛋白 B-Cdk1 复合物和其他蛋白激酶一起，磷酸化组蛋白 H1、凝缩蛋白（condensin）、非 SMC 亚基、核纤层蛋白 lamin B 等，这些蛋白驱动染色质的凝缩和核膜破裂。

（三）周期蛋白 B-Cdk1 的激活控制核膜破裂

有丝分裂前半段另外一个剧烈的形态变化是核膜破裂。有丝分裂期间，核膜解聚成各种成分，核膜和下面的核纤层在有丝分裂早期完全消失。核孔复合物组成蛋白的磷酸化是核膜破裂的关键性早期事件，随后核孔复合物开始解聚，变成单体并与核膜脱离。周期蛋白 B-Cdk1 可能直接负责核孔成分的磷酸化。

核膜的破裂需要核纤层的崩解。前期末段周期蛋白 B-Cdk1 进入核内后直接将核纤层蛋白磷酸化，引起核纤层纤维网络的解聚。周期蛋白 B-Cdk1 也可以磷酸化核膜的内膜蛋白，导致核纤层蛋白网络从核膜上解离下来。核纤层的解聚对于核膜崩解至关重要，在核纤层蛋白磷酸化位点突变后，核膜破裂不会发生。

纺锤体形成加速了核膜的崩解。有丝分裂时，原本锚定在核膜上的一对中心体依靠负极指向的动力蛋白（dynein）互相拉开时，将核膜撕裂。此时破坏微管结构能延迟核膜崩解，但并不能根本阻断该过程，提示这一机制非常重要但却并非必需。（图 10-16）

这些过程的联合效应是使核膜结构的急剧崩溃，最终核膜完全消失，可能破裂成小囊泡或被内质

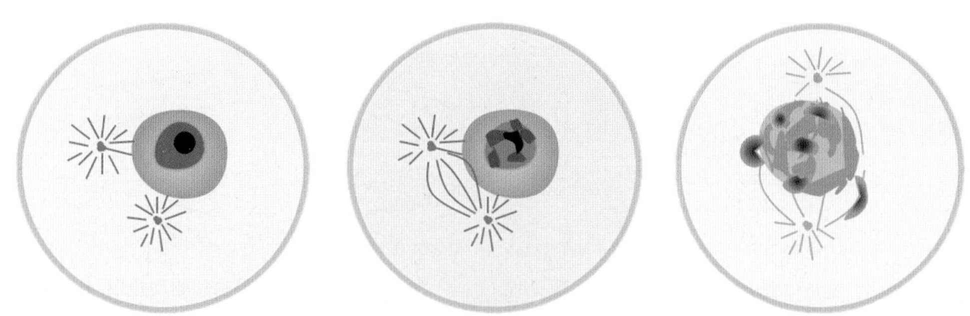

图 10-16　中心体分离和纺锤体形成加速核膜崩解

网膜吸收。在有丝分裂之后，核膜蛋白再次被分选到单独的膜上，围绕分离的染色体重新形成核膜。

三、染色体双极指向附着在有丝分裂纺锤体上

有丝分裂前半段发生姐妹染色单体压缩和解散的同时，细胞中还存在细胞周期过程中最为复杂、变化最为剧烈的一个装置的组装——有丝分裂纺锤体，包括三部分：两端的两个纺锤体极、相连在一起的两套姐妹染色单体和大量的微管束（cluster of microtubules）。纺锤体极由在S期开始复制的两个中心体核化微管变成；两套姐妹染色单体通过着丝粒相连，并通过动粒与纺锤体微管两极作用而呈双指向（bi-orientation，即染色单体动粒均有微管附着）排列；微管分为三类：①动粒微管（kinetochore microtubule），连接姐妹染色单体的动粒与纺锤极；②极间微管（polar microtubule），在纺锤体中板处相互交错，连接两个纺锤体极；③星体微管（astral microtubule），从纺锤体极向外延伸，与细胞皮层相互作用，将纺锤体锚定在细胞内。在有丝分裂后半段，纺锤体将姐妹染色单体拉开，并将一套完整的染色体移动到细胞的一端。

（一）马达蛋白确立了有丝分裂纺锤体的双极性

间期细胞的微管长而稳定，而有丝分裂期的微管越来越短，并能快速伸长收缩，这对于微管搜索与捕捉动粒以及其他纺锤体成分十分有利。间期细胞核内有很多微管稳定与交联因子与染色体相结合，核膜破裂后这些因子能接近纺锤体微管，稳定并将微管组织成双极阵列。围绕染色体的微管相对长而丰富，微管的自我组织是纺锤体组装的主要驱动力。

纺锤体的自我组装依赖于马达蛋白、微管核化因子、稳定因子及交联因子（图 10-17）。第1步是由可溶性的γ微管蛋白环状复合体（γ-TuRCs）与其他核化因子一起启动微管围绕染色体的核化，然后局部的稳定因子围绕染色体启动随机朝向的长微管网络的形成。第2步是正极指向的驱动蛋白-5（kinesin-5）交联反向平行的微管组织，驱动蛋白-5向微管正极移动，将微管负极向外推出；同时负极指向的驱动蛋白-14也交联反向平行的微管，使微管成束。第3步是染色体驱动蛋白家族的驱动蛋白-4和10附着于染色体臂上，向正极移动促使微管的负极远离染色体。第4步，两种马达蛋白——动力蛋白或驱动蛋白-14结合到一根微管的负极而向另一根微管的负极移动，将微管负极聚集到两极来实现纺锤体的双极性。

微管这种围绕染色体的自我组织在含有中心体的细胞中构建双极纺锤体特别有效，首先，中心体提供了预组装的纺锤体极体对，在此基础上自

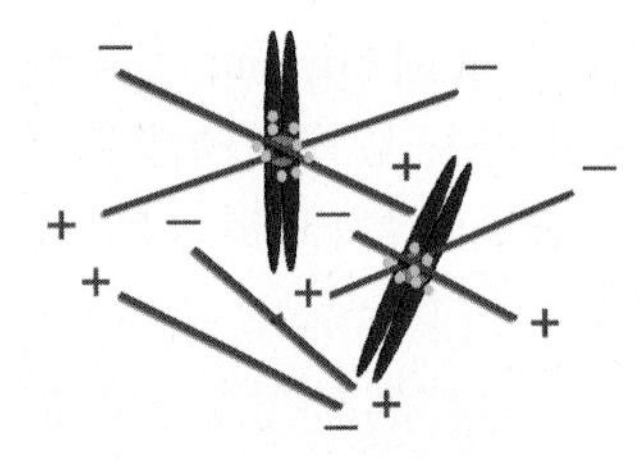

A. γ- TuRCs启动核化

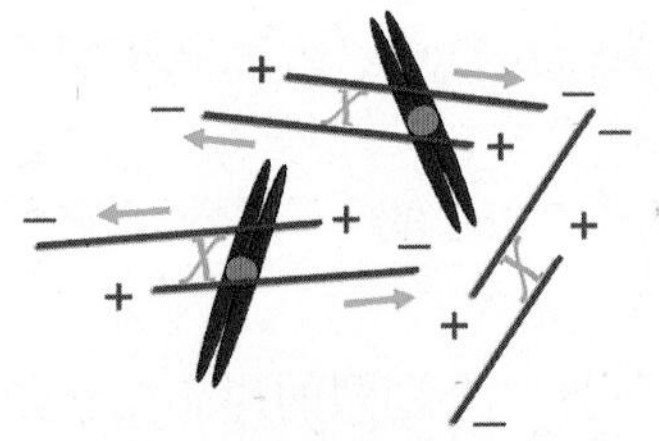

B. 正极移动驱动蛋白-5反向平行交联微管

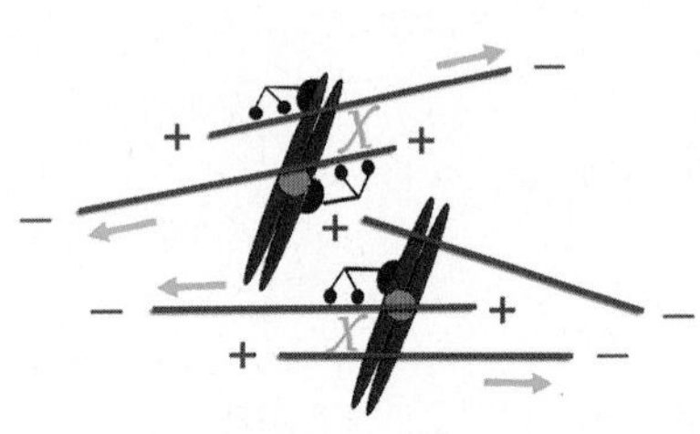

C. 染色体臂上的正极移动驱动蛋白-4, 10将微管向外推动

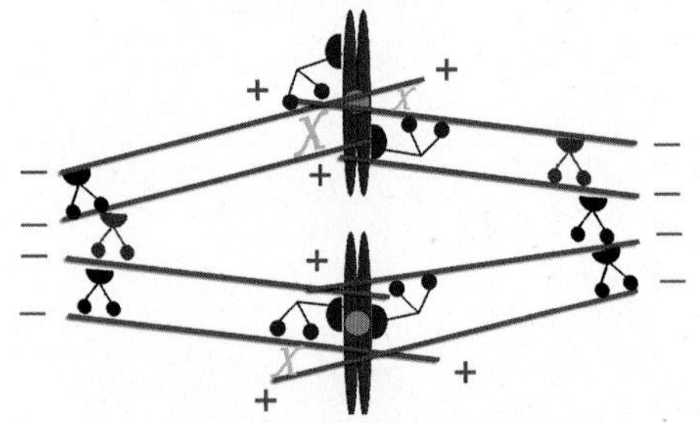

D. 负极移动的动力蛋白和驱动蛋白-14将微管负极聚集

图 10-17 马达蛋白与纺锤体的自我组织

我组织机制能够更有效地构建极间微管阵列；第二是中心体能核化连接纺锤体到细胞皮层的中心体微管，提供了纺锤体在细胞内定位的方式，同时为后期拉开纺锤体极体做好了准备。

（二）姐妹染色单体双极指向附着于纺锤体

有丝分裂纺锤体的构建主要包括两个过程：第一是围绕染色体的极间微管阵列的构建；第二是姐妹染色单体对正确地附着在极间微管阵列的相对两极，这个过程也依赖于马达蛋白的参与。

纺锤体的附着通常开始于邻近中心体发出的微管从侧面捕获姐妹染色单体一个动粒（kinetochore），然后负极指向的动力蛋白和驱动蛋白 -14 沿着微管朝向极体一侧快速运送姐妹染色单体对。接近极体处时，微管从染色体的侧向附着转变成顶端附着，微管正极结合于动粒。之后从同一极体来的其他微管也附着到该动粒上，形成含有数根微管的动粒纤维。这种单向附着的姐妹染色单体对在接近纺锤体极体处动荡，然后从相反方向纺锤体极来的微管捕获尚未被占据的另外一侧动粒，将染色体拉向纺锤体中心（图 10-18）。

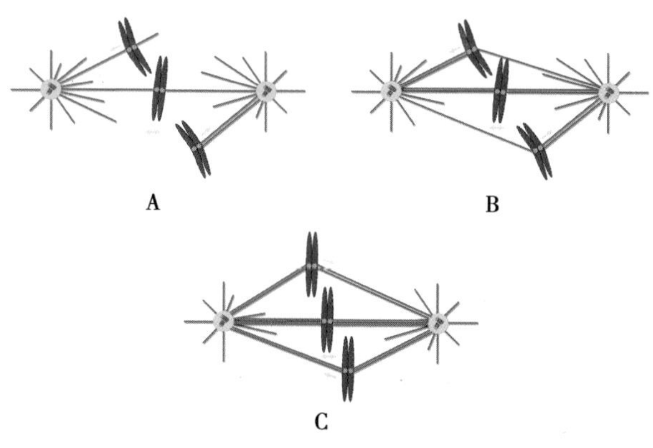

图 10-18 染色体被纺锤体的捕获与赤道板结合

在姐妹染色体动粒附着于两个纺锤体极的过程中，有时会发生不正确的附着：如只有一个动粒附着于一个纺锤体极的单端附着；两个姐妹染色体动粒附着于相同的纺锤体极同端附着；或者一个动粒同时附着于两个纺锤体极的部分端附着等。不正确的微管附着方式（例如单侧附着）对动粒的作用力不一样，而只有双指向性才能产生动粒间的拉力。在拉力较低的时候，微管附着不稳定，有利于动粒的修正。所以这些不正确的附着大多可以在后期开始前转换为正确的附着。

姐妹染色体动粒不正确的附着可以被极光激酶 B 所修正。极光激酶 B 定位在动粒上，能磷酸化很多动粒成分。在缺乏拉力的情况下，极光激酶 B 通过磷酸化微管附着位点的成分，而减少了微管结合的亲和力。当双指向性产生动粒间的拉力时，这些成分的磷酸化被逆转，附着得以稳定。然而对动粒拉力感应器以及它如何影响极光激酶 B 的功能了解得还很少。

（三）多种力量驱动染色体在赤道板集合

当染色体动粒被纺锤体微管正确附着后，有 3 种力量作用于染色体使之移动。第 1 种是由动粒产生的向极力，拉动染色体沿着微管轨道向纺锤体极移动。该力量对在前中期发生震荡，后期产生巨大力量将分开的一套染色单体拉向纺锤体极；第 2 种是由微管流产生的向极力，微管轨道在负极解聚，拉动微管轨道自身以及附着的姐妹染色单体发生极向移动，该力量在中期姐妹染色单体间产生巨大拉力，也能在后期帮助分离的姐妹染色单体向极移动。第 3 种力量是极排斥力，由非动粒微管产生，将染色体臂推离纺锤体极，这一力量帮助中期姐妹染色单体对在纺锤体中央——赤道板（equatorial plate）处排列，在分裂后期（anaphase）消失。

当中期染色体排列在赤道板时，作用在染色体上的极排斥力最小，而动粒和微管流产生的向极力最大，两者大小平衡但方向相反。这些力量共同作用使染色体在赤道板聚集。当所有的染色体双指向排列到中期赤道板上时，有丝分裂纺锤体组装完成。被向极力以相反方向拉动的姐妹染色单体安静地等待有丝分裂下一个阶段的开始：有丝分裂后半段事件的发生。

第七节 有丝分裂后半段实现姐妹染色单体的精确分离

一、有丝分裂后半段事件的调控原则

有丝分裂后半段发生了剧烈的形态变化：姐妹染色单体的分开与隔离，子细胞核的形成等。有丝分裂后半段包括后期（anaphase）和末期（telophase），主要受到两种机制的调控：APC 介导的蛋白质降解作用和 Cdk1 底物的去磷酸化

作用。有丝分裂进入时担任引擎作用的周期蛋白B-Cdk1被APC泛素化灭活；同时在磷酸酶作用下，Cdk1底物发生去磷酸化。APC介导的蛋白质泛素化降解，对Cdk的灭活和姐妹染色单体的分离等不可逆的过程有关键的调控作用。

（一）蛋白质的泛素化降解是启动有丝分裂后半段事件的主要力量

APC控制的蛋白质泛素化降解启动中期-后期转换检查点（exit）。细胞进入中期前，抑制系统阻止姐妹染色单体的分离，而一旦姐妹染色单体完成双指向排列（即赤道板），这些“刹车系统”就被APC^{Cdc20}泛素化降解，推进不可逆转的后期进程，并退出有丝分裂。

APC^{Cdc20}触发了两个关键调控蛋白的泛素化酶解：第一是分离酶抑制蛋白securin的泛素化。分离酶（separase）是一种含半胱氨酸的蛋白内切酶，它特异地作用在黏连蛋白（cohesin），将其中的kleisin亚基切掉，如是，黏连蛋白变为失活，从而使姐妹染色体之间失去相互黏连，染色体分离得以继续。在有丝分裂的其他时相，分离酶活性受到一种称为分离酶抑制蛋白（securin）的牢牢控制，因此姐妹染色单体之间的黏合得以维系。有丝分裂进入后期，securin被泛素化失活，而分离酶却由此活化，切割姐妹染色体之间的黏连蛋白使它们彼此分离。第二，周期蛋白B泛素化降解，导致很多Cdk靶蛋白不能发生磷酸化，而后者正是有丝分裂后半段事件的发生所必需。

（二）Cdk1底物的去磷酸化是姐妹染色单体分离后其他事件的主要调控机制

在姐妹染色单体分离后，由于Cdk失活，磷酸酶没有了竞争对手，Cdk1底物去磷酸化，是驱动细胞完成有丝分裂的主要调控力量。

目前对负责有丝分裂后半段Cdk靶蛋白去磷酸化的蛋白磷酸酶的了解还很少。在芽殖酵母中，Cdk靶蛋白的去磷酸化则取决于有丝分裂后半段蛋白磷酸酶Cdc14的激活。哺乳动物中的类似物Cdc14B在有丝分裂后半段的作用不明显。

Cdk激酶的失活和磷酸酶将Cdk靶蛋白去磷酸化，一方面促进了有丝分裂后半段事件的完成；另一方面，也将细胞周期调控系统重新设置成Cdk激酶活性较低的状态，使细胞准备好Cdk激酶的再次激活，驱动细胞进入下一个细胞周期。

二、纺锤体检查点产生后期等待信号

姐妹染色单体的精确分离需要所有姐妹染色单体与纺锤体的正确两极附着，这由纺锤体检查点系统来保证。前中期时，没有被正确附着的动粒产生后期等待信号，抑制APC^{Cdc20}活化，从而阻止securin的泛素化降解和姐妹染色单体的分离。值得注意的是，细胞内即便尚有1个未附着（游离）的动粒，分裂后期就不能正常启动。纺锤体检查点系统的关键蛋白有Mad1、Mad2、Mad3和Bub1、Bub3，以及Mps1等，多数情况下这些蛋白质结合在未附着的动粒区域，当双指向附着（即与染色体动粒结合）完成时，这些蛋白质从动粒释放。纺锤体检查点系统决定了动物体细胞姐妹染色单体开始分离的时间。在最后一对姐妹染色单体正确地双指向整列在纺锤体后一个固定时间内，后期开始启动，在某些脊椎动物体细胞中，这个时间大约是20分钟。

（一）未附着微管的动粒产生后期等待信号

APC的激活是中期-后期转换的关键因素，而APC的活性受到其调控亚基Cdc20的控制。可扩散的后期等待信号包括一些可以紧密结合Cdc20的蛋白质，从而阻碍其激活APC。结合在动粒上的纺锤体检查点组分Mad2就是这样一个蛋白质。

染色体的未附着动粒暂时性地结合Mad2，作为一种酶催化Mad2改变动粒的形态（或构象），然后Mad2从动粒释放出来结合并抑制Cdc20的活性，从而抑制APC活性。与一个未附着的动粒相互作用就足以产生活性巨大的Mad2，将大部分Cdc20活性抑制掉。

前中期，一部分Mad2与Mad1在未附着动粒上稳定结合，另外一部分Mad2与Cdc20结合并抑制其活性。Mad2-Mad1复合物与未附着动粒相互作用的结果触发了游离的Mad2构象改变使之与Cdc20相互作用，因而催化了Mad2-Cdc20复合物的形成。Mad2-Cdc20复合物可以和更多的Mad2相互作用，产生更多的Mad2-Cdc20复合物，形成一个正反馈环，后期等待信号被快速放大（图10-19）。

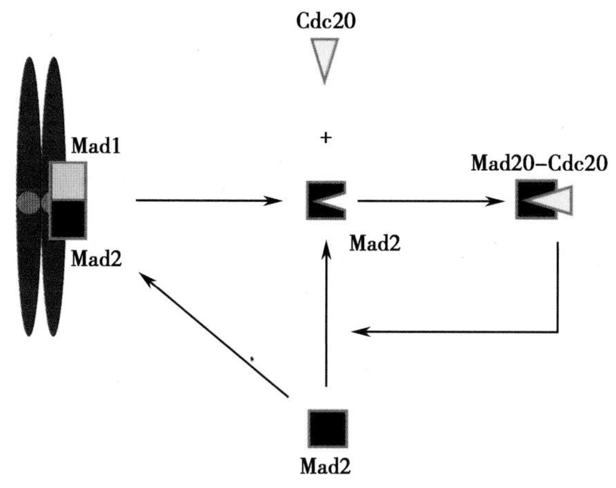

图 10-19 未附着动粒产生后期等待信号

未附着动粒结合 Mad1-Mad2 复合物之后，催化游离的 Mad2 构象变化，可与 Cdc20 结合，反过来抑制 Cdc20 与 APC 的结合。Mad2-Cdc20 复合物可以催化更多的游离的 Mad2 构象变化，形成一个正反馈。

当最后一对姐妹染色体排列在纺缍体后，securin 和周期蛋白 B 的酶解启动，检查点抑制复合物在姐妹染色单体正确整列后迅速消失，APC^{Cdc20} 不再被抑制。检查点抑制复合物突然失活至少是由于动粒自身招募（形成）抑制复合物的效率降低。同时，负极马达蛋白将纺锤体检查点蛋白质运送到了中心体部位，也导致附着在动粒上的多种检查点蛋白迅速失活。最终使纺锤体检查点对 Cdc20 的抑制消失，导致 APC 活化，启动相关蛋白质的泛素化降解，触发中期 - 后期的转换。

（二）纺锤体检查点监控动粒微管的附着和拉力缺陷产生后期等待信号

纺锤体检查点系统的功能是阻滞后期启动，直到姐妹染色单体的双指向全部完成。Mad2 在前中期存在于所有未附着动粒上，动粒与纺锤体附着后 Mad2 消失。当姐妹染色单体两个动粒中一个被附着时，该动粒上 Mad2 的结合降低，而未被附着的动粒 Mad2 保持不变。Mad2 从动粒上的消失则检查点失活，因此纺锤体检查点系统可以监控微管与动粒的附着。

此外，纺锤体检查点系统有可能可以感知微管对动粒拉力的微细改变，姐妹染色单体双指向整列没有发生时，系统检测不到拉力，则后期启动被阻滞。在昆虫精子细胞的研究中，单向排列染色体的存在常常阻滞后期的启动，但是如果用微小玻璃针将单向排列染色体从邻近的纺锤体极旁拉开，从而对动粒产生拉力时，后期将会启动。在拉力不存在的情况下，动粒与微管附着后纺锤体检查点组分（如 BubR1）仍然保持定位在动粒上。因此拉力可以关闭检查点系统的抑制信号。

拉力和微管附着的作用相互依赖，两者的相对重要性仍不清楚。染色体正确的双指向整列产生的拉力可以提高动粒微管附着的稳定性，并且可以增加动粒上附着微管的数目；相反，拉力减轻可以降低微管附着的强度。由于拉力和微管附着的这种关系，很难确定拉力是直接影响纺锤体检查点的功能，还是间接改变微管附着于动粒。

三、APC 介导的蛋白质降解启动姐妹染色单体的精确分离

APC^{Cdc20} 的激活是触发有丝分裂后半段事件的关键。APC^{Cdc20} 的激活导致 securin（分离酶抑制因子）的酶解，分离酶激活，以及 S 期和 M 期周期蛋白的破坏，最后触发了后期启动和有丝分裂的完成。

（一）细胞周期中 APC 受到严密的调控

APC^{Cdc20} 的活性早在前期的末段或者前中期的开始阶段就被激活，降解周期蛋白 A。然而为什么 APC^{Cdc20} 的早期激活对 securin 和周期蛋白 B 不起作用，目前依然是有丝分裂过程中的一个未解之谜。一个可能的解释是周期蛋白 A 的 N 端可以和纺锤体检查点蛋白竞争性结合 Cdc20，Cdc20 将周期蛋白 A 导向 APC 使之降解。调控 APC 活性的机制有以下几个方面（图 10-20）。

1. 抑制因子与 APC 激活的时间特异性 G_2 期和有丝分裂的前半段，Emi1 蛋白与 Cdc20 结合，阻碍其与 APC 的相互作用而抑制 APC 的活化。前期末段，极样激酶和周期蛋白 B-Cdk1 磷酸化 Emi1，进而被泛素蛋白连接酶 SCFβTrCP1 所识别，Emi1 在前中期被酶解，释放 Cdc20，形成有活性的 APC^{Cdc20}。G_1 期结束时 Emi1 水平再次升高，抑制 APC^{Cdh1} 的活性。

2. 激活因子与 APC 的底物特异性 APC 的激活因子有两种：Cdc20 和 Cdh1。在有丝分裂前半段结束和后半段刚开始的交界时间内，Cdh1 被 Cdk 磷酸化，与 APC 的结合被抑制。此时 APC 结合 Cdc20，其底物主要为 S、M 期周期蛋白和

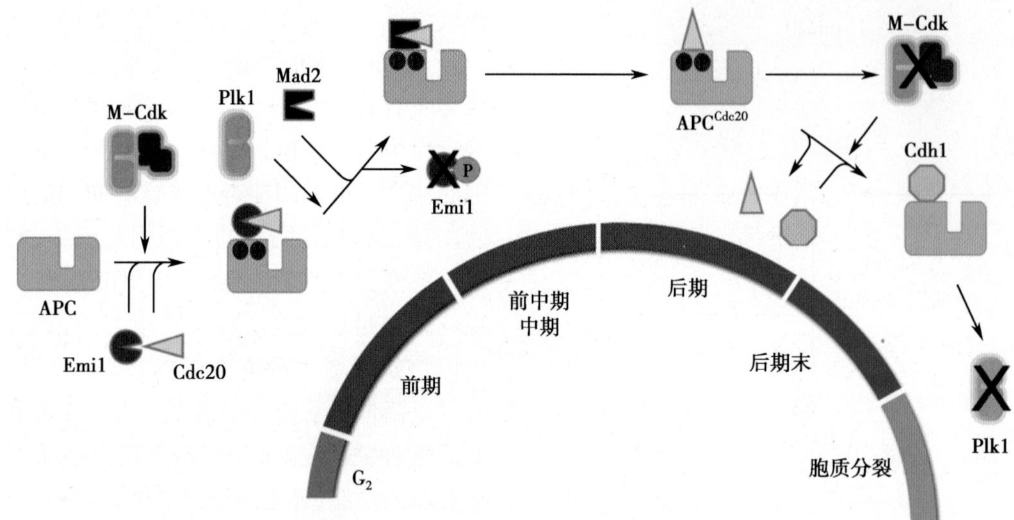

图 10-20 细胞控制 APC^{cdc20} 活化机制

securin。而有丝分裂中期 Cdk 的失活使 APC 与 Cdh1 去磷酸化，从而导致 APC 与 Cdc20 结合下降，而与 Cdh1 亲和力增加。Cdc20 是 APC^{Cdh1} 的一个靶蛋白，因而就彻底关闭 APC^{Cdc20} 的功能。APC^{Cdh1} 可以识别 APC^{Cdc20} 所不能识别的蛋白质，如极样激酶和极光激酶 A。所以极样激酶和极光激酶 A 降解的时间要晚于周期蛋白 B-Cdk1，这对有丝分裂的退出至关重要。

3. Cdk1 的磷酸化与 APC^{Cdc20} 的激活 Cdk 磷酸化 APC 核心亚基，而磷酸化则启动了 APC 与活化亚基 Cdc20 的结合，进而激活 APC^{Cdc20}。APC 的磷酸化最早发生在前期末段。体外实验证实，Cdk1 依赖的 APC 的磷酸化提高了其与 Cdc20 的亲和性，而突变 APC 的一系列 Cdk1 磷酸化位点则降低了其与 Cdc20 的结合能力，从而延迟了 APC 的激活。

4. APC^{Cdc20} 的细胞内定位与其活性调控 前中期细胞 APC^{Cdc20} 只对周期蛋白 A 发挥泛素化酶解作用的一个可能的解释是，周期蛋白 A 的酶解由特殊的 APC^{Cdc20} 亚群负责，这些 APC^{Cdc20} 被限制在特定的部位，不能为纺锤体检查点蛋白质接触抑制。在果蝇早期胚胎，每次有丝分裂时只有定位在有丝分裂纺锤体的少部分周期蛋白 B 被特异地酶解，这是 APC^{Cdc20} 在纺锤体微管集中分布的结果。APC^{Cdc20} 在细胞内的定位分布使其更易于与一些底物相互作用，而阻止或延迟与其他底物的结合。

（二）APC^{Cdc20} 的活化触发姐妹染色单体的分离

中期姐妹染色单体对双指向一旦全部完成，纺锤体检查点系统失活，APC^{Cdc20} 活化并催化 securin 泛素化酶解，释放出分离酶，后者切割连接姐妹染色单体之间的黏连蛋白复合物 kleisin α（Scc1），姐妹染色单体分离。

1. securin 与分离酶 分离酶是蛋白水解酶，活化后切割黏连蛋白复合物 Scc1 的亚基，从而解开 Smc1 和 Smc3 的 ATP 酶位点，释放出环抱的姐妹染色单体。securin 结合并抑制分离酶的活性。同时，Cdk 依赖的磷酸化作用也抑制分离酶的活性。APC^{Cdc20} 的激活触发了 securin 和 M 期周期蛋白的酶解，逆转了抑制分离酶活性的这两种作用（图 10-21）。

securin 与分离酶的结合对分离酶具有正向和负向的调控作用。securin 结合分离酶可以启动其正确的构象折叠和细胞内定位，从而对分离酶具有抑制作用；然而，一旦 securin 完成这一正向调控作用，就会作为抑制因子结合在分离酶的两端抑制其活化，直到被 APC 酶解。

2. Cdk1 磷酸化与分离酶的活化 后期启动前分离酶的活性被 securin 和 Cdk1 依赖的磷酸化双重抑制。细胞中 APC^{Cdc20} 使 securin 和周期蛋白 B 泛素化并在中期同时被酶解。活化的 APC^{Cdc20} 就同时去除了所有作用在分离酶上的抑制作用，导致黏连复合物的降解。

有丝分裂中期后 securin 和周期蛋白 B 开始酶解，大约 20 分钟后姐妹染色单体才迅速分离。现在仍不清楚逐渐缓慢的 securin 和周期蛋白 B 的泛素化酶解如何使 Scc1 蛋白酶解突然呈现为

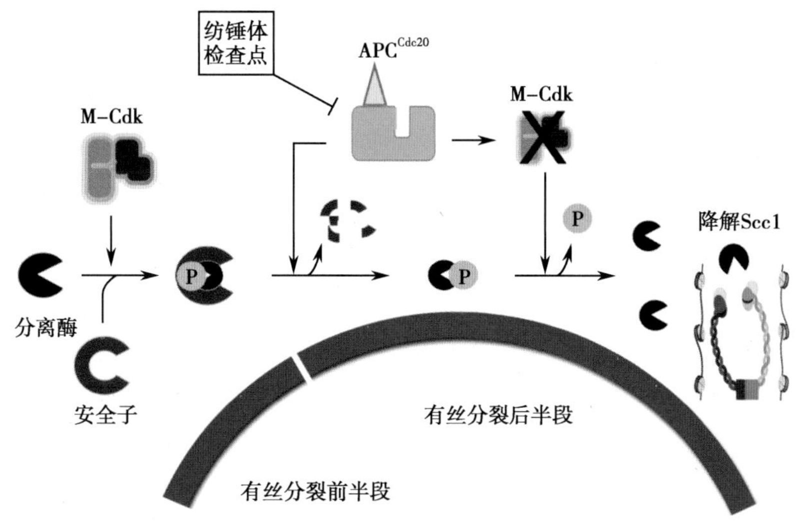

图 10-21 分离酶的活性调控

高潮,引起姐妹染色单体迅速和同步的分离。可能还存在极样激酶对分离酶的靶底物 Scc1 的磷酸化,有助于启动黏连蛋白从染色体臂的释放。

四、后期纺锤体的机械力量将染色单体拉动分配到两个子细胞中

有丝分裂后期分为两个阶段:后期 A 和后期 B。后期 A 是后期的第一阶段,从姐妹染色单体分离开始,一直持续到姐妹染色单体被拉到纺锤体相对的两极。后期 B,纺锤体的两极自己相互分开,更进一步增大两套染色体之间的距离。

(一)动粒和微管流产生的向极力拉动染色体单体

在中期,两极的推力将染色体整列在赤道板上。后期,染色体驱动蛋白马达分子被 APC^{Cdc20} 水解或者重新定位,推力消失。此时作用在染色体上主要的力有两种:动粒产生的向极力和微管流产生的向极力。动物细胞的微管流很慢,因此动粒解聚产生的向极拉力起主要作用,如使用激光破坏姐妹染色单体中的一个动粒,将导致另外一个动粒向对应纺锤体极的快速移动。

后期 B 纺锤体的拉长主要由将极间微管交连在一起的正向运动的双极驱动蛋白分子(属于 kinesin-5 家族)的活性决定。后期 B 纺锤体两极的微管负极解聚停止,位于中区微管的驱动蛋白 5 马达分子将纺锤体两极推开。一些细胞中负端指向的动力蛋白将星体微管锚定在细胞质皮层,负责将纺锤体两极拉开。

(二)后期 Cdk 靶蛋白去磷酸化控制纺锤体的行为

后期 A 和后期 B 染色体的运动依赖于调控微管行为和染色体纺锤体附着蛋白质行为的可调控变化,其中很多蛋白质的活性以一种细胞周期依赖的方式调节,它们在有丝分裂的前半段被 Cdk 磷酸化,而后期被去磷酸化。Cdk 靶蛋白的去磷酸化对后期纺锤体的行为至关重要。在细胞表达周期蛋白 B 突变体,不能被 APC^{Cdc20} 识别酶解后,可导致后期 A 染色体运动的异常和后期 B 纺锤体拉长的缺陷,并不能阻止姐妹染色单体的分离。

(三)极光激酶 B 参与调控染色体的分离

受 Cdk 调控的一个重要因子是极光激酶 B 及其结合蛋白 INCENP。极光激酶 B-INCENP 在有丝分裂中期存在于动粒上,在后期转移到纺锤体中区,形成一个大的蛋白复合体,稳定极间微管相互重叠的正端。在周期蛋白 B 存在的情况下后期极光激酶 B-INCENP 向纺锤体中区的转移被抑制,表明一些 Cdk 靶蛋白的去磷酸化为极光激酶 B-INCENP 的中区转移所必需。这个 Cdk 靶蛋白可能是 INCENP 本身,它在后期开始阶段的去磷酸化促使其与纺锤体中区结合,帮助稳定和拉长纺锤体。

极光激酶 B 从动粒向纺锤体中区的转移也为后期 A 过程中染色体正常运动所必需。在拉力较小的情况下,动粒上极光激酶 B 的活化使微管与动粒的附着不稳定,这可以防止在双指向未全部情况下的微管与动粒形成稳定结合。然而,

当姐妹染色单体在后期分离后，拉力的消失激活了极光激酶B，可能使微管的附着变得不稳定，而此时却需要稳定的微管和动粒作用。这个问题似乎可以通过将极光激酶B在后期从动粒解离而得到解决。如果Cdk靶蛋白的去磷酸化被抑制，极光激酶B就不能被去除，微管－动粒附着能力下降，将导致后期A染色体运动的缺陷。

五、有丝分裂的退出是有丝分裂进入的相反过程

核分裂末期的主要事件有纺锤体解聚、染色体解压缩和围绕子细胞核所需的染色体重建，其主要作用机制是APC^{Cdc20}依赖的周期蛋白酶解，导致Cdk失活而引起Cdk靶蛋白去磷酸化。如果Cdk的失活被抑制，或者磷酸酶的活化被抑制，末期事件就不会发生。

有丝分裂纺锤体解聚是真核细胞有丝分裂末期的主要事件之一。有丝分裂期微管动态变化能力降低，微管从动粒处脱离，纺锤体极恢复到间期细胞的状态。目前还不了解纺锤体解聚的分子基础，但是很可能是由于Cdk靶蛋白和其他蛋白激酶靶蛋白的去磷酸化驱动了中心体和微管行为的有丝分裂改变。例如，微管的负端交联蛋白NuNA是Cdk的靶蛋白，在有丝分裂后半段，NuNA的去磷酸化启动了其与纺锤体极的解离。

有丝分裂后半段APC^{Cdh1}的激活促进纺锤体解聚的启动。APC^{Cdh1}降解极样激酶和极光激酶A，使其纺锤体底物去磷酸化。APC^{Cdh1}还将动粒上Kinesin-7马达蛋白CENP-E酶解，促使微管与动粒解离。

末期的另外一个主要事件是染色体解压缩，常发生在细胞核膜重建之后。尽管Cdk靶蛋白的去磷酸化对这一过程十分重要，但是它对染色体解压缩影响如何还不得而知，此外，对Cdk去磷酸化与其他有丝分裂后半段的事件之间的关系了解仍然很少。后期启动后，极光激酶B开始从染色体臂和动粒迁移到中间纺锤体。染色体臂上极光激酶B的减少有利于染色体臂的解压缩。

细胞核膜的重建以染色体为中心，起始于核膜小泡在染色体表面的结合，结合的过程由核内膜蛋白与染色体表面蛋白质直接作用介导。同时，核孔复合体亚基也与染色质结合，然后再与结合在核膜小泡上的其他核孔复合体亚基蛋白质相互作用。接着核膜小泡聚集并侧向融合，首先封闭一小簇染色体，最后包裹整个染色体组。与此同时，核孔复合体也聚集成间期的形态。其他核内膜蛋白质不断地加入到生长的核膜中。细胞核转运系统很快建立了胞质和胞核蛋白在间期的正确定位。胞核纤层蛋白质被转运入细胞核组装成核纤层，核膜达到其间期的形态和大小。

第八节 胞质分裂

一、胞质分裂相关结构之一：肌动蛋白和肌球蛋白组装成有丝分裂环

细胞的胞质分裂（cytokinesis）依赖于收缩环（contractile ring），它紧贴在细胞分裂部位细胞膜的内侧，包含肌动蛋白（actin）束和马达蛋白肌球蛋白（myosin）Ⅱ。收缩环收缩的拉力逐渐增强将细胞膜向内拉动，形成环绕细胞的分裂沟，最后将细胞一分为二。胞质分裂还需要新的细胞膜不断掺入到分裂部位以补充不断加大的细胞膜表面积，细胞膜的沉积与肌动蛋白－肌球蛋白收缩环的收缩平行进行，以便细胞膜增长的速率与收缩环内移相对应。当内向运动的细胞膜相互接触并融合，子细胞之间的连接最后断开（图10-22）。

（一）肌动蛋白与肌球蛋白在分裂部位组装收缩环

收缩环的主要成分是肌动蛋白和肌球蛋白Ⅱ束。胞质分裂时，肌动蛋白纤维的正端被未知的蛋白质锚定在细胞皮层，以肌动蛋白纤维为轨道，向肌动蛋白纤维的正端运动。结果被锚定的细胞皮层靠近，细胞膜皱缩（图10-22）。

收缩环中的肌动蛋白和肌球蛋白形成松散的蛋白束，大致与纺锤体轴的方向垂直。胞质分裂时，随着收缩环的收缩，这些动态的肌动蛋白－肌球蛋白网络被打破和重新组织，保持收缩环的总体厚度随着直径的收缩大致恒定。肌动蛋白从收缩的收缩环中去除的部分依赖于丝切蛋白（cofilin）。

分裂部位的肌动蛋白纤维来源有两个，一是从其他部位所招募，二是在原位重新形成，尤其是后者更重要。收缩环的定位和组装受到多个蛋白

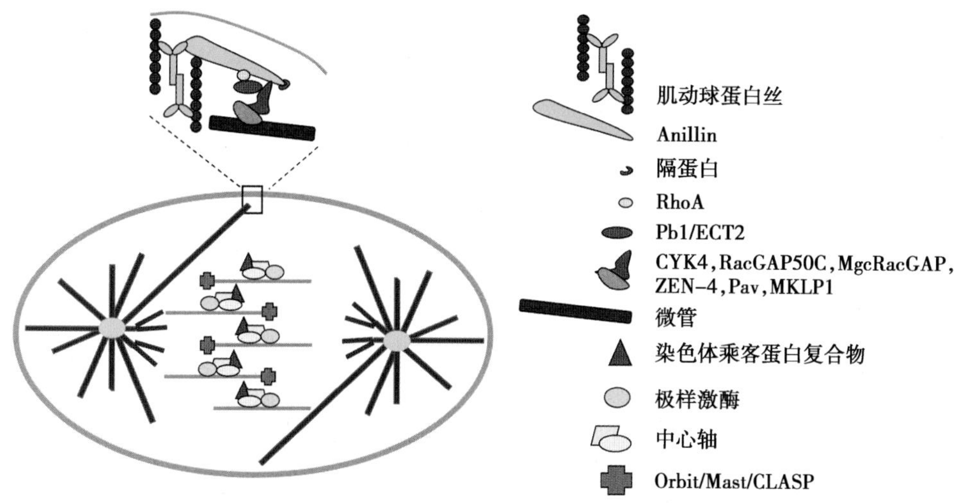

图 10-22　收缩环与中间纺锤体

的共同调节，例如，一种称为隔离蛋白（septin）要首先指引这个组装过程。septin 是一种 GTP 酶，可以帮助多个蛋白组装成较大的复合体和 / 或纤维。在 G_1 期晚期，芽殖酵母细胞里的 septin 在未来出芽位点形成环状，为肌动蛋白 - 肌球蛋白环的形成和新的细胞壁物质在芽体颈部的沉积所必需。septin 可能作为胞质分裂器组织的结构骨架。

细胞收缩环的组织也部分依赖于一个叫 anillin 的蛋白质。anillin 可以和肌动蛋白、肌球蛋白Ⅱ和隔蛋白结合。果蝇细胞隔蛋白的正确定位需要 anillin，其功能缺失导致胞质分裂的部分缺陷。

（二）收缩环在分裂部位的收缩受到磷酸化的调控

肌动蛋白 - 肌球蛋白环收缩的机制主要受到调节型肌球蛋白轻链（RMLC）磷酸化状态的调控。非肌型肌球蛋白Ⅱ的 RMLC，其 N 端一对丝氨酸残基（Ser18/Ser19）磷酸化后被激活。RMLC 的磷酸化不仅为肌球蛋白Ⅱ ATP 依赖的马达活性所必需，并且也有助于肌球蛋白Ⅱ组装成双极的粗纤维，以形成具有收缩能力的肌动蛋白 - 肌球蛋白束。在有丝分裂结束时，分裂沟的肌球蛋白Ⅱ的磷酸化水平升高，而 RMLC 磷酸化位点的突变抑制了收缩环的形成和胞质分裂的发生。

（三）小 G 蛋白 Rho 调控收缩环的收缩

Rho 是一种小 GTP 酶，属于 Ras/Ran 家族，是细胞收缩环的一个主要调控因子。结合 GTP 状态下，Rho 被激活并与分裂沟多个靶蛋白相互作用。Rho-GTP 可以结合并激活形成素（formin），进而促进肌动蛋白的核化和生长，启动肌动蛋白位纤维的装配。Rho 还可以与 ROCK 在内的多个靶蛋白相互作用，提高 RMLC 两个活化位点的磷酸化水平，刺激肌球蛋白Ⅱ的装配和运动。Rho 活化的蛋白激酶还可以磷酸化肌球蛋白磷酸酶的调节亚基，抑制其磷酸酶活性，进一步增强 RMLC 的磷酸化水平（图 10-23）。

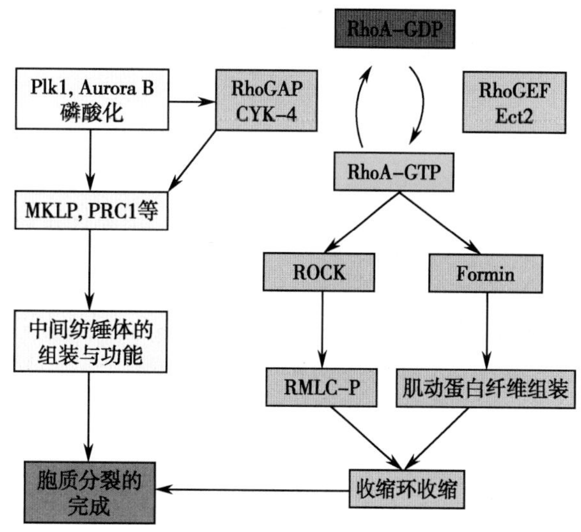

图 10-23　Rho 控制收缩环的功能

在 GTP 结合状态下 Rho 通过以下两种机制促进收缩环收缩：刺激 formin 的活性，启动收缩环的装配；刺激 Rho 活化的蛋白激酶 ROCK 磷酸化 RMLC 促进收缩。极样激酶 1 和极光激酶 B 可以磷酸化 CYK-4 和 Ect2，从而协调收缩环和中间纺锤体的组装和功能,保证胞质分裂的完成。

Rho 活性被特定的鸟嘌呤核苷交换因子(RhoGEF,如 ECT2)激活,而为 GTP 酶激活蛋白(RhoGAP,如 CYK-4)所抑制(图 10-23)。

(四)收缩环的收缩与细胞膜的参入之间互相偶联

胞质分裂时导致分裂沟内向运动,通常会使细胞膜表面积增大,这样就需要不断有新细胞膜参入到分离部位,这依靠囊泡与靠近分裂沟内端的细胞膜的融合。这些囊泡由高尔基器生成,经细胞分泌途径、以微管为运输通道将囊泡定位在分裂沟部位的细胞膜上,这些组分包括膜泡定位蛋白突触融合蛋白(syntaxin)家族的成员。

细胞膜参入与肌动蛋白 - 肌球蛋白环收缩同步进行,因此需要新细胞膜参入的速率与收缩环收紧的速度相对应,一个简单的解释是这两个过程相互独立,但是平行发生,有共同的上游调控机制。如 Cdk 靶蛋白的去磷酸化对两者的启动都发挥重要的调控作用;另外可能的解释是细胞膜的参入装置和收缩装置在某种程度上相互依赖。但是现在仍然没有直接的证据表明它们之间存在直接的偶联。

二、胞质分裂相关的结构之二:纺锤体微管组装成中间纺锤体

如果收缩环是胞质分裂的临时性结构之一,则中间纺锤体(central spindle)在细胞的胞质分裂中担任多重角色——控制分裂沟的位置,向分裂沟运送膜泡,形成细胞分离最后一步必需的结构中体等,因此可以视为是胞质分裂中的另一临时性结构。

(一)中间纺锤体的微管来源于有丝分裂纺锤体

有丝分裂时有丝分裂纺锤体和中间纺锤体,两者都是由微管组装成的双极结构,正端在纺锤体中央重叠。但是两者出现的时间不同,前者出现在有丝分裂进入时,而后者存在于有丝分裂退出后、胞质分裂开始时。有丝分裂纺锤体微管活动性大,中间纺锤体的微管比较稳定,如采用 Nacodazole 处理后期开始后的两分钟细胞,星体微管全部解聚,而中间纺锤体微管则不受影响。

中间纺锤体来源于有丝分裂纺锤体微管和新形成的微管。当有丝分裂纺锤体两极被拉开时,微管的负端从极体上被拉脱,参与组织中间纺锤体。但是仍不清楚这些游离微管的负端如何稳定。即使不存在中间纺锤体,星体微管和极间微管亦可发挥中间纺锤体的作用,将物质输送到分裂沟下面。即使在没有有丝分裂纺锤体的情况下,中间纺锤体也可以形成,表明存在从头合成中间纺锤体的机制。但两者的权重仍不清楚。

(二)多种组分参与中间纺锤体的组装

中间纺锤体的核心是一束反向平行的微管,其中央是致密的蛋白质基质。当采用微管蛋白抗体进行荧光染色时,由于中央存在大量的致密蛋白组分,中间纺锤体中央微管正端重叠部位不着色,成一条暗带状。这个部位又叫中体(midbody),是核化组装中间纺锤体的中央组织区(图 10-24)。

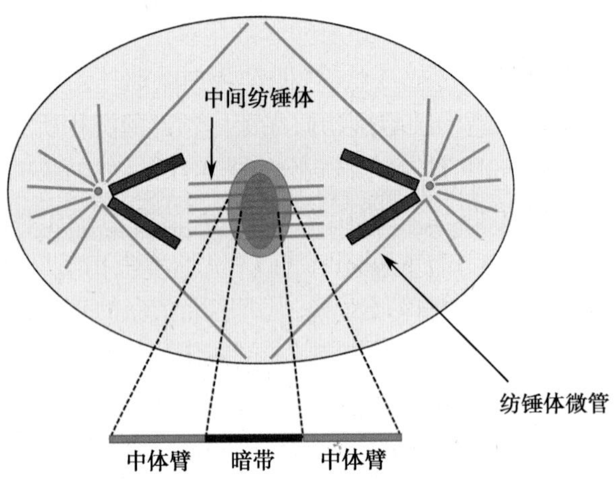

图 10-24 纺锤体微管与中间纺锤体

后期开始后,一些蛋白在分离染色体的正中央部位聚集,完成中间纺锤体的组装。中间纺锤体的自我组装需要微管结合蛋白 MAPs、马达蛋白和有丝分裂激酶,包括 PRC1、MKLP1、CPC 等。微管结合蛋白 PRC1 和马达蛋白 kinesin-4 相互作用,定位在中间纺锤体最中央的部分。PRC1 结合两根微管,马达蛋白 kinesin-4 在微管上的滑动,这样就使中间纺锤体上的微管反向平行,组装成微管正端重叠在中央的中间纺锤体。

MKLP-1 是正向的 kinesin-6 马达蛋白,两个分子的 MKLP-1 与两个分子的 CYK-4 蛋白形成 4 聚体的中间纺锤体素(central spindlin)紧密复合物,结合于中间纺锤体的反向平行微管。在

一些细胞里，CYK-4 结合并活化 RhoGEF Pebble/Ect2，对分裂沟的形成起调节作用，在中间纺锤体和收缩环功能之间提供调控联系。

第三个负责组装中间纺锤体的蛋白复合物是染色体传代蛋白复合体（chromosome passenger protein complex，CPC）。CPC 包括由 INCENP、survivin 和 borealin 构成的 3 聚体螺旋束，以极光激酶 B 为催化亚基。CPC 在有丝分裂的中期集中分布在着丝粒的内部，后期开始逐渐转移到中间纺锤体和皮层部位。CPC 可以磷酸化中间纺锤体的组分，使微管成束，调控中间纺锤体的形成。

（三）中间纺锤体的组装受到时间和空间的调控

细胞周期调控系统控制中间纺锤体的形成。有丝分裂中期定位在动粒的极样激酶和极光激酶 B，在后期开始出现在中间纺锤体上。研究表明，Cdk1 主要负责调节中间纺锤体形成的时序性，而极光激酶 B 主要负责调节中间纺锤体形成的空间性。

含有周期蛋白 B 的细胞不形成中间纺锤体，与 Cdk1 抑制中间纺锤体的形成有关。PRC1 的 C 端有两个 Cdk1 的磷酸化位点，这两个位点的磷酸化抑制了 PRC1 与 KIF4 的结合和多聚化，同时还决定了极样激酶在中间纺锤体上的定位。而极样激酶定位对 RhoA 的活化至关重要。Cdk1 还可以磷酸化 MKLP1，降低了 MKLP1 与微管的亲和力。CPC 中的 INCENP 也是 Cdk1 的靶蛋白。所以 Cdk1 这些底物的磷酸化可以控制中间纺锤体组织的时间：中期 – 后期转换以前，活化的 Cdk1 磷酸化帮助组装中间纺锤体中的诸多调控因子，抑制了其组装活性；中期 – 后期转换以后周期蛋白 B 被 APC 降解，抑制解除，中间纺锤体才开始组装。

由于中期 – 后期转换后，极光激酶 B 逐渐从动粒转移到中间纺锤体上，在分离的姐妹染色单体之间就形成了一个极光激酶 B 激酶活性的梯度，使极光激酶 B 调控了中间纺锤体在特定部位的形成。极光激酶 B 可以将中间纺锤体素组分之一 MgcRacGAP 磷酸化，从而抑制了中间纺锤体素对 Rac 和 Cdc42 的活化作用，促进了对 RhoA 的活化作用。MKLP1 也是极光激酶 B 的底物。极光激酶 B 的空间分布特性和对其底物的调控作用，使其在空间上保证了中间纺锤体的组装。

三、中间纺锤体调控了胞质分裂的进行

为了保证细胞复制的保真度，有丝分裂完成后的几个接续事件必须高度协调，如胞质分裂必须在染色体的分离后发生，分裂沟的位置也必须在分离染色体的中央原赤道板的部位，收缩环的收缩必须和细胞膜的添加协调，细胞膜泡的运输受到中间纺锤体微管的指引。中间纺锤体在胞质分裂开始后形成，参与了胞质分裂的所有事件，包括分裂沟的形成、收缩环的收缩、膜泡的掺入、细胞间桥的断裂等。

（一）中间纺锤体调控了分裂沟的功能

在培养细胞中，使用物理障碍阻挡在纺锤体中区和皮层之间，将阻碍分裂沟的形成。这是因为来自中间纺锤体的信号决定了活化的 RhoA 在赤道板细胞皮层的分布。中间纺锤体中央的极样激酶 1 激活 Rho 家族的 GAP：MgcRacGAP 或者 CYK-4A，产生了 Rho 的 GEF Ect2 的结合位点，使 Ect2 从中间纺锤体装运到分裂沟，在那里启动收缩环的组装。

微管在细胞膜参入的重要性在爪蟾胚胎细胞的研究中得到证实。这些细胞包含特殊的微管阵列，叫分裂沟微管阵列，存在于分裂沟的内端。它为分裂沟细胞膜参入所必需，为膜泡向融合位点的转运提供运输通道。分裂沟微管阵列可能是大动物快速分裂的胚胎细胞中增强细胞膜参入的特化结构，这些细胞的纺锤体与细胞膜相距较远。在小而分裂慢的体细胞中，星体微管和中间纺锤体的微管提供类似的功能。

（二）中间纺锤体决定了细胞间桥的断裂

随着分裂沟的加深，收缩环最后触碰到中间纺锤体，中间纺锤体随后压缩成中体（midbody），包括反向平行排列的微管束，中线是致密的蛋白质基质。子细胞被中体相连。最后通过在中体处添加细胞膜，将细胞间桥切断，完全分割。

细胞间桥（intercellular bridge）的切断需要从中心体招募一些新的蛋白质到中体上，包括 centriolin 和 Cep55，他们发挥作用都需要 MKLP-1 参与。Cep55 直接结合 MKLP-1，这有助于中体结构的建成和为最后的细胞膜参入招募 SNAREs 复合物；centriolin 则在中体部位构建

出为膜泡定位和膜融合必需的环状结构。采用siRNA的方法敲低MKLP-1消除了centriolin在中体区域的定位。MKLP-1不仅在中间纺锤体形成过程中招募中间纺锤体的相关组分，而且在胞质分裂的最后阶段形成中体环过程中也发挥了重要作用。一些肿瘤抑制因子如BRCA2也参与了胞质间桥的断裂过程，这解释了肿瘤细胞为什么经常发生染色体数目的异常。

四、细胞的不对称分裂决定子细胞命运和功能的分化

细胞周期通过一系列错综复杂细胞事件的顺序发生，复制出完全相同的子细胞，大小相等，遗传物质一致，执行与母细胞完全相同的生物学功能。然而在特定的情况下，一些细胞的分裂并不均等，两个子细胞没有获得相同的细胞质成分，包括细胞器和生物大分子。甚至姐妹染色单体的分配也会存在子细胞的偏重。这种不对称的分裂方式在胚胎早期发育过程中可以产生两个具有不同发育命运的子细胞，更重要的是保证了成体干细胞干性维持和定向分化的平衡。

（一）不对称分裂体现为细胞成分的不均等分配

不对称分裂（asymmetrical division）是指分裂时细胞组分在两个子细胞间进行差别分配，产生了大小不等和/或细胞组成不同的两个子细胞的细胞分裂方式。其不对称性主要体现在以下几个方面（图10-25）：

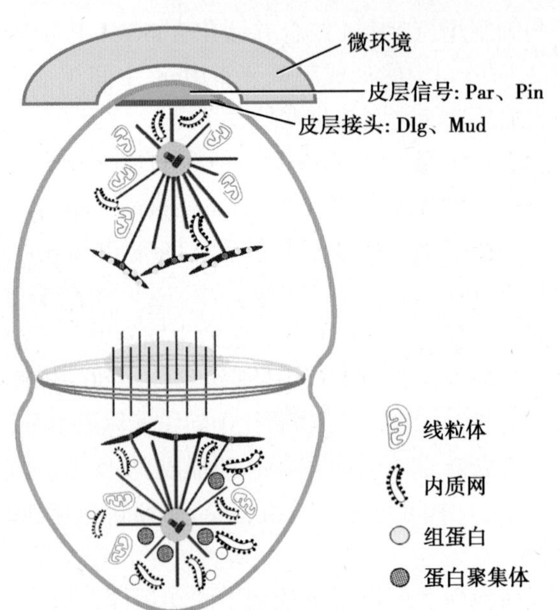

图10-25 细胞不对称分裂时细胞内容物的不均等分配

由于复制中心体的不同特性，与皮层发生不同的相互作用，进而与细胞微环境发生联系，导致有丝分裂器细胞内的定位和指向发生变化，造成细胞内容物细胞器（线粒体、内质网）、生物大分子聚合物（蛋白聚集体、、脂类分子）及遗传物质（组蛋白、染色体）在子细胞中的不均等分配。

1. 细胞器的不均等分配 间期，细胞器进行等倍复制（中心体）或者非等倍复制（内质网、线粒体等）。细胞器在不对称分裂时发生不均等分配，包括中心体。而中心体的不均等分配可能是其他细胞组分不均等分配的根本原因。

中心体包含两个中心粒：母中心粒（M）和子中心粒（D），以及中心体周围的基质（PCM）。在S期内，M中心粒和D中心粒分别以半保留方式复制出孙中心粒GD1、GD2，形成M-GD1和D-GD2两个中心体。母孙中心体M-GD1和子孙中心体D-GD2在不对称细胞分裂时的分配存在母细胞和子细胞的偏重性：芽殖酵母的母中心体M-GD1总是被分配到芽体；而果蝇的雄性生殖干细胞（GSC）发生不对称分裂形成一个生殖干细胞和一个分化的精原细胞时，母中心体M-GD1则滞留在生殖干细胞中，子中心体D-GD2进入分化的精原细胞；与生殖干细胞相反，果蝇幼虫神经母细胞（NBs）发生不对称分裂时，子孙中心体D-GD2滞留在神经母细胞中；哺乳动物的神经祖细胞不对称分裂时母孙中心体M-GD1被保留在祖细胞中。

不对称分裂时，其他细胞器如线粒体、内质网通过与细胞骨架的相互作用，在两个子细胞之间不均等分配；增殖能力强的子细胞将获得质量更好、功能更佳的细胞器，如芽殖酵母的芽体细胞更倾向于获得代谢能力更旺盛的线粒体。

2. 生物大分子的不均等分配 早期胚胎发育过程中分裂时生物大分子在子细胞之间的不均等分配已经是被广泛接受的概念：包括蛋白质、mRNA等生物大分子的不均等分配是决定两个子细胞不同命运的根本原因。特别是在生殖细胞中，生殖质位于母细胞的一端，细胞分裂后只有一个子细胞继承生殖质，将来形成生殖细胞。

目前发现，细胞分裂时生物大分子的不均等

分配可能具有更广泛的意义。如果把一些受损或错误折叠的蛋白质、ROS 损伤的 DNA、脂类等大分子特异地分配到一个子细胞中，牺牲这个子细胞就可以防止另外一个细胞的衰老。例如，酵母会将糖化的蛋白质和染色体外核糖体 DNA 环等限制在母细胞中，而芽体细胞将获得更具活力的生物大分子。无法降解的错误折叠蛋白形成淀粉样的"聚集体"（aggregate），果蝇成体生殖干细胞和幼虫神经母细胞将这些蛋白聚集体保留在生殖干细胞和神经母细胞中，而成体的小肠干细胞则将其分配到分化的隐窝细胞中。这种分配的差异被认为可能与功能细胞的生命周期相关：生命周期短的生殖干细胞、神经母细胞和隐窝细胞获得蛋白"聚集体"，而生命周期长的生殖细胞、神经细胞和小肠干细胞则得到更为"干净"的蛋白质，以对抗由于 ROS 损伤的生物大分子在功能细胞中的积累所导致的机体功能下降。

3. 姐妹染色单体不均等分配　一些特殊的蛋白质如组蛋白在细胞分裂也存在不均等分配的现象。与 DNA 的复制一样，组蛋白也是半保留复制，母细胞留下的旧组蛋白和子细胞合成的新组蛋白一起组装成新的核小体。在果蝇 GSC 的不对称分裂时，预先存在的旧组蛋白 H3 主要存在于 GSC 中，而新合成的组蛋白 H3 主要分布在精原细胞中。新合成的组蛋白往往其 N 端被乙酰化修饰，乙酰化的组蛋白在一些组蛋白分子伴侣的协助下，通过与 PCNA 相互作用，在复制叉通过后组装新的核小体。

进一步的问题是：复制后的 DNA 链是否也存在不均等分配？答案显然是肯定的，至少某些细胞姐妹染色单体，在不对称分裂时存在不均等分配的现象。果蝇生殖干细胞（GSC）中的 X、Y 染色体的两个姐妹染色单体存在非随机分配，其中一条姐妹染色单体分配到 GSC 的概率为 85%，但是其他常染色体却不存在这种偏重的现象。

此前的观点认为，DNA 的两条链分别携带了不同的遗传信息，有丝分裂器可以识别新旧 DNA 链，将不同的染色单体偏重分配到不同的子细胞中，以控制两个子细胞的分化命运。因此，组蛋白和姐妹染色单体在干细胞不对称分裂时的不均等分配现象似乎给干细胞"干性的维持"提供了一个简单直接的解释：干细胞继承的染色单体"干性基因"表达更为活跃，而分化成熟的细胞所继承的染色单体"干性基因"表达相对沉默。最近在《自然》杂志发表的一篇文章证明，Bam 和 COP9 之间的竞争作用或许可以平衡果蝇机体卵巢生殖干细胞（GSC）的自我更新和分化功能。Bam 是雌性果蝇 GSC 系统的主要分化因子，为了实现从自我更新到特殊分化的开关控制，Bam 必须使得自我更新因子的功能失活，与此同时还必须激活分化因子的功能；Bam 是由一种名为 bag-of-marbles 的基因所编码，该基因在分化细胞中可以高水平表达，而在果蝇的 GSC 细胞中却处于较低水平。

（二）两个中心体的不同特性影响细胞组分的不均等分布

细胞组分不均等分配与其在分裂前细胞内的不均等分布有关，调节细胞组分不均等分布的关键因素是中心体在复制后的不同特性。

中心体复制后形成的两个中心体 M-GD1 和 D-GD2，其蛋白组成差异很大，M-GD1 和 D-GD2 分别具有其特异的蛋白质成分，如 M-GD1 上的 ε- 微管蛋白，Centriolin 和 D-GD2 上的 Centrobin、Neural4 等；其次，M-GD1 和 D-GD2 中心体作为 MTOC 的活性也不一样，M-GD1 的 MTOC 活性更活跃；另外，环绕在 M-GD1 和 D-GD2 中心体周围的 PCM 组成甚至可能影响中心体与其他细胞组分的相互作用。

尽管分子机制仍不清楚，但是中心体或微管组织中心（MTOC）的不同特性对细胞组分在细胞中的不均等分布至关重要。如动物细胞的线粒体和内质网可以与 MTOC 发生相互作用，由于两个 MTOC 活性与大小的不同，结合的线粒体和内质网的数量与质量也不同，因此在不对称分裂时导致线粒体和内质网的不均等分配。较早时，人们推测细胞内特定的 mRNA 通过与内质网结合间接与中心体发生相互作用，或者以动力蛋白依赖的方式与直接中心体作用，从而导致细胞器，特别是线粒体在细胞不对称分裂时出现不均等分配。作为临床实例，人们很早就发现在几乎所有动物的繁殖期间，只有母本线粒体 DNA 传递给后代，而父本线粒体 DNA 在它发挥影响之前就在受精卵中被选择性地摧毁了，也就是遗传课本经常讲到的"线粒体病"是母亲遗传的道理。

这个过程背后的精确机制一直是不清楚的。谈及线粒体遗传时,为何母体基因是以牺牲父本基因的代价来发挥统治力呢?最近有文献报道,精子线粒体DNA在进入胚胎中后,在被自噬体(autophagosome)开始接触和切割之前,自己就开始了"自我摧毁(自残)"。进一步研究发现,导致雄性精子线粒体(即父本线粒体)DNA表达"灭顶"的是一种被称作CPS-6的核酸内切酶G,这种核酸内切酶G摧毁它自身的线粒体DNA,相当于线粒体DNA的"被自杀"。

胞质分裂过程中不仅是细胞器通过"自残"的方式加以去除,细胞内有些无法降解的蛋白质也是通过这种方式降解。前面多次提到的蛋白聚集体被中间纤维压缩包装,以动力蛋白依赖的方式集中分布在中心体周围。在果蝇GSC不对称分裂时,性染色姐妹单体在GSC和GB之间不均等分配,果蝇中心粒和中心粒外周蛋白基质(PCM)组分中的centrosomin甚至可能与SUN-KASH复合物一起介导细胞核基质与细胞骨架的相互作用,将M-GD1中心体固定在生殖干细胞微环境的Hub-GSC连接处,进而决定这些大分子蛋白在分裂后细胞中的命运。

(三)有丝分裂纺锤体的位置和指向导致细胞的不对称分裂

不对称分裂发生的主要原因是纺锤体的定位和纺锤体轴指向的改变。M期前期,复制后绑定在一起的M-GD1和D-GD2中心体分离,但是两者的运动特性不一样:其中一个与细胞皮层锚定,表现为相对惰性,而另外一个活跃地移动到细胞核的另外一侧。这种运动行为上的差异对形成的有丝分裂器的定位和指向至关重要。另外,两个MTOC活性的差异导致形成的纺锤体极的不同,如果蝇幼虫的神经母细胞中靠近基底部的纺锤体极核化的微管较短,而另一侧的纺锤体极核化的微管较长。因此基底纺锤体极更靠近基底部,导致中间纺锤体移向细胞基底端,指导的胞质分裂部位更靠近基底端,形成一大一小两个子细胞。

一些蛋白质的不均等分布决定了纺锤体极与皮层的锚定作用,包括Par/Pins/Dlg/Khc-73或者Fz/Dsh/Mud蛋白复合物。在细胞外微环境和细胞内程序的作用下,Par/Pins和Fz/Dsh等蛋白复合物分布在细胞膜下的特定部位,形成皮层信号(cortical cues),而接头蛋白Dlg/Mud将皮层信号与形态微管的正端互相偶联,在动力蛋白Khc-73/Dynein和蛋白激酶Aurora A的作用下,确定纺锤体极的空间定位和分裂轴的指向。负向马达蛋白移动和微管正端的解聚作用对两个纺锤体极产生的拉力不平衡,导致有丝分裂纺锤体的定位和指向的改变,细胞的不对称分裂使这些关键的细胞命运决定因子如生殖质只存在于将来的生殖细胞中。

复制的中心体在前期不同的运动特性导致有丝分裂纺锤体在细胞中的定位和分裂轴指向的改变,因而导致细胞的不对称分裂,这对胚胎早期发育十分重要,它决定了细胞的分化方向:获得生殖质的细胞将来分化成生殖细胞,其他成为体细胞。有丝分裂轴的指向变化控制了干细胞的干性维持和分化平衡:分裂轴与干细胞微环境垂直的不对称分裂使一个细胞脱离了原来的微环境而发生分化,而保留在原来微环境的另外一个子细胞依然保持干性。

第九节 细胞周期缺陷与肿瘤

一、肿瘤细胞的细胞周期特点

当肿瘤发生时,瘤体中细胞状态并不均一,肿瘤细胞可能处于不同增殖状态。根据细胞的增殖特点可将其分为三类:①增殖细胞,是肿瘤中不断分裂的细胞群,细胞周期时间短,增殖活性旺盛,分化程度低,能量代谢和物质代谢水平高,其数量的多少决定肿瘤的恶性程度;②暂不增殖细胞,即G_0期细胞,这些细胞在一定条件下可重新进入细胞周期,成为增殖细胞,是肿瘤复发的根源,与肿瘤干细胞相关;③不再增殖细胞,是一些脱离细胞周期,丧失分裂能力,日趋衰老的死亡细胞。其比例越大,肿瘤的恶性程度越低。

处于增殖期的细胞是实体瘤中细胞数目异常增长的原因。这些细胞在细胞周期的行为上主要有以下三个方面的改变:

第一,肿瘤细胞不再需要促有丝分裂原和生长因子的刺激,或者获得了抵御细胞外因子抑制增殖或促分化的能力,以非正常的速度进行生长和分裂；第二，肿瘤细胞携带的突变基因使本应该凋亡的细胞得以继续存活；第三，肿瘤细胞通过表达端粒酶或者其他机制维持端粒的稳定性，不再受到由于端粒缩短而限制细胞分裂次数的抑制。

二、细胞周期调控系统发生与肿瘤相关的突变

突变是肿瘤发生的一个关键驱动力量。在大多数肿瘤病例中，由于DNA复制、修复或者染色体分离过程中的差错，体细胞自发突变导致脱离细胞周期调控，引发癌症发生（具体参见本书肿瘤章节）。控制细胞分裂、生长、死亡和DNA损伤反应的蛋白可以被分为两类：促进细胞增殖的正向调节因子和抑制细胞增殖的负向调节因子。肿瘤细胞增殖的结局表现为数目的增加，这在很大程度上是通过影响这两大类蛋白的突变来驱动的：一方面是正向生长调节因子的过度激活的突变，这些突变通常是显性的。细胞存在着一类促进细胞增殖的蛋白（或因子），它们的编码基因称为原癌基因（protooncogene）；而所谓癌基因有人认为是肿瘤细胞中这些原癌基因发生某种程度的突变，称为癌基因（oncogene）。癌基因激活导致编码的蛋白产物增多、活化后可激活下游信号通路，导致细胞增殖。原癌基因的异常表达主要表现为基因扩增、染色体易位以及基因多态性的发生。另一方面是降低负向调节因子的活性突变。这些基因被称为肿瘤抑制基因（tumor suppressor gene）。肿瘤抑制基因往往是细胞周期的抑制因素，如果发生失活突变，可直接导致肿瘤的发生。

三、DNA损伤修复缺陷造成染色体结构的不稳定性

大多数癌细胞都显示不同程度的遗传不稳定性（instability），表现为DNA和染色体损伤、缺失或者重排的速率增高。这些染色体结构的变化可以通过改变原癌基因或者肿瘤抑制基因的表达促进癌症的进程。在大多数情况下，这种遗传的不稳定性是由于控制DNA修复、DNA损伤反应和有丝分裂中染色体行为的调节蛋白发生突变引起的。在大多数癌细胞中，遗传的不稳定性通过DNA损伤反应缺陷而被强化。因此，具有损伤反应缺陷的细胞在DNA损伤水平上升时无法发生细胞周期阻断或凋亡，这使得遗传不稳定性细胞得以继续增殖。

如端粒酶在大多数人类体细胞中不表达，它们的端粒随着每次细胞分裂而进行性地缩短，分裂25~50次后，端粒的作用消失，触发由p53依赖的DNA损伤反应。但是在含有p53缺失突变的肿瘤细胞中，端粒退化后细胞继续增殖而不发生凋亡。染色体末端暴露后将导致染色体的重排，启动肿瘤形成。

四、有丝分裂异常造成染色体数目的不稳定性

人类的癌细胞通常含有异常的染色体数目，这种情况称为非整倍体（aneuploid）。在癌症的晚期，染色体数目发生显著地上升，可以达到60~90条而不是通常的46条。对此最可能的解释是，癌细胞偶尔会发生细胞异常的分裂，当它们的染色体数目倍增为四倍体后，接下来发生的染色体分离差错导致染色体数目降低为二倍体和四倍体之间的不稳定状态。

在肿瘤中，四倍体发生频率的增加可能是由控制M期末段事件的调节蛋白发生突变所致。例如，蛋白激酶极光激酶A在许多乳腺癌中高表达。在培养细胞中过表达极光激酶A将引起有丝分裂的异常中断导致四倍体的发生。在一些癌细胞中，纺锤体检查点系统的成分，包括Mad2和Bub1发生部分缺陷，导致在一些还没有完成纺锤体组装的细胞中发生姐妹染色单体的提前分离。有丝分裂纺锤体一些其他行为，如微管动力蛋白的作用，着丝点的附着，姐妹染色单体的黏连和解散等，很可能在一些癌细胞中也产生缺陷并引发染色体数目的不稳定性。

五、细胞周期关键的调控通路与肿瘤

（一）癌症细胞G_1/S转换与肿瘤

周期蛋白D与Cdk4或Cdk6复合物过度表达或高度活跃，类似于pRb丢失或失活的细胞，对有丝分裂信号不敏感。当细胞受到损伤时，正常情况下会以pRb依赖的方式抑制细胞进入S

期，而在这种情况下，细胞会进入S期继续增殖。这种异常的Cdk激活或pRb的丢失在大部分人类肿瘤中均有发现。Cdk4和Cdk6的过度激活机制有：周期蛋白D表达的管制解除、p16INK4a的缺失或突变失活。因此，pRb途径的每一种核心分子（p16INK4a、周期蛋白D、Cdk4、Cdk6及pRb）是一种潜在的癌基因或抑癌基因。

在人类多种癌症中，如头颈鳞状细胞癌、子宫颈癌、星形细胞瘤、非小细胞肺癌等，都发现了周期蛋白D1基因的扩增或重排，以及周期蛋白D1的过表达，15%~20%的乳腺癌周期蛋白D1基因扩增，超过50%的乳腺癌均有周期蛋白D1的高表达。

在乳腺癌早期周期蛋白D1过表达很常见，如导管原位癌（DCIS），但在癌前病变，如不典型导管增生中周期蛋白D1过表达不常见，因此，周期蛋白D1的过表达可作为乳腺上皮细胞恶性转化的标志。在乳腺癌从DCIS到浸润性癌以及转移性病变的整个进展过程中周期蛋白D1均高表达且相对恒定。

周期蛋白D家族的其他成员周期蛋白D2和周期蛋白D3，也常常被扩增，其编码蛋白在许多人类癌症中过表达。周期蛋白D2过表达常见于B细胞淋巴细胞白血病、淋巴浆细胞淋巴瘤、慢性淋巴细胞白血病以及睾丸和卵巢生殖细胞肿瘤。周期蛋白D3过表达常见于胶质母细胞瘤、肾细胞癌、胰腺腺癌和一些B细胞恶性肿瘤，如弥漫性大B细胞淋巴瘤或多发性骨髓瘤。CDK4过表达常发生在乳腺癌、胶质瘤、多形性胶质母细胞瘤、肉瘤和脑膜瘤中，通常是基因扩增的结果。此外，在p16INK4a的基因丢失、突变或沉默的肿瘤中，包括视网膜母细胞瘤、骨肉瘤、小细胞肺癌和膀胱癌等，通常与pRb蛋白的丢失相关。

（二）Rb通路蛋白与肿瘤

大多数人类肿瘤中只出现一个成员或Rb蛋白通路的一个环节的改变。通常，肿瘤中周期蛋白D1过表达，那么Rb蛋白和p16INK4a表达正常，可能是过量的周期蛋白D1足以规避p16 INK4a的抑制作用和中和Rb的功能。这个现象表明，在癌细胞增殖中，pRb途径是线性的，并且Cdk4和Cdk6的关键底物是Rb蛋白。因而，Rb途径中任一分子失活，都会导致E2F转录因子的调节缺失，足以使肿瘤细胞增殖不受细胞周期调控。而乳腺癌中周期蛋白E过表达则很可能存在Rb蛋白核心通路的其他分子突变，这可能是由于周期蛋白E在细胞周期调控中处于“下游”，并加强周期蛋白D、Cdk4和Cdk6等pRb通路核心分子的作用。

（三）ATM与肿瘤

如前所述，不同类型的DNA损伤反应，是由参与检测DNA损伤的特定分子介导的。多种遗传毒性因子均可导致DNA链断裂，如电离辐射、辐射化学因子和拓扑异构酶抑制剂等，而这些因子都激活ATM激酶。共济失调-毛细血管扩张症（ataxia telangiectasia）患者大多数均有ATM基因（ataxia telangiectasia-mutated gene）突变，该基因位于人类染色体的11q22~23，主要参与DNA损伤识别和修复，参与多个细胞周期检查点（G_1/S期，S期和G_2/M期）调控，通过相应的信号转导途径，介导特定分子间相互作用激活或抑制相应的细胞因子。ATM基因最容易发生A-T突变，进而导致其编码的蛋白失活，在DNA断裂损伤反应中有几种相应等信号转导途径受损，细胞对造成DNA损伤的毒性因子极为敏感。A-T患者对电离辐射极度敏感，并容易发生淋巴恶性肿瘤。

女性A-T携带者在低剂量辐射可能更容易患上癌症，因此应尽量避免乳房高辐射的X光检查。突变型ATM与幼淋巴细胞白血病（T-prolymphocytic leukemia，T-PLL）有明显的相关性，由于两个ATM等位基因发生重排或突变进而使ATM失活，在50%以上的T-PLL患者的肿瘤组织均存在，这表明ATM是一个重要的抑癌基因。

$ATM^{-/-}$小鼠容易发展为恶性胸腺淋巴瘤，通常4个月大时死亡。在另一种小鼠品系中，敲掉ATM基因，肿瘤发生的平均时间更长，超过50%的动物能存活到10个月，两个小鼠模型之间的癌症易感性差异可能是由于遗传背景差异所致。从小鼠实验中可以看到A-T患者的变异性。

（四）p53与肿瘤

P53在正常情况下水平很低，其四聚体具有转录因子的作用。细胞应激时，p53经过翻译后修饰并稳定，导致其积累。细胞受到应激后，p53蛋白作为转录因子发挥作用，促进参与细胞周期停滞或凋亡的多个基因转录。90%的肿瘤中p53发生突变并失去功能，在剩下的10%病例中，p53蛋白完全不存在。p53是几种信号通路的组成部分。因此，这些通路中其他基因的突变或表达变化会影响p53的功能和p53调节的信号级联。MDM2(murine double minute-2)编码一种核蛋白，分子量为90kD。MDM2通过结合p53使其泛素化并转运到蛋白酶体降解。正常细胞中，当p53被ATM磷酸化时，其对MDM2的亲和力下降，p53积累并作为转录因子发挥作用。但在肉瘤中，由于基因扩增、基因转录增强或其mRNA翻译增强，MDM2蛋白水平升高，可能会耗尽p53，产生p53缺失的表型。一些病毒编码的蛋白质具有MDM2的作用模式，使细胞缺乏p53，例如，宫颈癌和喉癌中，人乳头状瘤病毒(HPV)HPV16和HPV18亚型，产生两种致癌蛋白E6和E7。E6蛋白特异性结合p53并导致其降解，E7蛋白结合细胞pRb。

(五) CHEK1和肿瘤

CHEK1在DNA损伤反应中具有一定作用，其功能缺失突变有助于增强某些肿瘤的遗传稳定性。而肿瘤中CHEK1突变非常罕见，仅限于结肠癌、胃癌和子宫内膜癌。由于插入或缺失一个腺嘌呤，一些结肠癌和子宫内膜癌存在CHEK1的移码突变，使其催化结构域的C端和富含SQ的调控结构域完全缺失，因此截短的CHEK1蛋白具有功能缺陷。此外，胎儿肺小细胞癌中癌细胞可以产生CHEK1的mRNA，编码较短的CHEK1亚型，其催化域缺乏保守序列，缺失区域与底物选择性有关。Chk1$^{-/-}$的小鼠会导致早期胚胎致死。

(六) CHEK2与肿瘤

CHEK2基因改变可能易患癌症的第一个证据是在家族中检测到罕见的CHEK2种系突变，这种突变具有LFS的形式。LFS是一种家族性癌症综合征，最初与p53的种系突变有关。LFS是乳腺癌和肉瘤等的特征，在儿童时期出现。CHEK2*1100delC是CHEK2的变异体，有一个C缺失，产生一个截短的CHEK2蛋白，激酶域消失，CHEK2失去激酶活性，并且截断蛋白不稳定，因而CHEK2功能常常因CHEK2蛋白显著减少或缺失而丧失。

但是，在已经存在BRCA1和BRCA2突变家族里，CHEK2*100delC不会增加癌症风险。这一现象与CHEK2、BRCA1和BRCA2参与同一DNA损伤反应一致，该反应结果受到这些基因中任何一个突变的干扰。

(杨 霞)

参考文献

1. Akiyoshi B, Sarangapani KK, Powers AF, et al. Tension directly stabilizes reconstituted kinetochore-microtubule attachments. Nature, 2010, 468(7323): 576-579.
2. Bieling P, Telley IA, Surrey T. A minimal midzone protein module controls formation and length of antiparallel microtubule overlaps. Cell, 2010, 142(3): 420-432.
3. Bose T, Gerton JL. Cohesinopathies, gene expression, and chromatin organization. J Cell Biol, 2010, 189(2): 201-210.
4. Civelekoglu-Scholey G, Scholey JM. Mitotic force generators and chromosome segregation. Cell Mol Life Sci, 2010, 67(13): 2231-2250.
5. Fiore BD, Pines J. A destruction escapes the spindle assembly checkpoint. J Cell Biol, 2010, 190(4): 501-509.
6. Glotzer M. The 3Ms of central spindle assembly: micro-tubules, motors and MAPs. Nat Rev Mol Cell Biol, 2009, 10(1): 9-20.
7. Gómez-López S, Lerner RG, Petritsch C. Asymmetric cell division of stem and progenitor cells during homeostasis and cancer. Cell Mol Life Sci, 2014, 71(4): 575-597.
8. Izawa D, Pines J. How APC/C-Cdc20 changes its substrate specificity in mitosis. Nat Cell Biol, 2011, 13(3): 223-233.
9. Kiyomitsu T, Cheeseman IM. Chromosome- and spindle-pole-derived signals generate an intrinsic code for spindle position and orientation. Nat Cell Biol, 2012, 14(3): 311-317.
10. Kops GJ, Saurin AT, Meraldi P. Finding the middle ground: how kinetochores power chromosome congression. Cell Mol Life Sci, 2010, 67(13): 2145-2161.

11. Lu MS, Johnston CA. Molecular pathways regulating mitotic spindle orientation in animal cells. Development, 2013, 140(9): 1843-1856.
12. Mondal G, Rowley M, Guidugli L, et al. BRCA2 localization to the midbody by filamin A regulates cep55 signaling and completion of cytokinesis. Dev Cell, 2012, 23(1): 137-152.
13. Pollard TD. Mechanics of cytokinesis in eukaryotes. Curr Opin Cell Biol, 2010, 22(1): 50-56.
14. Rosenthal CK. Replication licensing in vivo. Nat Cell Biol, 2012, 14: 237.
15. Subramanian R, Wilson-Kubalek EM, Arthur CP, et al. Insights into antiparallel microtubule crosslinking by PRC1, a conserved nonmotor microtubule binding protein. Cell, 2010, 142(3): 433-443.
16. Thompson SL, Bakhoum SF, Compton DA. Mechanisms of chromosomal Instability. Curr Biol, 2010, 20(6): R285-R295.
17. Wood AJ, Severson AF, Meyer BJ. Condensin and cohesin complexity: the expanding repertoire of functions. Nat Rev Genet, 2010, 11(6): 391-404.
18. Otto T, Sicinski P. Cell cycle proteins as promising targets in cancer therapy. Nature Reviews Cancer, 2017, 17(2): 93-115.
19. Luo C, Deng Y P. Retinoblastoma: concerning its initiation and treatment. International Journal of Ophthalmology, 2013, 6(3): 397-401.
20. Sherr C J, Beach D, Shapiro G I. Targeting CDK4 and CDK6: from discovery to therapy. Cancer Discovery, 2015, 6(4): 353-367.
21. Goodman SR. Medical cell biology. 3rd ed. Amsterdam Boston: Elsevier Academic Press, 2008.

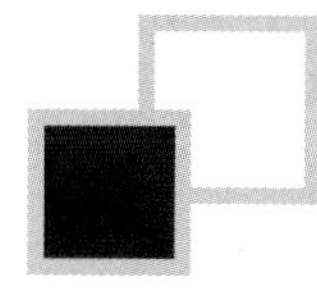

第十一章　肿瘤细胞

摘要

机体器官与组织的正常细胞，经过多步突变演进，形成肿瘤细胞（tumor cell），构成肿瘤组织。肿瘤细胞能够高度维持生长信息活性、逃脱细胞生长抑制性调控与抵抗细胞死亡，以保持稳定生长；肿瘤细胞能够重新编程能量代谢途径、诱导血管形成、逃逸机体免疫反应、浸润周围组织和远处转移。肿瘤细胞具有基因组不稳定（genomic instability）特点，形成肿瘤细胞与肿瘤组织的异质性。肿瘤细胞还可通过与周围组织细胞相互作用，构建肿瘤细胞生长的微环境。通过研究肿瘤细胞学特性，以便揭示肿瘤细胞的本质与行为，从而找出预防、诊断与治疗肿瘤的途径与手段。

肿瘤（tumor）可以发生在人体内任何部位，是体内细胞失去了受控性生长特性、过度增生而形成的一类疾病。肿瘤包括了良性肿瘤（benign tumor）与恶性肿瘤（malignant tumor），常见的恶性肿瘤有上皮组织来源恶性肿瘤，称为癌（carcinoma）如肺癌、肝细胞癌、胃癌；结缔组织发生的恶性肿瘤，称为肉瘤（sarcoma），如纤维肉瘤（fibrosarcoma）、骨组织恶性肿瘤骨肉瘤（osteosarcoma）、神经组织神经胶质母细胞瘤（glioblastoma）；血液系统等间质组织发生的恶性肿瘤命名较为复杂，如白血病、淋巴瘤（霍奇金病）等。随着现代生物医学进展，控制非肿瘤疾病特别是外因性疾病已越来越有办法和手段，然而临床上对肿瘤特别是恶性肿瘤的控制远远落后预期，因此，肿瘤特别是恶性肿瘤成为目前包括细胞生物学在内的生物医学研究的热点领域。

第一节　肿瘤细胞的生物学特性

一、机体组织器官的细胞理论上都可能演变为肿瘤细胞

在人体内，所有的器官组织可形成恶性肿瘤（图 11-1）。即使恶性肿瘤细胞已转移，通常也可以追溯到最初发生在特定组织器官内的原发肿瘤（primary tumor）。迄今认为原发肿瘤是始于某些遗传改变的单个细胞，该细胞经分裂后成为异常细胞，之后该变异细胞的部分子代细胞在生长与分裂中累积更多的遗传改变，与其他细胞相比，这些细胞获得了更快生长的能力，分裂形成更多的异常细胞，最终形成肿瘤组织，这些异常细胞构成了肿瘤组织主要的实质细胞成分，为肿瘤细胞。肿瘤组织可由单一细胞突变增殖形成，为单克隆源性肿瘤（monoclonal tumor）；也可由多个突变细胞增殖形成，为多克隆源性肿瘤（polyclonal tumor）。目前可以通过肿瘤细胞基因组内特定序列确定恶性肿瘤组织内的肿瘤细胞是由单个细胞增殖即单克隆增殖所形成的，或由多个细胞增殖即多克隆增殖所形成的。如在临床上通过分析免疫球蛋白基因重排序列可确定 B 淋巴细胞白血病为单克隆源性或多克隆源性肿瘤。

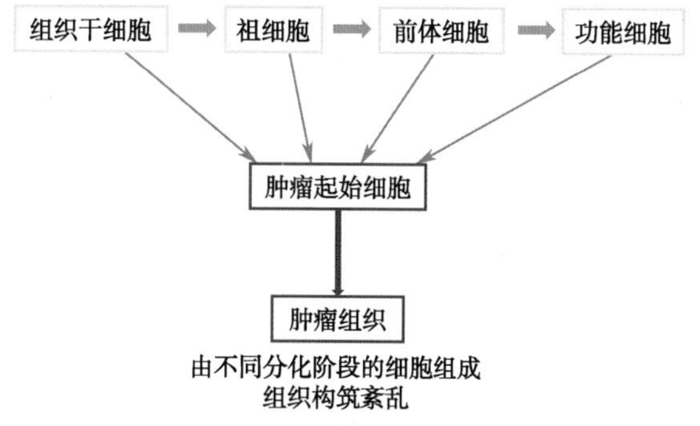

图 11-1　肿瘤发生组织细胞示意图

二、肿瘤有良性和恶性之分

肿瘤是机体在各种致瘤因子作用下，由器官组织内的细胞不受控制地增生形成、以异常细胞为主要成分所构成的组织（图 11-2），在实体组织内这种异常实质细胞构成的组织多呈占位性块状突起，常称为赘生物（neoplasm）。根据肿瘤内异常细胞的生物学特性及其对机体的危害程度，可将肿瘤分为良性（benign）肿瘤和恶性（malignant）肿瘤。通常非严谨的病理语境中，癌症（cancer）代表恶性肿瘤。良性肿瘤一般生长较缓慢，不具有侵袭性（invasion），不发生转移（metastasis），因此良性肿瘤只要在局部进行切除或破坏，通常容易治愈，不再复发。恶性肿瘤与良性肿瘤相比较，有两个显著特点：一是恶性肿瘤具有侵袭性，侵袭周围组织，向周围组织扩散生长；二是恶性肿瘤具有转移能力，肿瘤细胞可从原发肿瘤组织内脱离出来，进入血液或淋巴管，抵达机体的远端其他部位，形成肿瘤组织，生长为继发性肿瘤（secondary tumor）。通常恶性肿瘤难以治愈。

从单个恶性肿瘤的生长历程来说，转移是它的最终表现形式，也是其基本特征。90% 以上的恶性肿瘤患者最后死于肿瘤转移。肿瘤细胞的转移本身是一个多阶段过程，主要包括如下几个步骤（图 11-3）：①癌细胞侵袭所在局部组织、淋巴管与血管；②进入血液循环；③离开血管；④在远处部位建立新的集落，形成转移瘤，即继发性肿瘤。在肿瘤组织内只有少部分肿瘤细胞具有转移能力；在细胞内需要多基因包括癌基因、肿瘤转移相关基因及肿瘤转移抑制基因等共同作用下，肿瘤细胞方能获得转（迁）移能力。具有转移能力的肿瘤细胞需要合适条件，才能形成转移瘤。这些条件包括了肿瘤组织内有能够促使肿瘤细胞转移的组织结构如合适的血管网络、淋巴管网

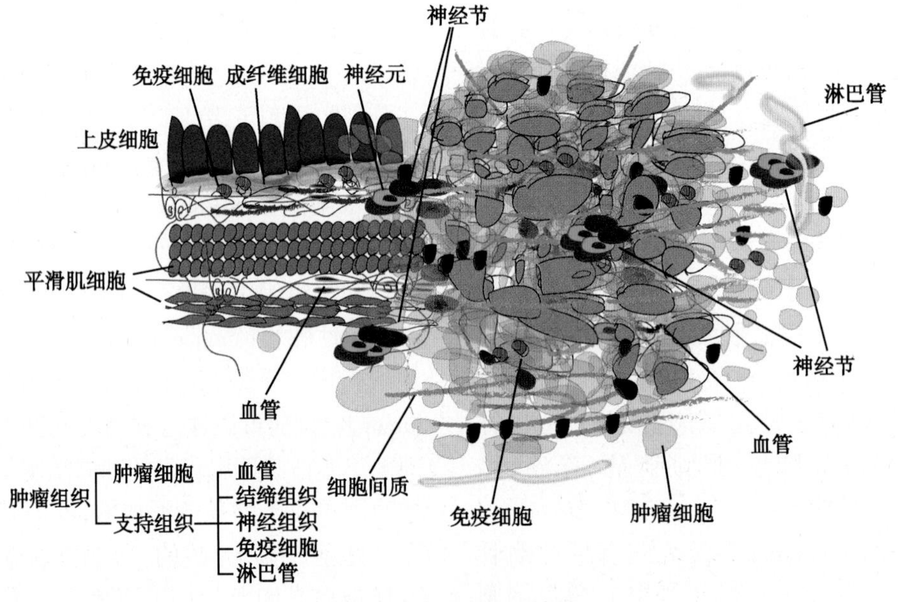

图 11-2 肿瘤组织示意图

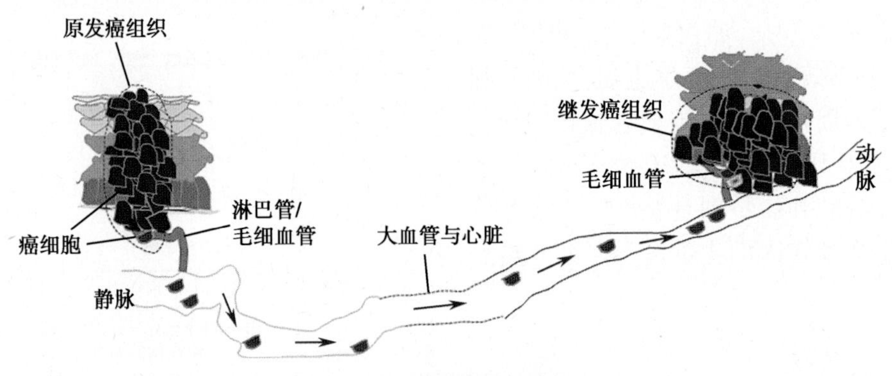

图 11-3 肿瘤转移示意图

络、结缔组织等以及适合转移的患者体内条件如免疫功能状态、适合肿瘤细胞生长的远端器官组织等。

三、肿瘤细胞具有持续生长的能力

肿瘤细胞一个基本的特性是缓慢生长。正常器官与组织受控于稳态机制,精细调节细胞增长(殖)和分裂,维持细胞的数量、组织结构与功能。然而,肿瘤细胞具有持续的增长特性,不仅细胞数量增加,而且生长旺盛的肿瘤细胞严重破坏组织与器官结构,使得正常组织器官功能难以维持。导致肿瘤细胞持续增长的原因包括:细胞增殖信息在肿瘤细胞内能够持续性维持、细胞内抑制生长的信息在肿瘤细胞内受到压制甚至消除,肿瘤细胞对死亡或凋亡反应产生顽强的抵抗作用。

1. 肿瘤细胞内拥有持续生长信息 正常细胞促进生长信息的产生、释放、消除等受到非常精细的调控,引导细胞的生长与分裂,最终确保组织器官内细胞数量的稳定、结构和功能的维持。正常情况下,配体与细胞表面生长因子受体结合的激活,启动生长信息向细胞传导环节,经过一系列复杂过程,生长信号传递到细胞核,作用到相应的促细胞增殖基因,例如原癌基因,激活细胞的生长与细胞分裂。肿瘤细胞内促生长的信息通路失调,导致促生长信息通路持续活化,成为肿瘤细胞命运的主控者。肿瘤细胞内持续活化的生长信息通路可由几个方面形成:肿瘤细胞本身持续分泌生长因子,通过结合细胞的表面受体,持续促进细胞分裂和生长;肿瘤细胞内生长信息通路中的突变蛋白,不再依赖表面生长因子激活,成为持续活性状态,促进生长信息通路促进细胞的分裂和细胞生长;肿瘤细胞内促进细胞分裂周期进程调控因子活化性突变,使细胞处于持续分裂状态,促使细胞生长等。

2. 肿瘤细胞内生长抑制调控信息受到压制 肿瘤细胞维持增殖信息通路活性外,还必须对抗细胞生长的负性调控程序。这些负性调控程序主要包括抑制细胞周期、细胞生长、细胞黏附和细胞接触等相关调控程序。细胞内这些负性调控程序通常是由肿瘤抑制因子介导,在肿瘤细胞内这些肿瘤抑制因子突变,导致负性调控信息活性减弱或消失,不能有效抑制生长信息通路活性,使其保持一种持续活化状态,促进细胞生长和分裂。

3. 肿瘤细胞抵抗死亡通路 肿瘤细胞既要保持缓慢生长,还要避免细胞死亡发生。组织内正常细胞内,当发生衰老、遭遇压力损伤特别是遗传物质损伤或者细胞过度增殖导致细胞数量失去稳态时,可以启动细胞死亡程序,促使细胞死亡,以消除衰老和受损的细胞,维持组织内细胞数量平衡。这些逆转的细胞内死亡程序包括凋亡(apoptosis)、细胞自噬(autophagy)、程序性坏死(necroptosis)等。而肿瘤细胞可以逆转这些细胞死亡程序,即使在细胞内损伤增多时,诱导细胞内死亡程序也不能被启动。据报道,肿瘤细胞中与细胞死亡通路相关的蛋白可能发生突变,导致这些通路的活性改变,肿瘤细胞不再死亡。最终结果是肿瘤细胞持续处于活化状态,细胞增殖失控。

四、肿瘤细胞重构能量代谢

肿瘤细胞缓慢生长的特点不仅使细胞生长失去控制,细胞的能量代谢也发生相应改变,以保证肿瘤细胞增生所需的能量供应。在有氧条件下,正常的细胞通过胞质内葡萄糖酵解途径生成丙酮酸,然后在线粒体内进行有氧代谢后生成二氧化碳;在厌氧条件下,葡萄糖酵解成为主要的代谢途径,只有很小部分丙酮酸在线粒体内进行耗氧代谢形成二氧化碳。Otto Warburg 观察到,即便在有氧条件下,肿瘤细胞内葡萄糖依然主要通过酵解途径代谢,这一现象被称为有氧糖酵解(aerobic glycolysis),也被称为 Warburg 效应。葡萄糖有氧糖酵解形成的 ATP 数量远小于线粒体内的有氧代谢,为了满足细胞内能量的需要,通过上调葡萄糖转运因子,致使肿瘤细胞葡萄糖内向转运明显增多,其葡萄糖的转运活性显著高于正常细胞。目前认为,肿瘤细胞内高效发挥糖酵解的功能,正是细胞利用糖酵解形成的中间产物合成核酸、氨基酸等,进而合成核苷酸、蛋白等生物大分子,构成细胞器,形成新肿瘤细胞的前提条件。

在肿瘤组织内,存在有两类肿瘤细胞,一类肿瘤细胞利用葡萄糖,进行有氧糖酵解获取能量,分泌乳酸,乳酸则成为废物;另一类肿瘤细胞摄取和利用废物乳酸作为主要能量来源,进行有氧代谢。在这类细胞中,部分乳酸通过线粒体内三羧酸循环进行有氧代谢形成 ATP。这两类细胞在肿瘤组织内共生，虽然获取能量的物质来源不同，但肿瘤细胞可以相互协同，相互利用，维持肿瘤组织缓慢性生长的特性。

五、肿瘤细胞逃避免疫抑制

肿瘤细胞的免疫逃逸（immune evasion）是肿瘤发生的关键因素之一。临床观察显示，人体具有抗肿瘤细胞的免疫反应。在自然杀伤性淋巴细胞（natural killer lymphocyte，NK）缺陷的患者中，移植 NK-T 细胞和 NK 细胞可以改善某些肿瘤的预后。给肿瘤患者进行器官移植后发现，移植组织中不再产生肿瘤细胞，也不会形成肿瘤组织块，显示供体（移植）的免疫系统可能抑制肿瘤细胞生长与肿瘤组织形成。也已证实，在肿瘤患者体内，用于清除癌细胞的免疫细胞功能减低，甚至失活，使得肿瘤细胞逃避免疫系统的围剿。肿瘤细胞通过释 TGFβ 或者其他免疫抑制因子，抑制肿瘤组织内 NK-T 细胞和 NK 细胞的功能，促使肿瘤细胞逃逸免疫清除；肿瘤细胞可促使具有免疫抑制作用的细胞，包括有调控作用的 T 细胞和骨髓衍生抑制细胞（Myeloid-derived suppressor cells，MDSCs）增殖，从而抑制细胞毒淋巴细胞（cytotoxic lymphocytes，CTL）的功能，使肿瘤细胞逃逸免疫系统的清除而增殖与演进。因此，目前认为在肿瘤组织中和周围，活化那些具有识别和攻击肿瘤细胞的免疫细胞，可以清除早期肿瘤细胞，并限制晚期肿瘤的生长和消除肿瘤微转移的形成。免疫细胞能够持续地监测肿瘤细胞的产生，识别和清除大量的初发肿瘤细胞。当肿瘤细胞能够以某种方式成功逃逸免疫系统的识别与清除，或限制免疫系统对肿瘤细胞杀伤作用，肿瘤细胞就会生长与扩展形成肿瘤组织。

六、肿瘤细胞诱导血管生成

肿瘤组织内新生血管生成、维持与改建，是肿瘤组织微环境形成的重要基础，与肿瘤的形成与发展密切相关。肿瘤组织的复杂程度接近甚至超过肿瘤来源的正常组织。肿瘤组织与正常来源组织一样，需要摄取营养物质和氧气为其提供能量，同时排泄代谢产物（如 CO_2），肿瘤组织内的血管是满足这些需求的结构基础。肿瘤组织为获取能量物质，因此会有大量的新生血管生成（angiogenesis）和血管的改扩建，形成肿瘤自身的血管网络，并与所在组织的血管相通，从而使肿瘤细胞所需的各种营养物质和氧气源源不断。在肿瘤的发展过程中，血管生成持续处于激活状态，致使邻近肿瘤周边的正常组织和肿瘤组织内部不断萌生新的血管，以支持不断扩大的肿瘤组织生长。在肿瘤组织血管形成时，促进血管生成的因子，包括血管内皮生长因子 A（VEGF-A）和凝血酶敏感蛋白 1（TSP-1）。这两类促血管生成因子在肿瘤组织内高表达，持续诱导血管的形成，构建血管的网络，促进肿瘤细胞的生长。

肿瘤组织血管生成不仅受血管生成因子的调节，也受多种细胞的调节。现已经证明，参与造血发生（hematopoiesis）的全部细胞也都参与肿瘤组织内的血管生成。这些细胞包括巨噬细胞、中性粒细胞、肥大细胞和骨髓祖细胞等。它们可以进入肿瘤组织内，促进肿瘤组织的形成。这些细胞也在肿瘤组织病变的边缘聚集，触发以前静止的组织内血管生成，参与维持肿瘤组织内的血管形成。另外，某些肿瘤组织中有一些来自骨髓的细胞如血管祖细胞等，形成周细胞或者内皮细胞掺入到新生血管系统中，促进肿瘤组织血管的形成。

七、肿瘤的进展是渐进性

目前认为肿瘤的发生是一个渐进性的过程，通常需要在特殊的外部致癌因子作用下，需要长时期才能形成。例如，肺癌多在吸烟后 20 年左右才发生。又如日本广岛和长崎遭受原子弹打击后 5 年，当地居民白血病的发病率才显著升高。此外，职业暴露于化学致癌物 2-萘胺（2-naphthylamine）的工人，通常也要在 10~20 年或需更长时间才发生膀胱肿瘤。在这一过程中，形成肿瘤的起始细胞要历经连续的遗传学和表观遗传学改变，才能成为肿瘤细胞，最终形成肿瘤组织，这一过程称为肿瘤演进过程（tumor progression）（图 11-4）。子宫颈上皮细胞癌变过程是十分经典的肿瘤演进过程。在正常的子宫颈复层鳞状上皮中，细胞分裂仅见于基底层；到了上皮轻度增生时，则上皮层的下 1/3 均可见到分裂的细胞，但表层细胞仍呈扁平状，显示某些分化特征，但其分化已不完全；到了重度增生时，则整个上皮层均见有细胞增殖，而且分化很差，当恶性

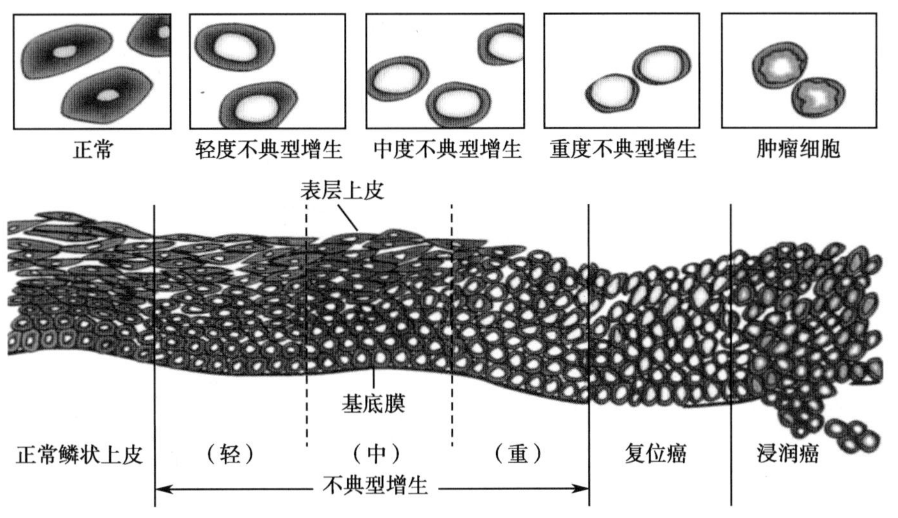

图 11-4 子宫颈上皮非典型增生与肿瘤发生的渐进性

新生物形成时，其细胞已穿越并破坏了基底层，直达下方的结缔组织；通常从宫颈上皮组织的增生发展至侵袭性宫颈上皮细胞癌要经历数年时间。

八、肿瘤具有异质性

目前认为，细胞群体中产生突变是随机的，某一细胞持续产生突变的情形不甚常见，因此在同一个肿瘤中，源于随机突变所形成的肿瘤细胞表型是不完全相同的，这便是肿瘤异质性（tumor heterogeneity），肿瘤异质性包括了三个方面的意思：①从人群角度出发，肿瘤在不同的个体中呈出不同的特性，表现具有显著差异；肿瘤个体差异性是临床上寻找个体化肿瘤预后判断指标和治疗的动力。②同一种肿瘤在个体内不同阶段的差异性，即早期肿瘤与晚期肿瘤在细胞构成、对治疗反应等都有差异性。③肿瘤组织异质性，包括了肿瘤组织结构异质性和肿瘤细胞异质性两个层面。

1. 肿瘤组织结构异质性 肿瘤组织结构异质性包括肿瘤组织中肿瘤细胞排列构筑的异质性和肿瘤组织间质构筑的异质性。在一个肿瘤组织内，不同部位的肿瘤细胞的排列构筑是有区别的，在一些部位，如分化较高的肿瘤细胞，可形成与来源组织类似的结构。如在鳞癌内，肿瘤细胞可形成类似表皮样结构，也可形成角化珠；在腺癌肿瘤组织内，分化较为成熟的肿瘤细胞，可排列形成腺体样结构；在脂肪肉瘤中，分化成熟的细胞，可以形成脂肪样结构等。而在分化低的肿瘤细胞区，肿瘤细胞可成团排列，形成肿瘤细胞团块，有时可呈弥散状分布，没有来源组织的结构，在这些区域，很难判断其组织来源。总之，在肿瘤组织内，肿瘤细胞的排列构筑不均一，不同部位的肿瘤细胞排列也不尽相同。在低分化的肿瘤中，肿瘤细胞这种排列构筑的异质性就更为明显，成为诊断肿瘤来源的一个难点。

肿瘤组织中的间质包括血管、结缔组织、神经组织等，同时也包含来源组织的特异性间质，如骨肿瘤，可包含骨基质，软骨的肿瘤组织内包含有软骨基质等。肿瘤组织内结缔组织和组织特异性的基质分布是不均匀的。有些肿瘤中结缔组织多，有些则结缔组织少。同样，肿瘤内有些区域内血管密度高，在另一些部位，血管较少或很难检测到血管。由于血管分布的不均匀，使肿瘤细胞的营养与氧气供应不同，使肿瘤细胞的生长表现不同，可影响肿瘤细胞对治疗的反应，导致治疗效果的差异。肿瘤组织构筑的异质性，同时也可以提供肿瘤来源组织的信息，在低分化的肿瘤中，存在着大量的、无法确定组织来源的结构，如果能找到一些与来源组织结构相似的组织构筑，可以帮助确定肿瘤的组织来源。另一方面，在某些高分化恶性肿瘤中，其增殖构筑与来源的组织结构非常一致，很难确诊其是否是恶性肿瘤。在这些肿瘤中，往往是在肿瘤组织中发现了较幼稚的组织结构而被确定其具有恶性肿瘤特征。

2. 肿瘤细胞的异质性 肿瘤细胞的异质性也包含了两个层面的意思：由不均一肿瘤细胞成分构筑为每一个肿瘤细胞群和由多个不均一的肿瘤细胞群构筑瘤块组织。在肿瘤中，不同的区域内，肿瘤细胞形成的细胞群是不一样的。如在鳞状细胞癌中，一些鳞状细胞可形成比较成熟的细胞结节，其结构与皮肤的结构相似，由外到内，分别为与皮肤表皮的基底细胞样细胞，细胞结节中心的角质珠结构，与表皮结构完全类似；而在另一些区域内，肿瘤细胞构成的细胞结节，由分化低的细胞构成，无法区分出其细胞成分。

肿瘤组织内每一肿瘤细胞群的异质性同样非常明显。在同一个肿瘤细胞的团块或结节内，其细胞的组成是不一样的。如前面提到的鳞癌组织中高分化的细胞结节，是由不同分化阶段的细胞组成的。而在低分化的肿瘤细胞结节内，表面上看，这些肿瘤细胞是比较均一的，但是，仔细分析就会发现，其实这些细胞团块内的肿瘤细胞是不均一的。肿瘤细胞的异质性表现在细胞增殖、细胞浸润与转移、细胞内代谢、细胞表面标志物、细胞对宿主免疫攻击敏感性以及细胞对治疗反应等指标。

第二节 肿瘤发生的遗传因素

肿瘤形成通常需要多个步骤，每个步骤也由多种因素所控制，在这些因素中，一些取决于个体的遗传构成，另一些则取决于个体的生活环境和生活方式。在人体细胞中，DNA 转录、重组、复制和修复过程中难免出现差错，就会发生诸多突变。在进入老年后，个体组织器官内也不可避免地会有一些突变的细胞最终积累到足够的遗传和表观遗传改变，从而转变为肿瘤细胞，形成肿瘤。

一、癌基因与肿瘤抑制基因

如上所述，体内肿瘤是否能发生要取决于一系列遗传突变（genetic mutation）和/或表观遗传改变（epigenetic alternation），即使发生肿瘤，肿瘤患者体内每个肿瘤细胞所发生的遗传学事件也都不尽相同，细胞内遗传突变即基因组 DNA 序列突变是细胞变异的基础性改变，而表观遗传改变是在遗传突变基础之上发挥作用以促进细胞变异发生发展。如果只将一系列相关基因中的某一个变异基因导入正常细胞，多不足以引起细胞的恶性改变；而变异基因间的相互协作，能够共同促进肿瘤细胞的发生与演化。因此，阐明单基因突变在肿瘤发生发展中的作用及揭示遗传学突变与肿瘤发生之间的关系非常复杂与困难。在肿瘤患者样本中，有大量的体细胞基因已经发生突变即体细胞突变（somatic mutations），这些基因突变只是遗传不稳定性的偶然性副产品，但是很难将这些无意义的突变和那些可引起恶性表型的突变区分开来。然而，尽管有这样那样的困难，在人类肿瘤细胞中，科学家们还是发现和鉴别出许多呈规律性改变的基因，即肿瘤关键基因（critical genes in cancer），意思是它们的改变常为癌症发生的关键原因。

按照这些癌症关键基因及产物在癌症组织中表达活性的高低，可将其分为两大类。第一类称为原癌基因（proto-oncogene），它们的功能如果发生获得性突变（gain-of-function mutation），可导致细胞癌变，这类基因过分活跃或过分表达则成为癌基因（oncogene）。第二类称为肿瘤抑制基因（tumor suppressor gene），或称为抑癌基因（anti-oncogene），由于这些基因的表达与肿瘤细胞发生呈负相关，若它们发生功能丧失性突变（loss-of-function mutation），则有助于癌症的发生。还有第三类维持基因组稳定性的基因突变，这类突变可引起基因组的不稳定性（genomic instability），因此它们在癌症发生中起着间接的作用。

原癌基因单拷贝的突变对于细胞具有显性的生长促进作用。因此，可以根据其作用识别出癌基因，可用 DNA 转染技术或是运用病毒载体，将该基因转染并整合至受体细胞（recipient cells）基因组内，鉴定癌基因。但是肿瘤抑制基因的致癌性等位基因（allele gene）通常是隐性的，也就是说在一个二倍体体细胞中，正常基因只有两份拷贝均丢失或失活方能起作用，因此需要设计不同的测定方法，方可将癌细胞中失去功能的肿瘤抑制基因寻找出来。在某些情况下，可发现特异的较大范围的染色体异常，甚至可在显微镜下观察到，并且往往与某一种特殊的癌症相关，这便可以提供癌基因所处位置的线索；染色体重排（chromosome rearrangement）也能激活癌基因；可见的染色体缺失（chromosome deletion）也有助于揭示出丢失的肿瘤抑制基因。

通过人类基因组序列大规模分析测序，目前鉴定出数百个原癌基因或肿瘤抑制基因。从理论上说，原癌基因和肿瘤抑制基因在细胞活动中均发挥关键的功能，它们编码的蛋白参与基因表达调控的各个关键节点；这些蛋白包括激活细胞表面受体的生长因子、细胞表面受体蛋白、细胞膜下受体传导蛋白、胞质内信息传递蛋白、调控转录因子、表观遗传调控因子、染色质重塑调控蛋白、RNA编辑调控蛋白、蛋白翻译调控蛋白及调控蛋白修饰的蛋白分子等（图11-5）；原癌基因或肿瘤抑制基因编码还编码DNA损伤修复、复制与重排的关键调控蛋白、细胞周期调控蛋白、细胞自噬与死亡调控蛋白等。

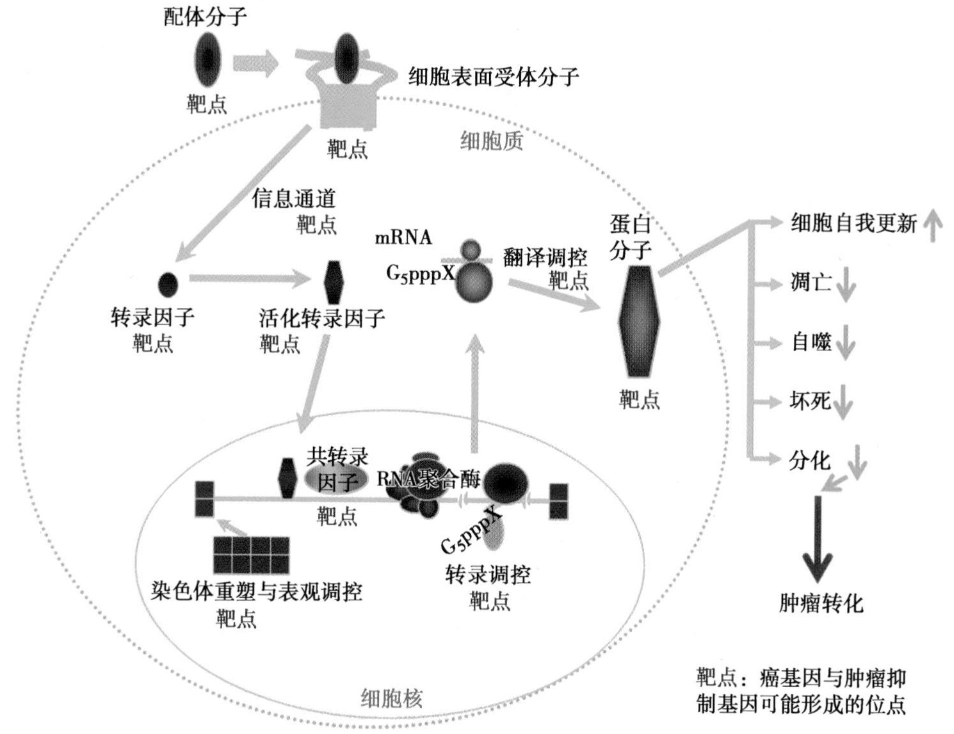

图11-5 基因表达调控通路中可能转为癌基因或肿瘤抑制基因的作用节点示意图

二、癌基因与肿瘤抑制基因形成机制

如图11-6所示，细胞内原基因突变为癌基因和肿瘤抑制基因失活的经典方式，包括基因启动子突变、基因增强子突变、基因缺失、基因融合和基因编码区突变等机制；细胞内基因数目的扩增也是原癌基因变为癌基因的机制之一。这些基因突变，改变了癌基因和肿瘤抑制基因在细胞活动中的功能，包括作为细胞表面受体的生长因子活性、受体蛋白活性、受体膜内区域（intracellular domain）蛋白活性、胞质内信息传递相关蛋白活性、转录调控因子活性、表观遗传调控因子活性、染色质重塑调控蛋白活性、RNA编辑调控蛋白活性、蛋白翻译调控蛋白及调控蛋白修饰的蛋白分子等蛋白的活性，或者DNA损伤修复调控蛋白活性、复制与重排的关键调控蛋白活性、细胞周期调控蛋白活性、细胞自噬与死亡调控蛋白活性等，这些蛋白活性改变，改变细胞内相应功能，致使细胞的增殖活性增强，变为肿瘤细胞。

基因编码区（gene coding region）可以发生突变，这些突变可以导致原癌基因编码的蛋白结构改变，使蛋白不需要调控而活化，进而改变细胞行为，使细胞获得肿瘤特性。如果这些基因编码的蛋白是细胞膜受体，则这些受体需要与配体结合就可以活化，形成功能二聚体，激活下游通路，启动信息传导通路，改变细胞行为，使细胞获得肿瘤特性；或者这些突变改变导致受体蛋白某个位点磷酸化（如丝氨酸突变为天冬氨酸），由于天冬氨酸本身带有磷酸根，因此就会使该突变蛋白永远处于磷酸化模拟状态，这些受体信号结构域就会“被”活化，使受体处于持续活化状态；如基因突变发生在一个负性调控蛋白编码区内，可以使这个蛋白的负性调控失活，致使基因编码的蛋白不受负性调控，呈现高活性状态，改变细胞的行为，成为肿瘤细胞。如果突变发生在肿瘤抑制基因编码区，可抑制蛋白活性，而不能约束细胞的增殖活性，改变细胞的行为，成为肿瘤细胞。

基因启动子突变（promoter mutation）可导致

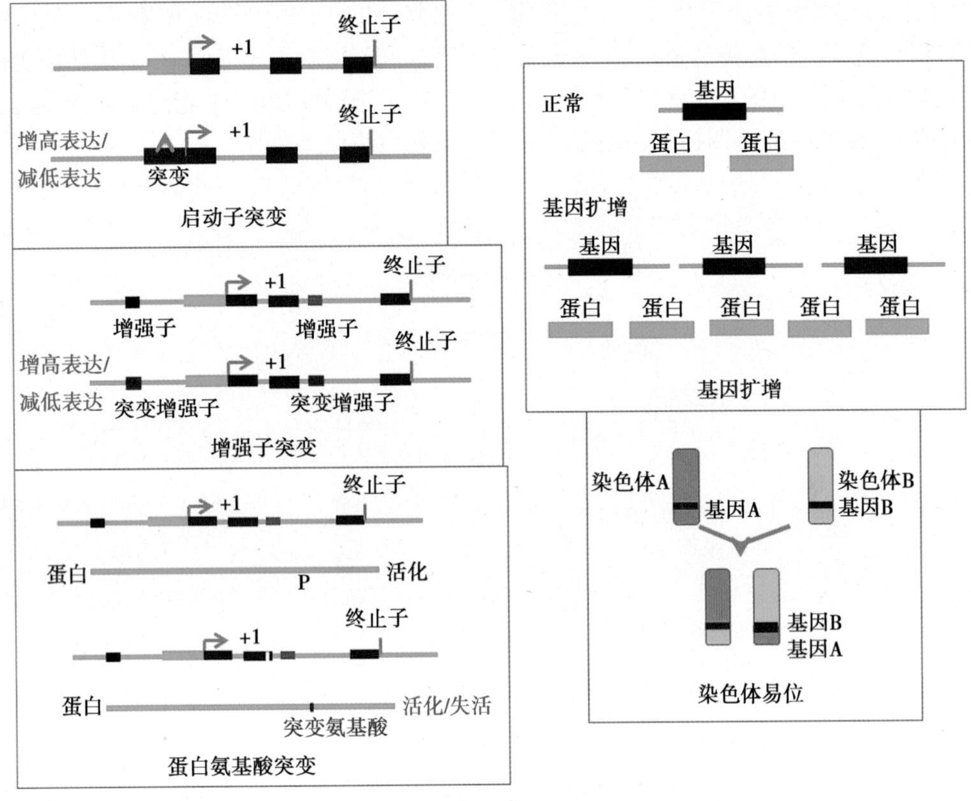

图 11-6 癌基因与肿瘤抑制基因形成机制示意图

细胞内一个原癌基因表达增高变为癌基因,也可导致一个肿瘤抑制基因表达降低或失活,突变的结果为正常细胞获得具有高度增殖的活性特征,最终形成肿瘤细胞。原癌基因启动子突变后,导致该基因转录活性高度增强,该基因转录不再受细胞所控制,转录生成大量 mRNA,致使细胞内的该基因蛋白含量增高,导致细胞呈现高度增殖状态,表型出肿瘤细胞特性。肿瘤抑制基因启动子突变,可导致该基因的转录活性受到抑制,而不能有效的转录形成 mRNA,导致细胞内细胞增殖负调控的蛋白含量减低或缺失,致使细胞内控制生长的活动不能受到控制,表现出高度增殖活性,导致肿瘤细胞形成。基因的启动子突变是常见的癌基因形成机制,也是肿瘤抑制基因失活的常见方式。

基因增强子突变(enhancer mutation),可导致原癌基因表达增高或在不表达的细胞内表达而成为癌基因,可使肿瘤抑制基因在相应的细胞内表达减低或失活,不能抑制细胞的增殖活性,而导致肿瘤细胞形成。基因增强子通常控制基因的表达量和表达细胞谱系,当原癌基因的增强子突变后,可以使细胞内该基因的表达增强,也可以使该基因在不应表达的细胞内高表达(可以理解为“在错误细胞做了错误的事”),或在可以表达该基因的细胞的某一不合适阶段表达该基因(即在正确的细胞的错误时刻做错了事),导致细胞的增殖活性紊乱,致使细胞呈现高增殖活性,变为肿瘤细胞。同样,肿瘤抑制基因的增强子突变,可导致该类基因在应该表达的细胞内不表达,不能对细胞增殖进行负性调控,而致使细胞的增殖活性增强,成为肿瘤细胞。

三、常见癌基因与肿瘤抑制基因举例

1. 细胞膜受体基因突变形成一类重要的癌基因 能与生长因子结合的生长因子细胞膜受体基因发生突变,从而形成一类重要的癌基因。其中研究较为明了,且已开发出针对性靶向小分子药物的受体类癌基因是表皮生长因子受体(EGFR)基因。EGFR 基因位于 7 号染色体短臂(7p11.2),编码 EGFR 蛋白的分子量为 170kDa。EGFR 为跨膜蛋白,其膜内结构域具有酪氨酸蛋白激酶(tyrosine protein kinase,TPK)活性。EGFR 属于 TPK 受体 HER/*erb*B 家族成员,该家族受体包括了 HER2(*neu*,*erb*B2)、HER3 和 HER4;

该家族成员具有类似的结构：受体结构包括N端富含半胱氨酸与配体结合的胞外段（extracellular domain）、单α螺旋跨膜结构域（single α-helix transmembrane domain）、胞质内酪氨酸激酶结构域（intracellular domain with TPK）以及C端信号结构域。与配体结合后，EGFR形成同源二聚体或与同家族的受体蛋白结合形成异源二聚体，激活TPK。后者激活后，可自我磷酸化C端信号结构域特异性氨基酸位点，促使该部位与下游信息通路偶联蛋白结合，激活下游信息通路。EGFR胞内信息主要由RAS-RAF-MEK-MAPK信息通路、PI3K-PTEN-AKT通路以及STAT通路介导。EGFR的下游信息通路通常介导细胞的生长、血管形成、肿瘤细胞转移和减少细胞凋亡等作用。

EGFR基因功能失调导致活性增加，成为癌基因；人肺癌中较常见EGFR基因功能失调。异常活化的EGFR是人肺癌发生和演进的关键蛋白之一。EGFR基因改变为癌基因的机制是细胞内原基因变为癌基因的经典方式：EGFR基因编码区可以发生突变，这些突变可以改变EGFR蛋白的结构，形成不需要与配体结合而活化的受体蛋白，在细胞膜形成功能二聚体，在没有配体存在时，EGFR受体亦可活化，激活TPK，启动信息传导通路，改变细胞行为，使细胞获得肿瘤特性；或者这些突变导致胞内域特异性磷酸化位点模拟氨基酸磷酸化，造成其C端信号结构域活化，使EGFR处于持续活化状态；EGFR基因调控序列发生突变，这些突变可导致EGFR基因不受调控或失调，导致EGFR基因高度转录，生成过量的EGFR的mRNA，致EGFR蛋白形成增多；EGFR基因可在染色质内扩增，形成多拷贝，使EGFR基因在染色质内多位点转录，导致过量的EGFR的mRNA生成，致其蛋白表达增高；这些高表达的EGFR蛋白和高活化能力的EGFR突变蛋白可强力驱动细胞生长而成为肿瘤细胞。这些失调的EGFR蛋白还具有其他功能，如EGFR的TPK失调可抑制细胞凋亡，促进肿瘤的演进；与整合素信息通路相互作用，活化细胞间质中的金属蛋白酶（MMP），改变细胞的黏附性，刺激细胞运动和获得侵袭能力，提升癌细胞转移性能等。基于EGFR的TPK已经研发出特异性抑制剂，在临床上用于EGFR突变的肺癌患者，已取得了良好的治疗效果。目前EGFR受体突变以及基于EGFR突变体发展出的肺癌靶向治疗路径已成为范例应用到其他受体类癌基因研究与治疗中。

2. 肿瘤抑制基因杂合性丢失　细胞内同源染色体上特定位点的等位基因，如果一侧等位基因带有突变，一侧等位基因正常，通常情况下，细胞表现正常；在细胞生长过程中，如正常一侧等位基因的对应序列发生缺失或突变，致使该基因变为杂合或纯合（heterozygous or homozygous mutation）突变，导致基因功能缺失，使细胞肿瘤性转化，该位点的基因即为肿瘤抑制基因，这种现象称为杂合性丢失（loss of heterozygosity，LOH）。通过杂合性丢失分析，可以确定细胞内的肿瘤抑制基因。目前在肿瘤中常观察到的杂合性丢失基因是位于染色体10q23.3的PTEN。通过杂合性丢失分析可在人胶质瘤、胰腺癌、肺癌、乳腺癌等肿瘤中检测到遗传性失活的PTEN基因。

PTEN（phosphatase and tensin homolog deleted on chromosome ten）的主要功能为脂磷酸酶，将3，4，5-三磷酸磷脂酰肌醇［phosphatidylinositol（3，4，5）-trisphosphate（PIP3）］去磷酸形成4，5-二磷酸磷脂酰肌醇［phosphatidylinositol-4，5-bisphosphate（PIP2）］。PIP3由PI3K磷酸化PIP2形成；PI3K是磷脂激酶（phospholipid kinase），由TPK和G蛋白偶联受体激活，活化下游PDK和AKT。在功能上，PTEN拮抗PI3K激活信息，进而抑制下游PDK1/AKT与AKT/mTOR通路活性。PTEN通过抑制PI3K/AKT/mTOR信息通路的致癌活性，成为肿瘤抑制基因。PTEN发挥其主功能外，还具有蛋白磷酸酶活性可使磷酸化丝氨酸/苏氨酸和磷酸化酪氨酸发生去磷酸化，进而调控GSK3、BAD、caspase-9、IκB、CREB、IRS1等蛋白的活性。PTEN是胞质和胞核内支架蛋白之一，支持蛋白翻译与转录等细胞内活动。在功能上，PTEN调控转录、蛋白翻译、细胞周期进展、细胞死亡、血管形成、肿瘤干细胞自我更新、细胞染色质稳定等而行使肿瘤抑制功能（图11-7）。在癌细胞中，PTEN的一个等位基因突变后，另一正常的等位基因不能完全抑制细胞肿瘤特性，PTEN微小的变化，都可能明显改变肿瘤的发生与演进过程；事实上，动物模型显示PTEN抑制肿瘤的效应呈现严格的剂量依赖性。因此，PTEN是单倍体不足的肿瘤抑制基因，在抑制肿瘤发生与演进过程中，需要完全的 PTEN 功能。

3. 转录因子基因突变能够形成一类重要的癌基因与肿瘤抑制基因 转录因子（transcription factor）基因突变是肿瘤细胞转化与维持的关键因子。CCAAT 增强子结合蛋白（CCAAT/enhancer-binding proteins，C/EBP）是研究较为充分的转录因子家族，包含了 C/EBPα、C/EBPβ、C/EBPγ、C/EBPδ 和 C/EBPδ。C/EBPα 是这个家族中首先被克隆的转录因子，在脂肪组织、肝脏、皮肤、肺、乳腺、造血系统起调控作用。在造血系统发生中，C/EBPα 是髓系祖细胞发生的主调控转录因子，通过调控分化基因的表达而控制粒系祖细胞发生和单核细胞分化、维持造血干细胞的静止状态、抑制造血干细胞凋亡等；C/EBPα 通过抑制 E2F 功能阻止细胞周期演进。C/EBPα 基因组不含内含子，转录形成的 mRNA 在 mTOR 信息通路的调控下，翻译形成 42kD 的 C/EBPα-p42 和 30kD 的 C/EBPα-p30 两条肽链（图 11-8）。C/EBPα-p42 的 N 端转录活性结构域是抑制 E2F 家族转录因子功能的结构，C/EBPαp30 缺少该结构，但保留了 DNA 结合区，因此，在细胞内当 p42/p30 的比例小于 1 时，C/EBPα-p30 显著地抑制 C/EBPα-p42 的功能，抑制 C/EBPα-p42 介导的细胞分化、释放 E2F 家族转录因子功能，促进细胞周期进展。

在急性髓性白血病中，t（8；21）易位产物 RUNX1/ETO 融合蛋白与 t（3；21）易位产物 RUNX1-MDS-EVI1 融合蛋白抑制 C/EBPα 转录。CBFβ-SMMHC 融合蛋白抑制 C/EBPα mRNA 的翻译。在慢性髓性白血病中，t（9；22）易位产物 BCR-ABL 融合蛋白抑制 C/EBPα mRNA 的翻译。在急性早幼粒细胞白血病中，t（15；17）易位产物 PMR-RARα 通过甲基化

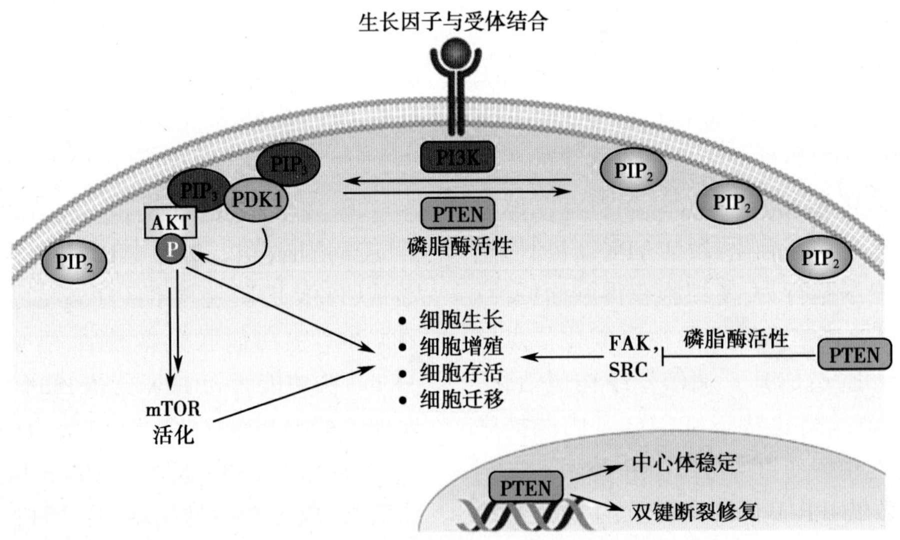

图 11-7 mTOP 信息通路调控 mRNA 翻译示意图

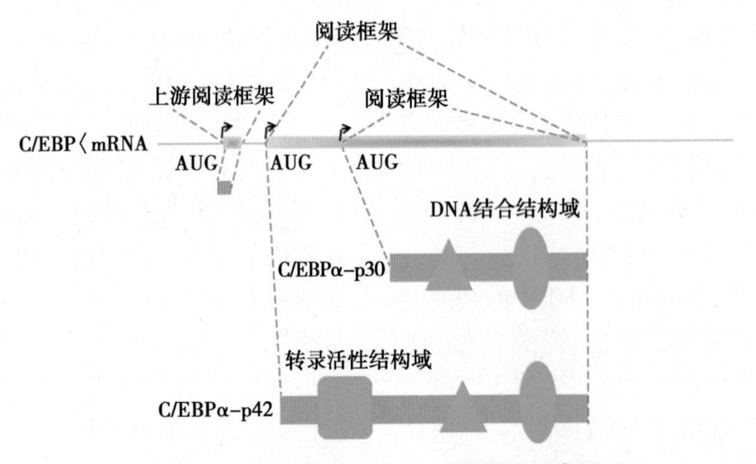

图 11-8 C/EBP α mRNA 翻译调控示意图

C/EBPα 基因的启动子区而抑制 C/EBPα 的转录。以上的分析结果显示，C/EBPα 表达受到抑制是髓性白血病发生的一个主要步骤，显示 C/EBPα 为一个肿瘤抑制基因。在急性髓性白血病患者中，C/EBPα 基因突变后，高表达 C/EBPα-p30，在动物模型中证明，C/EBPα-p30 诱导急性髓性白血病，证明 C/EBPα-p30 是一个癌基因。C/EBPα 在白血病发生中的作用显示，同一个基因在不同的突变体和条件下，可表现为肿瘤抑制基因或癌基因。

很多肿瘤，如肺癌、乳腺癌、结直肠癌、胃癌、肝癌、食管癌、膀胱癌及卵巢癌等，均可检测到某一个特定基因的变化或异常改变，找出这些变化基因的潜在意义，有助于临床肿瘤诊断。在肿瘤发生与演进中，可以利用生物标记技术示踪某些肿瘤中常见的基因突变以及编码蛋白的改变，譬如，在黑色素瘤中用生物素标记发现，Raf 蛋白激酶活性明显升高，而在其他肿瘤中则极少见；在乳腺癌和卵巢癌常见参与介导 DNA 断裂后同源重组修复的蛋白 BRCA1 与 BRCA2 发生突变。有些基因突变见于多数的肿瘤，例如，肺癌、结直肠癌、肝癌、肌肉肉瘤、脂肪肉瘤、淋巴瘤与白血病等肿瘤组织中常见 p53 基因和 c-myc 基因。人类基因组结构与序列分析除 DNA 测序之外，已发展出多种 DNA 与 RNA 测序和癌基因与抑癌基因鉴定分析技术，包括表达谱测序、甲基化测序、表观遗传学测序、染色质结构测序、单细胞测序等。还可以利用转基因小鼠（transgenic mice）或是基因敲除小鼠（gene knockout mice）等技术，通过分析这些基因改变后产生的生物学意义，可以确定癌症的关联性基因，为进一步明确癌症的发生与发展提供线索和基础。

第三节 肿瘤发生的环境因素

除遗传因素外，环境因素包括饮食习惯可加速肿瘤的发生。例如，食管癌的分布有明显的地域特征，如我国河南的林县、四川北部山区、哈萨克斯坦的古里亚夫、南非的特兰斯凯等；食管癌高发区和低发区相距很近，界限十分清楚，如河南省林县和范县，相距约 200km，其食管癌发病率相差数倍，南非特兰斯凯南部和北部之间食管癌发病相差 10 倍以上。鼻咽癌的发病也呈现地理分布特征，在我国南部地区如广东、广西，以及东南亚、东北非和地中海周围地区发病较高，而欧美地区的发病很低。胃癌在东亚国家如日本和中国发病率较高，而在欧美国家发病较低；我国远端结直肠癌症较常见，而欧洲美国近端结肠癌多见。这些观察结果显示，癌的发生有明确的环境因素。现已证实，不同种类的肿瘤有不同的环境风险因子（environmental risk factor），一个人群不受某一种风险因子的影响，则可能暴露于另一种风险因子中，而这些风险因子有规避的可能。不过目前识别特殊的环境风险因子以及阐明它们的作用机制仍有相当的难度。

一、致癌因子可导致 DNA 损伤

可以引起癌症的物质称为致癌物（carcinogen），种类很多，最常见的是可引起 DNA 损伤并导致突变的物质，主要为化学物质，也包括多种辐射（如阳光中的紫外线以及电离辐射，放射性衰变所产生的 γ 射线和 α 粒子）等。

许多化学致癌物在化学性质上是不相同的，但将它们喂食实验动物或反复涂抹其皮肤均可致癌，其中包括芳香烃（aromatic hydrocarbons）以及衍化物（如芳香胺，aromatic amine）、亚硝胺、烷化剂（如芥子气）等。虽然这些化学致癌物具有不同的结构，但它们有一个共同的生物学特征，即均可引起细胞内 DNA 突变。

有些致癌物可直接作用于 DNA，但是一般来说，作用较强的致癌物在化学性质上相对具有惰性，它们只有在机体肝脏细胞中被细胞色素 p450 氧化酶系列酶催化并经代谢后方可成为较活泼的化合物，成为最终的致癌物（ultimate carcinogen），此时才具有了对 DNA 的损伤作用。这类酶在正常情况下的作用是将摄入体内的毒素转变成无毒的、易被排出的物质。对于某些化学物质，该酶则将它们变成为具有高度致突变的化合物。这些物中包括了黄曲霉毒素 B1（aflatoxin B1），以及存在于焦油和烟草烟雾中的苯并芘（benzopyrene）等。如 3，4- 苯并芘在体内经细胞中的微粒体单加氧酶作用形成 7，8- 环氧化物，再经微粒体的环氧化物水化酶生成苯并芘 -7，8- 二氢二醇，最后再

由微粒体的单加氧酶作用，形成最终致癌物——苯并芘-7，8-二醇-9，10-环氧化物。

二、肿瘤起始剂和肿瘤促进剂的协同作用形成癌症

在研究肿瘤形成过程中，化合物导致皮肤癌是一个经典模型，诸多的概念均出自皮肤癌诱导模型研究结果。早在1915年，日本学者山极和笹川用煤焦油涂抹137只家兔耳朵，150天后存活的22只兔子中大多数产生了肿瘤，360天后，其中的7只转变为癌，还有2例发生淋巴结转移，诱导出皮肤癌。1940年英国学者证明煤油中含有苯并芘类物质，人们用苯并芘或是相似化合物二甲基苯并蒽反复涂抹小鼠皮肤也可诱发皮肤癌。然而，若以这些致突变物单次涂抹并不会引起肿瘤或其他明显的病变，提示这些物质可以引起潜在的遗传学损伤。当机体细胞持续暴露于此致癌物，或暴露于其他的致癌物时，则癌症发生率可以大大增加。因此将这种可以引起潜在发生肿瘤的致癌物称为肿瘤起始剂（tumor initiator）。

此外还有一种称为肿瘤促进剂（tumor promoter）的物质，只有当细胞受到致突变的起始剂作用之后，应用此类物质方可共同促成癌症发生。在皮肤癌诱导模型中，肿瘤促进剂为非致突变剂，但是若反复暴露数个月，则它们也可以使得原先暴露于肿瘤起始剂的皮肤发生癌症。迄今对肿瘤促进剂的作用机制仍不十分清楚。被广泛研究的一类肿瘤促进剂称为佛波酯（phorbol esters），包括十四烷基佛波乙酸酯，它们是蛋白激酶C的激活剂，作用于磷脂酰肌醇（Phosphatidylinositol）细胞内信号途径。肿瘤促进剂另一作用是引发明显的炎症反应，导致局部环境分泌生长因子和蛋白水解酶，这些物质又可直接或间接地作用于细胞并刺激它们分裂。还有一种可能性是它们仅仅激活了增殖诱导基因的表达，即这些增殖诱导基因在应用促进剂之前，已经发生突变，但没有表达突变的基因高度活性产物，在细胞内不起作用；当肿瘤促进剂作用时，细胞内的突变基因挣脱对它的约束而表达，形成高度活性产物，促使细胞分裂和生长，产生一个大的细胞族群，成为肿瘤细胞（图11-9）。

在经典的皮肤癌诱导模型中，先前暴露于起始剂的局部皮肤，其细胞开始增殖并形成许多称之为乳头状瘤（papilloma）的良性疣样肿瘤；若起始剂的初始用量愈大，则形成的乳头状瘤愈多。一个典型的乳头状瘤可能会有10^5个细胞，此时若不再暴露于肿瘤促进剂，乳头状瘤往往会消退，受累皮肤仍可保持大体上正常的形态。然而，也会有极少数的乳头状瘤即使不再予以肿瘤促进剂，也可能发生进一步的改变，使得细胞不受控制的生长和分裂。这种改变可能起源于自发突变（spontaneous mutation）的单个乳头状瘤细胞，

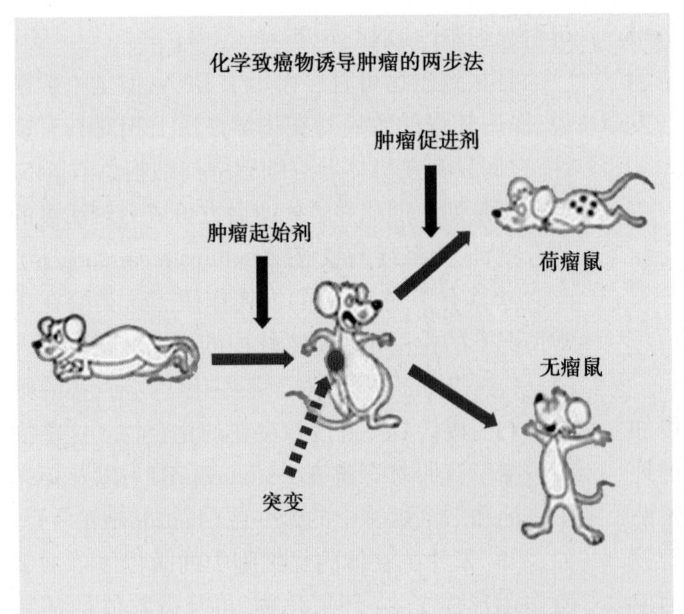

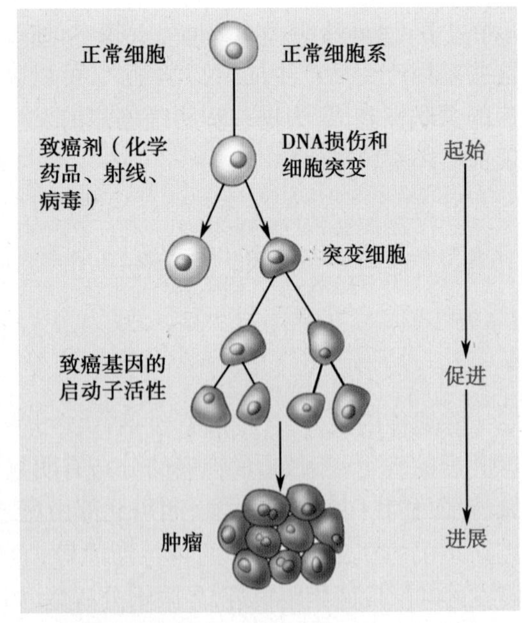

图11-9　肿瘤起始剂与肿瘤促进剂致癌示意图

这一小部分自发突变的细胞群体便可演进成为癌细胞。总之,肿瘤促进剂通过促使已有起始突变的细胞增殖而明显地使乳头状瘤向癌发展,起始突变细胞愈多,细胞分裂也愈多,再次发生突变或是发生遗传和/或表观遗传改变的机会也愈多,因此也愈有可能进一步地使细胞发生恶变成为癌细胞。

虽然自然发生的癌症不一定都必须经历如上所述那样明确区分的起始和促进阶段,但它们的发展必然也会遵循这一原则。它们的最终发生也必然取决于遗传和/或表观遗传改变,以及它们存活、生长、繁殖以及播散的局部环境。

三、病毒和其他病原体感染可能导致癌症发生

最早证明病毒致癌作用的是美国科学家Francis Peyton Rous,他证明鸡的一种肉瘤是由病毒引起的,后来这种肉瘤便称为Rous肉瘤,该病毒称为Rous肉瘤病毒(Rous sarcoma virus, RSV)。目前认为人类15%的癌症是由病毒、细菌或其他寄生生物引起的。致瘤性病毒包括了DNA病毒和RNA病毒;从癌症患者中分离的病毒种类和流行病学调查结果显示,DNA病毒是主要的致瘤生物体。例如肝癌在我国、非洲和东南亚发病率较高,与乙型肝炎病毒(hepatitis B virus, HBV)感染高发密切相关。统计显示,HBV感染者患肝细胞癌(hepatocelluar carcinoma, HCC)的概率明显高于非感染者,因此慢性感染乙型肝炎病毒无疑是HCC发生的重要致病因素。

在人群中初始病毒感染到癌形成常常要有数年的滞后;此外,病毒也只是在癌发生过程中的某一个步骤发挥作用,参与的其他因素还有环境因子和遗传事件。目前的证据显示,DNA病毒携带有扰乱宿主细胞分裂的调控基因,导致细胞增殖失控。这类DNA病毒包括人乳头状瘤病毒(human papilloma virus, HPV),它可以引起良性疣,若感染人子宫颈,其DNA可整合至宿主细胞基因组内,最后可导致子宫颈癌的发生。

在另一些癌症中,病毒还可能有其他的间接促癌作用。例如HBV和丙型肝病毒(hepatitis virus C, HCV),它们侵入人肝细胞后,整合到宿主细胞DNA中,刺激肝细胞增殖,最终摆脱细胞周期的控制。此外,受到感染的肝细胞也会引发慢性炎症(肝炎),这些都有利于肝癌的发生。在AIDS中,人免疫缺陷病毒(HIV)的作用在于破坏人体的免疫系统,使得遭受具有直接致癌作用的人疱疹病毒(human herpes virus, HHV-8)的继发感染,并最终导致一种较为罕见的Kaposi肉瘤发生,此外,AIDS患者也易发生淋巴瘤。寄生虫和细菌的慢性感染也可促进某些癌症的发生,例如,胃溃疡的幽门螺杆菌慢性感染可能是胃癌的主要原因。又如某些地区的膀胱癌是与埃及血吸虫慢性感染有关。日本血吸虫病感染也可诱发肝癌或结肠癌的发生。

第四节　肿瘤发生的细胞学机制

从胚胎分化发育角度出发,可以将肿瘤细胞的异质性理解为肿瘤细胞在无序的条件下,模拟胚胎发育和组织干细胞的分化过程。肿瘤内出现的细胞异质性,是肿瘤细胞不能按胚胎发育和组织干细胞分化的正常途径进行分化,在其分化过程中,出现了障碍,不能构筑成正常的组织时形成的。在这种分化发育失败的组织结构中,可以出现不同分化发育阶段的组织结构和不同分化阶段的细胞成分,这样就形成了肿瘤细胞和肿瘤组织构筑的不均一性。不同分化阶段的细胞可表现出不同的细胞与组织结构特性,如肿瘤细胞与早期的未分化细胞相似,其组织结构可能与胚胎的原肠期结构相似,细胞具有高度的运动能力并具有高度的侵袭能力;如肿瘤细胞与正常的组织细胞差异大,则能引起强烈的免疫反应;如与祖细胞和前体细胞相似,则细胞的生长能力就高,对化疗和放射治疗的反应就强;而与组织干细胞相似,则细胞非常原始,生长能力低下,而对化疗和放射治疗的反应低下等。总之,肿瘤细胞的特性,表现出来的性质是肿瘤细胞分化发育紊乱的结果,是探讨肿瘤细胞起源的线索。

一、肿瘤形成的克隆增殖进化模型

任何探讨癌细胞起源与形成的理论和学说都

需要明确解释肿瘤细胞的行为与特性。肿瘤细胞群体克隆增殖进化(clonal evolution of tumor cell populations)学说是解释肿瘤细胞行为与特性并被广泛接受的一个模型(图 11-10)。该模型是在1976 由 Nowell 描述的,其核心内容是:体内细胞可以发生突变,突变后的细胞,具有不同的生长能力;当突变的细胞具有生长优势时,就会被优选出来,扩增加速,形成肿瘤;这类具有生长优势的细胞,具备相似的再次生长并形成癌的潜在能力。在肿瘤生长过程中,这些细胞可以获得再次突变,改变细胞的性质,使肿瘤细胞表现出不同的性质,形成有差异的肿瘤细胞亚群。这些细胞经过进化选择,形成的细胞具有很强的增殖和生存能力,并具有浸润、转移和抵抗治疗的能力。肿瘤的发生与形成被认为遵循克隆增殖进化模型,最终形成显性临床病变。

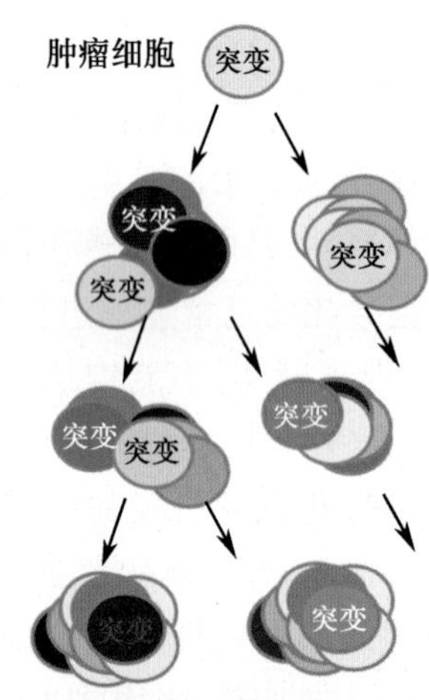

克隆增殖进化模型:
细胞获得突变后形成肿瘤细胞,肿瘤细胞在增殖中获得新突变,形成新的肿瘤细胞,肿瘤细胞均能形成新的肿瘤组织

图 11-10　Nowell 肿瘤起源与形成细胞学模型与假说

肿瘤克隆增殖与进化模型的基础是源于肿瘤细胞起源的单克隆或寡克隆性。越来越多的证据表明肿瘤细胞来源于单个细胞,是由单个细胞突变后形成的肿瘤细胞及其子代细胞构成的,即为单克隆增殖的细胞学说基本内容。在上皮性癌组织内,癌细胞的起源也被证明为单克隆起源。在许多较大癌组织和混合癌组织构成中,癌细胞的构成可能是多克隆的。经过检测相应肿瘤的早期病灶,其细胞起源主要为单克隆性,而后肿瘤的多克隆性可能是多个肿瘤灶融合形成的,也可能是由于肿瘤细胞的进化形成的。在实体肿瘤中,由病毒引起的肿瘤,也可表现为多克隆或单克隆性。在形成肿瘤组织过程中,肿瘤细胞均可获得新的突变而进化,获得更显性的生长能力,更具侵袭性和转移性,形成恶性程度更高的恶性肿瘤。如在临床上经常见到化疗后复发的肿瘤,其恶性程度明显高于原发肿瘤,说明肿瘤为逃逸化疗作用,发生了突变而进化,形成恶性程度更高的肿瘤组织。

在肿瘤细胞形成过程中,细胞的突变源自于基因突变。现在的证据表明,细胞内单个基因位点的突变不能诱导形成肿瘤细胞。机体细胞变成肿瘤过程中,需要多个基因的突变或一个基因的多位点的突变。在机体中,这种突变过程是一个长期过程。当细胞内一个基因单突变后,细胞的生存会发生改变,可能诱导凋亡或受到机体保护性排除反应,使突变的细胞消失。只有逃脱了机体和细胞本体的死亡控制机制的细胞才能活下来,当其获得了新的多次突变后,具有了显性生长能力,这种细胞可以产生子代细胞,形成细胞团块,进而进化形成具有与机体组织生长不协调的肿瘤组织。

肿瘤细胞的进化,不仅仅指单个肿瘤细胞内获得突变后,优选出具有显性生长的特点,进而转化的肿瘤细胞;在这一过程中,肿瘤细胞群体中的不同转化程度的肿瘤细胞之间,肿瘤性转化细胞与周围正常细胞之间的相互作用,也是肿瘤细胞进化的关键因素。在肿瘤形成中,没有完全转化细胞之间,获得了不同突变基因的细胞之间,可形成互补产物,使没有完全转化的细胞,形成肿瘤细胞。肿瘤转化后的细胞,要与间质细胞相互作用,促使血管的形成和支持间质的形成,方能进化形成肿瘤组织。不同肿瘤进化程度的细胞之间相互作用,形成肿瘤组织,而这些不同进化程度的细胞就构成了肿瘤细胞的不同亚群,并形成不同的结构,构成了肿瘤的异质性。

二、肿瘤形成的肿瘤干细胞假说

肿瘤细胞起源的克隆增殖进化模型能够解释肿瘤组织内的细胞行为与特性。克隆增殖进化模型显示，所有的或者说大部分的肿瘤细胞均可以形成肿瘤组织。但是，在肿瘤研究中证明，不管是在动物体内或体外培养，仅有少部分的肿瘤细胞能够生存，而大部分的肿瘤细胞在动物体内不能够形成肿瘤组织或在体外不能够形成细胞系。另外，在人体肿瘤组织中，肿瘤细胞有向来源组织分化的趋势，肿瘤组织的结构趋向来源组织的结构特征，克隆增殖进化模型难以解释这些肿瘤的特征。因此，对肿瘤细胞的起源和进化需要新的模型来解释。

随着发育生物学领域内的研究进展，特别是关于干细胞的研究进展，描述肿瘤细胞起源的模型越来越趋向于肿瘤干细胞（图 11-11）。肿瘤干细胞（cancer stem cell）模型在理论上可以理解为：肿瘤细胞起源于一种细胞，该细胞在积累了足够的突变，获得了具有自我更新的能力，能够保存自己，并产生具有高增殖能力的子代细胞，具有高增殖能力的子代细胞进一步增殖，最终形成肿瘤组织。正常组织内的细胞突变后，首先获得自我更新的能力和产生下一代细胞的能力，但这一类细胞保持了原组织中细胞的分化能力，向来源组织细胞分化。由于进一步突变的原因，该类细胞发生分化障碍，构筑组织结构的能力减弱或丧失，不能构筑形成来源组织的结构，同时该类细胞可能获得了向其他组织细胞分化的能力，产生其他组织的细胞和结构特点。因此，当一个细胞突变形成具有干细胞特性的细胞后，由于其分化能力发生障碍和不受控制，其子代细胞表现为各种不同分化阶段的细胞，组成的组织团块结构紊乱，与正常的组织结构不一致，不受正常组织的调控，而形成肿瘤组织。在理论上，肿瘤干细胞模型能很好地解释肿瘤的特征。由于肿瘤干细胞是由于细胞突变形成的，其子代细胞携带了突变信息，在生长过程中，可以获得新的突变，形成具有自我更新能力和产生具有高增殖的子代细胞能力的细胞，就变成了新的肿瘤干细胞。因此，在肿瘤组织内，如果致瘤因素存在，可以形成新的肿瘤干细胞。

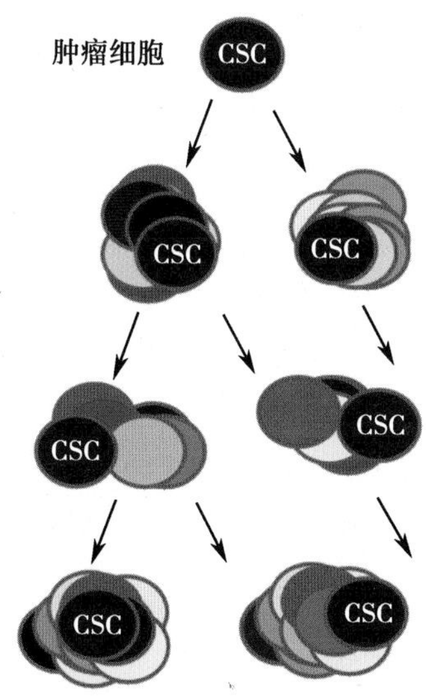

图 11-11　肿瘤干细胞学说

在理论上，肿瘤干细胞模型是一个完美的解释肿瘤细胞起源的模型。肿瘤干细胞与成体干细胞相似，具有自我复制和分化的能力。与成体干细胞的自我复制和分化不同，肿瘤干细胞的自我复制能力不受限制，肿瘤干细胞不能分化形成成熟的功能细胞，不能排列形成具有功能的组织器官。这两种特性，使肿瘤干细胞形成肿瘤组织。但是目前对肿瘤干细胞的认识处于初始阶段，精确定义肿瘤干细胞目前还有困难。目前，肿瘤干细胞理论还停留在研究工作层面上，而真正意义上的肿瘤干细胞的定义尚待确信。目前缺少肿瘤干细胞是肿瘤组织起源的证据，仅仅停留在假设阶段。在研究中，具有以下几方面特性的肿瘤细胞就可被认定为肿瘤干细胞：①在肿瘤组织内有很少量的细胞，这种细胞具有致瘤性。②具有致瘤性的细胞表面标志与不具有致瘤性的癌细胞有显著差异。③致瘤细胞形成的肿瘤组织内的肿瘤细胞的组成成分和结构与原肿瘤组织的成分和结构相同或相似。除这三方面的特性外，肿瘤干细胞还具有自我更新的能力，正是这一特点保证了肿瘤干细胞近乎无限生长的能力。因此癌干细胞目前仅为一种工作概念，而非理论上的肿瘤起源的干细胞概念。不管怎样，在癌组织内存在一群具有成体干细胞特性的细胞，即肿瘤干细胞。

肿瘤干细胞的细胞表面标志与相应的成体干细胞没有明显的区别。如在肺组织中，位于细支气管与肺泡交界处的干细胞，分化形成细支气管的上皮细胞和肺泡的上皮细胞。而这群细胞标记也是肺腺癌来源的肿瘤干细胞的标记，如 CD133、

CD44、CD90、CD166、SCA-1 细胞表面标记等。

在实际研究工作中，认为在肿瘤组织中分离出的一群在动物模型中能够形成与来源肿瘤组织高度一致的肿瘤细胞是肿瘤干细胞；肿瘤组织中其他的细胞不能在动物模型中建立肿瘤模型。利用这种动物模型，能够确定肿瘤细胞中，有一群具有干细胞特性的细胞，而其他肿瘤细胞是该群细胞的子代细胞。因为肿瘤干细胞鉴定技术的限制，导致目前对肿瘤干细胞模型有很大的争论。肿瘤是在人体内形成的，除了肿瘤细胞本身的生长特性外，其生长部位的局部环境，新生血管网的建立，机体的免疫活性均对肿瘤的形成产生作用，只有这些条件均适应肿瘤细胞的生长条件时，肿瘤细胞才能增殖，形成肿瘤组织。而在肿瘤干细胞鉴定中，通常是分离出一群细胞，接种到小鼠体内，观察肿瘤的形成。这群能够在动物体内形成肿瘤细胞，可能仅仅是由于其能够适应小鼠的体内环境，诱导接种部位新生血管的形成，逃逸小鼠的免疫作用等，而不能认为其是形成肿瘤组织的干细胞。而其他不能在小鼠体内形成肿瘤组织的原因，可能仅仅是小鼠体内的环境不适应肿瘤细胞的生长，或不能诱导新生血管的形成，或不能逃逸小鼠免疫反应而不能形成肿瘤组织，并不是肿瘤细胞本身的特性不能形成肿瘤组织。目前为了更可靠的获得肿瘤干细胞的证据，应用尽可能低免疫反应的小鼠来鉴定肿瘤干细胞，获得了更进一步的结果，证明在肿瘤组织内存在一群细胞，能够形成肿瘤组织。利用转基因小鼠和基因敲除小鼠，在小鼠体内也证明了肿瘤干细胞的存在。不过，人体内肿瘤组织是否是由肿瘤干细胞形成的争论，不仅没有阻碍肿瘤干细胞模型的研究，反而促使该模型的完善和发展。

随着对肿瘤干细胞的不断深入探讨，证明在不同的肿瘤组织，肿瘤干细胞的特性和数量有明显的差异。有的肿瘤组织内，能在动物模型中形成肿瘤组织的干细胞数量低于 1%，而在另一些肿瘤中，肿瘤干细胞的数量可能高于 10%。由于目前肿瘤干细胞缺少明确的特异标志，肿瘤干细胞数量是依赖于连续稀释法在动物体内建立肿瘤模型来确定的。在正常的组织干细胞研究中，已经证明一个组织干细胞就能重建相应组织。在测定肿瘤干细胞时，理论上一个肿瘤干细胞也可建立肿瘤组织。器官组织干细胞分化为成熟的组织细胞过程中的细胞都有可能突变，获得自我更新能力和产生子代细胞形成组织团块的能力，从而成为肿瘤干细胞。由于这些细胞处于不同的分化阶段，形成的肿瘤干细胞的特性有明确的区别。在同一肿瘤组织内，如肿瘤干细胞的子代细胞再次获得了自我更新的能力，可形成新的肿瘤干细胞，因此在肿瘤组织内，有可能含有多种肿瘤干细胞成分，这些肿瘤干细胞的特性构成了肿瘤干细胞的复杂性和多样性。

肿瘤干细胞模型的提出，改变了有关肿瘤细胞浸润和转移的观点。克隆增殖进化模型认为，在肿瘤组织中，肿瘤细胞均具有浸润和转移的能力，其通过组织间隙浸润到肿瘤灶周围的组织中，当肿瘤细胞进入血液后，转移到远离肿瘤灶的组织器官中形成新的肿瘤灶。而肿瘤干细胞模型认为，肿瘤细胞的浸润和转移是肿瘤干细胞的行为，当肿瘤干细胞迁移到邻近组织后，产生新的肿瘤细胞而形成浸润，当肿瘤干细胞进入血液后，随血流迁移到肿瘤灶的远端部位，形成新的肿瘤病灶。肿瘤干细胞的提出，将肿瘤的浸润和转移的细胞局限到肿瘤干细胞，为治疗和防治肿瘤的浸润转移提供了新思路。在组织干细胞分化过程中的细胞均可能形成肿瘤干细胞，因此，肿瘤干细胞的来源可能比较原始，也可能比较成熟。比较原始的肿瘤干细胞，其行为接近胚胎早期未分化的细胞，具有高度的运动能力和迁移能力，容易浸润和转移；而在组织干细胞分化过程中，接近成熟的细胞突变形成的肿瘤干细胞，分化程度较高，其运动能力较低，浸润和迁移的能力较低，较少浸润和转移。上皮细胞形成的肿瘤干细胞突变后，具有低分化细胞的特性，向上皮间质化方向发展，获得运动的能力，从而拥有浸润和迁移的特性，形成浸润和转移肿瘤病灶。这些理论上的推测，与人体肿瘤组织的真实情况相合。在人体肿瘤中，低分化或未分化肿瘤的浸润转移能力高，而高分化的肿瘤，浸润转移的能力弱。

肿瘤干细胞模型的出现，可能改变肿瘤治疗的思路。目前，肿瘤的治疗基于肿瘤细胞不受限制的高增殖特性和肿瘤细胞生存的环境来进行，包括4种治疗手段，即：手术切除、化学药物治疗、放射线治疗、生物治疗。由于很难区分正常细胞与肿瘤细胞的增殖活性和生存环境，在进行放化疗和生物治疗时，会对正常的细胞和组织产生损伤，造成严重的副作用。而手术治疗会造成大面积的机体创伤。目前，针对突变肿瘤细胞的靶向药物、定向放射治疗和微创手术的发展，在肿瘤治疗中减轻副作用上进行努力，以改善肿瘤患者的生活质量。但现有手段不能从根本上达到控制肺癌的目的。肿瘤干细胞模型的提出，为肿瘤的治疗带来了新希望。肿瘤细胞具有生活周期，在生存一段时间后，肿瘤细胞发生凋亡。肿瘤细胞群的扩展和增殖补充是通过肿瘤干细胞不断产生肿瘤细胞进行的。因此，杀死肿瘤干细胞或控制肿瘤干细胞的增殖后，癌组织得不到补充，组织就会变小和消失，联合控制肿瘤细胞增殖和肿瘤细胞生存环境的治疗手段，就可能完全控制癌症，达到根治肿瘤的目的。发展控制肿瘤干细胞的药物，为肿瘤的治疗带来希望，其实也是建立肿瘤干细胞是肿瘤起源细胞的根本证据。只有在人体内通过控制肿瘤干细胞的活性，进而达到控制肿瘤组织的目的，才能证明肿瘤是由肿瘤干细胞发展而来的，完全的建立肿瘤乃至肿瘤起源的肿瘤干细胞模型。

形式上，克隆增殖进化模型和肿瘤干细胞模型是互相排斥的，但在深层次上，二者是互为补充的。在克隆增殖模型认为，肿瘤组织起源于一个或几个突变的细胞，实际上这种起源的突变细胞，可以认为是肿瘤干细胞。而在肿瘤干细胞模型中，肿瘤起源于肿瘤干细胞，但是肿瘤干细胞的子代细胞可能在生长过程中，获得新的突变，而形成新的肿瘤干细胞，这实际上就是肿瘤的进化过程。肿瘤细胞在生存的压力下，只有选择具有生长优势的癌干细胞及其子代细胞才能更好的生存下去。肿瘤干细胞与正常的组织干细胞相似。正常的组织干细胞实际上是一群生长不活跃的细胞，通常处于静止状态，对生长控制的反应不敏感等。

目前所采用控制细胞生长的手段，依然无法控制肿瘤干细胞生长。现阶段的研究已经证明，肿瘤干细胞具有抵抗放化疗的能力，因此，在临床上，许多治疗手段可以使肿瘤消退，但是治疗一段时间后，肿瘤很快恢复生长，这种治疗后的肿瘤生长，可能是肿瘤干细胞逃逸治疗后，形成新子代细胞所引起的。肿瘤干细胞模型，结合克隆增殖进化模型，可以解释肿瘤的发生发展过程。但是由于肿瘤干细胞的确定是由动物模型完成的，要完全的建立肿瘤发生的肿瘤干细胞模型需要明确的人体证据，最直接的证据即为利用治疗手段，控制肿瘤干细胞后，能够使肿瘤消退，这样就达到了建立肿瘤干细胞模型的目的。

第五节　肿瘤研究的基本实验方法

为了探索肿瘤发生、发展及防治方法，早在19世纪人们便开展了肿瘤的实验研究。1834年Leidy J首次将人类肿瘤组织植入于蛙的皮下，观察到移植物中有血管的形成。虽然肿瘤本身未见进行性生长，然而它毕竟开创了实验肿瘤研究的先河。到了20世纪初，日本科学家山极胜三郎（Katsusaburō Yamagiwa）和市川厚一（Ichikawa Kohichi）将煤焦油（coal tar）反复涂抹兔耳皮肤，观察到肿瘤（tar cancer）形成，自此开始了真正意义上的实验肿瘤学研究。随着免疫学、实验动物学、细胞生物学和分子生物学等学科的发展，实验肿瘤学也已得到长足的进步，可以在分子与细胞水平上揭示出众多的肿瘤发生、发展规律及开发出肿瘤防治技术方案与路径。

一、利用细胞体外转化实验研究细胞的永久性表型改变

细胞转化（cell transformation）是指由于DNA或基因表达改变所导致的自发或诱导引起的细胞永久性表型改变。诱导性转化的诱导者可以是病毒（如多瘤病毒、SV40等）、化学致癌物［如N-甲基-N'-硝基-N-亚硝基胍（MNNG）］、辐射等作用于细胞，使细胞转化（cell transformation）；也可以将高活性基因片段（如Ras基因等）直接导入细胞引起，致使细胞转化。细胞转化后，其生长速率通常加快，获得永生化（immortalization）性质的增殖活性。转化后的细胞不一定具有致瘤性，但该类细胞如进一步演进，获得了致瘤能力，这一过程称为肿瘤性转化。如转化的细胞获得了致癌

能力，则为恶性转化（malignant transformation）。

用于转化研究的靶细胞，应以实验目的而定。一般而言，胚胎细胞比成体细胞更易转化，成纤维细胞比上皮细胞更易转化。根据已累积的实验结果显示，10^6~10^7 个细胞中有一个细胞可发生转化并获得永生性。下面以 MNNG 诱发金仓鼠乳鼠肺细胞转化为例，显示细胞转化过程及相关分析技术。

首先，获取一定量的金仓鼠（Syrian hamster or golden hamster）乳鼠肺细胞进行培养和传代培养，作为转化的靶细胞。当传代后的细胞接近长满培养皿或培养瓶的培养面时，加入化学致癌物 MNNG，观察细胞改变。在加入化学致癌物时，必须谨慎选择致癌物的终浓度；浓度太高对细胞有很大的毒性，因此在参考浓度下，可选择数个浓度进行实验，通常化学致癌物的暴露时间为 24 小时，但也可以长于这一时间。如若在 MNNG 作用下有细胞发生转化，则转化的细胞生长快，超过未转化的细胞，且失去了细胞接触抑制（contact inhibition）能力，细胞呈现多层生长。由于转化细胞数量少，在培养皿中可观察到散在的多层细胞集落，形成转化细胞灶（transformation focus）。

通过连续传代的方法，或是只将转化灶细胞消化并传代的方案均可获得稳定的转化细胞系。比起亲本细胞，转化细胞具有如下主要特征：

1. 丧失贴壁依赖性生长　在一般情况下，成纤维细胞或上皮细胞不能悬浮生长（增殖），只有铺展于固体基质后方能开始生长，称为贴壁依赖性（anchorage dependence）生长。转化细胞可获得悬浮状态下形成群落的能力，用半固体培养基（如软琼脂或甲基纤维素培养基）培养方法可以鉴定这种性状。

2. 血清依赖性降低　正常细胞只有在含有较高血清浓度的培养基中才能生长。转化细胞则在较低的血清浓度甚至在没有血清的培养条件下即可生长与增殖。

3. 获得无限增殖期　正常的原代细胞在体外经过数代就逐渐停止增殖，即走向衰老。而转化细胞却有永生性，获得了无限增殖能力，成为永生细胞系。

4. 生长密度依赖性降低　正常细胞增殖速度随细胞群体高密度增加而降低，但转化细胞在高密度下仍具有增殖能力，因此可见接触抑制（contact inhibition）丧失并且呈现细胞的重叠生长。

5. 致瘤性　如果细胞发生了恶性转化，则它们获得了致瘤能力（oncogenicity），此时若将它们植入有免疫缺陷的动物，譬如裸鼠（nude mice），则它们可以在动物体内形成肿瘤。

6. 细胞侵袭性　侵袭性是恶性细胞最主要的特性之一。常用来测定恶性细胞侵袭性的技术有鸡胚尿囊绒膜实验、鸡胚心脏、肿瘤细胞成球实验（tumor sphere-formation assay）以及 Transwell 实验等。通过这些实验都可以测试恶性细胞的侵袭能力。

二、细胞分化实验用于研究肿瘤细胞被诱导分化的可能性

细胞分化（cell differentiation）原指胚胎细胞随着机体发育产生结构与功能差异，从而获得合成特异性蛋白质和特化性质的过程。现已证明在某些因子作用下，肿瘤细胞也可被诱导分化成正常细胞或是恶性较低的细胞。这些因子被称为分化诱导剂，其中有些是体内存在的，如某些维生素及其前体、神经生长因子、氢化可的松、环磷酸腺苷（cAMP）和某些矿物质，如钙等等；有些是药物性的，如三氧化二砷、丁酸钠、氨甲蝶呤、丝裂霉素 C 等。最能说明的例子是用二甲基亚砜（dimethyl sulfoxide，DMSO）处理小鼠红白血病细胞，可以观察到细胞开始合成血红蛋白。同样，以 DMSO 处理小鼠黑色素瘤细胞 B16，除了观察到细胞形态发生改变之外，还可以促使黑色素的合成以及酪氨酸的活力，这些均表明恶性细胞已向正常细胞方向分化。此外，以它处理人白血病 HL-60 细胞则可观察到有分叶杆状核的形成。此外，可以观察到细胞生长变缓，最主要的是将它们植入敏感动物体内它们不再产生肿瘤。

三、药物杀伤实验用于抗癌药物的筛选

不少抗癌药物的筛选是以细胞生物学效应为先导的，常用的技术则是观察培养中的肿瘤细胞对所筛选的细胞毒素或药物的敏感性。即用被选的细胞毒素或药物处理培养的肿瘤细胞，观察它们的形态、生长与分裂、代谢、基因表达以及存活

等方面的改变，其中存活曲线是初步确定药物敏感性最基础的分析方法。在找出敏感药物后，再进一步深入药物的机制分析，如该药物对细胞周期的影响，对蛋白质及核酸代谢的影响以及基因表达的影响等。

除了药物对细胞作用之外，这些实验思路也适用于辐射、高热等作用因子对肿瘤细胞作用的研究。此外，鉴于对细胞的杀伤作用可包括直接导致细胞坏死以及诱发细胞凋亡，因此可以进一步分析这种药物的作用机制及作用方式。

四、用实验性转移模型研究癌细胞转移规律

要模拟癌细胞的转移特性及过程，首先要建立实验性转移模型，通常的过程是将所研究的肿瘤细胞制成悬液，直接注入血管腔内或淋巴管腔内，肿瘤细胞随血流或淋巴液进入靶组织或器官内，在远端组织形成瘤栓进而穿出管腔形成转移灶。由于上皮性恶性肿瘤多于淋巴管道转移，而来自中胚叶（mesoderm）的恶性肿瘤细胞多以血道转移，因此在进行转移灶观察时要充分认识到这一点。通常在实验性肿瘤转移实验过程中，肿瘤细胞可发生较广泛地转移。例如在小鼠尾静脉内接种艾氏腹水癌细胞（Ehrlich's ascites carcinoma），癌细胞可以是全身广泛的转移。肿瘤转移的实验可以更多地了解恶性细胞的特性，转移规律以及选择出不同转移能力的细胞，以及参与转移的有关分子生物学机制，尤其是鉴定出肿瘤转移基因与转移抑制基因，从而为最后阻止肿瘤的转移找出有效的途径。

五、肿瘤血管形成模型用于研究肿瘤血管形成的机制

随着肿瘤逐渐长大，直径达到 1~2mm 时，会产生低氧状态，此时它们必须建立起自身的血液供应系统，以保障得到足够的氧气和营养。现已证明肿瘤细胞可以产生血管形成信号，如低氧诱导因子 1α（hypoxia inducible factor-1α，HIF-1α）来激活血管内皮生长因子（vascular endothelial growth factor，VEGF）、血管生成素（angiogenin）和 FGF-2 等的基因转录，VEGF 则可以吸引内皮细胞并形成血管。

为了更深入研究血管形成机制以及寻找阻止肿瘤血管系统的形成，常需要建立肿瘤血管形成的模型。这些模型应当便于制作，易于观察以及进行有效干预实验，较为经典常用的技术是用鸡胚尿囊绒膜（CAM）进行肿瘤血管形成实验。在鸡胚发育过程中，通常孵育 9~10 天后，可见已发育出较完善的尿囊绒膜血管，此时将肿瘤细胞悬液或是肿瘤组织块（如 Rous 肉瘤）接种于主要血管分叉处，并继续孵育，在孵育过程中，常常可以观察到肿瘤血管形成过程。

然而，鸡胚尿囊绒膜技术不易进行定量测定，体外细胞培养的小室迁移实验（Transwell assay or Boyden Chamber assay）可以定量解决细胞迁移的数量。实验是在 24 孔细胞培养板中插入一个圆柱形特殊插槽，该插槽底部为特定直径的孔（道）板，将细胞接种于带有孔（道）板的特殊小室（称为上室，upper chamber），将含有血清的培养基注入插槽周边的小室（即下室，lower chamber）。由于下室的培养基中含有血清，对上室的细胞起趋化作用，因此，可以测定一定时间内上室细胞移动到小孔周边的细胞数量，定量分析细胞迁移能力。

第六节 肿瘤研究未来

对于肿瘤患者，常常需要利用现有的生物医学理论与技术，对大样本肿瘤细胞基因组进行 DNA 与 RNA 测序等，可获得肿瘤细胞内基因突变与变异表达的大数据，形成肿瘤组织基因突变与变异统计模型，可为肿瘤临床实践和研究提供基础性工作数据，特别是在肿瘤病因和发病机制方面提供线索。通过对患者诊断治疗数据分析并提供统计模型，提高肿瘤认知程度，从而更加准确地诊断、管理、治疗个体肿瘤，更好判断肿瘤的预后走势，改善患者预后，提高肿瘤患者的生存与生活质量。探索与研究肿瘤患者个体间差异也即疾病异质性，为个体患者肿瘤发生发展和转归提供更加准确的认识，为患者提供更准确的诊断、专属的管理和治疗方案，使患者能够获得更好的预期与预后。

对于肿瘤组织，目前证据证实，肿瘤组织有类似成体干细胞样细胞，即肿瘤干细胞存在。肿瘤干细胞是存在于肿瘤组织内一类具有组织干细胞

性质的肿瘤细胞，对放疗和化疗有抵抗，是肿瘤残留、复发与转移的主要细胞来源，是应该重点关注的一类细胞。虽然基于肿瘤干细胞的临床应用仍未广泛开展，但利用单细胞分析技术，包括单细胞测序技术，对肿瘤干细胞的自我更新和分化能力进行分析，对肿瘤细胞进行分群（group sorting）和谱系追踪（lineage tracing）；构建肿瘤细胞间网络和肿瘤细胞内分子网络，获得肿瘤细胞独特的分子及分子网络；开发出特异针对肿瘤干细胞和肿瘤细胞的治疗方案，以清除肿瘤干细胞，使肿瘤生长丧失细胞来源，达到抑制和限制肿瘤的目的，为其他治疗特别是手术治疗肿瘤提供一个能够操作的时间窗口。可以预期，基于肿瘤干细胞发展出的治疗方案，能够真正抑制肿瘤的生长，改善患者的生存和生活状态。

患者体内的肿瘤在于早期发现，现阶段肿瘤早期发现手段依靠影像学和内镜检查。由于普通X线检查的准确性有待提高，而内镜检查难以普及等因素，难免有些肿瘤患者未能早期发现而被漏诊，采用胸部增强CT扫描，可以发现肺部小结节，其中大约1/8是恶性结节。因此，在肿瘤的综合诊断方面，需要提供有效识别肿瘤细胞的生物学标记，与影像检查和内镜检查相结合，提高肿瘤的早期诊断效率。

肿瘤的治疗依赖化疗、放射和生物治疗。经过长时间的临床实践显示，普通的化疗手段，特别是用于杀死增殖细胞的化疗方案，对于缓解肿瘤增长和延长患者生命有一定效果，但不能最终根治肿瘤，挽救患者的生命，且治疗副作用大，对患者正常组织细胞伤害明显，因此需要寻找替代的化疗化合物。目前针对特异突变靶蛋白的靶向化合物和抗体有显著抑制肿瘤细胞的效果，治疗副作用小，是理想的化疗药物，未来期待开发更多更特异的针对肿瘤细胞内关键突变蛋白的化合物与抗体，对特定肿瘤进行靶向治疗。生物治疗中，目前有效的临床实践是免疫治疗，其中最受关注的是应用PD-1、PD-L1和CTLA-4抗体打破机体的免疫抑制，激活体内免疫系统，对肿瘤细胞进行杀伤，抑制肿瘤的生长；嵌合抗原受体T细胞免疫疗法（chimeric antigen receptor T-cell immunotherapy，简称CAR-T）应用于肿瘤的免疫治疗，特别针对血液系统的肿瘤，备受关注。然而PD-1、PD-L1和CTLA-4抗体打破机体整体免疫耐受，除激活针对肿瘤细胞的免疫反应外，也释放了针对机体组织细胞的免疫反应，清除正常细胞，产生严重的自身免疫反应。在构建嵌合抗原受体T（CAR-T）细胞时，通常应用正常细胞表面所具有的抗原，所构建的CART细胞介导的免疫反应，能够损伤带有相关抗原的细胞，包括正常细胞和肿瘤细胞，在杀伤肿瘤细胞的同时，也清除正常细胞；如在构建针对B淋巴细胞白血病细胞时，应用CD19构建CART细胞，该细胞激活免疫后，能够杀伤带有CD19的白血病细胞，也能够清除正常的B淋巴细胞，导致B淋巴细胞的缺陷。因此，需要发展出针对肿瘤细胞特异性的打破免疫耐受的治疗手段或CART细胞，特异地清除体内的肿瘤细胞，避免损伤正常功能细胞。手术是实体肿瘤最有效的治疗手段，肿瘤病灶较大或有浸润转移的肿瘤患者，手术切除面积大，对患者的损伤大，患者术后恢复难度大，手术后通常复发，导致术后预后不佳，需要再次手术或进行放化疗等。结合肿瘤特异的诊断与早期诊断，可发展出高效的微创手术，特别是人工智能机器辅助手术，术中对肿瘤细胞进行示踪，术前特异性放化疗等手段，使手术更精确地清除肿瘤组织，提高手术的预后效果。

理论上，目前肿瘤临床实践和基础研究主要基于肿瘤克隆增殖进化模型进行。在该模型假说的指导下，对肿瘤的认识有了长足进展。然而，目前基础研究与临床诊治所获得的知识还不能理解肿瘤性疾病的本质。近年来，通过分离人体肿瘤组织的原始肿瘤细胞显示，这些原始的肿瘤细胞除形成肿瘤内的肿瘤细胞外，还参与构建肿瘤组织内的神经组织与血管网络，显示肿瘤细胞具有组装肿瘤组织的能力。因此，需要获得人体内肿瘤组织成分来源的证据，构建一个能充分阐明肿瘤疾病本质的肿瘤发生发展理论模型，指导肿瘤的临床实践与研究。

（莫显明）

参考文献

1. 白春学,李为民,陈良安.早期肺癌.北京:人民卫生出版社,2018.
2. Zhao Chen, Christine M Fillmore, Peter S Hammerman, et al. Non-small-cell lung cancers: a heterogeneous set of diseases. Nat Rev Cancer, 2014, 14(8): 535-546.
3. Abel Gonzalez-Perez, Radhakrishnan Sabarinathan, Nuria Lopez-Bigas. Local Determinants of the Mutational Landscape of the Human Genome. Cell, 2019, 177(1): 101-114.
4. Ramaswamy Govindan. Cancer. Attack of the clones. Science, 2014, 346(6206): 169-170.
5. Andriy Marusyk 1, Kornelia Polyak. Cancer. Cancer cell phenotypes, in fifty shades of grey. Science, 2013, 339(6119): 528-529.
6. Nicholas McGranahan, Charles Swanton. Clonal Heterogeneity and Tumor Evolution: Past, Present, and the Future. Cell, 2017, 168(4): 613-628.
7. P C Nowell. The clonal evolution of tumor cell populations. Science, 1976, 194(4260): 23-28.
8. Param Priya Singh, Brittany A Demmitt, Ravi D Nath, et al. The Genetics of Aging: A Vertebrate Perspective. Cell, 2019, 177(1): 200-220.
9. T H Rabbitts. Commonality but diversity in cancer gene fusions. Cell, 2009, 137(3): 391-395.
10. Amanda K Templeton, Shinya Miyamoto, Anish Babu, et al. Cancer stem cells: progress and challenges in lung cancer. Stem Cell Investig, 2014, 1: 9.

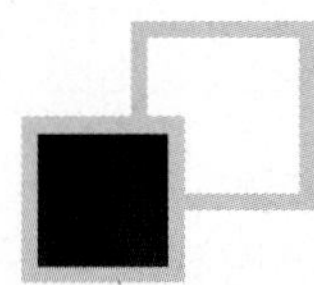

第十二章　免疫细胞

摘要

免疫系统是维持机体稳态和健康的重要系统，发挥着免疫防御、免疫自稳和免疫监视三大功能。同时，免疫系统和机体其他系统之间存在密切的相互调控。免疫系统由免疫器官、免疫细胞、免疫分子构成，免疫细胞是免疫应答的执行者。免疫细胞均起源于骨髓的造血干细胞（hematopoietic stem cell，HSC），在骨髓多种造血因子的作用下分化发育成各类免疫细胞，执行免疫功能。

按照应答的特点和机制，可以将人体免疫系统产生应答的类型分为两种：固有免疫应答和适应性免疫应答。固有免疫应答（innate immune response），亦称固有免疫（innate immunity）、天然免疫（natural immunity）或非特异性免疫（nonspecific immunity），是指机体在种系发生和进化过程中逐渐形成的一种天然免疫防御功能，包括各种固有免疫细胞和免疫分子，构成机体抵御病原入侵的第一道防线。在个体出生时就具备，可对外来病原体迅速产生应答。适应性免疫应答（adaptive immune response），亦称适应性免疫（adaptive immunity）或特异性免疫应答（specific immunity），是指抗原特异性T淋巴细胞或B淋巴细胞接受抗原刺激后，自身活化、增殖、分化为效应细胞，产生一系列生物学效应的过程，具有特异性、记忆性等特点。

本章主要概述各类免疫细胞的特点和功能，包括执行固有免疫应答功能的单核巨噬细胞、树突状细胞、粒细胞、NK细胞、B1细胞、γδT细胞和NK T细胞等，和执行适应性免疫应答功能的T淋巴细胞和B淋巴细胞，及其与疾病关系的研究进展。

第一节　单核巨噬细胞

一、概述

单核细胞（monocyte）和巨噬细胞（macrophage，MΦ）是一类非常重要的固有免疫细胞，在机体中的分布十分广泛，表面表达丰富的受体，分泌多种生物活性产物，发挥免疫防御和免疫应答的功能。单核细胞来源于骨髓，由骨髓中的粒细胞/巨噬细胞前体细胞（granulocyte/macrophage progenitor cell）分化而成，占外周血白细胞总数的3%~8%。经典单核细胞通常在血液循环中停留12~24小时后，在单核细胞趋化蛋白-1（monocyte chemoattractant protein 1，MCP-1）等趋化因子的作用下迁移到全身组织器官，分化发育为巨噬细胞。除了由外周血单核细胞分化成的游走型巨噬细胞外，成年组织中的组织定居型巨噬细胞也可以由胚胎发育而来并长期定居在组织局部，而并不从单核细胞分化而来，并具有自我更新的潜能。不同组织中的巨噬细胞名称不同，肝脏中的称为库普弗细胞（Kupffer cell），中枢神经系统中的称为小胶质细胞（microglia），骨组织中的称为破骨细胞（osteoclast）。

二、特点和功能

单核细胞和巨噬细胞广泛表达模式识别受体（pattern recognition receptors，PRRs），能够识别外来病原微生物及其产物（pathogen associated molecular pattern，PAMPs）或宿主畸变和衰老凋亡细胞某些共有的特定分子结构（damage-associated molecular patters，DAMPs）。PRRs包括分泌型PRRs、内吞型PRRs、信号转导型PRRs。识别相关配体后，PRRs触发固有免疫应答和炎症反应。其中Toll样受体（Toll like receptor，TLR）是研究最广泛的模式识别受体，目前在哺乳动物中发现了至少13种胞外段与果蝇蛋白Toll同源的跨膜受体，称之为TLRs。其中TLR1~9较为保守，在人和小鼠体内均有表达，TLR10只存在于人体内，而TLR11~13被发现只存在于小鼠体内。PRRs是整个天然免疫应答研究的枢纽。PRRs的发现和研究开启了天然免疫研究领域的新时代，2011年诺贝尔生理学或医学奖授予了两位发现识别细菌脂多糖（lipopolysaccharides，LPS）的模式识别受体（Toll样受体4）的科学家Bruce A. Bulter和Jules A. Hoffmann。单核和巨噬细胞还高表达补体受体、Fc受体、调理性受体、趋化/活化相关的细胞因子受体等。因此，单核细胞和巨噬细胞在机体中发挥十分重要的固有免疫应答作用，并作为专职抗原提呈细胞（antigen-presenting cell，APC），摄取、加工提呈抗原诱导适应性免疫应答。

巨噬细胞根据功能的不同可以分为不同的亚群，经典的两个巨噬细胞亚群为1型巨噬细胞（type-1 macrophage，M1）和2型巨噬细胞（type-2 macrophage，M2）：M1又称经典活化的巨噬细胞（classical activated macrophage），富含溶酶体颗粒，往往在炎症的急性期，发挥杀伤清除病原体的作用。M2又称为旁路活化或非经典活化的巨噬细胞（alternative activated macrophage），主要在炎症的后期参与炎症抑制、损伤组织修复以及纤维化的发生发展。

单核巨噬细胞的主要功能包括：

1. 吞噬和清除病原微生物　单核细胞和巨噬细胞可以通过胞饮作用、吞噬作用、受体介导的内吞等方式摄取抗原物质，发挥很强的吞噬和清除病原微生物的功能。巨噬细胞还可以响应补体系统激活后产生的C3b和C4b，增强机体对病原体和抗原-抗体复合物的清除。巨噬细胞主要通过两种途径杀伤破坏摄取的病原体：一是氧依赖性杀菌系统，包括反应性氧中间物（reactive oxygen intermediate，ROI）和反应性氮中间物（reactive nitrogen intermediate，RNI）杀菌系统；另一种是氧非依赖杀菌系统，包括乳酸积累对病原体的抑杀作用、溶菌酶破坏细菌肽聚糖产生的杀菌作用、α-防御素等抗菌肽对病原体的抑制作用。

2. 抗原摄取和加工能力强，抗原提呈能力弱　抗原提呈细胞是可以摄取加工抗原，并以抗原肽-MHC分子复合物的形式将抗原提呈给T细胞的一类细胞。树突状细胞（dendritic cell，DC）、巨噬细胞、B淋巴细胞等能够组成性表达MHC Ⅱ类分子、共刺激分子和黏附分子的细胞，都被称为专职性抗原提呈细胞（professional APC）。单核巨噬细胞表面的MHCⅠ类分子、MHC Ⅱ类分子和共刺激分子表达水平较低，其抗原摄取和加工能力很强，但向初始T细胞提呈抗原的能力很弱，只能向活化T细胞或者效应T细胞提呈抗原。

3. 分泌细胞因子　M1型巨噬细胞可以通过产生白细胞介素1β（interleukin 1β，IL-1β）、白细胞介素6（IL-6）、肿瘤坏死因子α（tumor necrosis factor α，TNF-α）等促炎细胞因子，以及CCL2（C-C motif chemokine ligand 2）、CCL3、CXCL8（C-X-C motif chemokine ligand 8）等趋化因子介导炎症反应的发生发展。感染部位的巨噬细胞还可以分泌CCL3、CCL4等趋化因子和γ干扰素（interferon γ，IFN-γ）、粒细胞巨噬细胞集落刺激因子（granulocyte-macrophage colony stimulating factor，GM-CSF）等细胞因子募集并活化巨噬细胞，诱导更多巨噬细胞分泌炎症因子，放大级联炎症反应。M2型巨噬细胞可以通过合成分泌白细胞介素10（IL-10）、转化生长因子（transforming growth factor β，TGF-β）、血小板衍生的生长因子（platelet-derived growth factor，PDGF）和成纤维细胞生长因子（fibroblast growth factor，FGF），抑制炎症反应，促进损伤修复和纤维化。

4. 免疫调节作用　巨噬细胞可以通过分泌白细胞介素12（IL-12），诱导$CD4^+$初始T细胞分化为辅助性Th1型细胞（$CD4^+$ T helper type 1 cell，Th1）细胞，参与T细胞介导的适应性免疫应答；诱导NK细胞活化，使其抗肿瘤或抗病毒作用显著增强。M2型巨噬细胞可以通过分泌IL-10，下调抗原提呈细胞表面MHC分子和CD80/86等共刺激分子表达，对适应性免疫应答产生抑制作用，也可以抑制NK细胞活化，显著降低其抗病毒和抗肿瘤的作用。

三、单核巨噬细胞在疾病中的作用

研究表明，单核细胞可以响应环境因素刺激，分化成具有不同功能和不同命运的巨噬细胞亚群。例如，在稳态条件下，肠道巨噬细胞的显著特征是其组成性表达抗炎细胞因子 IL-10 而低表达促炎介质 TNF-α 和 IL-1β，从而抑制肠道炎症。当病原体及其产物与单核细胞表面模式识别受体如 TLRs 结合触发活化信号，或者 IFN-γ、巨噬细胞集落刺激因子（macrophage colony stimulating factor，M-CSF）等细胞因子刺激，可以活化单核细胞级联信号以及转录因子 STAT1、STAT2 和 NF-κB，诱导全细胞转录重编程，分化成具有典型炎症特性的 M1 型巨噬细胞，增强由 IL-12 介导的辅助性 T 细胞应答，对抵抗细菌感染和抗肿瘤免疫至关重要。M1 型巨噬细胞可以分泌杀菌成分，如活性氧（reactive oxygen species，ROS）和由诱导型一氧化氮合酶（inducible nitric oxide synthase，iNOS）合成的一氧化氮（nitric oxide，NO）；并通过分泌大量的炎性细胞因子包括 TNF-α、IL-1β、IL-6、IL-12 和 IL-18 参与炎症反应。

M2 型巨噬细胞（非经典活化巨噬细胞）最初在蠕虫感染期间被发现，表现出抗炎表型，在抗寄生虫感染、抗炎症反应、组织损伤修复、伤口愈合等过程中发挥重要作用，并促进纤维化和肿瘤生长。在局部微环境和体外实验中可以由 IL-4、IL-13 等 Th2 型细胞因子诱导巨噬细胞极化为 M2 型巨噬细胞，IL-4 等细胞因子与其受体结合将导致巨噬细胞的转录重编程，其关键通路包括 Notch 信号通路和 STAT6 转录因子。STAT6 可以与过氧化物酶体增殖激活受体 - 辅激活因子 1α（peroxisome proliferator-activated receptor gamma coactivator 1-alpha，PGC-1α）、过氧物酶体增殖激活受体 γ（peroxisome proliferator-activated receptor gamma，PPARγ）和 δ（PPARδ）协同，共同调控和重组细胞能量代谢。M2 型巨噬细胞的效应分子包括精氨酸酶、凝集素、清道夫受体以及细胞因子 IL-10 等。精氨酸酶将精氨酸转化为鸟氨酸，鸟氨酸在组织修复过程中被用来合成多胺和胶原蛋白，清道夫受体和凝集素在炎症消退过程中介导细胞碎片和凋亡细胞，IL-10 是炎症的有效抑制因子。M1 和 M2 亚群代表的是巨噬细胞的两个极端和简化的功能状态，实际上巨噬细胞的活化是一个连续的复杂功能状态。

在肿瘤微环境中，趋化因子 CCL2 和巨噬细胞集落刺激因子招募 CCR2（C-C motif chemokine receptor 2）阳性的炎性单核细胞到肿瘤组织，通过 Notch 信号通路依赖的方式，由肿瘤微环境中的 IL-4、IL-10、IL-13 和其他细胞因子诱导单核细胞分化成肿瘤相关巨噬细胞（tumor associated macrophage，TAM），参与肿瘤的发生发展。特别是在肿瘤进展后期，肿瘤相关巨噬细胞可占基质细胞总数的 50%，通常认为 TAM 呈 M2 样，但并不等同于 M2 型巨噬细胞。TAM 可促进肿瘤细胞增殖、侵袭和转移；通过产生 VEGF、EGF、CCL18、CCL2 和 CXCL12 等分子刺激血管生成，并通过分泌免疫抑制型细胞因子抑制 T 细胞介导的抗肿瘤免疫应答。虽然 TAM 促肿瘤的作用机制在不同类型的肿瘤、组织和炎症环境中有所不同，大量临床研究已证实，肿瘤组织中较多的 TAM 聚集与癌症患者的不良预后密切相关，目前已有多种靶向 TAM 的抗肿瘤药物进入临床研究，PD-L1 单抗的作用机制之一也是靶向 TAM 表面高表达的 PD-L1。深入研究 TAM 促进肿瘤生长存活以及影响微环境的具体机制将有助于深入认识肿瘤微环境的调控机制，开发更多高效低毒的抗肿瘤新药。

肝脏和脂肪组织中存在两大代谢组织巨噬细胞亚群——肝脏库普弗细胞和脂肪组织巨噬细胞。它们都属于组织定居型巨噬细胞，在调控代谢类疾病的发生发展中发挥重要作用。例如在正常的脂肪组织细胞中，巨噬细胞和其他免疫细胞占 10% 左右。在稳态条件下，脂肪组织中巨噬细胞类似 M2 型，通过分泌 IL-10 和儿茶酚胺等因子控制脂肪细胞的脂质代谢，其中 IL-10 增强脂肪细胞胰岛素敏感性和脂肪生成，而儿茶酚胺引发脂肪细胞脂肪分解。在肥胖状态下的脂肪组织中，巨噬细胞的浸润可高达 50%，导致低度炎症或代谢性炎症，破坏胰岛素的作用，导致胰岛素抵抗的发生。在肥胖症的炎症微环境中，升高的促炎细胞因子如 TNF-α 和 IL-6 主要来源于肝脏和白色脂肪组织中的巨噬细胞，其循环水平对胰岛素信号级联反应有负向调控作用，诱导机体产生胰岛素抵抗，促进单核细胞以 CCR2 依赖性方式进入脂肪组织，分化成 M1 样的炎性巨噬细胞。

越来越多的证据表明，单核巨噬细胞亚群在动脉粥样硬化的发生和发展，特别是新生血管形成中也发挥关键性的作用，被认为是一种新的致病机制。在动脉粥样硬化病变过程中，血管里的高密度脂蛋白可以降低胆固醇浓度，活化巨噬细胞的TLR信号和蛋白激酶C信号，诱导血管巨噬细胞发挥促炎作用，引发血管局部炎症。在动脉粥样硬化病变的发展阶段，外周循环的Ly6C^{hi}单核细胞（对应人的CD14^{+}CD16^{-}单核细胞）由炎症局部产生的趋化因子CCL2招募到炎症局部，与组织定居型巨噬细胞一起增殖分化。在血管壁周围，功能异常的组织定居型巨噬细胞和单核细胞来源的巨噬细胞不能通过细胞表面的清除受体介导氧化低密度脂蛋白（oxidized LDL，OxLDL）的清除，导致胆固醇在血管壁堆积。此外，巨噬细胞摄取和排除胆固醇之间的不平衡会导致胆固醇脂滴在细胞质内积聚，促进脂质泡沫细胞的形成。在动脉粥样硬化发生发展过程中，大量胆固醇在动脉壁沉积构成斑块的核心部分，即脂质核心（LRNC），会导致缺氧环境和新生血管的形成，新生血管内斑块积累更容易导致血管破裂，并最终引起急性动脉粥样硬化血栓并发症。在血管局部，单核细胞和巨噬细胞通过分泌促血管生长因子，如血管内皮生长因子（vascular endothelial growth factor，VEGF）和碱性成纤维细胞生长因子（basic fibroblast growth factor，bFGF）参与动脉粥样硬化斑块新生血管形成。此外，单核巨噬细胞还分泌基质金属蛋白酶，通过降解和重塑细胞外基质，帮助新生血管形成。由此新生的血管容易血液泄漏，促进斑块扩张和进一步缺氧，诱导新的血管生成。探究驱动巨噬细胞极化的机制以及巨噬细胞分泌的因子如何影响代谢器官中的脂质代谢和炎症信号转导，对于更好地理解和阐明代谢疾病的发展是十分重要的。

第二节 树突状细胞

一、概述

1973年，Steinman和Cohn等科学家在小鼠脾脏中分离出一种细胞膜向外伸出，形成树状样突起的细胞，并将之命名为树突状细胞（dendritic cell，DC），Steinman教授也因发现树突状细胞被授予2011年度的诺贝尔生理学或医学奖。DC被视作免疫系统的“哨兵”，能响应内源性和外源性“危险”信号，高效识别、摄取和加工处理抗原，将抗原肽提呈给初始T细胞并诱导其活化增殖，以启动免疫应答或诱导免疫耐受。它是目前所知抗原提呈功能最强的专职性APC，最大的特点就是能激活初始T细胞并诱导其增殖。与DC相比，其他的专职性APC包括单核巨噬细胞和B细胞仅能刺激已活化的效应T细胞或记忆T细胞。因此，DC是特异性免疫应答的始动者。DC数量极少，不足外周血单核细胞的1%，但其广泛分布于除脑以外的全身各脏器中，在机体免疫系统中发挥着不可替代的作用。

二、DC的来源与分类

根据大量的研究数据并按照不同的分类依据，人们对DC进行了多种分类，但目前对于DC的分类尚无统一的、明确的国际公认标准。近来的研究表明，不同来源、定居于不同部位以及处于不同发育阶段的DC往往具有不同的细胞表型，成为不同的DC亚群并发挥不同的功能。

（一）按来源和分化途径分类

早前的研究表明，骨髓来源的前体细胞可以在GM-CSF存在的条件下分化为DC、巨噬细胞和粒细胞，而位于淋巴组织内的如胸腺、脾脏和淋巴结中的某些DC能表达CD8α、CD4、CD2和CD25等与淋巴细胞相关的表面标志，将DC分为髓样DC（myeloid dendritic cell，MDC）和淋巴样DC（lymphoid dendritic cell，LDC）。后来的研究表明，这种命名法并不能准确反映每个DC亚群的发育起源，由于DC的高度可塑性，并不能严格地将DC归类为某种功能类别，因此出现了一种基于来源分化并通常与功能相关的新的简化分类系统。这将DC和相关骨髓谱系分为常规（也称为经典）DC（conventional DC，cDC）、浆细胞样DC（plasmacytoid DC，pDC）、单核细胞衍生DC（monocyte derived DC，Mo-DC）和朗格汉斯细胞（Langerhans' cell，LC）。

1. 经典DC（cDC） 最主要的树突状细胞类型，对应以往所称的髓系树突状细胞（myeloid dendritic cell），主要与各种CD4^{+} T细胞反应有关，具有产生IL-12的能力，促进1型辅助性T细胞（T helper type 1 cell，Th1）和自然杀伤细胞

(natural killer cell, NK)的免疫效应,表达丰富的模式识别受体(PRRs),感知各类病原微生物和体内危险信号,产生炎症应答,分泌 IL-6、TNF-α、IL-1、IL-23 等。cDC 还能够通过 MHCⅠ类分子高效地交叉呈递抗原并激活 $CD8^+$ T 细胞,与小鼠相比,人 cDC 能分泌更高水平的 IL-12 并具有更强的交叉提呈抗原能力。

2. 浆细胞样 DC(pDC) 浆细胞样树突状细胞(pDC)又称为 DC2 细胞前体、天然Ⅰ型干扰素生成细胞(interferon producing cell, IPC),它主要来源于骨髓、外周血及 T 细胞丰富的淋巴组织,其形态类似于浆细胞,但缺乏浆细胞和 B 细胞的表面标志。相比 cDC, pDC 与淋巴细胞系在发育上具有更亲近的系谱关系,它与 T、B 细胞和 NK 细胞来源于同一细胞前体。pDC 不表达髓系抗原分子如 CD11c、CD11b 等细胞亚群的特征性标记,但保留了粒细胞 - 巨噬细胞 DC 祖细胞(granulocyte-macrophage DC progenitor, GMDP)的表面标志 CD123 和 CD45RA,此外还能表达某些表面分子如 CD4、HLA-DR、CD68、ILT-3 等。CD123 长期以来被用作识别 pDC 的标志物,但新近研究发现骨髓来源的 cDC 群体中也能表达 CD123。在 pDC 的成熟过程中,Toll 样受体(TLR)在 pDC 的天然免疫功能中发挥了重要的作用,pDC 特征性地表达 TLR7 和 TLR9,并通过 Toll 样受体识别微生物单链 RNA 和双链 DNA,从而快速诱导Ⅰ型干扰素的产生,参与抗病毒固有免疫应答,同时也能诱导其他细胞因子和趋化因子的分泌。

3. 单核细胞衍生 DC(MoDC) 单核细胞衍生的 DC(MoDC)同样具有 DC 的迁移和抗原呈递等功能,包括产生 TNF-α/iNOS 的 DC(TNF-α/iNOS producing DC(TIP-DC)和难以定义的异质细胞群,统称为炎性 DC。GM-CSF 可诱导单核细胞向 MoDC 的分化,它们可表达转录因子 ZBTB46 并依赖趋化因子受体 CCR2 募集到炎症部位。通常在组织中发挥功能,例如将抗原呈递给效应 T 细胞,进行病原体的清除和产生细胞因子等。

4. 朗格汉斯细胞(LC) 表皮朗格汉斯细胞(LC)是迁移性 DC 的经典模型,它还存在于肠道、呼吸道和生殖道的上皮中。LC 能够独立于骨髓进行局部自我更新,且 LC 的发育依赖于 M-CSF 和 TGF-β 的存在。LC 通过其延伸的树突形成连续的细胞网络以感知皮肤的外来抗原,从而建立第一道免疫屏障。小鼠和人的表皮中 LC 占所有有核细胞的 3%~5%,基于 CD45 和 MHC Ⅱ分子的表达,可以在表皮中鉴别 LC。与其他 DC 相比,LC 还组成性地表达 C 型凝集素 langerin(CD207),形成胞质内的 birbeck 颗粒。在小鼠中,langerin 在淋巴器官中的 $CD8\alpha^+$DC 以低水平表达,也表达于肺和真皮中的 DC 群体。人和鼠 LC 表达的黏附分子、E- 钙黏蛋白和上皮细胞黏附分子(EpCAM),可将 LC 锚定到邻近的角质形成细胞,凝集素 CD205 则参与抗原捕获和抗原加工。人 LC 能高水平表达一种 MHCⅠ类同源物 CD1a(以前称为 OKT6),通常用于鉴定人 LC,具有向 T 细胞提呈微生物抗原的能力,在保持表皮健康和对共生菌的耐受中发挥了重要作用。

(二)按发育阶段分类

DC 的分化发育过程分为前体期、未成熟期、迁移期和成熟期四个阶段,由此可以将 DC 分为四类:DC 前体细胞、未成熟 DC(immature DC, imDC)、迁移期 DC 和成熟 DC(mature DC, mDC)。从骨髓前体细胞分化的 DC 经血液循环或淋巴循环进入多种实体器官及非淋巴的上皮组织,成为未成熟 DC,未成熟 DC 在外周组织器官摄取抗原后迁移到外周免疫器官发育成为成熟 DC。

1. 未成熟 DC 未成熟 DC 主要存在于各组织器官,包括分布于皮肤的 LC 和分布于多种非免疫器官组织间质的间质 DC(interstitial DC)。高表达能有效识别和摄取外源性抗原的模式识别受体如 Toll 样受体(TLR)、C 型凝集素受体、甘露糖受体等,通过这些受体的信号转导能促进 DC 向二级淋巴器官迁移,但由于低表达 MHC Ⅱ类分子,CD80、CD40 等共刺激分子和 ICAM-1 等黏附分子,故其提呈抗原和活化初始 T 细胞、激发免疫应答的能力较弱。

2. 迁移期 DC 未成熟 DC 在外周组织器官中接触和摄取抗原,或在 LPS、IL-1β、TNF-α 等炎性刺激下表达特定趋化因子受体(如 CCR7),在趋化因子的作用下发生迁移,由外周组织器官通过输入淋巴管和/或血液循环进入外周免疫器官。

3. 成熟DC　迁移到外周免疫器官的DC即为成熟DC，如外周免疫器官T细胞区的并指状DC（interdigitating DC，IDC）。成熟DC表面有许多树突样突起，虽低表达模式识别受体，识别和摄取加工外源性抗原的能力较弱，但其高水平表达MHC Ⅱ类分子和共刺激分子，能有效地将外周捕获的抗原提呈给初始T细胞，从而启动适应性免疫应答。

（三）按其存在的位置分类

1. 淋巴样组织DC　淋巴样组织DC包括胸腺DC（thymus DC，TDC）、并指状DC（interdigitating DC，IDC）和滤泡DC（follicular DC，FDC）。

（1）胸腺DC（TDC）：主要分布于胸腺皮质/髓质交界处和髓质部分，高水平表达MHCⅠ和Ⅱ类分子，在T细胞阴性选择、清除自身反应性T细胞以及诱导自身耐受中发挥重要作用。

（2）并指状DC（IDC）：主要分布于淋巴组织胸腺依赖区和次级淋巴组织中，属于成熟DC，作为淋巴结中的重要APC介导特异性T细胞的激活。

（3）滤泡DC（FDC）：主要分布于外周免疫器官淋巴滤泡区，虽然呈树突状形态，但其不表达MHC Ⅱ类分子，不具备抗原提呈能力。但它能通过高水平表达FcR和补体受体，与抗原-抗体复合物和/或抗原-抗体-补体复合物结合，诱导体液免疫应答和免疫记忆。

2. 非淋巴样组织DC　非淋巴样组织DC包括朗格汉斯细胞（LC）和间质DC（interstitial DC，IDC）。间质DC广泛分布于多种非淋巴样器官中，如心、肺、肝、肾以及胃肠道等，属于未成熟DC，其功能可因存在部位不同而有所改变。

3. 循环DC　循环DC包括外周血DC（peripheral blood DC）和隐蔽细胞（veiled cell），属于迁移期DC。

（1）外周血DC：主要包括进入血液后的DC前体细胞和淋巴DC，是携带抗原的LC及IDC的一种迁移形式。

（2）隐蔽细胞：是DC的淋巴循环形式，其在输入淋巴管和淋巴液中迁移，具有较强的抗原摄取能力，能启动初级免疫应答。

（四）按DC的功能分类

DC在免疫系统中发挥的作用主要包括进行抗原提呈、免疫激活与免疫耐受。其中进行免疫调节、发挥免疫耐受功能的DC称为调节性DC（regulatory DC，DCreg）或耐受性DC。

DCreg是一群异质性的细胞群体，是一类具有免疫调节功能的DC，DCreg的调节功能是通过其发育阶段还是通过微环境决定，目前尚无定论。DCreg能表达活性耐受诱导因子（包括表面抑制分子和免疫抑制性的细胞因子如IL-10和TGF-β等），并且表达特异性分子标志如DEC-205、ILT-3、ILT-4、PD-L1、B7-H3和B7-H4等。这类细胞能通过抑制T细胞增殖、抑制抗原特异性T细胞活化、介导T细胞凋亡或诱导调节性T细胞（regulatory T cell，Treg）分化等不同的机制，负向调节免疫反应。其中IL-10调节的DCreg能下调共刺激分子和MHC Ⅱ类分子，具有低分泌IL-6、IL-1β、TNF-α和IL-12的特点，并上调抑制性分子如HLA-G的表达，从而诱导Treg细胞以抑制$CD4^+$或$CD8^+$ T细胞的活化和功能。

三、树突状细胞的功能及其在疾病中的作用

DC由多种不同阶段的祖细胞分化而来，而在DC的分化过程中，由于不同的外界信号刺激或细胞因子环境，使其分化成不同的DC亚型。DC的分化过程由多种信号通路参与介导，包括细胞内Ca离子通道、蛋白激酶C（PKC）的激活、丝裂原活化蛋白激酶/胞外信号调节激酶（MAPK/ERK）的激活以及Toll样受体（TLR）介导的信号通路等，而不同的信号转导途径大多引起NF-κB各亚基不同模式的核易位以及下游基因的表达活化，最终决定DC的分化方向。

DC通过表面的模式识别受体（PRRs）识别病原相关分子模式（PAMPs）而被激活，PRRs主要包括Toll样受体（TLR）、C型凝集素受体（CLR）、蛋白酶R（PKR）等。当识别到PAMPs等刺激信号后，受体将信息传递给下游信号分子，激活多种促炎症因子、趋化因子等的表达，启动炎症反应，使DC迁移至外周免疫器官并调节免疫应答。同时，炎性细胞因子、自身内源性分子（如坏死细胞释放的危险信号）或内环境的变化也可以

激活 DC。

（一）抗原提呈与免疫激活/调节

这是 DC 作为抗原提呈细胞最主要的功能，且 DC 是唯一能直接激活初始 T 细胞的专职性 APC。DC 活化 T 细胞由三种信号介导：第一信号是 DC 在识别和摄取抗原后，将抗原肽以 MHC 分子-抗原肽复合体的形式表达在细胞膜上，并通过 T 细胞受体（TCR）提呈给 T 细胞，从而启动初始 T 细胞的活化，第一信号又称为抗原刺激信号；第二信号又称为共刺激信号，成熟 DC 高表达 CD80、CD86 和 CD40 等共刺激分子，使 T 细胞充分活化为效应性细胞，最典型的共刺激信号是通过 T 细胞上的 CD28 和 DC 上的 CD80/CD86 的相互作用来传递的。第三信号由 DC 向 T 细胞传递，决定 T 细胞发育命运，调节 T 细胞的功能，如通过分泌 IL-12 等细胞因子，诱导初始 T 细胞分化为 Th1 细胞，主导 Th1 型免疫应答，也能诱导细胞毒性 T 淋巴细胞（Cytotoxic T lymphocytes，CTL）的生成。DC 还能分泌细胞因子进一步诱导 T 细胞的增殖和活化，分泌趋化因子促进 T 细胞聚集，增强 T 细胞作用，维持效应 T 细胞的存留时间。

（二）参与固有免疫应答

DC 是连接固有免疫与适应性免疫的桥梁，在对适应性免疫应答具有重要调控作用的同时，也对固有免疫产生重要的影响。pDC 活化后可快速产生大量Ⅰ型干扰素，参与抗病毒固有免疫应答。DC 活化后分泌大量的 IL-2、IL-12、IL-18 和 CX3CL1 等能促进 NK 细胞活化和影响 NK 功能的细胞因子，且 DC 还能通过与 NK 细胞的直接接触参与 NK 的活化。

（三）免疫耐受的诱导与维持

胸腺 DC 对未成熟 T 细胞进行阴性选择，通过清除自身反应性 T 细胞克隆参与中枢免疫耐受；未成熟 DC 能参与外周免疫耐受的诱导；IL-10 调节的 DCregs 能下调共刺激分子和 MHCⅡ，具有低分泌 IL-6、IL-1β、TNF-α 和 IL-12 的特点，并上调 HLA-G 等抑制性分子的表达，从而发挥免疫耐受作用。

DC 在肿瘤免疫治疗中发挥重要作用，被广泛用于癌症治疗，尤其是癌症疫苗的研究。DC 疫苗以诱导和增强 DC 细胞强大的免疫激活特性为出发点，重新激活和修复人体内抗肿瘤免疫应答机制，利用 DC 疫苗来进行免疫治疗的方式也取得了一系列的进展。2010 年 FDA 批准了首个癌症治疗疫苗 PROVENGE（sipuleucel T）用于晚期前列腺癌的治疗。DC 疫苗治疗多形性胶质母细胞瘤（GBM）的临床试验结果积极有效，显著延长了患者的生存时间，此外 DC 疫苗已用于临床试治 B 淋巴瘤、黑色素瘤、多发性骨髓瘤等患者。

在一定条件下，DC 在移植免疫中能诱导免疫耐受，延长移植物的存活时间，也能通过诱导特异性外周免疫耐受来防治自身免疫性疾病。近年来，研究人员通过比较 CD8α$^+$、CD8α$^-$DC 之间的差异，发现 CD8α$^+$ 在发挥抗原提呈功能时依赖于 Hippo 信号通路中的关键因子 MST1/2，且 MST1/2 能通过影响能量代谢来调控 CD8α$^+$DC 的功能。研究者还发现 DC 中的 LKB1 信号通路可以限制 Treg 的过度增殖和 Th17 细胞的分化，揭示了 LKB1（肝脏激酶 B1）在调节 DC 代谢与免疫中的重要功能。曹雪涛团队发现了 DC 参与免疫炎症的新型表观调控机制，报道了新型长链非编码 RNA-lnc-Dpf3 能通过抑制 DC 在体内的迁移来抑制炎症性疾病的发生发展，为探索新型免疫治疗方法提供了新思路。研究者发现 IL6ST（interleukin 6 signal transducer）分子的异常表达是 HBV 患者 DC 功能下降的原因之一，调节 IL6ST 的表达有助于恢复 HBV 感染时下降的 DC 功能。此外，研究人员还首次描述了肺树突状细胞通过分泌不同的可溶性因子来调节过敏性哮喘嗜酸性粒细胞早期浸润的新机制，为过敏性哮喘治疗药物的研发提供了新的方向。近日，研究者还首次阐述了棕榈硫酯酶（palmitoyl-protein thioesterase，PPT1）在平衡 DC 的抗病毒和交叉激活 T 细胞能力中的作用，为多种疾病的临床治疗提供了新的途径。

第三节 粒细胞

粒细胞来源于骨髓中的粒细胞/巨噬细胞前体，主要分布于血液、黏膜和结缔组织中，包括中性粒细胞、嗜酸性粒细胞、嗜碱性粒细胞。粒细胞是参与炎症或过敏性炎症反应的重要效应细胞。粒系特征性的细胞表面标志有 CD16b 和 CD66，以粒系为主的细胞表面标志有 CD15 和 CD65。

中性粒细胞占外周血白细胞总数的 60%~70%，其产生速率高（1×10^7/min），但存活期短（2~3 天）。中性粒细胞在骨髓中形成，属终末分化的细胞，由造血干细胞发育而来，其主要分子标志为 $CD45^+Siglec\ F^-Fc\varepsilon RI\alpha^-CD115^-CD11b^+ly6G^+$。成熟的中性粒细胞通过启动自发性凋亡程序来维持其数量上的平衡和内环境的稳定。

一、中性粒细胞

1. 中性粒细胞特性和功能

（1）趋化：中性粒细胞表面具有趋化性受体 CXCR1（IL-8R）和 C5aR，可被 IL-8 和过敏毒素 C5a 从血液中招募到感染炎症部位发挥作用。中性粒细胞表面的 L- 选择素（selectin）数量增加，血管内皮细胞开始表达 P- 或 E- 选择素，选择素及其配体介导了中性粒细胞与内皮细胞黏附、滚动过程。中性粒细胞上表达的 β2 整合素巨噬细胞 1 抗原（Mac-1，CD11b/CD18）和内皮细胞上表达的细胞黏附分子 -1（ICAMs）等相互作用，使中性粒细胞变扁，紧密粘贴内皮细胞，并导致后续游出。

（2）激活与游出：中性粒的激活是各种促炎性的激动剂与黏附性表面共刺激的结果，整合素在激活过程中发挥了关键作用。整合素必须先被激发（priming）才能转导信号、激活中性粒细胞。目前认为，整合素的激发主要是通过“内到外”（inside-out）和“外到内”（outside-in）两种信号转导方式实现。此外，还存在一种替代机制，即整合素通过与其他膜蛋白（如糖基化磷脂酰肌醇偶联受体）侧向结合而激发。各种促炎性的激动剂分别作用于中性粒细胞表面的相应受体，通过不同的胞内信号通路，最终激活 Rho（一种小 G 蛋白），进而上调中性粒细胞表面整合素的数目及亲和力。这种亲和力的增强，一方面得益于整合素的构象发生改变；另一方面还由于这些蛋白分子摆脱了细胞骨架的束缚，从而能在胞膜平面内自由移动。这就是整合素激发的“内到外”信号转导方式。配体分子与整合素结合，使整合素发生构象改变及群集现象（clustering），激活整合素，即整合素激发的“外到内”信号转导方式。激发的整合素与配体结合后，引发一系列复杂的胞内信号转导通路，促进中性粒细胞功能活化。激活的中性粒细胞重新排列其肌动蛋白细胞骨架，并在黏附分子（如 ICAM-1）及趋化因子（如 IL-8）等的共同介导下，经毛细血管内皮细胞间连接处迁出血管，进而迁至组织局部。上述过程称为白细胞渗出或白细胞游出。

根据炎性刺激的不同，白细胞的游出可表现为 CD11b/CD18 依赖与非依赖两种方式，其中 CD11b/CD18 依赖型与激活内皮 NF-κB、诱导 ICAM-1 表达有关。关于 CD11b/CD18 非依赖性白细胞游出的机制目前仍不清楚，并非由选择素介导。

（3）杀伤：中性粒细胞通过黏附、募集、跨内皮后进入感染部位，开始发挥它的杀菌作用。在这一过程中，细菌会逃避中性粒细胞的捕杀，主要包括：细菌对中性粒细胞引起应激反应、避免接触、阻止吞噬作用、在胞内存活、诱导细胞死亡、避免胞外诱捕网的捕杀。对应这些现象，中性粒细胞也会有相应的机制捕杀细菌。中性粒细胞杀菌机制主要有吞噬作用和胞外释放诱捕网。中性粒细胞表达甘露糖受体、清道夫受体、TLR4、FcR 和 C3bR/C4bR，可通过上述模式识别受体和调理性受体介导对病原体的识别结合，产生吞噬杀菌作用；还可通过抗体依赖细胞介导的细胞毒作用（ADCC）和补体依赖的细胞毒作用（CDC）对病原体感染的组织细胞产生杀伤破坏作用。中性粒细胞摄入细菌后活化呼吸爆发与脱颗粒。它首先将细菌吞入到吞噬性空泡中，这种空泡就是吞噬溶解小体，接着胞内颗粒和吞噬溶解小体融合，从吞噬溶酶体中排出其内容物。内容物包括颗粒蛋白酶和一些杀菌物质，而胞内杀菌主要利用溶酶体酶来完成。中性粒细胞颗粒根据其颗粒的特性分为三种：一级颗粒又称原发性颗粒，即最早在中性粒细胞中发现的嗜天青颗粒，是中性粒细胞所特有的，嗜天青颗粒中含有髓过氧化物酶（myelopemxidase，MPO）、弹性硬蛋白酶、组织蛋白酶 G、溶酶体酶以及多种酸性水解酶等成分；二级颗粒，也称特异性颗粒，含有维生素 B_{12} 结合蛋白、乳铁蛋白、补体活性蛋白酶及溶菌酶等；三级颗粒，其特征性酶是明胶酶。在中性粒细胞内还含有分泌小泡，能增强胞吐作用。这些颗粒在中性粒细胞发挥抗菌作用时起关键作用。

中心粒细胞除分泌蛋白酶和ROS外，还可通过释放脂质介质和多种细胞因子来发挥效应。脂质介质主要包括白三烯B4（LTB4）和血小板活化因子（PAF），LTB4对中性粒细胞有极强的趋化作用和较弱的激活作用，PAF具有激活血小板、中性粒细胞、单核巨噬细胞，直接损伤内皮、增加毛细血管通透性、趋化中性粒细胞等生物学作用。中性粒细胞合成和分泌的细胞因子，包括IL-1、IL-6、IL-8、MIP-1α、TNF-α等前炎性的细胞因子，TGF-β、IL-1Rα等抗炎性细胞因子，以及IFN-α、M-CSF、G-CSF、GM-CSF和IL-3等。中性粒细胞通过上述因子在中性粒细胞内部及其他细胞间产生通讯，形成细胞因子网络，共同调控炎症反应。

当中性粒细胞完成吞噬细菌之后，会发生特殊的程序性死亡进而释放核内的核苷酸和杀菌酶，在胞外形成一张网络，将入侵的细菌和真菌捕杀。2004年，德国柏林Volker Brinkmann研究小组在*Science*杂志发表论文，将中性粒细胞在胞外形成由DNA、组蛋白和多种抗菌酶组成的网状结构命名为中性粒细胞胞外诱捕网（neutrophil extracellular traps，NETs）。NETs在中性粒细胞的杀菌作用中具有与吞噬机制同等重要的地位。NETs由核酸物质组成，不含任何其他细胞骨架蛋白。胞外诱捕网就像一张大型的蜘蛛网将细菌网入其中，然后再利用局部高浓度的杀菌物质杀死细菌。NETs包括的抗微生物蛋白有：弹性蛋白、组织蛋白酶G、IL-37和组蛋白以及完整的染色质网。目前已知，嗜酸性粒细胞和肥大细胞也能通过释放胞外诱捕网（extracellular traps，ETs）死亡，这种细胞死亡程序称为ETosis。NETs的产生起始于中性粒细胞受到炎症刺激后通过蛋白激酶C（PKC）激活Raf/MERK/ERK信号转导通路激活烟酰胺腺嘌呤二核苷磷酸（NADPH）氧化酶，进而刺激活性氧（ROS）的产生，使得组蛋白在肽酰基精氨酸脱亚胺酶4（PAD4）的作用下向瓜氨酸化组蛋白转变，并导致核染色体的解聚。其中ROS是产生NETs的必要条件。同时，胞内钙离子浓度升高，这些阳离子作为PAD4的辅酶，加速PAD4介导的核染色体解聚。细胞质内嗜天青颗粒可释放中性粒细胞弹性蛋白酶和MPO，随后进入细胞核，进一步促进染色体解螺旋，随后核膜破裂，染色体释放入细胞质，并被颗粒蛋白和细胞质蛋白加以修饰，最终细胞膜裂解，NETs释放到细胞外。

除了上述自杀式NETosis，目前中性粒细胞发生NETosis还有两种模式：①细胞核DNA释放式NETosis，此过程持续5~60min，中性粒细胞释放NETs，但是细胞核膜和细胞膜的完整性不被破坏，且不依赖于ROS的产生和Raf/MERK/ERK信号通路的激活。Toll样受体和补体C3蛋白可触发此种类型的NETosis，释放NETs后的中性粒细胞仍具有吞噬病原体的能力，并且其寿命不受影响。②线粒体DNA释放式NETosis，此种类型的NETosis发生于中性粒细胞受到GM-CSF、C5a或LPS刺激的15分钟以内，并且依赖于ROS的产生。

（4）焦亡：细胞焦亡是一种caspase-1或caspase-4/5/11依赖的伴随炎症的细胞程序性死亡方式。在病原体感染时，焦亡也是中性粒细胞发挥其生物学功能的一种重要方式。发生焦亡的中性粒细胞胞膜溶解后，细胞器和细胞骨架并未简单散开，而是在细胞内仍保持联系，形成一种陷阱样的结构，并将仍然存活的病原体困在其中，这种伴随焦亡产生的孔诱导胞内陷阱结构被称为PITs（Pyroptosis triggers pore-induced intracellular traps）。随后困在PITs中的病原体被中性粒细胞释放的ROS杀死或被吞噬细胞二次吞噬消灭。PITs在概念上类似于NETs，都是通过包埋细菌防止其传播并促进清除，两者的最主要区别在于NETs针对的是胞外病原体，而PITs针对的是胞内病原体。中性粒细胞焦亡过程中生产的成熟IL-1β和IL-18是炎症反应时IL-1β和IL-18的主要来源。

（5）凋亡：中性粒细胞分化成熟之后，会开始自发性的死亡，也就是细胞凋亡，然后多被巨噬细胞识别，并且吞噬和清除。中性粒细胞发生凋亡时并不发生细胞膜破裂，它被吞噬细胞吞噬后也不会释放毒性内容物。这一行为对于促进炎症的消散和局限发挥着重要作用。中性粒细胞除发生自发性凋亡以外，同其他细胞一样，也可能被某些因素（Fas/FasL、TNF/TNFR、细胞因子受体信号、饥饿等）激惹（provocation）而加速其凋亡进程。这些刺激通过生化信号传递链传导至半胱天冬蛋白酶系（caspases），经级联反应，活化核酸内切酶从而使细胞核 DNA 片段化。caspase-3 的活化是中性粒细胞自发性和 Fas 诱导的凋亡过程中一个必需环节，其下游的蛋白激酶 C 的活化以及它向核的移位是确保核酸内切酶活化的关键。与此相反，p38 丝裂原活化蛋白激酶（p38 MAPK）则在中性粒细胞延长其生命期限的过程中扮演十分重要的角色。p38 MAPK 活性的降低在中性粒细胞自发性凋亡发生的初期就已经出现，Fas 等促进凋亡的因素通过进一步抑制 p38 MAPK 的活性而加速中性粒细胞凋亡的进程；而 GM-CSF 等抑制凋亡的因素则通过增强 p38 MAPK 的活性来延迟中性粒细胞的自发性凋亡。

一旦中性粒细胞的凋亡延迟，中性粒细胞就会过度激活，除了引起细胞因子分泌外，还产生“呼吸爆发”作用，将大量的自由基、蛋白水解酶及炎症介质等有害物质释放，引起组织的损害，产生级联反应，诱发全身炎症反应综合征（systemic inflammatory response syndrome，SIRS）。SIRS 可导致重症急性胰腺炎等炎症性疾病加重，甚至引起多器官功能障碍综合征（multiple organ dysfunction syndrome，MODS）的发生。

中性粒细胞凋亡的调控是一个受多基因、多因子、多条信号转导通路独立或交联作用的复杂网络。Fas/FasL 能介导中性粒细胞凋亡。中性粒细胞中线粒体数目虽然很有限，但在中性粒细胞凋亡中起着十分重要的作用，担任着新陈代谢的传感器和维持细胞氧化还原状态的角色，同时也作为游离 Ca^{2+} 的清除器。癌基因 Bcl-2 和它的同家族其他基因被认为是细胞凋亡的调控基因。中性粒细胞同单核细胞一样存在促进凋亡的 Bak 和 Bax 基因。另一方面，同单核细胞抑制凋亡的 Bcl-2 基因家族相比较，中性粒细胞的凋亡抑制基因要少得多，其中 A-1 基因是中性粒细胞稳定表达的一个凋亡抑制基因。中性粒细胞并不表达 Bcl-2 基因，因而中性粒细胞凋亡迅速可能与 Bcl-2 基因家族缺乏有极大关系。

（6）免疫调节：在调节先天免疫和获得性免疫方面，中性粒细胞同样扮演着重要的角色。研究表明，中性粒细胞可诱导单核细胞来源的树突状细胞和 NK 细胞的成熟，增强免疫应答。中性粒细胞分泌的 B 细胞活化因子片段（BAFF）和增殖诱导配体（APRIL）是 B 细胞生存、成熟与分化的关键因素。中性粒细胞还可通过释放 CCL2/MCP-1、CXCL9 和 CXCL10 招募 Th1 和 Th17 细胞到炎症部位。

2. 中性粒细胞在疾病中的作用

（1）感染性疾病：在所有的感染发生中，中性粒细胞作为极其重要的天然防御机制，在炎症过程中发挥关键的作用，也是造成组织损伤的重要原因。在内毒素造成的急性肺损伤中，中性粒细胞被 LPS 诱导激活并且向损伤部位聚集，而其产生的炎症因子的瀑布式反应，会引起急性肺损伤等疾病恶化，中性粒细胞的凋亡延迟会进一步加重肺损伤。适度清除中性粒细胞，抑制中性粒细胞的凋亡延迟是控制炎症发展的重要举措。在中性粒细胞横跨肺微血管内皮细胞发生迁移时，对中性粒细胞凋亡起关键作用的是肺微血管内皮细胞上的一氧化氮合酶而非中性粒细胞的一氧化氮合酶，并且不依赖 caspase-3 的激活。研究表明，中性粒细胞的凋亡参与了急性胰腺炎的病理生理过程，并对急性胰腺炎的严重程度和转归有很大的影响。IL-18 在全身炎症包括重症急性胰腺炎中是一个有效的能够抑制中性粒细胞凋亡的介质，可作为治疗靶点阻止中性粒细胞对机体相关组织的损害。

（2）脓毒症：经典的白细胞募集级联过程包括若干步骤，即滞留、滚动、黏附、爬行以及穿膜。这是一个多步骤黏附级联过程，各种细胞膜分子及其相互作用参与其中。在脓毒症期间，这种反应失调，伴随着中性粒细胞的异常积累，中性粒细胞向感染灶募集受损，中性粒细胞迁移受损。脓毒症时中性粒细胞膜改变，变得更加僵硬且不易变形，这种细胞膜的变化与脓毒症的严重程度密切相关。这一改变导致中性粒细胞在毛细血管床中积聚，特别是积聚在肺和肝血窦的毛细血管，进而导致微血管闭塞，组织缺血继而发生多器官衰竭。NO 及诱导型一氧化氮合酶（iNOS）与中性粒细胞迁移受损呈正相关，其下调中性粒细胞迁移主要与以下 3 个方面相关：①iNOS 抑制白细胞选择素及整合素 β 的表达，下调 VCAM-1；②NO 和其他分子相互作用形成过硝酸盐，进而降低中性粒细胞的趋化能力及其与内皮的相互作用；③NO 诱导 HO-1 表达，影响中性粒细胞的滚动和黏附。

（3）自身免疫病：系统性红斑狼疮（systemic lupus erythematosus，SLE）和系统性血管炎患者体内均存在抗双链 DNA（dsDNA）、抗组蛋白及抗 MPO 的抗体，而 dsDNA、组蛋白、MPO 正是中性粒细胞 NETs 的组成成分。自身免疫病的发作常发生在感染之后，常伴随 NETs 的产生。NETs 产生过多和清除障碍均会导致自身免疫性疾病，如 SLE 和小血管性血管炎等。在血液流动状态下，血清中 Dnase1 能够降解 NETs。当该途径遭到破坏，NETs 因未能被及时清除而可诱导自身抗体的产生。SLE 患者体内可能存在 DNase1 基因的遗传缺失或 DNase1 抑制因素，可检测到患者体内 NETs 的生成显著增多，另外自身抗体与 NETs 相互结合也能抑制 NETs 的有效降解。与抗中性粒细胞胞质抗体（anti-neutrophils cytoplasm antibodies，ANCA）相关的小血管性血管炎也是一种系统性自身免疫性疾病，会引起肺脏、皮肤及肾脏的小血管的慢性炎症，ANCA 主要的靶抗原是 MPO 及蛋白酶 3（PR3）。近年有研究证实，ANCA 与 MPO 或 PR3 的结合会激活中性粒细胞并促使细胞发生 NETosis。

（4）肿瘤：在肿瘤微环境中，中性粒细胞主要包括 N1/N2 型中性粒、肿瘤相关的中性粒（tumor-associated neutrophil，TAN）以及分叶核髓系来源抑制性细胞（polymorphonuclear-myeloid derived suppressor cell，PMN-MDSC）等几种类型。研究表明，处于肿瘤微环境中的中性粒细胞主要表现为两种生物学活性：一种是具有抗肿瘤特性，被称作 N1 型，另一种则具有相反的促进肿瘤生长、侵袭和转移的特性，被称作 N2 型。这一特点与巨噬细胞的双重表型十分类似。在肿瘤发生的早期中性粒细胞类型主要为 N1 型。N1 型中性粒细胞通过分泌Ⅰ型干扰素和激活 NK 细胞的 IL-18 而具有抗肿瘤的功能。中性粒细胞可以在体外经脱颗粒释放活性氧，杀伤肿瘤细胞；也可以在 GM-CSF 刺激下释放活性氧离子，杀伤肿瘤细胞。在肿瘤发展的过程中，N2 型中性粒细胞不断增多。N2 型中性粒细胞会分泌 ROS、精氨酸酶和过氧化物酶等分子，抑制 T 细胞和 NK 细胞功能，发挥促进肿瘤进展的作用。中性粒细胞功能类型的转换依赖于肿瘤微环境，但具体机制尚不清楚。研究发现，如果抑制了 TGFβ 信号，则能够增加 N1 型中性粒细胞。

中性粒细胞分泌的基质金属蛋白酶 MMP 和中性粒细胞明胶酶相关载脂蛋白（NGAL）在多种肿瘤微环境中大量存在，促进肿瘤的发生发展。目前认为 NAGL 的促肿瘤作用或与 MMP 有关，NAGL 可与 MMP 形成三元复合物促进 MMP 的激活，同时 NGAL 还具有增强 MMP 活性的作用。MMP9 作为最常见的基质金属蛋白酶，具有介导肿瘤血管生成的作用，在肺部肿瘤微环境中的 MMP9 还可以抑制肿瘤细胞的凋亡，并可以通过降解细胞外基质，促进肿瘤细胞远处转移等。此外，中性粒细胞分泌的弹性蛋白酶可通过刺激相关细胞生长因子的产生和抑制肿瘤细胞的凋亡来促进肿瘤的生长增殖。

二、嗜酸性粒细胞

嗜酸性粒细胞占外周血白细胞总数的 0.5%~6%，其主要分子标志为 $CD45^+Siglec\ F^+\ Fc\varepsilon RI\alpha^-\ CD115^-CD11b^+ly6G^+$，表面具有 CCR3、PAF-R、IL-5R 等多种与趋化和活化相关的受体。寄生虫感染或过敏性炎症反应时，在局部黏膜上皮、血管内皮和固有淋巴细胞 ILC2 产生的 CCL11 等趋化因子、PAF 和 IL-5 等作用下，血液和周围结缔组织中的嗜酸性粒细胞可被招募到感染或过敏性炎症部位并使之活化，产生如下主要作用：①脱颗粒释放主要碱性蛋白、阳离子蛋白和过氧化物酶毒杀寄生虫（如蛔虫、血吸虫幼虫）；②合成分泌白三烯、PAF 及趋化因子 CXCL8 和 IL-3、IL-5、GM-CSF 等细胞因子，参与和促进局部炎症或过敏性炎症反应。

三、嗜碱性粒细胞

嗜碱性粒细胞仅占外周血白细胞总数的 0.2%，其主要分子标志为 $CD45^+Siglec\ F^-Fc\varepsilon RI\alpha^+CD115^-\ CD11b^+ly6G^-$，表面具有 CCR3 等趋化因子受体，可被 CCL11 等趋化因子从血液中招募到炎症或过敏性炎症反应部位发挥作用。嗜碱性粒细胞表面具有 IgE 高亲和力 Fc 受体Ⅰ（FcεRI），能与变应原特异性 IgE 抗体结合而被致敏。当变应原与致敏嗜碱性粒细胞表面 IgE 抗体“桥联”结合后，可使其活化脱颗粒释放组胺和酶类物质，同时合成分泌前列腺素D2、LTs、PAF等脂类介质及IL-4、IL-13等细胞因子，参与和促进局部过敏性炎症反应。

第四节　自然杀伤细胞

自然杀伤（natural killer，NK）细胞，由骨髓中淋巴样祖细胞分化而来，是除T细胞、B细胞之外的第三大类淋巴细胞，占外周血中淋巴细胞的10%~15%，在胸腺、脾脏、淋巴结、骨髓、肝、肺、皮肤等组织中均有所分布。NK细胞在1975年被发现，由于胞质丰富，且含有较大的嗜天青颗粒，故又被称为大颗粒淋巴细胞（large granular lymphocytes，LGL）。NK细胞同时也被认为是固有淋巴细胞（innate lymphoid cells，ILCs）的一种。

一、NK细胞的分化发育

NK细胞在人体内的主要特征为$CD3^-CD56^+$淋巴细胞群，在小鼠品系中主要特征为$CD3^-$ $NK1.1^+$。NK细胞除了在骨髓和胸腺中发育成熟外，也能够在扁桃体、脾、淋巴结中发育成熟。NK细胞主要由$CD34^+$造血干细胞（hematopoietic stem cell，HSC）分化来的共同淋巴祖细胞（common lymphoid precursors，CLP）发育而来，IL-2/IL-15Rβ（CD122）表达的上调使之分化为NK前体细胞（NK cell precursors，NKP），NKP接受IL-15的刺激信号发育为不成熟NK细胞（immature NK cells，iNK），而CD56表达的出现表明iNK细胞分化为成熟NK细胞（mature NK cells，mNK）。

NK细胞分化发育过程中，各阶段细胞都具有其特有的表面标志物，按照表面标志物可以将NK细胞分化发育过程划分为不同阶段。①小鼠NK细胞分化发育阶段：CLP阶段（$CD117^{low}CD127^+NKG2^-$），pre-NKP阶段（$CD122^-NK1.1^-$ $NKG2^+$），NKP阶段（$CD122^+NK1.1^-CD94^-NKG2^+Ly49^-DX5^-$），iNK阶段（$CD122^+NK1.1^+CD94^+NKG2^+Ly49^-DX5^-$），mNK阶段（$CD122^+NK1.1^+CD94^+NKG2^+Ly49^+DX5^+$）。②人NK细胞分化发育阶段：阶段1（$CD34^+CD117^-$ $CD94^-CD16^-$）；阶段2（$CD34^+CD117^+CD94^-CD16^-$）；阶段3（$CD34^-CD117^+CD94^-CD16^-$）；阶段4，$CD56^{bright}$NK细胞（$CD34^-CD117^{-/+}CD94^+CD16^-$）；阶段5，$CD56^{dim}$NK细胞（$CD34^-CD117^{-/+}CD94^{-/+}$ $CD16^+$）。

多种转录因子参与调控NK细胞的发育：①T-bet和Eomes：NK细胞分化发育过程中重要的调控因子，T-bet主要调控iNK生成，而Eomes主要表达在mNK中；②Blimp1：一种转录抑制因子，在NK细胞发育成熟和稳态维持中起着重要作用；③其他转录因子：Gata3、T-bet、IRF-2、E4BP4、TOX、MEF、MITF和CEBP-γ等转录因子都在NK细胞发育过程中发挥调控作用。

在NK细胞分化、发育、成熟过程中，表观遗传修饰也发挥了重要作用。在NK细胞发育中，组蛋白甲基化也具有重要调控作用，例如zeste基因增强子同源物2（EZH2）会影响IL-15受体的表达，从而对早期NK细胞分化产生影响。同样的，表观遗传修饰也参与了NK细胞功能的调控，例如H3K9乙酰化可以促进NK细胞表达穿孔素。

二、NK细胞亚群

根据CD56分子表达的高低，mNK细胞可分为$CD56^{bright}$NK细胞和$CD56^{dim}$NK细胞两个功能亚群。$CD56^{dim}$亚群主要存在于骨髓、血液中，高水平表达CD16、杀伤细胞免疫球蛋白样受体（KIR）和LFA-1等分子，低表达CD94/NKG2A，仅表达不带α链的中亲和力IL-2受体（IL2Rβγ），以发挥杀伤功能为主，产生细胞因子的水平较低；$CD56^{bright}$亚群主要存在于次级淋巴组织中，如扁桃体、淋巴结等，表达高亲和力IL-2受体（IL-2Rαβγ）、CD94/NKG2A和L选择素（CD62L），低表达CD16和KIR，活化后以分泌细胞因子如IFN-γ、TNF-β、IL-10、IL-13和GM-CSF等为主要功能，但细胞毒活性低。

根据CD27和CD11b，可以将NK细胞划分为$CD11b^{low}CD27^{low}$、$CD11b^{low}CD27^{high}$、$CD11b^{high}CD27^{high}$、$CD11b^{high}CD27^{low}$四个亚群，小鼠NK细胞在体内沿此顺序路径分化发育。$CD11b^{high}CD27^{low}$细胞亚群主要存在外周血中。骨髓NK细胞主要由$CD11b^{low}CD27^{high}$和$CD11b^{high}CD27^{high}$细胞亚群组成。根据CD27分子表达的高低，可以将$CD11b^{high}$mNK细胞划分为$CD11b^{high}CD27^{high}$和$CD11b^{high}CD27^{low}$两个功能亚群，$CD11b^{high}CD27^{high}$NK细胞具有细胞毒作用，能够分泌IFN-γ；但是

CD11b^{high}CD27^{low}NK 细胞与抑制性受体 KLRGl 相关。

三、NK 细胞的识别机制

（一）NK 细胞受体

NK 细胞的活化与其激活性受体（activating receptors）和抑制性受体（inhibitory receptors）之间的平衡密切相关。抑制性受体识别正常细胞表达的 MHCⅠ类分子后，NK 细胞接受抑制性信号因此产生自身耐受，而 MHCⅠ类分子缺失或下调的病毒感染细胞和肿瘤细胞等，NK 细胞抑制性信号减弱，使 NK 细胞活化从而起杀伤作用，这称为 NK 细胞的"缺失自我（missing self）"识别方式，主要攻击缺失"自我"的细胞。

常见的 NK 细胞受体包括：①Ly49 抑制型受体，在鼠 NK 细胞上表达，其配体为 MHCⅠ类分子；②CD94/NKG2A 受体，在人和鼠中均有表达，主要与人的 HLA-E 和鼠的 Qa-1^{b} 结合；③杀伤细胞免疫球蛋白样受体（killer cell immunoglobulin-like receptor，KIR），在人类 NK 细胞上表达，识别 HLA 分子；④激活性受体如 NKG2C、2E/H 和 NKG2D，主要配体为肿瘤细胞或病毒感染细胞等产生的 MHCⅠ类分子；⑤天然细胞毒性受体（natural cytotoxicity receptors，NCR），包括 NKp46、NKp30 和 NKp44，其配体包括病毒和细菌蛋白以及肿瘤细胞蛋白；⑥低亲和力免疫球蛋白 G 受体 FcγRⅢ（CD16），识别结合在肿瘤细胞、病毒感染细胞等表面抗原的抗体，介导抗体依赖的细胞介导的细胞毒作用（antibody dependent cell-mediate cytotoxicity，ADCC），发挥对靶细胞的细胞杀伤作用。

大多数抑制性受体的胞质段含有免疫受体酪氨酸抑制基序（immunoreceptor tyrosine-based inhibitory motifs，ITIMs），基本结构为（I/L/V/S）xYxx（L/V），其配体为自身 MHCⅠ类分子或自身肽 -MHCⅠ类分子复合物。当抑制性受体与相应配体结合后，ITIMs 发生酪氨酸磷酸化，磷酸化的 ITIM 募集 Src 同源性（SH）的酪氨酸磷酸酶 1（SHP-1）、SHP-2 和含有脂质磷酸酶 SH2 结构域的肌醇 -5- 磷酸酶（SHIP），这些酪氨酸磷酸酶能够抑制激活性受体磷酸化，启动抑制信号，抑制 NK 细胞活化及其杀伤功能。

激活性受体在其胞质尾部含有免疫受体酪氨酸的活化基序（immunoreceptor tyrosine-based activating motifs，ITAMs），此类受体能够与相应的糖类受体结合，ITAMs 发生酪氨酸磷酸化和 Syk、Zap70 分子的活化，丝裂原活化蛋白激酶和细胞外信号调节激酶被激活，导致细胞毒性分子的释放和细胞因子基因的转录，使 NK 细胞行使杀伤功能。

（二）NK 细胞的"教育"和耐受

研究发现，MHCⅠ类分子缺陷小鼠的 NK 细胞不能在体外杀死 MHCⅠ类分子缺陷的肿瘤细胞，也不能在体内排斥 MHCⅠ类分子缺陷的骨髓细胞，这被认为是缺乏 NK 细胞"教育（education）"。NK 细胞"教育"促使其识别"自我"和"非我"，维持自身耐受。目前提出了几种假说来对 NK 细胞"教育"进行解释。"Licensing"或"Arming"模型假说认为 NK 细胞最初是低反应性的，在发育过程中其表面抑制性受体与 MHCⅠ类分子相互作用，使其成为有功能的效应细胞，识别自身细胞的 MHCⅠ类分子，通过抑制信号对自身细胞产生耐受。"Unlicensing"或"Disarming"模型假说则认为 NK 细胞最初是具有反应性的，激活性受体与其配体的相互作用使 NK 细胞行使杀伤功能。但在发育过程中，NK 细胞慢慢开始表达抑制性受体，使其对正常细胞具有耐受性；而未能获得抑制性受体的 NK 细胞则在自身细胞长期的慢性刺激下变得低反应性，这也能说明有些 NK 细胞并不表达识别 MHCⅠ类分子的抑制性受体，也能对自身细胞产生耐受。"Tuning"或"Rheostat"假说认为 NK 细胞的反应性取决于来自抑制性受体和激活性受体信号转导的数量和强度，当处于较高的抑制性信号刺激的环境中，NK 细胞的反应性更强，会产生更多的 IFN-γ。

四、NK 细胞的功能

（一）细胞毒作用

NK 细胞能够杀伤病毒感染细胞、肿瘤细胞和胞内寄生菌等，是机体抗感染和抗肿瘤的第一条防线，且这种作用不需要抗原致敏和抗体的参与，没有抗原特异性受体，没有 MHC 限制。NK 细胞的直接细胞毒作用主要是通过释放细胞毒性分子如穿孔素和颗粒酶，活化半胱天冬酶（caspase）

诱导细胞死亡。NK 细胞还可以通过分泌细胞因子如肿瘤坏死因子 -α（TNF-α）来实现抗感染和抗肿瘤的作用，或者通过表达 FcR，进行抗体依赖细胞介导的细胞毒作用（ADCC）发挥杀伤作用。NK 细胞还可通过 Fas/FasL 和肿瘤坏死因子相关诱导凋亡配体（TNF related apoptosis inducing ligand，TRAIL）来介导细胞凋亡。同时，NK 细胞能够通过分泌多种细胞因子来调节免疫功能和细胞杀伤作用。

NK 细胞与靶细胞接触的过程中，会形成 NK 细胞免疫突触（natural killer immune synapse，NKIS），主要有活化型突触和抑制型突触两种类型。这个过程可以分为：识别阶段、触发阶段、效应阶段、终末阶段，NK 细胞识别靶细胞，通过受体 - 配体之间的作用活化 NK 细胞，形成溶酶（穿孔素和颗粒酶等）突触，溶酶颗粒传递到突触上，从而将溶酶颗粒释放到靶细胞。

1. 抗感染作用 在感染期间，NK 细胞表面的细胞因子 IL-2、IL-12、IL-15、IL-18、IFN-α 等受体表达上调，使 NK 细胞活化，介导对感染的免疫防御作用；细胞表面表达的 Fc 受体介导 ADCC，杀伤单纯疱疹病毒、流感病毒和巨细胞病毒等病毒感染的细胞。激活性受体如 NKG2D、NKP46、NKP30 等表达上调，活化 NK 细胞，行使其杀伤功能。

2. 抗肿瘤作用 肿瘤细胞的 MHCⅠ受体表达下调，虽然逃脱 T 细胞免疫应答，但会因此成为 NK 细胞的靶标，诱导 NK 细胞的细胞毒作用。并且肿瘤细胞的激活性受体配体的表达上调，活化 NK 细胞，从而使 NK 细胞进行细胞杀伤功能。研究发现，穿孔素基因缺陷的小鼠更容易形成肿瘤。但肿瘤也会逃避 NK 细胞监视，例如 NKG2D 配体——MICA 和 MICB（由肿瘤产生，并暴露在肿瘤表面）会从肿瘤细胞表面脱落。

（二）免疫调控作用

NK 细胞主要分泌 IFN-γ，也分泌其他促炎性和抑炎性的细胞因子，例如 TNF-α 和 IL-10，和生长因子、GM-CSF、G-CSF、IL-3、趋化因子等。NK 细胞通过分泌 TNF-α 和 IFN-γ，促进抗原提呈细胞的共刺激分子 CD86、CD83、CD80 和人白细胞抗原 -DR（HLA-DR）、CCR7 等表达的上调，活化 DC 细胞并诱导 IL-12 的产生。另一方面，NK 细胞会杀伤病毒感染的 DC 细胞、不成熟 DC 细胞、过度活化的巨噬细胞和 T 细胞等，从而维持免疫稳态。此外，NK 细胞可以通过分泌多种细胞因子如 IFN-γ 来调控 T 细胞亚群向 Th1 分化。

（三）NK 的免疫记忆功能

目前研究表明，NK 细胞具有免疫记忆的功能，当抗原再次刺激时，NK 细胞功能增强，这些细胞被称为记忆性 NK 细胞。NK 细胞的免疫记忆功能为 NK 细胞疫苗的开发提供了基础，但还需要进一步的深入研究。

五、NK 细胞与疾病的免疫治疗

（一）NK 细胞的过继免疫治疗

NK 细胞免疫疗法是指抽取人体血液，将 NK 细胞分离出来，在体外利用特定的细胞因子（如 IL-2、IL-15）进行扩增培养，回输到体内，对肿瘤细胞、感染细胞、病变细胞和细菌病毒等进行杀伤作用，达到抗肿瘤、抗感染等作用。将 NK 细胞回输至肿瘤患者体内进行过继免疫治疗，已被广泛研究。由于体外扩增 NK 细胞具有功能不稳定性，目前建立了各种功能稳定的同种异体 NK 细胞系来进行 NK 细胞过继免疫治疗。例如已经开展临床试验的 NK-92 细胞系，来源于一名恶性非霍奇金淋巴瘤患者，具有较强的细胞毒作用。NK 细胞免疫疗法已取得较大进展，但还有许多问题尚未解决，例如 NK 细胞的靶向问题，如何能够更精准地特异性靶向肿瘤组织，降低 NK 细胞免疫治疗过程产生的副作用等。

（二）激活 NK 细胞的抗体

用抗体阻断 NK 细胞上的抑制性受体或者刺激激活性受体，使 NK 细胞发挥更强烈的细胞毒作用。与靶细胞 MHCⅠ结合的抑制性受体 CD94、KIR 已经成为临床药物靶点。

（三）嵌合抗原受体 -NK 细胞疗法

嵌合抗原受体（chimeric antigen receptor，CAR）包括胞外的识别结构域（如 scFv），用于识别肿瘤特异性抗原；一个跨膜结构域和一个胞内信号结构域（CD3ζ 链），用于诱导 NK 细胞的活化。CAR-NK 细胞疗法能够增强 NK 细胞对恶性肿瘤细胞的靶向识别和杀伤作用。

（四）双特异性分子连接NK受体和肿瘤细胞

以NK细胞表面活化受体CD16和NKG2D为靶点的双特异性分子，靶向NK细胞识别并杀伤肿瘤细胞。

第五节 NKT细胞

自然杀伤T细胞（nature killer T cell，NKT cell）是一类特殊的T细胞亚群，最初发现时是用来定义那些表达NK细胞相关表型的小鼠T细胞。其既表达TCR，又表达某些NK细胞的标志（如：NK1.1）。而如今普遍将那些具有CD1d限制的T细胞称作NKT细胞，通过MHCⅠ样CD1d分子来识别和呈递糖脂类抗原。NKT细胞主要分布于胸腺、肝脏、淋巴结、脾脏和骨髓，且分布差异较大，在肝内占肝淋巴细胞的20%~30%，而在外周血单个核细胞（peripheral blood mononuclear cells，PBMCs）中仅占0.01%~1%。虽然NKT细胞数量的个体差异和组织间差异较大，但却是一种非常重要的免疫调节细胞。NKT主要通过迅速产生大量的细胞因子如IL-2、IL-3、IL-4、IL-13、IL-17、IL-21、IFNγ、TNF-α来调节和影响其他免疫细胞如T细胞、B细胞、巨噬细胞、NK细胞、DC细胞、中性粒细胞等，是连接天然免疫和适应性免疫的重要免疫细胞。

一、NKT细胞的分类和亚群

自1984年Hercend等发现NKT细胞后，它开始作为一类独特的免疫细胞进入人们的视野，受到许多学者的关注，并对其进行广泛和深入的研究。在对NKT细胞的分类上出现了一些不同的看法。但最常用和接受度最广的分类是根据NKT细胞对CD1d分子的依赖性和其对α-GalCer（α-galactosylceramide，α-半乳糖神经鞘胺醇）的反应来分类。将其分为三种不同的亚型：Ⅰ型NKT细胞又称恒定型NKT细胞（invariant NKT cell，iNKT）、Ⅱ型NKT细胞、NKT样细胞。

iNKT的占比最多，占总NKT细胞的70%~80%，也是目前研究得比较多的一个亚群。该亚型上的TCRα链是固定的（人：Vα24-Jα18，鼠：Vα14-Jα18）。与相应的β链（人：Vβ11，鼠：Vβ2、Vβ7、Vβ8）结合形成TCRαβ。iNKT细胞能够特异性识别α-GalCer（是一种从海洋海绵中分离出来的糖苷脂，由亲水性的碳酸化物部分与疏水性的酰基鞘氨醇部分通过α连接形成的糖脂）。被激活的iNKT细胞能迅速合成和释放大量的细胞因子，如IL-2、IL-3、IL-4、IL-5、IL-10、IL-13、IL-17、IL-21、IFN-γ、TNF-α和GM-CSF等，来调节和影响其他免疫细胞，包括T细胞、B细胞、巨噬细胞、NK细胞、DC细胞、中性粒细胞等。

Ⅱ型NKT细胞虽然与iNKT细胞一样有CD1d分子的限制，但其表达的TCR与Ⅰ型NKT细胞不同，并不恒定表达TCRα链。它的TCR表达呈多态性，能识别由MHCⅠ样CD1d分子呈递的不同脂类抗原，如糖脂、磷脂和疏水抗原。

NKT样细胞同Ⅱ型NKT细胞一样，表达多样性的TCRs，但没有CD1d分子的限制，对于该亚型的NKT细胞的研究和了解还不是特别充分。

二、NKT细胞的功能及与疾病的关系

NKT细胞在淋巴细胞中虽然所占比例很小，但在各种疾病中发挥不同的免疫调节作用，其中一个原因是NKT细胞既能表现出固有免疫应答特征，又表现出适应性免疫应答的特征。

（一）调节免疫

许多研究发现NKT细胞参与影响多种自身免疫性疾病的进程。在自身免疫反应过程中，抗原提呈细胞呈递某些“自身”脂质抗原，激活NKT细胞并促进炎性细胞因子的产生从而加重疾病。在不同的自身免疫性疾病中NKT细胞的作用并不一致，在某些自身免疫性疾病中起到保护作用，如类风湿性关节炎和多发性硬化症，而在另一些疾病中却可以促进疾病的发展，如系统性红斑狼疮（SLE）。

原发性干燥综合征（primary Sjögren’s symdrome，PSS）是一种自身免疫性疾病，主要累及泪腺、唾液腺等外分泌腺。患者体内免疫球蛋白水平和血清中抗Ro/SSA抗体和抗La/SSB抗体等自身抗体增多。普遍认为在pSS发病过程中，淋巴细胞浸润腺体，分泌细胞因子破坏Th1/Th2平衡是该疾病的关键事件。有学者发现pSS患者外周血中

NKT细胞明显降低，NKT细胞分泌细胞因子的数量改变打破了Th1/Th2平衡导致免疫调节失调，促进疾病的发展。

重症肌无力（myasthenia gravis，MG）是一种累及神经肌肉接头的自身免疫性疾病。在伴有胸腺增生的非胸腺癌的MG患者血液中观察到成熟NKT细胞的增加。研究表明，活化的NKT细胞中IL-2基因转录表达，分泌的IL-2和Treg细胞的协同作用抑制EAMG（experimental autoimmune myasthenia gravis）的发展。

抗磷脂综合征（antiphospholipid syndrome，APS）也是一种自身免疫性疾病，值得注意的是，心磷脂是CD1d识别的脂质抗原之一，这可能在一定程度上说明了为什么某些自身免疫性疾病中NKT细胞数量的增加。

（二）抗感染作用

CD1d限制性NKT细胞在宿主防御多种微生物病原体过程中发挥重要作用。在鼠伤寒沙门氏菌感染过程中，NKT细胞是最先反应的淋巴细胞之一，其体内活化也依赖于IL-12和CD1d的识别。

慢性乙型肝炎（HBV）是一种病毒的慢性感染性疾病，目前主要依靠疫苗来预防感染。而对于已经感染的患者而言，仅能通过一些药物来控制病毒的复制，并不能彻底清除肝细胞内的病毒。由于肝脏中富含NKT细胞，越来越多的学者将研究的视线从T细胞逐渐转移到NKT细胞。有研究表明，负载了HBV抗原的DC能够激活iNKT细胞，并抑制HBV相关肝癌的生长。

（三）抗肿瘤作用

NKT细胞作为固有免疫和适应性免疫之间的桥梁，已被认为与肿瘤的识别和破坏有关。iNKT细胞通过多种方式靶向肿瘤细胞。iNKT细胞可以通过分泌穿孔素和颗粒酶B来直接溶解杀伤肿瘤细胞。其次，活化后的iNKT细胞分泌各种细胞因子（如TNF-α、IL-2、IFN-γ、GM-GSF等）来调节其他免疫细胞（如T细胞、B细胞和DC），达到抑制肿瘤的作用。免疫抑制细胞也可以成为iNKT细胞的靶标，包括肿瘤相关巨噬细胞（tumor-associated macrophage，TAMs）。越来越多的研究表明NKT细胞的活化能明显抑制肿瘤的生长，延长患者的生存期。

第六节　肥大细胞

一、概述

肥大细胞（mast cell）起源于骨髓，当肥大细胞从骨髓中释放，这时的肥大细胞并没有完全成熟，这些由骨髓入血的未成熟肥大细胞称为MCps（mast cell progenitors）。同成熟的肥大细胞一样，MCps表达高亲和力的IgE受体、SCF受体（KIT）。MCps通过跨内皮迁移从血液进入组织中，在组织中发育成熟。

肥大细胞在组织中能够存活数月或数年，尽管已经分化到晚期，但依然可以在适当信号刺激下进行增殖。肥大细胞虽然具有共同的谱系、颗粒形态和功能，但在形态上有高度异质性。这种异质性很可能是由居住在特定组织或遇到独特病原体挑战的要求所形成的。成熟的肥大细胞常富集于机体与外部环境相通的地方（例如皮肤和呼吸道的黏膜），经常接触到病原体、变应原以及环境中其他的物质，由于这样的解剖学分布特点，肥大细胞也成为机体抵御外部病原体入侵的第一道防线。

二、肥大细胞的脱颗粒特征

成熟的肥大细胞最显著的特征是胞质中的蓝紫色颗粒，当肥大细胞受到适宜的生理或病理刺激时，肥大细胞就会脱颗粒（degranulation），将颗粒中的化学成分，释放到细胞外。可以活化肥大细胞的物质有：IgE与抗原桥联、补体（补体c3a可以诱导肥大细胞脱颗粒增加消化道平滑肌收缩）、神经肽、某些毒素刺激（尼古丁、乙醇可以诱发肥大细胞脱颗粒，从而加重胃黏膜损伤）。肥大细胞释放的介质有两种类型：一是预先合成并储存在胞内，另一是受到刺激时新合成的介质。应对不同的感染，肥大细胞会选择生成不同的介质。肥大细胞颗粒中的介质主要包括：①溶酶体酶类，β-己糖激酶、β-葡萄糖甘酶、芳香基硫酸酯酶、组织蛋白酶B、C、L、D、E等；②生物胺类，组胺、五羟色胺、多巴胺、多胺聚合物等；③肥大细胞特异性蛋白酶，类胰蛋白酶、类糜蛋白酶、羧肽酶A3

等;④肥大细胞非特异性蛋白酶,组织蛋白酶G、颗粒酶B、金属蛋白酶MMP9、ADAMTS5等;⑤细胞因子和生长因子,神经生长因子、TNF-α、IL-4、IL-5、IL-6、IL-15、TGF-β、VEGF、SCF等。

IgE介导的肥大细胞脱颗粒是最为经典的。肥大细胞表面,FcεRI是一个四聚体,由一个α亚基,一个β亚基,两个γ亚基组成。α亚基是IgE的结合部位,γ亚基的胞质段有ITAM(免疫受体酪氨酸激活基序),当肥大细胞膜表面相邻的IgE与受体结合并交联,酪氨酸激酶Lyn磷酸化,导致ITAM磷酸化,下游酪氨酸激酶Sky被激活,之后活化一系列的接头蛋白,启动肥大细胞的活化过程。同时受体交联还引起Src家族激酶Fyn活化,通过磷酸化衔接蛋白Gab2,激活磷脂酰肌醇-3-激酶通路,这条通路促使钙离子的动员和PLC的活化,促进肥大细胞的颗粒释放。脱颗粒还涉及到颗粒与颗粒之间的融合,以及颗粒和质膜之间的融合,这个过程需要膜融合蛋白SNAREs的参与。

三、肥大细胞与疾病

(一)超敏反应

肥大细胞是参与Ⅰ型超敏反应的最重要的细胞类型。当变应原(allergen)初次进入机体,活化B细胞产生针对变应原的特异性IgE。IgE与肥大细胞表面的IgE高亲和力受体FcεR1相结合,肥大细胞被致敏。当致敏原再次进入机体与致敏肥大细胞表面IgE的Fab段结合,形成"桥联",诱导肥大细胞活化,产生脱颗粒反应,释放生物活性介质,作用于效应组织和器官,引起局部和全身的超敏反应,介导病理过程。主要的生物活性介质包括:

1. 组胺 是最主要的一种介质,为小分子量的血管活性胺,通过与其受体结合发挥效应功能。组胺有H1~H4等四种不同受体,介导不同的效应。H1介导支气管平滑肌的收缩、小静脉通透性增强、杯状细胞黏液分泌增多;H2介导血管扩张和通透性增强,刺激外分泌腺分泌。

2. 细胞因子 IL-4、IL-13、IL-33等在后期可被诱导产生并放大Th2型应答。

3. 脂类物质 前列腺素D2与平滑肌上受体相结合促进平滑肌收缩。白三烯C4、D4、E4可以使支气管平滑肌剧烈而持久的收缩,使毛细血管扩张,通透性增加,黏膜腺体分泌增加。血小板活化因子PAF,可以趋化和活化中性粒细胞、嗜酸性粒细胞和血小板,也有使支气管平滑肌收缩的功能。

4. 酶类 蛋白酶切割纤维蛋白原,活化胶原酶,引起组织损伤。糜蛋白酶可以引起短暂的血管收缩,减少上皮细胞的分泌。组织蛋白酶G、羧基肽酶和嗜酸性粒细胞胶原酶参与结缔组织基质的重塑。

(二)感染性疾病

肥大细胞的某些产物具有直接杀菌活性,人和小鼠肥大细胞都能产生抗菌肽。从抗菌肽基因缺陷小鼠身上提取的肥大细胞,对杀灭A组链球菌的能力上存在缺陷。肥大细胞还能产生活性氧,帮助杀灭吞噬后的细菌。肥大细胞可以促进上皮细胞分泌黏液,加速病原体从鼻腔黏膜、肠道和膀胱等表面清除,还可以限制假单胞菌对皮肤的损害。

一些研究表明,肥大细胞缺乏的小鼠在大肠杆菌注入腹膜后的死亡率高于野生型小鼠。在这些腹膜炎模型中,肥大细胞对于启动肠道细菌的天然免疫应答具有重要的功能,尤其是通过招募中性粒细胞的能力来促进细菌清除。肥大细胞对于控制细菌感染和防止在其他组织中传播以及加速细菌从组织中排出体外也非常重要。

目前已知许多病毒的产物可以激活肥大细胞,特别是促进细胞因子的产生。已有研究表明,仙台病毒83可引起组胺释放,HIV的gp120包膜蛋白可诱导肥大细胞产生细胞因子。无论是啮齿动物还是人类,在呼吸道病毒感染后,肺脏中的肥大细胞数量都高于未受感染的对照组。在病毒感染时,肥大细胞能招募$CD8^+$ T细胞或促进Ⅰ型干扰素产生。然而,有些情况下肥大细胞可能发挥对宿主不利的作用。例如,登革热病毒和呼吸道合胞病毒能通过感染肥大细胞,使这些细胞构成宿主体内病毒的"贮存池"。

(三)免疫调节

肥大细胞通过影响各种类型免疫细胞的募集、存活、发育或功能,可增强或抑制免疫应答的启动、强度或持续时间，从而发挥免疫调节作用。

在体内肥大细胞可以通过产生 IL-10 介导免疫抑制效应。有研究表明，肥大细胞小分子激活剂（如化合物 48/80）与疫苗联合接种，经皮下或鼻内给药可促进树突状细胞及淋巴细胞向引流淋巴结迁移，增强血清抗原特异性 IgG 反应。B5R 痘病毒蛋白免疫接种联合化合物 48/80 鼻内给药，可保护小鼠对抗痘病毒感染。

在细菌感染的模型中，位于血管附近的肥大细胞感受到细菌的入侵，分泌组胺、TNF-α、血管内皮生长因子（VEGF）和蛋白酶等因子，增加感染部位局部血管通透性和水肿，使血管内的免疫细胞更容易穿透血管壁，聚集到炎症的部位。同时，肥大细胞还产生趋化因子例如 CCL11（也称嗜酸性粒细胞趋化因子）和 CXCL8（IL-8）来招募嗜酸性粒细胞和 NK 细胞到达炎症部位。肥大细胞来源的 TNF-α 和 MCP6（单核细胞趋化蛋白）在细菌性腹膜炎模型和其他炎症组织中能促进中性粒细胞的募集。

在感染部位，肥大细胞来源的 TNF-α 诱导局部血管内皮上调 E- 选择素的表达，肥大细胞产生的 CCL20 有助于从血液中募集 DC 前体并进入组织。肥大细胞也可以促进朗格汉斯细胞的活化，通过对细菌产物肽聚糖或革兰氏阴性菌的反应导致引流淋巴结内朗格汉斯细胞数量增加。肥大细胞产物还可直接调节抗原递呈。例如，组胺被认为可以促进抗原的摄取和交叉提呈，以及 T 细胞活化所需的共刺激分子的上调。在病毒腹膜炎模型中，肥大细胞可促进效应 T 细胞在感染部位的募集，肥大细胞 TLR3 激活导致的 CXCL10 和 CCL5 表达上调，招募 $CD8^+$ T 细胞。体外研究证实，肥大细胞也能通过激活上调本身 MHCⅡ类和共刺激分子的表达，向 T 细胞提呈抗原。抗原致敏的肥大细胞还可以促进 $CD8^+$ T 细胞的活化、增殖、IL-2 和颗粒酶 B 的产生。

第七节 固有淋巴样细胞

一、概述

固有淋巴样细胞（innate lymphoid cells，ILCs），也称天然淋巴样细胞，是固有免疫系统中的一类细胞群体。这类细胞进化上高度保守，不表达特定膜标记分子，不表达重排抗原受体，无抗原识别特异性，在功能和表型上具有异质性。主要分布在多种次级淋巴组织、血液、脂肪组织、以黏膜组织为主的外周组织中如肠道、肺脏、皮肤。

ILCs 通常被看作适应性免疫系统中淋巴细胞在固有免疫系统中的镜像对应细胞群，但相比于适应性免疫应答，ILCs 能在接收刺激后迅速活化并产生细胞因子，在体内主要参与病原菌的清除、过敏反应、寄生虫清除、代谢平衡、抗肿瘤免疫、组织修复与重塑等功能。

二、ILCs 的分化发育

ILCs 可来源于胎儿时期的肝脏和肠道，成为组织定居型 ILCs，出生后主要来源于骨髓。在骨髓中，造血干细胞分化的共同淋巴样前体细胞（common lymphoid progenitors，CLPs）在转录因子 NFIL3（nuclear factor IL-3 induced）、Id2（inhibitor of DNA binding 2）、TOX（thymocyte selection-associated high mobility group box protein）、TCF-1（T cell factor 1）、ETS1（avian erythroblastosis virus E26 homolog-1）的参与下，分化为共同固有淋巴样前体细胞（common innate lymphoid progenitors，CILPs）。在转录因子 GATA-3 的参与下，CILPs 继续分化为 NK 细胞前体细胞（NK precursors，NKPs）或者共同辅助性固有淋巴样前体细胞（common helper innate lymphoid progenitors，CHILPs）。NKPs 在 T-bet 和 eomesodermin（EOMES）的参与下，直接发育为 NK 细胞。而 CHILPs 在 PLZF（promyelocytic leukemia zinc finger）参与下继续发育为固有淋巴样细胞前体细胞（innate lymphoid cell precursors，ILCPs）或 Lti 细胞前体细胞（lymphoid tissue inducer progenitor，LTiPs）。最终，ILCPs 在不同转录因子的参与下分别发育成为 ILC1、ILC2、ILC3，LTiPs 发育为 LTi 细胞。

三、ILCs 亚群

根据 ILC 发育分化的转录因子表达和产生的细胞因子类型不同，ILCs 可分为五类亚群：自然杀伤细胞（natural killer cells，NKs）、ILC1、ILC2、ILC3、淋巴样组织诱导细胞（lymphoid tissue-inducer cells，LTi cells）（表 12-1）。

表 12-1 固有淋巴样细胞的亚群和功能

ILC 亚群	转录因子	主要激活物	主要产物	主要功能
NK	T-bet EOMES	IL-12 IL-18	IFN-γ 穿孔素 颗粒酶	针对肿瘤和细胞内致病原的细胞毒性杀伤
ILC1	T-bet NFIL3 RUNX3	IL-12 IL-18	IFN-γ TNF-α	1 型免疫应答、参与清除胞内致病原、肠道黏膜免疫、免疫监视
ILC2	GATA-3 RORα Bcl11b GFI1	IL-33 IL-25 TSLP TCF1	IL-4 IL-5 IL-9 IL-13 Areg	2 型免疫应答、抗胞外寄生虫免疫反应、呼吸道炎症、过敏反应、脂质代谢、组织修复及重塑、肿瘤免疫调节
ILC3	RORγt	IL-1β IL-23	IL-17 IL-22 GM-CSF	吞噬作用、抗胞外细菌和真菌感染、参与肠道炎症反应、抗肿瘤免疫反应
Lti		视黄酸 CXCL13	淋巴毒素 IL-17 IL-22	参与次级淋巴组织形成

NK 细胞曾被认为是 ILC1 中具有细胞毒性的亚群，表达转录因子 T-bet 和 EOMES。功能与 $CD8^+T$ 细胞相似。具体功能已在前面“NK 细胞”中详述。

ILC1 表达转录因子 T-bet，不表达 EOMES。ILC1s 主要参与针对肿瘤和细胞内致病原（如病毒）的免疫应答，产生 IFN-γ，与 $CD4^+Th1$ 功能特点相似。

ILC2 表达转录因子 GATA-3 以及视黄酸受体相关孤儿受体 α（retinoic acid receptor-related orphan receptor α，RORα）。ILC2 主要参与抗胞外寄生虫免疫反应、过敏反应、脂肪代谢和肿瘤免疫。在 IL-33、IL-25、胸腺基质淋巴生成素（thymic stromal lymphopoietin，TSLP）等作用下产生 IL-4、IL-5、IL-9、IL-13 等细胞因子和双调蛋白（amphiregulin，Areg），与 $CD4^+Th2$ 功能特点相似，包括 nuocytes 和自然辅助细胞（natural helper cells，NH cells）。

ILC3 表达转录因子 RORγt。ILC3 主要参与抗胞外微生物（如细菌和真菌）的免疫应答，分泌 IL-17、IL-22 等细胞因子。根据是否表达自然细胞毒性受体（natural cytotoxicity receptor，NCR）可分为 NCR^-ILC3、NCR^+ILC3，与 $CD4^+Th17$ 功能特点相似。

LTi 细胞曾被认为是 ILC3 的一类亚群。主要参与次级淋巴结和派尔集合淋巴结（Peyer's patch）的形成。受到间质细胞来源的视黄酸、CXCL13 等刺激，分泌淋巴毒素，IL-17 和 IL-22 等细胞因子。

随着单细胞测序、质谱流式细胞术等高通量技术的发展，不断有新的 ILCs 亚群被发现，如主要分泌 IL-10 的调节性 ILC（regulatory ILCs，ILCregs）。ILCs 具有一定可塑性，当 ILCs 转录因子表达发生改变、分布于不同的组织、受到不同细胞因子刺激时，ILC 各亚类之间可发生相互转变。例如，IL-23 的存在可使 ILC 转变为 ILC3；IL-2 和 IL-12 等细胞因子能将 ILC3 转变为 ILC1。

四、ILCs 在疾病中的作用

（一）ILCs 与感染及过敏性疾病

ILC1 在病原感染过程中执行免疫防御功能，如清除刚地弓形虫及艰难梭菌引起的感染；ILC2 在抗胞外寄生虫过程中发挥重要作用，在识别寄生虫后，ILC2 立刻产生大量 2 型细胞因子，如 IL-5 等，招募嗜酸性粒细胞等效应细胞清除感染的寄生虫。而在肺部或气道上皮发生寄生虫感染、遇到过敏原时，警报素 IL-33 分泌增加，ILC2 对其响应后表面共刺激分子 OX40L 表达上调，与

$CD4^+$Th2或Treg细胞表面的OX40结合，活化相应的T细胞，产生相应的Ⅱ型应答。哮喘患者外周血中ILC2数量增加，IL-4、IL-5、IL-9、IL-13的产生招募肥大细胞、嗜酸性粒细胞等，导致气道高反应性。HIV感染急性期患者的浆细胞样树突状细胞（pDC）活化导致Ⅰ型干扰素增加，后者导致ILC3中Fas等分子表达上调，使ILC3以Fas/FasL途径发生大量凋亡。ILC3产生的IL-22能诱导上皮细胞产生抗菌肽，如Reg3γ和Reg3β，以及诱导能增强Ⅰ型干扰素信号转导的抗病毒蛋白，可保持上皮屏障功能，抵御病原微生物的损伤。ILC3在发生结核分枝杆菌感染的肺中迅速积累，感染后ILC3的CXCR5表达上调，同时其配体CXCL13的血浆水平升高，促进ILC3产生IL-22和IL-17，在早期发挥免疫保护作用，ILC3的聚集与肺泡巨噬细胞的聚集相吻合，缺乏ILC3的小鼠早期肺泡巨噬细胞聚集减少。

（二）ILCs与炎症性疾病

特异性皮炎（atopic dermatitis，AD）患者中ILC2相关基因*Il1rl1*、*Areg*、*Il17rb*、*Tslpr*及*Rorα*表达显著上升，IL-5、IL-13等细胞因子招募嗜酸性粒细胞、肥大细胞等。在急性或慢性肺部炎症过程中，ILC2表达精氨酸酶1（arginase 1，Arg1），通过影响ILC2代谢增强其增殖能力和促炎功能，Arg1的缺失能抑制ILC2的增殖和细胞因子的产生。慢性鼻窦炎或鼻息肉患者组织中也富集活化的ILC2；神经肽NMU（neuromedin U，NMU）与表达在ILC2表面对应的NMU受体NMUR1结合，也将导致ILC2产生大量2型细胞因子，引起肺部和胃肠道的炎症反应。E3泛素连接酶Von Hippel-Lindau（VHL）缺乏导致外周非淋巴组织中成熟ILC2减少，同时VHL缺乏的ILC2表现为IL-33受体ST2低表达，从而减弱ILC参与的肺部炎症反应。其主要机制为VHL缺失后，表达增强的缺氧诱导因子1α（HIF-1α）引起丙酮酸激酶M2的表达升高，M2通过增强糖酵解，打破代谢稳态，影响VHL缺乏的ILC2中*Il1rl1*（*ST2*）和*Il5*基因位点、以及*Gata3*启动子区的组蛋白三甲基化H3K4me3修饰水平，降低ST2以及ILC2关键转录因子和效应分子的表达，从而影响ILC2的成熟和在炎症反应中的作用。在克罗恩病（Crohn's disease，CD）患者体中，主要分泌IL-22的$NKp44^+$ ILC3显著减少，而主要分泌IFN-γ的$NKp46^+$ ILC3显著升高，被认为与CD的发病显著相关。

（三）ILCs与代谢性疾病

褐色脂肪组织（beige fat）被认为是比白色脂肪组织（white adipose tissue）更有利于健康的脂肪形态，ILC2通过分泌IL-4、IL-13等细胞因子促进脂肪干细胞发育及白色脂肪向褐色脂肪转化，维持代谢稳态。内脏脂肪组织中驻留的ILC2受到IL-33刺激后，产生IL-5招募嗜酸性粒细胞，产生IL-13使巨噬细胞向M2型极化，M2型巨噬细胞进而调节肥胖和胰岛素抵抗。

（四）ILCs与肿瘤

在非小细胞肺癌中，ILC1能分泌颗粒酶B、穿孔素和IFN-γ，发挥杀伤肿瘤的作用；而ILC2和ILC3与肿瘤的关系目前发现较为复杂。肿瘤微环境中的ILC2，既能通过分泌免疫抑制因子招募免疫抑制细胞亚群（如M2型巨噬细胞、Treg、MDSCs），上调其表面抑制性受体分子（如PD-1）的表达发挥促肿瘤作用，也能通过影响其他免疫细胞发挥抑制肿瘤的功能。ILC2表面表达MHC Ⅱ类分子，与$CD4^+$T细胞表面TCR结合，活化$CD4^+$T细胞发挥辅助免疫功能。ILC2分泌的IL-13也能增加DC的抗原提呈功能，间接增强$CD8^+$T细胞对肿瘤的杀伤。ILC3分泌的IL-22、TNF和IL-8与良好预后相关。人乳腺癌样本中发现有ILC3浸润并表达ILC3相关的趋化因子与趋化因子受体，肿瘤组织局部表达CXCL13及CCL21来招募ILC3，并促进ILC3与间充质干细胞相互作用。同时，CXCL13与CCL21协同ILC3可招募肿瘤细胞到淋巴结原位，实现肿瘤细胞的淋巴结转移。

（五）ILCs与组织重塑

流感病毒、蠕虫等感染后导致组织损伤，ILC2产生的EGFR配体Areg参与上皮细胞的增殖分化，从而进行上皮修复。

第八节 T淋巴细胞

尽管大多数造血谱系在骨髓中成熟，但T淋巴细胞（T lymphocyte）的发育发生在专门的免疫器官——胸腺（thymus）。骨髓中的多功能造血干细胞分化成淋巴样祖细胞(lymphoid progenitor cell)后,经血液循环进入胸腺,在胸腺完成T细胞的发育,成为成熟的T细胞,随血液循环进入外周淋巴器官,在抗原刺激下发生免疫应答。

一、T细胞在胸腺中的发育

在胸腺中发育的T细胞称为胸腺细胞(thymocytes)。在胸腺中T细胞的成熟包含了胚系TCR基因重排和多种膜分子的表达。在胸腺微环境作用下,T细胞的发育经历:淋巴样祖细胞—祖T细胞(pro-T cell)—前T细胞(pre-T cell)—未成熟T细胞—成熟T细胞。前T细胞不表达T细胞分子标记,未发生TCR基因重排,未表达重组激活基因(如RAG)。根据TCR肽链的组成,T细胞分为αβT细胞和γδT两种类型细胞。胸腺中95%以上的都是αβT细胞。根据T细胞表面CD4和CD8的表达,在胸腺中T细胞的发育主要分为三个阶段:$CD4^-CD8^-$双阴性细胞阶段(double negative cell, DN细胞)、$CD4^+CD8^+$双阳性细胞(double positive cell, DP细胞)阶段、$CD4^+CD8^-$或$CD4^-CD8^+$单阳性细胞(single positive cell, SP细胞)阶段。

在此过程中,首先要经历抗原识别受体TCR的基因重排,表达多样性的TCR(多样性可达10^{16}),使得将来发育成熟的T细胞能够应对外界多样性的非己抗原,又能对自身抗原产生耐受。胸腺中T细胞经历了发育的选择过程,称之为阳性选择和阴性选择。阳性选择(positive selection)是在T细胞双阳性阶段,于胸腺皮质中发生。未成熟DP细胞表达随机多样特异性的TCR与胸腺上皮细胞表面的自身抗原肽-MHCⅠ类分子或自身抗原肽-MHCⅡ类分子复合物相互作用,能以适当亲和力结合的DP细胞存活并获得MHC限制性,不能结合或结合亲和力过高的DP细胞发生凋亡。阳性选择会决定T细胞的最初分化,能有效识别胸腺上皮细胞表面表达的MHCⅡ类分子的DP细胞分化成$CD4^+$T细胞;能有效识别MHCⅠ类分子的DP细胞则会发育成$CD8^+$T细胞。因此阳性选择的意义是获得MHC限制性,使DP细胞分化为SP细胞。

阳性选择后,T细胞在胸腺髓质经历阴性选择(negative selection)。T细胞表面的TCR与胸腺树突状细胞和胸腺髓质上皮细胞的自身抗原肽-MHC分子复合物相互作用。如果表达的TCR与自身抗原肽-MHC复合物以过高亲合力结合,则该T细胞被诱导凋亡,少部分分化为调节性T细胞,不能与自身MHC-抗原肽复合物结合的SP细胞存活成为成熟T细胞进入外周免疫器官。阴性选择的意义是清除自身反应性T细胞,保留多样性的抗原反应性T细胞,维持T细胞的中枢免疫耐受。

T细胞经历上述发育阶段及胸腺选择后成为成熟T细胞,迁出胸腺进入外周T细胞库,尚未接触抗原时称为初始(naïve)T细胞,主要定居在外周免疫器官的胸腺依赖区。在外周免疫器官接触抗原刺激后,分化为不同功能的效应T细胞亚群、调节性T细胞或记忆T细胞。

二、T细胞的表面标志

淋巴细胞表面具有许多膜分子,是淋巴细胞识别抗原、与其他免疫细胞相互作用以及接受微环境刺激的分子基础,也是鉴别和分离淋巴细胞的重要依据。在T细胞表面存在各种各样重要的膜分子,参与T细胞抗原识别、活化、增殖、分化。

(一)TCR-CD3复合物

TCR是T细胞识别抗原必不可少的,但它不能直接识别抗原表位,只能识别抗原提呈细胞(APC)或靶细胞表面提呈的抗原肽-MHC分子复合物。即TCR识别具有双重特异性,既要识别抗原肽,也要识别自身MHC分子。TCR具有α、β、γ、δ四种肽链,根据肽链组成不同分为TCRαβ和TCRγδ两种类型。TCR识别抗原产生的信号经CD3传导至T细胞内。CD3具有五种肽链,包括γ、δ、ε、ζ、η,肽链胞质区含有免疫受体酪氨酸激活基序(immunoreceptor tyrosine-based activation motif, ITAM)

(二)CD4和CD8

根据CD分子的表达,T细胞可以分为$CD4^+$T细胞和$CD8^+$T细胞。CD4和CD8是TCR的共受体,参与TCR信号转导。

CD4胞膜外区第一个结构域是HIV囊膜蛋白gp120识别的部位,因此人类CD4分子是HIV的主要受体。CD4是Th细胞TCR识别抗原的共受体，与 MHCⅡ类分子的非多肽区结合，参与 Th 细胞 TCR 识别抗原的过程。CD4 是单链跨膜蛋白，胞膜外区有 4 个 Ig 样结构域，其中远膜端能与 MHCⅡ类分子的 β 结构域结合。胞质区可结合酪氨酸蛋白激酶。CD8 由 α 和 β 两条肽链组成，膜外区含有 1 个 Ig 样结构域，能与 MHCⅠ类分子的 α3 结构域结合。

（三）共刺激分子

T 淋巴细胞的活化需要双信号：除了抗原受体识别抗原肽 -MHC 复合物作为第一信号，还需要共刺激分子提供的第二信号。共刺激分子是指为淋巴细胞完全活化提供共刺激信号的细胞表面分子及其配体。T 细胞表面存在一系列共刺激分子，主要包括 CD28/CTLA-4、PD-1、CD40L 等，与抗原提呈细胞表面相应的配体形成共刺激分子对。主要的共刺激分子包括：

（1）CD28 和 CTLA-4：CD28 是一种存在于 T 细胞表面的跨膜糖蛋白，由二硫键连接形成 44KD 的二聚体，属于免疫球蛋白超基因家族成员，表达于几乎所有 $CD4^+T$ 细胞和大多数 $CD8^+T$ 细胞。CD28 分子的胞质区带有 ITAM，参与传递 T 细胞活化的第二信号。CTLA-4（CD152）和 CD28 同为免疫球蛋白超基因家族成员，具有 70% 的共同氨基酸序列，均为表达于 T 细胞表面的跨膜受体。CTLA-4 只表达于激活的 $CD4^+$、$CD8^+T$ 细胞表面，并且表达量只有 CD28 的 2%~3%。CD28 和 CTLA-4 的天然配体是存在于 APC 表面的 B7 分子家族。B7-1 和 B7-2 通常表达于激活的单核细胞、B 淋巴细胞、巨噬细胞和树突状细胞。CD28 和 CTLA-4 是一对具有正负调节功能的共刺激分子，CTLA-4 为抑制性受体。激活的 T 细胞表达 CTLA-4 和 CD28 竞争性结合 B7 分子，抑制 T 细胞从 G_1 期进入 S 期，抑制 IL-2 转录因子的活性，继而下调或终止 T 细胞的反应。

（2）PD-1（程序性死亡受体 1）：也称为 CD279。PD-1 是 268 个氨基酸的Ⅰ型膜蛋白，表达于活化的 T 细胞表面，配体为 PD-L1 和 PD-L2。PD-1 与配体结合后，可抑制 T 细胞的增殖以及 IL-2、IFN-γ 等细胞因子的产生。PD-1 胞内含有两个酪氨酸残基，靠近 N 端和 C 端的酪氨酸与邻近的氨基酸分别组成 ITIM 及 ITSM 基序（immunoreceptor tyrosine based switch motif）。当 PD-1/BCR 或 PD-1/TCR 交叉连接时，PD-1 的 ITSM 基序招募胞内的 SHP-2 并磷酸化 Igα、Syk 及其他下游的蛋白，下调 BCR 或 TCR 信号，抑制淋巴细胞增殖及细胞因子的产生并导致细胞分裂周期停滞。

（3）CD40L：主要表达在 $CD4^+$ T 细胞表面，包括 Th0、Th1 及 Th2 细胞亚群。CD40L 的配体 CD40 表达于 APC。CD40L 基因编码 261 个氨基酸，其中膜外 C 端富含半胱氨酸，跨膜区含 24 个氨基酸，膜内的 N 端为 22 个氨基酸，膜内端缺失信号肽。表达在 $CD4^+T$ 细胞表面的 CD40L 与未致敏的 B 细胞表面的 CD40 分子结合后，传递给 B 细胞必要的活化信号，启动 B 细胞增殖，分化成浆细胞以及抗体类别转换。CD40L 也可上调共刺激分子 CD80/CD86 的表达。CD40L-CD40 的相互作用诱导树突状细胞分泌一系列重要的细胞因子和趋化因子，包括 IL-12、TNF-α、IL-8 和巨噬细胞炎症蛋白 -α（MIP-α）。

三、T 细胞亚群及功能

根据不同的分类方法可将 T 细胞分为不同亚群，各亚群相互作用，共同参与和调节免疫应答。根据所处活化阶段可以分为：初始 T 细胞（naïve T cells）、效应 T 细胞（effector T cells）和记忆 T 细胞（memory T cells）。按 TCR 类型可以分为 αβT 细胞和 γδT 细胞。根据是否表达 CD4 或 CD8 可以分为 $CD4^+T$ 细胞和 $CD8^+T$ 细胞。根据功能不同可以分为辅助 T 细胞（helper T lymphocytes，Th）、细胞毒性 T 细胞（cytotoxic T lymphocytes，CTL）和调节性 T 细胞（regulatory T lymphocytes，Treg）。

（一）细胞毒性 T 淋巴细胞

细胞毒性 T 淋巴细胞（cytotoxic T lymphocyte，CTL）又称杀伤性 T 淋巴细胞，是一类具有特异性杀伤活性的 T 细胞群体，主要发挥杀伤功能的 CTL 属于 $CD8^+T$ 细胞。CTL 的主要功能是特异性识别内源性抗原肽 -MHCⅠ类分子复合物，活化后杀伤靶细胞，主要是胞内寄生病原体感染的细胞或肿瘤细胞。由于人体所有有核细胞都表达Ⅰ类 MHC 分子，因此 CTL 原则上可以识别和清除几乎所有发生改变的自身细胞。

CTL 介导的靶细胞的杀伤反应可分为三个阶段：识别阶段、增殖分化和效应阶段。①识别阶段：CTL 通过表面的 TCR 特异性识别并结合靶细胞表面提呈的MHCⅠ-抗原肽复合物(第一信号),以及若干表面的共刺激分子(第二信号),如CTL上的LFA-1与靶细胞上的ICAM-1或ICAM-2结合。②增殖分化阶段:当CTL识别抗原肽后,特征性表达IL-2R。Th细胞受到抗原刺激产生大量IL-2,产生的IL-2与CTL表面的IL-2R结合,使CTL特异性增殖分化为成熟的效应CTL。③效应阶段:CTL向靶细胞释放颗粒内含物后完成杀伤过程,开始与靶细胞解离。CTL离开靶细胞后,靶细胞发生核膜与细胞膜的破裂直至细胞裂解死亡。离开靶细胞后CTL可重新结合靶细胞,因此CTL可杀伤多个靶细胞。

CTL的杀伤机制主要包括两种:一是分泌穿孔素和颗粒酶等物质直接杀伤靶细胞;二是通过Fas/FasL途径诱导靶细胞凋亡。穿孔素是一种糖蛋白,在Ca^{2+}存在下,引起构象变化,暴露疏水基团,附着并插入脂质双层膜。在靶细胞膜表面形成多个孔洞,最终引起靶细胞解体。颗粒酶是一组丝氨酸蛋白酶,活化的CTL识别靶细胞后,以颗粒外排的方式将颗粒酶分泌到细胞间隙以杀伤细胞,同时CTL又迅速合成颗粒酶,新合成的颗粒酶既能直接分泌到细胞外,又能在胞质颗粒中贮存起来,以供杀伤下一个靶细胞。Fas/FasL介导的细胞凋亡是CTL介导杀伤靶细胞的非颗粒依赖机制。Fas由胞外区、跨膜区和胞内区组成,胞内区含有一个跟细胞凋亡相关的死亡结构域,主要以膜受体形式存在。靶细胞上的Fas与CTL细胞上的FasL结合诱导靶细胞产生caspase级联反应的凋亡。

CTL在宿主抗病毒感染的免疫应答中发挥关键作用,同时在抗肿瘤免疫应答中占最主导的地位。

(二)辅助性T细胞

辅助性T细胞(helper T cells,Th)是淋巴细胞的一个亚群,没有直接溶解细胞或吞噬细胞的作用,但可以激活产生细胞因子并调控其他免疫细胞。Th细胞的亚群主要包括Th0(静止未极化的Th细胞)、Th1、Th2、Th17、Tfh等。

Th1细胞:主要特征是产生1型细胞因子,如IFN-γ、IL-2以及淋巴毒素-α(LTα)。Th1细胞产生的IFN-γ,刺激巨噬细胞和其他淋巴细胞吞噬或破坏微生物病原体,在防御胞内菌的感染中发挥重要作用。

Th2细胞:主要特征是产生2型细胞因子,包括IL-4、IL-5、IL-6、IL-10以及IL-13。Th2细胞主要参与体液免疫应答和针对细胞外病原体的防御。Th2细胞也被认为在过敏反应中发挥着重要作用。

Th17细胞:参与针对细胞外病原体的炎症和宿主防御反应。Th17主要产生IL-17A,已被证明在自身免疫组织损伤诱导中发挥重要作用。Th17细胞的产生需要TGF-β和IL-6共同作用,维持Th17反应依赖于IL-23,IL-23结合IL-23R可以激活STAT3,随后上调ROR-γ以及IL-17A的水平,IL-17A可以诱导TNF-α、IL-6和IL-1β等多种促炎因子,研究表明,Th17与多种自身免疫病的发生发展密切相关。

Tfh细胞:滤泡辅助性T细胞(follicular helper T cell,Tfh)是一类位于淋巴滤泡,具有辅助B细胞活化成熟功能的$CD4^+$T细胞亚群,其表型为$CD4^+CXCR5^+ICOS^+PD1^+$。2009年,Tfh的重要转录因子Bcl-6在小鼠中被发现,由此Tfh被认定为一类特殊的Th细胞亚群。Tfh区别于其他细胞亚群的另一重要标志是能合成分泌大量的IL-21,是IL-21的主要产生细胞。IL-21作为能共刺激淋巴细胞增殖并可在体外诱导NK细胞分化的细胞因子,又被称为Tfh表达的辅助性细胞因子,通过与生发中心(GC)中B细胞表面IL-21R结合而发挥作用,是目前所知的最重要的促进浆细胞分化的细胞因子。同时Tfh还能以自分泌或旁分泌方式产生IL-21,自身也能够表达IL-21R。Tfh在自分泌IL-21的同时,可促使自身表达CXCR5和ICOS,并诱导自身分化。

(三)调节性T细胞

调节性T细胞(Treg)是抑制性T细胞的一种功能亚群,通过抑制效应T细胞的活性,在维持自身耐受和免疫稳态中发挥重要作用。Treg细胞在1995年由Sakaguchi等首次报道,占外周血$CD4^+$T细胞数的5%~10%,可鉴定为$CD4^+CD25^+$T细胞,特异性表达Foxp3转录因子。根据发育和分化途径的差异,Treg细胞分为天然Treg(natural Treg,nTreg)和诱导产生的Treg(inducible Treg,iTreg)。目前认为天然Treg来源于胸腺,主要通过细胞接触机制发挥抑制功能。T细胞发育过程中，部分 $CD4^+T$ 细胞因与自身抗原肽 -MHCⅡ复合物结合而被活化，发育成 $CD25^+Foxp3^+$ 的 nTreg 细胞。在特定条件下，$CD25^-$ 的 $CD4^+T$ 细胞也可以在外周被诱导表达 Foxp3，进而获得免疫抑制功能成为 iTreg 细胞。

$CD4^+CD25^+$ Treg 细胞经 TCR 介导的信号刺激活化后能够抑制 $CD4^+CD25^-$ 和 $CD8^+T$ 细胞的活化和增殖，其免疫抑制作用为非抗原特异性，不具有 MHC 限制性，能够抑制同种同型或同种异型 $CD4^+CD25^-$ 和 $CD8^+$ 效应性 T 细胞的活化和增殖。除此之外，Treg 还能抑制 NK 细胞的增殖、细胞因子分泌和细胞毒作用，以及对单核 / 巨噬细胞、树突状细胞、B 细胞等免疫活性细胞起抑制作用。

Treg 发挥抑制功能的机制：①抑制靶细胞表达活化相关基因，抑制 IL-2 及其他一些效应细胞因子的表达。Treg 表面表达 IL-2 的高亲和力受体，与效应 T 细胞竞争并大量消耗 IL-2，导致微环境 IL-2 的缺乏，使效应 T 细胞受抑乃至凋亡。②通过细胞间接触依赖机制发挥作用，可通过 CTLA-4 等直接与靶细胞上受体结合并抑制靶细胞上 IL-2Rα 链的表达，降低靶细胞对 IL-2 的反应性从而抑制效应 T 细胞增殖。③通过分泌抑制性细胞因子，如 IL-10、IL-4 和 TGF-β，Treg 分泌的细胞因子在不同疾病中具有不同特性，作用机制复杂。④通过与抗原提呈细胞的作用来调节免疫，通过下调 APC 的功能或者竞争 APC 细胞上的共刺激分子来抑制效应 T 细胞。近期研究表明，活化后的 Treg 细胞可表达颗粒酶，在细胞直接接触的基础上，通过穿孔素依赖的细胞毒作用杀伤多种靶细胞。

（四）γδT 细胞

是指 TCR 由 γ 链和 δ 链组成的 T 细胞，占外周血 T 细胞的 2%~5%，主要分布于黏膜、上皮组织以及外周血中，其 TCR 多态性非常有限。γδT 细胞参与皮肤黏膜表面的抗感染免疫，包括胞内菌、病毒、胞外菌，尤其在分枝杆菌感染中发挥重要的防御作用，是产生 IL-17 的重要细胞类型。γδT 细胞对肿瘤细胞也具有一定的杀伤作用。γδT 细胞还可通过分泌 IL-2、IL-4、IL-5、IL-6、IL-10、TNF-α、IFN-γ、GM-CSF 等细胞因子参与免疫调节。

四、T 细胞与疾病

（一）自身免疫性疾病

如实验性变态反应性脑脊髓炎（experimental allergic encephalomyelitis，EAE）是由 Th1 和 Th17 介导的自身免疫病。活化的 Th1 和 Th17 释放多种细胞因子引起以淋巴细胞、单核 / 巨噬细胞浸润为主的炎症反应，人类的多发性硬化症的发病机制和 EAE 相似。胰岛素依赖型糖尿病由自身反应性 $CD8^+T$ 细胞介导，后者可持续杀伤胰岛中的 β 细胞，导致胰岛素分泌严重不足。

Tregs 是维持自身耐受性和组织稳态的核心。人类 X 染色体上 FOXP3 蛋白编码基因突变可造成 FOXP3+Treg 功能紊乱，导致 X 连锁多内分泌腺病肠病免疫失调综合征（IPEX）发生。FOXP3 基因单核苷多态性可影响自身免疫性疾病的遗传易感性，IPEX 综合征即是 FOXP3 基因单基因突变所致。研究表明，系统性红斑狼疮（SLE）、多发性硬化（MS）和类风湿性关节炎（RA）等自身免疫病患者中，可检测到 Treg 比例降低，FOXP3 表达水平降低以及 Treg 功能下降。重症肌无力的发病与 Foxp3 基因表达调控障碍有关。

（二）移植排斥反应

移植物抗宿主反应是移植物中的免疫细胞对宿主的同种异型抗原发动的免疫应答，其组织损伤的主要机制是供者 $CD4^+T$ 细胞受宿主抗原提呈细胞提呈的抗原激活后增殖、分化，产生免疫效应细胞和分泌 IL-2、IFN-γ、TNF-α 等，导致供者 T 细胞进一步激活，形成正反馈通路。过量细胞因子具有细胞毒作用，并可激活 $CD8^+CTL$、巨噬细胞、NK 细胞等，直接或间接杀伤宿主靶细胞，可造成多种器官和组织的损伤。

（三）恶性肿瘤

T 细胞代谢在抗肿瘤免疫中起关键作用，T 细胞分化和效应功能与代谢重编程过程相关，干扰其重编程途径可以损害 T 细胞应答。初始 T 细胞是小而静止的细胞，需要相对少量的葡萄糖、氨基酸和脂肪酸来维持基本的能量和生物合成需求。在适当的共刺激环境中遇到同源抗原会触发 T 细胞活化并分化为效应 T 细胞，这会减少脂质氧化，依赖于高摄入量的葡萄糖和氨基酸来支持增殖和效应功能。这些途径的转变是通过激活磷脂酰肌醇 3- 激酶（PI3K）/Akt/mTOR、c-myc 和缺氧诱导因子（HIF1α）信号转导途径，促进糖酵解基因表达、诱导有氧糖酵解所必需的翻译后调节和效应 T 细胞的氨基酸代谢。活化的效应 T 细胞急剧增加糖酵解和谷氨酰胺代谢，以支持对细胞生长必需的核苷酸和脂质的合成代谢途径。激活后，T 细胞可分化成功能性效应 T 细胞和调节性 T 细胞亚群，不同的亚群在控制肿瘤中发挥关键和不同的作用。

调节性 T 细胞在肿瘤免疫的调控中扮演着重要角色，促进恶性肿瘤的发生发展和转移。Treg 表面的 CTLA-4 刺激分子能与 DC 表面的 CD80/CD86 结合，使 DC 上调吲哚胺 2，3 加双氧酶 IDO（indoleamine 2，3-dioxygenase）的表达，继而向效应性 T 细胞传递抑制性信号。通过与 DC 的 MHCⅡ类分子相互作用，Treg 能抑制 DC 的成熟，从而减弱后者在肿瘤微环境当中的抗原递呈效应，最终使效应性淋巴细胞活化不足，抗肿瘤抗原效应减弱。Treg 可通过竞争性剥夺可溶性因子与协同刺激，阻碍 DC 对肿瘤细胞的吞噬作用。Treg 能表达丝氨酸蛋白酶和半乳凝素，直接与效应性 T 细胞结合导致细胞凋亡或周期阻滞。Treg 通过缝隙连接作用将大量 cAMP 转移至效应细胞中，干扰细胞代谢。Treg 能分泌 IL-35、IL-10、TGF-β 等抑制性细胞因子，这些因子能促进抗凋亡分子的表达，使肿瘤细胞能抵御免疫效应细胞的诱导凋亡的作用。

T 细胞表面有若干共抑制分子，也被称为检查点（checkpoint），当其和相应配体结合后，传递的信号能够抑制 T 细胞活化，导致 T 细胞增殖、细胞因子分泌和对肿瘤细胞的杀伤功能下调，避免过度活化，维持免疫稳态。肿瘤环境中肿瘤抗原特异性 T 细胞往往高表达检查点分子，使 T 细胞处于失能或耗竭状态。基于这一原理，采用共抑制分子（或配体）的单克隆抗体来阻断其信号，可以重新激活 T 细胞的抗肿瘤免疫应答。cytotoxic T lymphocyte-associated antigen-4（CTLA-4）和 PD-L1（B7-H1）/PD-1 是目前临床上此类单抗最常用的靶分子，并在恶性黑色素瘤等癌症类型的临床治疗中显示令人振奋的结果。其中 CTLA-4 单抗 Ipilimumab 在 2011 年被 FDA 首先批准用于治疗晚期黑色素瘤，后续被批准用于结直肠癌和肾细胞癌的治疗；PD-1 单抗 Nivolumab、Pembrolizumab 等被 FDA 批准用于治疗非小细胞肺癌、黑色素瘤、肝细胞癌、肾细胞癌、宫颈癌、胃癌等多种类型的肿瘤。针对 T 细胞其他共抑制分子如 LAG-3（lymphocyte activation gene-3）、B7-H1、TIM-3（T cell immunoglobulin domain and mucin domain-3）、OX40、4-1BB 的单抗也在临床试验或研发阶段。

此外，把特异性效应 T 细胞转输给免疫功能低下的肿瘤患者，即 T 细胞的过继免疫治疗可在体内发挥抗肿瘤作用。过继免疫治疗的细胞包括肿瘤浸润性淋巴细胞和细胞因子诱导的杀伤细胞、肿瘤抗原特异性 CTL 等。这种疗法的优点是体外诱导效应细胞增殖可避开体内肿瘤微环境的免疫抑制，易活化和扩增，活化的免疫细胞在体内可以产生抗肿瘤效应。近年来嵌合抗原受体修饰的 T 细胞（chimeric antigen receptor T Cells，CAR-T）疗法在难治性血液系统肿瘤中取得了令人兴奋的治疗效果。CAR-T 是基于改造 T 细胞抗原受体，使 T 细胞更加有效地识别肿瘤并活化，从而杀伤肿瘤的技术。目前第三代嵌合抗原受体主要包括以下成分：识别肿瘤抗原的抗体可变区（single chain variable fragment，scFv）、CD3-ζ 链或 FcεRIγ 的胞内段、2 个共刺激分子（CD28、CD134）的胞内段。CAR-T 相比于未经改造的 T 细胞具有 3 大优势：①识别肿瘤抗原不受 MHC 分子的限制，解决肿瘤细胞由于 MHC 分子表达下调而产生的免疫逃逸问题；②由于具有免疫受体酪氨酸激活基序（immunoreceptor tyrosine-based activation motif，ITAM）和共刺激分子的胞内段，CAR-T 识别肿瘤抗原后增殖和产生细胞因子的能力更强；③既能识别蛋白类抗原，也能识别糖脂类抗原，能更加广谱地杀伤肿瘤细胞。

第九节 B 淋巴细胞

B 淋巴细胞（B lymphocyte）简称 B 细胞，是由哺乳动物骨髓或鸟类法氏囊中淋巴样前体细胞分化成熟而来。成熟 B 细胞主要定居于淋巴结皮质浅层的淋巴小结和脾脏红髓及白髓的淋巴小结内。在外周血中，B 细胞占淋巴细胞总数的 10%~20%。B 淋巴细胞主要参与体液免疫，B 细胞的特征性表面标志是膜表面免疫球蛋白，其作为特异性抗原受体（BCR），通过识别不同抗原表位而使B细胞激活，分化为浆细胞，进而产生特异性抗体，发挥体液免疫功能，阻止细胞外液中相应抗原、异物的伤害。

一、B细胞的发育与成熟

B淋巴细胞来源于骨髓的淋巴样干细胞，直接在骨髓内分化成熟，B细胞整个发育过程分为两个阶段，第1阶段为抗原非依赖期，在此过程中经历膜表面分子的改变和免疫球蛋白的基因重排等，最终产生对抗原具有应答能力的成熟B细胞；第2阶段为抗原依赖期，在此过程中B细胞经历体细胞突变、抗原选择、亲和力成熟、Ig类别转换等，最终分化为记忆性B细胞或浆细胞，从而发挥免疫功能。CD19分布于除浆细胞外的B细胞发育的各个阶段，是B细胞的特异性标志，也是传统B淋巴细胞检测的表面标志（$CD3^-$ $CD19^+$）。如同T细胞在胸腺的发育过程，B前体细胞在骨髓中须经历选择过程，才能发育为成熟B细胞。

抗原非依赖期：该时期发生于骨髓中，使得B细胞成熟并对抗原具有应答能力，在B细胞成熟过程中形成功能性BCR。B前体细胞在骨髓中发育至不成熟B细胞，若后者的BCR能与骨髓细胞表面的自身膜抗原发生反应，则该细胞的成熟被阻滞。被阻滞细胞通过受体编辑机制改变其受体特性，成为对自身抗原无反应性的克隆而继续发育成熟。若受体编辑不成功，则该细胞死亡，即克隆清除。若未成熟B细胞的BCR识别可溶性自身抗原，该B细胞克隆虽可进入外周，但对抗原刺激不产生应答，称为失能。

抗原依赖期：该时期通常发生在外周免疫器官。成熟B细胞接受抗原刺激后，在淋巴滤泡增殖形成生发中心，并发生广泛的Ig可变区体细胞高频突变。突变后的B细胞凡能与滤泡树突状细胞（FDC）表面抗原以低亲和力结合或不能结合者，则发生凋亡，此即阳性选择；凡能与抗原高亲和力结合的B细胞则表达CD40，从而接受Th细胞的CD40L。CD40L与CD40的结合使该B细胞免于凋亡，继续发育为分泌抗体的浆细胞或分化为长寿的记忆B细胞。

BCR具有十分庞大的抗原识别库，这种多样性是由BCR基因重排实现的。BCR的基因重排主要是通过多种重组酶的共同作用来实现，主要包括重组激活酶基因编码的重组激活酶（RAG1和RAG2）、末端脱氧核苷酸转移酶（TdT）和其他酶如DNA外切酶和DNA合成酶等。免疫球蛋白（Ig）基因首先发生重链基因重排然后再发生轻链基因重排，在重组酶作用下，众多V（D）J基因片段中的1个V片段、1个D片段和1个J片段重排在一起，形成V（D）J连接最终表达为功能性BCR。一般情况下，一个B细胞克隆只表达一种BCR，只分泌一种抗体，这主要是通过等位基因排斥和同种型排斥作用实现的。BCR可以识别并结合数以亿计的抗原物质并对“自我”物质发生免疫耐受，组合多样性、连接多样性和体细胞高频突变产生了BCR识别抗原的多样性。

二、B细胞的表面标志

B细胞的表面标志参与抗原识别、免疫细胞间以及免疫细胞与免疫分子间的相互作用，也是分离和鉴别B细胞的重要依据。

（一）B细胞抗原受体

B细胞抗原受体（BCR即mIg）是B细胞特征性表面标志，其类别随B细胞发育阶段而不同，未成熟B细胞仅表达mIgM；成熟B细胞同时表达mIgM和mIgD。活化B细胞和记忆B细胞不表达mIgD。人外周血中大部分B细胞同时表达mIgM和mIgD，不到10%的B细胞表达mIgC、mIgA或mIgE。

（二）细胞因子受体

细胞因子受体（cytokine receptor，CKR）可参与调节B细胞活化、增殖和分化。细胞因子通过与B细胞表面相应受体结合而发挥调节作用。B细胞表面表达的CKR主要有IL-1R、IL-2R、IL-4R、IL-5R、IL-6R、IL-7R及IFN-γR等。

（三）补体受体

补体受体（complement receptor，CR）有CR1（CD35）和CR2（CD21）。CR1主要见于成熟B细胞，在活化B细胞表面CR1密度明显增高，至活化晚期下降。B细胞表面CR与相应配体结合后，可促进B细胞活化。CR2是B细胞的EB病毒受体，其与EB病毒选择性感染B细胞有关，在体外可用EB病毒感染B细胞,使之转化为B淋巴母细胞系,从而达到永生化。

(四) Fc受体

B细胞表面还可表达IgG FcRⅡb1,活化的B细胞表面此受体密度明显增高,分化晚期又下降。FcγRⅡb可通过免疫复合物与同一B细胞表面的BCR发生交联,从而抑制B细胞的分化与抗体生成。B细胞表面还表达FcαR和FcεRⅡ(CD23),CD23属B细胞生长因子受体,可能参与B细胞分化增殖。活化B细胞表面还可表达FcμR。

(五) MHC分子

成熟B细胞表面富含MHCⅠ类和Ⅱ类分子。B细胞发育未成熟时已表达MHCⅡ类分子;活化B细胞表面MHCⅡ类分子表达明显增多。MHCⅡ类分子能增强B细胞和T细胞间的黏附作用,同时也是参与抗原提呈的关键成分。MHCⅡ类分子的交联过程参与信号转导,可促进B细胞活化。

(六) CD分子

在B细胞不同分化发育阶段,CD分子的表达不完全相同。

CD19:为全部B细胞所共有的表面标志,特异表达于除浆细胞外各期B细胞,B细胞活化后亦不消失。CD19是BCR共受体复合物成员之一,参与B细胞活化。应用抗CD19抗体能抑制B细胞对抗Ig抗体和IL-4协同刺激的应答。CD19与补体受体2(CD21)在B细胞表面形成复合物,降低抗原信息传导所需的抗原受体阈值,是CD19信息传导的分子基础。CD19与CD4、CD8类似,通过与BCR IgM交联,激活PTK、Lgn、PI3K,促进B细胞活化。

CD20:在B细胞激活后逐渐丢失,在不同条件下,抗CD20抗体可分别发挥促进或抑制B细胞活化的作用。

CD40:Ⅰ型膜糖蛋白,是B细胞表面重要的共刺激分子之一,与T细胞表面CD40L相互作用,CD40L为Ⅱ型膜糖蛋白(gp39),主要表达于激活的T细胞表面。CD40在T-B细胞相互作用,尤其是T依赖性B细胞的激活及诱导Ig类别转换、亲和力成熟中具有重要作用。

三、B细胞亚群及功能

根据是否表达CD5即小鼠LY-1抗原,可将B细胞分为B1($CD5^+$)细胞和B2($CD5^-$)细胞2个亚群。B2细胞即通常参与体液免疫应答的B细胞,而B1细胞在发生、分布、表型和功能等方面具有不同于B2细胞的特点。

B1细胞属于固有免疫样B细胞,在机体内出现较早,是由胚胎期或出生后早期的前体细胞分化而来,其发生不依赖于骨髓细胞。B1细胞产生后,成为具有自我更新能力的长寿细胞。B1细胞主要定居于腹腔、胸腔以及肠壁的固有层,其产生的抗体多为低亲和力的IgM、IgA和IgG3,主要针对多种细菌成分(如多糖、脂质、蛋白质),参与抗细菌感染的黏膜免疫应答。尤其对防止肠道细菌感染有重要作用。B1细胞能产生多种针对自身抗原(如变性红细胞、ssDNA等)的抗体,与自身免疫病相关。

B2细胞即通常所称的B细胞,是参与体液免疫应答的主要细胞。它由骨髓中多能造血干细胞分化而来,为形态较小、比较成熟的B细胞,在体内出现较晚,定位于淋巴器官。成熟B细胞大多处于静止期,在抗原刺激及Th细胞辅助下,被激活为活化的B细胞,经历细胞增殖、抗原选择、免疫球蛋白类型转换和细胞表面某些标志的改变,以及体细胞突变,最终分化为浆细胞,即抗体形成细胞,产生抗体,行使体液免疫功能。此外,B2细胞还具有抗原提呈和免疫调节功能。

近年来研究发现,体内存在一类调节性B细胞(regulatory B cells, Breg),主要通过分泌IL-10下调炎症反应、抑制T细胞免疫从而发挥免疫负调节作用,也因此成为近年来的研究热点。Breg细胞不仅在自身免疫病、炎症和移植中的作用重大,在某些肿瘤的生长和转移中也发挥不可或缺的作用。

四、B细胞与疾病

B细胞的主要生理功能是介导特异性体液免疫应答,产生特异性抗体,从而抵御病原微生物。B细胞分化发育异常或功能异常,则与某些疾病的发生发展密切相关。

多种自身免疫性疾病的发生与B细胞的阴性选择密切相关。当机体免疫功能出现紊乱时,识别自身抗原的B细胞克隆存活下来,将产生针对自身抗原物质的自身抗体,导致一些自身免疫性疾病的发生，如自身溶血性贫血、多发性硬化症、系统性红斑狼疮和类风湿关节炎等。例如，B-1 细胞主要作用于可溶性蛋白质分子、单链 DNA、细胞自身组分及细菌组分和产物在内的自身和外源性抗原，产生 IgM 型的多反应性抗体。研究发现，在多种自身免疫性疾病中，B-1 细胞出现增加，如类风湿关节炎、胰岛素依赖型糖尿病、桥本甲状腺炎、Sjögren's Syndrome（干燥综合征）、重症肌无力等。

B 细胞介导的体液免疫参与肿瘤免疫过程。经肿瘤细胞特异性激活的 B 细胞能产生大量的 IgM、IgG、IgG2b 等抗体，后者通过以下机制参与抗肿瘤免疫：①激活补体系统溶解肿瘤细胞。②抗体的调理吞噬作用，促进吞噬细胞对肿瘤的杀伤。③抗体依赖的细胞介导的细胞毒作用，即通过 NK 细胞直接杀伤结合抗体的肿瘤细胞。④使肿瘤细胞的黏附特性改变或丧失。同时，B 细胞本身是一种抗原提呈细胞，摄取脱落的肿瘤抗原，经加工处理与 MHCⅡ类分子结合后表达于细胞表面，提呈给 $CD4^+$ T 细胞。

同时，B 细胞在肿瘤免疫逃逸中也发挥重要作用。肿瘤浸润性 B 细胞可能多为调节性 B 细胞。Breg 分泌 IL-10，诱导 $CD4^+$ T 细胞进入免疫失能状态。Breg 还能分泌 TGF-β，通过诱导 TGF-β 受体Ⅱ在膜上的表达，抑制肿瘤抗原相关 $CD8^+$ T 细胞增殖。研究发现，肿瘤激活的 Breg 通过 TGF-β 途径将静止状态下的 $CD4^+$ T 细胞转化成 $Foxp3^+$ Treg，后者促进肿瘤生长。鉴于 Breg 的负向调节作用，减少 Breg 可能控制肿瘤的进展和转移。

（王青青）

参考文献

1. Wynn TA, Chawla A, Pollard JW. Macrophage biology in development, homeostasis and disease. Nature, 2013, 496（7446）: 445-455.
2. Merad M, Sathe P, Helft J, et al. The dendritic cell lineage: ontogeny and function of dendritic cells and their subsets in the steady state and the inflamed setting. Ann Rev Immunol, 2013, 31: 563-604.
3. Papayannopoulos V. Neutrophil extracellular traps in immunity and disease. Nat Rev Immunol, 2018, 18（2）: 134-147.
4. Sun JC, Lanier LL. NK cell development, homeostasis and function: parallels with $CD8^+$ T cells. Nat Rev Immunol, 2011, 11（10）: 645-657.
5. Bendelac A, Savage PB, Teyton L. The biology of NKT cells. Annu Rev Immunol, 2007, 25: 297-336.
6. Eberl G, Colonna M, Di Santo JP, McKenzie AN. Innate lymphoid cells: a new paradigm in immunology. Science, 2015, 348（6237）: aaa6566.
7. von Andrian UH, Mackay CR. T-cell function and migration. Two sides of the same coin. N Engl J Med, 2000, 343（14）: 1020-1034.
8. Sakaguchi S, Yamaguchi T, Nomura T, Ono M. Regulatory T cells and immune tolerance. Cell, 2008, 133（5）: 775-787.
9. Masopust D, Schenkel JM. The integration of T cell migration, differentiation and function. Nat Rev Immunol, 2013, 13（5）: 309-320.
10. Hardy RR, Hayakawa K. B cell development pathways. Annu Rev Immunol, 2001, 19: 595-621.

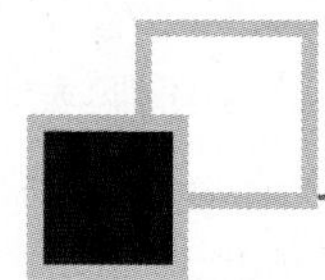

第十三章　细胞衰老、死亡和自噬

摘要

细胞衰老通常是指随着时间的推移，细胞增殖与分化能力和生理功能逐渐衰退的变化过程，衰老最终结果将导致细胞死亡。细胞衰老与机体衰老是有密切联系的两个不同概念，机体衰老不等于构成机体的所有细胞都已发生衰老；但细胞衰老是机体内系统与器官，生理与生化，结构与功能呈现衰老与退行改变的标志。最新研究认为，干细胞的衰老是机体衰老的本质所在，衰老相关疾病提示其成体干细胞的衰老程度。干细胞是研究细胞衰老的重要模型，寻找延缓或促进干细胞衰老的途径，调控干细胞靶向分化不仅有重大的理论意义，而且有潜在的临床应用价值。

细胞衰老的最终命运是细胞死亡，但并不是所有的细胞死亡都必然与细胞衰老相关。传统概念上讲，细胞死亡分类包括细胞坏死和细胞凋亡两种类型，后者又称为程序性细胞死亡。根据最新的细胞死亡分类及命名方式，细胞死亡可分为意外细胞死亡和调节性细胞死亡。意外细胞死亡即传统的细胞坏死。调节性细胞死亡除了传统的细胞凋亡之外，还包括坏死性凋亡、细胞焦亡和铁死亡等。

第一节　细 胞 衰 老

一、细胞衰老的基本概念

机体衰老可表现在整体、组织、器官、细胞、细胞器和生物大分子等不同层次。细胞是生物体结构和功能的基本单位，细胞衰老与死亡是机体衰老和死亡的重要基础。在正常生命活动过程中，机体的组织细胞也会不断发生衰老、退变和死亡。同时，新细胞的再生也在不断地进行，总体上使衰老死亡的细胞数与新生细胞数保持动态平衡。作为高等动物，人体内细胞的生命活动极为复杂，存在着一个重要的内在矛盾，即整体寿命普遍较长但功能细胞寿命又相对较短这一矛盾。细胞衰老、退变与人体衰老和死亡存在何种内在联系，迄今仍然没有公认的理论加以诠释。

（一）细胞衰老是形态结构与生理功能逐渐衰退的变化过程

衰老（aging or senescence）又称老化，通常指生物体发育成熟后，随着年龄增加，机体的器官、组织与细胞将逐步发生不可逆转的形态结构和生理功能衰退，随着衰老与退变进程不断推移和发展，机体的死亡将不可避免地发生。机体衰老是随时间进展而逐渐发生的一个较为缓慢的退化过程。其受诸多种因素调控，机制非常复杂，迄今还没有公认的定性与定量参数作为界定机体衰老的指标。细胞衰老（cell aging）是指细胞在执行生命活动的过程中，随着时间的推移，细胞增殖与分化能力和生理功能逐渐发生衰退的变化过程。一般认为，细胞衰老是不能逆转的，细胞衰老主要由细胞内部因素所决定，环境因素也对细胞衰老有着重要影响。

人体是由数量庞大、种类繁多的细胞组成的复杂生命有机体，各种细胞都历经着自身的生长、发育、成熟、衰老、退变和死亡过程。衰老退变的细胞被机体的免疫系统清除；同时再生的新细胞也由相应器官或组织不断地生成，以弥补衰老损耗的细胞。可见，细胞衰老与细胞再生的动态平衡是维持机体正常生命活动基础。人体不同组织细胞的寿命有显著差异，根据细胞增殖能力、分化程度、生存时间，可将人体组织细胞大致分为四类：

1. 可更新的组织细胞　指某些特化的组织细胞，它们在执行自身生命活动的过程中会发生自然衰老死亡，同时由新细胞不断再生成熟来补充，使得衰老死亡细胞与新生细胞在数量上达到动态平衡，功能上达到协调一致，如上皮细胞、血细胞等。可更新的组织细胞又分为3种：①干细胞（stem cell），具有自我更新和多向分化能力，可分为胚胎干细胞和存在于器官或组织中的成体干细胞，它们是组织器官再生修复的基础；②前体细胞（progenitor cell），由干细胞增殖分化而来，即组织器官的祖细胞，相对干细胞而言，祖细胞增殖与分化的靶向性更强，可使某一组织器官得以更新，损伤得以修复；③可再生细胞，这些细胞具有分化能力，但不具有分裂能力，例如血液细胞、上皮组织中的黏膜细胞等，在执行生命活动的过程中衰老和死亡，但很快又被再生的细胞所取代。

2. 相对稳定的组织细胞 指分化程度较高的组织细胞，该类细胞功能专一，正常情况下没有明显的衰老现象，细胞分裂少见，只在同类细胞受到损伤导致细胞数量减少时，这些相对稳定的组织细胞才能进行增殖和分化，以补充失去的细胞，如肝细胞、肾细胞等。

3. 不可更新的组织细胞 指某些高度分化的细胞，这些细胞增殖分化成熟后，一般情况下不能再分裂与分化，即机体一生中没有同类再生细胞更替补充，如神经细胞、骨骼细胞和心肌细胞等。但最新研究表明，神经组织内存在一定数量的神经干细胞，自身和外界条件改变时，可以被诱导分化为成熟神经元，因此不可更新细胞只是相对而言。

4. 可耗尽的组织细胞 如人类卵巢中卵母细胞，在胚胎早期卵原细胞大量增殖，并演化为初级卵母细胞进入有丝分裂期，出生后卵母细胞不能得到补充，逐渐消耗殆尽。

（二）细胞衰老与机体衰老是有密切联系的两个不同概念

细胞衰老与机体衰老是两个不同的概念，但两者间有密切联系。机体衰老的重要基础是构成机体的细胞在整体水平或系统器官水平的衰老，但不等于构成机体所有的细胞都发生了衰老。正常生命活动中的细胞衰老死亡与新生细胞再生更替是新陈代谢的必然规律，它避免组织结构退化和衰老细胞的堆积，这恰好是机体延缓整体衰老的重要途径。

从生物学角度看细胞的生命历程都要通过未分化、分化、生长、成熟、衰老和死亡几个阶段。不同种类的细胞其寿命和更新时间存在很大差别，如成熟粒细胞的寿命仅有10多个小时，胃肠道上皮细胞每周更换一次，胰腺上皮细胞更新约需50天，皮肤表皮细胞更新需要1~2个月，红细胞寿命约为4个月。发育生物学理论认为，哺乳动物自然寿命为生长发育期的5~7倍，由此推论，人类完成生长发育在20~22周岁，自然寿命应是100~150岁，但事实上大多数人都很难达到这个理论寿命。

自然衰老并不是疾病，但它又与许多老年性疾病紧密相连。伴随着年龄增长，人体的神经系统、造血系统、免疫系统和多种脏器的组织细胞会逐渐呈现结构与生理功能的衰退，因此老年机体的学习记忆能力、抗病能力和损伤后的修复再生能力也随之下降。衰老机体在应激与损伤状态下，保持体内稳态能力和恢复稳态的能力下降，因此老年人群中，心脑血管疾病、恶性肿瘤、糖尿病、自身免疫性疾病和老年痴呆等疾病的发病率大为提高，同时，还常见反复感染、创伤修复困难等病症。尽管衰老与死亡是不可避免的生命规律，但延缓衰老，尤其是避免疾病导致衰老过程的加速，是科研工作者努力的方向。

二、细胞衰老的特征性变化

细胞是生物体结构和功能的基本单位，同时也是生物体衰老的基本单位。细胞衰老将会导致细胞结构、生理功能、生化反应和衰老生物学标志等方面的特征性变化。

（一）细胞衰老的形态学变化表现为细胞结构的退行性改变

1. 细胞核 细胞衰老可见核膜内折和凹陷，随着细胞衰老发展，内折和凹陷加深，最终导致核膜崩解。衰老导致细胞染色质发生结构变化，包括DNA双螺旋解链能力下降、异染色质点状聚集、着色增强、核发生固缩、破碎及溶解。此外，核内出现包含物、核增大、核仁裂解为小体等。随着细胞衰老不断发展，在肝、肾、胰、心、前列腺等多器官中可出现超二倍体的细胞数增加，例如，衰老小鼠的肝细胞中，正常二倍体的肝细胞数明显增加，同时异常多倍体的数量也显著增加；老年人血细胞非整倍体数随细胞衰老而增加。

2. 细胞膜 衰老细胞的细胞膜脆性增加，膜选择性通透能力降低，物质跨膜转运速度下降，对内源性和外源性刺激的反应性也随之降低。虽然不同种类细胞的细胞膜的糖脂成分、受体种类/数目、对配体的敏感性等存在差异，但随着细胞衰老，细胞膜受体与细胞内受体的数量明显减少，受体与配体的亲和力也降低，介导的信号传递出现障碍（如 insulin receptor substrate，IRS）。细胞衰老所产生的脂质过氧化可使细胞膜发生继发性损伤，表现为细胞膜表面电荷减少；细胞膜黏度增高，流动性降低，因而细胞的兴奋性降低；细胞膜的饱和脂肪酸、不饱和脂肪酸、胆固醇及磷脂的比例也会发生改变；衰老细胞的细胞间连接受到破坏。

3. 细胞质 脂褐素在细胞内的堆积已成为评价细胞衰老的重要指标。细胞质膜和内膜系统（溶酶体、线粒体、内质网、高尔基体等）均含有大量不饱和脂肪酸（unsaturated fatty acid），后者与超氧化自由基反应生成不溶性的脂褐素。脂褐素随细胞衰老进展而增加，在不同个体与不同细胞中脂褐素的堆积量和堆积速度不同，在分裂指数低或不分裂细胞，例如衰老肌细胞和神经元中，脂褐素堆积明显。衰老细胞的水分减少，导致细胞脱水皱缩，体积变小，细胞硬度增加，代谢速率降低。此外，还常见衰老细胞的脂肪积聚，糖原减少，胞内出现透明小滴或空泡。

4. 细胞器和细胞内结构 细胞内多种细胞器和细胞内结构发生衰老的退行性变化：

（1）线粒体的变化：细胞衰老时，线粒体的数目减少，体积增大，可出现 mtDNA 突变或丢失。衰老初期，线粒体嵴变小，呈萎缩状，氧化磷酸化产生 ATP 的能力下降，偶尔也可见线粒体形成多囊泡体。有学者认为，线粒体的老化是整个机体衰老的动因。

（2）内质网的变化：衰老细胞粗面内质网总量减少，且出现核糖体脱失，即脱粒现象。内质网膜电子密度增高，膜性结构变厚，在某些区域出现内质网膜“致密化”。内质网排列不规则或出现肿胀空泡。内质网的变化将导致合成蛋白质能力下降。

（3）高尔基体的变化：衰老细胞的高尔基体数量增加，与高尔基体相结合的囊泡增多，也可出现高尔基体崩解，分泌能力下降。

（4）溶酶体的变化：衰老细胞溶酶体活性降低，清除异物的能力下降，细胞内出现较多色素颗粒和残余体等，半乳糖苷酶活性增强。

（5）细胞骨架体系变化：衰老细胞出现骨架结构排列紊乱，与微管、微丝相关的信号转导系统也会发生相应变化（图 13-1）。

（二）细胞衰老的生理学变化表现为功能衰退与代谢低下

1. 细胞周期停滞 复制能力减弱甚至丧失，对促有丝分裂分子（mitogen）的刺激反应性减弱等，都是细胞衰老的重要标志。衰老细胞不能进行正常 DNA 复制，细胞生长停滞多发生在 G_1 期和 S 期的衔接期。如体外培养的年轻人二倍体成纤维细胞（HDFs）对表皮生长因子（EGF）、肿瘤坏死因子-α（TNF-α）、成纤维细胞生长因子（FGF）和白介素-1（IL-1）等有良好反应，这些细胞因子能促进细胞的增殖与分化。随着传代次

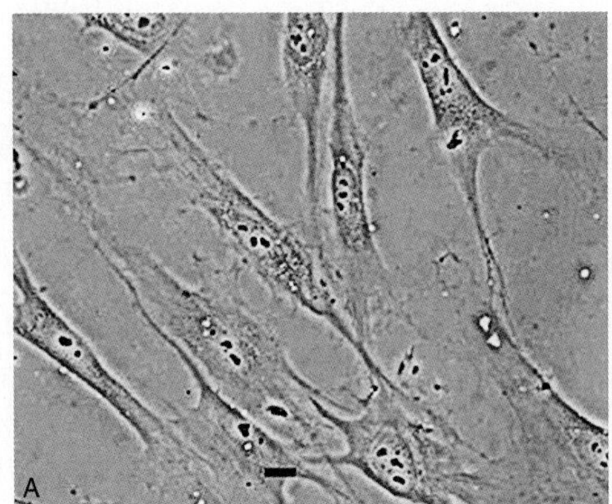

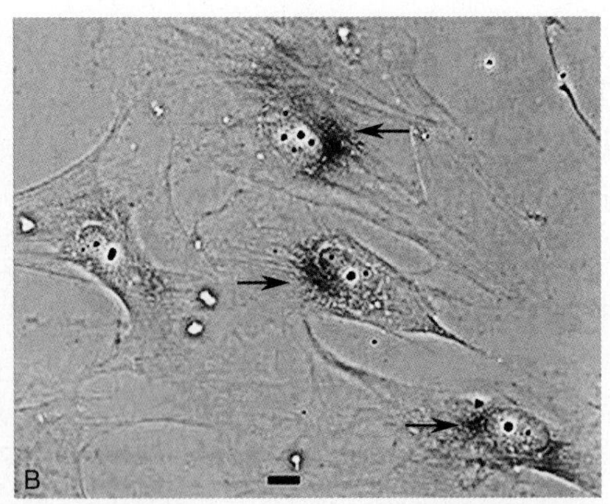

图 13-1 A. 正常人真皮二倍体成纤维细胞，细胞细而长，细胞核椭圆，核仁清晰，细胞质致密。衰老的成纤维细胞胞体增大，胞质弥散变薄，在相差显微镜下可见明显的应力纤维。B. 箭头所指细胞核周围着深色区由衰老相关β半乳糖苷酶（SA-β-Gal）活性增强所致（引自 Michael Muller，2009）

数增加，细胞逐渐发生衰老，尽管此时细胞表面受体维持恒定，且有亲和力，但细胞对上述因子的反应能力已经降低，细胞生长停滞，最终衰老死亡。最新研究认为，衰老细胞对促有丝分裂刺激的无反应性归因于小窝蛋白1（caveolin-1）。在衰老阶段，非静止期成纤维细胞的小窝蛋白与表皮生长因子受体结合，阻碍了细胞外信号调节激酶-1/2在接触EGF后的磷酸化进程。CHO细胞（Chinese hamster ovary）的小窝蛋白-1表达阻碍了EGF信号从其受体到Erk-2、Raf和MEK-1的传递。

2. 对促凋亡因素的反应性改变　幼稚细胞能在体外连续传代培养，存活数周至数月，而衰老细胞传代能力明显减弱，对凋亡刺激的敏感性降低。休眠期WI-38成纤维细胞对无血清培养敏感并且2周内凋亡，而衰老的WI-38成纤维细胞对无血清培养不敏感并表现出抗凋亡特点：Bcl-2蛋白表达升高，caspase-3的表达下调。

3. 细胞衰老的生化变化　衰老细胞的酶活性中心被氧化，金属离子（如Ca^{2+}、Zn^{2+}、Mg^{2+}、Fe^{2+}）等丢失，酶分子的空间结构、溶解度、等电点发生改变，总体效应为酶活性降低，如衰老细胞的碱性磷酸酶、单胺氧化酶、Na^+-K^+-ATP酶等活性下降，但衰老相关β半乳糖苷酶（senescence associated-β-galactosidase，SA-β-Gal）活性增加。细胞衰老时其蛋白质合成下降，多发生糖基化、氨甲酰化、脱氨基等修饰，蛋白质稳定性、抗原性，可消化性下降。而自由基可使蛋白质肽链断裂、交联，使得蛋白质变性。酶活性及蛋白改变导致细胞合成代谢速率下降，膜的流动性降低，呼吸速率减慢，细胞周期阻滞，活性氧自由基含量增加，这些都将导致细胞多种生理功能的衰退。细胞衰老时细胞的DNA复制与转录受到抑制，个别基因会异常激活，端粒DNA丢失，线粒体DNA特异性缺失，DNA氧化、断裂、缺失和交联，甲基化程度降低，mRNA和tRNA含量降低，将导致细胞增殖分化能力下降，细胞生长停滞，甚至出现异常增殖分化（图13-2）。

三、细胞衰老机制的主要学说

近年来，得益于对细胞衰老研究的不断深入，科学家们获得了大量的信息，以至于细胞生物学和分子生物学的每一次新发现都或多或少与衰老学说有关。这些学说都从某个侧面或者说在一定程度上揭示了细胞衰老的机制。不同的学说有一定交叉重复，也有互相补充，诚然，有的学说甚至有明显的缺陷或不足，但是对我们认识细胞衰老的发生机制无疑有着重要的启发。

（一）氧自由基学说认为细胞衰老是机体代谢产生的自由基对细胞损伤的积累

机体内绝大多数分子由氢原子（H）和其他基团（以R代表）组成，两者之间以共价键结合，而每一化学键均由一对电子组成，它们进行方向相反的自旋运动，如果共价键断裂，则生成各带一个不成对电子的R·和·H，即自由基（free radical），也称游离基。生物体内常见的自由基有氢自由基（·H）、有机自由基（R·）、脂质自由基

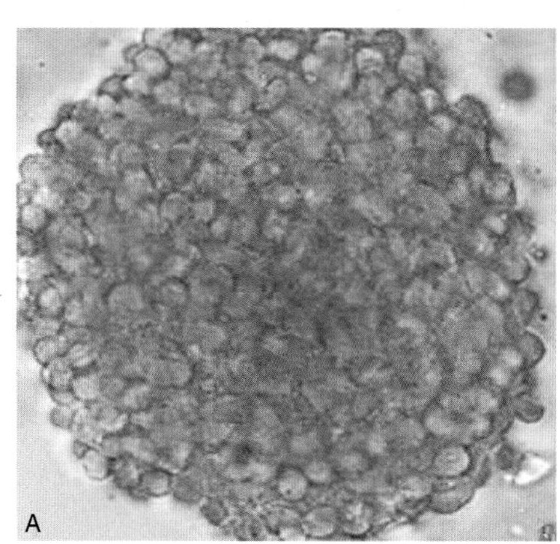

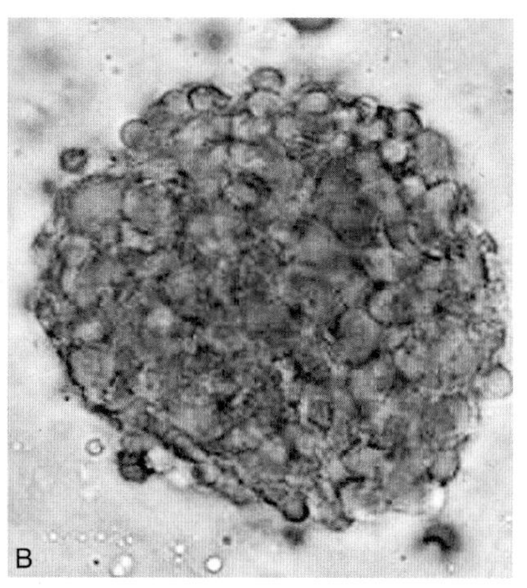

图13-2　衰老成纤维细胞SA-β-Gal活性增加

利用10mg/ml的D半乳糖（D-Gal）建立神经干细胞体外衰老模型。A. 神经球SA-β-Gal染色阴性；B. 神经球SA-β-Gal染色阳性

(·L)和氧自由基(·O_2)等。其中氧自由基为氧原子上含有不对称电子的自由基,占人体内自由基总量的95%以上。若氧原子上含有不成对电子的自由基则称为活性氧自由基(reactive oxygen species,ROS)。

氧自由基学说认为,机体通过生物氧化反应为组织细胞提供生命活动能量,同时在此过程中也会产生大量的活性氧自由基,如氧自由基(·O_2^-)、羟自由基(·OH)和过氧化氢(H_2O_2)等。这些氧自由基有很高的氧化活性,能够氧化生物膜中的脂类物质,尤其对不饱和脂肪酸有较强氧化作用,使之形成过氧化(peroxidation)脂质而对生物膜造成严重损伤,导致生物膜流动性降低、脆性增加、脂质双层断裂,从而造成各种膜性细胞器受损。氧自由基还能够使蛋白质出现交联、变性,引起多肽链断裂,产生某些异性蛋白,从而破坏细胞内的蛋白质结构。氧自由基可以导致嘧啶自由基、嘌呤自由基形成,抑制聚合酶活性,引起DNA与RNA的主键断裂和交联、碱基降解、氢键破坏等,致使核酸变性,干扰遗传物质的正常复制与转录,甚至发生基因突变。随着氧自由基对细胞脂质、蛋白质和核酸损伤的积累,细胞结构和功能就逐渐发生衰老退变。因此,氧自由基伤害是导致细胞衰老的重要原因之一,自由基损伤衰老学说与代谢衰老学说相互呼应,因为高的代谢率必然导致高的自由基伤害而加速衰老。

(二)端粒学说理论认为染色体端粒是细胞衰老的生物钟

端粒(telomere)是染色体末端的特殊结构,人体细胞的端粒由简单TTAGGC的重复序列和相关蛋白质组成。端粒像帽子一样罩在染色体长臂上,包裹着染色体头部,起着固定DNA双螺旋、防止DNA链被解开的作用,因此端粒具有维持染色体结构的稳定与完整,避免染色体末端发生融合、降解、丢失或重组等变化,进而保护生物体基因不因年龄增长而破坏。

端粒学说认为,端粒的长度决定着细胞的寿命。一般DNA的基本结构是双螺旋,而端粒DNA则可以形成四链结构,不同个体的端粒初始长度差别很大,人体细胞端粒平均长度一般为5~15kb,端粒碱基序列重复1 000次左右,体细胞染色体端粒DNA会随着细胞分裂次数增加而不断缩短。研究证明,正常人二倍体细胞每传代一次,端粒就会缩短50~200bp,当细胞增殖分裂到一定次数后,端粒将缩短到2 000~4 000bp时,二倍体细胞就不能再进行分裂,细胞开始逐渐衰老和死亡,这就是所谓的海弗利克极限(Hayflick limit)。由此可见,端粒是真正意义上决定细胞衰老的“生物钟”。端粒酶(telomerase)是一种能够延长端粒末端的反转录酶,主要成分是RNA和蛋白质,其中含有特异性引物识别位点,它以自身RNA为模板,合成端粒重复序列并加到染色体末端,以补偿端粒片段丢失,从而延长细胞寿命。端粒酶活性越高,端粒就越长,染色体的稳定性和完整性越好,细胞分裂次数增多,寿命延长。端粒与端粒酶理论是解释复制性衰老较为公认的学说。肿瘤学研究结果有力证实了端粒学说控制细胞衰老的理论。在多种肿瘤细胞中发现,端粒酶活性升高明显,端粒结构完好无损,使得肿瘤细胞不容易衰老,甚至出现永生化(immortalization)。

(三)DNA损伤衰老学说认为细胞衰老是DNA损伤积累的结果

DNA损伤衰老学说认为,DNA分子在内(如氧自由基)外环境(紫外光和某些化学物质)等因素的作用下很容易受损伤,发生氧化、甲基化、脱氨基化、脱嘌呤等反应,导致DNA链断裂、碱基修饰、DNA蛋白交联。DNA损伤后,遗传信息不能准确无误地进行转录、翻译,严重妨碍细胞生命活动,最终导致细胞衰老死亡。细胞在进化过程中也获得了某些DNA修复机制,建立了较为完善的DNA损伤监测系统及修复的相关酶体系,如聚腺苷二磷酸核糖基聚合酶(PARP)与DNA依赖的蛋白激酶(DNA-PK)是DNA损伤所致细胞早期应激反应的重要分子,DNA-PK和PARP均能识别并结合断裂的DNA,通过酶活性的激活引发损伤信号传递的级联反应。当细胞DNA出现损伤时,它通过N端的锌指识别、结合损伤的DNA,激活C端的聚ADP核糖基化(poly-ADP-ribosylation)活性,修饰受体蛋白,从而通过蛋白质的糖基化修饰感受与传递DNA损伤信息。此外,PARP还可维持细胞染色质结构的紧密性,从而增加细胞对损伤的抗性。如果PARP和DNA-PK等酶活性降低,将造成细胞损伤识别及修复功能下调,进而使细胞中DNA损伤积累,引起基因转录及其表达的异常，从而影响以DNA为模板的蛋白质合成，使其在基因控制下进行的许多生命活动过程受到破坏，最终导致细胞衰老。

线粒体DNA（mtDNA）是独立于细胞核染色体之外的遗传信息，它裸露于线粒体基质中，缺乏组蛋白和DNA结合蛋白保护，损伤后也缺乏完整的DNA修复系统，因此mtDNA突变率很高。目前认为mtDNA突变在细胞衰老过程中起核心作用。在生命活动过程中，mtDNA很容易遭受自由基攻击而损伤，从而导致体细胞突变，促进细胞衰老死亡。此外，线粒体在呼吸链电子传递以及氧化磷酸化过程中产生大量的活性氧类，也容易造成mtDNA的氧化损伤和突变，随着损伤不断累积，有可能导致能量生成障碍，促进细胞衰老和死亡。

（四）其他学说对衰老的阐释

1. 基因衰老学说认为细胞衰老受衰老相关基因调控，认为细胞衰老过程可能受特定基因控制，由一连串衰老相关基因激活或阻抑，是通过基因产物的相互作用与内、外环境交互影响的结果。

2. 分子交联学说认为脂质、蛋白质、核酸等生物大分子间形成交联，形成难以降解的聚合物，堆积在细胞内，干扰细胞正常的生理功能，从而引起细胞衰老。

3. 脂褐素是人类老化的标志产物，它是生物代谢过程中某些无法清除的废物在溶酶体内的聚集物，这些废物在溶酶体中逐步堆积形成老化溶酶体，导致细胞衰老。

4. 由于糖基化反应造成蛋白质的交联损伤，使结构蛋白硬化，功能蛋白酶损伤，抗氧化酶钝化，修复酶滞缓，从而导致代谢功能降低等衰老现象的产生。

5. 差误灾难学说认为细胞在蛋白质合成过程中发生错误，当误差频率增加到一定程度，就会损害细胞，引起细胞衰老。

6. 体细胞突变学说认为，体细胞中的某些遗传物质发生自发突变，或者在物理、化学、生物因素的作用下出现诱发突变，引起染色体或基因损伤，当突变积累到一定程度，从而表现出细胞衰老。

7. DNA修复能力下降学说认为，随着年龄增加，细胞在受到损伤时DNA的修复能力下降，基因表达发生异常，错误遗传信息不断积累，最终导致细胞衰老乃至死亡。

四、细胞衰老的分子生物学机制

目前认为，调控细胞衰老的途径主要有两条，其一是复制性衰老的调控，它依赖于p53信号通路的调控，其中包含DNA损伤反应机制；其二是氧化应激诱导的非端粒依赖性细胞衰老，它依赖于Rb信号通路的调控。以上两种信号途径均受*Rb*基因调控，而*Rb*基因是细胞从G_1期过渡到S期的核心调控基因。

调控真核细胞周期进程有两个重要的限制点（restriction point），分别是G_1-S点和G2-M点，其中G_1-S点的调控作用更重要。G_1期限制点是增殖细胞唯一能够接受外界增殖和抑制信息的调控点。细胞周期调节因子包括：①细胞周期蛋白（cyclin），包括cyclin A~H，其中以cyclin D1最为重要，它们作为调节亚基与催化亚基即细胞周期蛋白依赖性激酶结合成复合物，在细胞周期各时相发挥作用。②细胞周期蛋白依赖性激酶（CDK），包括CDK1~7共7种，CDK通过与cyclin结合成复合物而控制细胞周期的检测点，实现对细胞周期的调控。cyclin和CDK促进细胞增殖分化是细胞周期的正调节因子。③细胞周期依赖性激酶抑制因子（CDK inhibitor，CKI），通过抑制CDK的活性，导致细胞周期停滞，阻断细胞增殖，是细胞周期的负调节因子（图13-3）。

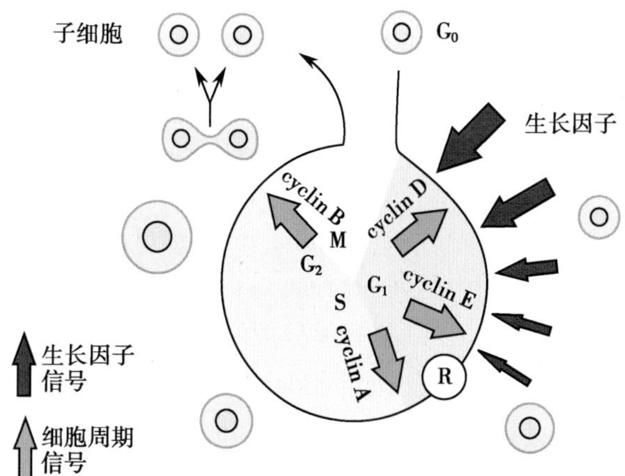

图13-3 DNA复制发生在S期，M期则发生染色体的分离和胞质的分裂，M期之后细胞重返G_0期以撤离细胞周期。生长因子信号（红色箭头）驱动细胞周期从G_1期通过检测点（R），当细胞通过检测点后，信号调控转向细胞内部细胞周期调控系统（蓝色箭头），不同的cyclin蛋白调控细胞周期的各时相点，未能通过G_1/S检测点的细胞将退出细胞周期，并走向衰老或凋亡

在细胞周期调节因子中CKI与细胞衰老密切相关。CKI分为两类家族：INK4家族和CIP/KIP家族。INK4家族（inhibitor of CDK4）即p16家族，包括4个成员：p16INK4a、p15INK4b、p18INK4c、p19INK4d，这些成员均含有独特的四级锚蛋白结构，能特异性地抑制CDK4~6和cyclin D的结合，因此阻断CDK4~6对Rb的磷酸化过程，阻止细胞进入S期，从而保持细胞的生长抑制状态。CIP/KIP家族即p21家族，包括p21、p27和p57，对CDK具有广泛的抑制作用。

（一）复制性细胞衰老依赖于p19ARF-p53-p21WAF1信号通路调控

p53基因编码的磷酸蛋白是一种DNA结合蛋白，具有转录激活作用，它通过调节DNA复制启动复合物的组装和功能，对细胞进入S期进行调控，此外通过反式激活某些抑制细胞增殖的基因，从而对细胞分裂进行负调控。p53基因作用于细胞周期的G_1/S控制点，实施对细胞周期调控、启动细胞DNA合成、帮助DNA修复、抑制细胞分化、促进细胞凋亡等。p53在多种信号导致的细胞衰老中起着重要的作用，这些信号包括端粒缩短、DNA损伤的信号传递、癌基因和过表达的抑癌基因等。

1. 细胞衰老中p53的激活 在端粒依赖的调节途径中，当细胞染色体端粒显著缩短时，p53即被激活，并触发细胞进入衰老途径。完整端粒的末端形成大的双链环，即“T环”，它被认为是保护3′端悬垂的、由几百个碱基构成的单链DNA。T环维持端粒的稳定性，保护其完整性。T环的维持作用依赖于DNA结合蛋白，端粒重复结合因子1/2（telomeric repeat-binding protein1/2，TRF1/2）和端粒保护因子1（protection of telomeres 1，POT1）。有学者提出，在细胞有丝分裂时缩短端粒的重组将导致双着丝点（double kinetochore）染色体的断裂（double strand break，DSB），继而造成DNA损伤和细胞衰老信号途径被激活。端粒缩短致使DNA末端暴露，DNA末端暴露可能导致同源重组和非同源末端的融合，形成双着丝点染色体。休眠期成纤维细胞的hTERT的异位表达不但能导致端粒双链区域的延长，而且可引起悬垂的3′末端的延长。因此，衰老或许依赖于端粒3′末端的缩短，而不是整个端粒的长度。不管是在细胞内还是细胞外，氧化应激能加速端粒的缩短并促进衰老的起始。

DNA损伤的集中点锁定在衰老细胞的端粒，此改变同样出现在诱导衰老的细胞。磷脂酰肌醇-3激酶（PI3K）蛋白家族对端粒长度的维持以及双链DNA损伤的修复起着直接作用。成纤维细胞在培养中呈现过早地衰老，并可见端粒缩短和p53活性增加。因此，DNA损伤或者是由于端粒缩短而致的端粒脱失似乎足以启动细胞衰老。

2. p53对细胞衰老的调节 p53调节细胞衰老是通过改变蛋白质修饰，包括磷酸化、乙酰化、氧化-还原调控。实验证明，p53的活性受Mdm2（murine double minute 2）的严密调控，使p53经由泛素-蛋白酶体途径降解。事实上，p53通过反馈环路的自身调节诱导了*Mdm2*基因的转录，结果使得Mdm2与p53结合并促使了p53经由泛素-蛋白酶途径降解。通过上述方式，p53和Mdm2在细胞水平实现了精准的调节（图13-4）。

p19ARF主要通过直接结合并抑制Mdm2的泛素化连接酶（E1）的活性，减弱Mdm2介导的p53降解，发挥参与p53途径调节的作用，其表达升高是p53激活的原因之一。活化E2F1、癌基因*c-myc*、*Ras*等基因以及DNA损伤可以诱导p19ARF，增强p53在G_1-S和G_2-M的限制点效应，最终使细胞阻滞于G_0期和G_2期；而潜在的癌基因及转录因子TBX2则抑制其活性。P19ARF还可以通过非依赖p53的途径发挥作用。

为适应多种应激信号，翻译后的p53经过修饰呈激活状态。已证明多个不同的潜在磷酸化位点，这些位点发生磷酸化方式，与复制性衰老和应激诱导的衰老的细胞中的磷酸化有所不同，通过p300/CBP转录激活因子实现的p53乙酰化可应对一些激活因子，如紫外线辐射、低氧、过氧化氢、抗肿瘤DNA损伤剂、羟喜树碱、顺铂等。在体内和体外实验中发现，Mdm2抑制p300/CBP，从而抑制p53乙酰化。

3. p21、p16和Rb在细胞衰老中的作用 第一个直接的靶点就是*p21WAF1*基因，它编码CDK2抑制因子，即p21。p21为p53下游的转录激活产物，具有抑制cyclin/CDK底物的磷酸化作用，导致G_1期阻滞，为细胞在进入S期之前修复损伤的DNA赢得时间。DNA损伤时，p53转录

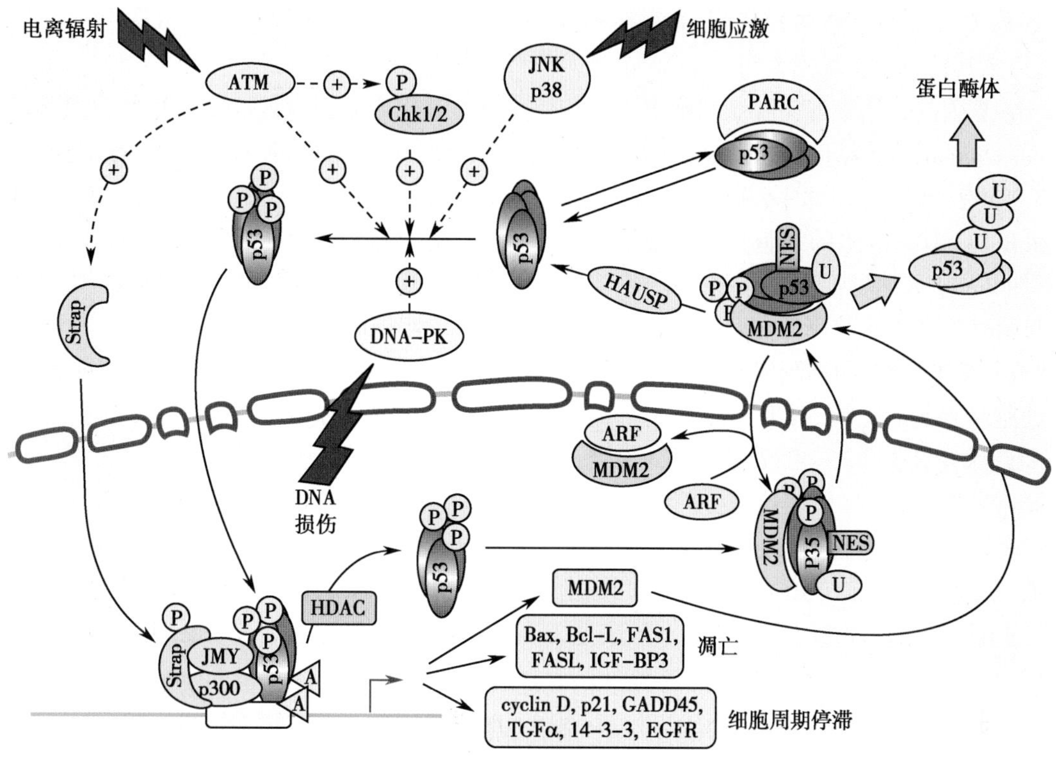

图 13-4 p53 对细胞衰老的调节

激活 $p21^{WAF1}$/*CIP1* 等基因。作为 CDK 的抑制物，$p21^{WAF1}$ 与 CDK 结合能阻止 CDK 依赖的磷酸化，防止 Rb 蛋白的灭活，使细胞周期停滞于 G_1 或 G_2 期，以使细胞有足够时间修复 DNA 损伤，或不可逆转地停滞于 G_1 或 G_2 期，导致细胞凋亡。通过 p53 的方式抑制 Rb 的灭活，$p21^{WAF1}$ 可使由 p53 和 Rb 介导的细胞周期调控变得完整。碱性螺旋－环－螺旋/亮氨酸拉链家族蛋白 c-myc 与锌指蛋白 Mizl 形成复合物，结合到 $p21^{WAF1}$ 的启动子并抑制其转录，从而使细胞增殖。

CDK 的第二个主要抑制因子是 *p16*。*p16* 可能是细胞寿限的关键调控基因，是人类细胞衰老遗传控制程序中的关键效应物。细胞衰老时 *p16* 基因的 mRNA 转录及蛋白表达水平增高，*p16* 表达明显增强使抑制有丝分裂原刺激发生反应而产生的 Rb 蛋白磷酸化，从而维持了衰老细胞不可逆的生长停滞状态。当给年轻细胞导入 $p16^{INK4a}$ 基因可出现衰老表型；反之，$p16^{INK4a}$ 基因敲除后细胞衰老进程延缓，生理功能增强。抑制 $p16^{INK4a}$ 的表达，则端粒缩短减慢，DNA 损伤修复能力增强，但端粒酶并未被激活。有研究提示，*p16* 基因水平的升高是持续性端粒缩短的原因。认为 p16 调控复制性衰老的途径是 CDK4/6-pRB-E2F。Rb 是衰老过程中起重要作用的调控因子，它属于核酸蛋白，能够结合 DNA 和肿瘤病毒癌蛋白，还与转录因子 E2F 相互作用。Rb 的活力主要受到磷酸化/去磷酸化的控制。在细胞周期 G_0 期和 G_1 早期，Rb 是以低磷酸化形式存在；在 G_1、S、G_2 期和 M 期，主要以磷酸化形式存在。CDK4/CDK6 可以磷酸化 Rb 的 C 端区域，引起分子内相互作用，从而使组蛋白去乙酰化酶（HDAC）从 pRB 的口袋域离开，阻止 pRB 的转录抑制活性；然后 CDK2 对口袋域进行二次磷酸化，使 pRB 彻底不能结合和抑制转录因子 E2F 的活性，从而使细胞进入 S 期。E2F 家族的转录因子能够调控多种细胞周期重要相关的基因表达。目前已知，E2F 调节的靶基因超过 30 种，其中包括 DNA 复制和核酸代谢的基因，如 DNA 多聚酶 α、增殖细胞核抗体（PCNA）、二氢叶酸还原酶、胸苷激酶和胸苷合成酶；编码细胞周期调控因子的基因，如 cdc2、cyclin A、cyclin E、cyclin D1、p18INK4C、p19INK4D、p19ATF；以及不同的转录因子，包括 E2F 家族的其他成员。p16 可以与 CDK4/6 结合，抑制了 E2F 的活性，不能表达 E2F 相关的 G_1 晚期蛋白，使之不能通过 G_1/S 点从而发挥 G_1 期阻滞以及诱导细胞早衰的作用。

癌基因 *Bmi-1* 编码蛋白家族通过对染色质的修饰,抑制其转录。有证据表明,Bmi-1 正是通过下调 *p16* 基因的表达来促使肿瘤细胞永生化和成瘤特性。*Bmi-1* 遗传缺陷鼠来源的胚胎成纤维细胞(EF)含有较高的 p16 水平,并且过早衰老;带有 p16 和 Bmi-1 双重缺陷的细胞不会出现早衰现象;若增加 Bmi-1 表达可延长细胞的复制寿命。细胞衰老起始时,p21 的水平降低之后,p16 水平显著上升,并且 p16 作为 Rb 的抑制因子具有长时间作用。在细胞衰老起始之前,由于 miR-24 的抑制作用,p16 始终维持在低水平。随着细胞进入衰老进程后,miR-24 水平降低,p16 表达增加。与此同时,衰老细胞表型改变相关,包括细胞体积增大,SA-gal 活性增强,而这些改变具有 p16 表达增加时间框密切相关。此外,转录因子 Ets1 可以刺激 p16 表达,而 Idl 对 Ets1 的活性进行负调节,Ets1 在衰老细胞中的积累和 Idl 水平的下降,也在一定程度上造成了 p16 水平的提升,且 Ets 活性的升高最终可以抵消 Bmi-1 对 p16 的抑制。癌基因 Ras 可能通过诱导有丝分裂原激活的蛋白激酶(MAPK)引起细胞衰老,因为后者可以刺激 Ets 的活性。

Rb 是细胞周期调节因子,其主要调控细胞 G_0 和 G_1 期过渡到 S 期的过程。细胞周期的进程依赖于 Rb 的高度磷酸化,此过程由 cyclin 和 CDK 的参与,从而调节其转录,完成了 G_1 期向 S 期的进程。Rb 经由 CDK2、CDK 和 CDK6 的催化得以磷酸化(图 13-5)。

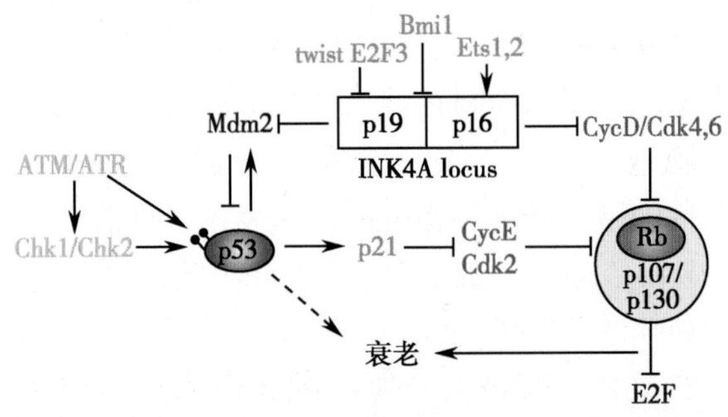

图 13-5 在成纤维细胞的静止期和衰老阶段,Rb 蛋白被磷酸化,且 CDK2 蛋白低水平表达。然而,成纤维细胞在血清处理后,进入 S 期之前,Rb 被磷酸化,CDK2 水平增加。相反,经血清处理的衰老细胞不能诱导 Rb 的磷酸化,CDK2 的增量表达或向 S 期的过渡。另外,SV40 T 抗原和 E7 蛋白与 Rb 结合,阻止 Rb 磷酸化并允许细胞进入 S 期。现已认定 Rb 非磷酸化阻止了细胞通过 G_1/S 期的障碍并促使其进入衰老

(二)氧化应激诱导的细胞衰老依赖于 p16INK4a/Rb/ERK-p38MAPK 信号通路调控

氧化应激诱导的非端粒依赖性细胞衰老,主要受 ERK-p38MAPK 信号通路的调控。成纤维细胞暴露于 H_2O_2 或 3- 丁基过氧化氢(t-BHP)等氧化应激环境之下,可致细胞生长停滞并呈现衰老特征。另外,延长癌基因 *Ras* 在人 IMR-90 细胞或小鼠胚胎成纤维细胞中的表达可以导致细胞周期的永久性停滞。研究发现,抗氧化物对氧化物诱导的细胞衰老作用有抵抗作用,且能延长复制细胞在培养中的复制潜能。

Ras 原癌基因家族编码 GTP 结合蛋白,该蛋白转导细胞生长信号。Ras 诱导的细胞早熟性衰老是通过 Ras-Raf-MEK-ERK-p38MAPK 信号途径实现的。细胞衰老被一系列细胞外信号调节激酶(extracellular signal-regulated kinase, MEK-ERK)所启动,后者激活 p38MAPK(图 13-6)。正如信号处理过程包含 p53 激活一样,关于经细胞膜传递的诱导衰老的信号转导过程很多仍需确定。细胞对外界刺激的反应是经由细胞内信号途径转导,而 MAPK 是细胞内信号传递的重要酶分子,该激酶的作用是偶联细胞外信号并改变细胞的基因表达。MAPK 的几个亚型已被鉴定,每个亚型都有着不同的特异性底物,以提供不同的生理学效应。其中,p38MAPK 的激活以应对多种细胞外刺激,主要包括生长因子、细胞因子、微生物毒素和渗透压改变。p38MAPK 在衰老中的作用机制可能是下调 cyclin D1 的表达并将细胞阻滞于 G_1 期。

研究发现,用低浓度的 H_2O_2 处理 U937 细胞能诱导细胞周期阻滞于 M 期,早期可见 p38MAPK 磷酸化激活物 MKK3/MKK6 和 ATF-1、ATF-2 的磷酸化。抗氧化剂(如 *N*- 乙酰半胱氨酸)可抑制这些磷酸化事件。p38MAPK 信号途径只允许细胞通过 S 期,但不能完成 M 期。可见这条途径与 p53 诱导的衰老信号途径相反。SB203580 作为 p38MAPK 的特异性抑制因子,用 SB203580 处理细胞,抑制 p38MAPK 表达可以防止氧化剂刺激细胞后形成多倍体。

虽然 ERK-p38MAPK 信号途径不依赖 p53-DNA 损伤途径,但是 Raf-MEK-ERK 信号可激活 p53,使 p21 和 p16 的表达上调,这可能是氧化应激中 Ras 诱导的增加,导致 DNA 的损伤和 DNA

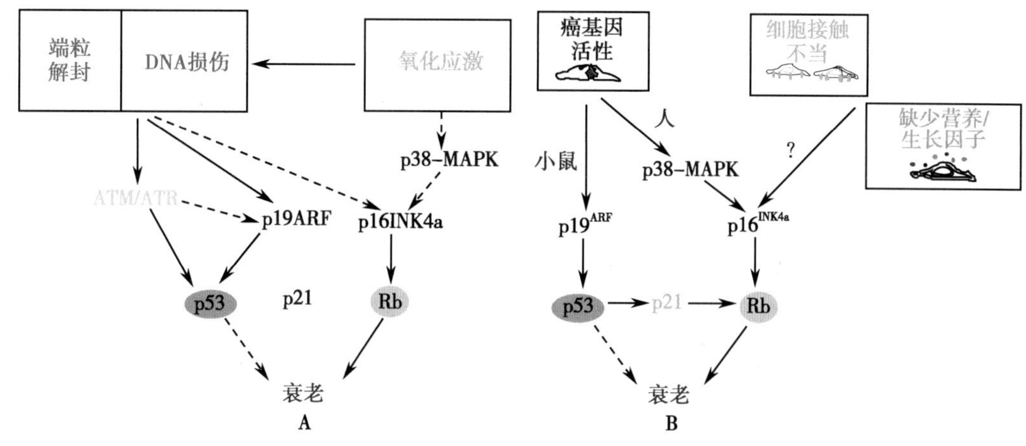

图 13-6　p38MAPK 在衰老中的作用机制

A. 氧化应激引起 p38MAPK 活化；B. 癌基因激活引发 p38MAPK 活化

损伤反应的出现。在正常的 IMR-90 肺成纤维细胞中，用 H_2O_2 刺激细胞可激活 p38MAPK，造成特异性膜结合的 NADH 氧化酶表达上调。这种 H_2O_2 有效性的增加被认为能导致 DNA 的损伤，因而致使 p53 的激活和 p21 的上调（图 13-7）。

五、细胞衰老的调控在衰老生物学中的意义及其研究策略

（一）细胞衰老研究的意义愈发重要

2050 年全球 60 岁以上老年人将达到 20 亿，即每 5 个人中将有一个老年人，发达地区每 10 个人就有 3 个老年人。中国第六次人口普查发布的《中国人口老龄化发展趋势预测研究报告》指出，21 世纪的中国无疑将是一个老龄社会。中国不仅是世界上人口数量最多的国家，也是老年人口数量最多的国家，中国老年人已超过总人口的 13%，老年人口占世界老年人口的 1/5，占亚洲老年人口的 1/2。此外，中国每年将新增 596 万老年人口，年均增长速度达到 3.28%，到 2020 年老年人口将达到 2.48 亿，2037 年超过 4 亿，老龄化水平将超过 17.17%。报告提出中国将面临人口老龄化和人口总量过多的双重压力，要把应对老龄

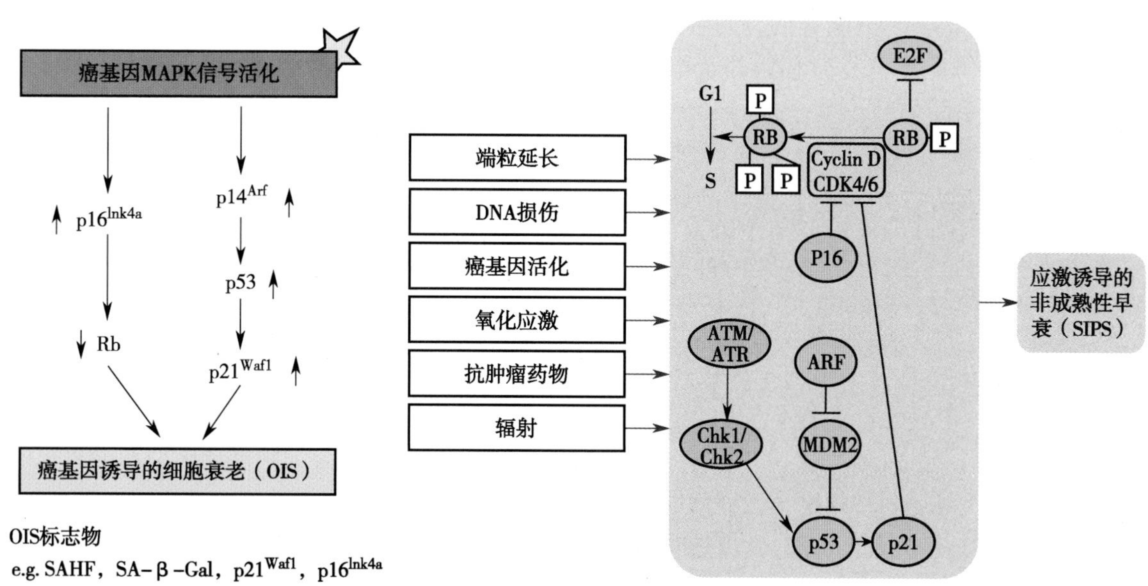

图 13-7　由癌基因和外界应激导致的细胞衰老的信号转导机制

MAPK 活化下游癌基因 Ras 促进 ROS 产生，进而激活 DNA 损伤反应，p14/19ARF 和 p16INK4a 表达上调，进而激活 p53 的表达。在细胞转化和衰老过程中，癌基因诱导衰老信号通过调控 p53 和 p16INK4a 致细胞衰老。A. 基因诱导细胞衰老（OIS）的信号通路。引自 Jan Gronych. Cell Mol Life Sci，2011。B. 应激诱导非成熟性细胞衰老（Stress-induced premature senescence，SIPS）的信号通路。引自 M Lee. EMBO Rep，2014

社会的挑战列入未来中国的发展战略之一。面临世界和我国人口老化进程加快和人口寿命普遍提高的趋势，确保老年人口享有良好的健康和较高的生活质量已经成为社会科学和生命科学共同关注的重大问题。可见加快推动衰老生物学与延缓衰老的研究有重要科学意义及社会价值。

细胞衰老是机体衰老和死亡的基础，也是众多老年性疾病的基础。迄今，我们对细胞衰老的生物学机制还了解甚少，加快细胞衰老模型、衰老机制、调控细胞衰老途径等研究具有重要的科学价值，对阐述老年性疾病的发生机制和防治退行性疾病具有不可估量的社会价值。

（二）建立细胞衰老的体内/外模型是研究细胞衰老机制的基础

1. 细胞衰老体内模型的建立 细胞自然衰老、病理性衰老或实验复制的衰老其调控机制非常复杂，体内微环境对细胞的衰老影响极为重要，尽管已经有较多整体水平上研究动物衰老的模型，但迄今还没有理想的细胞衰老体内模型，尤其是在年轻健康机体内复制某种特定细胞衰老的模型还没有报道。迄今，复制的细胞衰老体内模型是建立在整体水平衰老的基础上来研究某种细胞的衰老，因此，模型本身还有很多缺陷。

1）造血干细胞体内连续移植衰老模型：供体造血干细胞选自雄性小鼠骨髓，通过免疫磁珠分选法或流式细胞术获得待移植的造血干细胞。受体鼠选同系的雌性小鼠，用钴-60（Co60）或铯-137（Cs137）射线进行全身致死剂量辐射。受体鼠在辐射后24小时内，由尾静脉输注10^3~10^4个分选的雄性供体鼠造血干细胞，使受体小鼠的造血功能得到重建，经过4~6个月的饲养后，从雌性受体鼠的骨髓细胞中分离纯化雄性供体鼠造血干细胞，通过细胞的Y染色体基因（*Sry*）检测确定供体干细胞在受体内重建造血的情况。将从第一只雌性受体鼠骨髓中分离纯化的雄性供体鼠造血干细胞再移植给第二只雌性受体鼠，通过供体细胞连续几代的移植，发现随着移植次数增加，Y染色体标记的供体造血干细胞的自我更新和多向分化能力不断下降，一般连续移植4代后，雄性供体的造血干细胞就失去在受体内重建造血的能力，最后移植的受体鼠也因重建造血功能丧失而死亡，说明在连续移植过程中造血干细胞逐渐发生了复制性衰老。

2）电离辐射建立细胞衰老模型：电离辐射可以诱导细胞DNA损伤，这些损伤的积累最终导致细胞的衰老。目前，通过采用低剂量$Co^{60}\gamma$射线或X线全身多次辐射，诱导细胞DNA损伤，建立辐射损伤致细胞衰老体内模型。单细胞凝胶电泳实验（彗星实验）可以测定断裂DNA迁移部分的吸光度或迁移长度（即拖尾现象），据此定量分析DNA单/双链缺口损伤程度，评价细胞DNA损伤。实验证明，每隔10天用3.0Gy的X线全身辐射小鼠，总共8次，可导致造血干细胞彗星实验尾长，细胞周期G_1期阻滞，细胞增殖与分化能力下降，重建造血能力下降，β-半乳糖酶染色阳性细胞数明显提高，细胞出现衰老的生物学表现。其机制与辐射诱导的氧化应激损伤，细胞周期调控基因与蛋白的异常表达和端粒酶活性下降有关。

3）药物致细胞衰老模型：D-半乳糖氨（D-gal）致衰老模型是目前常用的动物衰老模型。D-gal被半乳糖氧化酶催化生成醛糖和H_2O_2，由此产生超氧阴离子自由基是D-gal致衰老机制。实验证明，每天给大鼠皮下注射D-gal（120mg/kg），连续注射42天，可以建立衰老动物模型。行为学观察发现，衰老组大鼠找寻并回到隐形平台前的逃避潜伏期显著延长，提示衰老动物空间学习记忆能力明显下降。实验研究证明，脑皮质细胞抗氧化能力下降，齿状回区神经元排列松散，细胞出现体积增大、着色较浅、核轮廓不清等典型的衰老形态学特点。脑衰老组SVZ区的BrdU染色阳性细胞数量较少，脑组织内p16INK4a、p21Cip1/Waf1 mRNA及蛋白的表达上调，提示D-半乳糖可诱导神经元和神经干细胞衰老。

2. 细胞衰老体外模型的建立 目前体外诱导细胞衰老的方法主要有白消安（BU）、氧化低密度脂蛋白（ox-LDL）、D-gal或三丁基过氧化氢（t-BHP）等药物诱导细胞衰老模型和电离辐射诱导细胞衰老模型。

1）白消安致细胞衰老模型：白消安（Busulfan，BU）是一种烷化剂，用于慢性粒细胞白血病慢性期的缓解治疗药物，可以导致细胞DNA损伤，具有诱导细胞衰老的作用。与一般的化疗药物不同，BU致衰老并不主要依赖激活p53通路，α-PFT等p53抑制剂并不能消除BU引起的细胞老化。

BU 的作用主要是通过与谷胱甘肽过氧化物酶（GSH）结合导致 GSH 的短时间下降，随后 ROS 水平持续性升高，激活 ERK 和 p38MAPK 通路，而 p38 被激活则会引起 DNA 损伤以及端粒的缩短，最终导致细胞衰老。

2）氧化型低密度脂蛋白致细胞衰老模型：血浆中 LDL 主要通过金属离子依赖性或非依赖性的方式被氧化成为氧化型 LDL（ox-LDL）。ox-LDL 是复制细胞衰老模型的有效致衰剂，它能促进人视网膜色素上皮细胞、内皮祖细胞等多种细胞衰老。

3）辐射致细胞衰老模型：电离辐射可以导致细胞和细胞生存微环境损伤。实验证明，电离辐射主要损伤细胞的 DNA，而 DNA 损伤可通过触发 p53-p21Cip1/Waf1 通路引起细胞衰老。（图 13-7A）

细胞体内、体外衰老模型建立后，可以通过衰老特征形态学、β- 半乳糖苷酶染色、细胞增殖周期分析和体外诱导分化培养法等细胞生物学手段检测评价细胞衰老水平；通过 Southern 杂交结合端粒重复序列扩增法和 ELISA 法检测端粒长度及端粒酶活性等分子生物学方法研究细胞衰老机制，还可以通过如 p21、p19、p53 与 p16 等衰老基因与相关蛋白质表达分析，从基因表达调控与信号通路角度阐述细胞衰老机制。

（三）目前研究细胞衰老有三条主要途径

1. 建立细胞衰老模型研究衰老机制　通过建立细胞体内外衰老模型探讨生物因素、物理因素、化学因素和环境因素等对延缓正常细胞衰老或促进肿瘤细胞等衰老的影响和机制，寻找调控细胞生命力或重新激活衰老细胞活力与诱导细胞衰老的新途径。细胞生存的微环境对细胞的生长发育、增殖分化、衰老死亡起着极为关键的调控作用，因此，阐述细胞衰老的机制不可忽视对细胞生存微环境的研究。实验证明，将年轻动物的细胞移植到老年动物体内，年轻的细胞很快退化和衰老；相反，将老年动物的细胞移植到年轻动物体内，老年的细胞很快恢复活力。值得关注的是，抗衰老天然药物或其有效成分对调控细胞衰老的研究和潜在应用价值的开发，进而将这些天然药物有效成分用于调控细胞衰老或重新激活衰老细胞的实践。

2. 利用治疗性克隆技术或干细胞移植研究衰老相关疾病　①分离纯化衰老机体自身的干细胞，利用细胞工程技术重新激活干细胞的功能，并调控其靶向分化，然后进行自体干细胞移植；②分离纯化年轻异体的干细胞，进行体外扩增与定向诱导分化，通过基因修饰等手段消除免疫排斥反应，再进行异体干细胞移植；③通过核移植技术构建来源于年迈动物体细胞的胚胎，待胚胎发育至囊胚阶段后分离内细胞团，在体外培养属于年迈者遗传背景的“胚胎干细胞”，然后定向诱导胚胎干细胞分化成患者所需要的细胞类型，再将特定分化细胞移植回年迈动物体内；或通过组织工程构建患者所需要的组织或器官再移植给患者，以替代或补充病变或受到损伤的细胞、组织和器官，从而实现对疾病的个体化治疗。

3. 通过诱导性多能干细胞进行细胞替代治疗　最新研究表明，通过向成体体细胞中导入重新编码的基因组，可以诱导成体体细胞形成具有类似胚胎干细胞生物学特点的细胞，即诱导性多功能干细胞（induced-pluripotent stem cells，iPS）。iPS 具有发育为机体任何器官、组织和细胞的潜能，而且制备 iPS 也避免了胚胎干细胞研究中的伦理和法律等诸多障碍。用这种方法对患退化性疾病患者的体细胞进行培养，通过比较患者细胞和正常细胞逆分化过程，有助于找到细胞衰老及丧失功能的原因。据推测，iPS 细胞在今后治疗衰老性疾病中有极为重要的科学价值和广阔的应用前景。

第二节　细胞死亡的类型、机制和生物学意义

细胞死亡的类型

多细胞生物的发育及生存依赖于其细胞分裂增殖和死亡之间的平衡，一旦这种平衡被打破，就会发生胚胎发育异常、退行性疾病以及癌症等。所以在进化过程中，多细胞生物逐渐拥有了复杂而精密的调控机制维持这种平衡。

细胞的死亡形式多种多样，在过去的 150 年，其分类主要基于形态学特征，而在最近 30 年，由于该领域分子机制的研究取得了长足进步，使得细胞死亡的分类更加科学。目前，细胞死亡分类的现状是形态和机制并存，故本章将现有的细胞死亡形态学分类与机制分类联系起来介绍。

细胞死亡命名委员会(Nomenclature Committee on Cell Death,NCCD)于2018年更新细胞死亡分类及命名方式:基于功能方面的差异,细胞死亡可分为意外细胞死亡(accident cell death,ACD)和调节性细胞死亡(regulated cell death,RCD)。意外细胞死亡是不受控制的细胞死亡过程,由意外的伤害刺激触发,这些伤害刺激超出了细胞的可调节能力,从而导致细胞死亡的发生。调节性细胞死亡涉及效应分子参与的信号级联反应,具有独特的生化特征、形态特征和免疫学后果;其中发生在生理条件下的调节性细胞死亡也被称为程序性细胞死亡(programmed cell daeth,PCD)。目前已知的程序性细胞死亡,包括细胞凋亡(apoptosis)、坏死性凋亡(necroptosis)、细胞焦亡(pyroptosis)和铁死亡(ferroptosis)等(图13-8)。其中细胞凋亡是目前研究最多,机制较为清楚的一种细胞死亡方式。细胞凋亡是指机体在生理或病理条件下,为了维持自身内环境稳态,通过基因调控而产生的主动、有序的细胞死亡。而坏死性凋亡、细胞焦亡和铁死亡均是新发现的调节性细胞死亡的方式。

坏死性凋亡,也称程序性坏死,是类似于细胞坏死的一类细胞凋亡方式。坏死性凋亡被认为是哺乳动物发育和生理过程的重要组成部分,在炎症性病变、缺血性心脑血管病、神经退行性疾病等多种疾病的发生发展及肿瘤细胞的耐药方面具有重要意义。

细胞焦亡是由炎性小体激活的一种RCD形式,在炎症和免疫中起着重要的作用。炎性小体可以分为典型的caspase-1依赖性炎症小体和非典型的caspase-11依赖性炎症小体:典型的caspase-1依赖性炎症小体可以被病原体相关分子模式(PAMPs)、损伤相关分子模式(DAMPs)或其他免疫反应选择性激活。非典型的caspase-11依赖性炎症小体由巨噬细胞、单核细胞或其他细胞细胞质中的LPS激活,该过程不依赖细胞膜的TLR4受体。GSDMD被caspase-11或caspase-1切割产生22kDa的C端片段(GSDMD-C)和31kDa N端片段(GSDMD-N);GSDMD-N产生后立即移位到质膜一侧(cytoplasmic leaflet)与磷脂结合,诱导孔的形成,最终导致细胞膜裂解。而GSDMD-C抑制GSDMD-N的这一活性(图13-9)。

铁死亡是由铁积累和脂质过氧化驱动的一种RCD形式,其特征在于线粒体变小、线粒体嵴减少、线粒体膜密度增加和线粒体膜破裂增加。

ACSL4、LPCAT3和ALOXs(尤其是ALOX15)途径介导多不饱和脂肪酸(包括花生四烯酸)的氧化,这对于铁死亡的脂毒性是必需的;其中ACSL4的上调是铁死亡的标志。

相反,一些抗氧化系统,特别是XC-系统(包括核心组件SLC7A11)、GPX4、NFE2L2和某些热休克蛋白(如HSPs),抑制铁死亡脂质过氧化过程(图13-10)。

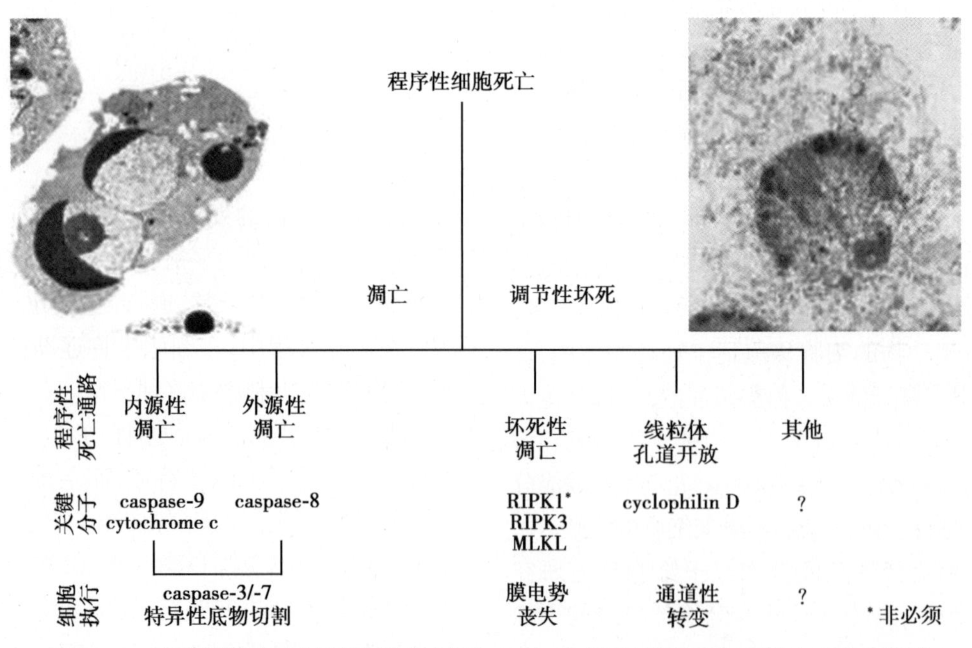

图13-8 程序性细胞死亡及其再分类[摘自N Engl J Med,2014,370(5):455-465.]

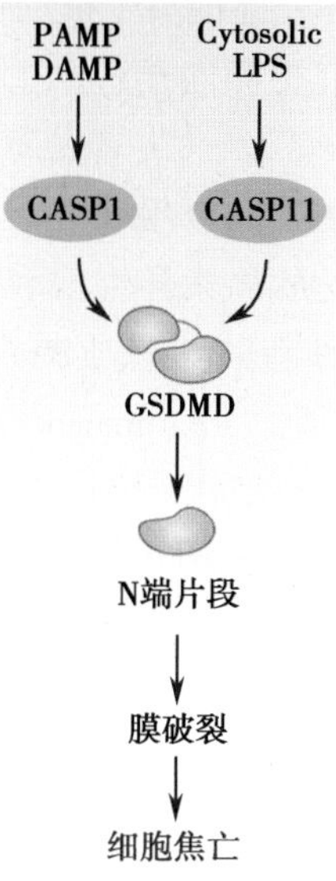

图 13-9　细胞焦亡信号通路

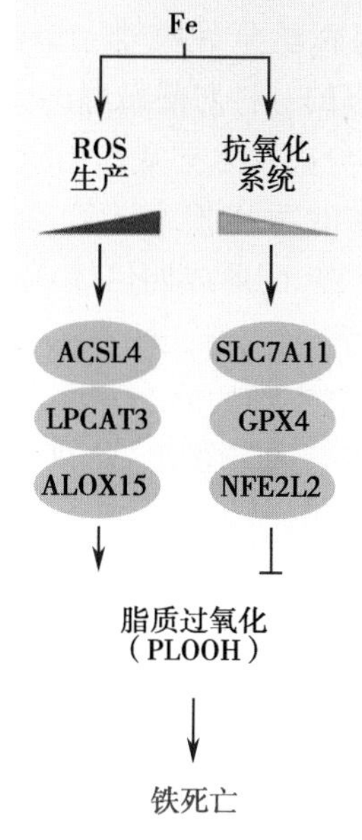

图 13-10　铁死亡信号通路

（一）细胞坏死是细胞的一种被动死亡方式，属于意外死亡

细胞坏死（necrosis）是指组织在受到环境中的物理或化学刺激（包括感染、毒素或创伤等）时所发生致死性代谢、结构和功能障碍，便可引起细胞不可逆性损伤（irreversible injury），最终导致细胞死亡，属于意外细胞死亡。死亡的细胞主要形态学特点是细胞核的改变，也是细胞坏死的主要形态标志，表现为核浓缩、核碎裂、核溶解等。此外，还会出现细胞及细胞器水肿（胞质泡化），但不发生染色质凝集（图 13-11A）。细胞坏死后，细胞内容物及前炎症因子释放，趋化炎症细胞浸润引起炎症，以去除有害因素及坏死细胞并进行组织重建。严重的坏死可导致在死亡细胞部位或附近出现坏死组织和细胞碎片的累积，坏疽便是典型例子之一。

（二）细胞凋亡是细胞一种主动死亡方式

细胞凋亡（apoptosis）最早由德国科学家 Karl Vogt 于 1842 年首次描述。Apoptosis 这一词来自古希腊语，用来描绘秋冬时节树叶凋落的情景。后来被引入细胞生物学界，用来描述死亡细胞的凋落犹如秋风扫落叶一般，即细胞凋亡。与病理性死亡的机制与表现大相径庭的是，细胞凋亡由一系列复杂程序所触发，故也有人将细胞凋亡称为程序性细胞死亡（programmed cell death，PCD）。目前来看，细胞凋亡是从形态与结构上的一种定义，而程序化死亡是从分子机制方面的定义，两者互补才是正确定义。早在 19 世纪晚期，德国科学家 Walther Flemming（1885 年）对程序性细胞死亡过程进行了更精确的描述，直到 1965 年昆士兰

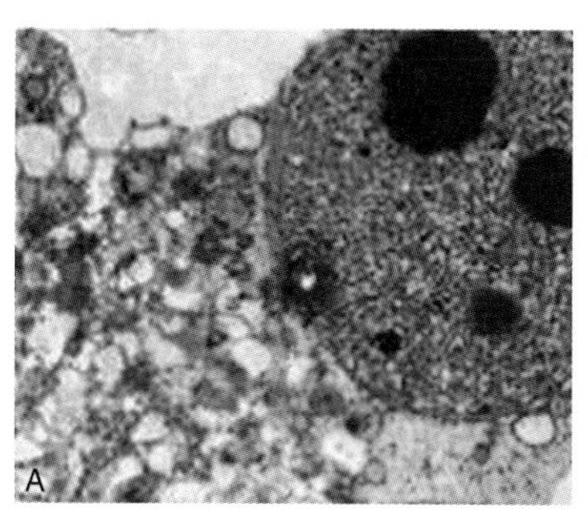

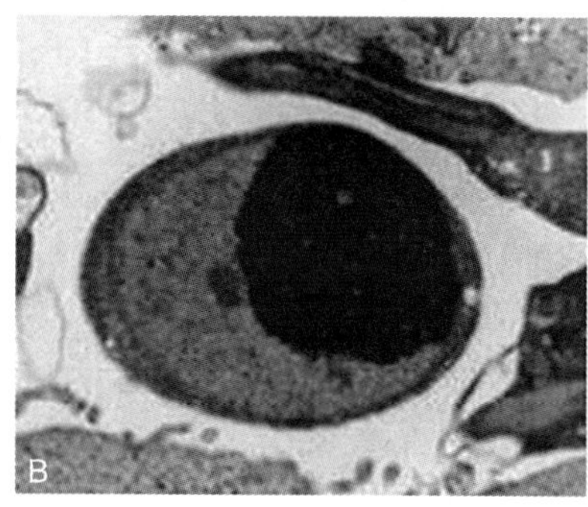

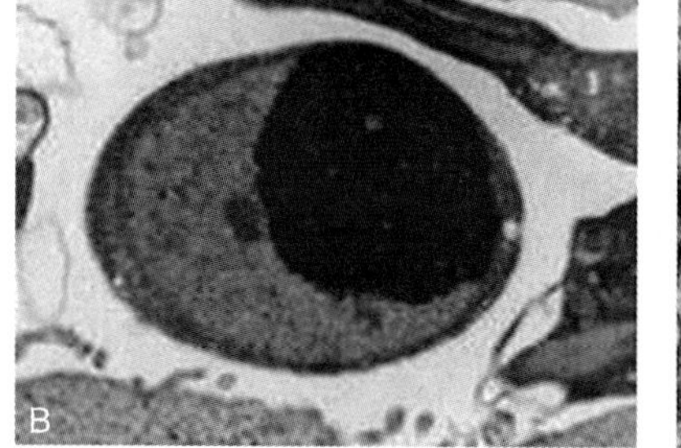

图 13-11　细胞死亡的透射电镜照片

大学病理学家 John Foxton Ross Kerr 教授在利用电子显微镜对组织进行研究时才真正将细胞凋亡与病理性细胞死亡区分开来。

1. 基于机制的程序性细胞死亡可分为五类

（1）凋亡的形态学特征为染色质凝集、边缘化、细胞皱缩、细胞膜内侧的磷脂酰丝氨酸（phosphatidylserine）外翻、细胞出泡形成凋亡小体（apoptotic body）（图 13-11B）。细胞凋亡受到一系列相关基因的严格调控。2002 年诺贝尔生理学或医学奖授予悉尼 Brenner、Horvitz 和 John E. Sulston，他们用线虫作为模式动物鉴定出控制细胞凋亡的基因，同时发现了人类细胞中的同源基因。在此基础上，根据凋亡信号的来源可以将细胞凋亡信号转导通路分成两条：外源性通路（死亡受体通路）和内源性通路（线粒体通路）。两条信号通路汇集于下游的效应器 caspase。效应器（effector）caspase 在细胞凋亡的执行阶段能够直接引起重要蛋白质的降解和核酸酶的激活并最终导致细胞凋亡。

（2）自噬性程序性细胞死亡：1966 年 C. Deduve 和 R. Wattiaux 在溶酶体实验中同时发现了细胞自噬现象，1977 年 GE Mortimore 和 CM Schworer 发现肝细胞在处于饥饿状态时，自吞噬对其维持自身的稳态发挥着至关重要的作用。形态学上自噬细胞最主要的特征是细胞内出现大量泡状结构，即双层膜自噬泡，自噬泡内为胞质及细胞器（图 13-11C）。调控自噬的细胞转导信号有多种，其中相对比较清楚的是 PI3K 和 mTOR。细胞自噬是一种重要的防御和保护机制，细胞可以通过自噬这一环节，降解或消除受损、变性、衰老和失去功能生物大分子，细胞器甚至是细胞本身，但持续的自噬会导致程序性细胞死亡。

（3）胀亡：1910 年，von Reckling-hausen 在骨软化病中发现，由于缺血而肿胀坏死的骨细胞，他把这种肿胀坏死叫做 oncosis。为了与凋亡相区别，1995 年 G. Majno 和 I. Joris 重新引入了 oncosis 的概念，把具有明显肿胀特点的细胞死亡命名为 oncosis，中文译为胀亡。胀亡的形态学特征是细胞肿胀、体积增大、胞质空泡化，肿胀波及细胞核、内质网、线粒体等胞内结构，胞膜起泡，细胞膜完整性破坏。胀亡细胞周围有明显炎症反应。对于胀亡发生的机制现有的文献阐述较少，有研究者认为胀亡只是坏死前的一个被动性死亡阶段。但是近年来的研究更倾向于：胀亡是一种程序性的死亡方式。

（4）类凋亡：2000 年 S. Sperandio 等在 293T 细胞系中过表达胰岛素样生长因子 1 受体（IGF-1R）时发现一种新的与经典凋亡不同的死亡表型，并定义为类凋亡（paraptosis）。类凋亡的形态学特征是细胞质空泡化、线粒体和内质网肿胀，但没有核固缩现象。类凋亡的文献报道比较少，其机制有待于进一步深入研究。高剂量的 IGF 或胰岛素等营养因子可以通过 IGF-1R 活化 MAPK/ERK 以及 JNK 通路引起类凋亡的发生，并且可以被 AIP1/Alix 特异性地抑制。TNF 受体超家族成员 TAJ/TROY 也可以诱导类凋亡，并且可以被 PDCD5 加强。

（5）细胞有丝分裂灾难：1989 年，Lisa Molz 等发现，在酵母的一种对热敏感的突变株中，细胞分裂时染色体分离发生异常。相应的一些学者便把这种由于 DNA 发生损害导致二倍体细胞无法进行完全的分裂，而形成四倍体或多倍体的现象称为细胞有丝分裂灾难（mitotic catastrophe）。对于细胞有丝分裂灾难的形态学特点描述并不是很完全，但主要是巨细胞的形成，内有多个小核，染色质凝聚。有丝分裂灾难和凋亡的染色体固缩是否一样，现在看法并不一致。DNA 发生损害时，如果细胞不能有效地阻断其细胞周期的进行，会导致染色体的异常分离，这些非正常分裂的细胞在下一轮有丝分裂中会形成多倍体，而成为癌变的基础。而细胞有丝分裂灾难作为一种死亡机制可以使这种非正常分裂的细胞死亡。细胞有丝分裂灾难由多种分子调控，如 CDK1、P53 及 survivin 等，其死亡信号传递有很大一部分与凋亡相重叠。

2. 基于形态学对程序性细胞死亡进行分类

（1）基于细胞核改变的分类：细胞核在细胞死亡时变化比较明显，所以很多人以此为标准将细胞死亡分为凋亡、凋亡样程序性细胞死亡、坏死样程序性细胞死亡和坏死，其中前三种是程序性细胞死亡，坏死是非程序性细胞死亡。

如前所述，凋亡细胞核的特点是染色质凝聚，成球状或半月状。其他的形态学变化还有磷脂酰丝氨酸外翻、细胞皱缩、凋亡小体形成等，其中凋亡小体（apoptotic body）的形成是细胞凋亡的特征性形态学改变。凋亡一般都会伴有 caspase 的活化，尤其是 caspase-3。

凋亡样细胞死亡的细胞核也呈现出染色质凝聚现象，但程度较轻，比凋亡细胞的染色体疏松，同时可以有凋亡细胞其他方面的形态学变化，多数文献中描述的 caspase 非依赖的凋亡归于此类。

坏死性细胞死亡一般无染色质凝聚现象，主要是核浓缩、核碎裂、核溶解，一些特殊的 caspase 非依赖的死亡归于此类。

（2）Clarke 分类：2002 年 Clarke PGH 等撰文将细胞死亡分为Ⅰ类、Ⅱ类和Ⅲ类，至今仍被广泛引用。

Ⅰ类程序性细胞死亡即凋亡（apoptotic cell death），形态学特征如上所述，这类死亡一般没有溶酶体的参与，且死后会被吞噬细胞所吞噬。

Ⅱ类程序性细胞死亡即自噬性细胞死亡（autophagic cell death），其主要的形态学特征是自噬泡的形成，自噬泡和溶酶体融合后被消化，而细胞残骸会被吞噬细胞吞噬。

Ⅲ类坏死性凋亡也称坏死样凋亡（necroptosis），其主要的形态学特征是各种细胞器的肿胀、胞膜的破坏等，这类细胞死亡没有溶酶体的参与。第Ⅲ类细胞死亡又分为ⅢA 和ⅢB 两个亚类，其中ⅢB 亚类胞膜破坏比较轻微，各类细胞器的肿胀表现比较明显，而且死亡后会被吞噬细胞吞噬。

上述两种分类方法都涉及程序性和坏死性死亡，但是两种方法所关注的形态学特征却并不一致。Clarke 分类中的Ⅱ类程序性细胞死亡，如果按照细胞核形态分类应该属于坏死性死亡，因为它没有发生染色质凝聚。

第三节　程序性细胞死亡的分子机制

一、凋亡是 caspase 依赖的程序性细胞死亡

细胞凋亡是凋亡相关基因级联式表达的结果。大量的研究表明，细胞凋亡与某些基因的调控作用密切相关，因此人们将这些调控凋亡的基因称为凋亡相关基因（apoptosis-associated gene），并开始用它们来解释凋亡的分子机制。

1. *Ced* 基因家族　关于细胞凋亡的基因调控机制最先是从对秀丽隐杆线虫（*C. elegans*）发育的研究开始的。在胚胎发育期间，体积微小的线虫共有 1 090 个体细胞，其中 131 个发生凋亡。麻省理工学院的 R Horvitz 采用体细胞突变的方法发现 15 个 *ced* 基因（取自 *cell death*）与线虫细胞凋亡有关，可分为四组。

（1）与凋亡直接相关的基因：*ced-3*、*ced-4* 和 *ced-9*。其中 *ced-3* 和 *ced-4* 激活后可促进细胞凋亡，因此被称为细胞死亡基因；而 *ced-9* 激活后，*ced-3* 和 *ced-4* 被抑制，从而使细胞免于凋亡，因此被称为死亡抑制基因。

（2）与死亡细胞吞噬有关的基因：*ced-1*、*ced-2*、*ced-5*、*ced-6*、*ced-7*、*ced-8* 及 *ced-10*，这些基因的突变会导致细胞吞噬作用的缺失。

（3）核酸酶基因：*nuc-1*，主要控制 DNA 的裂解，并非细胞凋亡所必需。

（4）影响特异细胞类型凋亡的基因：*ces-1*、*ces-2*（ces 表示线虫细胞存活的调控基因）以及 *egl-1* 和 *her-1*。它们与某些神经元和生殖系统体细胞的凋亡有关。

2. caspase 家族　继线虫中发现 *cec* 基因后，科学家在哺乳动物细胞内也发现了与 *cec* 基因相对应的同源序列，其中 ced-3 的同源物是一类半胱氨酸－天门冬氨酸蛋白酶，简称 caspase 家族（cysteine-aspartic proteases）。caspase 活性位点包含半胱氨酸残基，能够特异性切割半胱氨酸－天冬氨酸残基上的肽键。caspase 是引起细胞凋亡的关键酶，已发现的 caspase 家族成员共有 15 种，每种 caspase 作用底物不同。caspase 通过裂解特异性底物调控细胞凋亡，根据 caspase 在级联活化中的位置，可将哺乳动物的 caspase 分为两类：一类负责启动凋亡（apoptosis iniator caspase），对细胞凋亡的刺激信号作出反应，启动细胞的自杀过程，如 caspase-2，8，9，10，11；另一类负责执行凋亡（excutationer caspase），如 caspase-3，6，7，它们可直接降解胞内的结构蛋白和功能蛋白，引起凋亡。

一旦 caspase 被激活，能将细胞内的蛋白质降解，使细胞不可逆转地走向死亡。caspase 家族的共同特点是：①酶活性依赖于半胱氨酸残基的亲核性；②富含半胱氨酸，被激活后能特异地切割靶蛋白的天冬氨酸残基后的肽键；③都是由两个大

亚基和两个小亚基组成的异四聚体，大、小亚基由同一基因编码，前体被切割后产生两个活性亚基。

在正常细胞中，caspase 是以无活性状态的酶原形式存在，细胞接受凋亡信号刺激后，酶原分子在特异的天冬氨酸残基位点被切割，形成由 2 个小亚基和 2 个大亚基组成的有活性的 caspase 四聚体，少量活化的起始 caspase 切割其下游 caspase 酶原，使得凋亡信号在短时间内迅速扩大并传递到整个细胞，产生凋亡效应。如 caspase-8 的激活途径（图 13-12）：caspase-8 前体最显著的特点是在 N 端有 2 个长度约 70 碱基的结构域，与 FADD（Fas-associated death domain）N 端的死亡效应结构域（death effector domain，DED）同源，这种同源的结构域可以发生相互聚合，为 caspase-8 提供与 FADD 相互结合的一个部位。在非活化情况下，caspase-8 两个 FADD 样 DED 结构是互相结合在一起的。当细胞膜表面的死亡受体 Fas 或 TNFR 与配体（CD95L 或 TNF）结合后，受体发生多聚化，引起 FADD 与受体胞质区死亡结构域互相结合。这种结合使 FADD 的 DED 结构域发生变构，变构后的 DED 可以与胞质中 caspase-8 的一个 DED 结构域结合，使 caspase-8 的两个 DED 结构域分开，同时使 caspase-8 的 C 端释放出来，通过自我催化生成具有蛋白酶活性的 caspase-8，后者再作用于胞质中其他 caspase 家族蛋白酶，使它们发生级联活化，从而诱导细胞凋亡。因此，可以说 caspases 蛋白酶在细胞凋亡过程中的作用处于中心地位。

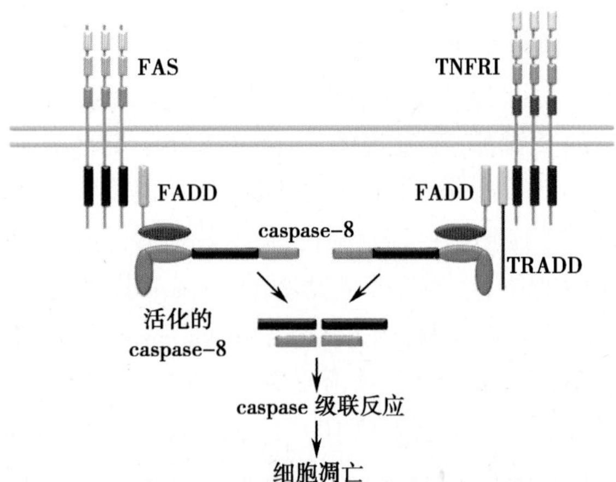

图 13-12 caspase-8 的激活途径 Fas 或 TNFR 与配体结合后，受体发生多聚化，FADD 与受体胞质区死亡结构域结合，使 FADD 的 DED 结构域发生变构，变构后的 DED 与胞质中 caspase-8 的一个 DED 结构域结合，通过自我催化生成活性形式的 caspase-8 蛋白酶，后者再作用于胞质中其他 caspase 家族蛋白酶，使它们发生级联活化，从而诱导细胞凋亡

3. “两面手”的 Bcl-2 蛋白家族 *Bcl-2* 基因是人 B 淋巴细胞瘤 / 白血病 -2（B cell lymphoma/leukemia-2，Bcl-2）的缩写，为线虫死亡抑制基因 ced-9 的同源物，是细胞凋亡研究中最受重视的癌基因之一。Bcl-2 在线粒体参与的凋亡途径中起调控作用，能控制线粒体细胞色素 c（cytochrome c）等凋亡因子的释放。Bcl-2 家族蛋白结构相似，都含有 1~4 个 BH（Bcl-2 homology）结构域，其中 BH4 是凋亡抑制蛋白所特有的结构域，而 BH3 则是与促进凋亡有关的结构域，因此 Bcl-2 被认为是一个“两面手”，既能抑制又能促进细胞凋亡。根据结构和功能可将 Bcl-2 家族成员分为两大类：一类是抑制凋亡的，如 Bcl-2、Bcl-xL、Bcl-w、Mcl-1 等；另一类是促进细胞凋亡的，如 Bax、Bak、Noxa 等。大多数促凋亡蛋白主要定位于细胞质，一旦细胞受到凋亡因子的诱导，他们可以向线粒体转位，通过寡聚化在线粒体外膜形成跨膜通道，或者开启线粒体膜孔道（mitochondrial permeability transition pore，MPTP），从而导致线粒体中的凋亡因子（如 cytochrome c）释放，激活 caspase，导致细胞凋亡。

4. *p53* 基因 *p53* 基因是一种受到广泛重视的抑癌基因，因编码一种分子量为 53kDa 的蛋白质而得名，该基因位于人第 17 号染色体上。目前认为，*p53* 基因产物 p53 蛋白是转录激活蛋白，当 DNA 损伤时，p53 蛋白含量升高，刺激 Cdk 表达，抑制蛋白 *p21* 基因的转录，P21 再与 S-Cdk 结合，使之失活，将细胞阻止在 G_1 期，直到 DNA 损伤得到修复。如果 DNA 损伤不能被修复，p53 持续增高引起细胞凋亡，避免细胞演变成癌细胞。当 *p53* 基因发生突变或被抑制时，p53 失去监视作用，使得细胞带着损伤的 DNA 进入 S 期，最终导致细胞癌变。可见，*p53* 基因产物诱导细胞凋亡可提供一种防护机制，使 DNA 损伤的细胞不能存活。

5. FasL 和 Fas FasL 也称为自杀相关因子，最先在杀伤性 T 淋巴细胞表面发现的一种分子，能够与靶细胞表面受体（Fas receptor）特异性结合，通过刺激细胞凋亡，杀伤靶细胞。Fas 是 FasL 的细胞表面受体（但不写成 Fas R），也称

APO-1 或 APT（apoptosis antigen 1），CD95（cluster of differentiation 95），属于肿瘤坏死因子受体超家族成员 6（tumor necrosis factor receptor superfamily member 6，TNFRSF6），也有教科书称其为死亡受体（cell death receptor），提示它与细胞凋亡密切相关。FasL 与 Fas 组成 Fas 系统，两者结合将触发携带 Fas 的细胞凋亡。Fas 系统参与清除活化的淋巴细胞和病毒感染的细胞，而 Fas 和 Fasl 功能的丧失可致淋巴细胞积聚，进而导致自身免疫性疾病；另一方面，一次注射 anti-Fas 抗体足以使成年小鼠在几小时内死亡，表明 Fas 系统具有重要的病理学意义。

二、细胞凋亡的信号转导通路主要由死亡受体和线粒体介导

细胞凋亡与细胞生长、分化一样，其过程一方面受细胞内和细胞外多种信号的调控，另一方面也通过多种生物信号在细胞间和细胞内的传递得以实现。目前在哺乳动物细胞中了解比较清楚的凋亡信号通路有两条：一条是细胞表面死亡受体介导的细胞凋亡信号通路，即细胞外源性信号通路（extrinsic pathway），另一条是以线粒体为核心的细胞凋亡信号通路（intrinsic pathway）（图 13-13）。

1. 细胞表面死亡受体介导的细胞凋亡信号通路　细胞外的许多信号分子可以与细胞表面相应的死亡受体结合，激活凋亡信号通路，导致细胞凋亡。哺乳动物的死亡受体成员有 Fas/Apo-1/CD95、DR-4/TRAIL-R1、DR3/WSL-1/Apo-3/TRAMP 等。当死亡受体 Fas 与配体结合后，诱导胞质区内的死亡结构域（death domain，DD）结合 Fas 结合蛋白（FADD），FADD 再以其 N 端的死亡效应结构域（DED）结合 caspase-8 前体，形成 Fas-FADD-Pro-caspase-8 组成的死亡诱导信号复合物（DICS），caspase-8 被激活，活化的 caspase-8 再进一步激活下游的死亡执行者 caspase-3、6、7，从而导致细胞凋亡。

2. 线粒体介导的细胞凋亡信号通路　研究表明，线粒体在细胞凋亡中处于凋亡调控的重要

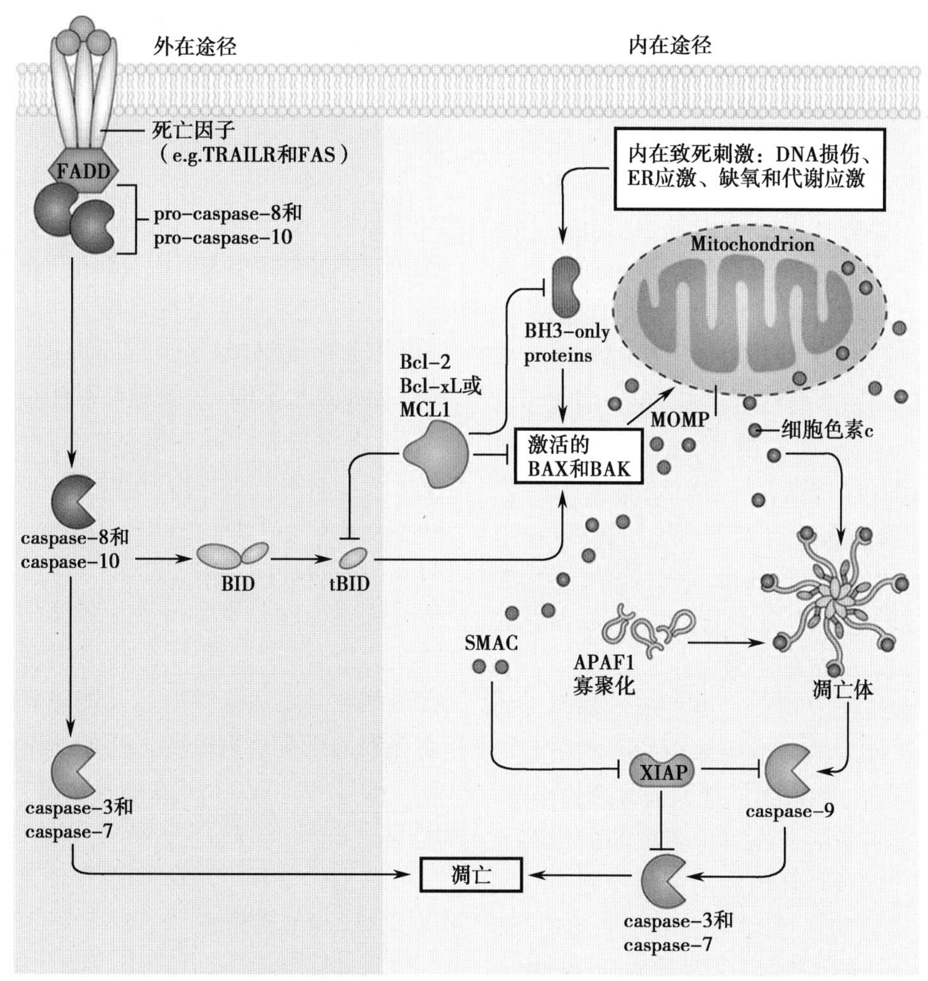

图 13-13　哺乳动物细胞凋亡的内外信号通路

位置，当细胞受到内部（如DNA损伤、Ca^{2+}浓度过高）或外部的凋亡信号（如紫外线、γ射线、药物、NO、活性氧等）刺激时，都可以引起线粒体的损伤和膜通透性的改变。很多Bcl-2家族的蛋白如Bcl-2、Bax、Bcl-xL等都定位于线粒体膜上，Bcl-2通过阻止Cytc从线粒体释放来抑制细胞凋亡；而Bax通过与线粒体上的膜通道结合促使Cytc的释放而促进凋亡。进入胞质的Cytc可以与凋亡蛋白酶活化因子Apaf-1一起与caspase-9的前体结合，活化caspase-9，进而激活caspase-3，导致细胞凋亡。

此外，活化的caspase-8一方面作用于procaspase 3，另一方面催化Bid（Bcl-2家族的促凋亡分子）裂解成2个片段，其中含BH3结构域的C端片段被运送到线粒体，引起线粒体内细胞色素c高效释放。Bid诱导细胞色素c释放的效率远高于Bax。

3. 其他凋亡信号转导通路 最近的研究表明，线粒体内可能存在核酸内切酶G、凋亡诱导因子（AIF）和凋亡抑制因子（IAP）的抑制蛋白Smac/Diablo，这些蛋白因子可能参与了不依赖于caspase的凋亡途径。

近年来，研究发现内质网和溶酶体可能参与细胞凋亡并发挥重要作用。内质网是细胞内蛋白质合成的主要场所，同时也是胞内Ca^{2+}的主要储存库。内质网与细胞凋亡的联系表现在两个方面：一是内质网对Ca^{2+}的调控，二是caspase在内质网上的激活。内质网应激（如Ca^{2+}稳态受破坏或内质网内过多蛋白质积累）引起的凋亡也是通过激活caspase来实现的。caspase-12的前体位于内质网，可以被Ca^{2+}所激活，同时，Ca^{2+}依赖性的蛋白酶calpain以及胞质中的caspase-7也能够激活内质网上的caspase-12前体，活化的caspase-12被转运到胞质中与caspase-9介导的凋亡途径相结合，完成细胞凋亡。

溶酶体参与细胞凋亡主要是通过其内含的各种水解酶来实现的。溶酶体中的半胱氨酸类蛋白酶（cathepsin）均以无活性的前体形式存在，在酸性条件下自激活或在其他蛋白酶的作用下被激活，其活性受到pH值和内源性抑制物的调控。当细胞或溶酶体受到凋亡因子胁迫时，某些cathepsin会从溶酶体转移到细胞质中，激活下游caspase-3，引发细胞凋亡，这种激活能够被cathepsin的特异性抑制剂所阻断。

第四节 自噬性细胞死亡和坏死性凋亡的机制

一、自噬性细胞死亡

自噬（autophagy）源于古代希腊语，是“auto”（自我）与“phagy”（吞噬）的结合，指细胞自我“消化”现象。细胞自噬是由比利时生物化学家Christian de Duve于1963年在研究溶酶体功能时所发现，顾名思义，就是细胞的自我消亡的过程，又称自噬为eat myself or self-eating，具体是指胞质内大分子物质和细胞器在膜包囊泡中大量降解的生物学过程。自噬是细胞的自然调节机制，去除不必要或功能失调的成分，允许细胞成分的有序降解和再循环。日本科学家大隅良典（Yoshinori Ohsumi）因其对自噬研究的贡献于2016年获诺贝尔生理学或医学奖。

根据细胞物质运到溶酶体内的途径不同，自噬分为以下三种主要类型，即巨自噬（macroautophagy）、微自噬（microautophagy）和分子伴侣介导的自噬（chaperone-mediated autophagy，CMA）。它们分别由自噬相关基因及其相关酶介导。

巨自噬是最常见的自噬方式，主要包括两类：非选择性自噬（bulk autophagy）和选择性自噬（selective autophagy），前者不针对细胞中特定成分，无论细胞器和生物大分子，可谓是一种“通吃”形式；后者主要针对的是细胞器，包括线粒体自噬（mitophagy）、过氧化物酶体自噬（pexophagy）、核糖体自噬（ribophagy）等。其中较为重要的线粒体自噬是通过自噬选择性降解线粒体。当发生损伤或压力后会产生线粒体缺陷，线粒体自噬则能够促进线粒体的更新并防止功能障碍线粒体积累而导致的细胞病理改变。这个过程由Atg32（存在于酵母）和NIX及其在哺乳动物中的调节因子BNIP3介导。线粒体自噬受PINK1和parkin蛋白的调节。也有研究表明，线粒体自噬的发生不仅限于受损的线粒体，还涉及未受损的线粒体。

微自噬则是将细胞质中的物质直接吞入溶酶

体，主要是通过溶酶体内陷发生。

分子伴侣介导的自噬是一种非常复杂和特异的途径，涉及热休克蛋白70（HSP70）复合物的识别，这意味着蛋白质必须包含HSP70复合物的识别位点，使其与该伴侣结合，形成CMA-底物/伴侣复合物。然后这种复合物转移到溶酶体膜结合蛋白，该蛋白将识别并与CMA受体结合，底物蛋白质被展开，并且它被转移穿过溶酶体膜。CMA与其他类型的自噬明显不同，因为它以一种一对一的方式转移蛋白质，并且对于哪种物质穿过溶酶体屏障具有极高的选择性。

在一些生理和病理因素（如饥饿、激素、药物等）的诱导作用下，首先是由一种来源未明前自噬结构PAS（preautophagosomal structure，PAS）形成具有双层膜结构的自噬泡，PAS有人推测可能来自内质网和高尔基体，PAS自噬泡逐渐延长，并包裹一部分胞质和一部分待降解的蛋白质、细胞器，形成自噬体，随着自噬泡的外膜与溶酶体膜融合，内膜及其包裹的物质进入溶酶体腔，被溶酶体中的酶降解。此过程保证进入溶酶体中的物质分解为其组成成分（如蛋白质降解为氨基酸，核酸降解为核苷酸），并被细胞再利用，从而维持细胞自我稳态，这种吞噬了细胞内成分的溶酶体被称为自噬溶酶体（autolysosome）。尽管在进化过程中，底物运送到溶酶体的机制发生了变化，但自噬本身是一个进化保守的过程。

1. 自噬的分子机制　自噬是caspase非依赖的程序性细胞死亡的主要形式。自从20世纪50年代自噬的形态在哺乳动物首次发现后，人们对自噬形成的分子机制进行了更广泛深入的研究。迄今为止，31种自噬相关基因（autophagy-related gene，Atg）已相继被发现。自噬形成的过程可分为诱导阶段、起始阶段、延长阶段和成熟降解阶段，因此可根据Atg在自噬不同阶段发挥作用的不同分为以下三大类：

（1）Atg1-Atg11-Atg17-Atg20-Atg24-Atg29-Atg31和Atg13-Atg8复合体：复合体主要参与自噬的诱导阶段，受mTOR的调控。在营养丰富的条件下，作为能量和营养状态的感受器，哺乳动物雷帕霉素靶蛋白（mammalian target of rapamycin，mTOR）可磷酸化Atg13，磷酸化的Atg13与Atg1结合减弱，使Atg1激酶活性下降，抑制自噬的下游信号；相反，在饥饿的条件下，mTOR的活性被抑制，Atg13去磷酸化，从而与Atg1激酶紧密结合，使Atg1激酶活性增强，诱导自噬的下游信号（图13-14）。

（2）Atg6-Atg14-Vps34-Vps15复合体：该复合体主要参与自噬的起始阶段，Vps34作为ClassⅢ PI3K的催化亚基，可催化质膜的磷脂酰肌醇（PI）生成磷脂酰肌醇三磷酸PI3P，其可募集含有PI3P结合域的分子结合到细胞内膜，并促进自噬相关蛋白Atg21、Atg24等结合到膜上，形成前自噬结构（图13-14）。

Atg1，Atg13复合物参与自噬的诱导阶段；在自噬的起始阶段，自噬相关蛋白Atg21，Atg24等结合到膜上，形成前自噬结构；Atg12-Atg5-Atg16

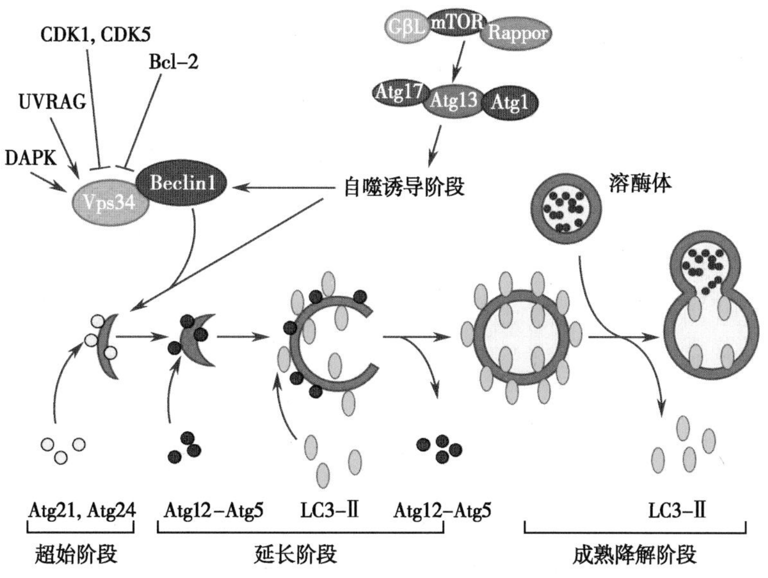

图13-14　mTOR、Vps34对Atg12-Atg5和LC3-Ⅱ的调节

和 LC3-Ⅱ-PE 泛素样蛋白系统参与自噬的延长阶段；自噬体与溶酶体融合形成自噬溶酶体的过程即成熟降解阶段。

（3）Atg12-Atg5-Atg16 和 LC3-Ⅱ-PE 泛素样蛋白系统：该复合体主要参与了自噬膜的延长阶段，Atg12 的甘氨酸位点与 Atg5 的赖氨酸位点在 Atg7、Atg10 的催化下通过异肽键紧密结合。首先，Atg7 水解 ATP 后通过高能硫酯键与 Atg12 结合并使其活化，活化的 Atg12 在 Atg10 的催化下形成 Atg12-Atg10 复合体，最后 Atg12 被转运给目标蛋白 Atg5 形成 Atg12-Atg5 复合体，Atg5 进一步与 Atg16 的螺旋-螺旋区非共价结合形成 Atg12-Atg5-Atg16 复合体，而 Atg16 依靠自身的卷曲螺旋结构发生同源寡聚糖作用形成更大的复合物，这一复合物结合到 PAS 上并参与延伸阶段。由于无特异性的酶水解 Atg12-Atg5 间的异肽键，因此，二者的结合不可逆；LC（Microtubule-associated protein 1A/1B-light chain 3，Atg8 的同源物）先被 Atg4 切割，暴露出甘氨酸残基后与 Atg7 共价结合，随后被转运给 Atg3 形成 LC3-I-Atg3 复合体，然后 LC3-I 通过 C 端的甘氨酸与 PE 的氨基形成酰胺键而紧密结合，最后 LC3-Ⅱ-PE 结合到膜上参与 PAS 的延伸，LC3-Ⅱ的酯化是可逆的，可通过 Atg4 水解而解离而 Atg12-Atg5 的结合则不可逆（图 13-15）。

对这两种泛素样系统的研究刚刚起步，Atg10 过表达可使 LC3-Ⅰ更容易转变为 LC3-Ⅱ；且 Atg3 过表达可使 Atg12 与 Atg5 的结合更容易。

电镜观察：首先，Atg12-Atg5 复合体形成后就定位于半月形的自噬前体膜上，随着自噬体膜的延长，LC3-Ⅱ-PE 被募集到膜上，此时 Atg12-Atg5 改变定位点由质膜内向质膜外迁移，而且在自噬体完全形成时，Atg12-Atg5 就从质膜上脱落下来；而 LC3-Ⅱ-PE 则对称分布于自噬泡的内外膜上，在自噬泡与溶酶体融合之前，位于外膜的 LC3-Ⅱ-PE 在 Atg4 的催化下脱落入胞质循环使用，而位于内膜的 LC3-Ⅱ-PE 被溶酶体中的酶降解（图 13-15）。

（4）成熟降解阶段：成熟阶段是指自噬体与溶酶体融合形成自噬溶酶体的过程，对其分子机制的研究刚刚开始，主要涉及溶酶体蛋白 LAMP1 和 LAMP2、小 GTP 酶 Rab7、UVRAG（UV radiation resistance-associated gene）蛋白等。肿瘤抑制基因 UVRAG 不仅参与调节 Beclin1 与 Vps34 复合体的形成，而且在成熟阶段也发挥重要作用，其介导所谓的绳套蛋白（tethering protein，自噬泡与溶

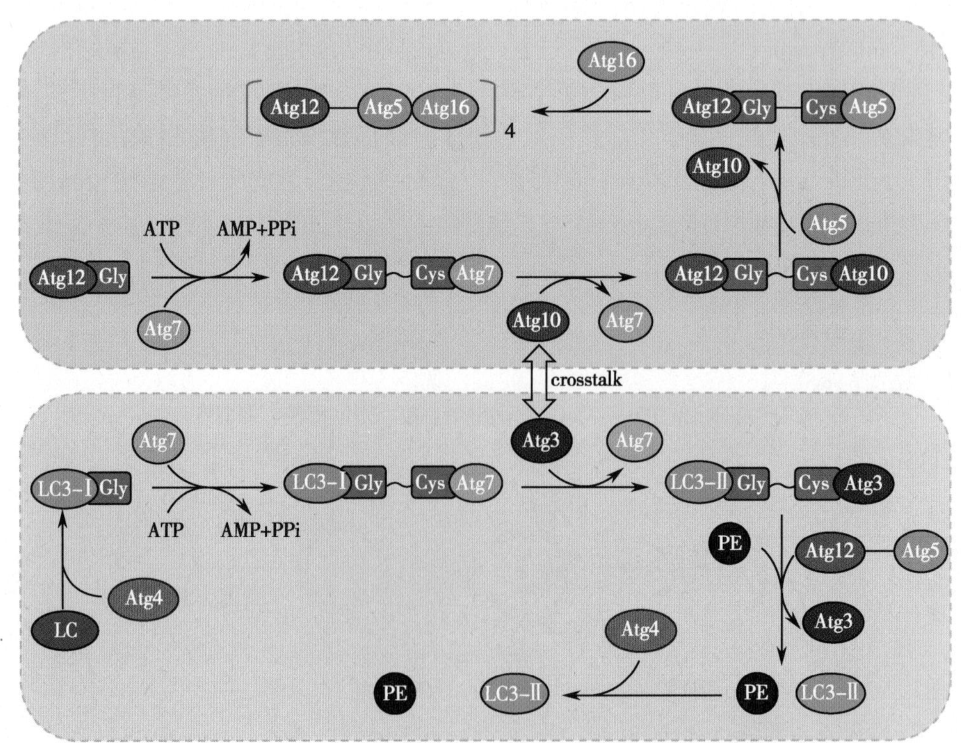

图 13-15　Atg12-Atg5-Atg16 和 LC3-Ⅱ-PE 泛素样蛋白系统

上图：Atg12-Atg5-Atg16；下图：LC3-Ⅱ-PE 泛素样蛋白系统

酶体的连接蛋白）运送到自噬泡膜上，激活 Rab7 使其易于与溶酶体融合。

2. 自噬的调节及信号转导 目前调节自噬的分子中起关键作用的是 mTOR 复合体和 Beclin1 复合体。

（1）mTOR 复合体：自噬是一个动态过程，包括一系列的步骤，主要由 Atg 蛋白所调控。迄今为止，在酵母中已发现 30 多种 Atg，而且很多都与哺乳动物同源。mTOR 作为 Atg 蛋白上游调节分子被广泛研究。

早期研究发现，mTOR 激酶抑制剂西罗莫司（sirolimus）可以诱导自噬的发生，提示 mTOR 在自噬调控中发挥重要作用。目前 mTOR 激酶复合体可根据对西罗莫司的敏感性分为：对西罗莫司敏感的 mTORC1（mTOR、GβL 和 raptor）和不敏感的 mTORC2（mTOR、mLST8、rictor、SIN1 和 protor）。mTORC1 主要调节细胞生长，能量代谢和自噬，而 mTORC2 则主要参与细胞骨架的重组和细胞存活。

mTOR 激酶作为 PI3K/AKT 下游一种保守的丝氨酸 / 苏氨酸蛋白激酶，是调节细胞生长、增殖、运动、存活和自噬等上游通路的汇合点。目前普遍认为 mTOR 通过两种机制发挥对自噬的调节作用：①mTOR 介导的信号转导作用于下游效应物，如 4E-BP1（转录起始因子 4E 结合蛋白 1）和 S6K1 激酶（核糖体蛋白 S6 激酶），启动相关基因转录和翻译，从而控制自噬；②如上所述，mTOR 激酶直接作用于 Atg 蛋白来调节自噬体的形成。

mTOR 作为多条信号通路中的中间环节，同时也受上游调节物的调节，目前已明确 mTOR 作为 PI3K-AKT 通路的下游分子，可以整合生长因子、激素的信号转导，激活的 PI3K-AKT 使 mTOR 活化；能量感受器激酶 AMPK（AMP-activated protein kinase）在胞内 AMP/ATP 比值增高时活化使 mTOR 失活等。其中最重要的是 PI3K-AKT 介导的信号转导通路。PI3K 目前被分为 3 类，class Ⅰ~Ⅲ PI3K，这三类 PI3K 均参与自噬的调节。Class Ⅰ PI3K 产生的 PIP2、PIP3 可与 AKT 相互作用，AKT 通路的激活可间接活化 mTOR，从而抑制自噬；抑癌基因 PTEN 可抑制 class Ⅰ PI3K 介导的自噬，PTEN 突变导致 AKT 通路过度激活和自噬抑制，这表明 class Ⅰ PI3K/AKT 通路对自噬的调节起重要作用；class Ⅲ PI3K（Vps34）及其产物磷脂酰肌醇也与自噬信号通路有关，主要通过形成 Beclin 1 复合体而发挥作用，这将在下面具体介绍。

（2）Beclin 1 复合体：Beclin 1 复合体是由 Bcl-2、Beclin 1、UVRAG 和 Vps34 组成。Beclin 1/Vps34 复合体是如何来调控自噬的呢？在研究酵母时发现：Beclin 1 复合体在自噬形成的早期阶段发挥重要作用，其主要通过两种方式对自噬进行调控：①Bcl-2、UVRAG、死亡相关蛋白激酶 DAPK（death-associated protein kinase，DAPK）和 CDK 分别发挥对该复合体的抑制与活化作用，从而达到对自噬的调节；②Vps34 产生的 PI3P 可促进自噬相关蛋白 Atg 结合到膜上，形成前自噬结构，促进自噬。

Vps34 是 class Ⅲ PI3K 的一种，与 class Ⅰ、ⅡPI3K 不同的是，它只能催化磷脂酰肌醇（PI）生成 PI3P，而不能生成 PI（3，4）P2 或 PI（3，4，5）P3。Vps34 是通过与 Beclin 1 的进化保守结构域（ECD）结合而发挥作用，其具有以下功能：①可募集含有 PI3P 结合域的分子结合到细胞内膜，促进自噬相关蛋白结合到膜上，形成前自噬结构；②参与其他信号过程，包括哺乳动物感受营养物质和能量缺乏的 mTOR 信号转导通路。

Beclin 1 是第一个被确定的诱导哺乳动物发生自噬的蛋白。它有 4 个重要的结构域：与 Bcl-2 结合的结构域（BH3）、螺旋 - 螺旋结构域（CCD）、进化保守结构域（ECD）和核输出结构域。目前认为，Beclin 1 对自噬的调节并不直接发挥作用，而是为 Bcl-2、UVRAG 等提供一个平台，使其结合到 Beclin 1 上而发挥对自噬的调控作用。

Bcl-2 是一种凋亡抑制蛋白，研究表明，其具有抑制自噬的功能，这种抑制自噬的机制被认为是通过其与 Beclin 1 的 BH3 结构域结合，减弱了 Beclin 1 与 Vps34 的相互作用，这样就不能促进 Atg 结合到前自噬结构 PAS 上，从而抑制自噬的发生。而这种结合也受到信号通路的调节：在饥饿的情况下，激活 c-Jun N 端激酶 JNK1，磷酸化 Bcl-2，导致其与 Beclin 1 结合能力减弱，刺激自噬的发生；而在营养充足的情况下，非磷酸化的 Bcl-2 与 Beclin 1 结合加强，从而阻断自噬。由此可以看出，Beclin 1 通过 Bcl-2 整合了由应激刺激引起的 JNK 通路传来的信号转导。最近发现的 DAPK 可与 Bcl-2 竞争 BH3 结构域发挥对自噬的促进作用。

UVRAG 作为 Beclin 1 复合体的一部分，一方面它通过直接与Beclin 1的CCD结构域结合而促进自噬；另一方面，UVRAG也可增加Beclin 1与Vps34的相互作用，从而达到促进自噬的目的。

最新研究发现，Cdk1和Cdk5可使Vps34磷酸化，从而降低其活性导致PI3P生成受到影响并抑制自噬泡的形成。Cdk1主要在T159处磷酸化Vps34，降低Vps34与Beclin 1的结合；而Cdk5可使Vps34在T159和T668处磷酸化，其中在T668处磷酸化可直接抑制Vps34脂酶活性。

因此，自噬主要受两个复合体的调节，即mTOR复合体和Beclin 1复合体，mTOR通路的激活抑制自噬的发生，而Beclin 1复合体可促进自噬的发生，两个复合体通过Vps34联系起来。然而，最新研究表明，氨基酸含量增多可通过Vps34活化mTOR，从而抑制自噬的发生，但Vps34也可活化Beclin 1复合体，从而促进自噬的发生，二者是相互矛盾的。因此，Vps34在调节自噬的作用中是复杂且不清晰的，目前，提出的一个假说认为Vps34是在不同的亚细胞区来调节自噬和mTOR活性的。它们及其上游和下游信号通路一起，组成一个复杂的信号调控网络，精确地调节自噬。

程序性细胞死亡的机制之一是自噬体和自噬体依赖性蛋白的出现并发挥作用。形态学上，可以将这种形式的细胞死亡定义为自噬性程序性细胞死亡。虽然如此，但是现在仍然无法确认的是，细胞濒死过程中自噬活动是否为导致细胞最终死亡的原因，或者是一种防止细胞死亡的一种尝试。到目前为止，形态学和组织化学研究并未证明自噬过程与细胞死亡之间存在因果关系，反而有证据支持濒死细胞中的自噬活动实际上可能是一种细胞生存机制。

二、坏死性细胞凋亡

早期认为细胞坏死属于被动性死亡，但越来越多的证据表明，至少有些细胞坏死是受程序性控制的，即是可以被调节的，这部分坏死称为坏死性细胞凋亡，简称坏死性凋亡。它是近年来发现的一种由死亡受体介导的caspases非依赖性细胞死亡模式，通常在凋亡被抑制的情况下发生，具有坏死细胞的形态学特征。研究发现，坏死性凋亡同细胞凋亡一样受细胞内信号因子的周密调节，受体相互作用蛋白激酶1（receptor-interacting protein kinase 1，RIP1）和RIP3是其关键的调控因子。许多研究结果显示细胞坏死性凋亡是由复杂的分子信号通路所执行的。

1. 坏死性凋亡的细胞特征 目前认为发生坏死性凋亡的细胞具有以下特征：①具有坏死样的形态学改变，早期可观察到细胞膜的破裂；②线粒体膜电位下降；③坏死过程中伴随有自噬现象；④部分发生坏死性凋亡的细胞中伴有活性氧（reactive oxygen species，ROS）的增加；⑤该过程可以被RIP1激酶小分子抑制剂Nec-1（necrostatin-1，Nec-1）特异性抑制，而不受caspases抑制剂的影响。

2. 坏死性凋亡的调控机制

（1）RIP1是坏死性凋亡的关键调控因子：RIP1（receptor（TNFRSF）-interacting serine-threonine kinase 1是一个能与TNFR或Fas相互作用的蛋白因子。RIP1的N端是丝氨酸/苏氨酸特异性激酶结构域，且激酶区会在丝氨酸/苏氨酸残基位点发生自我磷酸化；C端为死亡结构域（death domain，DD），通过DD能与TNFR或Fas相互作用。N端和C端之间的中间区域，包含同型作用结构域（RIP homotypic interaction motif，RHIM），介导同源作用。RIP1的三个结构域分别具有不同的功能。RIP1既能通过RHIM结构域的调控来激活核因子NF-κB信号途径而使细胞存活，也能通过C端的DD诱导凋亡的发生而促进细胞死亡。近年发现，RIP1在坏死性凋亡发生过程中也起重要的调控作用。Nec-1既能通过引发RIP1激酶区域发生二聚化来抑制RIP1活性，从而阻止鼠纤维肉瘤细胞L929发生TNF诱导的坏死性凋亡，也能阻止FADD缺乏或经zVAD预处理的Jurkat细胞系发生Fas介导的坏死性凋亡。而二聚化的全长RIP1或N末端的丝氨酸/苏氨酸激酶结构域本身就足以诱导坏死性凋亡的发生。这说明RIP1对坏死性凋亡的调控主要依赖于其N末端的丝氨酸/苏氨酸激酶活性。

目前认为RIP1对坏死性凋亡调控的可能机制是通过阻断腺嘌呤核苷酸移位酶（adenine nucleotide translocase，ANT）与亲环素D（cyclophilin-D，CYPD）之间的相互作用，导致线粒体功能异常而诱导坏死性凋亡的发生。肿瘤坏死因子TNF存在时zVAD能抑制ANT的构象改变，使胞质内二磷酸腺苷（ADP）无法运输到线粒体内，最终减少三磷酸腺苷(ATP)合成而诱发坏死性凋亡。仅有zVAD不能诱导巨噬细胞发生坏死性凋亡,但敲除或下调CYPD后zVAD即可诱导巨噬细胞发生坏死性凋亡,巨噬细胞在经TNF预处理之前可检测到CYPD与ANT结合,提示在不存在TNF时,ANT可能与CYPD结合来抑制zVAD与ANT结合,从而避免巨噬细胞发生坏死性凋亡。如果预先敲除或下调RIP1表达水平,即使TNF存在,zVAD也不能诱导单核细胞发生坏死性凋亡,提示RIP1参与调节zVAD与ANT结合,但实验没有发现RIP1与ANT或CYPD有直接的相互作用,推测RIP1可能通过其他信号路径间接阻止ANT与CYPD结合。

(2) RIP3是诱导坏死性凋亡的特异性蛋白因子:RIP3蛋白激酶是细胞能量代谢调节因子,同时是将细胞凋亡转换成细胞坏死的分子"开关",通过调控这个开关,就可以调控细胞死亡方式。同RIP1一样,RIP3也含N端的激酶结构域及RHIM结构域,但C端很独特,与RIP家族的其他成员不同,没有DD结构域,体外激酶分析实验表明RIP3是一个可发生自我磷酸化的激酶。

近年来发现RIP3参与坏死性凋亡的调控,其激酶活性在调控过程中必不可少。下调RIP3后可以阻止细胞发生坏死性凋亡,但不影响细胞凋亡。RIP3基因缺陷小鼠胚胎成纤维细胞内RIP1正常表达,但不能发生TNF诱导的坏死性凋亡。用缺乏激酶活性的RIP3突变体转染细胞也不能观察到坏死性凋亡的发生;具有激酶活性的RIP3突变体能通过RHIM与RIP1结合而诱导坏死性凋亡。这一现象说明RIP3不同于RIP1,它是调控坏死性凋亡的特异性蛋白因子。

目前认为,坏死性凋亡信号刺激下,RIP3主要通过形成RIP1-RIP3复合物Ⅱb或坏死体(necrosome)来实现对坏死性凋亡的调控。坏死性凋亡信号刺激RIP1和RIP3可通过RHIM结合使RIP1发生磷酸化,同时RIP3在刺激因子作用下也发生自我磷酸化,磷酸化的RIP1与RIP3结合成RIP1-RIP3复合物来促进坏死性凋亡的发生。RIP1分子乙酰化可以限制RIP1和RIP3的相互作用,从而抑制坏死性凋亡。在RIP1-RIP3复合物Ⅱb中,RIP1磷酸化RIP3第227丝氨酸位点,磷酸化的RIP3则会继续磷酸化线粒体磷酸酶(PGAM5L)和混合谱系激酶域样蛋白(mixed lineage kinase domain-like protein, MLKL)的苏氨酸357和丝氨酸358两个位点,使RIP3促坏死复合物信号向下传递到线粒体膜上的磷酸酶PGAM5S。PGAM5L/PGAM5S(L和S代表长短剪切体)复合物一旦被磷酸化激活,便会使线粒体断裂调节因子Drp1去磷酸化,从而诱导二聚化和活化,导致线粒体功能损害及坏死性凋亡所见的细胞器和膜损伤(图13-16)。

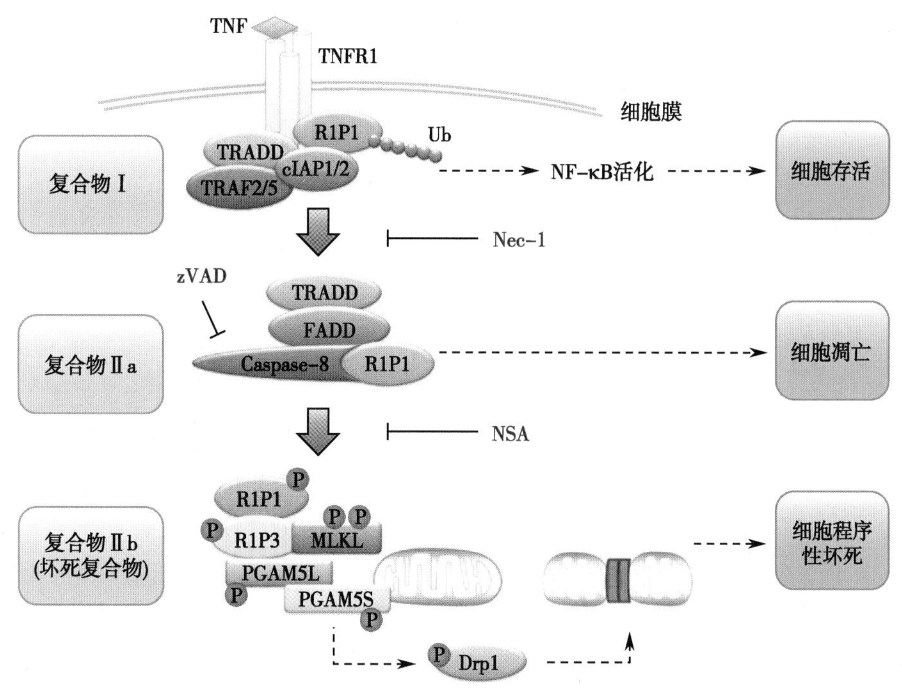

图13-16 TNF诱导的程序性坏死信号通路

第五节　衰老、死亡及自噬与疾病

一、干细胞衰老与相关疾病的研究

（一）干细胞并非是“长生不老”的细胞

人们可以用干细胞理论来解释个体寿命长期性与功能细胞寿命短期性的关系。受精卵，即全能干细胞，发育成由细胞数量庞大、种类繁多、组织结构复杂的个体后，大多数功能细胞（即成熟细胞）不具分裂增殖能力。在执行生理功能的过程中或在某种病理因素的作用下，这些成熟细胞会逐渐衰老、退变与死亡。同时，受精卵在早期分裂过程中也保留了一部分未分化的干细胞，分布在各种功能组织中。这些留存在组织中的干细胞不断地增殖分化，补充在生命过程丧失的功能细胞。

干细胞研究的新成果也为加深理解机体衰老机制提供了基础。目前认为，正常组织内环境的稳定是由组织中的干细胞来维持与控制，衰老机体在应激与损伤状态时保持稳态和恢复稳态的能力均显著下降，这些现象与组织中干细胞数量的减少和功能的衰退密切相关。干细胞并非是“长生不老”的细胞，它们随年龄增加也会逐渐衰老，干细胞衰老将导致其自我更新和多向分化能力逐渐衰退，甚至增殖分化失控，这必将引发组织器官结构与功能的逐渐衰退、组织损伤后难以修复再生，随之伴随着相关疾病的产生。最新理论认为，生物体衰老的本质是它的干细胞衰老，如组织器官退变、功能丧失、肿瘤发生和反复感染等老年性疾病都提示成体干细胞衰老的水平。干细胞衰老是研究细胞衰老乃至机体老化的重要基础，寻找重新激活干细胞的方法和调控其靶向分化不仅有重大的科学意义，而且在预防老年疾病和治疗退行性疾病中有不可估量的价值。

（二）干细胞衰老与多种疾病关系密切

干细胞通过增殖分化形成功能细胞和间质细胞，它们对维持机体的形态结构和生理功能起着极为重要的作用。现代医学认为，疾病的发生是功能细胞和/或间质细胞受致病因子损伤发生退变和死亡的结果，但如果组织器官中的干细胞能及时增殖分化补充这些缺失的细胞，疾病就不可能发生或能够及时修复。

1. 造血干细胞衰老与老年性血液疾病　造血干细胞（hematopoietic stem cell，HSC）的衰老与机体的衰老有着密切的联系。实验证明，衰老机体的HSC克隆形成能力较年轻机体的明显降低，胚胎肝HSC与成年骨髓HSC相比，前者的增殖能力明显强于后者。由于HSC的增殖分化潜能高于的其他体细胞，生存能力超过生命本身的长度，即使存在个体的老化也不会对自身造血或移植造血构成严重影响。

电离辐射和抗肿瘤化疗药物是导致HSC和造血诱导微环境损伤和衰老的重要因素。HSC损伤衰老表现为HSC数量降低，增殖分化形成造血祖细胞的能力下降，进而增殖分化形成各系成熟血细胞功能衰退，表现为外周血全血细胞下降，骨髓明显抑制，发生再生障碍性贫血。有研究表明，将正常HSC移植到受损伤骨髓造血微环境中，HSC也会发生衰老，不可能重建受体的造血功能，同样会发生再生障碍性贫血。这是造血微环境的基质细胞丧失了对HSC的支撑作用，同时造血基质细胞分泌调控HSC增殖分化的相关细胞因子也受到抑制。

2. 间充质干细胞衰老与疾病　间充质干细胞（mesenchymal stem cells，MSCs）衰老后在体外传代的次数明显低于年轻个体。人MSCs随着年龄增加而增殖能力和多向分化能力也逐步下降，与衰老相关的酶及其编码基因表达增强。MSCs通过增殖分化形成成纤维细胞，后者是构成机体微环境的重要细胞成分。如果将老年小鼠的生精细胞移植到年轻小鼠的睾丸内，老化的生精细胞可以维持生精能力达3年以上，提示微环境中的MSCs衰老可以影响干细胞的自我更新能力。

随着年龄增加，正常人骨髓细胞中成骨细胞减少，而成脂肪细胞及成破骨细胞增多。老化骨髓MSCs的某些基因受到修饰，其成骨作用减弱，成脂肪细胞和成破骨细胞作用增强，这种变化将导致老年性骨质疏松。也有研究认为MSCs数量随年龄增加显著减少，外周血和皮质骨中的BMP2含量也随之减少，这可能是老年骨量丢失与老年性骨质疏松发病的重要原因。而骨关节炎

（OA）、类风湿关节炎（RA）可加重上述过程，导致骨质丢失出现更早，损伤更重。

3. 神经干细胞衰老与神经退行性疾病（degenerative disease of nervous system，DDNS） 主要包括如阿尔茨海默病（Alzheimer's disease，AD）、帕金森病（Parkinson's disease，PD）和肌萎缩侧索硬化症（amyotrophic lateral sclerosis，ALS）等。虽然这些疾病的发病机制各有不同，但最终结果则是受累神经细胞发生慢性、进展性退行性病变导致神经性细胞衰老、丢失及死亡，患者表现为行为异常和功能障碍。随着全球人口老年化进程加快，DDNS发病日趋严峻，迄今对DDNS还没有找到有效的防治方法。

神经干细胞（neural stem cells，NSCs）具有自我更新能力和多分化潜能，可分化成神经元、少突胶质细胞和星形胶质细胞等。NSCs对中枢神经系统的发育、维持和修复有十分重要的作用，利用NSCs进行细胞替代治疗和基因治疗已经成为治疗多种神经系统疾病的新策略。最新理论认为，NSCs也会随年龄增长、环境改变和基因调节失控等因素发生衰老，NSCs衰老将降低对神经系统的保护，从而导致DDNS的发生和神经系统损伤难以修复。体外研究证明，随着年龄的增长，大鼠侧脑室下区（SVZ）细胞形成神经球的能力降低了1/2，这种神经球的二次神经球形成能力也降低了1/2，细胞的增生能力降低了2/3。体内研究证实，老年鼠的室管膜下区变薄、脑室却增大。最近研究发现，幼年大鼠海马回中有约50 000个干细胞，且并不随老化而减少，但幼年大鼠的神经干细胞仅有25%处于活跃分裂状态，到了中年大鼠只剩下8%，到了老年大鼠这一数字锐减到4%。有研究证明，给衰老大鼠侧脑室内移植年轻的NSCs，30天后发现移植的NSCs能分化为神经元和星形胶质细胞，分化细胞与宿主脑建立了功能联系，衰老大鼠认知与记忆功能明显改善，提示如能延缓NSCs衰老或移植年轻NSCs则有防治DDNS的作用。可见寻找延缓自身NSCs衰老的途径将对防治DDNS和神经损伤起到极其重要的作用。

最近研究证明，p16INK4a是导致NSCs衰老的信号分子基础，该基因编码一种与细胞衰老有关的细胞周期蛋白依赖性激酶抑制因子（CDKI），缺失p16INK4a表达的NSCs功能良好和细胞凋亡减少。有学者报道，多疏蛋白基因家族的Bmi-1基因对保护NSCs自我更新和增殖能力有重要作用，在成年小鼠和人胚胎NSCs，Bmi-1的下游基因是INK4a/Arf位点，而小鼠胚胎NSCs，其下游靶基因是p21。抑制Bmi-1将导致NSCs自我更新受损，NSCs出现衰老。敲除Bmi-1的NSCs，其INK4a/Arf水平明显增高，并上调p16INK4a与pArf的表达，从而分别导致CDKI高表达。与此同时，cyclin E和CDK4表达降低，最终使NSCs细胞周期阻滞和发生衰老。最近，人们在细胞内新发现了一条信号通路，该信号通路与转录调节蛋白高迁移率族蛋白A2（high-mobility group A2，HMGA2）、INK4a和ARF有关，HMGA2可能就是通过干扰JUNB蛋白的表达来抑制INK4a基因和ARF基因表达，因此也就促进了NSCs的自我增殖，这条信号通路的发现有望揭示干细胞自我增殖能力随年龄逐渐减弱的机制。文献报道，随年龄增长，let-7b表达增加，阻断了HMGA2对INK4a/Arf的抑制作用，进而导致NSCs衰老。此外，转录因子TLX与组蛋白乙酰化酶（HDAC）相互作用，抑制p21和pten基因转录，从而促进NSCs增殖。还有研究证明，低浓度氧可促进NSCs的增殖与其向神经元的分化，而高浓度氧具有细胞毒性，损伤NSCs，随着慢性损伤的积累，NSCs便会发生衰老凋亡。

4. 微环境与干细胞衰老 干细胞微环境（microenvironment）对干细胞的衰老起着重要的调控作用。干细胞微环境是指影响干细胞功能的所有环境因素，包括干细胞赖以生存的巢穴（niche龛）、组织环境和系统环境等。实验证明，将年轻大鼠的干细胞移植入老年心肌梗死大鼠心脏后，其功能迅速衰退，干细胞修复心肌损伤能力下降。反之，将老年小鼠的生殖干细胞移植入年轻小鼠体内，其功能得以恢复，并可长时间保持不衰老状态。还有研究证明，用含有老年血清的培养液培养年轻小鼠的干细胞可以引起干细胞增殖能力下降。晚近有报道称，干细胞微环境中Wnt/β-catenin信号通路与干细胞衰老密切联系，无论体内还是体外实验都显示，激活Wnt/β-catenin信号通路将导致干细胞衰老，这可能与干细胞DNA损伤反应和p53途径有关。干细胞衰老使细胞增殖和分化能力逐渐降低，这是机体衰老的重要原因之一。端粒与端粒酶，衰老相关基因和 DNA 损伤与修复等主要由遗传因素决定。干细胞衰老环境影响因素很多，有来自体内的环境因素和体外的环境因素。如干细胞生存环境中的骨形态发生蛋白（bone morphogenetic protein，BMP）信号活性随着年龄增加而下降，此时干细胞增殖与分化能力也会随之降低，干细胞数量也减少，进而导致干细胞衰老的发生。又如干细胞定居的龛（niche）是干细胞增殖分化的微环境。干细胞与龛之间的相互联系具有重要作用，直接影响干细胞的寿命。

二、细胞凋亡异常可导致多种疾病发生

细胞凋亡现象普遍存在于人类及多种动植物中，是多细胞生物体个体正常发育、维持成体组织结构不可缺少的部分，贯穿于生物全部的生命活动中。细胞凋亡是机体维持自身稳定的一种生理机制。机体通过细胞凋亡清除损伤、衰老和突变的细胞，维持生理平衡。哺乳动物神经系统的发生过程是细胞凋亡的典型例子。在脊椎动物发育早期，一般先要产生过量的神经元，但后来近一半的神经元发生凋亡，只有那些与靶细胞（如肌细胞、腺细胞等）建立起良好的突触联系，并充分接受了靶细胞分泌的存活因子的神经元才保留了下来（图 13-17）。某些致病因子可使细胞凋亡的基因调控失常，致使细胞凋亡减弱或增强，从而破坏了机体细胞的自稳态，最终导致各种疾病的发生。

1. 细胞凋亡与恶性肿瘤 细胞凋亡在肿瘤的发病机制中占有重要地位。细胞凋亡不足，使肿瘤细胞存活期延长，存活细胞多于死亡细胞，肿瘤细胞数目不断增多，肿瘤体积不断增大。研究证明，恶性肿瘤发生过程中，常可见到凋亡抑制基因和凋亡活化基因表达异常，如人肿瘤细胞中经常检测到 *p53* 基因的突变或缺失，使细胞对 DNA 损伤敏感性大大降低，细胞凋亡发生障碍进入无序、失控的生长状态。根据上述观点，有人提出了肿瘤治疗的新思路，即设法诱导肿瘤细胞凋亡，增加肿瘤细胞死亡 / 增殖的概率。临床上对恶性肿瘤采取的放 / 化疗方案均可诱发瘤细胞凋亡。

2. 细胞凋亡与自身免疫性疾病 系统性红斑狼疮（systemic lupus erythematous，SLE）是典型的自身免疫性疾病。该疾病患者的外周血单核细胞 *Fas* 基因表达缺陷，不能有效地消除自身免疫性 T 细胞，使大量自身免疫性淋巴细胞进入外周淋巴组织，产生抗自身组织的抗体，引发多器官损害。

3. 细胞凋亡与神经退行性疾病 许多神经退行性疾病是以特定神经元的慢性进行性丧失为主要特征，阿尔茨海默病、帕金森病、亨廷顿病和肌萎缩侧索硬化症等，细胞凋亡与神经元的丢失密切相关。现已发现，caspase-3 在神经退行性疾病的病理过程中担任重要角色，它不仅起着凋亡的效应器作用，还能直接与致病蛋白质分子相互作用，参与致病过程。AD 伴随 β- 淀粉样蛋白（amyloid-b，Ab）在病灶中央进行性堆积，Ab 能诱导神经元凋亡，但能被抗氧化剂阻断。已经在 ALS 患者体内发现有与神经元凋亡抑制蛋白有关的基因突变，使神经元凋亡抑制蛋白缺乏，导致脊髓前角运动神经元凋亡，肌肉出现失用性萎缩。

4. 细胞凋亡与 AIDS 病 人类免疫缺陷病毒（HIV）感染可导致艾滋病（AIDS）。由 HIV 引起的 AIDS 发病机制主要是宿主 $CD4^+$ T 细胞被选

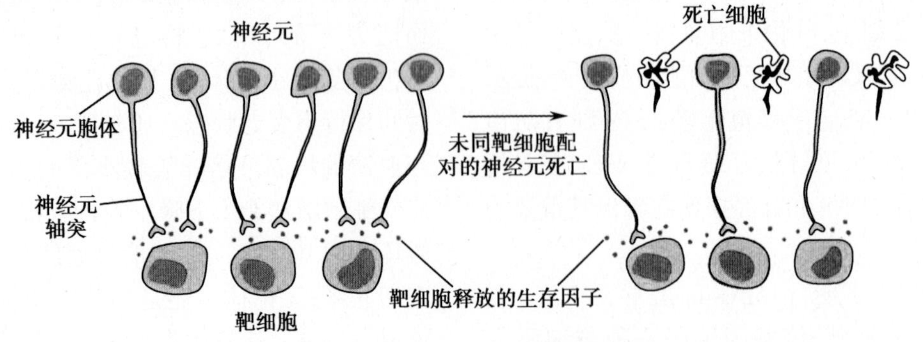

图 13-17 发育中神经细胞的凋亡

择性破坏，导致 $CD4^+$ T 细胞显著性减少。此外，HIV 也可诱导其他免疫细胞如 B 细胞、$CD8^+$ 淋巴细胞、巨噬细胞凋亡，因而造成机体免疫功能严重缺陷，患者容易继发各种感染及恶性肿瘤而死亡。

5. 细胞凋亡与心血管疾病 人类血管内皮细胞、平滑肌细胞和心肌细胞普遍存在凋亡现象，探讨凋亡在心血管疾病中的作用是心血管细胞分子生物学研究的一个重要方面。近年来对动脉粥样硬化的研究发现，细胞凋亡主要以血管平滑肌细胞和巨噬细胞凋亡为主。窦房结、房室结和希氏束细胞发生过多凋亡，引起心脏传导系统障碍而致心功能不全。

三、自噬性程序性细胞死亡与疾病发生密切相关

自噬作用在生物体生长发育、细胞分化及对环境应激的应答方面极为关键，对防止某些疾病如肿瘤、肌病、神经退行性疾病以及对抵御病原微生物的感染和延缓衰老、延长寿命等方面发挥重要作用。最近的研究提示，自噬也参与了天然免疫应答和适应性免疫应答。

在讨论自噬与疾病的关系之前，首先需要明确的一个基本观点是：自噬对疾病的发生起促进作用还是抑制作用？综合最近的研究结果提示，自噬对细胞的作用具有两面性，可以说是一把双刃剑：既可以作为细胞生长的“朋友”，也可能成为“敌人”，这取决于疾病进展的不同阶段、细胞周围环境的变化和治疗干预措施的不同。

1. 自噬与恶性肿瘤 当细胞发生恶性转化时，内环境的稳态遭到破坏，其合成代谢速率明显大于分解代谢速率。随着肿瘤进展阶段的不同，自噬所扮演的角色发生了很大变化。在癌症发生早期，抑制自噬导致癌前细胞的持续生长，此时自噬发挥的是肿瘤抑制作用。当肿瘤细胞持续分裂增殖，癌症呈进展阶段时，癌细胞利用自噬机制对抗营养缺乏和缺氧，这在处于实体肿瘤内部血供不良的癌细胞中尤其明显，此时自噬发挥的是促进肿瘤细胞生长存活的作用（图 13-18）。此外，自噬还可保护某些肿瘤细胞免受放疗损伤。据推测，这种保护作用的机制可能是通过自噬清除受

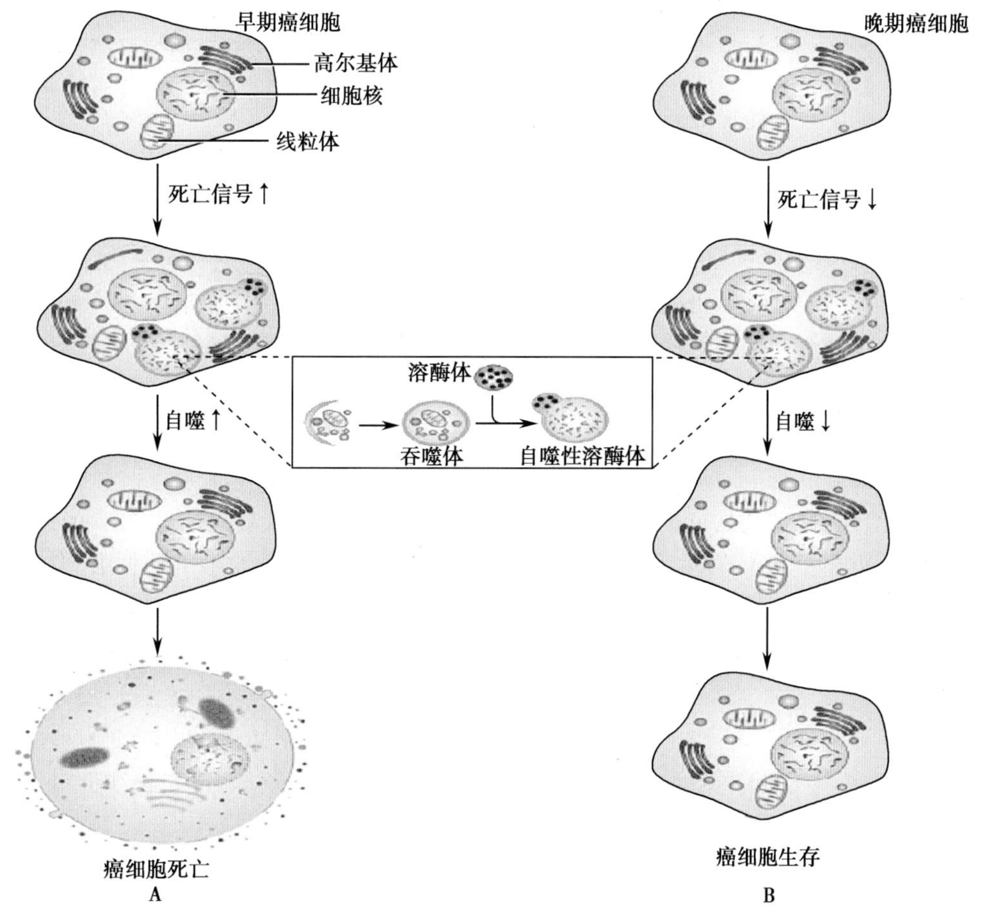

图 13-18 自噬与细胞死亡和细胞生存的关系

损的大分子或线粒体等细胞器，从而保护肿瘤细胞免于发生凋亡性程序性细胞死亡，维持恶性细胞的持续增殖。

2. 自噬与神经退行性疾病 自噬在神经退行性疾病的发生发展中起双重作用，它既可加速疾病的进展，在某些条件下又起保护作用。在阿尔茨海默病（AD）、帕金森病（PD）和亨廷顿病（HD）中，溶酶体系统的形态学特征发生了显著变化，调控自噬的信号转导系统也同时发生改变。神经营养因子撤除的小脑浦氏神经元死于自噬性程序性细胞死亡。在神经退行性疾病中起重要作用的神经递质多巴胺也可引起自噬性程序性细胞死亡。最近，有报道称自噬在神经退行性疾病中还可起保护性作用。在神经退行性疾病的早期阶段，激活自噬加速变性蛋白的清除阻止了疾病的进一步发展。例如亨廷顿病中，通过自噬途径对突变蛋白小片段的降解就阻止了它们的进一步聚集。激活自噬可加速细胞内蛋白聚合物的清除，而这种蛋白聚合物的存在是神经退行性疾病的典型特点之一。

3. 自噬与肌病 关于肌病患者出现肌细胞胞质空泡的报道很多，最近某些研究将其归因于自噬功能的改变。LAMP-2 缺陷小鼠出现多组织广泛的自噬性空泡，其中包括骨骼肌和心肌。心肌超微结构的异常使其收缩功能严重受损。人 LAMP-2 缺陷导致的 Danon 病也与横纹肌自噬泡的聚集有关。最近利用光镜和电镜的研究证明，Danon 病和相关肌病的典型特征是胞质中自噬溶酶体的大量聚集。电生理方法对某些肌病的研究同样证明了广泛自噬现象的存在。Pompe 病又称Ⅱ型糖元储积病，是由于溶酶体酸性 α- 葡萄糖酐酶（α-glucosidase）缺乏引起心肌和骨骼肌糖元积聚导致的常染色体隐性遗传病。利用重组或转基因酸性 α- 葡萄糖酐酶进行的治疗性实验中，二者均可有效清除心肌和Ⅰ型肌纤维中的糖元，但对Ⅱ型肌纤维无效，其中自噬活性的增加是Ⅱ型肌纤维对抗治疗的机制之一。

4. 自噬与病原体感染 细胞自噬机制的激活在清除病原体感染中也起重要作用。在对新型隐球菌（*Cryptococcus*）感染的小鼠巨噬细胞转录特点的研究中发现，与自噬相关的基因被诱导表达。巨噬细胞利用自噬机制对抗嗜肺军团菌感染。巨噬细胞以胆固醇依赖方式激活自噬，清除胞内嗜肺军团菌的感染。激活自噬不一定对病原体感染的细胞均起保护作用。例如激活贝氏考克斯菌感染的中国仓鼠卵巢细胞（CHO）的自噬机制，会为细菌最初的存活和扩增提供有利条件。

5. 自噬与衰老 自噬的激活在延缓由衰老造成的线粒体 DNA 体细胞突变的累积方面发挥关键性作用。心肌细胞、骨骼肌纤维和其他长寿命的有丝分裂后细胞表现出明显的年龄相关的线粒体和溶酶体改变，自噬泡降解变性线粒体的能力下降。线粒体 - 溶酶体轴理论在衰老中的作用已经得到实验验证。Keller JN 等人详细总结了自噬与脑衰老的关系；最近又有研究指出，周期性终生服用抗脂解药物抑制胰岛素的分泌与轻度节食共同发挥抗衰老作用，推测其机制可能为短暂的血浆低胰岛素水平，以刺激机体的抗衰老细胞修复，这种机制可能与细胞自噬有关。细胞自噬活性随年龄增加而下降，这种下降可能与老年人进食后氨基酸水平增加和 / 或基础水平胰岛素受体信号转导增加有关。与之相反，自噬溶酶体在衰老淋巴细胞中的聚集可加速细胞的病理变化，导致活化诱导的淋巴细胞凋亡或坏死。

四、坏死性凋亡是某些疾病的发展结局

1. 坏死性凋亡与疾病的发生发展 坏死性凋亡在炎症性疾病的发病过程中具有重要作用。正常情况下，机体受病毒感染后，可通过凋亡清除受染细胞而阻止感染扩散。一些病毒能产生凋亡抑制因子，使得宿主不能通过凋亡来清除受感染细胞，最后导致感染扩散。部分被病毒感染的细胞，当凋亡被抑制时可能通过坏死性凋亡来清除受感染细胞，同时释放一些细胞内因子激活固有免疫，引起局部炎症反应从而抵抗感染。受痘病毒（poxvirus）感染的小鼠肝脏细胞在 24~48 小时后能够检测到 RIP1-RIP3 复合物。RIP3 表达缺失的小鼠在受到感染时坏死样细胞损伤与炎症反应明显减弱，且由于固有免疫应答未能被激活，使得病毒大量复制并最终引起细胞死亡。此外，鼠巨细胞病毒（cytomegalovirus）抑制剂 M45 通过诱导坏死性凋亡而抑制感染。坏死性凋亡在缺血性心脑血管疾病、神经退行性疾病等的过程中也起重要作用。发现 Nec-1 能缩小鼠脑中动脉栓

塞所致的脑梗死面积,而 7- 氯代 -Nec-1 可显著减少脑中动脉栓塞后的梗死面积并改善神经行为学评分。这提示鼠缺血性脑损伤的形成与坏死性凋亡有关,且通过抑制细胞发生坏死性凋亡可对神经起到保护作用。zVAD 或非活性的 Nec-1 预处理星形胶质细胞不能降低其发生氯化血红素诱导的细胞死亡,但 Nec-1 能有效抑制这种细胞死亡而显著增加细胞活力。另外,发现 Nec-1 可减轻急性心肌缺血再灌注所致的心肌损伤,也能减轻过氧化所致的心肌细胞死亡以及心肌梗死的面积。

2. 坏死性凋亡与肿瘤耐药 临床化疗药物尽管有不同的作用靶点和机制,但多数最终都是引起肿瘤细胞发生凋亡。大部分肿瘤细胞起初对凋亡诱导比较敏感,但随着化疗时间的延长,部分细胞会产生凋亡耐受,从而导致肿瘤耐药的形成。有研究发现,可通过诱导肿瘤细胞发生坏死性凋亡来克服耐药。紫草素(Shikonin)可以通过诱导肿瘤细胞发生一种非凋亡性的程序性死亡来克服肿瘤耐药,这种死亡细胞具有坏死样形态学特征,并能被 Nec-1 抑制,提示紫草素诱导这些肿瘤细胞发生了坏死性凋亡。进一步研究发现,另外 6 类天然紫草萘醌类化合物也可诱导肿瘤细胞发生坏死性凋亡从而克服耐药。此外,诱导细胞发生坏死性凋亡的药物较少产生耐药现象。最近还发现,甲磺酸盐与地塞米松联合化疗可以通过诱导白血病细胞发生坏死性凋亡而克服儿童急性淋巴细胞白血病对糖皮质激素耐药。有作者报道将诱导坏死性凋亡作为治疗胶质母细胞瘤的新靶点,有可能为克服其耐药提供一种新的治疗途径。

(李 丰)

参考文献

1. Lewin B. 细胞 . 桑建利,连慕兰,译 . 北京:科学出版社,2009.
2. 杨恬 . 细胞生物学 . 北京:人民卫生出版社,2014.
3. 易静,汤雪明 . 医学细胞生物学 . 上海:上海科学技术出版社,2009.
4. 陈誉华,陈志南 . 医学细胞生物学 . 北京:人民卫生出版社,2018.
5. Alberts B, Johnson A, Lewis J, et al. Molecular biology of cell. 5th ed. New York: Garland Publishing Inc, 2008.
6. 翟中和,王喜忠,丁明孝 . 细胞生物学 . 北京:高等教育出版社,2007.
7. 周柔丽 . 医学细胞生物学 . 北京:北京大学医学出版社,2006.
8. 刘奇,刘雪平 . 抗衰老学 . 北京:军事医学科学出版社,2006.
9. 王亚平 . 干细胞衰老与疾病 . 北京:科学出版社,2009.
10. Guarente LP. 衰老分子生物学 . 李电东,译 . 北京:科学出版社,2009.
11. Kim KS, Kang KW, Seu YB, et al. Interferon-γ induces cellular senescence through p53-dependent DNA damage signaling in human endothelial cells. Mech Ageing Dev, 2009, 130(3): 179-188.
12. Yi J, Luo J. SIRT1 and p53, effect on cancer, senescence and beyond. Biochim Biophys Acta, 2010, 1804(8): 1684-1689.
13. Hinkal GW, Gatza CE, Parikh N, et al. Altered senescence, apoptosis and DNA damage response in a mutant p53 model of accelerated aging. Mech Ageing Dev, 2009, 130(4): 262-271.
14. Prieur A, Peeper D. Cellular senescence in vivo: a barrier to tumorigenesis. Curr Opin Cell Biol, 2008, 20(2): 150-155.
15. Blasco MA. Telomere length, stem cells and aging. Nat Chem Biol, 2007, 3(10): 640-649.
16. Wakoh T, Uekawa N, Terauch K, et al. Implication of p53-dependent cellular senescence related gene, TARSH in tumor suppression. Biochem Biophys Res Commun, 2009, 380(4): 807-812.
17. Ju Z, Lenhard Rudolph K. Telomere dysfunction and stem cell ageing. Biochemistry, 2008, 90(1): 24-32.
18. Lu T, Finkel T. Free radicals and senescence. Exp Cell Res, 2008, 314(9): 1918-1922.
19. Shawi M, Autexier C. Telomeras, senescence and ageing. Mech Ageing Dev, 2008, 129(1-2): 3-10.
20. Jeyapalan JC, Sedivy JM. Cellular senescence and organismal aging. Mech Ageing Dev, 2008, 129(7-8): 467-474.
21. Karp G. Cell and molecular biology. 4th ed. New York: John Wiley & Sons Inc, 2005.
22. Levine B, Kroemer G. Autophagy in the pathogenesis of

disease. Cell, 2008, 132(1): 27–42.

23. Levine B, Mizushima N, Virgin HW. Autophagy in immunity and inflammation. Nature, 2011, 469(7330): 323–335.

24. Youle RJ, Narendra DP. Mechanisms of mitophagy. Nat Rev Mol Cell Biol, 2011, 12(1): 9–14.

25. Hayashi-Nishino M, Fujita N, Noda T, et al. A subdomain of the endoplasmic reticulum forms a cradle for autophagosome formation. Nat Cell Biol, 2009, 11(12): 1433–1437.

26. Barth S, Glick D, Macleod KF. Autophagy: assays and artifacts. J Pathol, 2010, 221(2): 117–124.

27. Ravikumar B, Futter M, Rubinsztein DC, et al. Mammalian macroautophagy at a glance. J cell sci, 2009, 122(Pt 11): 1707–1711.

28. Nakatogawa H, Suzuki K, Kamada Y, et al. Dynamics and diversity in autophagy mechanisms: lessons from yeast. Nat Rev Mol Cell Biol, 2009, 10(7): 458–467.

29. Glick D, Barth S, Macleod KF. Autophagy: cellular and molecular mechanism. J Pathol, 2010, 221(1): 3–12.

30. Sun Q, Fan W, Zhong Q. Regulation of Beclin1 in autophagy. Autophagy, 2009, 5(5): 713–716.

31. Wei Y, Pattingre S, Sinha S, et al. JNK1-mediated phosphorylation of Bcl-2 regulates starvation-induced autophagy. Mol Cell, 2008, 30(6): 678–688.

32. Rubinsztein DC. Cdks Regulate Autophagy via Vps34. Mol Cell, 2010, 38(4): 483–484.

33. Kroemer G. Autophagic cell death: the story of a misnomer. Nat Rev Mol Cell Biol, 2008, 9(12): 1004–1010.

34. Zhou Z, Han V, Han J. New components of the necroptotic pathway. Protein Cell, 2012, 3(11): 811–817.

35. Christofferson DE, Yuan J. Necroptosis as an alternative form of programmed cell death. Curr Opin Cell Biol, 2010, 22(2): 263–268.

36. Wang Z, Jiang H, Chen S, et al. The mitochondrial phosphatase PGAM5 functions at the convergence point of multiple necrotic death pathways. Cell, 2012, 148(1–2): 228–243.

37. Sun L, Wang H, Wang Z, et al. Mixed lineage kinase domain-like protein mediates necrosis signaling downstream of RIP3 kinase. Cell, 2012, 148(1–2): 213–227.

38. Chan FK, Baehrecke EH. RIP3 finds partners in crime. Cell, 2012, 148(1–2): 17–18.

39. Narayan N, Lee IH, Borenstein R, et al. The NAD-dependent deacetylase SIRT2 is required for programmed necrosis. Nature, 2012, 492(7428): 199–204.

40. Xie Z, Klionsky DJ. Autophagosome formation: core machinery and adaptations. Nat Cell Biol, 2007, 9(10): 1102–1109.

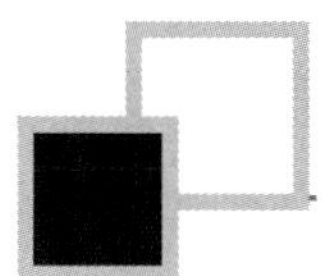

第十四章　干细胞与再生医学

摘要

干细胞是具有无限增殖能力和多向分化潜能的细胞，通过有控制的细胞分裂增加细胞数目、有序的细胞分化增加细胞类型，进而由不同类型的细胞构成生物体的组织与器官，执行不同的功能。细胞分化成为各种细胞类型，这一过程为细胞通过相互协同完成各种复杂特殊的生物学功能并构建精密而复杂的生命体奠定了基础，为生命向更高层次的发展与进化奠定了基础。细胞分化的关键在于不同类型细胞中决定细胞命运和功能的特异性转录因子网络的建立，是这些特异性基因在发育的特定时间和空间中选择性表达的结果。细胞分化是多细胞有机体发育的基础，也是目前干细胞生物学研究中所面临的核心问题。

随着细胞生物学和分子生物学等基础学科的迅猛发展，干细胞的理论和技术已快速进入组织维持和再生医学的研究中，在现代医学的基础研究与临床应用中日渐深入。对干细胞生物学特性和功能行为的调控机制研究，包括胚胎干细胞"干性"的分子机制研究以及微环境中调控干细胞功能的重要信号途径的剖析等正逐步深入。肿瘤、退行性疾病、先天畸形以及机体的衰老也都与干细胞的生物学行为改变密切相关。细胞重编程和 iPS 技术的建立，使得干细胞研究进入了一个全新的发展时期，以干细胞为工程材料的组织工程与细胞治疗，特别是造血干细胞、间充质干细胞和神经干细胞移植等应用于再生医学相关的临床治疗已显示出良好的潜在应用前景。

第一节　干细胞概述

一、概念及分类

干细胞（stem cell）是机体中能进行自我更新并具有多向分化潜能的一类细胞，在个体发育和成体维持等生命过程中，起着关键和决定性的作用。自我更新是指干细胞分裂产生的子代细胞具有和母代细胞完全一样的基因型和性状，这是干细胞的基本特征之一，干细胞通过自我更新保持各组织中自身数目的稳定。多向分化潜能是指干细胞具有分化为多种功能细胞的潜能，是干细胞的另一个基本特征。

根据细胞的分化潜能不同，干细胞可分为全能性干细胞（totipotent stem cell）、多潜能性干细胞（pluripotent stem cell）、多能性干细胞（multipotent stem cell）和单能性干细胞（unipotent stem cell）。干细胞最终形成特化细胞类型的过程称为终末分化（terminal differentiation）。

全能干细胞具有分化形成包括胚胎外组织在内的完整生命体的潜能或特性。实际上，真正含义上的哺乳动物全能干细胞只有受精卵和卵裂早期八细胞期的卵裂球细胞。它们不仅可以分化形成三个胚层中各种类型的细胞，最终产生子代个体，而且还能分化为胎盘等胚胎外组织，为胚胎的发育提供营养。多潜能干细胞通常是指在一定条件下，能分化产生三个胚层中各种类型的细胞并进而形成器官的一类干细胞，如胚胎干细胞和生殖嵴（genital ridge）干细胞。多能干细胞仅具有分化形成多种细胞类型的能力，如在三胚层细胞形成之后，由于细胞所处的空间位置不一样和微环境的不同，细胞的分化潜能受到抑制，各胚层细胞只能分化发育为本胚层组织和细胞，而失去发育成完整个体的能力。单能干细胞则只能向一种细胞类型分化，如随着器官的发生，各种组织中的细胞命运最终确定，只能向某一特定的方向分化，发育成特定的细胞。

另外，根据细胞的来源不同，干细胞又可分为胚胎干细胞（embryonic stem cell，ESC）和成体干细胞（adult stem cell）。

胚胎干细胞是来自胚胎发育早期囊胚内细胞团的一种高度未分化的细胞，其具有在体外培养无限增殖、自我更新和多向分化的特性，在胚胎的早期发育过程中，能够形成生命个体。早期胚胎发育过程中，受精卵分裂形成囊胚，囊胚内细胞团的单个细胞具有多向分化潜能，可以分化产生三个胚层的所有种类的细胞，将其取出在体外建系和传代，即为胚胎干细胞。目前已从多种动物包括小鼠、狗、猫和人等分离得到胚胎干细胞。

成体干细胞是存在于成熟组织器官内、具有分化为相应组织器官内功能细胞与自我更新能力的一类原始细胞。根据干细胞组织来源的不同，成体干细胞还可分为造血干细胞、间充质干细胞、表皮干细胞、神经干细胞和肠干细胞等。因此，成体干细胞又被称为组织干细胞。与胚胎干细胞相比，成体干细胞增殖不活跃，通常是低增殖状态，许多组织内的成体干细胞在正常条件下，处于静止状态即 G_0 期。由于成体干细胞的特异分子标记还没有完全的确定，现阶段对成体干细胞的研究是利用示踪的办法，获得成体干细胞的定位和分化路径。

干细胞可以进行对称性分裂（symmetry division）和不对称性分裂（asymmetry division）。前者分裂形成的两个子细胞都是干细胞或都是分化细胞；而后者产生一个与母本相同的干细胞和一个分化的子细胞，除了自我更新外，还产生了分化的细胞（图 14-1）。干细胞可以进行对称分裂，也可以进行不对称分裂，但通常认为，哺乳动物的干细胞以不对称方式进行分裂，每次分裂产生一个分化的细胞和一个与母本相同的干细胞。在补充组织自我更新过程中衰老细胞的同时，保持干细胞的数目相对稳定。但在组织损伤和坏死等应激状态时，干细胞可能选择对称分裂方式以迅速提供充足的细胞修复坏死组织。修复完成后，继续通过不对称分裂的方式扩增，维持干细胞自身数目的稳定。在体内，干细胞的增殖和分化受到内环境的严密调控，以适应机体生理变化的需要。干细胞早期分化后产生一些细胞，不再具有无限的自我更新能力，只能分裂有限次数，称之为祖细胞（progenitor cells）或前体细胞（precursor cells），如造血祖细胞，它们可以大量扩增，并进一步分化产生各种不同类型的细胞。这些复杂的过程是在体内特定的环境中精确调控完成的，因此在体外培养条件下，如何在干细胞传代培养过程中，维持其自身的干细胞特性不变，以及如何在体外诱导干细胞通过定向分化获得某种类型细胞的属性，一直是干细胞研究领域中待解决的核心问题。

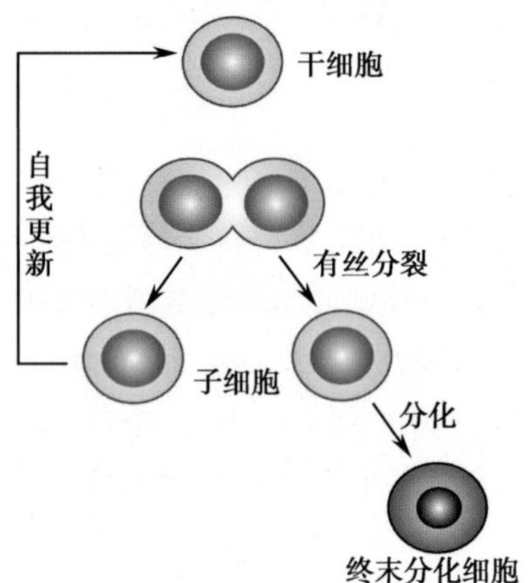

图 14-1 干细胞的不对称分裂

二、胚胎干细胞

胚胎干细胞是一种最广为人知的多潜能干细胞，而它的建立与胚胎发育的研究息息相关。个体发育的起点是精子与卵子结合形成受精卵，随后受精卵进一步发生细胞分裂，在依次经过二细胞期、四细胞期、八细胞期、十六细胞期及桑葚胚等阶段后，受精卵形成一个内部存在空腔的球状结构，称为囊胚（blastocyst），其细胞数为 140~150 个。在囊胚阶段，胚胎细胞第一次出现了细胞类型的分化：即囊胚的外层细胞形成了滋养层细胞（trophoblast），未来将发育为胎盘组织，为胚胎的发育提供支持和营养；此外，位于囊胚内侧与囊胚腔相对的一群细胞则被称为内细胞团（inner cell mass，ICM），未来将发育为整个胚胎（embryo）个体和卵黄囊（yolk sac）结构，胚胎干细胞就来源于囊胚的内细胞团。

胚胎干细胞的建立要追溯到 20 世纪 80 年代小鼠胚胎干细胞的建立。所谓 ES 细胞的建系，就是建立使 ES 细胞永久性非分化增殖的体外培养方法。1981 年，首株小鼠胚胎干细胞由剑桥大学的 Evan 和 Kaufman 从小鼠的内细胞团分离建立。他们发现，将受精后 3.5 天的小鼠囊胚内细胞团培养在增殖停滞的小鼠成纤维细胞饲养层上，可以维持内细胞团的未分化状态，并且可以在体外持续传代。美国加州大学旧金山分校的GailR.Martin采用类似的方法也同样成功建立了小鼠胚胎干细胞系。这项研究为哺乳动物功能基因组学的开创打下了坚实的基础，同时也获得了2007年诺贝尔生理学或医学奖的殊荣。

此后，牛、羊等大动物的ES细胞分离和培养也相继获得成功。1995年科学家从恒河猴囊胚中分离并建立了第一个灵长类的ES细胞系。1998年，美国威斯康星大学J. A. Thomson等在建立灵长类动物恒河猴胚胎干细胞系的基础上，又成功地建立了人胚胎干细胞系。他们从通过体外受精的人卵细胞发育而来的囊胚中分离出了内细胞团，培养在经γ射线照射后不再分裂的小鼠胚胎成纤维细胞（mouse embryonic fibroblast，MEF），即饲养层细胞上。随后加入特定成分的培养基进行增殖和传代，最终得到了具有正常核型的人胚胎干细胞系。这一成果极大地推进了细胞分化，胚胎发育，特别是人类胚胎早期细胞分化机制研究的发展。同时，为在体外获得各种人体功能细胞提供了新的干细胞来源，开辟了生物医学一个崭新的领域。

小鼠胚胎干细胞可以从小鼠的囊胚和原始生殖嵴中分离得到。单个小鼠胚胎干细胞小而圆，边界清晰，胞质少，胞核大，核仁明显；生长后形成边界平滑清晰、细胞排列紧密的克隆；表达碱性磷酸酶和Oct4等蛋白。人胚胎干细胞可以由两个途径获得（图14-2），一个途径是通过体外人工受精，培养受精卵，形成囊胚；另一途径是通过细胞核移植，将体细胞核移植到卵细胞内，培养形成囊胚；获得囊胚后，从中分离内细胞团的细胞，体外扩增得到人胚胎干细胞。人胚胎干细胞同样形成细胞集落，集落的形态及分子特征与小鼠胚胎干细胞相似，表达碱性磷酸酶和Oct4等蛋白。但在一些原始基因的表达上，人胚胎干细胞与小鼠胚胎干细胞存在差异。

ES细胞来源于囊胚的内细胞团，一株合格的ES细胞系能够在体外进行无限制的对称分裂，进行非分化增殖或永久性自我更新，并维持稳定的正常二倍体核型。建立ES细胞系的条件十分苛刻，既要维持细胞的未分化状态和多潜能性，又要使其无限增殖。早期需要将ES细胞置于饲养层（feeder layer）上培养。饲养层细胞的作用是提供胚胎干细胞生长的环境和信号，分泌多种细胞因子促进胚胎干细胞增殖并抑制其分化。在维持细胞增殖的同时抑制其分化倾向是建立胚胎干细胞系中需要解决的关键问题。因此，培养液中除必需的营养物质外，还需加入细胞分化抑制因子，如重组白血病抑制因子（leukemia inhibitory factor，LIF）、白介素6（interleukin 6，IL-6）等，同时还需要细胞生长促进因子，如干细胞因子（stem cell factor，SCF）、碱性成纤维细胞生长因子（basic fibroblast growth factor，bFGF）等。LIF是理想的小鼠胚胎干细胞分化抑制剂，外源LIF可使小鼠胚胎干细胞在未分化状态下长期培养。将*LIF*基因导入小鼠胚胎干细胞可使其不依赖外源性LIF而长期不分化增殖，且不影响胚胎干细胞的多向

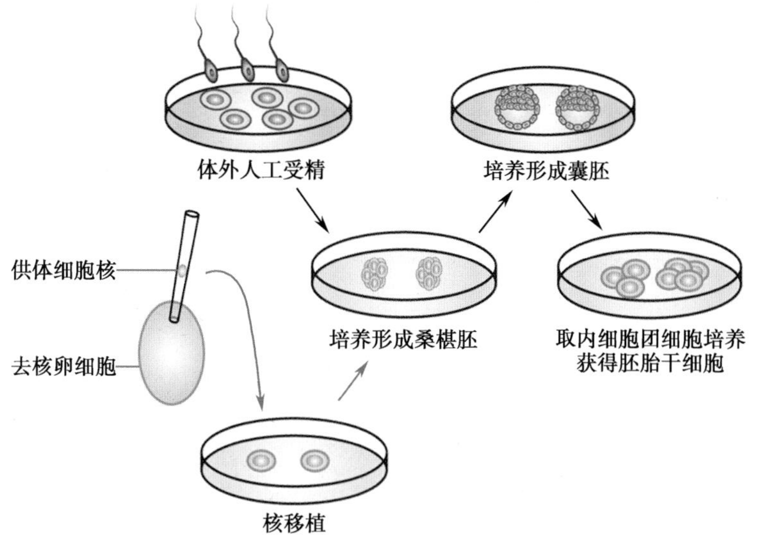

图14-2　人胚胎干细胞的获得

分化潜能。而 bFGF 则是目前人胚胎干细胞使用的最佳分化抑制剂。

对于ES细胞的鉴定，除利用其基本的分子表型特征如碱性磷酸酶(alkaline phosphatase，ALP)染色强阳性，高表达 Oct4、Nanog 和 Sox2 等多能性相关基因外(小鼠 ES 细胞还表达细胞表面分子 SSEA1，而人 ES 细胞则表达 SSEA3、SSEA4，不表达 SSEA1)，鉴定胚胎干细胞的另一重要方面是证明其多向分化潜能。体外多向分化潜能检测的方法是将其进行随机自发分化或诱导其向不同胚层的细胞分化。一般的方法是去除饲养层细胞后，向培养基中加入白血病抑制因子 LIF，几天后 ES 细胞聚集并形成拟胚体(embryoid bodies)。如果受试细胞具有亚全能分化的特性，则可以观察到它们在培养皿中形成的拟胚体类似于畸胎瘤(teratoma)。拟胚体是由从胚胎的三个胚层——内胚层、中胚层和外胚层中未分化以及部分分化细胞无序排列所形成的结构。如果在拟胚体的培养液中进一步加入特定的分化诱导因子，就可以定向诱导胚胎干细胞向特定方向分化，如在 cAMP 诱导下向神经细胞分化等。

小鼠 ES 细胞的体内多潜能性鉴定包括三种方法：一种方法是将 ES 细胞注入到同种或免疫缺陷小鼠的皮下或肾包囊，以观察注入的细胞在宿主动物体内是否可以形成畸胎瘤。病理学检测时，形成的畸胎瘤具有从胚胎三个不同胚层来源的各种细胞类型。典型的畸胎瘤含有多种组织细胞和类似的组织结构，如上皮组织、肌肉组织、神经组织、骨和软骨组织等。第二种方法是将受试细胞注入到一个正处于胚胎发育的囊胚内，把这种“杂合”的胚胎移植到雌性假孕鼠的子宫内。如果受试细胞是亚全能的胚胎干细胞，就能和受体的囊胚共同发育形成子代动物个体，这样的子代动物叫做嵌合体(chimera)。嵌合体动物是指子代动物的各种组织和器官中都包含了来源于两种不同基因背景的细胞。第三种方法是检测其四倍体补偿能力(tetraploid complementation)。正常小鼠的胚胎均为二倍体细胞，在胚胎发育到二细胞阶段时，用电或化学融合的方法使两个细胞融合为一个细胞，所得到的细胞为四倍体胚胎，四倍体胚胎不能发育出正常的个体，仅能形成胎盘。此时如果将一个多潜能干细胞注入四倍体囊胚，可以获得一个完整的动物个体，该个体仅来源于多潜能干细胞，因此能证明移植进去的干细胞具有向三胚层分化的能力。目前，小鼠的 ES 细胞已被证实具有四倍体补偿能力。而在人胚胎干细胞的多潜能性鉴定上，体内实验只能采用畸胎瘤形成能力检测，不能进行嵌合体形成以及四倍体补偿实验测试人胚胎干细胞形成个体的能力。人胚胎干细胞与小鼠胚胎干细胞一样，能分化为人体内所有细胞类型包括成体干细胞、祖细胞和各种类型的功能细胞，如心肌细胞、神经细胞和肝细胞等，并能在体外大量培养，这些特征是人胚胎干细胞的应用基础。

三、成体干细胞

生物成体中，多数细胞都是有一定寿命的，它们存活的时间远远短于生物体的寿命。而且疾病和物理或化学损伤，还会加速成体细胞的细胞衰老和死亡。因此生物体必须产生足够的不同类型的细胞，以维持机体的代谢平衡。这一工作就是由存在于各种组织和器官中的干细胞完成的，我们称之为成体干细胞或组织干细胞，他们的基本功能是分化产生某些类型或某些种类的终末分化细胞。目前已经知道，成体干细胞广泛地存在于多种系统、器官和组织中，如造血系统、皮肤、肠、卵巢、睾丸和肌肉组织等，甚至成年脑的某些部位也存在这样的一群干细胞。

(一) 造血干细胞

造血干细胞(hematopoietic stem cells，HSCs)是干细胞研究与应用领域中开展最早，也是迄今为止了解最深入的一种成体干细胞。成体哺乳动物的造血干细胞大部分存在于骨髓中，多数造血干细胞处于静息态，即 G_0 期，只有小部分造血干细胞处于比较活跃的细胞分裂状态。多种生理因素的变化，如缺氧等会刺激造血干细胞分裂。造血干细胞在自我更新的同时，分化成造血祖细胞及成熟血细胞，并伴随着自我更新能力的下降，分化能力逐步由多向分化潜能过度至双向及单向分化阶段。在成体骨髓特定的微环境中存在有数量较少的长期造血干细胞(long-term hematopoietic stem cell，LT-HSC)，它们具有极强的自我更新能力，因而在维持机体终生造血的过程中起着主要作用。长期造血干细胞在骨髓中可以分化成短期造血干细胞(short-term hematopoietic stem cell,ST-HSC),短期造血干细胞只具备有限的自我更新能力,因而只能在一定时期内维持机体的造血机能。短期造血干细胞可以继续分化成多能前体细胞(multipotent progenitors,MPP),多能前体细胞的自我更新能力虽然大大减弱,但依然具备分化成造血与免疫系统所有成熟细胞的能力。多能前体细胞可以进一步分化成共同淋巴系前体细胞(common lymphoid progenitors,CLP)或共同髓系前体细胞(common myeloid progenitors,CMP)。其中,淋巴系前体细胞可以进一步分化成各种淋巴系的前体细胞,最终分化成T淋巴细胞、B淋巴细胞及自然杀伤细胞等;而髓系前体细胞则进一步分化成粒细胞/单核细胞系前体细胞(granulocytic/monocytic-restricted progenitors,GMP)与巨核细胞/红细胞系前体细胞(megakaryocytic/erythroid progenitors,MEP)。GMP再进一步分化成嗜酸性粒细胞、嗜碱性粒细胞、中性粒细胞及巨噬细胞等;MEP最终形成红细胞和血小板(图14-3)。树突状细胞(dendritic cell,DC)则有髓系与淋巴系两种来源。

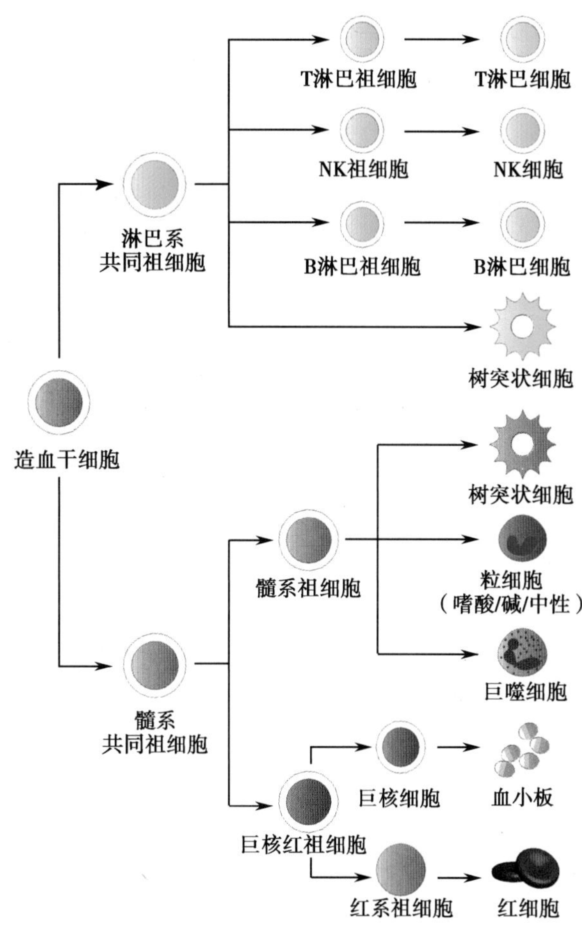

图14-3 造血干细胞分化模式图

成体造血干细胞在体内的含量极少。据统计,哺乳动物中能够随时启动造血作用的造血干细胞只有1 000~10 000个,仅占骨髓细胞总数的0.000 1%。因此,利用细胞标志物将造血干细胞分离纯化出来是对其进行深入研究的重要前提。免疫学上常用分化簇(cluster of differentiation,CD)分子的表达来鉴别不同细胞类型。CD34分子是最早被发现的人造血干细胞表面抗原,常被用于临床分离富集造血干细胞的供体。由于造血祖细胞也表达CD34,因此$CD34^+$血细胞一般被称为造血干/祖细胞,是一群混杂的细胞,造血干细胞仅占其中很小的比例。CD133也可作为富集造血干细胞的表面标志,但这些单一标志无法精准分离单个造血干细胞。随着流式细胞技术的不断发展,越来越多的表面标志被联合用来分离纯化造血干细胞。例如$CD34^+CD45RA^-$细胞群、$CD34^+CD38^-$细胞群或$CD34^+CD90^+$细胞群均被发现能够相对富集造血干细胞。2011年,John Dick实验室通过流式细胞术分选单个细胞进行移植实验,发现$Lin^-CD34^+CD38^-CD45RA^-CD90^+CD49f^+$细胞群能高度富集造血干细胞,这群细胞中大概有9.5%为具备长期多谱系重建能力的造血干细胞。而2018年,Connie Eaves实验室在此基础上发现$CD33^+$能进一步富集造血干细胞。在骨髓移植的临床实践中,可以明显看出造血干细胞和造血祖细胞之间的差异:只有造血干细胞具有重建整个造血系统的能力,而造血祖细胞尽管数量很多,却没有这种能力,这也是目前鉴定造血干细胞最重要的标准。

(二)表皮干细胞

表皮干细胞(epidermal stem cell,ESC)在组织结构中位置相对稳定,一般位于表皮的基底层,在没有毛发的部位如手掌、脚掌,表皮干细胞位于与真皮乳头顶部相连的基底层。成体内表皮干细胞的数量在基底层中占1%~10%,不同发育阶段人皮肤表皮干细胞含量不同,随着年龄的增大,表皮干细胞的数量也随之减少。慢周期性、自我更新及诱导分化能力是表皮干细胞的基本生物学性状。研究表明,β1整合素、角蛋白19(keratinl9,K19)、角蛋白15(keratinl5,K15)和角蛋白10(keratin 10,K10)

等可作为鉴别表皮干细胞的特异性标志物。

表皮干细胞具有双向分化的能力，一方面可向下迁移分化为表皮基底层；另一方面则可向上迁移，并最终分化为各种表皮细胞。除了慢周期性与自我更新能力，表皮干细胞还有一个显著特点是对基底膜的黏附。干细胞对基底膜的黏附是表皮干细胞维持其特性的基本条件。干细胞对基底膜的脱黏附是诱导干细胞脱离干细胞群落，进入分化周期的重要调控机制之一。目前体外分离、纯化表皮干细胞也是利用干细胞对细胞外基质的黏附性来进行的。表皮干细胞通常处于静息状态，分裂缓慢，在形态学上表现为细胞体积小、核大、核质比例大，胞内细胞器稀少、细胞内 RNA 含量低等非成熟细胞特征，体外在不同的诱导培养条件下，表皮干细胞可以向皮肤表皮细胞、真皮成纤维细胞等终末分化功能细胞分化，并具备相应的细胞生物学功能。

（三）间充质干细胞

间充质干细胞（mesenchymal stem cells，MSC）主要栖息于骨髓，在其他组织器官如胎盘、脂肪、脐血和肝脏中也少量存在。骨髓中 MSC 占有核细胞总数的 0.001%~0.01%。MSC 是多能组织干细胞，具有自我更新、多向分化潜能以及克隆形成能力，可以分化为中胚层的细胞，包括软骨细胞、脂肪细胞、骨和肌肉细胞等。在一定条件下，MSC 可以形成非中胚层细胞，如神经元和肝细胞。此外，MSC 还提供了造血干细胞生长和分化的支持环境，促进造血系统的发生（图 14-4）。

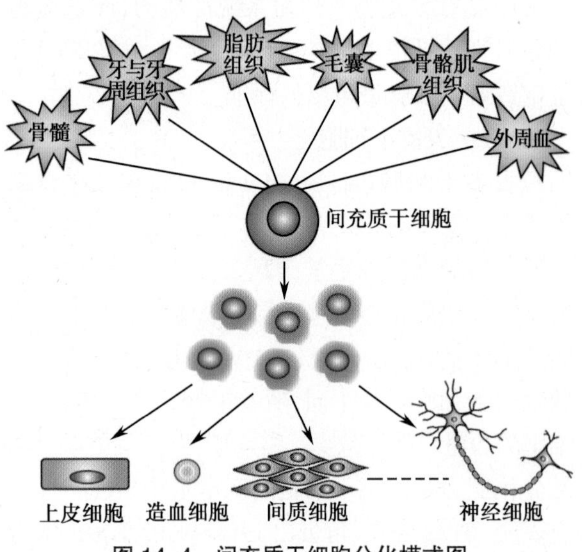

图 14-4 间充质干细胞分化模式图

Maureen Owen 和 AJ Friedenstein 最早开展了对 MSC 的分离培养、扩增鉴定及生物学特征的研究。人 MSC（human MSC，hMSC）呈纺锤形，为成纤维细胞样细胞（fibroblast-like cell），可黏附于培养塑料表面，在体外培养初始阶段形成克隆，因此早期曾被命名为成纤维细胞克隆形成单位（colony forming unit-fibroblast，CFU-F）。hMSC 的标志物主要包括 $CD73^+$、$CD90^+$、$CD105^+$ 和 $CD45^-$，而小鼠 MSC 的表型特征为 $Sca\text{-}1^+$、$CD90^+$ 和 $CD45^-$。不同组织来源的 MSC 分化能力和基因表达有一定的差异，即使是同一组织来源的 MSC 细胞也有形态和细胞表面标志的细微差异。目前 MSC 还没有普遍适用的表面标记分子，hMSC 的鉴定主要依靠体外和体内的功能实验。体外培养条件下，MSC 可以向中胚层类型细胞分化，例如形成骨细胞、脂肪细胞及软骨细胞；接种于严重联合免疫缺陷（severe combined immunodeficiency，SCID）小鼠皮下形成骨及骨髓造血微环境。

（四）神经干细胞

神经干细胞是另一类被广泛研究的组织干细胞，其研究为预防或治疗神经退行性疾病提供了新的思路。在胚胎发育早期，神经管由假复层柱状上皮细胞构成，这种特化的上皮细胞叫做神经上皮细胞，它们处于活跃的 DNA 复制和有丝分裂状态。在由神经上皮细胞构成的神经管内，DNA 合成的细胞靠近神经管的外界膜，而有丝分裂的细胞则存在于管腔的内部。在神经管闭合后，一部分神经上皮细胞从管壁垂直方向移行到神经管外膜下，分化为神经母细胞（neuroblast），实质上就是各种神经前体细胞（neural progenitor cells），而神经上皮细胞就是神经干细胞（neural stem cells）。随着神经上皮的进一步发育，神经管逐渐分为三层，最内层为室管膜（ventricular zone，VZ），此层在成年属脑室系统。在发育过程中，神经干细胞从室管膜向外迁移至位于脑室层与中间层交界处，继续增殖分化形成室管膜下层（subventricular zone，SVZ），但一部分细胞仍然保持 DNA 合成和细胞分裂的能力。成年后，大脑内均有持续存在的神经发生，以补充和修复老化、功能性耗损以及病理性损伤的神经细胞，包括各种类型的神经元、星形胶质细胞和少突胶质细胞，这种神经发生被称为成年神经发生。成年神经发生的来源细胞位于大脑内侧室管膜下层和海马齿状回的颗粒下层等大脑结构内，这些结构内含有一类细胞，具有形成各种类型的神经元、星形胶质细胞和少突胶质细胞的能力，并有自我更新的能力，即具有干细胞的特性，是大脑发育成熟后的神经干细胞。该细胞分化后，形成神经祖细胞和前体细胞，其子代可迁移至其他部位并继续分化，形成各类神经元、星形胶质细胞和少突胶质细胞（图 14–5）。在其分化部位，可以检测出这些区域内高增殖的神经细胞，显示出神经系统具有增殖活跃的区域。

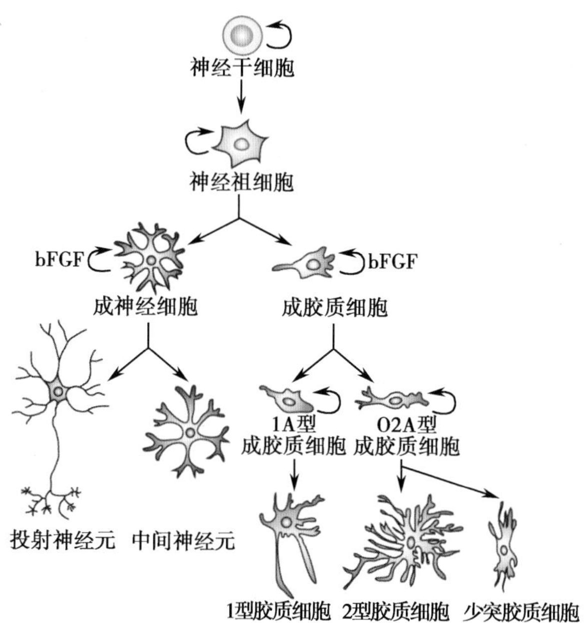

图 14–5　神经干细胞分化模式图

人们最早把巢蛋白（nestin）作为神经干细胞的标志，但后来发现巢蛋白的表达不限于神经系统，在胰腺干细胞、成纤维细胞和肌细胞中也有表达。巢蛋白属于细胞骨架系统中间纤维的组成成分，因为在神经管发育阶段高表达，在成年神经元不表达，因此将它作为神经干细胞的标志之一。其他转录因子比如 SOX1/2/3 等，也可以作为神经干细胞的标志，因为去除它们就没有神经上皮的形成。但对于它们在神经干细胞中的作用，还缺乏深入的研究。有人利用流式细胞分选技术筛选出 $CD133^{+}$ 的细胞，并证明它们能够分化为神经元和胶质细胞。因此人们认为，CD133 抗原可能也是神经干细胞的表面标志之一。由此可见，到目前为止，神经干细胞还没有被人们普遍接受的单一性的特异性标志物。

（五）肠干细胞

小肠上皮中最为丰富的一类细胞是吸收性小肠上皮细胞（absorptive enterocytes），它将生存必需的营养物质从肠腔转运至体内。肠上皮细胞是成年哺乳动物体中自我更新最快的一类细胞，平均每 5 天就会全部更新一次。在肠壁深处的隐窝（crypts）中存在一群肠干细胞，可以连续不断地产生肠上皮细胞（图 14–6）。肠干细胞的附近有一些分化的帕内特细胞（Paneth cells），但是由于肠干细胞缺乏特殊的形态学特征，很难区分干细胞和其周围专门形成干细胞巢的支持细胞。脉冲追踪实验表明，肠干细胞可以产生前体细胞，前体细胞增殖并向外迁移分化，逐渐形成突起的小肠绒毛（villi）的表面层。分化细胞从隐窝里产生到在绒毛尖端死亡脱落仅仅只有 3~4 天，因此需要干细胞持续产生大量细胞来维持肠上皮的完整。新细胞的产生是受到精确调控的，过少的分裂会导致小肠绒毛的减少和小肠上皮的瓦解，而过多的分裂则可能会导致癌症的发生。

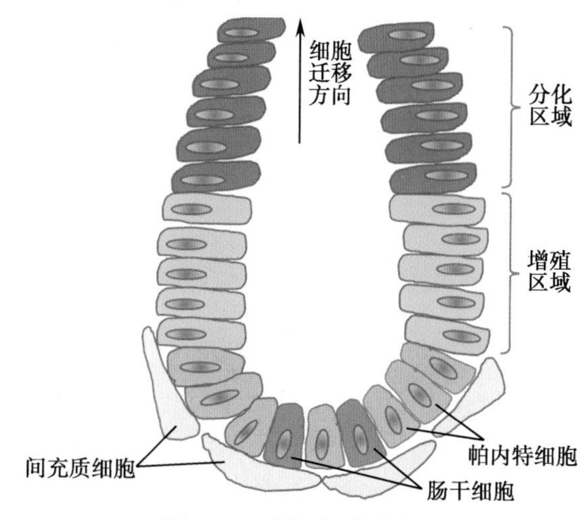

图 14–6　肠干细胞分布图

早期的遗传学实验证明，Wnt 信号对肠干细胞的维持有重要作用。通过分析一系列 Wnt 信号所诱导的基因，研究者们找到一个只在隐窝中少数细胞才表达的 G 蛋白偶联受体 Lgr5。研究发现，将单个表达 Lgr5 的细胞从肠隐窝中分离出来，并在含有Ⅳ型胶原和层粘连蛋白（laminin，LN）的细胞外基质中培养，这些细胞可以在体外形成绒毛样结构，其中包含了所有成熟肠上皮中的四种不同类型的细胞。这些实验表明 Lgr5 是一个肠干细胞特有的标志。帕内特细胞作为小肠干细胞分化而来的一群细胞，其分布于肠干细胞周围并形成干细胞巢以维持肠干细胞的干性。

四、干细胞微环境

干细胞的生长、迁移、增殖、分化等生物学行为受到多种因素特别是干细胞所处微环境（niche，龛）的调节，干细胞微环境已被证明是调控干细胞的主要结构。

1978 年，科学家首次用 niche 来描述骨髓中适宜造血干细胞生存的特定微环境。该假说认为，HSCs 定位于骨髓特定的生理环境内，以维持其自我更新的特性，一旦离开 niche，HSCs 在基质细胞和多种细胞因子作用下将进入增殖和分化状态。骨髓 HSCs 微环境主要由基质细胞和非细胞成分组成，基质细胞包括成纤维细胞、脂肪细胞、内皮细胞、成骨细胞、破骨细胞、巨噬细胞等。非细胞成分包括基质细胞产生并分泌的细胞因子和被称为细胞外基质（extracellular matrix，ECM）的生物大分子等成分（图 14-7）。根据位置和功能不同可将 HSCs 微环境分为骨内膜微环境和血管微环境（图 14-8）。

干细胞微环境是由容纳一个或多个干细胞、控制干细胞自我更新和子代细胞产生的组织细胞以及细胞外基质组成，它使该微环境内的细胞保持适当的距离，通过分泌细胞因子和传递信号分子等方式直接和/或间接地与干细胞发生作用。干细胞特征的维持与干细胞所处的微环境密切相关。干细胞微环境可通过与干细胞之间的直接和/或间接作用发挥多重生物学效应，其功能主要包括：①锚定干细胞并调控其处于 G_0 期，干细胞微环境的这种能力与其成分性表达黏附分子有关，钙黏着蛋白（cadherin）和整合素（integrin）介导的细胞黏附是普遍存在的微环境锚定干细胞的机制；②维持干细胞的自我更新和分化间的平衡，微环境结构是不对称的，这种不对称性可能与干细胞分裂的机制共同决定干细胞的分裂方式（不对称分裂与对称分裂）；③调控干细胞命运，干细胞微环境为干细胞提供保护性，屏蔽外部诱导分化因素对干细胞的影响从而维持干细胞的未分化状态，同时微环境信号的变化可以引起干细胞命运的改变。

干细胞微环境（stem cell niche）构成了生物体组织生理学的基本单位，在组织代谢、生长、维护和修复过程中起重要作用。干细胞微环境通过整合内外的信号分子，介导干细胞对机体生长、修复的需求产生应答，诱导干细胞发生迁移、分化，

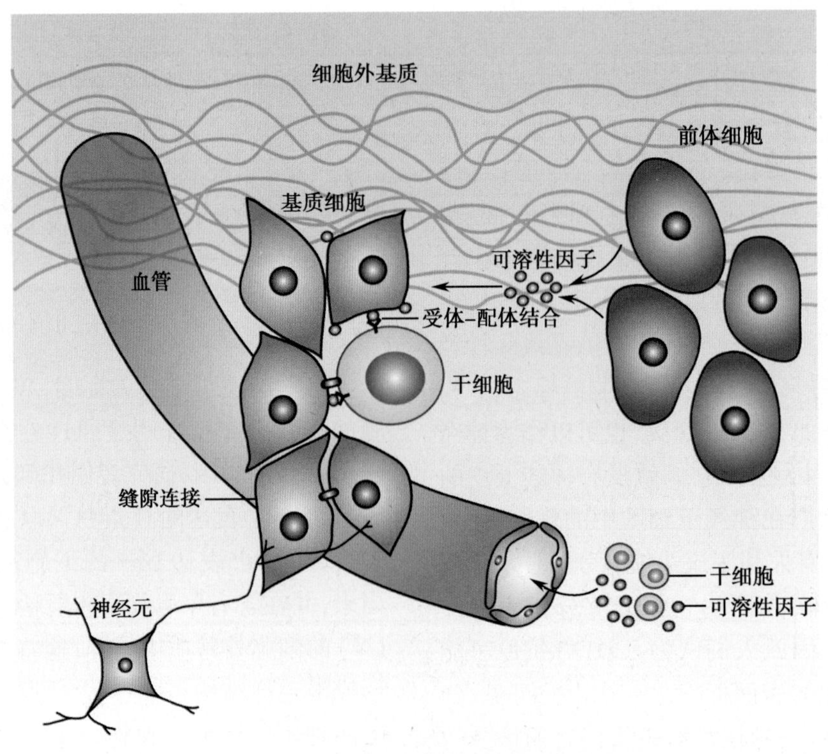

图 14-7　干细胞微环境的组成

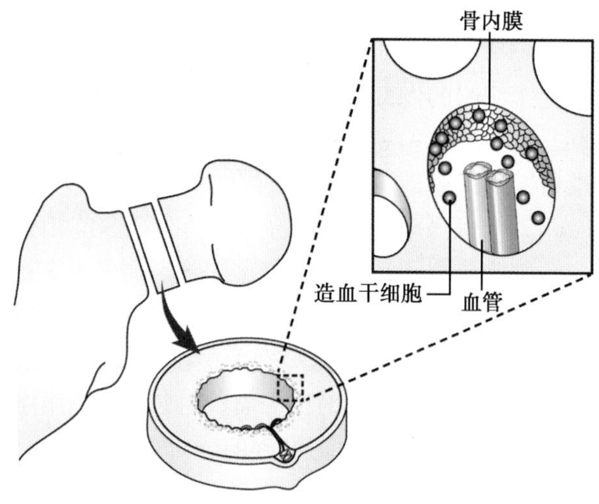

图 14-8　造血干细胞微环境

形成终末分化的组织特异性功能细胞。此外，干细胞微环境还为干细胞提供了一个保护性结构，避免干细胞受到外部诱导分化因素的影响过度增殖而被耗尽。深入研究干细胞微环境的结构和功能，对于今后干细胞的临床应用和再生医学的发展具有重要意义。

第二节　干细胞与细胞分化

一、细胞分化概述

多细胞有机体是由各种不同类型的细胞组成的，而这些细胞通常是由一个受精卵细胞经增殖分裂和细胞分化衍生而来的。在个体发育中，由一种细胞类型经细胞分裂后逐渐在形态、结构和功能上形成稳定性差异，产生不同细胞类群的过程即称为细胞分化（cell differentiation）。细胞分化的关键在于不同类型细胞中决定细胞命运和功能的特异性转录因子网络的建立，是这些特异性基因在发育特定的时间和空间中选择性表达的结果。细胞分化是多细胞有机体发育的基础，也是目前干细胞生物学研究中所面临的核心问题。

在个体发育过程中，有限的基因选择性表达如何分化出形态功能各异的细胞，精确地构建成各种组织、器官以及多姿多彩的生命体，一直是生命科学面临的最具有挑战性的问题之一。随着人们对细胞分化与胚胎发育机制的深入了解，特别是干细胞体外分化研究的进展，使我们对于生命的诞生和发育过程有了全新的认识。

（一）细胞分化的特点

1. 细胞分化的潜能随个体发育进程逐渐"缩窄"　两栖类动物在囊胚形成之前的卵裂球细胞、哺乳动物桑葚胚的八细胞期之前的细胞和其受精卵一样，具有发育全能性，即全能性细胞（totipotent cell），它们均能在一定条件下分化发育成为完整个体。在囊胚期之后，胚胎细胞开始移动，在移动过程中重新排列，形成内、中、外三个胚层。此时，由于细胞所处的空间位置和微环境的差异，细胞的分化潜能受到限制，各胚层细胞只能向本胚层组织和器官的方向分化发育，而成为多能性细胞（multipotent cell）。经过器官发生，各种组织细胞的命运最终确定，成为单能性细胞（unipotent cell）。在胚胎发育过程中，细胞逐渐由"全能"到"多能"，最后向"单能"的趋向，是细胞分化的一般规律（图 14-9）。需要指出的是，至成体期，大多数植物和少数低等动物，如水螅等的体细胞仍具有全能性，但在高等动物和人类，除一些

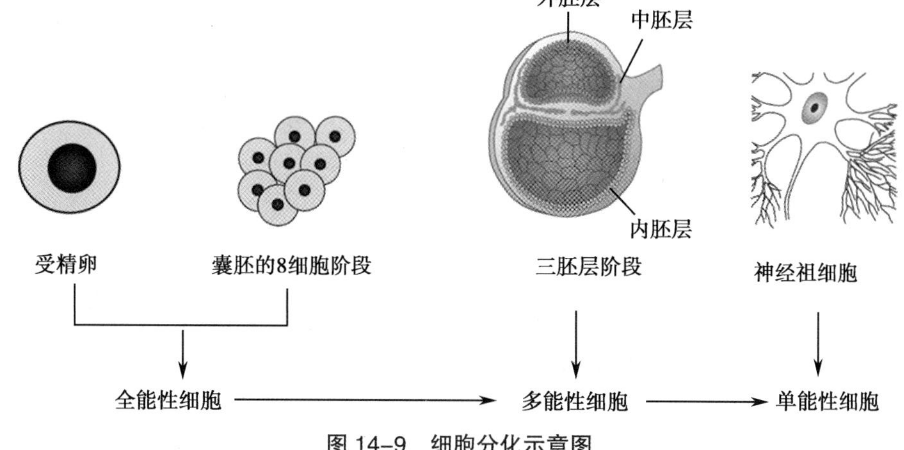

图 14-9　细胞分化示意图

组织器官保留了部分未分化的细胞如组织干细胞之外，其余均为分化细胞和终末分化细胞。

动物受精卵子代细胞的全能性随其发育过程逐渐受到限制而变窄，即由全能性细胞转化为多能性和单能性干细胞，直至分化为终末细胞。但在细胞核则完全不同，终末分化细胞的细胞核仍然具有全能性，称之为全能性细胞核（totipotent nucleus）。20 世纪 60 年代初期，以非洲爪蟾为材料进行的核移植实验首次证明了终末分化细胞的细胞核具有全能性（图 14-10）。后来从不同动物成体细胞取出细胞核并植入到去核卵细胞中的动物克隆实验进一步证明，已经特化的体细胞的细胞核仍保留形成正常个体的全套基因，具有发育成一个完整有机体的潜能。

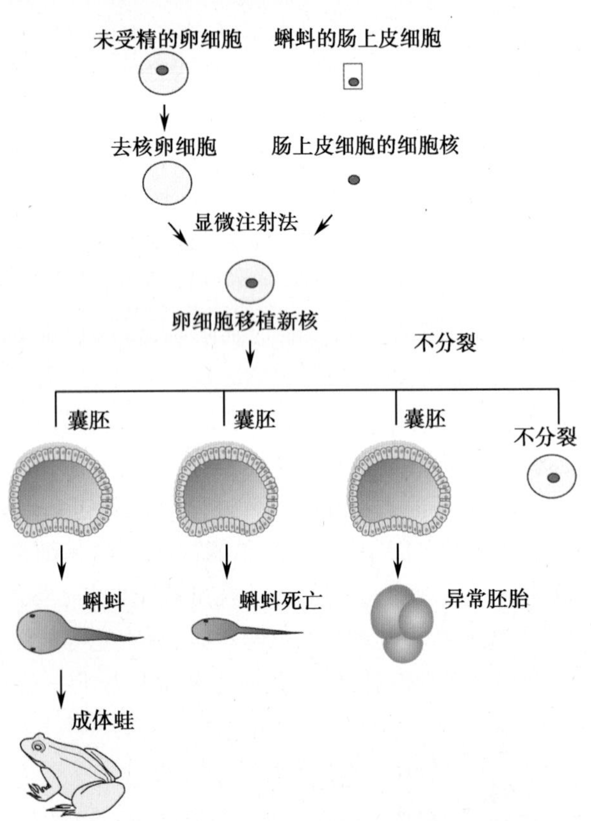

图 14-10 爪蟾核移植实验

2. 细胞分化具有时空性 在个体发育过程中，多细胞生物的细胞既有时间上的分化，也有空间上的分化。一个细胞在不同的发育阶段可以有不同的形态结构和功能，即时间上的分化；同一种细胞的后代，由于每种细胞所处的空间位置不同，其环境也不一样，可以有不同的形态和功能，即空间上的分化（spatiality）。在高等动植物个体胚胎发育过程中，随着细胞数目的不断增加，细胞的分化程度越来越复杂，细胞间的差异也越来越大；同一个体的细胞由于所处的空间位置不同而确定了细胞的发育命运，出现头与尾、背与腹等不同。这些时空差异为形成功能各异的多种组织和器官提供了基础。

3. 细胞分化与细胞的分裂状态和速度相适应 细胞分裂和细胞分化是多细胞生物个体发育过程中的两个重要事件，两者之间有密切的联系。通常细胞在增殖即细胞分裂的基础上进行分化，而早期胚胎细胞的不对称分裂所引起的细胞质中转录因子的差异制约着细胞的分化方向和进程。细胞分化发生于细胞分裂的 G_1 期，在早期胚胎发育阶段特别是卵裂过程中，细胞快速分裂，G_1 期很短或几乎没有 G_1 期，此时细胞分化减慢。细胞分裂旺盛时分化变缓，分化较高时分裂速度减慢是个体生长发育的一般规律，如哺乳动物表皮角化层细胞等终末细胞的分化程度较高，分裂频率明显减慢。而高度分化的细胞，如神经元和心肌细胞则很少分裂甚至完全失去分裂的能力。

4. 细胞分化具有稳定性 细胞分化的稳定性（stability）是指在正常生理条件下，已经分化为某种特异性稳定类型的细胞一般不可能逆转到未分化状态或者成为其他类型的分化细胞。例如，神经元在整个生命过程中都保持着特定的分化状态。已分化的终末细胞在形态结构和功能上保持稳定是个体生命活动的基础。此外，细胞分化的稳定性还表现在离体培养的细胞。例如，一个离体培养的皮肤上皮细胞保持为上皮而不转变为其他类型的细胞；黑素细胞在体外培养 30 多代后仍能合成黑色素等。

5. 细胞分化具有可塑性 细胞分化的可塑性（plasticity）是指已分化的细胞在特殊条件下重新进入未分化状态或转分化为另一种类型细胞的现象。细胞分化的可塑性是目前研究的热点领域。

一般情况下，细胞分化过程是不可逆的。然而在某些条件下，已经分化的细胞也不稳定，其基因活动模式也可发生可逆性的变化，回到未分化状态，这一变化过程称为去分化（dedifferentiation）。高度分化的植物细胞可失去分化特性，重新进入未分化状态，成为能够发育分化为一株完整植物的全能性细胞，这可以在实验室条件下达到，也可以在营养体繁殖过程中出现。在动物和人类，体细胞部分去分化的例子较多，如蝾螈肢体再生时形成的胚芽细胞及人类的各种肿瘤细胞等，但体细胞通常难以完全去分化而成为全能性细胞。然而，近年研究发现，一些"诱导"因子能够将小鼠和人的体细胞，如皮肤成纤维细胞等重编程（reprogramming）而去分化为具有多向分化潜能的诱导多能干细胞（induced pluripotent stem cells，iPSC），其中小鼠的 iPSC 已通过四倍体补偿技术证明具有发育的全能性，而在人胚胎干细胞的多潜能性鉴定上，体内实验只能采用畸胎瘤形成能力检测，不能进行嵌合体形成以及四倍体补偿实验，以测试人胚胎干细胞形成个体的能力。

在高度分化的动物细胞中还可见到另一种现象，即从一种分化状态转变为另一种分化状态，这种情况称为转分化（transdifferentiation）。例如，把鸡胚视网膜色素上皮细胞置于特定培养条件下，可以建立一个很好的转分化模型。此时，细胞色素渐渐消失并且细胞开始呈现晶体细胞的结构特征，并产生晶体特异性蛋白——晶体蛋白。另一个转分化的例子可见于肾上腺的嗜铬细胞。体积较小的嗜铬细胞来源于神经嵴并且分泌肾上腺素入血，在培养条件下，加入糖皮质激素可以维持嗜铬细胞的表型，但是当去除甾体类激素并在培养基中加入神经生长因子（nerve growth factor，NGF）后，嗜铬细胞转分化为交感神经元，这些神经元比嗜铬细胞大，带有树突样和轴突样突起，并且分泌去甲肾上腺素而非肾上腺素。

在上述的两个例子中，通过转分化生成了一种发育相关的细胞类型：色素细胞和晶体细胞均来源于外胚层并且涉及眼睛的发育；交感神经元和嗜铬细胞均来源于神经嵴。而通过转分化形成不同发育类型细胞的例子也较常见。例如，水母横纹肌可由一种细胞类型连续转分化成两种不同类型的细胞。离体的横纹肌与其相关的细胞外基质共同培养时，可以保持横纹肌的状态。在用能降解细胞外基质的酶处理培养组织之后，细胞将形成一个聚合体，有些细胞在 1~2 天内转分化为具有多种细胞形态的平滑肌细胞。当继续培养时，还呈现出第二种类型细胞，即神经元。这些例子表明，细胞通过转分化既能形成一种发育相关的细胞类型，也能形成不同发育类型的细胞。

必须指出的是，无论是动物还是植物，细胞分化的稳定性是普遍存在的，可以认为分化具有单向性、序列性和终末性。细胞通常都会到达分化的目标终点，成为终末分化细胞，而去分化是逆向运动，转分化是转序列运动。发生细胞的去分化或转分化是有条件的：①细胞核必须处于有利于分化逆转的环境中；②分化能力的逆转必须具有相应的遗传物质基础。通常情况下，细胞分化的逆转易发生于具有增殖能力的组织中。

（二）细胞分化的本质

大量研究发现，细胞分化的本质是基因选择性表达的结果。多细胞生物在个体发育过程中，其基因组 DNA 并不全部表达，而是按照一定的时空顺序，在不同细胞和同一细胞的不同发育阶段发生差异表达（differential expression）。这就导致了所谓的奢侈蛋白（luxury protein）即细胞特异性蛋白质的产生，如红细胞中的血红蛋白、皮肤表皮细胞中的角蛋白、肌细胞的肌动蛋白和肌球蛋白等。编码奢侈蛋白的基因称奢侈基因（luxury gene），又称为组织特异性基因（tissue-specific gene），是特定类型细胞中为执行特定功能蛋白质编码的基因。不同奢侈基因的选择性表达赋予了分化细胞不同特征。当然，一个分化细胞的基因表达产物不仅仅是奢侈蛋白，也包含由持家基因表达的持家蛋白。持家基因（house-keeping gene）也被称为管家基因，是生物体各类细胞中都表达，为维持细胞存活和生长所必需的蛋白质编码基因。如细胞骨架蛋白、染色质的组蛋白、核糖体蛋白以及参与能量代谢的糖酵解酶类的编码基因等。

尽管人们在研究细胞分化机制过程中曾发现一些基因组改变的现象，像基因扩增，如果蝇发育过程中某些细胞中形成的多倍体和多线体、DNA 重排；脊椎动物和人类 B 淋巴细胞分化过程中的基因重排、染色体丢失；马蛔虫发育过程中体细胞染色体的丢失等，但这并不是细胞分化的一般规律。

（三）细胞分化与细胞决定

在胚胎发育过程中，细胞在发生可识别的分化特征之前就已经确定了未来的发育命运，只能向特定方向分化的状态，称为细胞决定（cell determination）。细胞决定先于细胞分化并制约着分化的方向。在囊胚形成后，通过不同的方法对每一个卵裂细胞进行标记，并追踪不同卵裂细胞的发育过程，可在囊胚表面划定显示不同发育趋向的区域，这样的分区图称为命运图（fate map）。人们先后绘制出爪蟾、鸡、鼠和斑马鱼的命运图。以爪蟾为例，通过对 32 细胞期胚胎中的每一个卵裂球进行标记追踪，确定了爪蟾晚期囊胚发育的命运图：植物半球下部的 1/3 区域富含卵黄，其发育命运为内胚层细胞，动物半球将发育为外胚层，环绕在囊胚赤道处的带状区域（marginal zone）为预定中胚层区。命运图并不表示早期胚胎中各区域细胞的发育命运已经确定，它只是反映在胚胎继续发育过程中各区域的运动趋势。当胚胎发育进行到原肠期以后，细胞的命运才被逐步确定。在原肠期的内、中、外三胚层形成时，虽然在形态学上看不出有什么差异，但此时形成各器官的预定区已经确定，每个预定区决定了它只能按一定的规律发育分化成特定的组织、器官和系统。

细胞的分化去向源于细胞决定。目前认为有两种因素在细胞决定中起重要作用：一是卵细胞的极性与早期胚胎细胞的不对称分裂，二是发育早期胚胎细胞的位置及胚胎细胞间的相互作用。细胞的不对称分裂是指存在于核酸蛋白颗粒（ribonucleoprotein particle，RNP）中的转录因子 mRNA 在细胞质中的分布是不均等的，当细胞分裂时，这些决定因素被不均匀地分配到两个子细胞中，造成两个子细胞命运的差异。例如，高等脊椎动物卵中的生殖质（germ plasm），在卵裂开始时就不均等地分到不同的卵裂球中，结果有生殖质的卵裂球，将来发育成原生殖细胞，无生殖质的卵裂球则发育为成体细胞。再如，在果蝇感觉器官的发育过程中，细胞命运的决定物之一是 *Numb* 基因编码的蛋白。该蛋白在感觉性母细胞的胞质中呈非对称分布，以致细胞在第一次分裂时只有一个子细胞中含有 Numb 蛋白，这个子细胞在第二次分裂时产生了神经元及其鞘层细胞，而缺乏 Numb 蛋白的细胞则生成支持细胞。Numb 蛋白对神经元及鞘层细胞的形成是必需的。在缺乏 Numb 蛋白的胚胎中，那些本应该发育成神经元和鞘层细胞的细胞却发育成为外层的支持细胞。

细胞在胚胎中的位置及细胞间的相互作用说明，一种细胞的命运可以受到其所处位置和邻近细胞的影响，例如囊胚中的内细胞团可以分化为胚体，而在外表面的滋养层则只能分化为胎膜成分。可以认为，卵细胞的极性与细胞的不对称分裂、细胞间的相互作用构成了细胞决定信号，这些信号决定了细胞中某些基因的永久性关闭和某些基因的开放。

细胞决定表现出遗传稳定性，典型的例子是果蝇成虫盘细胞的移植实验。成虫盘是幼虫体内已决定的尚未分化的细胞团，在幼虫发育的变态期之后，不同的成虫盘可以逐渐发育为果蝇的腿、翅、触角等成体结构。如果将成虫盘的部分细胞移植到一个成体果蝇腹腔内，成虫盘可以不断增殖并一直保持未分化状态，即使在果蝇腹腔中移植多次、经历 1 800 代之后再移植到幼虫体内，被移植的成虫盘细胞在幼虫变态时，仍能发育成相应的成体结构（图 14-11）。

人们在认识到细胞决定的稳定性和可遗传性的同时，也开始探索细胞决定的可逆性。在果蝇研究中发现，有时某种培养的成虫盘细胞会出现不按已决定的分化类型发育，而是生长出不是相应的成体结构，发生了转决定（transdetermination）。探讨转决定的发生机制对了解胚胎细胞命运的决定具有重要意义。

细胞命运的决定机制一直是细胞分化研究的重要课题。近年来有关细胞命运决定的主要研究策略：一是利用模式生物，分析选择性干预，如基因敲除早期胚胎中某个基因的表达对内、中、外三胚层形成的影响；二是基于 ES 细胞，寻找决定 ES 细胞向三胚层细胞分化的决定因子。迄今已取得了一些进展，例如：发现抑制斑马鱼早期胚胎中 *Dapper2* 基因的表达将引起中胚层组织增厚；ES 细胞中 SOX 因子 SOX7 和 SOX17 的组成性表达决定了内胚层组细胞的形成；在植物细胞中发现 miRNA165/6 是根细胞（root cell）命运的决定因子；在果蝇眼发育研究中发现，*Spineless* 基因编码的转录因子是决定细胞发育成不同感光细胞的关键；Fused 蛋白在干细胞命运调控中起重要作用等。目前人们的研究兴趣集中在：胚胎细胞中命运决定因子的极性分布以及如何通过细胞的不对称分裂被分配到子代细胞中。

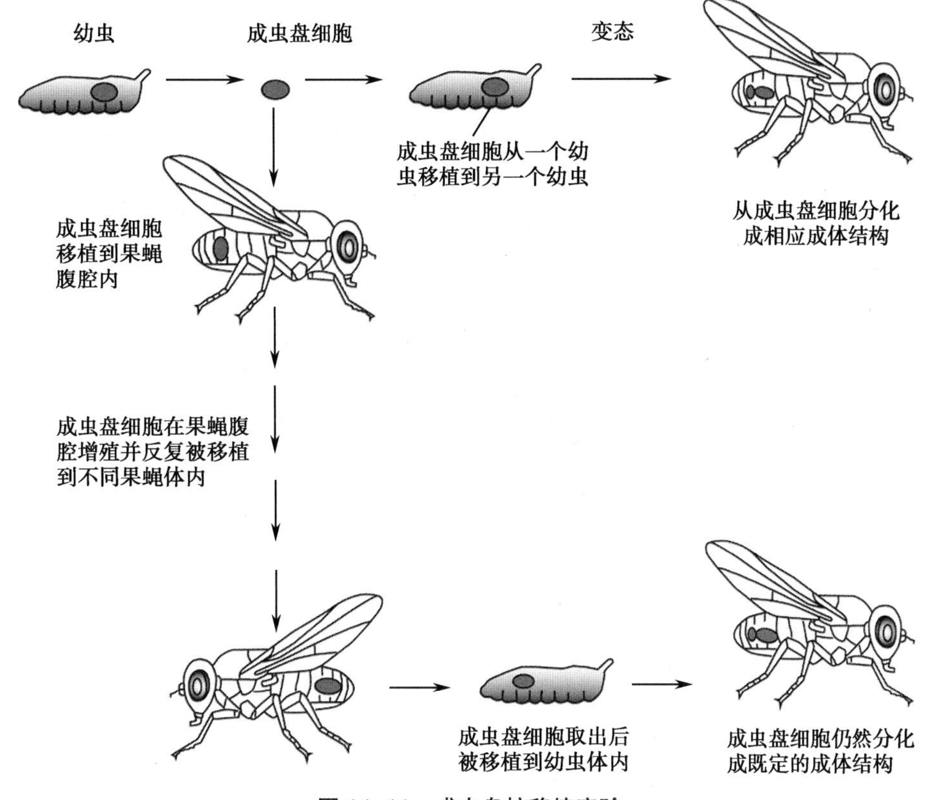

图 14-11 成虫盘核移植实验

二、细胞分化的影响因素

（一）胚胎细胞间的相互作用影响细胞分化的方向

在个体发育过程中，随着胚胎细胞数目的不断增加，细胞之间的相互作用对细胞分化的影响越来越重要。胚胎细胞之间相互作用的主要表现形式是胚胎诱导。

1. 胚胎细胞间相互作用的主要形式 在多细胞生物个体发育过程中，细胞分化的去向与不同胚层细胞间的相互作用有关，通常表现为一部分细胞对其邻近的另一部分细胞产生影响，并决定其分化的方向，这种现象称为胚胎诱导（embryonic induction）。在胚胎诱导中至少有两种组织细胞成分：一是诱导子（inducer），它能产生使其他组织细胞行为发生变化的信号；另一是被诱导变化的组织细胞，称为应答子（responder）。胚胎诱导现象最初是由 Spemann 等人在胚胎移植（embryonic graft）实验过程中发现的。

研究表明，细胞间的相互诱导作用是有层次的，在三个胚层中，中胚层首先独立分化，该过程对相邻胚层有很强的分化诱导作用，促进内胚层、外胚层向着各自相应的组织器官分化。例如，中胚层脊索诱导其表面覆盖的外胚层形成神经板，此为初级诱导；神经板卷成神经管后，其前端进一步膨大形成原脑，原脑两侧突出的视杯诱导其上方的外胚层形成晶状体，此为二级诱导；晶状体又诱导覆盖在其上方的外胚层形成角膜，此为三级诱导。不同胚层细胞通过这种进行性的相互作用，实现组织细胞分化（图 14-12）。

然而，并不是所有的组织都能被诱导子所诱导。例如，如果把蟾蜍将来发育成视网膜的眼泡放置在一个不同于正常发育的地方即在头部外胚层的下方，眼泡作为一个诱导子，将诱导该处的外胚层形成晶状体；但如果把眼泡放置在同一个体的腹部外胚层的下面，腹部外胚层便不能被诱导。这说明仅头部外胚层能接受来自眼泡的信号并被诱导成晶状体的成分，这种对特异性诱导信号产生应答反应的能力称为感受性（competence）。

2. 胚胎细胞间的相互竞争 1975 年，Ginés Morata 和 Pedro Ripoll 在果蝇的翅膀形成中发现了细胞竞争（cell competition）现象。后续研究表明，哺乳动物发育中也存在细胞竞争。在哺乳动物发育的早期阶段，不太活跃的细胞会被较强的

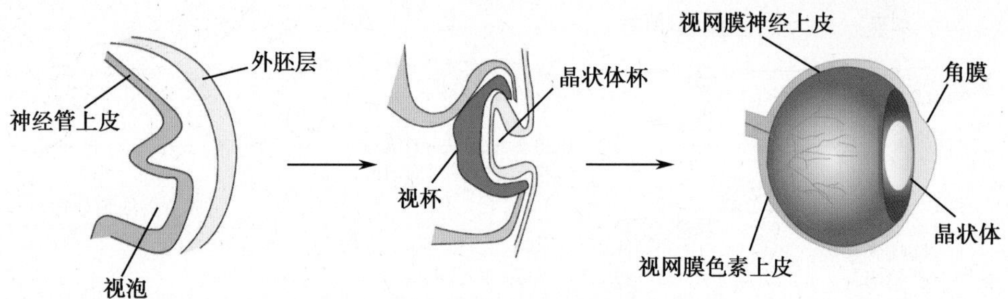

图 14-12　细胞间的相互诱导作用

细胞所淘汰。细胞竞争现象发生于确定的时间窗,其中小鼠是在发育的第 3~7 天。在这段时期内,所有的胚胎细胞彼此竞争,战胜的细胞会吞噬和消化战败的濒死细胞,回收并利用所有的营养物质。通过细胞竞争,理论上发育生物体选择出了更有能力的细胞,支持个体整个生命过程的重要功能。这对于像人类一样的长寿生物体尤其具有重要意义,因为它们的组织必须终生维持功能。

现有研究证实,那些 myc 蛋白表达水平较高的胚胎细胞将获得竞争优势。myc 是细胞代谢能力的一个重要调控因子。通过控制细胞内的 myc 蛋白水平,可改变细胞竞争的结局。当细胞竞争被阻止时,战败的细胞也可以促使生成新生个体。但相比于在正常情况下形成的生物体,这种生物体的能力是不足的。这些研究结果提示,早期胚胎是由 myc 水平存在极大差异的细胞所组成的嵌合体。

3. 胚胎细胞间的相互抑制　细胞间的相互作用除表现为"诱导分化"和"相互竞争"之外,有些情况下还表现为抑制分化。已完成分化的细胞可产生化学信号,即抑素(chalone),以抑制邻近细胞进行同样的分化。例如,如果把发育中的蛙胚置于含成体蛙心脏组织的培养液中,蛙心的分化进程将被阻断。此外,在具有相同分化命运的胚胎细胞中,如果一个细胞拟向某个特定方向分化,那么这个细胞在启动分化指令的同时,也发出另一个信号去抑制邻近细胞的分化,这种现象被称为侧向抑制(lateral inhibition)。如在脊椎动物的神经板细胞向神经前体细胞的分化过程中,尽管这些神经板细胞均有发育为神经前体细胞的潜能,但只有其中的部分细胞可发育为神经前体细胞,其余细胞则分化为上皮性表皮细胞。这种现象是由神经板细胞间的侧向抑制作用所决定的。研究表明,这种侧向抑制是胚胎细胞在竞争过程中随机产生的,由信号分子 Notch 和 Delta 介导。Delta 配体与 Notch 受体的相互作用可提供一个抑制性信号,抑制 *Neurogenin* 基因的表达而阻止神经元分化。起初,每个神经板细胞均表达 Neurogenin、Delta 和 Notch,随着时间的延长,某些细胞表达较多的 Delta,则该细胞将获得竞争优势,在强烈抑制邻近细胞分化的同时,不断表达 Neurogenin,最终分化为神经前体细胞。而原来具有同样潜能的邻近细胞只能向非神经元性细胞如表皮细胞方向分化。

(二)激素对细胞分化的影响

在个体细胞分化与发育过程中,不相邻的远距离细胞之间也可发生相互作用。与介导邻近细胞间相互作用的旁分泌因子不同,远距离细胞间的相互作用由经血液循环输送至各部位的激素来完成。激素所引起的反应是按预先决定的分化程序进行的,是个体发育晚期的细胞分化调控方式。激素可分为甾体类激素和多肽类激素两大类:甾体类激素如类固醇激素、雌激素和昆虫的蜕皮素等为脂溶性,分子小,可穿过靶细胞的细胞膜进入细胞质,与细胞质内的特异受体结合形成受体-激素复合物,该复合物进入细胞核后直接结合到 DNA 的调控位点,激活或抑制特异基因的转录;多肽类激素如促甲状腺素、肾上腺素、生长激素和胰岛素等为水溶性,分子量较大,不能穿过细胞膜,而是通过与细胞质膜上的特异性受体结合,经过细胞内信号转导过程将信号传递至细胞核,参与调控细胞核内的 DNA 转录。

激素影响细胞分化与发育的典型例子是动物发育过程中的变态效应(metamorphosis)。变态效应是指动物从幼体变为在形态结构和生活方式上有很大差异的成熟个体的发育过程。例如,蝇类和蛾类等昆虫，其幼虫身体被一坚硬的角质层所覆盖，运动能力有限，需要经过多次蜕皮才能成为在空中飞舞的成虫；在两栖类，只能在水中生活的有尾蝌蚪需经过变态发育才能形成可在陆地生活的无尾的蛙。研究表明，昆虫的变态发育受蜕皮激素的影响，而两栖类的变态则与甲状腺激素 T3、T4 有关。在哺乳动物和人类，乳腺的发育自胚胎期已开始，但直到青春期受雌激素的作用才开始迅速发育。

（三）细胞分化的方向可因环境因素的影响而改变

环境因素在调节或影响动物细胞分化与发育方面的研究越来越受到人们的重视。迄今已了解到物理性、化学性和生物性因素均可对细胞的分化与发育产生重要影响：在两栖类动物，其受精卵的背－腹轴决定除取决于精子穿透进入卵的位点之外，还和重力的影响有关。在低等脊椎动物，性别决定与分化受环境因素的影响较大，环境信号启动基因的表达不同，从而影响动物的性别。比如，孵化温度可以决定某些爬行动物如鳄鱼等的性别，在其受精卵发育的一个特定时期，温度是性别分化的决定因子，在低温下孵化产生一种性别，在高温下孵化则产生另一种性别。而哺乳类动物，包括人类的 B 淋巴细胞分化与发育则依赖于外来性抗原的刺激。目前已发现了许多环境因素可干扰人类的正常发育，例如，碘缺乏将引起甲状腺肿、精神发育和生长发育迟缓；在妊娠时感染风疹病毒易引起发育畸形，该病毒主要作用于胚胎的视觉器官和心脏，引起先天性白内障和心脏发育畸形。有关环境因素调控细胞分化与发育的机制也是目前生物医学研究的热点领域之一，该领域的深入研究，有望为环境有害物质引起的出生缺陷和发育畸形等提供新的干预靶点。

三、组合调控引发组织特异性基因的表达

细胞分化的调控过程是一个非常复杂的过程，人体至少有 200 多种不同类型的细胞。如果每种类型的细胞分化都需要一种调控蛋白的话，那么至少需要 200 种以上的调控蛋白。然而，实际上细胞分化是有限的少量调控蛋白启动了为数众多的特异细胞类型基因表达的过程。其机制就是组合调控（combinational control），即每种类型的细胞分化是由多种调节蛋白共同参与完成的。每种类型的细胞分化是在一组调节蛋白不同的排列组合下，通过协同或拮抗的方式共同调控完成的，比如 3 种调节蛋白的不同组合可产生 8 种不同类型的细胞（图 14-13）。

此外，在启动细胞分化的各类调节蛋白中，往往存在一两种起决定作用的调控蛋白，编码这种蛋白的基因称为主导基因（master gene）。有时主导基因的表达就有可能启动整个细胞的分化过程。例如，MyoD 是一种在成肌细胞分化为骨骼肌细胞过程中的关键性调控蛋白。如果将该基因

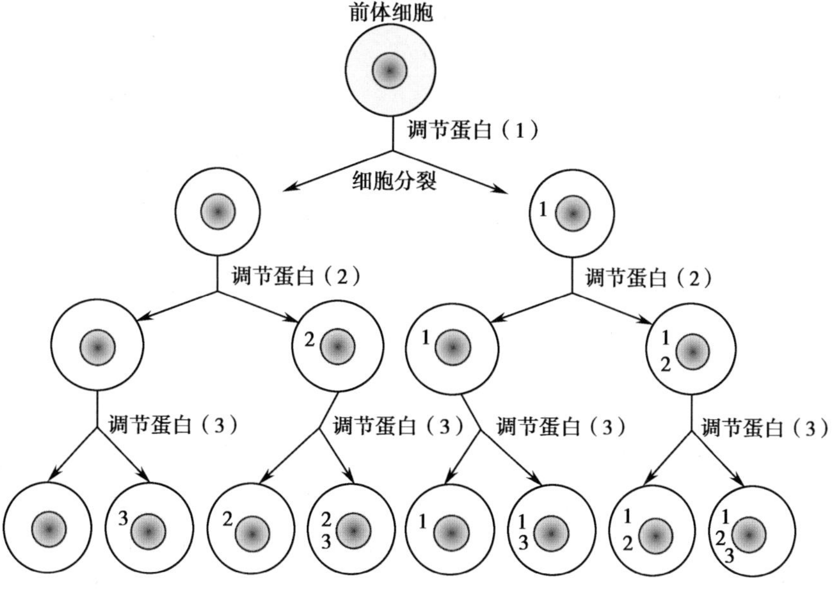

图 14-13　组合调控的作用机制示意图

导入体外培养的成纤维细胞中，则会使来自皮肤结缔组织的成纤维细胞表现出骨骼肌细胞的特征，合成大量的肌动蛋白和肌球蛋白，在质膜上产生对神经信号敏感的受体蛋白和离子通道蛋白，融合成肌细胞样的多核细胞等。显然在成纤维细胞中已经具备了肌细胞特异性基因表达所需要的其他必要调控蛋白，加入 MyoD 后即形成了启动肌细胞分化的特异性调控蛋白组合（图 14-14）。

借助于组合调控，一旦某种关键性调控蛋白与其他调控蛋白形成适当的组合，不仅可以将一种类型的细胞转化成另一种类型的细胞，而且遵循类似的机制，甚至可以诱发整个器官的形成。这一点已在果蝇、小鼠和人眼发育的研究中得到证实。在眼的发育中，有一种关键性调控蛋白称为 Ey（果蝇）或 Pax-6（脊椎动物）。在果蝇发育早期，把 *Ey* 基因导入将发育成果蝇腿的幼虫细胞中表达，结果诱导出构成眼的不同类型细胞的有序三维结构，最终在腿的中部形成眼。显然 Ey 蛋白除了能启动细胞某些特异基因的表达，诱导某种类型细胞分化外，其启动的某些基因本身可能又调控另一些基因，进一步启动其他特异性基因的表达，形成由多种不同类型细胞组成的有序三维群体即组织器官的形成。

通过一种关键性调节蛋白对其他调节蛋白的级联启动，是一种生命体内高效而经济的细胞分化调控机制。复杂有机体的不同组织细胞正是通过这种高效的运行机制，促使细胞逐渐获得最终细胞的形态及功能。

四、转分化与谱系重编程

转分化往往经历去分化和再分化的过程。去分化又称脱分化，是指分化细胞失去其特有的结构与功能变成具有未分化细胞特征的过程。高等动物的克隆也涉及细胞去分化的过程，但已分化细胞的细胞核需要在卵细胞质中才能完成其去分化的程序。这一过程又称为重编程，其中涉及 DNA 与组蛋白修饰的改变。但最新研究证明，如果在一种类型的细胞中表达另一种类型细胞的关键转录因子调控蛋白，能够激活另一种类型细胞的基因调控网络，使得细胞命运和功能发生转变；例如通过导入或通过化学小分子直接激活关键转录因子的方法，人皮肤成纤维细胞能够成功转分化为神经、肝脏、心肌等多种类型的细胞，而不经历致瘤的多潜能性中间阶段，这一技术被称为转分化，也称谱系重编程（lineage reprogramming）。

最早的转分化研究可追溯至 20 世纪 80 年代，Davis 等人发现在小鼠成纤维细胞中过表达 *MoyD* 基因，即可将其转变为成肌细胞。这两种细胞在发育上比较相近，都是由中胚层分化而来的。此外，*MyoD* 基因还可诱导多种类型的细胞，

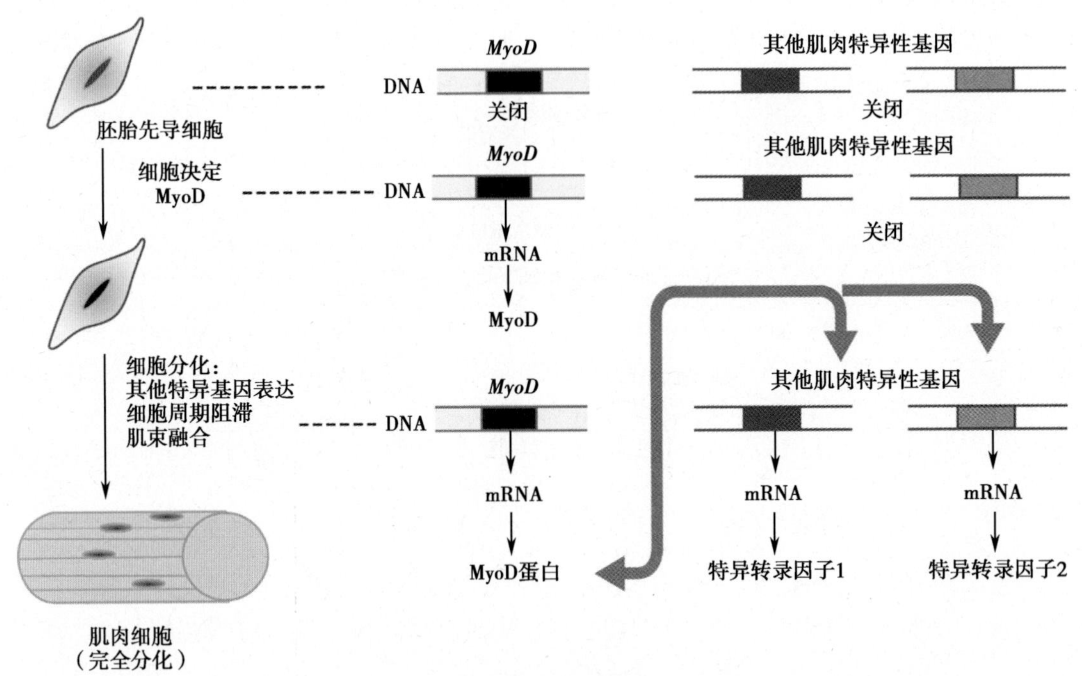

图 14-14　*MyoD* 基因诱导肌细胞分化

如软骨细胞、平滑肌细胞、视网膜色素上皮细胞和脂肪细胞等转变为成肌细胞。*MyoD* 基因的突破性研究让人们首次认识到：特定的转录因子可以诱导细胞命运发生转变，即可以把一种细胞类型变成另外一种细胞类型。随后，转录因子诱导细胞命运转变也可以在其他谱系相近的不同细胞上实现。例如在造血谱系，*GATA1* 过表达可将髓单核细胞转变成嗜酸性粒细胞、血小板母细胞和成红细胞；过表达 *C/EBPα* 可将 B 淋巴细胞转变为巨噬细胞；过表达 *PU.1* 和 *C/EBPα/β* 可将中胚层来源的成纤维细胞转变成同属于中胚层的巨噬细胞；在神经谱系，过表达转录因子 *Pax6* 可将胶质细胞转变为神经元；在胰腺谱系，过表达 3 个转录因子（*Ngn3*、*Pdxl*、*Mafa*）可在体内将胰岛外分泌细胞转变分泌胰岛素的 β 细胞。

如上，早期的谱系重编程研究几乎都局限在关系相近的、各个胚层内部的两种细胞类型之间，往往都由共同的前体细胞分化而来，而跨胚层的谱系重编程却很难实现。受到 iPSC 技术的启发，2010 年斯坦福大学 Wernig 实验室报道，过表达 3 个神经谱系特异的转录因子组合（*Ascl1*、*Brn2*、*My1L*），可诱导中胚层来源的皮肤成纤维细胞转变成为外胚层来源的功能性神经元，有力地证明了跨胚层的谱系重编程是可以实现的。自此，谱系重编程技术进入快速发展的阶段。随后，越来越多的研究表明：通过过表达谱系特异的转录因子组合可以实现不同胚层、不同细胞类型之间的命运转变，包括心肌细胞、肝脏细胞、造血前体细胞、神经干细胞和胸腺上皮细胞等。

在发育过程中，由于细胞谱系特异转录因子的时空表达和细胞类型特异性表达谱系的特化产生了构成复杂的成体组织、器官和个体的各种细胞类型，随着表观遗传修饰的累积，细胞类型进一步终末特化，谱系重编程作为一种新的诱导细胞命运转变和诱导功能细胞的策略和方法，从根本上拓宽了对发育生物学和细胞可塑性的认识，证明了已经分化的体细胞可以不经过多能性阶段、甚至不经过去分化阶段，直接诱导重编程获得另一种体细胞类型，在发育过程中累加的表观遗传学修饰是可以去除的，即使是已经特化的分化细胞，细胞命运仍然具有很强的可塑性。谱系重编程诱导策略和方法体系的建立，为体外制备功能细胞提供了另一种可选的有效途径，为细胞治疗、药物筛选等应用提供种子细胞，具有广泛的应用前景。更为重要的是，在体内完成直接谱系重编程的研究，为最终实现体内原位再生治疗奠定了基础。

第三节　细胞重编程与诱导性多潜能干细胞

一、细胞重编程

细胞重编程是指分化的体细胞在特定的条件下去分化逆转命运回到全能性（totipotent）或多能性（pluripotent）状态，或者将一种类型的分化细胞转分化变成另外一种类型细胞的过程。前者称为多能性重编程（pluripotent reprogramming），后者称为谱系重编程或者转分化。利用多能性重编程技术首先获得多能性干细胞再进行分化，或者利用谱系重编程或转分化技术直接获得特定类型的细胞、组织或器官，在移植治疗和再生医学领域中具有巨大的临床应用价值。

目前已经有多种方法能够实现多能性重编程，包括体细胞核移植、细胞融合和诱导性多潜能干细胞技术（图 14-15）。

（一）体细胞核移植

最早的核移植实验是在 1962 年，John B. Gurdon 及其同事将非洲爪蟾小肠上皮细胞的细胞核取出，注射到去核的卵母细胞中，这种核移植的细胞最终可以发育成为完整的爪蟾个体。这就是具有划时代意义的体细胞核移植（somatic cell nuclear transfer，SCNT）技术。这个实验首次证明了动物的体细胞同植物细胞一样，也具有全能性。1997 年 Wilmut 等人利用核移植技术，将羊乳腺细胞的细胞核移植到去核的羊卵母细胞内，产生了名震一时的克隆羊“多莉”，首次在哺乳动物上实现了体细胞的核移植。这项工作开创了克隆哺乳动物的新纪元，推翻了生物学界长久以来公认的观点，即哺乳动物的体细胞不具备发育成完整个体的全能性。多莉羊的诞生首次证明了哺乳动物除了胚胎干细胞有全能性外，普通的体细胞同样具有发育成为完整个体的全能性。2013 年，科学家首次实现了人的体细胞核移植，利用人的核

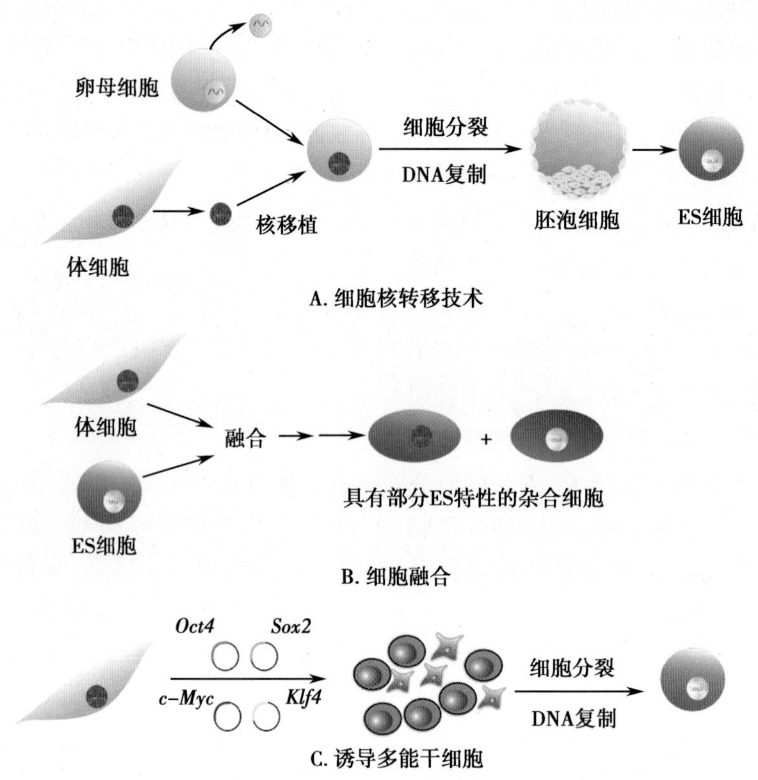

图 14-15　多能性重编程的常用技术方法

移植技术，可以得到发育至囊胚的人胚胎，并能从中获得人的胚胎干细胞。核移植技术刷新了人们对发育过程的认识，即动物体终末分化的体细胞也具有全能性，也可以发生去分化、逆转发育时钟回到类似胚胎期的状态。但是，体细胞核移植技术也存在一些缺陷，例如它的技术要求比较高、难度大、成功率相对较低。最重要的是，它涉及到获取稀缺的卵母细胞等伦理问题，因此限制了它的应用。

（二）细胞融合

终末分化的体细胞通过和一些具有多能性的细胞，如胚胎干细胞等进行融合可以获得多能性。细胞融合技术说明不仅在卵母细胞中，其他一些多能性的细胞中也存在使体细胞去分化、发生重编程的因子。通过融合得到的细胞虽然呈现出多潜能干细胞类似的性质，但是其染色体是四倍体的状态，并非正常细胞的二倍体状态，因此安全性堪忧，所以阻碍了其在细胞治疗和再生医学领域的应用。

（三）诱导性多潜能干细胞

2006 年，日本科学家山中伸弥（Shinya Yamanaka）报道了生命科学领域内一项惊人的重大突破：他们发现用 4 个转录因子 *Oct4*、*Sox2*，*Klf4*、*c-myc*，简称 OSKM，即可使小鼠的体细胞发生重编程，转变为多能性干细胞。这种多能性干细胞与胚胎干细胞性质类似，称为诱导性多潜能干细胞。随后 iPSC 被证明可以产生嵌合小鼠并可以种系传递，严格证明了 iPSC 与 ESC 性质类似，具有多能性。2007 年，山中用同样的转基因方法将人的体细胞重编程为 iPSC。几乎同一时间，James Thomson 实验室使用稍有不同的四个转录因子（*Oct4*、*Sox2*、*Lin28* 和 *Nanog*）也在人的体细胞上诱导得到了 iPSC。

二、诱导性多潜能干细胞的生物学特征

（一）细胞生物学特征

iPSC 形态与 ESC 相似，单个细胞呈圆形，核大，胞质少，形成的细胞克隆也与 ESC 相似。iPSC 有丝分裂和自我更新特性也与 ESC 相同。iPSC 表达未分化 ESC 特异基因，包括 Oct3/4、Nanog、Sox-2、hTERT、FGF4、Rex1 等，同时还表达 hESC 特异的标志物，例如人 iPSC 表达 SSEA-3、SSEA-4、Nanog、TRA-1-60、TRA1-81 等，小鼠来源的 iPSC 特异表达 SSEA-1。

（二）多向分化潜能

iPSC 可以向神经元或心肌细胞分化：向神经元诱导分化时，能表达 βⅢ-微管蛋白和酪氨酸羟化酶等特异性细胞标志物；诱导分化为心肌细胞，可以出现自发搏动，并表达心肌细胞特异蛋白。

（三）表观遗传学特征

1. 启动子区甲基化　在 iPSC 中，维系干细胞特性的重要基因如 Oct3/4、Rex1 和 Nanog 等启动子区域呈现去甲基化修饰，说明上述基因的活化可以诱导 iPSC 的发生。在 iPSC 进程的不同时期，不同功能基因的甲基化修饰状态也不尽相同。例如在 iPSC 早期，主要是转录因子 FGF4 和 Polycomb 活化，而在 iPSC 诱导晚期，调控干细胞干性的绝大部分相关基因，如 Oct3/4、Nanog、Sox-2 等都出现活化表达。

2. 组蛋白的去甲基化　iPSC 中与 Oct3/4、Sox-2 和 Nanog 相关的组蛋白 H3 发生去甲基化改变，提示上述基因的活化参与 iPSC 的形成。

三、诱导性多潜能干细胞的优势和不足

iPSC 的出现再次证明了哺乳动物的发育过程是可逆的，并且证明通过简单的外源过表达特定基因的方法，就可以逆转细胞命运。iPSC 比核移植和胚胎干细胞具有更大的应用前景，其主要优势如下：第一，由于该技术是直接在体外从体细胞诱导获得干细胞，因而规避了核移植获取卵子、胚胎干细胞破坏胚胎等伦理道德约束；第二，诱导过程相对简单，技术要求比体细胞核移植低，成功率高；第三，iPSC 可以利用患者自己的体细胞诱导获得，因而规避了胚胎干细胞所面临的免疫排斥问题。

iPSC 技术是生物学和医学领域内里程碑式的重大发现，被誉为继克隆技术、胚胎干细胞技术之后干细胞领域的第三大革命，它的出现将干细胞的研究推进到了一个全新的领域。2012 年，SCNT 技术和 iPSC 技术的奠基人 John B. Gurdon 和 Shinya Yamanaka 共同获得了诺贝尔生理学或医学奖。

虽然 iPSC 有着巨大的应用前景，但是它在未来临床应用上也存在着一些安全隐患。首先，传统 iPSC 的诱导需要转入 *c-myc*，它是一个原癌基因，因此得到的 iPSC 及其分化所得到的细胞有致癌的风险。鉴于此，有些研究利用更安全的转录因子或者化学小分子替代 *c-myc* 来实现重编程：例如 *L-myc* 可以替代 *c-myc*，得到致癌率更低的 iPSC；小分子 VPA 可以替代 *c-myc* 实现 iPSC 的诱导。其次，使用转基因方法制备 iPSC 需要利用病毒载体，如慢病毒和逆转录病毒，它们可将携带的外源基因随机、稳定地整合插入到宿主细胞的基因组中，比如可能会插入到原癌基因、抑癌基因等位点，导致 iPSC 及其分化所得的细胞存在基因突变、致癌、基因组不稳定等风险。再者，iPSC 重编程过程周期长、影响因素复杂，许多 iPSC 细胞系重编程不完整，存在各种表观遗传修饰的异常，会引发致瘤和分化潜能异常等多种安全风险。这些安全风险给 iPSC 的临床应用带来了巨大的挑战。

四、多潜能干细胞诱导方法的改进

目前已有一系列产生 iPSC 的新方法陆续被研发出来，以提高 iPSC 细胞的安全性。

（一）非整合型病毒体系

使用腺病毒载体或仙台病毒载体，不会整合插入到宿主细胞的基因组中，而是游离于宿主基因组外独立表达，但是载体表达时间过短，效率低下；仙台病毒相比腺病毒，虽然效率更高、非整合，但是仍然带入了病毒，使用了核酸形式的外源基因，依旧无法彻底避免外源基因的干扰。

（二）非整合型无病毒体系

使用质粒载体或附加型质粒载体（episomal vectors），通过转染含有四因子的质粒载体来诱导产生 iPSC，细胞在分裂过程中会逐渐失去这些质粒。但是这种方法诱导 iPSC 的效率低下、周期长，并且需要检测大量的细胞系来寻找没有整合的 iPSC 细胞系，费时费力。

（三）重组蛋白诱导体系

即直接向细胞中导入 OSKM 蛋白诱导 iPSC。利用基因工程技术分别制备 OSKM 的重组蛋白，在蛋白质的末端添加穿膜肽，以引领蛋白质跨膜、定位。外源蛋白经过折叠、修饰、输送到细胞核内发挥作用后，最终被降解。此方法不整合，不引入病毒，首次彻底避免了外源核酸的使用及其整合到基因组可能引发的风险，但是效率极低、周期长、操作复杂、成本高、重复性差。

（四）mRNA 诱导体系

使用人工合成并修饰的 mRNA，通过阳离子脂质体转染的方式将 mRNA 转染进细胞，可诱导产生 iPSC，并且效率较高、周期短。但是因为 mRNA 不稳定易降解，需要多次转染，诱导过程相对复杂。

（五）化学小分子诱导体系

小分子化合物由于简单、安全、有效和可操作性强等特性，被认为是诱导多潜能性干细胞最有希望的一条全新途径。2013 年邓宏魁课题组发表在国际著名期刊 *Science* 上的研究，率先证实了化学小分子诱导体细胞转变成 iPSC 的可能性。通过上万个小分子化合物的筛选和组合，最终发现利用 7 个小分子化合物的鸡尾酒法，就能够在完全无外源转录因子的条件下成功诱导小鼠体细胞变成多潜能性干细胞，并命名为化学诱导的多潜能干细胞（chemically induced pluripotent stem cell，CiPSC）。CiPSC 技术彻底摆脱了前文所述的病毒、整合、使用外源核酸等安全问题，而仅仅使用化学小分子或药物，极大地推动了干细胞向临床应用的转化。

第四节 干细胞与临床应用

一、造血干细胞

造血干细胞移植（haematopoietic stem cell transplantation，HSCT）通过化学药物或者放射治疗清除患者骨髓，再将健康供者造血干细胞移植入患者体内，重建新的血液系统和免疫系统，达到治愈或者缓解血液系统疾病的目的。按照造血干细胞来源的部位可以分为骨髓移植、外周血干细胞移植和脐带血干细胞移植；按造血干细胞是否来自患者自身可分为自体移植（auto-HSCT）和异基因移植（allo-HSCT）。

目前造血干细胞移植治疗是应用最为广泛和深入的干细胞临床治疗方法之一。造血干细胞移植可以治疗多种血液系统疾病，最常见的包括急性淋巴细胞性白血病、慢性髓性白血病、慢性淋巴细胞性白血病、再生障碍性贫血、多发性骨髓瘤等。此外，还成功用于治疗如神经母细胞瘤、Ewing 肉瘤、乳腺癌、肾细胞癌等实体肿瘤，地中海贫血、镰刀细胞性贫血、先天性角化不良等遗传性疾病，免疫缺陷病以及自身免疫性疾病等。

最早开展 HSCT 的是法国肿瘤学家 Georges Mathé，1959 年他首次尝试采用骨髓移植治疗 6 例受放射线辐射的患者，后来也曾率先采用 HSCT 治疗恶性淋巴瘤。E. Donnall Thomas 于 1950—1970 年间在美国西雅图 Fred Hutchinson 癌症研究中心采用骨髓来源的干细胞进行 HSCT，他的开创性研究工作首次证实了输注供者骨髓细胞可以在患者体内重建骨髓的造血功能，并因在造血干细胞移植研究工作中的突出贡献获得 1990 年诺贝尔生理学或医学奖。

HSCT 的治疗疗效需要大规模临床试验和长期随访予以证实；受化疗药物及抗生素的影响，HSCT 移植术后并发感染也是亟待解决的重要问题；此外 HSCT 的安全性和供体来源也是今后需要妥善解决的技术难题。

二、间充质干细胞

间充质干细胞取材容易，来源丰富，是目前使用最为广泛的组织干细胞，其临床应用主要包括以下几方面：①MSC 局部移植治疗，将 MSC 定向分化和扩增以后局部注射，可以治疗缺陷性骨折、骨折不完全愈合的大块骨缺损，也可用于软骨缺失的修补等。②组织器官的系统移植，系统 MSC 移植的一种重要应用方式是采用异源的正常骨髓或者纯化的 MSC 移植治疗严重的骨发育不良。③干细胞的基因治疗，基因修饰的 MSC 可以将目的基因或蛋白递呈入器官或组织，例如表达外源 BMP-2 的 MSC 可成功促进关节软骨和新骨的形成。④组织工程中 MSC 的应用，将分离获得的患者体细胞培养于人工生物支架，诱导分化形成特定组织，可以修复因慢性疾病或肿瘤导致的组织缺损。由于 MSC 体外培养方法相对简单，分化潜能较强，可以采用三维生物支架培养 MSC，分化形成组织器官例如肝脏、心脏等，修复缺陷或病损组织器官，重建器官的生理功能。⑤作为免疫抑制剂应用于器官移植治疗，心脏移植、胰腺移植、移植物抗宿主疾病（graft-versus-host disease，GVHD）、败血症、多发性硬化症（multiple sclerosis）、硬皮病（Scleroderma）、骨关节炎等动物模型采用 MSC 作为免疫抑制剂，可以明显延缓对移植器官的免疫排斥反应，防止 GVHD 的发生，动物存活时间明显延长，显示出较好的临床应用前景。

体内输注 MSC 的安全性还有待深入评价，间充质干细胞移植治疗的临床方案也需要进一步优化，包括优化 MSC 治疗的细胞数、给药方式等，以及间充质干细胞移植的个体化治疗尝试。

三、表皮干细胞

表皮包括一个多层的上皮及毛囊、汗腺、皮脂腺等皮肤附属器。表皮干细胞（epidermal stem cell，ESC）是表皮中的成体干细胞，不断更新表皮及皮肤附属结构。表皮干细胞微环境（epidermal stem cell niche，ESCN）包括细胞外基质、基底膜、皮脂腺、毛囊隆突，是 ESC 所处的微环境。ESCN 在 ESC 的生长、增殖、分化、迁移和组织的再生中发挥了重要作用。

ESC 移植在促进伤口愈合方面具有极大的优势：①ESC 具有无限增殖和多向分化潜能；②无论是自体或者同种异体移植，较易产生免疫耐受；③容易获取。科研中将 $Lgr6^+$ ESC 皮下注射于Ⅲ°烧伤的小鼠伤口，能促进伤口愈合、毛囊生长和血管生成。ESC 因其无限增殖的特点可作为皮肤组织工程种子细胞的理想选择，但在 ESC 构建组织工程皮肤治疗Ⅲ°烧伤的裸鼠中发现，重建的表皮缺乏皮脂腺、汗腺和其他皮肤附属器，可能由于体外培养 ESC 缺乏正常的 ESCN。诱导多能干细胞技术可通过对间充质干细胞的重编程直接形成汗腺样细胞，从而弥补了 ESC 在构建皮肤代替物中的不足。

此外，ESC 也是治疗皮肤遗传性疾病的首选靶细胞。将载有 XPC 基因的逆转录病毒感染着色性干皮病患者的 ESC，体外培养呈现出正常的增殖、分化和分层等特点。另外，将载有 COL7A1 基因的逆转录病毒感染营养不良性大疱性表皮松解症患者的 ESC 后移植于 SCID 小鼠，小鼠皮肤 1 年后仍能呈现出自我更新的能力，且无肿瘤发生。

四、神经干细胞

（一）神经干细胞移植治疗慢性退行性神经疾病

阿尔茨海默病（AD）患者常出现认识和记忆能力的丧失，主要是由于海马、大脑皮质和杏仁体神经退行性病变所致，帕金森病（PD）患者常由于黑质－多巴胺能神经元的丧失引起运动障碍。目前的动物实验表明，神经干细胞移植治疗能够有效促进退行性神经功能的部分恢复和实验动物生理学和行为学功能的恢复。常见的神经干细胞移植方案有：①移植外源性神经干细胞；②以植入神经干细胞为载体导入神经生长因子；③激活内源性神经干细胞增殖分化。目前干细胞移植采用的种子细胞包括 ES 细胞和 iPSC，体外 ES 细胞定向分化为神经干细胞的研究有了一些新的突破，神经干细胞用于治疗神经退行性病变也取得了一些可喜的进展，但是神经退行性病变大脑本身的结构功能和病变局部微环境都发生了改变，神经干细胞的治疗疗效还有待进一步提高。

目前对神经干细胞移植治疗需要深入研究：①如何提高 ES 细胞或者 iPSC 定向分化为神经干细胞的能力；②鉴定大脑不同功能区特有的神经干细胞表面标志物，发展特定区域神经干细胞的分离技术；③如何避免肿瘤发生或神经元过度生长的潜在危害；④如何抑制神经干细胞移植治疗引发的宿主免疫排斥反应；⑤如何提高植入干细胞的治疗作用和延长存活时间等。

（二）神经干细胞移植治疗运动神经元退行性疾病

运动神经元退行性疾病（motor neuron diseases，MND）也称为肌萎缩性侧索硬化症，主要表现为进展性的运动神经退化，病变主要累及锥体束上、下神经元，以及脑干运动核和大脑运动皮质，导致渐进性的神经肌肉功能障碍。采用干细胞治疗 MND 动物模型已证实可以替代变性神经元的功能，如在 MND 小鼠模型植入人神经干细胞可以改善变性运动神经的功能，延长动物的存活时间。实验还发现，采用多能干细胞或已部分分化的神经干细胞移植都可以明显延缓 MND 的神经变性进程，恢复损伤运动神经元的部分功能。但是临床治疗的情况相对较复杂，由于病变部位解剖结构复杂，不同损伤区域神经元的功能不同，采用谱系特定分化的神经元和神经胶质干细胞可能较神经干细胞移植治疗更适用于临床。此外，MND 的临床治疗还受到移植部位局部微环境的影响，干细胞移植治疗中需要考虑如何创造有利的局部微环境，促进神经轴突的形成与延伸，诱导神经元之间形成正确的关联信息，促进神经－肌肉突触的形成等。

（三）神经干细胞移植治疗脊髓损伤

干细胞用于脊髓损伤（spinal cord injury，SCI）的治疗策略主要包括神经元替代治疗，神经营养支持以及创造轴突再生的有利条件。细胞替代治疗主要包括替代损伤的神经元及少突胶质细胞。植入干细胞可以在病灶部位定向分化为少突胶质细胞，将裸露的轴突再包裹成髓鞘，还可以替代损伤神经元的功能，其次植入的干细胞还能产生神经营养因子促进受损神经元的修复，而在动物 SCI 模型采用 Schwann 细胞移植物或者嗅鞘细胞可以创造有利于轴突再生的微环境。

五、诱导性多潜能干细胞

（一）建立疾病模型

分离患者自身的成体细胞，经过 iPS 技术获得疾病相关的 iPS 细胞系，在体外进行疾病的发病机制研究，深入了解疾病发生的分子机制。

1. 遗传性肝脏代谢性疾病 iPS 细胞系的建立 目前已有研究报道，分别将 α1－抗胰蛋白酶缺乏症（α1-antitrypsindeficiency，AATD）、家族性高胆固醇血症（familial hypercholesterolemia，FH）和糖原贮积症（glycogen storage disease，GSD）患者皮肤成纤维细胞体外诱导形成多能干细胞后，再分化为成熟的肝细胞。同时，iPS 诱导的肝细胞具有和患者相同的遗传背景，即出现与病患细胞相同的病理特征。

2. 心律失常性右心室心肌病疾病模型 心律失常性右心室心肌病（arrhythmogenic right ventricular dysplasia/cardiomyopathy，ARVD/C）是一种遗传性心脏疾病，主要表现为右心室病理性脂肪浸润和心肌变性，可导致致死性室性心律失常的发生。目前临床研究发现，超过 50% 的 ARVD/C 患者携带有桥粒基因的突变，其中桥粒斑珠蛋白－2（plakophilin-2，PKP2）的基因突变最为常见。研究人员采用 iPS 技术，选取 2 例 ARVD/C 和 PKP2 基因突变患者的成纤维细胞，成功诱导出带有特异基因突变的 iPS 细胞系。其中携带 PKP2 基因突变的 iPS 细胞斑珠蛋白（plakoglobin）的核转位异常，同时伴随 β-catenin 活性的降低。但这些异常改变还不足以引起 ARVD/C 的特征性病理表型。进一步研究发现，心肌细胞能量代谢异常与否是发生 ARVD/C 病理表型的关键。人类胚胎期心肌细胞以葡萄糖为主要能源，而成人心肌细胞则主要用脂肪代谢产能。当诱导心肌细胞的新陈代谢由胚胎期转换成成人期之后，研究者在诱变的心肌细胞中发现 PPAR-γ 的异常活化导致了 ARVD/C 心脏典型病理表型的发生。因此，采用 iPS 技术建立的疾病模型，可以在体外环境下研究患者个体的细胞表型异常，并可以重现成年期代谢异常的疾病模型，被誉为培养皿内的疾病模型（disease in a dish）。

3. 神经系统疾病模型 多能干细胞在体外诱导分化为神经干细胞的技术条件比较成熟，而且诱导的 iPSC 具有和患者相同的遗传背景，如将脊髓性肌萎缩（spinal muscular atrophy，SMA）的患者体细胞经过重编程获得的 iPSC 在体外再分化，可以得到具有 SMA 疾病表型的异常运动神经元。另外，从家族性自主神经功能障碍（familial dysautonomia，FD）患者的体细胞重编程获得 iPSC，然后将这些 iPSC 诱导分化，可以成功构建体外 FD 的疾病模型。因此可以建立神经系统疾病的 iPSC 模型，并且诱导分化产生具有病理性特征的神经元，研究疾病发生的分子机制。

（二）药物研发和筛选

在新药的研发过程中，药物的毒理评价是关键一步。传统药物毒理评价的细胞模型具有相关性低，稳定性、可重复性差，长期实验价格昂贵等弊端。iPS 细胞技术可以为药物毒性筛选提供充足的细胞来源。未来利用 iPS 细胞开展的药物毒性检测将成为新药发现和研制之间的“过渡”阶段，既具有可行性，又具有实际意义。

此外，可以利用某种特定疾病患者的 iPSC 进行靶向治疗药物的体外高通量、快速筛选。有研究将阿尔茨海默病患者的 iPSC 分化为神经元，发现这些细胞分为不同亚群，这表明临床上的 AD 也需要重新分成不同的亚型，对药物反应性的评价也应基于不同的疾病亚型。如果扩大研究范围，从更大患者群中筛选出对某一种 AD 药物选择性高反应的个体，Ⅱ期临床试验中只纳入这些个体，就会大大提高Ⅱ期试验的成功率，也有利于 AD 患者的个体化治疗。

（三）细胞移植治疗用于再生医学

iPSC技术在再生医学领域具有广阔的应用前景，细胞治疗是目前最引人瞩目的应用方向。iPSC的主要优点为：一方面，来源于自体细胞，大大降低了移植过程中的免疫排斥反应，实现个体化治疗；另一方面，由于iPSC来源于成体细胞，因而克服了胚胎干细胞移植存在的来源不足和伦理问题。

近年来，由人胚胎干细胞定向诱导分化已获得了血细胞、神经细胞、心肌细胞、肝实质细胞、胰岛β细胞等多种与疾病相关的人体细胞。例如，糖尿病是目前严重威胁人类健康的重大疾病，在中国已有过亿患者。胰岛移植是治疗1型糖尿病最有效的方法，由于缺乏足够的供体而不能广泛地应用于临床治疗，干细胞体外定向分化为胰岛β细胞为解决供体不足提供一种可能，并且随着材料科学的发展，可以将体外分化得到的胰岛β细胞置入一个物理隔离装置并放入体内以提高细胞移植的安全性，通过其在体内分泌胰岛素从而维持血糖稳定。近年来，研究者已经能够获得自人多潜能干细胞分化而来的胰腺祖细胞和胰岛β细胞，相关的临床试验也已经启动。

相对于人胚胎干细胞，诱导性多潜能干细胞在再生医学的临床应用中规避了伦理问题，因此有着更广泛的应用前景。从理论上讲，可以从患者身上获取体细胞，诱导形成iPSC，遵循再生医学的思路，设计有针对性的、个体化的治疗方法。同时，来源于患者的iPSC使我们有可能建立各种人类疾病模型，用于筛选药物。而正常的iPSC则可用于建立人早期胚胎的发育模型，研究人胚胎发育中诸多的科学难题。由人iPSC来源的功能细胞也已开展了细胞治疗的研究。2014年，日本科研医务人员完成了首例由iPSC获得的成体干细胞的移植手术。Yoshiki Sasai等人先从患者的皮肤获取细胞，经诱导因子处理后获得iPSC，再将其诱导成为视网膜色素上皮细胞（retinal pigment epithelium），随后将1.3mm×3.0mm的视网膜色素上皮细胞层移植到患者的眼中，用于治疗患者老年性黄斑变性。2018年，英国Peter Coffer研究组报道Ⅰ期临床研究结果，他们将人胚胎干细胞诱导分化产生的视网膜色素上皮细胞，移植到老年性黄斑患者，2例病人重获光明。

此外，由于采用细胞移植治疗的患者常常带有致病的基因突变，因此必须首先对患者的突变基因进行纠正，随后进行iPSC的分化和移植，这是未来iPS技术应用于再生医学的一个重要策略。

六、未来应用干细胞治疗疾病的新方法与思路

干细胞在细胞替代治疗、组织器官移植、疾病模型建立、药物筛选等医学领域具有巨大的应用前景，未来应用干细胞治疗疾病的新方法和思路如下：

（一）体外重编程

先在体外产生iPSC，然后定向分化成所需要的目标细胞类型，最后将分化得到的功能性细胞移植到患者体内修复损伤或治疗退行性疾病。例如，利用帕金森病患者自己的皮肤成纤维细胞，在体外产生iPSC，然后在体外将其分化成功能性的多巴胺能神经元，最后将多巴胺能神经元移植到患者脑部，进而达到治疗帕金森病的目的。如有需要，还可在iPSC阶段利用CRISPR/Cas9等基因修饰技术对患者的iPSC进行基因改造。异体iPSC可以随需随用，对治疗创伤性急性损伤，如脊髓损伤等具有极大的优势。

（二）体内重编程

在体内损伤或坏死的组织部位诱导产生iPSC，然后原位诱导其分化为特定的目标细胞。例如，在糖尿病患者的胰腺部位诱导产生iPSC，然后再分化为能分泌胰岛素的功能性β细胞，从而修复和重建胰腺组织治疗糖尿病。

（三）体内转分化

直接在体内诱导体细胞转分化变成功能性的目标细胞，从而修复损伤和病变的组织。这种方法绕过了多能性的中间阶段，大大降低了致瘤风险。

（四）表观遗传逆转衰老

在体内利用表观遗传药物将衰老的细胞变成年轻的细胞，从而恢复其功能。

（五）体内再生

在体内加入分化信号诱导前体细胞分化成为功能性的目标细胞，修复损伤和病变的组织。

（六）组织工程

利用ESC或患者特异的iPSC在体外分化产生组织和器官，然后移植到体内，替代原来损伤或

坏死的组织器官。

干细胞领域目前面临的关键问题主要包括如何维持多潜能干细胞体外扩增培养的稳定性？如何实现干细胞分化过程中精细的时间和空间调控？如何产生功能成熟的各种细胞或者组织应用于治疗各种疾病？目前，结合单细胞测序技术，国际上正广泛开展各世系细胞体内发育及体外细胞图谱的绘制工作，相信随着这些工作的不断完善，有望实现干细胞分化过程的精细调控以及获得功能成熟的细胞或组织，为再生医学的发展打下坚实的基础。

（白 云）

参 考 文 献

1. Takahashi K, Yamanaka S. Induction of pluripotent stem cells from mouse embryonic and adult fibroblast cultures by defined factors. Cell, 2006, 126(4): 663-676.
2. Takahashi K, Tanabe K, Ohnuki M, et al. Induction of pluripotent stem cells from adult human fibroblasts by defined factors. Cell, 2007, 131(5): 861-872.
3. Hou P, Li Y, Zhang X, et al. Pluripotent stem cells induced from mouse somatic cells by small-molecule compounds. Science, 2013, 341(6146): 651-654.
4. Alvarado A S, Yamanaka S. Rethinking Differentiation: Stem Cell, Regeneration, and plasticity. Cell, 2014, 157(1): 110-119.
5. Xu J, Du Y, Deng H. Direct lineage reprogramming: strategies, mechanisms, and applications. Cell Stem Cell, 2015, 16(2): 119-134.

中英文名词对照索引

R

S

T

W

X

Y

Z